U0388235

QUANGUO MINGZHONGYI YI'AN JICUI
TANGNIAOBING

全国名中医医案集粹
糖尿病

主编：张竞之　柯宗贵

编委：张竞之　柯宗贵　谢俊娣　陈国祥

何韵仪　赖镁第　张双伟　李华锋

刘　彬　区鸿斌

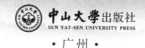

中山大学出版社
SUN YAT-SEN UNIVERSITY PRESS
·广州·

图书在版编目（CIP）数据

全国名中医医案集粹·糖尿病/张竞之，柯宗贵主编.—广州：中山大学出版社，2019.4
ISBN 978－7－306－06570－4

Ⅰ.①全…　Ⅱ.①张…②柯…　Ⅲ.①医案—汇编—中国—现代 ②糖尿病—中医治疗法—医案—汇编　Ⅳ.①R249 ②R259.871

中国版本图书馆 CIP 数据核字（2019）第 012971 号

出 版 人：王天琪
策划编辑：熊锡源
责任编辑：熊锡源
封面设计：曾　斌
责任校对：王延红
封面题字：陈国祥
责任技编：何雅涛
出版发行：中山大学出版社
电　　话：编辑部 020－84110283，84111997，84110779，84113349
　　　　　发行部 020－84111998，84111981，84111160
地　　址：广州市新港西路 135 号
邮　　编：510275　　　传　　真：020－84036565
网　　址：http://www.zsup.com.cn　　E-mail：zdcbs@ mail.sysu.edu.cn
印 刷 者：佛山市浩文彩色印刷有限公司
规　　格：787mm×1092mm　1/16　35.75 印张　850 千字
版次印次：2019 年 4 月第 1 版　　2019 年 4 月第 1 次印刷
定　　价：98.00 元

国医大师张学文序

　　医案是总结和传承中医临床经验的一种重要形式，在中国有着悠久的历史。自《史记·扁鹊仓公列传》记载了西汉名医淳于意的 25 个诊籍，开中医医案之先河后，晋代葛洪《肘后备急方》、隋代巢元方《诸病源候论》、唐代孙思邈《千金要方》《千金翼方》等名著，均可见散在的病案记录。而宋代许叔微所撰《伤寒九十论》可谓我国第一部医案专著。明清时期，收集和研究医案的工作受到重视，还出现了大量个人医案专著，有不少医案名著至今仍为人们借鉴。近代各种医案更是层出不穷，出现了如秦伯未的《清代名医验案精华》、何廉臣的《全国名医验案类编》等著名医案集。

　　国学大师章太炎曾说："中医之成绩，医案最著。欲求前人之经验心得，医案最有线索可寻。循此钻研，事半功倍。"然 1949 年以来，中医学习逐渐学院化，一般都从学习经典著作如《内经》《伤寒论》《金匮》《温病》等开始，其次学习本草、方剂，再次按内、外、妇、儿等学科学习，这些都是基础。毋须赘言，重视基础学习十分必要，但目前或因条件所限，对中医学习的传统方式如抄方、医案学习等，多未予以重视。孟子云："能与人规矩，不能使人巧。"如果中医的基础理论为规矩，那么，临床应用之圆机活法则为巧。因中医临床应用的灵活性、个体化，学习医案与抄方实为学习中医不可或缺的内容，但是，现实中又不一定能保证每个人都有条件、有时间、有精力来拜师抄方学习。医案是临床医师技术水平的展示，也是医家中医理论和技术的高度集中体现，其理论之纯熟、辨证之精准、用药之巧妙，终将通过医案展示出来。学习中医医案在一定意义上是另一种形式的抄方，也是学好中医的最必要和最有成效的手段之一。因此，凡古今名家验案或杏林新秀力作，如用心搜集，分门别类，置诸案头，细细玩味，推敲琢磨，无论思路与作者或合或悖，均有良多获益。

　　柯宗贵先生本商界翘楚，然自幼受家传中医熏陶，醉心岐黄之术，胸怀济世之心，遂联合张竞之教授等中医同道，编撰《全国名中医医案集粹》系列丛书，撷取当代名医临床诊案之精粹，嘱余作序。余观此书，特点有四：其一，内容广泛，覆盖面宽，涉及内、妇、男、儿、五官等，科科齐备。其二，选材精当，真实可信，所选医案均为公开发表的国医大师、全国名老中医之力作，堪称"集粹"。其三，编排匠心独具，突破医案集常规，以病种分篇，集中医理论、西医诊疗常规、名家经验、经典医案于一书，结构完整，自成体系。其四，点评忠实于医家本意，不妄揣测，读者能从中获得各个医家的独特治疗经验和学术造诣。展卷读来，编者选材之精当，存心之良苦，用意之深远，治学之严谨，深慰我心，必能成为学习中医及指导临床应用之佳作，故欣然命笔，以为激励他人，鞭策自己。

张学文

丁酉·季月于古都咸阳

国医大师韦贵康序

　　为医者，怀大慈恻隐之心，必终生学习以增益其技能，方能普救含灵之苦。基础理论学习之后，西医学习多靠指南，中医学习多靠医案，此为中医与西医一大不同之处。

　　中医医案之起源，上可追溯到周代，而医案的发展，至明代渐趋成熟，至清代则达鼎盛，贯穿中医发展之始终。现今所见最早医案，则为《史记·扁鹊仓公列传》中所载扁鹊治赵简子、虢太子、齐桓侯三案及淳于意的 25 则诊籍。尤其仓公之诊籍，注重事实，不尚空谈，既有成功之经验，又有失败之教训，是以启人心智，垂范后学，被视为后世医案之滥觞。

　　中医的生命在于临床疗效。要提高临床疗效，必须要总结前人经验，研究其学术思想，而认真研究名家医案就是重要途径之一。所以，清代医家周学海说："宋以后医书，唯医案最好看，不似注释古书之多穿凿也。每部医案中，必有一生最得力处，潜心研究，最能汲取众家之所长。"张山雷也在《古今医案评议》中说："惟医案则恒随见症为迁移，活泼无方，具有万变无穷之妙，俨如病人在侧，謦咳亲闻。所以多读医案，绝胜于随侍名医，直不啻聚古今之良医，而相与晤对一堂，从上下其议论，何快如之？"此皆经验之谈，发自肺腑，颇为真切。

　　柯宗贵先生，因源于家学，幼承庭训，醉心岐黄之术，广涉医籍，多年来专注于医疗领域，为丰富繁荣当代中医药学术之发展，与张竞之教授等中医同道，编撰《全国名中医医案集粹》系列丛书，嘱余作序。余观此书，撷取当代名医临床诊案之精粹，原汁原味，真实生动地体现了各中医名家鞭辟入里的理法方药和圆机活法的临证实践过程，不失为启喻性灵、体悟中医智慧、提高临床技能的优秀读本，如能认真琢磨，体会中医名家的学术思想、思辨特点、临床经验、治病路径、用药风格，师其法，窥其奥，则必能在临床上博其用、章其道、显其效，入中医精妙之境界。故于本书付梓之际，欣然命笔作序，与之共勉。

韦贵康
2017.11.27.

广州中医药大学朱章志教授序

糖尿病目前尚属不能根治的疾病,发病率高,危害性大。祖国医学对糖尿病的认识和治疗源远流长。早在殷商时代的甲骨文中,就有"尿病""消疾"的记载,这大约是我国古代对糖尿病最早的称呼。此后,《黄帝内经》首见"消渴"之名,《金匮要略》设有专篇阐述,后世《诸病源候论》《外台秘要》《三消论》又对糖尿病的病因病机、临床表现、并发症以及治疗的认识不断完善,为中医治疗本病积累了丰富的经验。

中医与西医治疗疾病,异途而同归,急则西医治疗为主,缓则中医调理见长。由于本病是有着复杂的临床表现及病理变化的慢性疾病,所以中医药治疗具有综合作用,从整体出发、长于治中调理的优势也明显凸显出来。但中医治病,个体化强,辨证准确与否与医者的经验密切相关,所以,向医学名家学习,采众家之长,融会贯通,极为重要。而医案在中医学习中具有"宣明往范,昭示来学"的作用,是中医传统的学习与研究方式。正因如此,柯宗贵先生与张竞之教授组织多名医学工作人员编撰本册医案集,旨在嘉惠同道,弘扬中医,繁荣中医药学。

我观此书,撷取名医临床诊案之精粹,具有以下特点:其一,所选病案,均为现代国医大师、全国名老中医公开发表之力作,不仅可靠性强,又无时代久远、"古方今病不相能"之嫌;其二,编排清晰明了,以西医病名为纲,以中医名家医案为目,匠心独具;其三,中西互参,虽为中医病案集,但又有规范的西医认识、诊断、治疗糖尿病的科学阐述,内容准确、丰富;其四,以名医治疗糖尿病医案为主要素材,又精选名家学术思想、临证经验文献,理论联系实际,从名家独到的病因病机认识和辨识证候的见解,到宝贵的遣方用药配伍心得,博览广引,注重实用;其五,兼顾读者临床需求与医家医案的原意,体现医家临床经验,保持原案风貌,按语忠于医家本意,列出参考文献,便于读者查检。

本书旨在通过对名家医案的学习,探求中医辨证治疗糖尿病的治法方药规律,把握名家学术思想和特色经验,开拓思路,因而不失为提高临床技能的优秀读本。如能认真琢磨,师其法,窥其奥,定可体悟中医智慧,启喻思辨性灵,提高临床疗效,提升学术水平。故于本书付梓之际,欣然命笔作序。

2018 年 11 月 22 日

目　录

第一章　中医对糖尿病的认识 ……………………………………………… 1

　第一节　中医对糖尿病的认识过程 ……………………………………… 1

　第二节　糖尿病的病因病机 ……………………………………………… 2

　　一、糖尿病的病因 ……………………………………………………… 2

　　二、糖尿病的病机 ……………………………………………………… 3

　　三、糖尿病与主要脏腑的关系 ………………………………………… 3

　第三节　糖尿病常见并发症的病因病机 ………………………………… 4

　　一、糖尿病合并大血管病变病机认识 ………………………………… 4

　　二、消渴病肾病的病因病机 …………………………………………… 4

　　三、糖尿病视网膜病变的病因病机 …………………………………… 5

　　四、糖尿病心肌病的病因病机 ………………………………………… 5

　　五、糖尿病周围神经病变的病因病机 ………………………………… 5

　　六、糖尿病足的病因病机 ……………………………………………… 5

　　七、糖尿病自主神经病变的病因病机 ………………………………… 6

　　八、糖尿病皮肤瘙痒症的病因病机 …………………………………… 6

　第四节　糖尿病的中医诊断治疗 ………………………………………… 6

　　一、诊断 ………………………………………………………………… 6

　　二、治疗 ………………………………………………………………… 7

　　三、国家中医药管理局发布的糖尿病分型 …………………………… 8

　　四、预后 ………………………………………………………………… 8

第二章　西医对糖尿病的认识 …………………………………………… 10

　第一节　糖尿病的病因 ………………………………………………… 10

　　一、糖尿病的成因 …………………………………………………… 10

　　二、糖尿病的分类 …………………………………………………… 11

　　三、糖尿病的典型症状 ……………………………………………… 12

　第二节　糖尿病的一般治疗 …………………………………………… 12

　　一、糖尿病教育 ……………………………………………………… 12

　　二、自我血糖监测 …………………………………………………… 12

　　三、饮食治疗 ………………………………………………………… 12

　　四、运动治疗 ………………………………………………………… 14

　　五、药物治疗 ·· 14
　第三节　糖尿病的一般药物治疗 ································ 14
　　一、常用的口服降糖药物 ·· 14
　　二、降糖药副作用 ··· 16
　第四节　糖尿病酮症酸中毒 ·· 17
　　一、临床表现 ·· 17
　　二、治疗 ·· 17
　　三、预后 ·· 18
　　四、预防 ·· 18

第三章　中医治疗糖尿病的优势与不足 ······················ 19
　第一节　中西医对糖尿病认识的共同之处 ···················· 19
　第二节　中医治疗糖尿病的优势与不足 ····················· 20
　　一、中医治疗糖尿病的优势 ···································· 20
　　二、中医在治疗糖尿病方面存在的不足 ····················· 20
　第三节　中西医结合治疗糖尿病 ······························· 21

第四章　名家学术思想、治疗经验 ····························· 22
　第一节　糖尿病名家学术思想和治疗经验 ···················· 22
　　一、栗德林论治糖尿病临床经验 ······························ 22
　　二、米烈汉教授治疗糖尿病的临床经验 ····················· 24
　　三、名中医南征教授治疗消渴病学术思想及临证经验 ······· 26
　　四、周仲瑛教授对糖尿病辨治经验讨论 ····················· 31
　第二节　糖尿病并发症的名家学术思想和治疗经验 ········· 34
　　一、李真教授治疗糖尿病合并大血管病变经验 ·············· 34
　　二、廖品正教授关于糖尿病视网膜病变的辨证论治 ········· 35
　　三、林兰教授糖尿病视网膜病变中医辨证论治 ·············· 38
　　四、南征教授治疗糖尿病性心肌病临床经验介绍 ··········· 40
　　五、管竞环治疗糖尿病肾病临床经验 ························· 42
　　六、林兰教授治疗糖尿病肾病的经验 ························· 43
　　七、张大宁治疗糖尿病肾病的临床经验 ····················· 46
　　八、国医大师郑新论治糖尿病肾病的学术思想和临证经验 ··· 49
　　九、朱良春治疗糖尿病用药经验和特色选析
　　　　——著名老中医朱良春教授临床经验（39） ············ 52
　　十、全小林教授治疗糖尿病自主神经病变的经验 ··········· 54
　　十一、魏子孝治疗糖尿病学术思想及临证经验 ·············· 57
　　十二、栗德林教授治疗糖尿病周围神经病变经验 ··········· 60
　　十三、许公平主任医师治疗糖尿病周围神经病变的经验 ····· 62

十四、张发荣教授临床经验与学术思想研究——糖尿病周围神经病变 …… 64

十五、巴卓玛老师治疗糖尿病足临床经验整理 ………………… 69

十六、蔡炳勤老师分期外治糖尿病足筋疽型经验 ……………… 74

十七、黄祥武主任医师治疗糖尿病足临床经验介绍 …………… 76

十八、刘学勤治疗糖尿病足临床 10 法 ………………………… 77

十九、糖尿病足溃疡外科证治特色 ……………………………… 81

二十、林兰教授糖尿病皮肤瘙痒症的辨治经验 ……………… 85

二十一、亓鲁光教授中医辨证治疗糖尿病皮肤瘙痒症的经验 …… 87

第五章　糖尿病医案 ……………………………………………… 89

　第一节　1 型糖尿病 …………………………………………… 89

　　一、亓鲁光医案：1 型糖尿病 ……………………………… 89

　　二、王自立医案：外胰岛素依赖型糖尿病 ………………… 91

　　三、祝谌予医案：胰岛素依赖型糖尿病 …………………… 91

　第二节　2 型糖尿病 …………………………………………… 93

　　一、曹玉山医案二则 ………………………………………… 93

　　　案 1：糖尿病 ……………………………………………… 93

　　　案 2：糖尿病 ……………………………………………… 93

　　二、常青医案：糖尿病 ……………………………………… 94

　　三、陈国良医案：糖尿病 …………………………………… 95

　　四、陈金锭医案：糖尿病 …………………………………… 96

　　五、陈连起医案：糖尿病 …………………………………… 96

　　六、陈美华医案：糖尿病 …………………………………… 97

　　七、陈意医案：糖尿病 ……………………………………… 98

　　八、陈治恒医案：糖尿病 …………………………………… 99

　　九、程益春医案六则 ………………………………………… 99

　　　案 1：消渴病 ……………………………………………… 99

　　　案 2：2 型糖尿病 ………………………………………… 100

　　　案 3：2 型糖尿病 ………………………………………… 101

　　　案 4：2 型糖尿病 ………………………………………… 102

　　　案 5：2 型糖尿病 ………………………………………… 103

　　　案 6：2 型糖尿病 ………………………………………… 105

　　十、邓铁涛医案：2 型糖尿病 ……………………………… 106

　　十一、窦金发医案三则 ……………………………………… 106

　　　案 1：糖尿病 ……………………………………………… 106

　　　案 2：2 型糖尿病 ………………………………………… 107

　　　案 3：2 型糖尿病 ………………………………………… 107

　　十二、杜建医案二则 ………………………………………… 108

案1：糖尿病 …………………………………………………… 108

案2：糖尿病 …………………………………………………… 109

十三、段富津医案五则 …………………………………………… 109

　　案1：糖尿病 …………………………………………………… 109

　　案2：糖尿病 …………………………………………………… 110

　　案3：糖尿病 …………………………………………………… 111

　　案4：糖尿病 …………………………………………………… 113

　　案5：糖尿病 …………………………………………………… 113

十四、范绍荣医案：糖尿病 ……………………………………… 114

十五、方水林医案：糖尿病 ……………………………………… 115

十六、冯明清医案：糖尿病 ……………………………………… 116

十七、葛琳仪医案：糖尿病 ……………………………………… 116

十八、龚丽娟医案：糖尿病 ……………………………………… 117

十九、谷越涛医案：2型糖尿病 ………………………………… 118

二十、顾维超医案二则 …………………………………………… 119

　　案1：2型糖尿病 ……………………………………………… 119

　　案2：糖尿病 …………………………………………………… 119

二十一、郭子光医案：2型糖尿病 ……………………………… 120

二十二、韩禅虚医案：糖尿病 …………………………………… 121

二十三、何焕荣医案：糖尿病 …………………………………… 121

二十四、何任医案三则 …………………………………………… 123

　　案1：糖尿病 …………………………………………………… 123

　　案2：糖尿病 …………………………………………………… 123

　　案3：糖尿病 …………………………………………………… 124

二十五、胡建华医案：糖尿病 …………………………………… 125

二十六、胡翘武医案二则 ………………………………………… 126

　　案1：老年糖尿病 ……………………………………………… 126

　　案2：老年糖尿病 ……………………………………………… 127

二十七、黄汉儒医案：糖尿病 …………………………………… 127

二十八、黄祥武医案：2型糖尿病 ……………………………… 128

二十九、黄宗勖医案：糖尿病 …………………………………… 129

三十、景洪贵医案：糖尿病 ……………………………………… 130

三十一、康良石医案：糖尿病 …………………………………… 131

三十二、蓝青强医案：2型糖尿病 ……………………………… 132

三十三、李炳文医案：2型糖尿病 ……………………………… 133

三十四、李昌源医案：糖尿病 …………………………………… 133

三十五、李丹初医案：糖尿病 …………………………………… 134

三十六、李敬孝医案：糖尿病 …………………………………… 135

三十七、李英杰医案：2 型糖尿病 ……………………… 137

三十八、李玉奇医案二则 ………………………………… 138
    案 1：糖尿病 ……………………………………… 138
    案 2：糖尿病 ……………………………………… 139

三十九、栗锦迁医案二则 ………………………………… 139
    案 1：2 型糖尿病 ………………………………… 139
    案 2：2 型糖尿病 ………………………………… 141

四十、梁申医案：糖尿病 ………………………………… 142

四十一、林吉品医案：2 型糖尿病 ……………………… 142

四十二、林兰医案：糖尿病 ……………………………… 144

四十三、凌湘力医案：2 型糖尿病 ……………………… 145

四十四、刘炳凡医案二则 ………………………………… 146
    案 1：糖尿病 ……………………………………… 146
    案 2：糖尿病 ……………………………………… 146

四十五、刘亚娴医案：2 型糖尿病 ……………………… 148

四十六、刘永年医案：糖尿病 …………………………… 148

四十七、吕承全医案：糖尿病 …………………………… 149

四十八、吕继端医案：糖尿病 …………………………… 150

四十九、吕靖中医案五则 ………………………………… 151
    案 1：2 型糖尿病 ………………………………… 151
    案 2：糖尿病 ……………………………………… 151
    案 3：糖尿病 ……………………………………… 152
    案 4：糖尿病 ……………………………………… 153
    案 5：糖尿病 ……………………………………… 154

五十、孟如医案：糖尿病并肾病早期 …………………… 155

五十一、米烈汉医案四则 ………………………………… 156
    案 1：糖尿病 ……………………………………… 156
    案 2：2 型糖尿病 ………………………………… 157
    案 3：2 型糖尿病 ………………………………… 158
    案 4：糖尿病 ……………………………………… 159

五十二、南征医案二则 …………………………………… 160
    案 1：糖尿病 ……………………………………… 160
    案 2：糖尿病 ……………………………………… 160

五十三、亓鲁光医案五则 ………………………………… 162
    案 1：糖尿病 ……………………………………… 162
    案 2：2 型糖尿病 ………………………………… 162
    案 3：2 型糖尿病 ………………………………… 163
    案 4：2 型糖尿病 ………………………………… 164

案5：糖尿病 …………………………………………………… 164

五十四、秦亮甫医案：2型糖尿病 ……………………………… 165

五十五、曲生医案：糖尿病 ……………………………………… 166

五十六、任达然医案二则 ………………………………………… 167

案1：糖尿病 …………………………………………………… 167

案2：糖尿病 …………………………………………………… 168

五十七、任继学医案三则 ………………………………………… 169

案1：糖尿病 …………………………………………………… 169

案2：2型糖尿病 ……………………………………………… 170

案3：2型糖尿病 ……………………………………………… 170

五十八、尚品洁医案：2型糖尿病 ……………………………… 171

五十九、沈舒文医案：糖尿病 …………………………………… 172

六十、盛国荣医案：糖尿病 ……………………………………… 173

六十一、施赛珠医案三则 ………………………………………… 174

案1：糖尿病 …………………………………………………… 174

案2：糖尿病 …………………………………………………… 175

案3：糖尿病 …………………………………………………… 175

六十二、石景亮医案：糖尿病 …………………………………… 176

六十三、陶克文医案：糖尿病 …………………………………… 177

六十四、王灿晖医案六则 ………………………………………… 177

案1：糖尿病 …………………………………………………… 177

案2：糖尿病 …………………………………………………… 178

案3：糖尿病 …………………………………………………… 179

案4：糖尿病 …………………………………………………… 181

案5：糖尿病 …………………………………………………… 181

案6：糖尿病 …………………………………………………… 182

六十五、王晖医案：2型糖尿病 ………………………………… 183

六十六、王国斌医案：2型糖尿病 ……………………………… 184

六十七、王家琳医案三则 ………………………………………… 186

案1：糖尿病 …………………………………………………… 186

案2：糖尿病 …………………………………………………… 186

案3：2型糖尿病 ……………………………………………… 187

六十八、王敏淑医案：糖尿病 …………………………………… 188

六十九、王庆国医案：糖尿病 …………………………………… 189

七十、王万林医案：糖尿病 ……………………………………… 190

七十一、王文健医案：早期糖尿病 ……………………………… 190

七十二、王文彦医案：糖尿病 …………………………………… 191

七十三、王新舜医案三则 ………………………………………… 192

案 1：2 型糖尿病 …………………………………… 192

案 2：2 型糖尿病 …………………………………… 193

案 3：2 型糖尿病 …………………………………… 193

七十四、王行宽医案：2 型糖尿病 …………………… 194

七十五、王自立医案：糖尿病 ………………………… 195

七十六、魏子孝医案二则 ……………………………… 196

案 1：糖尿病 ………………………………………… 196

案 2：糖尿病 ………………………………………… 196

七十七、徐景藩医案二则 ……………………………… 197

案 1：糖尿病 ………………………………………… 197

案 2：糖尿病 ………………………………………… 198

七十八、颜乾麟医案五则 ……………………………… 198

案 1：糖尿病 ………………………………………… 198

案 2：糖尿病 ………………………………………… 200

案 3：2 型糖尿病 …………………………………… 200

案 4：2 型糖尿病 …………………………………… 201

案 5：2 型糖尿病 …………………………………… 202

七十九、杨牧祥医案二则 ……………………………… 204

案 1：2 型糖尿病 …………………………………… 204

案 2：糖尿病 ………………………………………… 205

八十、杨善栋医案：糖尿病 …………………………… 205

八十一、杨友鹤医案二则 ……………………………… 206

案 1：糖尿病 ………………………………………… 206

案 2：糖尿病 ………………………………………… 207

八十二、于志强医案：2 型糖尿病 …………………… 207

八十三、喻安书医案：2 型糖尿病 …………………… 208

八十四、袁长津医案二则 ……………………………… 209

案 1：糖尿病 ………………………………………… 209

案 2：糖尿病 ………………………………………… 210

八十五、袁占盈医案三则 ……………………………… 211

案 1：糖尿病 ………………………………………… 211

案 2：糖尿病 ………………………………………… 212

案 3：糖尿病 ………………………………………… 212

八十六、查玉明医案：2 型糖尿病 …………………… 213

八十七、詹文涛医案：糖尿病 ………………………… 214

八十八、张发荣医案四则 ……………………………… 215

案 1：糖尿病 ………………………………………… 215

案 2：糖尿病 ………………………………………… 215

案3：2型糖尿病 ·· 217

案4：非胰岛素依赖性糖尿病 ·· 217

八十九、张继东医案：糖尿病 ·· 219

九十、张晋峰医案：糖尿病 ··· 219

九十一、张镜人医案：糖尿病 ·· 220

九十二、张琪医案二则 ··· 222

案1：糖尿病 ·· 222

案2：糖尿病 ·· 222

九十三、张铁忠医案：糖尿病 ·· 223

九十四、章真如医案二则 ·· 224

案1：糖尿病 ·· 224

案2：糖尿病 ·· 224

九十五、赵清理医案二则 ·· 225

案1：糖尿病 ·· 225

案2：糖尿病 ·· 226

九十六、钟一棠医案：2型糖尿病 ·· 226

九十七、周国英医案二则 ·· 227

案1：糖尿病 ·· 227

案2：糖尿病 ·· 228

九十八、周文泉医案：糖尿病 ·· 229

九十九、周仲瑛医案四则 ·· 230

案1：糖尿病 ·· 230

案2：糖尿病 ·· 231

案3：糖尿病 ·· 232

案4：糖尿病 ·· 233

一百、祝谌予医案九则 ··· 234

案1：糖尿病 ·· 234

案2：糖尿病 ·· 235

案3：糖尿病 ·· 236

案4：糖尿病 ·· 236

案5：糖尿病 ·· 237

案6：非胰岛素依赖型糖尿病 ·· 238

案7：非胰岛素依赖型糖尿病 ·· 239

案8：非胰岛素依赖型糖尿病 ·· 239

案9：非胰岛素依赖型糖尿病 ·· 240

一百○一、朱良春医案二则 ··· 241

案1：糖尿病 ·· 241

案2：糖尿病 ·· 242

全国名中医医案集粹 糖尿病

第六章　糖尿病并发症医案 ·· 244

　　第一节　糖尿病酮症/酮症酸中毒 ······························ 244

　　　　一、程益春医案：糖尿病酮症酸中毒 ······················ 244

　　　　二、高辉远医案：2 型糖尿病酮症 ························· 245

　　　　三、南征医案：消渴合并酮症 ····························· 246

　　　　四、祝谌予医案三则 ····································· 247

　　　　　　案 1：糖尿病酮症 ································· 247

　　　　　　案 2：糖尿病酮症 ································· 248

　　　　　　案 3：糖尿病酮症酸中毒 ························· 249

　　第二节　糖尿病合并脑卒中 ·································· 250

　　　　一、戴舜珍医案：糖尿病合并中风 ······················ 250

　　　　二、吕仁和医案：消渴病，中风 ························· 251

　　　　三、马云枝医案：脑出血（后遗症期）；高血压 3 级 极高危；2 型糖尿病

　　　　　　 ··· 252

　　　　四、王灿晖医案：糖尿病合并脑梗死 ···················· 254

　　　　五、王敏淑医案：脑血栓恢复期；2 型糖尿病 ············ 255

　　　　六、詹文涛医案：2 型糖尿病合并大血管病变；冠心病心梗、多发性腔梗

　　　　　　 ··· 256

　　　　七、祝谌予医案：糖尿病合并脑中风后遗症 ·············· 257

　　第三节　糖尿病视网膜病变 ·································· 258

　　　　一、程晓霞医案：2 型糖尿病 ··························· 258

　　　　二、程益春医案：糖尿病视网膜病变 ···················· 260

　　　　三、段富津医案：糖尿病合并雀目 ······················ 260

　　　　四、高健生医案二则 ····································· 261

　　　　　　案 1：糖尿病视网膜病变 ······················· 261

　　　　　　案 2：糖尿病视网膜病变 ······················· 262

　　　　五、郭庆贺医案二则 ····································· 263

　　　　　　案 1：糖尿病视网膜病变 ······················· 263

　　　　　　案 2：糖尿病视网膜病变 ······················· 263

　　　　六、李传课医案四则 ····································· 265

　　　　　　案 1：糖尿病视网膜病变 ······················· 265

　　　　　　案 2：双眼增殖型糖尿病视网膜病变激光术后 ······· 265

　　　　　　案 3：糖尿病视网膜病变 ······················· 266

　　　　　　案 4：糖尿病视网膜病变 ······················· 267

　　　　七、李声岳医案四则 ····································· 268

　　　　　　案 1：糖尿病视网膜病变Ⅲ期 ··················· 268

　　　　　　案 2：糖尿病视网膜病变Ⅲ期 ··················· 268

　　　　　　案 3：糖尿病视网膜病变Ⅳ～Ⅴ期 ··············· 269

目
录

9

　　　　案 4：糖尿病视网膜病变Ⅲ期 ·················· 270

　　八、刘文峰医案：糖尿病视网膜病变 ···················· 271

　　九、吕仁和医案：糖尿病视网膜病变 ···················· 272

　　十、亓鲁光医案：糖尿病视网膜病变 ···················· 272

　　十一、荣远明医案：糖尿病，糖尿病视网膜病变 ············ 273

　　十二、苏藩医案二则 ································· 275

　　　　案 1：左眼玻璃体积血、双眼糖尿病视网膜病变 ········· 275

　　　　案 2：糖尿病暴盲 ····························· 275

　　十三、唐由之医案：双眼糖尿病视网膜病变（右Ⅴ期，左Ⅲ期） ·· 276

　　十四、田芬兰医案：1 型糖尿病，糖尿病视网膜病变 ········· 277

　　十五、王万林医案：糖尿病视网膜病变眼底出血 ············ 278

　　十六、许公平医案二则 ······························ 278

　　　　案 1：糖尿病视网膜病变增殖期Ⅱ期伴出血 ············ 278

　　　　案 2：2 型糖尿病、糖尿病视网膜病变 ················ 279

　　十七、张怀安医案三则 ······························ 280

　　　　案 1：糖尿病视网膜病变 ······················· 280

　　　　案 2：糖尿病视网膜病变 ······················· 280

　　　　案 3：糖尿病视网膜病变 ······················· 281

　　十八、张梅芳医案：糖尿病视网膜病变 ·················· 281

　　十九、张玉琴医案：糖尿病视网膜病变Ⅱ期 ··············· 282

　　二十、章真如医案：糖尿病眼底出血 ···················· 283

　　二十一、钟一棠医案：糖尿病眼底出血 ·················· 283

　　二十二、祝谌予医案：糖尿病伴视网膜剥离 ··············· 284

第四节　糖尿病心脏自主神经病变 ························ 285

　　一、洪治平医案：糖尿病心脏自主神经病变 ··············· 285

　　二、亓鲁光医案：糖尿病并发无症状性心肌缺血 ············ 286

　　三、王敏淑医案：糖尿病，阵发性房颤 ·················· 287

　　四、魏执真医案二则 ································· 288

　　　　案 1：糖尿病并发心律失常 ····················· 288

　　　　案 2：糖尿病并发心律失常 ····················· 288

　　五、崔金涛医案三则 ································· 289

　　　　案 1：冠心病并糖尿病心肌病 ···················· 289

　　　　案 2：糖尿病心肌病 ·························· 290

　　　　案 3：糖尿病冠心病 ·························· 290

　　六、林兰医案：2 型糖尿病，胰岛素抵抗，糖尿病冠心病 ······ 291

　　七、章真如医案：糖尿病、心肌梗塞 ···················· 292

第五节　糖尿病，高血压 ······························ 293

　　一、段富津医案：糖尿病并发眩晕 ····················· 293

二、孔繁学医案：消渴病兼眩晕证 ·· 294

三、秦亮甫医案：2 型糖尿病，高血压病 1 级 ··················· 294

四、任继学医案：2 型糖尿病，高血压病 ··························· 296

五、王家琳医案：2 型糖尿病，高血压病 ··························· 297

六、张觉人医案：糖尿病高血压 ··· 297

七、周仲瑛医案：糖尿病，高血压病 ·································· 298

第六节　糖尿病，高脂血症 ·· 299

一、林兰医案：2 型糖尿病，高脂血症 ······························· 299

二、谢晶日医案：糖尿病并高脂血症 ·································· 300

三、张玉琴医案：2 型糖尿病，血脂代谢异常 ····················· 301

四、祝光礼医案：糖尿病高脂血症合并肝功能异常 ·············· 302

第七节　糖尿病胃轻瘫 ·· 303

一、贺支支医案二则 ··· 303

案 1：糖尿病胃轻瘫 ··· 303

案 2：糖尿病胃轻瘫 ··· 304

二、廖志峰医案：糖尿病胃轻瘫 ··· 304

三、邱保国医案二则 ··· 305

案 1：2 型糖尿病合并胃轻瘫 ····································· 305

案 2：2 型糖尿病合并胃轻瘫 ····································· 306

四、孙敏医案：糖尿病胃轻瘫 ·· 307

第八节　糖尿病便秘 ··· 309

一、李果烈医案：高血压糖尿病后期便秘 ··························· 309

二、刘学勤医案二则 ··· 310

案 1：2 型糖尿病合并便秘 ·· 310

案 2：糖尿病便秘 ·· 311

三、王敏淑医案二则：糖尿病，便秘 ·································· 311

第九节　糖尿病腹泻 ··· 312

一、程益春医案：糖尿病腹泻 ·· 312

二、段富津医案：糖尿病并发泄泻 ······································ 313

三、陆长清医案：糖尿病腹泻 ·· 314

四、亓鲁光医案二则 ··· 314

案 1：2 型糖尿病，糖尿病腹泻 ·································· 314

案 2：糖尿病腹泻 ·· 315

五、张发荣医案：糖尿病，糖尿病胃肠动力紊乱 ················· 316

六、张觉人医案：糖尿病腹泻 ·· 317

七、张玉琴医案：糖尿病肠病 ·· 317

八、祝谌予医案：糖尿病腹泻 ·· 318

第十节　糖尿病肾病 ··· 319

一、曹恩泽医案：糖尿病肾病，慢性肾脏病 3 期 ················ 319

二、曹式丽医案：糖尿病肾病 …………………………………………… 321

三、陈以平医案二则 …………………………………………………… 322
　　案1：2型糖尿病，糖尿病肾病Ⅳ期 …………………………… 322
　　案2：慢性肾脏病4期，糖尿病肾病Ⅳ期 …………………… 323

四、程晓霞医案二则 …………………………………………………… 324
　　案1：糖尿病肾病 …………………………………………… 324
　　案2：2型糖尿病，糖尿病肾病 …………………………… 325

五、程益春医案：糖尿病肾病 ……………………………………… 326

六、董克礼医案：2型糖尿病，糖尿病肾病 ……………………… 326

七、杜雨茂医案：糖尿病肾病，慢性肾功能不全 ……………… 327

八、段富津医案：糖尿病肾病 ……………………………………… 328

九、范绍荣医案：糖尿病肾病 ……………………………………… 329

十、管竞环医案：2型糖尿病，糖尿病肾病 ……………………… 329

十一、韩履祺医案：2型糖尿病合并肾病Ⅳ期 ………………… 330

十二、黄宝英医案二则 ……………………………………………… 331
　　案1：2型糖尿病，糖尿病肾病Ⅲ期 …………………… 331
　　案2：2型糖尿病，糖尿病肾病Ⅲ期 …………………… 331

十三、金洪元医案二则 ……………………………………………… 332
　　案1：糖尿病肾病 …………………………………………… 332
　　案2：糖尿病肾病 …………………………………………… 333

十四、孔繁学医案：消渴病兼水肿 ……………………………… 334

十五、旷惠桃医案二则 ……………………………………………… 335
　　案1：2型糖尿病合并糖尿病肾病 ……………………… 335
　　案2：糖尿病肾病 …………………………………………… 336

十六、李敬林医案：2型糖尿病，肾病综合征，糖尿病肾病Ⅳ期 … 337

十七、李顺民医案：2型糖尿病，糖尿病肾病 ………………… 338

十八、刘宝厚医案：糖尿病肾病 ………………………………… 339

十九、刘锐医案二则 ………………………………………………… 340
　　案1：糖尿病肾病，糖尿病周围血管病变 …………… 340
　　案2：糖尿病肾病 …………………………………………… 341

二十、吕仁和医案四则 ……………………………………………… 341
　　案1：2型糖尿病，糖尿病肾病 ………………………… 341
　　案2：糖尿病，糖尿病肾病，慢性泌尿系感染 ……… 343
　　案3：糖尿病肾病中期Ⅰ度 ……………………………… 344
　　案4：糖尿病，膀胱癌术后放疗后 ……………………… 345

二十一、米烈汉医案：糖尿病肾病 ……………………………… 346

二十二、南征医案十则 ……………………………………………… 347
　　案1：糖尿病肾病 …………………………………………… 347

案 2：糖尿病肾病 …………………………………………………… 348

案 3：糖尿病肾病（氮质血症期） ………………………………… 349

案 4：糖尿病肾病，高血压 ………………………………………… 350

案 5：糖尿病肾病 …………………………………………………… 352

案 6：糖尿病肾病（氮质血症期） ………………………………… 353

案 7：糖尿病肾病 …………………………………………………… 354

案 8：糖尿病，糖尿病肾病 ………………………………………… 355

案 9：糖尿病肾病 …………………………………………………… 355

案 10：糖尿病肾病 ………………………………………………… 356

二十三、聂莉芳医案三则 …………………………………………… 357

案 1：糖尿病肾病Ⅳ期 ……………………………………………… 357

案 2：糖尿病肾病水肿 ……………………………………………… 358

案 3：糖尿病肾病Ⅳ期，肾性高血压 ……………………………… 359

二十四、裴正学医案二则 …………………………………………… 360

案 1：糖尿病肾病（DN）早中期 ………………………………… 360

案 2：糖尿病肾病（DN）中后期，高血压动脉硬化 …………… 361

二十五、皮持衡医案：糖尿病肾病初期 …………………………… 362

二十六、亓鲁光医案四则 …………………………………………… 363

案 1：2 型糖尿病并糖尿病肾病Ⅳ期 ……………………………… 363

案 2：2 型糖尿病并糖尿病肾病Ⅳ期 ……………………………… 364

案 3：2 型糖尿病并糖尿病肾病 …………………………………… 365

案 4：糖尿病肾病 …………………………………………………… 366

二十七、乔成林医案：2 型糖尿病肾病，慢性肾衰 ……………… 366

二十八、曲生医案：糖尿病肾病Ⅳ期 ……………………………… 368

二十九、任琢珊医案：糖尿病肾病 ………………………………… 369

三十、邵朝弟医案五则 ……………………………………………… 369

案 1：2 型糖尿病，糖尿病肾病Ⅳ期 ……………………………… 369

案 2：糖尿病肾病 …………………………………………………… 370

案 3：2 型糖尿病，糖尿病肾病Ⅳ期 ……………………………… 371

案 4：糖尿病肾病 …………………………………………………… 372

案 5：2 型糖尿病，糖尿病肾病Ⅳ期 ……………………………… 373

三十一、石曾淑医案：糖尿病肾病 ………………………………… 374

三十二、汤宗明医案：糖尿病肾病、肾病综合征 ………………… 374

三十三、童安荣医案：糖尿病肾病 ………………………………… 376

三十四、王孟庸医案二则 …………………………………………… 377

案 1：糖尿病肾病水肿兼泌尿系感染 ……………………………… 377

案 2：糖尿病肾病水肿兼高钾血症 ………………………………… 378

三十五、王文健医案四则 …………………………………………… 379

案 1：非酒精性脂肪型肝炎、糖尿病肾病 ……………………… 379

案 2：早期糖尿病肾病 ……………………………………… 380

案 3：早期糖尿病肾病 ……………………………………… 381

案 4：糖尿病肾病 …………………………………………… 381

三十六、王永钧医案：2 型糖尿病、糖尿病肾病Ⅲ～Ⅳ期 …… 382

三十七、王自立医案：糖尿病肾病并泌尿系感染 …………… 383

三十八、魏子孝医案：糖尿病肾病 ………………………… 384

三十九、吴德兴医案：糖尿病肾病 ………………………… 385

四十、夏中和医案：2 型糖尿病，糖尿病肾病Ⅳ期 ………… 386

四十一、许公平医案三则 …………………………………… 387

案 1：糖尿病肾病 …………………………………………… 387

案 2：2 型糖尿病、糖尿病肾病Ⅴ期 ……………………… 387

案 3：糖尿病肾病Ⅴ期，慢性肾功能衰竭（失代偿期）… 388

四十二、严仲庆医案：糖尿病肾病 ………………………… 390

四十三、燕小霞医案：糖尿病肾病 ………………………… 391

四十四、叶景华医案二则 …………………………………… 392

案 1：2 型糖尿病，糖尿病肾病Ⅳ期 ……………………… 392

案 2：糖尿病肾病Ⅴ期，慢性肾脏病（CKD）4 期 ……… 393

四十五、于俊生医案二则 …………………………………… 394

案 1：糖尿病肾病，糖尿病视网膜病变 …………………… 394

案 2：糖尿病肾病，糖尿病视网膜病变 …………………… 395

四十六、查玉明医案：高脂血症、糖尿病并发肾炎 ………… 396

四十七、詹文涛医案：2 型糖尿病，糖尿病肾病 …………… 397

四十八、张柏林医案二则 …………………………………… 398

案 1：糖尿病肾病 …………………………………………… 398

案 2：糖尿病肾病 …………………………………………… 399

四十九、张大宁医案：糖尿病肾病（DN） ………………… 400

五十、张佩青医案：糖尿病肾病 …………………………… 401

五十一、张琪医案二则 ……………………………………… 401

案 1：糖尿病肾病，慢性肾功能衰竭 ……………………… 401

案 2：糖尿病肾病、慢性肾衰竭 …………………………… 402

五十二、张铁忠医案：糖尿病肾病，慢性肾功能不全 ……… 403

五十三、张玉琴医案二则 …………………………………… 404

案 1：2 型糖尿病，糖尿病肾病 …………………………… 404

案 2：2 型糖尿病，糖尿病肾病 …………………………… 404

五十四、章真如医案三则 …………………………………… 405

案 1：糖尿病肾病 …………………………………………… 405

案 2：糖尿病肾小球硬化症 ………………………………… 406

全国名中医医案集粹

糖尿病

案3：糖尿病并发肾病 …………………………………… 407

五十五、赵纪生医案三则 …………………………………… 407

案1：糖尿病肾病 …………………………………………… 407

案2：糖尿病肾病 …………………………………………… 408

案3：糖尿病肾病，慢性肾功能不全 …………………… 409

五十六、郑新医案：2型糖尿病，糖尿病肾病 ………… 410

五十七、周仲瑛医案四则 …………………………………… 411

案1：糖尿病肾病 …………………………………………… 411

案2：糖尿病肾病 …………………………………………… 412

案3：糖尿病肾病 …………………………………………… 413

案4：糖尿病肾病 …………………………………………… 414

五十八、祝谌予医案二则 …………………………………… 415

案1：2型糖尿病，糖尿病肾病 ………………………… 415

案2：糖尿病肾病 …………………………………………… 416

五十九、邹燕勤医案：糖尿病肾病 ……………………… 417

第十一节　糖尿病神经源性膀胱 ………………………… 419

一、程益春医案：糖尿病神经源性膀胱 ………………… 419

二、亓鲁光医案三则 ………………………………………… 420

案1：糖尿病神经源性膀胱 ……………………………… 420

案2：糖尿病尿潴留 ……………………………………… 420

案3：2型糖尿病，糖尿病神经源性膀胱 …………… 421

附：

一、段富津医案：糖尿病合并淋证 ……………………… 422

二、郭中元医案：糖尿病并泌尿系感染 ………………… 423

三、魏子孝医案：糖尿病泌尿系感染 …………………… 424

四、张觉人医案：糖尿病并发尿路感染 ………………… 424

五、亓鲁光医案：糖尿病男性性功能障碍 …………… 425

六、张觉人医案：糖尿病阳痿 …………………………… 426

第十二节　糖尿病周围神经病变 ………………………… 426

一、程丑夫医案：糖尿病神经病变 ……………………… 426

二、程益春医案：糖尿病周围神经病变 ………………… 427

三、董德懋医案：糖尿病合并多发性神经炎 ………… 428

四、董振华医案：2型糖尿病 …………………………… 429

五、段富津医案：糖尿病并发麻木 ……………………… 431

六、冯志荣医案：糖尿病周围神经病变 ………………… 432

七、黄祥武医案：糖尿病周围神经病变 ………………… 433

八、贾斌医案：糖尿病周围神经病变 …………………… 433

九、蒋兴磊医案：糖尿病双下肢麻木 …………………… 434

十、金洪元医案：糖尿病周围神经病变 ·················· 435

十一、孔繁学医案：消渴病兼肢麻肢痛症 ·················· 436

十二、栗德林医案：糖尿病周围神经病变 ·················· 437

十三、林兰医案：糖尿病痛性神经病变 ·················· 438

十四、刘文峰医案五则 ·················· 439

    案1：糖尿病周围神经病变 ·················· 439

    案2：2型糖尿病合并周围神经病变 ·················· 441

    案3：糖尿病周围神经病变 ·················· 441

    案4：糖尿病周围神经血管病变 ·················· 442

    案5：2型糖尿病合并高血压，下肢动脉硬化 ·················· 443

十五、吕靖中医案：消渴兼血痹 ·················· 444

十六、吕宏生医案：糖尿病神经病变 ·················· 445

十七、吕仁和医案三则 ·················· 445

    案1：2型糖尿病，糖尿病周围神经病变 ·················· 445

    案2：糖尿病周围神经病变 ·················· 446

    案3：糖尿病周围神经病变 ·················· 446

十八、吕绍光医案：2型糖尿病，糖尿病周围神经病变 ·················· 447

十九、吕雄医案：2型糖尿病、糖尿病下肢血管病变 ·················· 448

二十、米烈汉医案二则 ·················· 449

    案1：糖尿病周围神经病变 ·················· 449

    案2：糖尿病周围神经病变 ·················· 450

二十一、裴正学医案：糖尿病周围神经病变 ·················· 451

二十二、亓鲁光医案：2型糖尿病神经病变 ·················· 452

二十三、曲生医案：2型糖尿病，糖尿病周围神经病变 ·················· 452

二十四、任继学医案：2型糖尿病，糖尿病周围神经病变 ·················· 454

二十五、史载祥医案：糖尿病周围神经炎 ·················· 454

二十六、王家琳医案：糖尿病合并多发性神经炎 ·················· 455

二十七、韦绪性医案：糖尿病周围神经病变 ·················· 456

二十八、魏子孝医案四则 ·················· 457

    案1：2型糖尿病，糖尿病周围神经病变，糖尿病肾病 ·················· 457

    案2：2型糖尿病、2型糖尿病周围神经病变 ·················· 458

    案3：糖尿病周围神经病变 ·················· 459

    案4：糖尿病周围神经病变 ·················· 459

二十九、王敏淑医案：2型糖尿病，末梢神经病变、不安腿综合征 ·················· 460

三十、许公平医案三则 ·················· 461

    案1：糖尿病周围神经病变 ·················· 461

    案2：糖尿病周围神经病变 ·················· 462

    案3：2型糖尿病并周围神经病变 ·················· 462

三十一、郁加凡医案：糖尿病周围神经病变 …………………………… 463

三十二、袁占盈医案：糖尿病周围神经病 …………………………… 465

三十三、曾升海医案：2 型糖尿病并周围神经病变 …………………… 465

三十四、查玉明医案二则 …………………………………………… 466

　　案 1：2 型糖尿病，周围神经病变 …………………………… 466

　　案 2：2 型糖尿病并周围神经病变 …………………………… 467

三十五、张崇泉医案：2 型糖尿病并周围神经病变，面神经炎 …… 468

三十六、张发荣医案二则 …………………………………………… 469

　　案 1：2 型糖尿病，糖尿病周围神经病变 …………………… 469

　　案 2：糖尿病周围神经病变 …………………………………… 470

三十七、张觉人医案：糖尿病周围神经病变 ………………………… 470

三十八、张玉琴医案：糖尿病周围神经病变 ………………………… 471

三十九、章真如医案：糖尿病四肢麻木疼痛 ………………………… 471

四十、钟一棠医案：糖尿病 ………………………………………… 472

四十一、周国英医案：2 型糖尿病，糖尿病周围神经病变 ………… 473

四十二、祝谌予医案：糖尿病周围血管病变 ………………………… 474

第十三节　糖尿病汗证 …………………………………………………… 474

一、孔繁学医案：消渴病兼汗证 …………………………………… 474

二、李敬林医案：糖尿病多汗症 …………………………………… 475

三、王敏淑医案二则 ………………………………………………… 476

　　案 1：2 型糖尿病，自主神经病变，泌汗异常 ……………… 476

　　案 2：2 型糖尿病，自主神经病变，泌汗异常 ……………… 477

四、魏子孝医案：糖尿病自主神经功能紊乱 ……………………… 478

五、周文泉医案：糖尿病汗证 ……………………………………… 478

第十四节　糖尿病皮肤瘙痒 ……………………………………………… 479

一、段富津医案：糖尿病并发瘙痒 ………………………………… 479

二、郭庆贺医案二则 ………………………………………………… 480

　　案 1：糖尿病合并皮肤瘙痒症 ……………………………… 480

　　案 2：糖尿病合并皮肤瘙痒症 ……………………………… 481

三、吕靖中医案：消渴兼瘙痒 ……………………………………… 481

四、亓鲁光医案三则 ………………………………………………… 482

　　案 1：糖尿病，糖尿病皮肤瘙痒症 ………………………… 482

　　案 2：糖尿病皮肤瘙痒症 …………………………………… 483

　　案 3：糖尿病皮肤瘙痒症继发泛发性湿疹 ………………… 484

五、王敏淑医案：糖尿病瘙痒 ……………………………………… 485

六、魏子孝医案：糖尿病皮肤瘙痒 ………………………………… 486

第十五节　糖尿病痈、疖 ………………………………………………… 487

一、蔡炳勤医案：糖尿病合并重症颈痈 …………………………… 487

二、杜建医案：糖尿病痈肿 ……………………………………………… 488

三、段富津医案：糖尿病并发痈疽 ……………………………………… 489

四、唐汉钧医案二则 ……………………………………………………… 490

    案1：糖尿病痈肿 …………………………………………………… 490

    案2：糖尿病痈肿 …………………………………………………… 491

五、祝谌予医案二则 ……………………………………………………… 492

    案1：非胰岛素依赖型糖尿病合并疖肿 ………………………… 492

    案2：糖尿病合并痈肿 …………………………………………… 493

第十六节　糖尿病足 ……………………………………………………… 494

一、蔡炳勤医案：糖尿病足并左足感染，糖尿病酮症 ………………… 494

二、陈宝田医案：2型糖尿病，糖尿病足坏疽 ………………………… 495

三、陈意医案：糖尿病足 ………………………………………………… 496

四、邓铁涛医案：2型糖尿病合并肢端溃疡 …………………………… 496

五、方和谦医案：糖尿病足 ……………………………………………… 498

六、侯玉芬医案：糖尿病足截肢术后 …………………………………… 499

七、胡思荣医案：糖尿病足 ……………………………………………… 499

八、黄祥武医案：糖尿病肢端坏疽 ……………………………………… 500

九、李廷来医案二则 ……………………………………………………… 501

    案1：糖尿病坏疽 ………………………………………………… 501

    案2：糖尿病坏疽 ………………………………………………… 502

十、廖志峰医案：糖尿病合并肢端溃疡 ………………………………… 503

十一、吕培文医案：2型糖尿病周围血管病及坏疽 …………………… 503

十二、亓鲁光医案四则 …………………………………………………… 504

    案1：2型糖尿病，糖尿病足重度湿性坏疽 …………………… 504

    案2：2型糖尿病，糖尿病足湿性坏疽 ………………………… 505

    案3：糖尿病，糖尿病足 ………………………………………… 506

    案4：糖尿病足0级 ……………………………………………… 507

十三、唐汉钧医案：糖尿病足溃疡 ……………………………………… 508

十四、魏子孝医案二则 …………………………………………………… 509

    案1：糖尿病足 …………………………………………………… 509

    案2：糖尿病足溃疡 ……………………………………………… 510

十五、奚九一医案四则 …………………………………………………… 511

    案1：糖尿病足坏疽 ……………………………………………… 511

    案2：糖尿病足 …………………………………………………… 511

    案3：糖尿病足坏疽 ……………………………………………… 512

    案4：糖尿病足坏疽 ……………………………………………… 513

十六、袁占盈医案：糖尿病足 …………………………………………… 514

十七、张庚扬医案二则 …………………………………………………… 515

案1：糖尿病足坏疽 ………………………………………… 515

案2：糖尿病合并左足坏疽 ………………………………… 516

十八、郑则敏医案二则 …………………………………………… 517

案1：左下肢肢体动脉硬化闭塞症，糖尿病 ……………… 517

案2：糖尿病肢体动脉硬化闭塞症 ………………………… 518

十九、诸方受医案二则 …………………………………………… 519

案1：糖尿病坏疽 …………………………………………… 519

案2：糖尿病坏疽 …………………………………………… 520

中英医学术语对照表 ……………………………………………… 521

参考文献 …………………………………………………………… 523

后　记 ……………………………………………………………… 543

第一章 中医对糖尿病的认识

第一节 中医对糖尿病的认识过程

中国是世界上最早认识糖尿病的国家之一，但祖国医学中并无糖尿病病名，按其临床表现，糖尿病应当隶属于中医"消渴病"范畴。但"消渴"并不等于糖尿病，因消渴的含义较广，是以多饮、多食、多尿、身体消瘦，或尿浊、尿有甜味为特征的疾病，如甲状腺功能亢进、尿崩症等有消渴症候，也属消渴之列。本书仅讨论相当属于糖尿病的中医"消渴病"。

早在殷商时代的甲骨文中就记载了当时人们对 22 种病的简单认识，其中就有"尿病""消疾"的叫法，大约为古代中国人对糖尿病最早的称呼。

消渴之名首见于《素问·奇病论》中："脾瘅……此人必数食甘美而多肥也，肥者令人内热，甘者令人中满，故其气上溢，转为消渴。"此处的消有三个含义：一指善消水谷而善饥多饮；二指消灼津液而致津液失养，阴不胜阳，火热内生；三指肌肤消瘦。尽管《黄帝内经》（以下简称《内经》）未将消渴病列专篇讨论，但在不同的篇章中对其病名、病因、病机、临床表现、治疗及预后都有了较详细的论述，这为后世医家对于消渴病的研究与治疗提供了理论依据。尤为难能可贵的是，当时已经对糖尿病的并发症有了深刻的认识。认为消渴日久，气血阴阳俱损，气虚、血虚、阴虚、阳虚均可致血行不畅而成瘀滞，出现多种并发症。如《素问·通评虚实论》云："凡治消瘅，仆击、偏枯、痿厥，气满发逆，甘肥贵人，则膏粱之疾也。"此处"仆击、偏枯"当是瘀阻脑络的中风、偏瘫；"痿厥"应为瘀阻脉络的血管病变；"气满发逆"似是瘀阻心脉的胸痹、心痛。此外，瘀阻于目，可成"内障""云雾移睛"，相当于西医的视网膜病变。《灵枢·痈疽》云："发于足趾名曰脱疽，其状赤黑，死不治。"相当于现代的周围血管病变。可见，在《内经》中对消渴病的变症也已经有了较深的认识。

汉代的《金匮要略》有专篇对消渴的证治进行阐述，立有白虎加人参汤、肾气丸等有效方剂，至今为临床医家所推崇。在《内经》和《金匮要略》的基础上，后世对消渴的病因病机、临床表现、并发症以及治疗都有补充和发展。《诸病源候论·消渴候》主张"先行一百二百步，多者千步，然后食之"，初步认识到体育疗法对治疗消渴的意义，并对本病的并发症有所记述，认为"其病变多发痈疽"。《外台秘要·消渴消中门》录

《古今录验方》说："论消渴病有三：一渴而饮水多，小便数，无（注：当作有）脂似麸片甜者，皆（注：当作此）是消渴病也；二吃食多，不甚渴，小便少，似有油而数者，此是消中病也；三渴饮水不能多，但腿肿脚先瘦小，阴痿弱，数小便者，此是肾消病也，特忌房劳。"对消渴病的临床特点有更深的认识。此后，医家根据病位、病机及症状之不同，将消渴病分上、中、下三消而治，即消渴属肺燥名上消，消中属胃热名中消，肾消属肾虚名下消。

金元时期，刘完素的《三消论》认为消渴皆归咎于"热燥太甚"，得出了"三消者，燥热一也"的结论，并对本病诸多的并发症有了进一步的认识。朱丹溪提出治疗消渴以"养肺、降火、生血为主"，形成了以养阴为主的治疗理论，这些观点至今仍然很有借鉴意义。明清以后，对消渴的证治有了更广泛深入的研究，目前医家多对本病有阴虚为本、燥热为标、变症百出的认识。

第二节 糖尿病的病因病机

一、糖尿病的病因

早在《黄帝内经》对消渴病病因的论述中就指出：过食肥甘、嗜酒房劳、情志失调、五脏柔弱等是消渴发病的主要原因。其病位主要在肺、脾（胃）、肾，尤以肾为关键。

1. 禀赋不足

先天禀赋不足，五脏虚弱，特别是肾脏虚弱，阴虚体质者，是消渴病的重要内在因素。所以《灵枢·五变》说："五脏皆柔弱者，善病消瘅。"

2. 饮食失节

长期过食肥甘，醇酒厚味，辛辣香燥，损伤脾胃，致脾胃运化失职，积热内蕴，化燥伤津，消谷耗液，发为消渴。《素问·奇病论》说："此肥美之所发也，此人必数食甘美而多肥也，肥者令人内热，甘者令人中满，故其气上溢，转为消渴。"

3. 情志不调

长期过度的精神刺激，如郁怒伤肝，肝气郁结，或劳心竭虑，营谋强思等，以致郁久化火，火热内燔，消灼肺胃阴津而发为消渴。正如《临证指南医案·三消》说："心境愁郁，内火自燃，乃消症大病。"

4. 劳欲过度

房事不节，劳欲过度，肾精亏损，虚火内生，则火因水竭益烈，水因火烈而益干，终致肾虚肺燥胃热俱现，发为消渴。如《外台秘要·消渴消中门》说："房劳过度，致令肾气虚耗，下焦生热，热则肾燥，肾燥则渴。"

5. 外感六淫

六淫侵袭，犯肺化热损阴，肺受燥热所伤，则津液不能敷布而直趋下行。随小便排出体外，故小便频数量多；肺不布津则口渴多饮。正如《医学纲目·消瘅门》说："盖肺藏气，肺无病则气能管摄津液之精微，而津液之精微者收养筋骨血脉，余者为溲。肺病则津液无气管摄，而精微者亦随溲下。"

二、糖尿病的病机

消渴病的病机主要有以下四个特点。

1. 阴虚为本，燥热为标

消渴病的病机主要在于阴津亏损，燥热偏盛，而以阴虚为本，燥热为标，两者互为因果，阴愈虚则燥热愈盛，燥热愈盛则阴愈虚。病变的脏腑着重在于肺、胃、肾，肺主治节，为水之上源，如肺燥阴虚，津液失于滋布，则胃失濡润，肾失滋源；胃热偏盛，则可灼伤肺津，耗损肾阴；而肾阴不足，阴虚火旺，亦可上炎肺、胃。终致肺燥、胃热、肾虚常可同时存在，多饮、多食、多尿亦常相互并见。

2. 气阴两伤，阴阳俱虚

消渴虽以阴虚为本，燥热为标，但由于阴阳互根，阳生阴长，本证迁延日久，阴损及阳，可见气阴两伤或阴阳俱虚，甚则表现肾式微之候，其中以肾阳虚及脾阳虚较为多见。亦有初起即兼有气虚或阳虚者，多与患者素体阳虚气馁有关，临床上尚属少见。

3. 阴虚燥热，变症百出

如肺失滋润，日久可并发肺痨。肾阴亏损，肝失涵养，肝肾精血不能上承于耳目，则可并发白内障、雀盲、耳聋。燥热内结，营阴被灼，络脉瘀阻，蕴毒成脓，发为疮疖、痈疽。阴虚燥热内炽，炼液成痰，痰阻经络，蒙蔽心窍而为中风偏瘫。阴损及阳，脾肾衰败，水湿潴留，泛滥肌肤，则成水肿。若阴津极度耗损，虚阳浮越，可见面红、头痛、烦躁，恶心呕吐、目眶内陷、唇舌干红、息深而长等。最后可因阴竭阳亡而见昏迷、四肢厥冷、脉微细欲绝等危象。

4. 病久入络，血脉瘀滞

消渴病是一种病及多个脏腑的疾病，影响气血的正常运行。阴虚燥热是消渴血瘀的主要原因，阴虚内热，耗津灼液而成瘀血，或病损及阳，以致阴阳两虚，阳虚则寒凝，亦可导致血瘀。所以，血瘀是消渴病的重要病机之一，且消渴病多种并发症的发生也与血瘀密切有关。

三、糖尿病与主要脏腑的关系

1. 与肺的关系

肺主气为水之上源，敷布津液。肺受燥热所伤，则津液不能敷布而直趋下行。随小便排出体外，故小便频数量多；肺不布津则口渴多饮。正如《医学纲目·消瘅门》说："盖肺藏气，肺无病则气能管摄津液之精微，而津液之精微者收养筋骨血脉，余者为溲。肺病则津液无气管摄，而精微者亦随溲下。"

2. 与胃的关系

胃为水谷之海，主腐熟水谷，脾为后天之本，主运化，为胃行其津液。脾胃受燥热所伤，胃火炽盛，脾阴不足，则口渴多饮，多食善饥；脾气虚不能转输水谷精微，则水谷精微下流注入小便，故小便味甘；水谷精微不能濡养肌肉，故形体日渐消瘦。

3. 与肾的关系

肾为先天之本，主藏精而寓元阴元阳。肾阴亏虚则虚火内生，上燔心肺则烦渴多饮，中灼脾胃则胃热消谷，肾失濡养，开阖固摄失权，则水谷精微直趋下泄，随小便而排出体外，故尿多味甜。

消渴病虽有在肺、在胃、在肾的不同，三脏之中，虽可有所偏重，但往往又互相影响，如肺燥津伤，津液失于敷布，则脾胃不得濡养，肾精不得滋助；脾胃燥热偏盛，上可灼伤肺津，下可耗伤肾阴；肾阴不足则阴虚火旺，亦可上灼肺胃，终致肺燥胃热肾虚，故"三多"之证常可相互并见。

第三节　糖尿病常见并发症的病因病机

糖尿病变症百出，但就其病因病机，古代医家较少直接论述。当代中医名家根据中医理论与临床实践，提出对各种常见并发症病因病机的认识，可供临床参考。

一、糖尿病合并大血管病变病机认识

李真教授认为，糖尿病合并大血管病变以气阴两虚为本，痰瘀互结为标。气虚无力运血，血行缓慢致瘀；阴亏液少，血液黏滞，血行不畅，血液瘀滞，瘀久化热或消渴燥热，炼津为痰；或脾虚失运，水湿内生，聚而为痰。瘀血与痰浊滞留于脉络，日久，痰浊与瘀血搏结，形成积病，沉积于脉络，致使脉络循行不畅，形成"脉积"。"脉积"为病，有积久成形、有形可征的特点。瘀血与痰浊相互影响，互为因果，恶性循环，"脉积"形成，致使糖尿病合并大血管病变呈进行性加重。李真教授提出了"脉积"的新概念，"脉积"既表述了糖尿病合并大血管病变的形态改变，又阐述了其病机的内涵，加深了中医学对糖尿病合并大血管病变的认识。

二、消渴病肾病的病因病机

吕仁和教授认为本病的病因病机主要为：消渴病治疗不当、病程缠绵不愈，人体内的阴津出现持续性的损耗，脏腑阴津受伤，出现"五脏虚弱"的病机特点；肾脏的先天禀赋不足，加上后天的持续耗损，最终会导致患者真元虚损。早期肾水不足、肝失所养，肝肾同源，阴虚阳亢，肾失封藏，所以出现尿量频多伴头目昏花；进而阴虚耗气，气阴两亏，肾气不固，精微物质外泄，出现尿浊等症状，阴损及阳，阴阳两亏，水液停滞、精微物质外泄则出现水肿、尿浊等症状；持续进展肾体耗衰，肾用失司，脾肾两脏失养，气血皆伤，血瘀脉络，浊毒内停等导致各种症状纷繁而出，使得病情趋于复杂；最终肾元亏败、五脏皆损。三焦是人体气血津液升降聚散的通道，五脏的基本生理功能受损、代谢机能紊乱、水湿痰浊等邪气壅阻于三焦气道，造成人体的气机逆乱，即临床所谓的关格之证。

三、糖尿病视网膜病变的病因病机

糖尿病视网膜病变是糖尿病引起的眼部并发症，眼局部的病变既与全身病情密切相关，又具有自己的特点。廖品正教授认为，就眼局部而言，气阴两虚，肝肾亏损，目失滋养，是糖尿病视网膜病变发生的基本病因；血瘀痰凝，目络阻滞，是糖尿病视网膜病变形成的重要病机。

四、糖尿病心肌病的病因病机

依据糖尿病心肌病的临床特点及表现，南征教授认为，糖尿病心肌病的病因病机主要是由于饮食失宜、情志不遂、劳累过度、房事过多或消渴病失治误治，导致上中下三焦阴虚燥热，损伤气阴，致气阴两虚，心脉失养而发为心悸、怔忡；或气阴两虚，内生燥热，烁津为痰、为浊，日久成瘀，阻于心腑脉络，不通则痛，发为胸痹心痛。若病情进一步发展，可累及心阳，致心阳衰微，实邪内盛，虚实错杂而成心衰，最终致阴阳离绝，病情凶险气滞为标。由此可见，糖尿病心肌病为本虚标实之证，病机错综复杂，故治疗时需注意标本兼顾，扶正祛邪。

五、糖尿病周围神经病变的病因病机

本病临床以肢端发凉、麻木、疼痛甚至肌肉萎缩为主要临床表现。许公平教授认为，消渴日久，或肺失通调，或脾不能散精化气，或肾与膀胱失于气化，水液代谢失调，聚湿为痰。另外，消渴病阴虚内热，耗津灼液，可致瘀血内阻。血瘀、痰湿又可相互转化，痰湿、血瘀既成，则阻碍气血正常运行，络脉细而气血运行较缓，终致痰瘀交阻，络道闭塞，形成痹证。该病早期呈相对可逆性，后期发展为顽固性难治性神经损伤。

许公平教授认为，本病大多属本虚标实证，病机以气阴亏虚为本，痰瘀阻络为标，阴虚是本病发病的关键，气虚是迁延不愈的证结，血瘀是造成本病的主要原因，痰湿是不可忽视的致病因素，病位在肢体络脉。

六、糖尿病足的病因病机

糖尿病足是糖尿病的严重并发症之一，也是糖尿病患者致残的主要原因之一，治疗较为棘手。黄祥武教授认为，导致该病主要原因有二：一为内因，因病久耗伤人体气血阴阳，气虚无力推动血行；阴虚、血虚不能濡润四末；阳虚不能化气利湿，导致筋脉失养，湿邪内生，湿邪蕴久化热，湿热蕴蒸，使虚损之筋脉腐败，热灼津血，血行失常，瘀阻下肢脉道，瘀阻日久，脉络闭塞，筋骨皮肉失去气血之荣养，热腐成脓。二为外因，湿、寒等邪侵犯，导致湿邪内蕴，聚湿生痰，寒凝筋脉，气滞血瘀，痰瘀阻络，久则患肢失于濡养，进而坏死而成坏疽。

七、糖尿病自主神经病变的病因病机

糖尿病自主神经病变是糖尿病神经并发症的一部分。本病常与运动、感觉功能的改变相伴随，多在病程的后期显得突出。该病具有起病隐匿，病情逐渐进展，可广泛累及胃肠、心血管、泌尿和生殖等多个系统的临床特点。临床表现多种多样，各病例之间差异性大，症状复杂。仝小林教授认为，在糖尿病自主神经病变的发展过程中，痰热瘀毒，相互搏结，损伤络脉，脏腑虚衰，气虚气陷；或阴阳失衡，阴阳之气不相顺接，气机逆乱，脏器失控，不能自持，症状多样，多脏受累。因此，络脉瘀滞是其主要病理基础和核心病机，气虚则贯穿于疾病的始终。

八、糖尿病皮肤瘙痒症的病因病机

瘙痒症是糖尿病患者最常见的并发症，中医古文献中没有关于糖尿病并发皮肤瘙痒的直接论述。魏子孝教授认为，糖尿病的皮肤瘙痒症是整体病变的局部表现，是糖尿病阴虚病机进一步发展的结果。皮肤干燥、脱屑、粗糙、色素沉着等肌肤甲错症象，不外阴虚、气阴亏虚、络脉瘀阻、肌肤失养所致，这些症状同样也符合现代医学所谓微血管、神经病变等病理变化。另外，消渴患者发生瘙痒之症与本身体质、病程、血糖控制情况密切相关，如形体肥胖、血糖控制较差者易成湿热蕴结之本虚标实之证；形体瘦弱、病程久者，多易成肝肾阴虚、血虚风燥之证。因湿热蕴结肌肤，其瘙痒多发于下体，或以下体明显；其皮肤经抓挠后常有红色抓痕，甚者黄液渗出。血虚风燥致肌肤不得濡养而发瘙痒之症者，可见瘙痒遍体，皮肤干燥脱屑，经搔抓后可有血痂。因血瘀者，其痒入夜加剧，皮色晦暗，色素沉着而见肌肤甲错症。此外，魏子孝教授发现，瘙痒患者多有心神不安之证，二者可互相影响，同成为影响血糖难控制的重要因素，此亦符合《内经》"诸痛痒疮，皆属于心"之论。

第四节　糖尿病的中医诊断治疗

一、诊断

（1）凡以口渴多饮、多食易饥、尿频量多、形体消瘦或尿有甜味为临床特征者，即可诊断为消渴病。本病多发于中年以后，以及嗜食膏粱厚味、醇酒炙煿之人。若有青少年期即罹患本病者，一般病情较重。

（2）初起可"三多"症状不著，病久常并发眩晕、肺痨、胸痹心痛、中风、雀目、疮痈等。严重者可见烦渴、头痛、呕吐、腹痛、呼吸短促，甚或昏迷厥脱危象。由于本病的发生与禀赋不足有较为密切的关系，故消渴病的家族史可供诊断参考。

（3）查空腹、餐后2小时血糖和尿糖，尿比重，葡萄糖耐量试验等，有助于确

定诊断。

二、治疗

辨证论治是中医治疗消渴病的精髓，远至金元时期，上、中、下三焦分型论治"消渴"的格局即已形成，并由此产生了"三消"分治的辨治方法。《医学心悟·三消》说，"治上消者，宜润其肺，兼清其胃""治中消者，宜清其胃，兼滋其肾""治下消者，宜滋其肾，兼补其肺"，可谓深得治疗消渴之要旨。

1. 目前临床常用的证治分型

（1）上消（肺热津伤）：症见烦渴多饮，口干舌燥，尿频量多，舌边尖红，舌苔薄黄，脉洪数。

治宜生津止渴，清热润肺。

方用消渴方加味。若烦渴不止，小便频数，而脉数乏力者，为肺热津亏，气阴两伤，可选用玉泉丸或二冬汤。二方同中有异，前者益气作用较强，而后者清热作用较强，可根据临床需要加以选用。

（2）中消（胃热炽盛）：症见多食易饥，形体消瘦，大便干燥，苔黄，脉滑实有力。

治宜清泻胃火，养阴增液。

方用玉女煎加黄连、栀子。本证亦可选用白虎加人参汤。

如大便秘结不行，可用增液承气汤润燥通腑、"增水行舟"，待大便通后，再转上方治疗。

对于病程较久，以及过用寒凉而致脾胃气虚，表现口渴引饮，能食与便溏并见，或饮食减少，精神不振，四肢乏力，舌淡、苔白而干，脉弱者，治宜健脾益气、生津止渴，可用七味白术散。《医宗金鉴》等书将本方列为治消渴病的常用方之一。

（3）下消，分两种证型。

第一种，肾阴亏虚：症见尿频量多，浑浊如脂膏，或尿甜，口干唇燥，舌质红，脉沉细数。

治宜滋阴固肾。

方用六味地黄丸。阴虚火旺而烦躁，五心烦热、盗汗、失眠者，可加知母、黄柏滋阴泻火。尿量多而浑浊者，加益智仁、桑螵蛸、五味子等益肾缩泉。气阴两虚而伴困倦，气短乏力，舌质淡红者，可加党参、黄芪、黄精补益正气。

第二种，阴阳两虚：症见小便频数，浑浊如膏。腰膝酸软，形寒畏冷，阳痿不举。舌淡苔白，脉沉细无力。

治宜温阳滋肾固摄。

方用金匮肾气丸加减。本方以温阳药和滋阴药并用，正如《景岳全书·新方八略》所说："善补阳者，必于阴中求阳，则阳得阴助，而生化无穷；善补阴者，必于阳中求阴，则阴得阳长，而泉源不竭。"而《医贯·消渴论》更对本方在消渴病中的应用作了较详细的阐述："盖因命门火衰，不能蒸腐水谷，水谷之气，不能熏蒸上润乎肺，如釜底无薪，锅盖干燥，故渴。至于肺亦无所禀，不能四布水津，并行五经，其所饮之水，未经火化，直入膀胱，正谓饮一升溲一升，饮一斗溲一斗，试尝其味，甘而不咸可知矣。故用附子、肉桂之辛热，壮其少火，灶底加薪，枯笼蒸溽，稿禾得雨，生意维新。"

消渴多伴有瘀血的病变，故对于上述各种证型，尤其是对于舌质紫暗，或有瘀点瘀斑，脉涩或结或代，及兼见其他瘀血证候者，均可酌加活血化瘀的方药。如丹参、川芎、郁金、红花、山楂等。

消渴容易发生多种并发症，应在治疗本病的同时，积极治疗并发症。白内障、雀盲、耳聋，主要病机为肝肾精血不足，不能上承耳目所致，宜滋补肝肾、益精补血，可用杞菊地黄丸或明目地黄丸。对于并发疮毒痈疽者，则治宜清热解毒，消散痈肿，用五味消毒饮。在痈疽的恢复阶段，则治疗上要重视托毒生肌。

三、国家中医药管理局发布的糖尿病分型

1994年6月，由国家中医药管理局发布的《中医病证诊断疗效标准》中，对糖尿病的辨证分型作了以下分类，目前为临床上所通用，内容如下。

1. 燥热伤肺型

烦渴多饮，口干咽燥，多食易饥，小便量多，大便干结，舌质红，苔薄黄，脉数。

2. 胃燥津伤型

消谷易饥，大便秘结，口干欲饮，形体消瘦，舌红苔黄，脉滑有力。

3. 肾阴亏虚型

尿频量多，浑如脂膏，头晕目眩，视物模糊，耳鸣腰酸，口干唇燥，失眠心烦，舌红无苔，脉细弦数。

4. 阴阳两虚型

尿频，饮多少尿多少，色浑如膏，面色黧黑，耳轮枯焦，腰膝酸软，消瘦明显，阳痿或月经不调，畏寒面浮，舌淡苔薄，脉沉细无力。

5. 阴虚阳浮型

尿频量多，烦渴面红，头痛恶心，口有异味，形瘦骨立，唇红口干，呼吸深快，或神志昏迷，四肢厥冷，舌质红，苔灰或焦黑，脉微数疾。

消渴病常病及多个脏腑，病变影响广泛，未及时医治以及病情严重的患者，常可并发多种病证，如肺失滋养，日久可并发肺痨；肾阴亏损，肝失濡养，肝肾精血不能上承于耳目，则可并发白内障、雀目、耳聋；燥热内结，营阴被灼，脉络瘀阻，蕴毒成脓，则发为疮疖痈疽；阴虚燥热，炼液成痰，以及血脉瘀滞，痰瘀阻络，蒙蔽心窍，则发为中风偏瘫；阴损及阳，脾肾衰败，水湿潴留，泛滥肌肤，则发为水肿。综观消渴病的自然发病过程，常以阴虚燥热为始，病程日久，可导致阴损及阳，血行瘀滞，而形成阴阳两虚，或以阳虚为主，并伴血脉瘀阻的重证，且常出现各种严重的并发症，故还应针对具体病情，及时合理地选用活血化瘀、清热解毒、健脾益气、滋补肾阴、温补肾阳等治法。

四、预后

消渴病是现代社会中发病率甚高的一种疾病，尤以中老年发病较多。"三多"和消

瘦的程度，是判断病情轻重的重要标志。早期发现、坚持长期治疗、生活规律、饮食控制的患者，其预后较好。未及时医治以及病情严重的患者，常可并发多种严重的并发症。儿童患本病者，大多病情较重。并发症是影响病情、损伤患者劳动力和危及患者生命的重要因素，故应十分注意及早防治各种并发症。

第二章 西医对糖尿病的认识

第一节 糖尿病的病因

一、糖尿病的成因

糖尿病是一种因胰岛素绝对或相对不足，或者靶细胞对胰岛素敏感性降低引起的以糖代谢紊乱为主的慢性综合性疾病，其中 2 型糖尿病的发生是外周胰岛素抵抗和 β 细胞功能缺陷共同作用的结果。糖尿病患者因为胰腺的 β 细胞分泌胰岛素不足或者分泌出来的胰岛素不能发挥应有的作用，不能将吸收的葡萄糖带入细胞内有效地转化，导致过多葡萄糖在血液中积聚，使血糖增高，超过肾脏的负荷或阈值，引起糖尿。因此，糖尿病是以高血糖为特征的，可伴有糖尿。糖尿病长期高血糖往往会造成许多组织，尤其是眼、脏、神经、心脏及血管的损伤，导致其功能缺陷和衰竭。由于许多原因都可引起糖尿病，因此糖尿病实际上是一种新陈代谢障碍综合征。

糖尿病的易患因素大体可分为遗传因素和环境因素。

1. 遗传因素

糖尿病的遗传因素非常复杂，以下证据支持遗传因素的作用。

（1）跟家族史有关。如果一个人的父母或者其兄弟姐妹中有糖尿病患者，这种人今后就很容易患糖尿病。

（2）HLA（组织相容性抗原）过度表达。HLA 是人体由遗传基因决定的一些特定组成成分，其中某些成分过多的形成（过度表达）是由其基因发生了异常改变所致的，研究发现，一些糖尿病（主要是 1 型糖尿病）与这些遗传基因变异有很强的关联。如果一个人具有这种遗传变异基因，这个人就更容易患糖尿病，医学上称之为糖尿病易患性遗传。

（3）基因异常。在一些家族中，由于基因异常也可导致胰岛素原向胰岛素的转化发生障碍，使胰岛素的形成减少而致使血糖升高，引起糖尿病。这种糖尿病以常染色体显性遗传方式进行遗传。

（4）其他。如编码胰岛素受体的基因发生缺陷，或者编码胰岛素酪氨酸羧化酶的基因异常等都可以引起严重的糖尿病。

2. 环境因素

（1）自身免疫。自身免疫是指某些人的免疫系统对自己的组织细胞产生免疫性损害，某些外来物的分子结构与 β 细胞的酷似，因此该外来物诱导机体产生的抗体也会针对 β 细胞发动免疫攻击。外来物可以是病毒，也可以是病毒以外的。因此，在一些患有自身免疫性疾病的患者身上可发现胰岛细胞遭受破坏而发生糖尿病。

（2）病毒感染。病毒可直接侵犯胰岛 β 细胞，大量破坏 β 细胞，不断抑制 β 细胞生长，β 细胞数量逐渐减少。

（3）化学物质。当人们接触以下一些物质时容易诱发或导致糖尿病。如链脲菌素、四氧嘧啶、戊双咪和 Vacor 等可破坏 β 细胞；某些药物及化学物质可减少胰岛素分泌，在有胰岛素抵抗的患者中，可能加速糖尿病的形成，如烟酸、五咪、甲状腺激素、糖皮质激素、噻嗪类利尿剂、β 肾上素能激动剂、苯妥英钠、α 干扰素等。

（4）肥胖。肥胖者体内胰岛素靶细胞上胰岛素受体数量减少，或者胰岛素与受体结合后的细胞内反应存在缺陷；另外，肥胖可使胰岛素对肝脏产糖的抑制作用降低。中心性（或腹型），尤其是内脏型肥胖（即腹腔脂肪含量增多）被认为是促发 2 型糖尿病的一个重要因素。

（5）体力活动减少。脑力劳动者糖尿病患病率一般高于体力劳动者。因为体力活动可增加组织对胰岛素的敏感性；降低体重可改善糖代谢和脂代谢，降低胰岛素抵抗。

（6）吸烟。作用机制不完全清楚，但研究已证实吸烟可增加胰岛素抵抗，并对胰岛 β 细胞有毒害作用，引起胰岛素分泌不足。吸烟是 2 型糖尿病的独立危险因素。

（7）饮食结构不合理和热量摄入过多。热量摄入量超过消耗量，则体内脂肪储积，导致肥胖。高脂肪、低糖饮食可抑制代谢率，使体重增加而肥胖。低脂肪、高糖与高纤维素饮食能增加周围组织对胰岛素的敏感性，鱼油可减轻胰岛素抵抗，食物纤维可延缓糖的肠道吸收。果糖可导致胰岛素抵抗，引起高胰岛素血症和高三酰甘油血症。食物中锌、铬的缺乏，可使糖耐量降低，增加 2 型糖尿病发病率。过量饮酒也可增加胰岛素抵抗，诱发 2 型糖尿病。

（8）妊娠因素。由于雌激素、泌乳素增多，拮抗胰岛素，使血糖升高，妊娠可诱发遗传基因有缺陷的妇女发生糖尿病。

二、糖尿病的分类

糖尿病目前是按病因进行分类的，主要分为四大类，即 1 型糖尿病、2 型糖尿病、其他特殊类型糖尿病和妊娠期糖尿病。

1. 1 型糖尿病

1 型糖尿病是指由于胰岛 β 细胞大量遭到破坏而引起胰岛素绝对量不足所致的糖尿病。

2. 2 型糖尿病

2 型糖尿病是指原因不明并存在着不同程度 β 细胞功能障碍（胰岛素分泌缺陷）与不同程度胰岛素抵抗的糖尿病。

3. 其他特殊类型糖尿病

其他特殊类型糖尿病是指病因和发病机制较为明确的糖尿病。如胰腺切除、胰腺炎、胰腺癌、血色病等造成胰岛组织广泛破坏，引起胰岛素分泌不足所致的糖尿病。

4. 妊娠期糖尿病

妊娠期糖尿病是指在妊娠期发生的糖尿病，患者妊娠前未发现有糖尿病，只是在妊娠期才发病，分娩后恢复正常，但几年后可能会患 2 型糖尿病。

三、糖尿病的典型症状

糖尿病的症状是多种多样的，其典型症状是"三多一少"，即多饮、多食、多尿及体重减轻。

第二节 糖尿病的一般治疗

一、糖尿病教育

糖尿病教育的重要性和必要性由糖尿病本身的性质所决定。糖尿病是常见病，是终身性疾病，是全身性疾病，若缺乏患者及家属的密切配合，单靠医生一方面的努力很难取得较好的疗效。为了使糖尿病治疗获得满意的效果，需要对病人及其家属进行糖尿病知识教育。

二、自我血糖监测

自我血糖监测（SMBG）是近十年来糖尿病病人管理方法的重要进展之一，也是重要的技术进步。通过小巧、便携、易于校正的血糖测定仪，将一滴血滴在试纸条上，测定仪可快速用数字显示血糖值，为糖尿病病人和保健人员提供动态数据，经常观察和记录血糖水平，大大有利于糖尿病病人的治疗和管理。

开始时，SMBG 主要用于：①正在进行强化治疗；②妊娠期糖尿病或糖尿病合并妊娠；③病情不稳定者，易患酮症酸中毒和低血糖；④肾糖阈异常者。现已逐渐扩大其应用，通常不主张将血糖自测系统用于糖尿病的诊断，除非对大批人群做流行病学调查时的初筛。此外，应注意血糖自我监测仪的准确性（获得正确数据的能力）和精确性（结果再现的能力）受多种因素的影响，应注意对使用者的培训和质量监控。

三、饮食治疗

饮食治疗是糖尿病治疗的基本措施，无论糖尿病的类型、病情轻重、应用哪一类药物治疗，均应通过饮食治疗减轻胰岛负担，降低过高的血糖以改善症状。糖尿病饮食治疗的原则是合理控制总热量和食物成分比例。

1. 总热量

合理的总热量是糖尿病饮食控制的首要原则，应根据糖尿病分型、病情、年龄、身高、体重及劳动强度而定，成人理想体重（kg）的粗略计算为：身高（cm）－105 或 [身高（cm）－100] ×0.9。成人糖尿病的热卡需要量见下表。

成人糖尿病的热卡需要量

体型	热卡需要量 [kcal/（kg·d）]			
	卧床休息	轻体力劳动	中体力劳动	重体力劳动
正常（标准体重）	20	30	35	40
低体重及消瘦	20～25	35	40	45－50
超重及肥胖	15	20～25	30	35

儿童需要的总热量：1 岁为 1000kcal/d，以后每增加 1 岁加 100 kcal/d，至青春期按成人需要量计算。

2. 食物组成

（1）碳水化合物。应占总热量的55%左右，日进量控制在250g，约折合粮食300g。FPG >11.1mmol/L 及超重、肥胖者，应控制在 130～200g/d，约折合粮食 150～250g。粮食宜选择含植物纤维较多的全麦制品和杂粮，如燕麦片、黑面包、荞麦、玉米、小米等。

（2）脂肪。不宜超过总热量的30%，日进量应控制在0.6～1g/kg，超重及肥胖者 <40g/d。减少饱和脂肪酸的摄入，应少于总热量的 10%，适当增加不饱和脂肪酸比例。富含亚油酸的橄榄油、茶籽油、玉米油、向日葵子油可防止动脉粥样斑块的形成。鱼油可降低甘油三酯、降压、抗凝，有助于抗动脉硬化。

（3）蛋白质。应占总热量的20%，成人每天约为 0.8～1.2g/kg。儿童、孕妇、乳母、合并消耗性疾病者可增至 1.5g/kg。其中动物蛋白应占1/3～1/2。肥胖者应限制总热量及脂肪以减肥，宜酌量增加蛋白质的比例，可占总热卡的25%。牛奶、鸡蛋、鱼类、禽类、牛肉、瘦肉富含动物蛋白。合并糖尿病肾病而有肾功能受损者，应给予优质蛋白，如牛奶、鸡蛋、鸡肉、牛肉，日进量不宜超过 0.8g/kg。

（4）食物纤维。成人应摄入食物纤维 20～35g。富含可溶性食物纤维的食物有麦、豆类、水果、蔬菜、海带、紫菜，在肠道分别形成豆酸、果酸及藻胶，能延缓碳水化合物的吸收，减轻胰岛负荷，改善糖代谢，并可降低胆固醇和低密度脂蛋白胆醇。非可溶性纤维存在于粗粮、豆类和谷类种子的外皮及植物的茎叶部，富含纤维素、半纤维素及木质素，可增加粪便体积、增加肠蠕动，防治便秘。

此外，还应辅以足够的维生素、无机盐和微量元素等，以及配合合理的餐次分配。其目的是帮助患者恢复和维持正常血糖水平；维持恰当的血脂水平，减少心脑血管疾病的发生；维持正常体重，保证青少年生长发育和孕妇、乳母的营养需求；达到营养平衡，改善机体营养状态，增强机体抵抗力。在选择食物方面，大力宣传中国营养学会推荐的"宝塔式"概念。总之，饮食治疗需遵循个体化原则，医务人员、营养师、患者及其家属密切配合。

四、运动治疗

规律运动能对 2 型糖尿病病人带来许多有益的影响，包括：①可以减少体脂含量，特别是腹部脂肪含量，提高肌肉利用葡萄糖的能力；②提高胰岛素的敏感性，降低血浆胰岛素水平，改善葡萄糖的代谢；③在高危人群能延缓 2 型糖尿病的发病；④降低机体低密度脂蛋白和甘油三酯浓度，提高高密度脂蛋白浓度，改善纤维蛋白溶解活性，降低血栓形成的机会，从而减少产生心血管疾病的危险性。但不恰当的运动对病程长特别是老年病人有可能带来一些不良后果，心血管方面可引起心肌缺血甚至梗死，微血管方面可引起视网膜出血、尿蛋白，代谢方面能引起低血糖、高血糖或酮症等。

五、药物治疗

2 型糖尿病的药物治疗包括口服降糖药物和胰岛素治疗。2 型糖尿病的药物治疗可根据病情特点急性阶梯方式治疗，即先用饮食治疗和体育锻炼；如病人已认真实行健康的生活方式 2 ～ 3 月，血糖水平仍未达标，则使用一种口服降糖药，并视病情需要进一步联合口服降血糖药，或联合口服降血糖药和胰岛素；若胰岛素的需要量每日超过 30U，则增加一种口服药以减轻胰岛素抵抗。

近年来，在糖尿病药物治疗观点上的变化，主要表现在重视控制餐后高血糖的重要性以及联合应用两种甚至三种作用机制不同、作用时间不同的药物，以便更好地改善糖代谢紊乱，减轻药物副作用，延缓并发症的发生。目前常用的降糖药物按作用的机理共分为八种，主要有胰岛素及其类似物、磺酰脲类促泌剂、二甲双胍类、α - 葡萄糖苷酶抑制剂、噻唑烷二酮类衍生物促敏剂、苯茴酸类衍生物促泌剂、GLP - 1 受体激动剂、DPP - 4 酶抑制剂。

以上 5 个方面是糖尿病治疗的基本方法，各方法之间相辅相成，不可偏弃，采取综合措施方可使患者得到最佳治疗。

第三节　糖尿病的一般药物治疗

糖尿病是一种因胰岛素绝对或相对不足，或者靶细胞对胰岛素敏感性降低引起的以糖代谢紊乱为主的慢性综合性疾病，其中 2 型糖尿病的发生是外周胰岛素抵抗和 β 细胞功能缺陷共同作用的结果。当糖尿病患者经过饮食和运动治疗以及糖尿病保健教育后，血糖的控制仍不能达到治疗目标时，需采用药物治疗。降糖化学药可大致分为口服降糖药物和注射降糖药物。

一、常用的口服降糖药物

目前，国内常用的口服降糖药物分为促胰岛素分泌剂类、二甲双胍类、α - 葡萄糖苷酶抑制剂类、噻唑烷二酮衍生物、DPP－4酶抑制剂等。注射降糖药物有胰岛素及类似药物、GLP－1受体激动剂等。

1. 促胰岛素分泌剂

促胰岛素分泌剂是备用一线降糖药，这类药物有磺脲类以及非磺脲类。

（1）磺脲类药物。品种有格列本脲、格列吡嗪、格列齐特、格列喹酮、格列美脲等。主要通过刺激胰岛β细胞产生胰岛素发挥降糖作用。对胰岛功能完全破坏的患者，本类药物的治疗效果不佳。本类药物起效慢，故一般在餐前半小时服用，而且该类药物作用时间长，均易引起低血糖反应。

（2）非磺脲类药物。主要品种有瑞格列奈、那格列奈。这类药物也是刺激胰岛β细胞分泌胰岛素，属于超短效药物。应在饭前即刻口服，可在服用1小时内发挥作用，降糖作用持续时间短，对胰岛功能完全破坏或磺脲类药物失效的患者，本类药物的治疗效果不佳，低血糖反应较磺脲类少。

2. 二甲双胍类

盐酸二甲双胍是首选一线降糖药，本类药物不刺激胰岛β细胞，对正常人几乎无作用，而对2型糖尿病病人降血糖作用明显。所以，单独使用本类药物不会引起低血糖，但可引起胃肠系统的不适感而减少食欲，故可降低体重。

本类药物尤其适合肥胖的2型糖尿病患者。但对容易缺氧的呼吸系统疾病患者及肝肾功能差者不宜用。

3. 葡萄糖苷酶抑制剂

α－葡萄糖苷酶抑制剂是备用一线降糖药。品种主要有拜唐苹、阿卡波糖、伏格列波糖，主要可抑制小肠的α－糖苷酶，导致食物中碳水化合物不能在此段肠腔全部分解成单个葡萄糖，从而延缓葡萄糖的肠道吸收、降低餐后高血糖。

本类药物应于吃第一口饭时服用。单独使用本类药物不会引起低血糖，但有些人在服药早期可能会出现腹胀和轻度腹泻等反应，如先用小剂量，逐步加量，2～3周后，小肠α－糖苷酶逐渐被食糜中的碳水化合物诱导而复苏，则全小肠开始吸收葡萄糖，此时腹胀的症状即可好转或消失。

4. 胰岛素增敏剂

主要品种有罗格列酮或吡格列酮，主要增加组织细胞对胰岛素的敏感性，对有胰岛素抵抗的患者效果好。本类药物服用每日1次，时间固定，一般应在餐前服用。

单独使用本类药物不会引起低血糖，但要注意其对肝脏有不良影响，故在服药期间必须定期检查肝功能。副作用有：与磺脲类及胰岛素合用，可出现低血糖、部分患者的体重增加、可加重水肿、可引起贫血和红细胞减少等。

5. 二肽基肽酶－4

二肽基肽酶－4（DPP－4）抑制剂，自2006年10月以来在全球80多个国家获得批准，2010年在中国上市。它能提高一种被称为"肠促胰岛激素"GLP－1的生理机制，减少GLP－1在人体内的失活，通过影响胰腺中的β细胞和α细胞来调节葡萄糖水平。目前二肽基肽酶已有多个产品上市，如西格列汀、沙格列汀、维格列汀。

6. GLP－1受体激动剂

胰高血糖素多肽GLP－1受体激动剂是葡萄糖依赖性促胰岛素多肽GIP两种主要的

肠促胰素。GLP－1受体激动剂以葡萄糖浓度依赖性的方式增强胰岛素分泌,抑制胰高血糖分泌,延缓胃排空,通过中枢性的食欲抑制来减少进食量。具有减轻体重作用,并且可能在降低血压等方面有较好的前景。GLP－1的存在是β细胞再生的重要条件。2004年发现,使用GLP－1后,β细胞再生增强而凋亡受抑制,并促进了胰管干细胞向β细胞分化。GLP－1类似物被称为β细胞的分化因子(使新生增加)、生长因子(使复制增强)和生存因子(使生存时间延长、凋亡减少)。2005年,FDA批准皮下制剂使用,如艾塞那肽、利拉鲁肽,适用于二甲双胍、磺酰脲类等联合应用不能充分控制血糖的2型糖尿病病人。

7. 胰岛素及其类似药物

胰岛素是最有效的糖尿病治疗药物之一,胰岛素制剂在全球糖尿病药物中的使用量也位居第一。目前,国内外多家研究机构都在加紧对胰岛素非注射剂的研发。

对于1型糖尿病患者,胰岛素是唯一治疗药物。

2型糖尿病患者如出现下列情况,最终也需要使用胰岛素:采用恰当口服降糖药治疗患者仍不能达到血糖控制目标;对于2型糖尿病诊断时代谢失代偿和/或 $HbA_1c > 9.0\%$ 和/或存在高血糖症状的患者;对于肾或肝功能不全、心肌梗死、卒中、急性严重疾病和/或手术的患者。

二、降糖药副作用

降糖药共同的副作用为低血糖。α－糖苷酶抑制剂、双胍类及胰岛素增敏剂单独使用一般不会引起低血糖,但与其他药物连用时仍可能发生。患者有可能会出现强烈的空腹感、出冷汗、全身无力、心悸、手脚发抖、眼睛发花、头疼、发呆等现象,严重时会发生昏迷。应口服碳水化合物或含葡萄糖饮料,严重时应立即注射葡萄糖。

1. 双胍类

双胍类的降糖药对肠胃的伤害较大,容易导致消化不良,严重时可能会导致酮尿和乳酸酸中毒。单独用药不会发生低血糖。

2. 磺脲类

(1)低血糖。

(2)白细胞减少。可出现嗓子痛,伴有寒战的高热,有口腔炎、全身酸懒等症状。应去医院检查白细胞,如白细胞减少,则更换药物。

(3)溶血性贫血。尿呈黄褐色或红色,皮肤及眼睛有黄染,发热,颜面发白,疲劳无力。

3. 苯茴酸类衍生物促泌剂

增加体重。单独用药基本不会低血糖。

4. α－葡萄糖苷酶抑制剂

阿卡波糖(拜唐苹)等α－葡萄糖苷酶抑制剂除腹内气体增加外,其他不良反应较少。

5. 胰岛素增敏剂

水潴留,颜面和手脚浮肿,影响食欲。体重严重下降时应停药。

6. GLP – 1 受体激动剂

胰腺炎病史患者禁用本药。

第四节　糖尿病酮症酸中毒

糖尿病酮症酸中毒是糖尿病常见的严重并发症，常见的发病原因多见于不恰当地中断胰岛素治疗，尤其病人处于应激状态时更易发生。也见于未经恰当治疗的初诊糖尿病病人，以酮症酸中毒昏迷主诉就诊者。也可以因精神因素诱发。

一、临床表现

（1）糖尿病症状加重。烦渴、尿量增多、疲倦乏力等，但无明显多食。

（2）消化系统症状。食欲不振、恶心、呕吐、饮水后也可出现呕吐。

（3）呼吸系统症状。酸中毒时呼吸深而快，呈 Kussmonl 呼吸。动脉血 PH 值低于 7.0 时，由于呼吸中枢麻痹和肌无力，呼吸渐浅而缓慢。呼出气体中可能有丙酮味（烂苹果味）。

（4）脱水。脱水量超过体重 5% 时，尿量减少，皮肤黏膜干燥、眼球下陷等。如脱水量达到体重 15% 以上，由于血容量减少，出现循环衰竭、心率快、血压下降、四肢厥冷，即使合并感染，体温多无明显升高。

（5）神志状态。有明显个体差异，早期感头晕、头疼、精神萎靡。渐出现嗜睡、烦躁、迟钝、腱反射消失，至昏迷，经常出现病理反射。

（6）其他。广泛剧烈腹痛，腹肌紧张，偶有反跳痛，常被误诊为急腹症。可因脱水而出现屈光不正。

二、治疗

（1）补液。诊断明确后应尽早有效地纠正脱水，在 1 ～ 2 小时内输入 1 升液体，以后的 3 小时内再补充 1 升，直到纠正脱水和维持循环的肾功能，减轻高血糖和酮症酸中毒。为了避免脑水肿，不宜输入过多钠盐、低张液体和使血糖下降过速。

（2）胰岛素。对严重患者，可以持续静脉滴注普通胰岛素，4 ～ 8 U/h 即可以有效地抑制酮体生成和糖原异生，恢复三羧酸循环的运转。胰岛素剂量不能过大，血糖下降过快会诱发脑水肿和低钾血症。为了便于调整，不能用长效胰岛素。

（3）纠正电解素乱。患者一般入院时血钾多正常或偏高，但在开始治疗 1 ～ 4 小时后逐渐下降，应及时在补液中加入氯化钾。并经常以血钾测定和心电图检查监测，调整剂量。肾功不全、尿量少者不宜大剂量补钾。

（4）纠正酸碱平衡失调。一般可不使用药物。

（5）治疗诱因。

三、预后

平均死亡率约为 1%～15%，近 10 年明显下降。除治疗方案外，影响预后的因素包括：年龄超过 50 岁者预后差，昏迷较深、时间长的预后差，血糖、脲氮、血浆渗透压显著升高者预后不良，有严重低血压者死亡率高，伴有其严重合并症如感染、心肌梗塞、脑血管病者预后不良。

四、预防

早期发现糖尿病，合理治疗，不能中断胰岛素注射，正确处理诱因，可以有效地预防或减轻糖尿病酮症酸中毒的发生。

第三章　中医治疗糖尿病的优势与不足

第一节　中西医对糖尿病认识的共同之处

中医对消渴病的认识有几千年的历史，而西医对糖尿病在近几百年中，迅速形成了系统的认识，进行了深入的研究，使其在糖尿病治疗方面占据主导地位。虽然中西医理论体系不同，但中西医对糖尿病的认识有众多不谋而合之处。

在疾病形成方面，中医对消渴病因病机的分析可与西医糖尿病发病机理大致对应。中医认为，先天禀赋不足是导致消渴病的重要原因，而在西医中，遗传也是糖尿病发病的原因之一；在后天方面，两者都认为不好的饮食习惯能增加消渴病或糖尿病的发病率。

在对糖尿病的并发症认识上，中医认为，消渴病并发仆击、偏枯、痿厥、气满发逆、内障、云雾移睛、脱疽等等疾病，基本上与现代医学认识的糖尿病并发大血管病变、小血管病变及周围血管病变相对应。

治疗上，中医的滋阴清热法、活血化瘀法、益气生津法、益气健脾法、健脾补肾法等治疗糖尿病的基本法则，实验证明也都有降血糖、降血脂、降低血黏度、增强机体对胰岛素的敏感性、改善胰岛素抵抗以及预防糖尿病并发症等作用。

在病症调护上，中西医都对饮食控制高度重视。中医认为，饮食控制的好坏直接影响着治疗的效果。孙思邈是世界上最早提出饮食治疗的先驱，他曾提出消渴病患者"慎者有三，一饮食（尤其是酒）、二房事、三咸食及面"。唐王焘还提出了限制米食、肉食及水果等。他们均强调，不节饮食"纵有金丹亦不可救！"中西医都非常重视糖尿病治疗必须配合运动，《诸病源候论》提出，消渴病人应"先行一百二十步，多者千步，然后食"。《外台秘要》亦强调："食毕即行走，稍畅而坐"，主张每餐食毕，出庭散步。说明适当运动是防治糖尿病的有效措施之一，这一点和现代医学的认识是完全一致的。

第二节 中医治疗糖尿病的优势与不足

一、中医治疗糖尿病的优势

中医因为其整体观念、辨证论治的理论体系及其使用天然药物的原因，对糖尿病的治疗采取的是治养同施的方法。所以，中医药治疗糖尿病标本兼顾，整体调节，疗效稳定，副作用少。因此，中医治疗糖尿病有着自身的特色和优势。

（1）中医采用辨证施治的方法，对患者的病症有很强的针对性，能根据患者不同病症对症下药，甚至根据时节和气候环境的不同来对基础方进行适当的加减，即可以做到辨证论治，又可以做到专病专药，还可以在治疗过程中根据患者病情的变化进行药方加减，使得药物更适应病情，灵活性强。不以单纯降血糖为目的，而是对改善患者症状有着显著疗效，降低血糖，真正提高患者生活质量。

（2）与西医直接注射胰岛素不同，中医给患者服用的中药有类似胰岛素的作用，还通过用刺激胰岛素的药物改善其抵抗性，提高其敏感性，从而达到降血糖的作用。由于中药还有治本调理之效，因此可以使血糖水平长期稳定。

（3）中医具有整体调理的作用，从根本上治疗糖尿病，中药具有治补同施的功效，在有效缓解糖尿病症状的同时，还有补气养肾、健脾、活血、化瘀的作用，使其进行自我防治。

（4）中医的治疗手段多样，能有效促进患者症状的改善。药方治疗是中医的主要方法，此外还可以对患者进行食疗，通过控制饮食来帮助药效发挥；针灸、推拿以及运动也是中医治疗的特色，针灸和推拿可以帮助患者通经活络、化瘀活血，而合理的运动更有助于恢复身体健康。

（5）中医治疗副作用小且能有效缓解并发症。中药的药性温和，对机体的副作用少，有较强的耐受性，适合治疗糖尿病这种慢性疾病。糖尿病容易引发糖尿病视网膜病变以及糖尿病足等并发症，而中药对此类并发症有较好的缓解治疗作用，这有利于提高患者的身体素质，促进患者康复。

二、中医在治疗糖尿病方面存在的不足

中医虽然在治疗糖尿病方面有着自身特有的优势，但也存在严重不足，主要有以下几个方面。

（1）中药降糖作用效果差，很难以纯中药达到良好降糖作用，目前中医药中更没有能够替代胰岛素的药物。

（2）中医药治疗以调理平衡为主，治疗时间长。而且中医药只对于后天形成的 2 型糖尿病有明显的疗效，而很难适用于 1 型糖尿病患者的治疗。

（3）中医界对于糖尿病疗效的评价和标准不统一，这也使得辨证施治没有规范化标准，也正因为中医的药方因人而异，因此治疗方法的可复制性差。

（4）糖尿病容易出现一些急性并发症，如急性酮症酸中毒等，西医在此方面有非常成熟有效的治疗方法，而中医治疗往往不能起到立竿见影的效果。

第三节　中西医结合治疗糖尿病

中西医治疗糖尿病各有优缺点。西药降糖效果好，起效快，在控制血糖及防治糖尿病急性并发症方面具有不可替代的作用。但西药降糖药物本身也有明显的局限性，如作用靶点单一，多以降糖为唯一目的；口服降血糖药物在服用数月或数年后因各种原因出现继发性失效，应换用其他口服降血糖药物；低血糖、体重增加、急性并发症、水钠潴留、骨折风险、胃肠道不适等副作用。中医药治疗糖尿病具有整体、全面、综合的特点，作用温和持久，毒副作用小，安全性高。改善患者临床症状，改善生活质量方面疗效显著。调节血糖及改善胰岛素抵抗，抗氧化，改善微循环障碍及防治糖尿病慢性并发症方面疗效确切。但中医药同样存在不足之处，主要表现为降糖幅度小。

坚持中西医结合治疗糖尿病是目前形势下必须遵守的一条原则，依据各自优势，充分发挥各自长处。如著名老中医李文瑞教授在临证治疗糖尿病患者时，对于轻中度血糖升高的患者起始治疗往往是在饮食、运动基础上加用中药汤剂，以期血糖达标，待血糖控制平稳后，改汤剂为丸散剂，长期服用，主要着重于控制临床症状，调节血糖及控制并发症。重度血糖升高的患者，多建议在严格控制饮食、积极加强运动的基础上使用胰岛素，尽快尽早地解除葡萄糖毒性，以达到血糖平稳下降，平稳达标，同时辨证施治，加用中药汤剂，主要改善证候及临床症状；此后根据患者具体胰岛素的用量，再考虑是否有可能加用调节血糖的中药汤剂，以减少胰岛素用量，使血糖控制更加平稳，待血糖控制平稳后，调整剂型为丸散，以整体调理，调节血糖，防治并发症为主。对已接受口服降糖西药或者胰岛素治疗的患者，对于血糖控制稳定达标的患者，中药治疗的主要目的为改善临床症状、调节血糖，以期减少口服药或者胰岛素的用量；血糖控制不达标的患者，中药多着重考虑在整体辨证论治的基础上，改善胰岛素敏感性，促进尿糖排泄类方药，以期更快、平稳地使血糖达标，在血糖达标基础上，考虑减少口服降糖药或者胰岛素用量，改善临床症状，防治并发症，等等。

第四章　名家学术思想、治疗经验

第一节　糖尿病名家学术思想和治疗经验

一、栗德林论治糖尿病临床经验①

栗德林教授是全国第三批名老中医药专家学术指导老师，从事医疗、科研40余载，学验俱丰。在多年医疗实践中，精研方书，勤求古训，博采众长，融汇新知，在治疗糖尿病（DM）及其并发症方面经验丰富，形成独特的学术体系。栗德林教授认为，DM属中医"消渴"范畴，有自身的发病规律，即"核心病因病机"为五脏柔弱，内热熏蒸，伤津耗气，血稠液浓，瘀阻痰凝并发冠心病，蓄浊失精并发肾病。治疗上应遵循"治病必求于本"思想，辨病与辨证结合论治DM。以此为原则遣方用药治疗DM及其并发症，在临床与实验研究中均取得满意的效果。

1. 病证结合论治糖尿病

栗德林教授认为，DM是一种常见病、多发病、疑难病。中医治疗本病历史久远，历代医家从不同方面和角度对本病进行大量的探索和研究，积累了丰富的临床经验。但由于历史条件和个人医疗实践的局限，使得对本病的认识不一，后学者也惑于多歧。现在的中医著作和统编教材、教学参考书等均认为辨证论治是中医学的基本特点之一。"有是证，用是药"是一种灵活的临床原则，对控制症状很有效。然而，证候变化终归是现象，具有表面性。影响证候变化的原因可能并不是本质的，可能是同一病因和病理作用在不同环节导致的。如果不针对病因和病理，而仅针对证候，则很难有效控制疾病发展。因此对DM的中医治疗不但要辨证，而且要辨病。

就中医辨证原则而论，某一种证候类型的确定，皆依相关症状组合为依据，不同症状有机组合，便构成不同证候类型。古人因为不了解疾病的内在实质病理，只能凭借外在临床表现变化对疾病进行分析判断，进而指导临床用药。这种认识与客观实际有一定耦合性，因此产生相当效果，但这种认识与客观实际又具有一定偏离性，所以往往效果不稳定。可见，辨证诊断认识有一定合理性、积极性，然而其局限性也显而易见。

根据多年经验，综合中西医知识，栗德林教授认为，为有效指导治疗，诊断必须把

---

① 栗明，栗德林：《栗德林论治糖尿病临床经验》，载《中华中医药杂志》2008年第4期，第340－342页。

握稳定病机，兼顾多变症状。中医虽然也治病，但却是通过治"证"途径达到治"病"目的。一般而言，疾病病因和病理比较稳定，而临床症状多变。疾病在自然演变或治疗过程中，病因或可被除掉，病理或可被阻断和逆转，疾病就会缓解向愈。因此临床时，将辨病与辨证结合起来，才能切中病机，提高疗效。

2. 临证原则与用药

本病原因复杂，在古代文献中就可分为素体阴虚、五脏虚弱，饮食不节、房劳过度，精神刺激、情志失调等多种病因，但栗德林教授认为，在本病发展过程中，气阴两虚贯穿始终，故应将益气养阴作为治疗 DM 的根本大法。由于患者病程阶段有别，临床证候又有差异，因此在临证时制订如下原则。

（1）辨病论治宜益气养阴扶阳。

DM 初期，气阴两虚偏于阴，此时以阴虚为主，热象不显，亦有气虚之象，但不甚严重，治疗应以滋阴为主，佐以补气之品。栗德林教授常用药物有熟地黄、玄参、麦冬、黄芪等；中期，气阴两虚并重，此时阴损更甚，热象偏盛，气愈耗伤而致气阴两虚并重，治疗应益气养阴同施，兼以清热，常用人参、黄芪配麦冬、玄参、黄连等；后期，气阴两虚偏于气，阳气已衰，治疗应顾及阳虚，药用熟附子、肉桂、仙茅等。

（2）辨证论治宜扶正祛邪，重脾肾兼顾他脏。

栗德林教授总结多年临床实践，认为气阴两虚虽是贯穿 DM 全过程的基本病理变化，但由于病程阶段不同，阴液耗伤的快慢、阳气损伤的多少以及治疗是否正确及时等因素影响，DM 在不同发展阶段，气虚阴伤程度的轻重与邪正盛衰的情况有所区别，以脾肾为代表的脏腑功能也有所差异，故治疗上应时刻考虑到正虚与邪实关系的处理，重视脾肾情况，兼顾心肝肺脏。

第一，扶正宜调理阴阳气血。人之生，本于阴阳、气血、津液，故扶助人体正气，应以阴阳、气血、津液为重。药用诸参（如人参、太子参、西洋参）、黄芪、白术补气，用葛根、熟地黄、山药、山茱萸、黄精、枸杞子、五味子滋阴，杜仲、补骨脂、肉苁蓉补阳等。其中临床喜用太子参 30g，补气养阴，多有良效；若 DM 症状明显，气阴两虚较重，可用人参 15g，配天花粉 15g、黄精 15g，久久服之，疗效明显；而阳虚者，宜用肾气丸，久服可抗衰老、强精神。

第二，祛邪宜热毒痰湿瘀郁并治。清热解毒：常用金银花、连翘、蒲公英、白花蛇舌草等清热解毒药物。祛痰化湿：常用半夏、胆星、菖蒲、草决明等药物，其中用草决明 10 ～ 20g 治疗血脂增高，疗效确切。活血化瘀：常用川芎、丹参、延胡索、桃仁、红花、鬼箭羽、三七、蒲黄、鸡血藤、地龙等。其中鬼箭羽活血降糖，用之临床 10 ～ 15g，疗效颇佳；而鸡血藤、地龙配桂枝，用于神经病变之下肢疼痛，疗效也令人满意；而延胡索用于 DM 诸痛症，疗效亦佳。行气开郁：常用柴胡、郁金、木香、香附、枳壳、厚朴、陈皮等，其中木香配伍郁金，为颠倒木金散，用于长期受 DM 折磨、肝气郁结患者。若配以柴胡疏肝散，疗效更佳。

第三，调脾胃，培肾元，兼顾心肝肺脏。首先，宜健脾补肾。治 DM 重在调理脾胃，因脾胃为后天之本、气血生化之源，同居中州，乃气机升降出入之枢，五脏六腑、四肢百骸皆禀气于脾胃，故脾胃受损则易致气血生化之源告竭，则百病丛生。正如李杲所言："内伤脾胃，百病由生。"栗德林教授经多年的临床实践及反复观察认为，由于脾胃运化、转输功能失调，脾不能将水谷精微运化输布到全身，随尿液排出，以致发病，故本病以"水谷不化为本，阴虚燥热为标"。常用药物包括人参、太子参、党参、黄芪、山药、白术、茯苓、葛根、砂仁等。治 DM 亦应重视补肾，因肾为先天之本，为水脏，主津液气化，主存精，主五液，为诸脏之援。常用药物包括熟地黄、山茱萸、肉苁蓉、山药、菟丝子、补骨脂、枸杞子、杜仲、五味子、鹿角胶等。治疗并发症亦应健脾补肾，如治疗糖尿病腹泻，属脾肾阳虚者，治以双补止泻汤（补骨脂 15g，肉豆蔻 15g，党参 20g，茯苓 15g，白术 15g，薏苡仁 25g，山药 15g），效果颇佳。

其次，当泻心疏肝。栗德林教授体会，应用常法治疗 DM 久不见效，当细察有无心火亢盛、肝阳上亢之象，治从心、肝着手，可提高临床疗效。泻心火用黄连、生地黄、莲子心、竹叶心等药，其中黄连 15g 配伍生地黄 20g，临床多习用，疗效确切；泻肝火用龙胆草、山栀、夏枯草等配合甘寒之品，以缓其苦。

此外，还须润肺补肺。肺属金、主燥，位居上焦，主宣发肃降，为水之上源、脏腑之华盖，属娇脏，各种因素所致火热之邪，可上灼于肺，肺热叶焦，气津两伤，使肺失治节，宣降失常，则上焦失雾露之溉，机体失于津液濡养，且上虚不能制下膀胱失约，而致口渴、多饮、多食、多尿发为 DM。治肺宜清、润、补结合。药用生石膏、知母、花粉清泻肺胃之热而生津，用麦冬、百合、玄参养阴润肺，用黄芪、太子参益气补肺。

在上述治疗的同时，嘱患者合理饮食，正确运动与规律生活，则疗效更佳。

二、米烈汉教授治疗糖尿病的临床经验[①]

米烈汉，国家级名老中医，长期从事临床、教学、科研，治学严谨，理论精深，在长期临床实践中运用中医药治疗糖尿病积累了丰富经验，深刻认识到糖尿病与"虚、瘀、毒"的关系密切，治疗方法独特，效果显著。本人有幸跟师学习，聆听教诲，现将米烈汉教授经验总结如下。

1. 强调病因病机

米烈汉教授认为，糖尿病的病因总结为虚、瘀、毒。糖尿病的本是虚（气阴两虚），糖尿病的标是实（瘀毒互结），临床上三大病因贯彻始终。

（1）虚。《内经》云："正气存内，邪不可干；邪之所凑，其气必虚。"虚，是指人体正气虚弱，生理机能不足，多与先天禀赋不足和后天调养失节有密切关系。糖尿病由于糖代谢功能紊乱，脏腑功能失调，阴阳失去平衡，劳倦内伤，全身脏腑功能虚弱。《素问·评热病论》说："邪之所凑，其气必虚。"米烈汉教授认为糖尿病气阴两虚为之根本，由于全身血糖升高，脏腑功能代谢紊乱，导致正气不足，久病不愈而致气虚。一方面，气属阳，日损及阴，导致阴虚，阴虚热盛，燥热耗气伤津，临床上则出现口干、失眠、烦躁易怒、大便干燥、舌红、苔黄厚腻、脉弦等症状；另一方面，阴阳互根互用，无阴则阳无以化，阴虚日久，可伤及阳气，即阴损及阳而为阳虚，导致阴阳两虚，

---

① 申泽民，路波：《米烈汉教授治疗糖尿病的临床经验》，载《光明中医》2013 年第 7 期，第 1325－1326 页。

临床出现乏力、怕冷、腰酸、多尿、舌红、苔白等症状。

（2）瘀。古代人有"久病必虚，虚久必瘀"的说法，气虚则鼓动无力，血运迟滞。一方面血液黏稠，运行缓慢，从而导致血行不畅，"滞"日久凝而为瘀，成为血瘀，另一方面，由于阴虚热盛，燥热耗气伤津，津血同属阴，阴不足时不能养血，则血滋润功能减退，脉络失于濡养，则津液之蒸腾气化受阻，导致消渴。正如《素问·痹论篇》言："病久入深，荣卫之行涩，经络时疏，故不通。"不通则痛，故临床上出现手脚麻木、四肢疼痛、舌紫暗、舌下脉络迂曲等症状；"瘀"阻滞贯穿于糖尿病的整个病变过程，往往使病情反复缠绵难愈，长期在体内所蓄积的病理产物排泄不出，久而久之便会瘀积成"毒"。

（3）毒。米烈汉教授认为，糖尿病所引发的酮症酸中毒、糖尿病足、糖尿病肾病、糖尿病心脑血管病等并发症，均可看成是中医的"毒邪"所致，临床检测升高的血糖、血脂、糖化血红蛋白等指标，均存在于血液中，造成血行不畅、瘀滞，故亦均属于"毒"。在气虚、阴虚、血瘀疾病过程中形成的"毒"蓄积在体内，使生理和病理产物不能及时排出，蕴积于体内而化生，久而久之，代谢失调所导致机体阴阳失和，脏腑功能和气血运行紊乱引发各种并发症，瘀毒阻络日久可化为毒，直接影响着疾病的病理变化、预后和转归。

综上所述，糖尿病的致病因素是"虚""瘀""毒"，临床上三者并存互相联系，气阴两虚、瘀毒互结，相互影响，其病理过程既可先后出现，也可同时出现，为气阴两虚，血行涩滞，瘀血内阻，日久成毒，损及内脏，从而产生诸多变证。

2. 善于辨证论治

古代医学提出糖尿病证型分为"三消"，其发病器官主要在肺、脾、肾三脏，即《景岳全书》谓："上消者……古云其病在肺……中消者……其病在脾胃……下消者……其病在肾。"但随着后人的临床经验发现，现代患者证型错综复杂，已不是简单的"三消"，米烈汉教授认为，消渴病从现象上属于热，从性质上属于虚，气阴两虚，瘀毒互结证型最为常见。总结糖尿病病证如下。

（1）消渴燥热病。证属：气阴两虚、热毒炽盛。

症见：神疲乏力，精神差，颜面潮热，烦渴多饮，口干咽燥，多食善饥，溲赤便秘，舌红少津，苔黄腻，脉滑数或弦数。

米烈汉教授认为此型为现代医学"糖尿病并胃肠功能紊乱病"，基本病机是以阴虚为本，燥热为标，由于血糖升高，脏腑功能代谢紊乱，阴虚燥热，导致肺胃热盛。米烈汉教授抓住阴虚燥热的病机条件，在此基础上运用益气养阴、清热排毒法，方选芪石地黄汤加黄连、丹参、黄芩、石斛、麦冬、玉竹、天花粉等。

（2）消渴血瘀病。证属：气阴两虚、瘀毒阻络。

症见：自汗，形体消瘦，口渴咽干，肢体疼痛，手脚麻木，舌质暗红或有瘀斑，脉细涩。

米烈汉教授称此型为现代医学"糖尿病并周围神经病变""糖尿病并心脑血管病""糖尿病并视网膜病变""糖尿病足"等。由于体内血糖升高，脏腑功能代谢紊乱，病理产物瘀积在体内，全身血液循环不畅，停滞在脑部，引发脑梗塞，瘀积在动脉，形成动脉粥样硬化，停滞在四肢末梢神经，运行不畅则引发四肢麻木、手脚冰凉、肢体疼痛等症状。米烈汉教授在此基础上运用益气养阴、化瘀排毒法，方选芪丹地黄汤加鬼箭羽、黄芩、黄连、石斛、玉竹、天花粉、鸡血藤、葛根等。

（3）消渴肾虚病。证属：气阴两虚、瘀毒伤肾。

症见：心烦易怒，头晕耳鸣，腰膝酸软，口干咽干，失眠多梦，小便频数，舌质红，少苔或无苔，脉沉细而数。

米烈汉教授称此型即为"糖尿病肾病"，属于糖尿病微血管病变，发生于糖尿病晚期，是糖尿病严重并发症。即《景岳全书》提出"五脏之伤，穷必及肾"。米烈汉教授在此基础上运用益气养阴、固肾排毒法，方选芪精地黄汤加何首乌、丹参、黄连、黄芩、石斛、玉竹、女贞子、旱莲草、杜仲、淫羊藿等。

综上所述，以上证型均是以气阴两虚为根本，瘀毒互结为标，治则均以益气养阴为主，或清热，或祛瘀，或补肾，标本兼治；治疗上单补虚则诸毒难祛，仅逐瘀解毒则体虚不受，只有三者兼顾，益气养阴固本，清热解毒，活血祛瘀为辅助，才能直中病机，标本兼治。

三、名老中医南征教授治疗消渴病学术思想及临证经验[①]

南征教授，长春中医药大学附属医院主任医师，终身教授，博士生导师，全国老中医药家学术经验继承人指导老师。国家级名老中医，吉林省名中医，长春名医。早年师承国医大师任继学教授。临床50余年，致力于中医临床、教学、科研，成果颇丰。在学术上坚持以继承为特色，发展为中心，创新为重点。崇尚经典学派，与时俱进，提倡中医整体恒动观，突出辨证论治特色，中西医综合诊治。擅治消渴病（糖尿病），积累了丰富的临床经验，形成了一套独特的学术思想。

1. 学术思想

（1）读经典，做临床，贵在继承创新。

南征教授倡导"读经典，跟明师，多临床，做明医"，重视中医经典的学习与运用。正如南征教授所言："吾行医……，以《内经》为依据，《伤寒》《温病》《金匮》为根本，《本草》《汤头》《脉学》为基础，'望、闻、问、切''四诊、八纲''理、法、方、药'为手段，对常见多发疑难病证，进行中医辨证论治，突出特色……"同时强调师古不泥古，为创新而继承，振兴、发展中医。

（2）辨证求因，审因论治，强调中医思维。

南征教授认为，单独强调辨证是片面的，应先审病因，做到辨证求因，审因论治，即《黄帝内经》"必伏其所主而先其所因"；同时强调直觉体悟、取类比象的中医形象思维在辨证中的重要性。若只单纯辨证，不关注病因就开方下药，将会陷入一味用药而不求溯源、无的放矢的境地。如治疗消渴病，仅辨识脏腑气血阴阳的偏盛偏衰是远远不够的，还应重视情志、体质、饮食、寒温失度及食复、劳复在疾病发生、发展中的作用。

---

① 何泽：《名老中医南征教授治疗消渴病学术思想及临证经验》，载《光明中医》2016年第3期，第331－334页。

左侧边栏：全国名中医医案集粹 糖尿病

（3）中西医综合，中西互参，坚持衷中参西。

南征教授诊治消渴病，既辨中医之证，又辨西医之病，既重视宏观临床表现，又不忽略微观病理变化，以防延误疾病诊治。如消渴肾病（糖尿病肾病）早期多仅有消渴症状，一般缺乏肾脏损害的典型症状。这时，如辨证为气阴两虚而采用相应治法，则往往效果欠佳。但如果能结合尿微量白蛋白增加这一微观病理改变，辨证为气阴两虚，络脉瘀阻；在益气养阴的基础上加用活血化瘀通络药物，则既能缓解症状，又能改善肾功能，减少蛋白尿。又如，在糖尿病早期常"无证可辨"，仅血糖轻度升高，南征教授正本清源，并不局限于降糖，选方用药重在健脾气、养肾阴，并参照现代药理研究，中西兼顾。

（4）谨守病机，执简驭繁，突出气血津液辨证。

消渴病的产生与气血津液输布失常，脏腑阴阳气机逆乱密切相关，南征教授辨证析理多以气血津液、阴阳辨证为纲。南征教授认为"消渴之疾，初起常以阴虚燥热为主，阴愈虚则燥愈盛，燥愈盛则阴愈虚；病程只要稍长，就应充分重视气虚、血瘀的存在。一方面，阴虚，津血不能载气则气耗，同时，燥热不但伤阴而且耗气，即'壮火食气'而成气阴两虚。另一方面，阴虚内热、津亏血少，不能载血畅行；或阴虚燥热，煎熬营血；及气虚无力运血，都可形成血瘀不活。而血瘀一成，或阻滞气机，或瘀而化热，更伤已虚之气阴，从而形成气阴两虚，血瘀不活的病理。"南征教授临床时，擅于抓住消渴气血病变的本质，重点关注"阴虚、燥热、气虚、气滞、血瘀、津枯、痰湿、阳虚、毒邪、络病"等病理变化。并根据消渴不同发展阶段，辨证为阴虚燥热（夹瘀）、气阴两虚（夹瘀）、阴阳两虚（夹瘀）三种证候。

（5）重视经络辨证，综合辨证，拓展临床思路。

经络为识病之要道，南征教授呼吁消渴病不仅要注意脏腑气血津液，还须关注经络在本病发生演变过程中的作用，应重视经络辨证在消渴病中的运用，并倡导将脏腑、经络、气血津液辨证法有机结合起来，另辟蹊径，有的放矢，有利于开拓出新思路、新方法。如通过舌下络脉粗细、色泽可提示消渴病血瘀的存在与否。又如，在治疗消渴肾病时，基于《灵枢·经脉》所言："肾足少阴之脉……其直者，从肾上贯肝膈，入肺中，循喉咙，挟舌本。"常加用解毒利咽之药，保护咽喉，下病上治，皆因咽喉上通口鼻，下联肺脏，络属肾脉。

（6）治病求本，标本同治，注重固护散膏。

消渴病的基本病机特点为本虚标实，本虚为气血阴阳，五脏亏虚，以肾为根本，标实多为气滞、血瘀、痰凝、湿阻、浊毒内生等。针对消渴病及并病的病理特点，南征教授确立扶正祛邪、标本同治大法。如治疗消渴病并证时，时医常从并病治起，忽略消渴本身。南征教授告诫，不可忽视对消渴本病的治疗，必须重视阴津亏损，燥热偏盛、禀赋不足的事实，在治疗时注重脾胃、散膏的固护，标本兼顾，充分考虑消渴本病特点。

（7）未病先防，已病防变，主张综合治疗。

南征教授一贯重视摄生养慎，防微杜渐，"务在先安未受邪之地"。提出在消渴未成之时，可从饮食，起居，情志调节，劳逸适度，增强体质防止体内生毒；消渴已成之时可调节气血、阴阳，防止毒邪致并病；消渴并病已成应解毒通络、清除毒邪的主张。南征教授综合治疗消渴病，重视情志疗法，饮食疗法，运动疗法及太极拳、五禽戏等养身调心的传统锻炼方法的综合运用。

（8）内外合治，因势利导，提高临证疗效。

内治之法即外治之法，内治之理即外治之理，南征教授常配合应用足浴法、外敷法、熏洗法、灌肠法等治疗消渴并病。如治疗消渴周痹（糖尿病周围神经病变）、消渴足病（糖尿病足）未溃破时，多选用化瘀、通络、止痛之中药如牛膝、红花、伸筋草、透骨草、桂枝、鸡血藤、土茯苓、大黄等药水煎浴足。消渴足病肢体溃破用鸡蛋黄油外敷患处。消渴合并眩晕选用附子、牛膝、车前子、吴茱萸等水煎浴足，引火归元，上病下治。消渴合并热淋，治疗常配用清热解毒，祛风杀虫止痒的药物外用熏洗，对于反复发作者，擅用雄黄 5g 入外洗剂中。消渴合并水毒症（尿毒症）时取大黄、厚朴、枳实、牡蛎、黄芪、金银花等水煎取汁，保留灌肠以通腑排毒，祛瘀泄浊。

（9）继承总结，融会新知，提出新说。

南征教授学验俱丰，其学术思想根源于国医大师任继学教授的学术思想，深得其传。多年来一直坚持不断学习，系统整理、总结、研究国医大师任继学学术思想，并加以提炼升华。目前虽年逾古稀，仍老当益壮，锐意进取。如近年来主编了《国医大师任继学》《任继学用药心得十讲》《任继学医学全集》等著作，为其独特的消渴病学术思想的形成奠定了坚实的理论和实践基础。

首先，消渴病病位散膏说。传统观点认为，消渴病主要病变部位在肺、胃、肾，基本病机为阴津亏损，燥热偏盛。《难经·四十二难》说："脾有散膏半斤，主裹血，温五脏，主藏意。"清张锡纯在《医学衷中参西录》中"膵为脾之副脏"。膵即胰，亦称散膏。在此基础上，南征教授结合临床实践，推崇国医大师任继学教授"散膏，今胰脏"为消渴病病位的理论。进一步指出，消渴之病位，以散膏为核心，波及五脏、胃及三焦，尤以肺、胃、肾为主。若燥热损伤散膏，浸蚀三焦，气血津液代谢失调，气化升降出入不利，进而藏真受伤，喜患消渴。

其次，提出糖尿病肾病中医"消渴肾病"新病名。中医古籍中并无与糖尿病肾病相对应的病名记载。南征教授与国医大师任继学教授经过大量文献研究，根据《圣济总录》中对"消肾"的阐述，如"消肾，小便白浊如凝脂，形体羸弱""消渴病久肾气受伤，肾主水，肾气虚衰，气化失常，开阖不利，能为水肿"等，认为本病中医命名应为"消渴肾病"，这对本病病名中医溯源的认识有重要意义。"消渴肾病"病名最终由 2010 年全国科学技术名词审理委员会公布，并正式收入到《中医药学名词》一书中。

此外，还提出消渴肾病"毒损肾络、邪伏膜原"新说。南征教授在临床诊治消渴肾病方面积累了丰富的经验，有独到见解。探寻其学术思想轨迹，早在 1999 年，南征教授在指导博士生课题过程中，就开始关注毒损肾络与糖尿病肾病机理研究。结合古今相关文献的学习，提出毒损肾络是糖尿病肾病的病机关键，而从解毒通络入手，能更好地提高糖尿病肾病的临床和科研效果。并于 2001 年首次系统阐述糖尿病肾病"毒损肾络"病机假说。"毒损肾络是糖尿病肾病的病机关键，邪阻肾络，郁久蕴毒，深滞于浮络、孙络、缠络，致肾元亏虚，肾之体用俱病是糖尿病肾病迁延难愈的根本原因。毒、虚并存，正邪交争是糖尿病肾病的基本病理。"此后，南征教授不断完善，临床上反复验证，科研上积极寻找现代医学证据，将该学说日臻完善，并于2012年厚积薄发，提出消渴肾病诊治新论。"消渴日久不愈，散膏损伤，升降出入不行，输布水精失调，布散脂膏失常，三焦气化受阻，脂膏堆积，痰浊、湿热、瘀滞互结成毒邪，其毒邪盘踞伏于膜原，如鸟栖巢，如兽犬藏穴，药石所不及，久伏不出，损伤膜原，随其气迁，毒邪从气街处而入，经咽喉损肾络，肾之体用皆损，肾间动气大伤，气血逆乱而成消渴肾病。"该学说首次将"膜原""气街""咽喉"概念引入到消渴肾病病机理论中，是对消渴肾病"毒损肾络"病机理论的进一步完善和发展。南征教授针对该病机，提出以解毒通络、益肾达邪为大法，调散膏，达膜原。随证立法组方，标本兼顾。"毒损肾络、邪伏膜原"病机理论的提出，拓宽了中医防治消渴肾病的新思路、新方法，有着深远的理论和临床意义，有待进一步深入挖掘、完善。

2. 临证经验述要

（1）遣方用药特色。

第一，基本方为主，随证加减，重视中药煎服法。

南征教授强调辨证、辨病及基本方相结合，随证加减，治疗消渴。反对漫无边际的辨证论治。临证中创立了系列消渴及并病有效方剂。南征教授呼吁，应改革"1剂药日服2次"的传统给药方法，根据病程、病情确定具体的给药方法。十分药力，五分煎煮，南征教授重视煎服方法，治疗消渴及并病，常1剂药水煎取汁400mL，日4次分服，特色鲜明。既提高了疗效，又避免了药材浪费。

第二，触类旁通、勇于实践、发现新药。

榛花为榛子的雄花，榛子是榛树的果实。榛子有调中、开胃、明目、治病后体虚等作用。南征教授首次发现榛花可入药，具有珍贵的药用价值。榛花味苦、涩，性凉，能解毒消炎，消肿止痛，现代药理证明其具有保肝降糖功效（《1977年吉林省药品标准》）。多年来，南征教授创新性地将其应用于肝病、消渴病的临床治疗中，收到了良好的疗效。

第三，精于药性，巧用对药，增强药效。

南征教授临证治疗消渴时常双药相须使用，增强药效。如生地黄配知母以清热泻火凉血，养阴生津润燥；地骨皮配枸杞子，其滋阴降火之力优；黄连配葛根生津泻火解毒；黄芪配黄精气阴双补，能健脾胃，固护散膏，降尿蛋白更优。槟榔配草果，槟榔性温，味辛、苦，归胃、大肠经，具有杀虫、破积、下气、行水的功效。草果具有燥湿除寒、祛痰截疟、消食化积的功效。南征教授用槟榔、草果与厚朴配伍，常用于治疗消渴肾病。槟榔除瘴气，厚朴破戾气，草果祛伏邪，此3味药为达原饮之主药，合用直达巢穴，共奏调散膏，达膜原之意。

第四，解毒通络，搜剔通络，擅用虫类药。

南征教授推崇仲景首创虫类药搜剔通络法，在治疗消渴病尤其消渴并病时，每取虫蚁动跃飞走、攻冲迅速之性，治疗"毒损络脉"，常用鳖甲、水蛭、土鳖虫、全蝎、蜈蚣、地龙、蝉蜕、僵蚕等，并告诫要有胆有识，精细辨证，胆大心细。如吴鞠通所言："以食血之虫，飞者走络中气血，走者走络中血分，可谓无微不入，无坚不破。"如针对消渴肾病中的水肿、蛋白尿，南征教授常喻，风生水起，无风不起浪，风起波扬水浊，风停波止水自清，故多取蝉蜕、僵蚕辛散飞走，走肾络中气血，以消肿、降尿蛋白；消渴周痹中采用地龙、穿山甲清热息风，化瘀通络；在消渴足病中，全蝎与蜈蚣联用以解毒散结，通络止痛。

（2）治疗消渴病及消渴并病临证经验述要。

第一，着眼散膏，治病求本，数法并用，创立消渴安汤治疗消渴病。

南征教授在辨证施治消渴病中首次创立了"滋阴清热、益气养阴、活血化瘀"三法为一法的综合疗法，他特别强调滋阴重在滋肾之阴，以固本；益气重在补脾胃之气，顾护散膏以利散精，创制了消渴安汤方，并在此基础上于1985年研制成功了国家级新药"消渴安胶囊"，已被编录到《中华人民共和国药典用药须知》一书中。消渴安汤方由生地黄15g、知母15g、黄连10g、玉竹15g、地骨皮20g、枸杞子30g、人参10g、丹参10g、黄芪50g组成。是由《太平圣惠方》"生地黄煎汤"与"枸杞汤"合并再加丹参而成。加减：阴虚热盛证加玄参、石斛、天花粉、五味子、葛根、麦冬、石膏；阴虚燥热兼瘀证加川芎、桃仁、红花；瘀血严重可酌加三棱、莪术、豨莶草、牛膝；气阴两虚证加厚朴、山药、益智仁、诃子；气阴两虚兼瘀证加土鳖虫、水蛭（年老体弱及病情复杂者少用或不用）；阴阳两虚兼瘀证加小茴香、肉桂、淫羊藿、巴戟天、桑枝、土茯苓。

第二，调散膏，达膜原，解毒通络保肾为法，自拟消渴肾安汤治疗消渴肾病。

本方的独特之处在于其选用了《温疫论》达原饮之草果、槟榔、厚朴，充分重视毒邪、膜原、咽喉等在消渴肾病中不可忽视的作用，由榛花10g、大黄10g、土茯苓60g、黄芪50g、黄精50g、覆盆子10g、金荞麦10g、紫荆皮10g、木蝴蝶10g、穿山甲8g、血竭3g、丹参10g、槟榔10g、草果10g、厚朴10g组成。加减：气阴两虚兼瘀毒证加人参、枸杞子、熟地黄；脾肾阳虚兼瘀毒证加制附子、淫羊藿、紫河车、菟丝子，肉桂，小茴香；肝肾阴虚兼瘀毒证加麦冬、五味子、墨旱莲、熟地黄、沙参、枸杞子、麦冬、当归、川楝子、生地黄；心肾阳衰证加附子、肉桂、葶苈子；阴阳两虚兼瘀毒证加冬虫夏草、鹿角胶、玉竹；湿浊瘀毒证加藿香、竹茹、姜半夏、白豆蔻；痰浊兼瘀毒证加天竺黄、黄药子、瓜蒌、胆南星；气滞血瘀兼瘀毒证加郁金、虎杖、益母草。

第三，益气养阴，解毒通络，搜风止痛为法，自拟消渴周痹安汤治疗消渴周痹。

本方由《温疫论》之三甲散、《伤寒温疫条辨》之升降散加《临证指南医案·卷七·痹》周痹中鲍案方三方合并加减而成，对久病入络、瘀毒损络、虚实夹杂之消渴周痹有明显疗效。方中多用虫类药，由黄芪50g、龟甲10g、穿山甲6g、蝉蜕10g、僵蚕10g、姜黄10g、大黄10g、牡蛎50g、地龙10g、全蝎10g、蜂房10g、白芍20g、当归10g、土鳖虫5g组成。加减：口干加玄参、石斛、天花粉、五味子、葛根；消食善饥加麦冬、石膏；多尿加益智仁、诃子。

第四，清热解毒，祛风除湿，通络止痛为法，自拟消渴痛风安汤治疗消渴痛风。

南征教授指出，消渴痛风（糖尿病合并痛风）发作期以祛风除湿，清热散结，涤痰化瘀，通络止痛为法。缓解期以滋补肝肾，解毒通络为法，自拟消渴痛风安汤加减治疗，疗效良好。该方由猫爪草10g、山慈菇10g、蜂房5g、全蝎5g、穿山甲5g、地龙10g、土茯苓60g、人参10g、枸杞子20g、秦艽10g、秦皮10g、车前子10g、甘草5g组成。加减：发热加大青叶、板蓝根、鱼腥草；肿痛甚加全蝎、蜈蚣、延胡索、核桃仁；

下肢痛甚加怀牛膝、木瓜、穿山龙、威灵仙、豨莶草；寒甚加小茴香、肉桂；湿重加防己、木瓜；痛风甚加海金沙、金钱草、鸡内金、天南星；关节疼痛甚加鸡血藤、威灵仙、延胡索、桃仁、红花；关节变形加全蝎、蜈蚣、穿山甲；局部破溃加黄芪，疼痛较甚加制川乌、制草乌、延胡索；怕冷加制附子；怕热加生地黄、知母。

第五，解毒泻火，活血通络，消肿止痛为法，自拟消渴足安汤治疗消渴足病。

本方以《验方新编》四妙勇安汤加减而成，由玄参20g、金银花20g、当归10g、黄芪50g、鸡血藤10g、地龙15g、血竭3g、蜈蚣1条、全蝎5g、土鳖虫5g、核桃2个、甘草5g组成。加减：大便干加当归、肉苁蓉；肿痛甚加穿山甲、皂角刺；肢凉加附子、肉桂、小茴香；疼痛剧加乳香、没药；口干、心悸加麦冬、龟甲。

四、周仲瑛教授对糖尿病辨治经验讨论[①]

1. 周仲瑛教授治疗糖尿病的临床经验介绍

糖尿病虽以多饮、多食、多尿"三多"为主症，但是在临床上常发现"三多"症状或同时存在，或伴有其他症状，有些患者又无明显"三多"症状。传统归纳的阴虚燥热不能全面反映该病的病机，周仲瑛教授根据患者常多出现的症状，如咽燥、口干、喜饮、口苦、口中黏腻、大便干结或稀溏、尿量多、肢体麻木、周身乏力、易疲劳、舌苔黄腻难化等，判定本病在标为燥热、湿热与瘀热"三热"互结，在本为气阴两虚、肝肾阴虚。病变脏腑在于肺、脾胃和肝肾，从而提出以"三热"论治糖尿病的新观点。

2. 病机

（1）燥热。素禀亏虚，或房室过度，精气耗伤，水亏火旺；或因情志失调，肝郁化火，志火燔灼，而致化燥伤阴，形体日益消瘦。燥热为病，主因肺、脾胃、肾三脏阴津不足，真水亏耗，而致阴虚阳盛，发为消渴。此乃中医传统认识之所在，燥热本质在阴虚，阴虚致生燥热。燥热伤肺，肺失濡润，津不上承，故出现口干、咽燥、喜饮。

（2）湿热。病因多为恣食肥甘厚味，酒食不节，饮食不归正化，形体日渐肥胖，或脾气亏虚，运化失司，湿浊内生，湿郁化热所成。湿热本质以实为主，但可以化燥伤阴。若湿热蕴于上中焦则见口渴而不多饮，似饥而不欲多食，脘腹满闷，口苦黏腻，尿频尿急，苔黄腐腻或黄厚腻，脉濡缓或濡数。若湿热阻于下焦则见身热，尿频尿急，口苦黏腻，苔黄腐腻，脉滑数。多见于消渴中期或合并尿路感染等。

（3）瘀热。唐容川首提"瘀血致消"，他在《血证论》中说："瘀血发渴者，以津液之生，其根出于肾水，水与血，交会转运，皆在脉中，脉中有瘀血，则气为血阻，不得上升，水津因不能随气上布，但去下焦之瘀，则水津上布，而渴自止。"在此基础上，周仲瑛教授提出"瘀热致消"之说。因为津血同源，互为滋生转化，阴虚燥热，津亏液少，则不能载血循经畅行，血液停滞，发为瘀血亦可因燥热久羁内灼，煎熬营血，而致血瘀。瘀热久羁，又可化热伤阴，津伤而瘀愈深，循环往复，病渐笃深。瘀阻气滞则津液愈益难以输布。

病程日久，症见舌质紫暗，或舌有瘀点、瘀斑，舌下脉络粗大、迂曲，脉细涩或结

---

① 庄铭元：《基于数据挖掘的周仲瑛教授糖尿病病机证治规律的研究》，南京中医药大学，学位论文2011年。

代，或时有胸中刺痛，心悸，肢麻，或头痛，眩晕，耳鸣，甚至半身不遂。多见于消渴久病的兼夹症。即西医学糖尿病合并微循环障碍、心脑供血不足等多种并发症。

3. 用药经验

根据"三热"为标，气阴两虚、肝肾亏虚为本的理论，以清燥泄热、清利芳化、凉血化瘀及益气养阴、培补肝肾的治则。周仲瑛教授提出的基本方：桑叶15g，地骨皮20g，天花粉12g，知母10g，黄连3g，藿香10g，佩兰10g，炒苍术10g，鬼箭羽20g，水蛭3g，泽兰12g，炙僵蚕10g，玄参12g，煨葛根12g，生黄芪12g，太子参12g，生地黄15g，山茱萸6g。方中以桑叶、地骨皮、天花粉、知母清肺润燥，滋阴生津；以黄连、藿香、佩兰、苍术清热燥湿，芳香悦脾；鬼箭羽、水蛭、泽兰、玄参凉血活血，化瘀通络；黄芪、太子参及生地黄以益气养阴；生地黄、山茱萸酸甘滋肾阴；炙僵蚕、葛根升清布液，生津止渴。

（1）燥热。

清泻肺之燥热：桑叶、杏仁、地骨皮、桑白皮、枇杷叶、芦根。

清泻胃之燥热：生石膏、知母、淡竹叶、寒水石。

清热生津止渴：玄参、生地、麦冬、天花粉、沙参、石斛。

（2）湿热。

清热燥湿：黄连、黄芩、黄柏、苦参。

芳香化湿：苍术、佩兰、藿香、砂仁。

清热利湿：车前草、泽泻、滑石、玉米须。

（3）瘀热。

清热凉血化瘀：丹参、赤芍、泽兰、穿山甲、大黄。

破血逐瘀：桃仁、鬼箭羽、水蛭、地龙。

4. 辨治要点

（1）"三热"应并顾，治虚不忘实。

燥热：一般认为本病以燥热为发病之标，燥热主要因于阴亏，阴亏当分肺胃、肝肾。肺胃阴伤宜用甘寒养阴，如沙参、麦冬、石斛、花粉等；肝肾阴耗当用咸寒滋阴，如龟板、鳖甲、生地、玄参等。肺胃热盛，烦渴喜饮，饮不解渴，首选石膏；渴而欲饮，口干口黏，首选黄连。心热移于肺，热极甚者除用黄连外，必要时可加天然牛黄粉；酸甘化阴亦为滋阴润燥之一法，常用药有山茱萸、白芍、木瓜、乌梅、五味子等。

湿热：湿热为患，当分清湿与热的偏重，是以湿为主，还是以热为主，还是湿热并重，而治有区分；湿热易化燥伤阴，凡患者苔黄腻或黄厚腻而干，或有裂纹，应注意燥湿相济，如苍术配玄参、厚朴配石斛、滑石配芦根之类；湿热易阻滞气机，并易夹痰夹瘀，故在清热化湿的基础上，还应注意疏通气机、化痰祛瘀药的运用。

瘀热：每见"三热"兼夹并见，阴虚燥热，津亏液少，势必不能载血；燥热内灼，煎熬营血，又可加重血瘀；瘀热在里也可化热伤阴，终致阴虚与血瘀并见。瘀阻气滞则津液愈益难以输布，治当滋阴生津为主，兼以凉血化瘀，酌配桃仁润燥活血，赤芍、丹皮、丹参清热凉血，泽兰祛瘀升清，鬼箭羽通瘀破血，血行津布则燥热可解，瘀化气畅则阴液自生，故润燥须活血，瘀化津自生；津亏不能化气，气虚不能运血，而致血瘀愈益加重者，又当参以益气化瘀之品，如用生黄芪、太子参合生蒲黄、水蛭等品。

（2）润燥须活血，瘀化津自生。

津血同源与水谷精微，且津液不断渗入孙络，成为血液的组成分，血液渗于脉外，便化为有濡润作用的津液。阴虚燥热，津亏液少，势必不能载血循经畅行；燥热内灼，煎熬营血，又可导致血瘀，瘀热在里还可化热伤阴，终致阴虚与血瘀并见。瘀阻气滞则津液愈益难以输布，治当凉血化瘀为主，兼以滋阴生津，以桃仁润燥活血，赤芍、丹皮、丹参清热凉血，泽兰祛瘀升清，鬼箭羽通瘀破血。血行津布则燥热可解，瘀化气畅则阴液自生；若津亏不能化气，气虚不能运血，而致血瘀愈益加重，又当参以益气化瘀，用生黄芪、太子参合蒲黄、水蛭等品。

（3）治本须补肾，滋阴兼助阳。

因"三消"原本于肾，而又终必及肾，故消渴总应以补肾为主。肾为水火之脏，藏真阴而寓元阳，主五液，阴虚阳盛则关门开多合少而尿多若阴伤及阳，阳虚气不化水，肾失固摄，则小便直下而致饮一溲二，故早在《金匮要略》即取肾气丸作为消渴治本之方。临床当辨阴虚、阳虚而左右化裁。由于本病以阴虚为主，燥热为标，故常以六味地黄丸为基础方，壮水以制火，酌加元参、天冬、龟板、牡蛎等品。肺肾两虚合生脉散，肾火旺者加黄柏、知母，用萸肉配生地补肾阴，麦冬配五味子补肺肾之阴，乌梅配麦冬、生地养胃阴，取酸甘化阴之意；若见阴阳两虚，或以阳虚为主，可取肾气丸加鹿角片、仙灵脾、淡苁蓉、菟丝子等。组方配药应注意阳中求阴，阴中求阳的原则。

（4）补津能化气，补气可生津。

若津亏不能化气，而致气阴两虚，津气俱伤，复加气虚不能生津者，不可纯用甘寒，当气阴双补，既应补津以化气，又要补气以生津。若气虚明显可径以补气为主而化阴生津，脾气虚弱者用参苓白术散，健脾补气以化津；肺肾气阴两虚者，可用《医学心悟》黄芪汤（即生脉散加黄芪、熟地、枸杞子）以益气养阴，药用黄芪、人参、白术、山药、扁豆、莲肉等补气，麦冬、地黄、玉竹等养阴。

（5）升清可布液，流气能输津。

津因气而虚者，可取葛根升发脾胃清气，并可用僵蚕升清止渴，配鸡内金、生谷麦芽运脾养胃，如津气亏耗，或脾虚气滞，气不布津，投滋柔之品而阴津难复者，还可配小量砂仁流气以布津；若病因肝郁化火，上炎刑金，灼伤胃液，下耗肾水，而见"三消"证候者，又当在滋阴生津药中配入柴胡轻清升散之品以舒肝郁，并伍丹皮、桑白皮以清肝肺郁火。

总之，湿热、燥热、瘀热，每多互为因果，并见共存，治应兼顾，针对主次配药。

第二节　糖尿病并发症的名家学术思想和治疗经验

一、李真教授治疗糖尿病合并大血管病变经验[①]

糖尿病是以高血糖、胰岛素缺乏、伴或不伴有胰岛素抵抗为主要特征的代谢紊乱性疾病。糖尿病合并大血管病变是糖尿病的慢性并发症之一，是糖尿病致残、致死的最主要原因。

李真教授是博士研究生导师，河南中医学院糖尿病研究所副所长，中华中医药学会糖尿病分会常务委员，世界中医药学会联合会内科糖尿病专业委员会副会长，中国中医科学院专家委员会委员。李真教授擅长运用中西医结合方法诊治内科常见病及疑难杂症，潜心于糖尿病临床研究多年，提出了一些新的认识，形成了独特的糖尿病合并大血管病变辨证论治体系。现将李真教授治疗糖尿病合并大血管病变经验介绍如下。

1. 糖尿病合并大血管病变病机认识

糖尿病合并大血管病变以气阴两虚为本，痰瘀互结为标。气虚无力运血，血行缓慢致瘀；阴亏液少，血液黏滞，血行不畅，血液瘀滞，瘀久化热或消渴燥热，炼津为痰；或脾虚失运，水湿内生，聚而为痰。瘀血与痰浊滞留于脉络，日久痰浊与瘀血搏结，形成积病，沉积于脉络，致使脉络巡行不畅，形成"脉积"。李真教授提出了"脉积"的新概念，"脉积"既表述了糖尿病合并大血管病变的形态改变，又阐述了其病机的内涵，加深了中医学对糖尿病合并大血管病变的认识。正如《景岳全书·积聚》曰："由此言之，是坚硬不移者，本有形也，故有形者曰积……诸有形者，或以饮食之滞，或以脓血之留，凡汁沫凝聚，旋成癥块者，皆聚之类，其病多在血分，血有形而静也。"可见，糖尿病合并大血管病变"汁沫凝聚，旋成癥块"有形可见，而李真教授认为其属于癥积之病，而不是瘕聚之病。

"脉积"为病，有积久成形、有形可征的特点。瘀血与痰浊相互影响，互为因果，恶性循环，"脉积"形成，致使糖尿病合并大血管病变呈进行性加重。

2. 糖尿病合并大血管病变治则认识

气阴两虚、痰瘀互结、"脉积"形成为糖尿病合并大血管病变的基本病机。痰浊瘀血互结既是糖尿病的病理产物，又是糖尿病合并大血管病变新的致病因子，因此，糖尿病并发症的治疗关键贵在早治，在重视活血化痰、益气养阴的基础上，更应强调软坚消积的治疗方法。软坚消积可以促进活血化痰，活血化痰也有助于软坚消积；益气养阴亦可增加活血化痰的作用，以阻止其脉络"脉积"的形成，减缓"脉积"的发展。

---

① 韩景辉，杨海燕：《李真教授治疗糖尿病合并大血管病变经验》，载《中医研究》2010 年第 2 期第 59 - 60 页。

（1）重视采用虫类药以活血化瘀、软坚消积。

清代叶天士对虫类药的作用进行过高度评价，曰："每取虫蚁迅速飞走诸灵，俾飞者升，走者降，血无凝着，气可宣通。"糖尿病合并大血管病变多因病程日久，痰瘀互结，积久成形，形成"脉积"，病久不愈而成，故李真教授认为，非虫类活血软坚之品不可为，如水蛭、虻虫、鳖甲、龟甲、全蝎等，正如张仲景采用鳖甲煎丸治疗"癥瘕""疟母"的病证。因而，李真教授在临床诊治糖尿病合并大血管病变，如冠心病心绞痛、脑梗死、颈动脉粥样硬化等疾病中广泛采用虫类药物，以活血化瘀、软坚消积，取得了较好的效果。

（2）重视采用化痰祛湿、软坚消积之法。

糖尿病合并大血管病变中痰之所成，是由瘀血郁久化热或消渴燥热，炼津为痰；或脾虚气弱，健运失司，无力输布运化，水湿内停，聚而为痰。故病变早期多为痰热实证，病情由痰热实证转为虚实夹杂证，兼之日久痰浊与瘀血搏结，形成积病，沉积于脉络，致使脉络不畅，形成"脉积"。单用化痰祛湿之药，如陈皮、半夏、茯苓等，力不足矣，故李真教授多采用川贝母、瓜蒌、海藻、昆布等化痰软坚之品，配伍以活血化瘀、软坚消积之品，共奏活血化痰、软坚消积之效，以阻止其脉络"脉积"的形成、减缓"脉积"的发展。

（3）在活血化痰、软坚消积的基础上随证加减。

糖尿病合并大血管病变症见疲乏无力、口干欲饮、头晕头重、腰膝酸软、舌体胖、舌质红、脉细涩等气阴两虚为主者，加用生脉饮治疗；症见烦渴多饮、口干舌燥、多食、易饥等燥热津伤为主者，加用天花粉、生地黄、麦冬、玄参等以滋阴润燥；日久营卫失常、气血不足者，宜补益气血，加用黄芪、当归、阿胶等。

总之，李真教授在多年的临床实践中，积累了丰富的临床经验，形成了治疗糖尿病合并大血管病变的系统认识，尤其提出了"脉积"的新概念，为动脉粥样硬化类疾病的诊治规范奠定了基础。

二、廖品正教授关于糖尿病视网膜病变的辨证论治[①]

糖尿病视网膜病变（DR）是糖尿病引起的眼部并发症，故治疗糖尿病，控制血糖，改善患者的全身病情是重要的基础治疗。眼局部的病变既与全身病情密切相关，又具有自己的特点。就眼局部而言，气阴两虚，肝肾亏损，目失滋养，是 DR 发生的基本病因；血瘀痰凝，目络阻滞，是 DR 形成的重要病机；本虚标实，虚实夹杂是 DR 的证候特点。中医应局部结合整体，权衡标本缓急，辨证论治。如眼底病变轻缓（多属轻、中度非增殖期 DR）时，宜以全身病情为主，结合眼局部病变论治；眼底病变急重（多属重度非增殖期 DR 或增殖期 DR）时，宜以眼局部病变为主，结合全身病情论治。在 DR 的重度非增殖期和增殖期，单用中药治疗，对改善症状虽有某些效果，但不够理想。现代西医对 DR 常用的激光光凝、玻璃体切除术等眼局部治疗手段，尽管有一定的局限性和副作用，但在控制眼底病变恶化方面也有明显疗效。所以，必要时宜中西医结合治疗，以挽

---

① 郑大海：《廖品正中医眼科学术思想研究》，广州中医药大学学位论文，2017 年。

救视力。DR 眼局部病变多种多样，其主要病变为视网膜微循环障碍、微血管瘤、出血、水肿、渗出、新生血管和机化物等，从中医的病理来看，概属"瘀血"和"痰湿"的范畴，故治法不离活血化瘀、祛痰除湿。痰瘀互结者，更当兼用软坚散结。不过，眼症系糖尿病中、晚期，气阴两虚，肝肾亏损，甚或阴阳两虚，目失濡养，因虚而致之"血瘀"和"痰湿"所引起。其证标实而本虚，因而论治时，祛病攻邪当时时注意顾护正气、扶正祛邪，方不致于使眼症出现大的反复。在 DR 的多种病变中，当视网膜及玻璃体出血量大或急重时，能迅速导致视力的严重障碍。中医本着"急则治标"的原则，此时宜以眼内出血为主论治。根据出血病程各阶段特点，大体可分为出血期、出血静止期、瘀血滞积期。首先，当明确出血各期的治疗原则，如出血期治疗当以止血为主，酌情加用化瘀止血药物，取其止血而不留瘀，有利于视力恢复；出血静止期（一般指出血静止后 1～2 周），瘀血尚未吸收时，治疗渐转向活血化瘀，消散离经瘀血，促进视力恢复；瘀血滞积期，瘀血紫暗浓厚，日久不消，渐至瘀痰互结，产生白色机化物等，治疗当予活血逐瘀，软坚散结，以免进一步引起视网膜脱离等失明恶果。同时适当结合全身病情，标本兼顾，辨证处方。DR 为糖尿病的并发症，廖品正教授根据临床实践的经验，认为当以眼局部病变与全身病情相结合辨证分型论治。

1. 气阴两虚，脉络不利

症状：全身症多饮、多尿、多食症状不典型，口咽干燥、神疲乏力、少气懒言、眠少汗多、大便干结，或头晕耳鸣，或肢体麻木，舌淡红、苔薄白或舌红少苔、中有裂纹，脉细或细而无力。眼症见视力减退，视网膜病变多为轻、中度非增殖期（如见或多或少的视网膜微血管瘤，并有小点片状出血或黄白色硬性渗出）。

治疗：由于糖尿病日久累及肝肾，引起视网膜病变。而视网膜属肾，故本型之阴虚应侧重于肾阴虚。阴虚血行滞涩，气虚血行无力，因而，治当益气生津，滋阴补肾为主，兼以活血通络。服用芪明颗粒（黄芪、葛根、生地、枸杞子、决明子、茺蔚子、生蒲黄、水蛭），或予生脉散合杞菊地黄丸方加减，酌情选加知母、天花粉、墨旱莲清热养阴，生津润燥；茺蔚子、丹参、牛膝、生蒲黄、地龙活血通络。

2. 气阴两虚，脉络瘀阻

症状：全身症多饮、多尿、多食症状不明显，口干乏力、心悸气短、头晕耳鸣、腰膝酸软、肢体麻木，或双下肢微肿，大便干燥与稀溏交替出现，舌体胖嫩、舌色紫暗或有瘀斑，脉细乏力或弦细。眼症见视物模糊，或视物变形，或自觉眼前黑花飘移，甚至视力严重障碍。视网膜病变多为非增殖期或由非增殖期向增殖期发展，如见，或多或少的视网膜微血管瘤，新旧杂陈的点片状和火焰状出血，黄白色的硬性渗出及白色的棉絮状斑，或黄斑水肿渗出，视网膜新生血管，等等。眼底出血多时可融合成片，或积聚于视网膜前，或形成玻璃体积血。

治疗：由于眼底病变加重，急则治标。应以针对眼局部病变为主，结合全身病情予以治疗。

（1）眼底病变属 DR 非增殖期。

宜予益气滋肾，化瘀通络或化瘀止血。服芪明颗粒合血塞通胶囊，或予生脉散合六味地黄丸方加减，酌情选加地龙、茺蔚子、丹参、生蒲黄、三七、墨旱莲等。

（2）眼底病变属 DR 增殖期。

眼底出血量多，甚至玻璃体出血者：①出血期常予滋阴凉血，化瘀止血，可用生蒲黄汤（《眼科六经法要》方：生蒲黄、墨旱莲、荆芥炭、生地、丹皮、郁金、丹参、川芎）加减，可去郁金、丹参、川芎，选加玄参、地骨皮、三七、茜草、花蕊石等，可增加凉血止血之功；选加黄芪、太子参、三七，则可增加益气止血之效。②出血静止期，治宜活血化瘀为主，常用桃红四物汤加减，可酌加黄芪、太子参、枸杞、旱莲草，益气滋肾；若选加茯苓、白术、猪苓、泽泻，则可增加实脾利水消肿的功效。

3. 阴损及阳，血瘀痰凝

症状：全身症见神疲乏力，心悸气短，腰膝酸软，头晕目眩，记忆力减退，畏寒肢冷，下肢浮肿，大便溏泻与便秘交替出现，唇舌紫暗，脉沉细。眼症见视力模糊或严重障碍，视网膜病变多为增殖期，除具气阴两虚、脉络瘀阻型眼底表现外，可见视网膜玻璃体纤维增生，甚至纤维膜或条带收缩牵引视网膜脱离。

治疗：眼底渗出物或机化组织属中医之痰浊。新痰常由脾肾阳虚，水湿痰浊上流于目，或眼底血络瘀阻，水液外渗，凝聚成痰。痰浊日久不化，阻塞气机，常成瘀血互结，使眼底病变进一步恶化。治当化瘀散结，补肾益脾，标本兼治。常用补阳还五汤合肾气丸方加减，酌情选加瓦楞子、浙贝母、海藻、昆布等化痰散结；选加三七、生蒲黄、血余炭等化瘀止血，以减少眼底反复出血；选加枸杞、淫羊藿、白术、薏苡仁等增强补肾益脾之效。

4. 阴阳两虚，痰瘀互结

症状：全身症见面色苍黄晦暗、气短乏力、腰膝酸软、畏寒肢冷、颜面或下肢浮肿、食欲减退、大便溏泻或溏泻与便秘交替、夜尿频数、浑浊如膏、舌淡苔白、脉沉细无力。眼症：视力严重障碍，甚至盲无所见。视网膜病变多为增殖期，眼底所见同前阴损及阳，血瘀痰凝型。

治疗：本型眼与全身病情俱重，治宜阴阳双补为主，兼以逐瘀化痰，软坚散结。常用方：以右归饮方为基础，选加太子参、茯苓、菟丝子、淫羊藿、三七、生蒲黄、当归、益母草、瓦楞子、海藻、昆布等。

5. 相关临床研究

成都中医药大学段俊国等人通过收集糖尿病（DM）及糖尿病视网膜病变（DR）患者病症信息（603 例），建立 DR 临床数据库，研究 DR 证候特征，明确 DR 证候及病症发生发展规律。对 DR 运用临床流行病学、生物统计学、计算机信息学等多学科的研究手段，开展了大样本、多中心、前瞻性中医证候特征及其规律的探索性临床研究。得出结论：①虚实夹杂、本虚标实是 DR 基本证候特点；②气阴两虚始终贯穿于病变发展的全过程，是 DR 的基本病机，为致病之本；③气阴两虚，阴虚渐重，燥热亢盛，气虚愈甚，阳气渐衰，阴损及阳，阴阳两虚是 DR 的主要证候演变规律；④阳虚是影响 DR 病情进展的关键证候因素；⑤因虚致瘀、因虚致郁，血瘀肝郁是 DR 的重要兼证；⑥DR 为多因素致病，阳虚证与糖尿病病程、糖尿病控制、高血压、尿蛋白排泄率、生存质量是 MCD 的重要风险因子；⑦中医症状与 DR 生存质量明显相关，中医症状越重，生存质量越差。廖品正教授等收集非增殖型糖尿病视网膜病变病例 529 例，以芪明颗粒为试验药，观察中医药补虚化瘀治疗非增殖型糖尿病视网膜病变的疗效。发现中药复方芪明颗粒能改善患者的眼底病变，明显提高视力和明显改善患者的中医证候，疗效优于导升明，体现了中医药多靶点治疗的优势。

三、林兰教授糖尿病视网膜病变中医辨证论治[①]

糖尿病视网膜病变归属于中医瞳神疾病范畴。瞳神又名瞳人、瞳子、金井，为五轮中的水轮，内应于肾。肾乃神光发源之所，其精气上注于目而归于瞳子，方能辨万物，明察秋毫。瞳神为眼睛最重要的部分。瞳神病，初起自觉视物昏渺、蒙昧不清称为视瞻昏渺。瞳神病按临床证候可分为以下五型。

1. 肝郁气滞，目络受阻

主症：头晕目眩，视物昏蒙，蒙昧不清，心胸满闷，善叹息，口燥咽干，舌红，苔薄黄，脉弦细。

分析：多因肝郁气滞，肝失调达，气机不畅。肝开窍于目，肝气郁结，血行不畅，目络受阻，气瘀交阻，则视瞻昏渺，蒙昧不清；肝郁化热，热伤肝阴，肝阳偏亢，上扰头目，则头晕目眩，口干咽燥。本型多见于视网膜病变的 I～II 期微血管瘤；视网膜静脉扩张，或有出血点。

治则：疏肝清热，行气消滞。

方药：丹栀逍遥散加减。

柴胡 6g，全当归 12g，赤白芍 12g，牡丹皮 10g，郁金 10g，焦栀子 10g，紫丹参 15g，木贼草 12g，红花 10g，薄荷 6g。

方解：柴胡、郁金疏肝理气；白芍养肝柔肝；丹皮、焦栀子、木贼草清肝泻火明目；全当归、紫丹参、赤芍、红花以养血活血，祛瘀通络；薄荷散风清热。

加减：肝肾不足，目暗不明者加白蒺藜、枸杞子、生熟地以加强补益肝肾而明目。头晕目眩、急躁易怒甚者加龙骨、牡蛎等重镇潜阳、平肝明目之品。

2. 脾虚湿盛，痰浊阻络

主症：头晕头重，眼花目眩，常感眼前黑花茫茫，或如蛛丝飘浮，其色或黑或白或红者，伴胸闷胀满，肢重纳呆，大便溏薄，舌淡红，苔白腻，脉濡滑。

分析：素为痰湿之体，或饮食不节，损伤脾胃，脾运不健，聚湿成痰。痰湿中阻则感胸闷胀满，肢重纳呆，大便溏薄；湿浊上蒙清窍，则头晕头重，眼花目眩，如云雾遮睛状。多见于糖尿病视网膜病期。视网膜静脉迂曲、扩张，伴有黄白色硬性渗出或有出血点斑或出血斑。

治则：健脾化湿，化痰通络。

方药：温胆汤加味。

姜半夏 10g，茯苓 15g，炒枳实 10g，炒苍术 10g，青竹茹 6g，大腹皮 15g，山药 12g，陈皮 6g，甘草 6g，炒苡仁 12g，紫丹参 15g。

---

① 魏军平：《林兰教授糖尿病三型辨证学术思想渊源与临床经验整理研究》，中国中医科学院学位论文，2012年。

方解：姜半夏、陈皮、炒苍术为健脾燥湿，化痰和中；云茯苓、山药健脾渗湿；炒枳实、大腹皮理气宽中，祛湿除痰；丹参养血活血，祛瘀生新。上药合用以达到祛湿、通络、明目之效。

加减：湿重苔腻加厚朴，倦怠乏力明显者加党参、黄芪以补脾气，眼底有出血者加用补中益气汤以益气摄血。

3. 肝肾不足，水亏目暗

主症：目眩耳鸣，腰腿酸软，五心烦热，失眠口干，初起则感眼前有蚊蝇或如隔云雾视物，继则眼前时见红光满目，甚则一片乌黑。舌质红，苔薄少津，脉弦数。

分析：肾为肝之母，神水之源，髓海不充，水不涵木，则目眩耳鸣，腰腿酸软；肾水不足，水不上承则心烦口干；肝肾精亏，不能涵养瞳神，而视物如飞蝇或云雾飘动；阴虚火旺，热迫血妄行，视物呈红色，重者仅能辨明暗，此乃血贯瞳神。多见于视网膜病变期，眼底视网膜极后部有聚集白色渗出斑，或有玻璃体出血，静脉迂曲成串珠状。

治则：补益肝肾，益精明目。

方药：加减驻景丸。

菟丝子12g，楮实子12g，茺蔚子12g，枸杞子10g，车前子20g，山萸肉10g，制首乌12g，五味子6g，生熟地各12g，三七粉（冲服）6g。

方解：方中菟丝子、楮实子、茺蔚子、枸杞子、山萸肉、制首乌、生熟地等药以补肾填精髓，滋养肝肾而明目；五味子甘酸敛阴以益阴气；车前子利水明目；三七活血止血，以祛瘀生新。诸药合用以达补益肝肾、祛瘀生新、益精明目之效。

加减：眼底出血加丹皮、白茅根、旱莲草、仙鹤草等以凉血止血。出血日久不吸收者，为瘀血不祛，新血不生，则加红花、桃仁、丹参以达活血化瘀，祛瘀生新。

4. 气血两虚，目失所荣

主症：面色苍白无华或萎黄，头晕目眩，倦怠乏力，气短懒言，视物昏渺，或有云雾飘动。舌质淡，苔薄白，脉虚细无力。

分析：久病伤正，气血两虚，气血虚亏不能荣于头面，则面色苍白无华或萎黄，倦怠乏力。气血不足目失所荣则视物昏渺，头晕目眩。多见于糖尿病视网膜病变Ⅳ～Ⅴ期，表现有新生血管生成，纤维增殖，玻璃体或视网膜前出血。

治则：补气养血，益精明目。

方药：八珍汤加减。

党参10g，白术10g，甘草6g，当归10g，川芎10g，赤芍10g，熟地黄12g，黄芪20g，陈皮6g，谷精草10g，枸杞子10g，女贞子10g。

方解：本方以四君子汤为益气健脾；黄芪为补气之魁，大补中气；四物汤为养血活血，陈皮行气宽中，使补益之剂，补而不滞；枸杞子、女贞子、谷精草为补益肝肾，养肝明目。诸药合用既补气又补血，为气血双补之剂，以达补益气血、益精明目之效。

加减：凡有眼底出血者加血余炭、阿胶以补血止血。肝肾虚亏者加山萸肉、菟丝子以补益肝肾。

5. 阴虚阳亢，火伤目络

主症：头晕目眩，急躁易怒，口苦咽干，目赤面红，耳鸣耳聋，骤然目盲，或视物色红或荧星满目，或黑影遮睛，舌红而少苔，或苔薄黄。

分析：肝肾阴虚久，肝气夹肝火上窜，火伤目络，迫血妄行，目失血养而暴盲。诸风掉眩皆属于肝，肝阳上亢则头晕目眩，急躁易怒、口苦咽干、面红目赤等皆为肝火肝气之候。多见于糖尿病视网膜病变Ⅴ～Ⅵ期，纤维增殖，视网膜前或玻璃体出血，以致视网膜脱离等危候。

治则：清热凉血，平肝明目。

方药：犀角地黄汤加减。

水牛角30g，生地15g，丹皮10g，赤芍10g，栀子10g，白茅根15g，柏叶10g，胆草6g，石决明20g。

方解：水牛角代替犀角，生地、赤芍、丹皮为清热解毒，凉血止血。胆草、栀子清肝热，泄肝火；石决明平肝明目；茅根、柏叶凉血止血。赤芍、丹皮既有凉血又有活血之功，使凉血止血而不凝滞，动中有静，以达凉血活血、平肝明目之效。

加减：出血较多者加用三七粉以活血止血，或合十灰散以加强止血之功。肝旺动风者加钩藤、僵蚕以平肝息风。

四、南征教授治疗糖尿病性心肌病临床经验介绍[①]

随着我国国民生活水平的明显提高，饮食结构的变化，使得糖尿病的发生率呈明显升高趋势，相应地糖尿病各种并发症的发生率也随之增高，作为糖尿病大血管并发症之一的糖尿病心肌病，其发病率约为1%，女性多于男性，多发生于50～70岁的中老年人群。本病可诱发心律失常、充血性心力衰竭、猝死等严重心血管恶性事件，故而需要积极的治疗。西医治疗本病以对症综合治疗为主，包括降血糖、降血脂、降血压、纠正心衰等措施，但总体效果欠佳，而中医药在治疗本病方面优势较明显。南征教授为国家第三、四、五批老中医药专家学术指导教师，吉林省中医药终身教授，博士研究生导师，国家级名老中医，多年来致力于糖尿病及其并发症、肾病等内科疾病的治疗，学验俱丰。现将南征教授治疗糖尿病心肌病的临床经验介绍如下。

1. 中医学对糖尿病心肌病病名及病因病机的认识

依据糖尿病心肌病的临床特点及表现，其可归属于中医学"消渴""胸痹心痛""怔忡""心悸"等病证范畴。南征教授认为，糖尿病心肌病的病因病机主要是由于饮食失宜、情志不遂、劳累过度、房事过多或消渴病失治误治，导致上中下"三焦"阴虚燥热，损伤气阴，致气阴两虚，心脉失养而发为心悸、怔忡；或气阴两虚，内生燥热，烁津为痰、为浊，日久成瘀，阻于心腑脉络，不通则痛，发为胸痹心痛。若病情进一步发展，可累及心阳，致心阳衰微，实邪内盛，虚实错杂而成心衰，最终致阴阳离绝，病情凶险气滞为标。由此可见糖尿病心肌病为本虚标实之证，病机错综复杂，故治疗时需注意标本兼顾，扶正祛邪。

① 张睿：《南征教授治疗糖尿病性心肌病临床经验介绍》，载《中西医结合心血管病电子杂志》2015年第10期，第122–123页。

2. 糖尿病心肌病的分证论治

（1）阴虚火旺证。

临床表现：心悸、心烦，怔忡，头晕，失眠梦多，五心烦热，口干渴，盗汗，耳鸣，腰膝酸软，短气，倦怠乏力，舌质红、少津，苔薄少，脉细数。

治则：滋阴清火，养心宁神。

方选黄连阿胶汤加减：黄连 10g，黄芩 12g，阿胶 10g，白芍 20g，麦门冬 15g，生地黄 20g，天门冬 15g，牡丹皮 15g，女贞子 15g，旱莲草 15g。

（2）心阳不足证。

临床表现：心悸不安，面色淡白，胸闷气短，动则由甚，精神不振，倦怠乏力，形寒肢冷，自汗，舌质淡胖，苔薄白，脉沉细无力。

治则：温补心阳，安神定悸。

方选桂甘龙牡汤加味：桂枝 10g，牡蛎 20g，龙骨 20g，人参 6g，丹参 15g，炙甘草 10g，胡桃肉 15g，干姜 9g，杜仲 15g，黄芪 15g。

（3）痰浊内阻证。

临床表现：心悸，胸闷痞满，短气，头晕耳鸣，肢体沉重，形态肥胖，食少纳呆，恶心、欲呕，时唾痰涎，舌质淡胖，苔白腻，脉滑。

治则：化痰开结，养心安神。

方选瓜蒌薤白半夏汤加味：瓜蒌 10g，薤白 10g，姜半夏 10g，陈皮 10g，茯苓 15g，甘草 10g，柏子仁 15g，白术 15g，泽泻 10g，丹参 25g。

（4）心血瘀阻证。

临床表现：心悸，胸闷不适，时作心痛，痛似针刺，固定不移，唇甲色暗，重则呈青紫色，舌质紫暗，可见瘀点或瘀斑，苔薄少，脉细涩或结代。

治则：活血化瘀，通络定悸。

方选桃仁红花煎加减：丹参 20g，赤芍 15g，桃仁 10g，红花 10g，香附 15g，延胡索 20g，青皮 10g，当归 15g，川芎 15g，生地黄 15g。

3. "治未病"在糖尿病心肌病治疗过程中的意义

"治未病"是中医学的特色之一，是指在疾病未发之时，注意顾护正气，以防疾病发生；或疾病已发，但注意防止疾病进展，避免病情进一步加重；或发病后，注意积极治疗，避免引起一些并发症，导致病情错综复杂，最终引起不良后果。"治未病"在糖尿病心肌病治疗过程中的意义主要体现在当患者患有糖尿病后，即应开始有效合理地治疗，在控制血糖和对症治疗的同时，注意保护心肌及心功能，适当给予一些活血化瘀药物，保持脉络通畅，可有效预防糖尿病心肌病的发生。再者，若出现糖尿病心肌病时，应在早期即给予积极有效的治疗，依据整体观念、辨证论治思想给予中药，避免糖尿病心肌病病情进一步进展而出现心律失常、心力衰竭，此时患者的病情较重，治疗相对困难，且预后不良。

五、管竞环治疗糖尿病肾病临床经验[①]

管竞环教授是国务院特殊津贴获得者、全国著名肾脏病专家、湖北中医药大学教授、武汉市中西医结合医院肾病科主任医师，并任全国中医肾病专业委员会委员、中国中医药微量元素学会常务理事等，为第二、三、四批全国老中医药专家学术经验继承工作指导老师，建有国家级名老中医药学术经验传承工作室，从事临床及科研工作50余年，经验丰富，用药独特，在慢性肾脏病的中医药诊治方面造诣深厚。

糖尿病肾病（DN）即糖尿病肾小球硬化症，是糖尿病常见的慢性微血管并发症之一，也是糖尿病患者致死的主要原因之一。早期的主要病理特征是肾小球肥大，肾小球和肾小管基底膜增厚及系膜区细胞外基质的进行性积聚；后期为肾小球、肾小管间质的纤维化，最终导致蛋白尿和肾功能衰竭。

1. 病因病机

管竞环教授指出"渴而便数有膏为下消"，认为本病的病因主要有以下几点：①禀赋不足："五脏皆柔弱者，善病消瘅"（《灵枢》），尤以阴虚体质最易罹患。②饮食失节：过食肥甘，膏粱厚味，辛辣香燥，伤及脾胃，积热内蕴，化燥伤津，消谷耗液，发为消渴。③情志失调：郁怒伤肝或劳心竭虑，营谋强思以致郁久化火，火热内燔，消灼阴津而发。④劳欲过度：房事不节，肾精亏损，虚火内生，则火因水竭益烈，水因火烈而益干，终致肾虚肺燥胃热俱现而发。其病变的脏腑主要在肺、胃、肾，尤以肾为关键。病机主要是阴津亏损，燥热偏盛，以阴虚为本，燥热为标；肾阴亏虚则虚火内生，上燔心肺则烦渴多饮，中灼脾胃则胃热消谷，肾失濡养，开阖固摄失权则尿频而甜；病程日久，阴损及阳，以肾阳虚及脾阳虚为多见；血瘀亦是消渴病的重要病机之一。

管竞环教授认为，本病早期以肾阴亏虚为主，症见尿频量多，浑浊如脂膏，腰膝酸软，乏力，头晕耳鸣，口干唇燥、皮肤干燥，瘙痒，舌红苔黄，脉细数。病程日久，阴损及阳，出现阴阳两虚之证，见小便频数，浑浊如膏，甚至饮一溲一，面容憔悴，耳轮干枯，腰膝酸软，四肢欠温，畏寒肢冷，阳痿或月经不调，舌苔淡白而干，脉沉细无力。

2. 中医药治疗

（1）首选经方。

在明确了疾病辨证分型的情况下，针对肾阴亏虚型，宜选用六味地黄丸：熟地12g，山萸肉12g，山药12g，泽泻10g，茯苓10g，丹皮10g；或左归丸：熟地12g，山药12g，枸杞12g，龟胶10g，山萸肉12g，川牛膝10g，菟丝子12g，鹿角胶10g；或大补阴煎：熟地24g，龟板20g，黄柏10g，知母10g，加减用药。针对阴阳两虚的患者，宜金匮肾气丸：熟地108g，山药54g，山萸肉54g，茯苓36g，丹皮36g，泽泻36g，桂枝27g，炮附子27g，加减使用。

---

① 罗斯，周文祥，冯成，管竞环：《管竞环治疗糖尿病肾病临床经验》，载《湖北中医杂志》2012 第10期，第24−25页。

（2）辨疾病归经选药。

本病在中医属"消渴"之"下消"范畴，即"肾消"，故归肾经。因此在治疗上，管竞环教授多选用归肾经的中药，如天冬、石斛、桑椹、旱莲草、女贞子、龟甲、鳖甲、玉竹、枸杞等。

（3）虚则补其母。

肾属水，水为金所生，故金为水母，而肺属金，因此肺为肾之母。本病的病机为肾阴亏虚，故管竞环教授在滋补肾阴的同时，亦兼补其肺阴，常用药物有玄参、麦冬、知母、石膏、阿胶、五味子、生地、葶苈子、半夏、百合等。

（4）按中药元素 F 值选药。

管竞环教授用 F 值表示中药元素区间谱图与均值区间谱图的偏移度，并通过统计分析，将 F 值 >0.1 者判为温热药，F 值 <0.1 者判为寒凉药，从而实现了药性的量化。并在此基础上，把同类药的药性级差排列出来，提高了辨证选药的精度。中药元素指纹谱图能反映药物的性、味、功效，为临床辨证施治提供了依据。

（5）甘味药的运用。

管竞环教授通过对 11 位名医治疗消渴用药经验统计分析得出：生地（13）、黄芪（7）、山药（7）、天花粉（6）、知母（5）、党参（4）、葛根（4）、山萸肉（4）、黄精（4）、玄参（4）、麦冬（3）、地骨皮（3）、五味子（3）、白芍（3）、女贞子（2）、石斛（2），其中甘味药共 14 味，归肾经的药共 12 味。由此可见甘味药为治疗本病之要药，故在临床上，管竞环教授常用甘寒养阴之品，如生地、玄参、沙参、麦冬、天冬、百合、石斛、玉竹、女贞子、旱莲草、明党参、桑椹、龟板、鳖甲、天花粉、竹叶、芦根、石膏、知母、鸭趾草、金银花、蒲公英、决明子、密蒙花、丹皮、绿豆、紫草、地骨皮、银柴胡、白蛇草等；以及酸甘敛阴之品，如桑椹子、五味子、酸枣仁、覆盆子、山楂等。

（6）六味地黄丸化裁运用。

针对本病不同病变阶段出现的水肿、尿浊、眩晕、关格等证，管竞环教授以六味地黄丸为主方灵活化裁，运用广泛，疗效素佳。①加黄芪、当归、金樱子、芡实、车前子、冬瓜仁、乌药、赤小豆治疗肾气阴亏虚，肾失固涩的尿浊；②加炮附子、白术、黄芪、桂枝、麻黄、冬瓜仁、车前子治疗脾肾阳虚、水湿泛溢的肾性水肿；③加枸杞、菊花、牛膝、龙齿、石决明、泽泻、丹参治疗脾肾衰败、湿浊瘀血阻滞、上扰脑髓神机的眩晕；④合五泻心汤，加藿香、佩兰、炒二芽治疗脾肾亏虚、湿浊阻滞中焦的关格；⑤改熟地为生地且重用，加当归、地肤子、地龙、白鲜皮、苦参、酒大黄、赤芍治疗瘀血夹毒，泛溢肌表的皮肤瘙痒。

六、林兰教授治疗糖尿病肾病的经验[①]

糖尿病肾病（DN）是糖尿病常见的一种慢性微血管并发症，为致死致残的主要原

---

① 魏军平.《林兰教授糖尿病三型辨证学术思想渊源与临床经验整理研究》，中国中医科学院学位论文，2012年。

因之一，约占终末期肾病（ESRD）的1/3。据美国肾脏病统计源（USRD）1996年的统计资料显示，在终末期肾功能衰竭（ESRF）患者中占首位，约为36.39%；国内相关资料报道达47.66%。老年2型DM患者中50%约患有DN。林兰教授多年来进行中西医结合防治糖尿病的临床与科研工作，现将治疗DN的经验介绍如下。

1. 强调中西医结合早期干预

DN早期主要以尿白蛋白排泄率（UAER）增高为诊断依据，进一步发展则形成临床蛋白尿，血液流变学与肾血流动力学异常是其主要改变，同时又是促使DN发生发展的重要因素。

根据DN的形成特点，即由上焦实热到下焦虚寒，由气阴两虚到阴阳两虚、浊毒内阻，将早期糖尿病肾病归属中医"消渴病"的范畴，气阴两虚兼夹血瘀为其基本病机。临床表现既有糖尿病的特征，又有实验室诊断的客观依据。为了良好地控制DN的进展，在早期进行合理的调治，是防止该病进一步发展的关键。因此，强调中西医结合早期治疗DN，着眼于控制糖尿病与降低尿微量白蛋白两方面，以益气养阴、活血化瘀作为首选法则。益气养阴为补脾气、益肾阴，升清固肾，以治其本，活血化瘀能改善微循环，降低血黏度以治标，标本兼顾，从而延缓DM发生肾脏损害的病理过程。

2. 重视微观辨证与宏观辨证相结合

随着现代中医学的发展，研究中医证候与西医客观指标之间的关系具有重要意义，在证候的动态演变过程中，反映肾脏生理、病理的一些微观指标会出现相应的改变。对于DN的中医诊断和治疗，应重视微观辨证与宏观辨证相结合，注重将宏观证候演变规律与微观指标的动态变化相结合。临床上将分为以下几种常见证候。

（1）肺胃气阴两虚证。表现气短自汗，倦怠乏力，食纳欠佳，胃脘不适，咽干舌燥，平素易感冒，出现纳食欠佳，气短懒言，倦怠乏力，自汗盗汗，小便频数，舌淡红苔薄，脉虚细等，肾小球滤过率、肌酐清除率升高，CT或B超提示肾脏体积比正常人增大约20%。

（2）心脾气阴两虚证。表现失眠多梦，心悸健忘，头晕目眩，倦怠乏力，食纳不佳，舌淡，脉濡细。病理改变表现为肾小球基底膜增厚和肾小球系膜区扩张，肾体积增大，尿蛋白排泄率<20μg/min。

（3）脾肾气阴两虚证。表现纳呆乏力，胃脘胀满，腰膝酸软，耳鸣耳聋，面色萎黄，小便清长，大便溏薄，舌淡苔薄白，脉虚细。病理改变表现为肾小球基底膜增厚和系膜基质增加更明显，尿蛋白排泄率20～200μg/min，血压升高。

（4）肝肾阴虚证。表现头晕目眩，耳鸣心悸，五心烦热，神志不清，四肢抽搐，溲赤便秘，舌红苔少或剥苔，脉弦细或弦细数。或见急躁易怒，面红目赤，颜面虚浮，头晕目眩等，一般尿蛋白排泄率>200μg/min或持续蛋白尿>0.5g/24h，水肿，血压升高。

（5）脾肾阳虚、浊毒瘀阻证：表现面色萎黄，倦怠乏力，面目肢体浮肿，腰以下为甚，脘腹胀满，纳呆便溏，形寒肢冷，小便短少，舌体胖大，舌淡或暗淡，苔白腻，脉濡细。或见全身水肿，腰膝为甚，按之凹陷不起，腰痛酸重，恶寒肢冷等。或见胸闷泛恶，纳呆身重，神志不清，恶心呕吐，肢体麻木疼痛等。

通过对血、尿有关指标分析研究发现，DN气虚血瘀患者血栓素（TXB2）明显升高，6 - 酮 - 前列腺素（6 - keto - PGF1α）明显降低，提示 TXB2 及 PGF1α 的改变与 DN 气虚血瘀关系密切。脾肾两虚、气血双亏及阳虚水泛、浊阴上逆患者，血 β2 - 微球蛋白均显著高于正常，阳虚水泛、浊阴上逆患者 α1 - 微球蛋白亦上升。尿 - 乙酰 - β - D - 氨基葡萄糖苷酶（NAG）、尿转铁蛋白（TRF）、尿 α1 - 微球蛋白等指标的变化可反映肾小球滤过膜的受损程度。客观指标不仅为 DN 早期诊断、早期干预提供了有力的依据，而且为 DN 的中医辨证提供客观依据，可提高中医辨证治疗的准确性。

3. 病证结合，分期制宜

以中医辨证为纲、西医分期辨病为目，辨病与辨证相结合，运用西医学的分期标准（Mogensen 分期标准），便于从客观上把握糖尿病肾病的发生、发展规律；依照中医理论进行辨证，便于发现在不同时期或同一时期因患者的禀赋不同和环境因素等所导致的证候差异，提高对 DN 诊断和治疗的准确性。

对于 DN 的中医病名，须按照 DN 的不同时期、临床表现，结合现代医学客观诊断指标，整体、动态、全面把握。如早期无水肿和高血压，尿检微量白蛋白异常，患者常表现为疲乏无力，腰膝酸软，此时当属"消渴"范畴；中期表现为临床蛋白尿，出现水肿、高血压等症状，可归入"水肿""膏淋"，发生贫血、低蛋白血症者合并"虚劳"，有胸腹水者合并"痰饮"，并发高血压者为"眩晕"等；晚期肾功能衰竭，恶心、呕吐、少尿或无尿，诸症叠出，当属"关格""水肿"等范畴。

高滤过期多见肺胃气阴两虚证，治宜益气养阴，补益肺胃。方以补肺汤、益胃汤加减。药用：太子参 10g，生黄芪 15g，生地 12g，桑白皮 12g，五味子、北沙参、麦冬、玉竹各 10g。

静息期多属心脾气阴两虚证，治宜补益心脾，方以人参归脾汤加减。药用：党参、炒白术、远志、木香、当归各 10g，生黄芪 10g，炒枣仁、龙眼肉各 12g，茯神 10g，甘草 6g。

隐性期多属脾肾气阴两虚证，治宜补益脾肾为主，方以六君子汤合六味地黄汤加减。药用：党参、炒白术、山茱萸、炙甘草、半夏各 10g，茯苓、薏苡仁、山药各 12g，熟地 12g，大腹皮 15g，炒扁豆 12g，陈皮 6g。如有水肿，治宜温补脾阳，利水消肿，方以实脾饮加减。药用：茯苓、猪苓、大腹皮各 15g，白术、苍术、草豆蔻、厚朴、桂枝、木香、木瓜各 10g，制附子 6g。

临床期多属肝肾阴虚证，治宜补益肝肾、滋阴潜阳，方以杞菊地黄汤加减。药用：枸杞子、菊花、山茱萸、丹皮、泽泻各 10g，生地、山药各 12g，茯苓 15g，石决明、磁石各 20g。

终末肾病期多属阳虚水泛浊毒上逆证，治宜温阳利水、逐毒降逆，方以大黄附子汤加味。药用：制附子、生大黄、清半夏、木香、苍术、厚朴各 10g。生姜、砂仁、藿香各 6g。

4. 突出从瘀论治

糖尿病患者多表现为阴虚、燥热、气虚之象，阴虚燥热是其主要证候，如《临证指南医案·三消》曰："三消一症，虽有上中下之分，其实不越阴亏阳亢，津涸热淫而已。"根据中医理论，我们认为，早在 2 型糖尿病发病阶段存在的阴虚燥热即是引发血瘀证的初始病因。因阴虚脉道枯涩，血行不畅，易致瘀阻脉络；燥热灼伤津液可使血枯成瘀。这时血瘀证临床症状虽不明显，但往往在血液流变学方面已呈现异常，只有高凝固性、高黏度性、高聚集性特点。

《金匮要略》《血证论》均述及瘀血致口渴。《圣济总录》曰："消渴病多转变，……久不愈……能为水肿。"《杂病源流犀烛·三消源流》曰："有消渴后身肿者，有消渴面目足膝肿，小便少者。"至糖尿病肾病阶段多已存在气阴两虚，气虚运行无力。气为血帅，气虚则血滞；且久病及肾，久病入络，久虚必瘀，又是糖尿病肾病血瘀证的重要成因。有人对有关血瘀与衰老的实验研究进行了回顾，指出随增龄出现的各种"瘀"象如皮肤色斑、舌质暗紫或多瘀点，以及与衰老相关的各种疾病（动脉硬化、前列腺增生等）均有典型的瘀血表现，从而明确指出"衰老必瘀"。

DN属本虚标实之证，由于多种因素造成人体气化功能失常，致使水谷精微不能正常蒸化输布，从而使肺、脾、肾诸脏受损，肾虚是发生发展的关键，气阴两虚是其本，瘀血阻络为其标。肾虚血瘀贯穿始终，故治疗重在补肾化瘀。补肾治疗能改善肾虚症状，还需重视活血化瘀治疗。肾主气化，即水液代谢和分清泌浊的功能，若湿浊内留，清浊相混，或化热生毒，生风动血，或化寒成痰，或浊瘀互结戕害五脏。通过补肾活血使肾功复健，气化正常，络通水去而肿血消。

补肾活血处方如桃红四物汤（桃仁、红花、当归、川芎、赤芍、熟地）、大黄化瘀汤（大黄、川芎、丹参、益母草、水蛭）、莪棱消渴方（三棱、莪术、桃仁、丹皮、牛膝、生黄芪、生龙骨、生牡蛎、丹参）、加减二陈汤（半夏、陈皮、茯苓、白术、苍术、草决明、丹参、葛根）、资生汤（生山药、玄参、白术、鸡内金、牛膝）、补阳还五汤（黄芪、当归、川芎、桃仁、红花、赤芍、地龙）等，临床上可酌情选用。药理实验研究证实，多数活血化瘀药物具有解除微血管痉挛、增加血流量、改善微循环、抑制血小板聚集、降低血脂及血液黏稠度的作用，改善病变组织缺血状态。

七、张大宁治疗糖尿病肾病的临床经验[①]

糖尿病肾病（DN）是当前临床常见的肾脏疾病，是糖尿病微血管病变的主要并发症之一。随着社会的进步、人们生活水平的提高，糖尿病的发病率越来越高，"消渴病，富贵人之疾也"，加之糖尿病常识的日益普及，降糖药物的不断改善，糖尿病患者生存时间不断延长，使得DN的发病率呈不断快速上升的趋势。据美国、日本及许多西欧国家统计资料证实，DN已成为尿毒症的首位病因。

国外有资料证实，高达20%～40%的糖尿病患者发展为DN，更为严重的是其发病率在糖尿病发病10年后迅速上升，20～30年后达到最高峰，约为40%～50%。由于该病患者机体存在着极其复杂的代谢紊乱，故治疗起来更显得非常麻烦，迄今为止，现代医学尚无非常有效的治疗方法，基本停留在对症治疗的水平上。对此，张大宁教授有着一整套独特的理论与经验，使不少DN Ⅰ期、Ⅱ期、Ⅲ期、Ⅳ期以及Ⅴ期初期的患者得

---

① 张勉之，张大宁：《张大宁治疗糖尿病肾病的临床经验》，载《中华中医药杂志》2016年第8期，第3141 - 3143页。

到治愈、控制或好转，改变了西医关于本病"完全不可逆"的理论，获得广大患者的赞誉。

1. 现代医学对 DN 的认识

DN 的发病机制十分复杂，包括了众多因素的参与。总的说是起始于糖代谢障碍所致的血糖过高，在一些有关危险因子的影响下，通过启动许多细胞因子的网络而造成全身一些重要器官的损害，其中，肾脏的损害即为 DN。

具体地讲，DN 的病因有遗传因素、肾脏血流动力学异常、血糖过高所致代谢改变、高血压以及血管活性物质代谢异常等。

首先，可以肯定地讲，DN 与遗传因素有着十分重要的关系，其中，男性 DN 的发病率较女性高，1 型糖尿病较 2 型高。在诸多的遗传因素中，比较显见的是血管紧张素转化酶、醛糖还原酶及葡萄糖转运子、基因多态性等与 DN 的发病有关。

在 DN 的发病中，肾脏学流动力学异常也是一个重要因素。大量临床观察与实验证实，肾小球滤过率上升和肾血浆流量过高也是 DN 的重要发病原因，动物实验证实，其两项升高的机制可能与激素、代谢性因素、管球反馈失常等因素造成的肾小球入球小动脉扩张有关。

其次，血糖过高所引起的代谢改变应当为 DN 发生的关键。血糖过高主要通过肾脏血流动力学改变以及代谢异常引起肾损害，其中代谢异常导致肾损害的机制主要有肾组织糖代谢紊乱。

最后，高血压、血管活性物质代谢异常等都是引起 DN 的重要因素。临床观察资料证实，高血压病可能与 DN 同时存在，在 1 型糖尿病中，高血压几乎与微量白蛋白质血尿平行发生，而在 2 型糖尿病中，高血压则常在 DN 前出现。高血压在糖尿病的发病机制十分复杂，包括容量过多，周围血管由于多种血管活性物质作用失调而阻力上升，以及一些与钠离子代谢有关的转运蛋白，如 $Na^+ - Li^+$ 逆向转运子、$Na^+ - H^+$ 转运子活力过高等，血压控制好坏与 DN 发展密切相关。此外，脂代谢的紊乱可促进肾小球的硬化，进一步促进 DN 的进展。

血管活性物质的代谢异常，包括肾素 – 血管紧张素系统的激活、内皮素系统代谢的异常、前列腺素族代谢的异常、生长因子代谢的异常等，都是影响 DN 发生发展的重要原因。

DN 的临床表现，与一些慢性肾小球疾病一样，大体上也有一个由"少量蛋白尿—大量蛋白尿—慢性肾功能衰竭"的发展过程。其病理学表现为对肾脏所有结构的损害，这些损害包括与代谢异常有关的肾小球硬化症、小动脉性肾硬化，和感染有关的肾盂肾炎以及与缺血有关的肾乳头坏死等。但在这些病理变化中，只有肾小球硬化症与糖尿病有直接关系，是糖尿病全身微血管并发症之一，所以，有些学者主张将 DN 称为糖尿病肾小球硬化症。其余均非糖尿病所特有，只是发病率比非糖尿病患者要高而且病情严重。

丹麦学者 Mogensen 提出，根据 DN 的临床表现和病理变化，将 DN 分为以下五期。

Ⅰ期：肾小球高滤过和肾脏肥大期。此为糖尿病肾脏受累的初期，改变与高血糖水平一致，血糖控制后可以得到部分缓解。这一期无病理学改变。

Ⅱ期：正常白蛋白尿期。肾小球滤过率高出正常水平。其病理改变为肾小球基底膜增厚，系膜区基质增多，运动后尿白蛋白排除率升高（UAE > 20μg/min），休息后恢复正常。如果这一期能有效地控制血糖，患者可能长期稳定在这一期。

Ⅲ期：早期糖尿病肾病期，又称"持续微量白蛋白尿期"。肾小球滤过率开始下降到正常水平。肾小球病理改变重于Ⅱ期，可以出现肾小球结节样病变和小动脉玻璃样变。UAE 持续升高 20 ～ 200μg/min（相当于 24h 尿白蛋白 30 ～ 300mg，或尿白蛋白/肌酐 30 ～ 300μg/mg），称为"微量白蛋白尿"。患者血压升高。此期使用降压药物及 ACEI 或 ARB 类药物，可减少尿白蛋白的排出，明显延缓肾病的进展。

Ⅳ期：临床糖尿病肾病期，病理上出现典型的 K－W 结节。持续大量白蛋白尿（UAE > 200μg/min）或蛋白尿 > 500mg/d，约 30% 可出现肾病综合征，GFR 明显下降。该期特点是尿蛋白不随 GFR 下降而减少，部分患者还伴有镜下血尿和少量管型。患者一旦进入该期，病情会迅速进展，如不积极控制，GFR 将平均每月下降 1mL/min。

Ⅴ期：终末期肾衰竭。GFR < 15mL（min · 1.73m^2）。尿蛋白量因肾小球硬化而减少，尿毒症症状明显，最后需要透析治疗。

对于 DN 的治疗，西医主要还局限在对症治疗，如控制血糖、控制血压、降脂治疗、饮食治疗、透析治疗以及肾或胰肾联合移植等。

2. 中医学对 DN 的认识与治疗

糖尿病在中医被称为"消渴病"，早已为中西医界所共识，并发肾病后，随其不同主症而分属中医"水肿""尿浊""关格""溺毒""肾劳"等不同的病名范畴。古代文献记载，《外台秘要》述："消渴……其久病变或发痈疽或为水病。"《圣济总录》曰："消渴病久，肾气受伤，肾主水，肾气虚衰，开阖不利，能为水肿。"《儒门事亲》中如是说："消渴……或不数溲变为水肿者。"近年来，我国中医肾病界提出以"消渴肾病"命名本病，虽看起来有一定道理，但有些牵强附会，必要性也不大，当然，在没有更好的中医病名之前，姑且还是用"消渴肾病"吧。

中医对于 DN 的辨证论治，一般地说，早期多表现在阴虚燥热证，治宜养阴清热，方如玉女煎加减等；中期表现为气阴两虚证，治宜益气健脾、养阴滋肾，用方如六味地黄丸、补中益气汤加减等；后期表现为脾肾阳虚证，治宜补肾健脾、温阳利水、降逆排毒，方如金匮肾气丸、补中益气汤、温脾汤加减等。

3. 张大宁教授对 DN 的治疗经验体会

张大宁教授从事中医肾病工作 50 余年，积累了丰富的临床经验和形成了一套完整的治疗 DN 的理论与经验。对于 DN，首先张大宁教授认为，大量过多地讨论"病名"意义是不大的，称之为"消渴肾病"，或随症命名，甚至原封不动地使用"糖尿病肾病"都是可以的，都不影响中医学对它的治疗与研究，其关键在于"辨证"，在于"方药"的使用，根本在于"疗效"。

张大宁教授认为，DN 是由糖尿病发展而来，其病因病机主要是长期过食肥甘厚腻，损伤脾胃，脾失健运，胃失和降，中焦积热，消谷耗津而为消渴。脾胃受损，积热伤津，津液不足，脏腑经络失于濡养，肾脏受累，发为脾肾亏虚，脾气亏虚则精微物质不能升华，滞留血中则血糖升高，肾气亏虚，肾之开阖失司，固摄失权，则水谷精微直趋而下则从小便排出体外，故尿多味甜，或出现蛋白尿，肾气虚而见腰膝酸软乏力，肾气虚衰，不能蒸化水液，水液潴留，而成浮肿。虚、瘀、湿、浊是 DN 肾小球硬化之基本病机，四者中虚是导致 DN 的始动因素，瘀是构成 DN 的病理基础，其中，血瘀贯穿于 DN 发生、发展的全过程，而湿、浊是加重 DN 不可忽视的方面。

首先，张大宁教授认为，由于 DN 的病程、发病机制、症状特点等，其在中医辨证上，应该是一个"脾虚—脾肾虚—脾肾阳虚、肝肾阴虚、阴阳俱虚、温浊邪毒"的过程，晚期"心气虚、心血虚"也在其中，换句话说，是一个涉及多脏器、"以虚为主，虚实兼杂"的复杂病症。换言之，张大宁教授指出，早期 DN 患者以蛋白尿为主，水肿不明显，肾功能正常，因此，治疗以减少尿蛋白为主，兼顾利水消肿；中期患者蛋白尿与水肿并见，但水肿表现较为明显，因此，治疗时以利水消肿为主，兼顾减少尿蛋白；晚期患者出现肾衰竭，进展至关格期以恶心呕吐为主要症状，治疗则主要调理脾胃以止其呕恶，兼顾利尿消肿。

其次，鉴于 DN 的病症特点，"久病血瘀""气虚血瘀"等，也必须贯穿着 DN 的全过程，所以，"活血化瘀"治法也就贯穿着治疗的全过程，当然是"由轻而重"的过程。早期治疗，截断病势，治病求本，温肾健脾，活血化瘀，同时配合降糖、调脂、降压等综合治疗，可明显缓解 DN 病情。

最后，在微观辨证上，根据 DN 的特点，张大宁教授经常使用一些"软坚化结"的药物，取得一定效果。其他，如对于蛋白尿的"固涩与升提药物的配合"，肾功能衰竭时"降逆排毒"的使用，大黄炭、海藻炭等炭类药的使用，自始至终大剂量生黄芪的使用，五味子的使用，活血药的使用，等等，基本上等同于其他慢性肾脏疾病的使用，故在此不再赘述。

八、国医大师郑新论治糖尿病肾病的学术思想和临证经验[①]

国医大师郑新从事临床工作 60 年余，多年来专注于慢性肾脏病、中医急症以及内科疑难杂症的临床和理论研究，长期以临床实践为基础，以中医理论为指导，以中医药最新研究进展为借鉴，采用辨病辨证相结合，探索病证的辨证要素及诊治规律，取得很好疗效。兹将郑新教授治疗糖尿病肾病（DN）的学术思想和临证经验总结如下。

1. 郑新教授的学术思想对 DN 病因病机的诠释

（1）从"肾病三因论"诠释 DN 的内因。

数十年来，国医大师郑新提出的"肾病三因论"，总结出 DN 的基本内因是肺脾肾三脏亏虚，并认为是本病发病的关键。《素问·经脉别论》曰："饮入于胃，游溢精气，上输于脾；脾气散精，上归于肺；通调水道，下输膀胱；水精四布，五经并行。"张景岳曾云："血者，水谷之精微也，源源而来，而实于脾……宣布于肺，施泄于肾。"由此可见，精血来源于脾胃运化的水谷之精，但形成与输布还与肺肾有关。说明精气、精微物质的生成、传输、封藏固守有赖肺、脾、肾三脏功能的正常。郑新教授提出的"肾病

① 刘洪，熊维建，郑新：《国医大师郑新论治糖尿病肾病的学术思想和临证经验》，载《中华中医药杂志》2016 第 11 期，第 4547－4549 页。

三因论"，充分阐述了人体的精微物质来源、化生、封藏以及固守均主要责之于肺、脾、肾三脏功能健旺；而 DN 出现尿蛋白是人体精微物质外泄的结果，内因主要与肺、脾、肾三脏功能失健密切相关。

首先，因肺。肺主一身之气，通调水道，能将脾上输来的精微物质通过宣发功能分布营养全身，通过肃降功能向下输送至肾与膀胱，肺有促进和调节水液代谢作用，故称"肺为水之上源"之说，若外邪犯肺，肺气闭郁，治节失司，肺气机升降失调及通调水道不利，水精宣发肃降失调，而将精微物质肃降至膀胱，发为蛋白尿。中医学早在《灵枢·经脉篇》中指出，"肾足少阴之脉……其直者，从肾上贯肝膈，入肺中，循喉咙，挟舌本"，提示肺与肾脉络相通，郑新教授认为，这是 DN 患者每遇肺系遭受外邪侵袭，出现咳嗽、咽痛等肺系证候而引起蛋白尿、水肿加重的内在原因，从而提出了 DN "其标在肺"之说。

其次，因脾。中医学认为，脾为生化之源，主运化水谷、水湿，转输精微物质，上归于肺，利水生金，由肺注心入血，化生气血，营养全身。这是脾主运化、升清功能的高度概括和体现。郑新教授认为脾为治水之脏，脾虚土不治水而反克，DN 根沉痼，病情反复发作，与脾失健运升清，痰湿浊毒内蕴密切相关，从而推断出 DN 发病或病情加重"其制在脾"之法。

最后，因肾。《素问·六节藏象论》曰："肾者，主蛰，封藏之本，精之处也。"说明先天肾的封藏功能与精微物质的关系。肾虚失于封藏，精关不固，则蛋白等精微物质外泄；若肾阳亏虚，阳不化气，开阖失灵，则水湿浊毒内停，造成水肿，尿素氮、肌酐、尿酸等代谢产物增高，为此，郑新教授认为，DN 出现蛋白尿，甚至肾功异常，"其根在肾"之见解。在肺、脾、肾三脏中，尤其重视脾、肾二脏。郑新教授指出，脾散精、肾藏精；脾为后天之本，气血生化之源，脾虚，生化无源，中气下陷，精微下泄；脾虚，水湿不运，水湿浊毒内蕴；肾虚，封藏失司，精液外泄，肾虚，开阖失灵，水湿浊毒内停。脾虚清阳不升，肾虚精微不藏，由此推出，脾肾两虚是精微外泄形成蛋白尿的病机关键，这观点与目前众多医家研究报道相一致。

（2）从"肾病多瘀论"诠释 DN 致瘀成因。

郑新教授提出的"肾病多瘀论"，分为因实致瘀和因虚致瘀。在 DN 中，因实致瘀主要有痰湿致瘀、湿浊致瘀等；在因虚致瘀中，主要表现为气虚血瘀，阳虚寒瘀，阴虚热瘀，血虚致瘀；而且郑新教授还认为，引起血瘀成因复杂，交互影响，既与内因肺脾肾亏虚有关，又与痰湿浊毒内蕴有关。若肺虚日久，治节不利；脾虚日久，运化不健；肾虚日久，气化失司，水谷精微代谢障碍，水湿内生，聚湿生痰，痰阻脉络，血滞成瘀，痰瘀互结，重则痰湿浊壅滞三焦，上则凌心射肺，中则阻脾胃升降，清浊不分，下则水道不利，痰浊内停，形成虚实夹杂的复杂病变。故郑新教授认为，痰湿浊致瘀为 DN 之重证，并可变生他证的见解。这观点与丁英钧等对 DN 中医证候的研究报道相一致。

综上，本病病机为本虚标实，本虚主要责之于肺、脾、肾三脏功能虚损，尤其是脾、肾，标实责之于痰湿或湿浊致瘀，以及由虚（包括气虚、血虚、阴虚、阳虚）致瘀有关。

（3）论治法则。

基于本病病机特点，郑新教授审查病机，治病求本，标本兼治，强调从以下3个方面论治本病：①以正虚为本，邪实为标，祛邪扶正并重。郑新教授认为，正气不足是内因，环境因素、饮食不节或感受外邪为诱因，重视"正虚"与"邪实"之间的辨证统一关系，祛邪与扶正并重，治病必求其本，正本方可清源。②在肺、脾、肾三脏中，又以脾肾为本，肺卫为标，补脾、肾固精微与益肺卫，抵邪侵并举。郑新教授临证时，高度重视肺、脾、肾三脏之间辨证统一关系，DN之病位主要在脾、肾，为本虚之根，扶正之重；同时，通过"补益肺卫"治标，即"下病上治"，以达宣泄肾经邪气的目的。③以血瘀为变，活血化瘀通络贯穿治疗的始终。郑新教授认为，痰湿浊虚均可致瘀，临证时，仔细分辨致瘀成因（痰、湿、浊、虚），分证论治。

2. 辨证用药规律和方药运用特色

（1）早期以益肺气、补肾阴为主。

郑新教授通过长期的临床实践，认为DN早期病位主要在肺和肾，本证灵活运用参芪地黄汤益气养阴，既可补肺气，又能滋肾阴。原方有党参、黄芪、熟地黄、山萸肉、山药、牡丹皮、茯苓、泽泻，但若发现患者阴虚有热象，故生地黄易熟地黄，太子参易党参，加黄蜀葵花、蚤休、车前子等清热利湿之品。

（2）中期以健脾补肾为要。

郑新教授认为，中期以脾肾亏虚为关键，肾为先天之本，脾为后天之本，气血生化之源。正如《医宗必读》所述："而独举脾、肾者，水为万物之元，土为万物之母，二脏安和，一身皆治。"此期补肾同时加以健脾益气、调理脾胃之品，能使纳化常，精微升，浊毒降，精微化生气血，气血生化有源，肾元得以培育。临证时常以参苓白术散加参芪地黄汤加减。

（3）晚期肾阴阳双补，兼调和气血。

晚期，郑新教授强调阴阳平衡，调补气血。张景岳谓："故善补阳者，必于阴中求阳，则阳得阴助而生化无穷。"郑新教授善于阴中求阳，在选用六味地黄汤裁化并加淫羊藿、补骨脂等，温而不燥，慎用肉桂、附子等温燥之品，以免耗伤阴血加重病情。《黄帝内经》谓"善补气者必血中求气，善补血者必气中求血"，故郑新教授多采用当归补血汤，调和气血。以上早、中及晚期辨证用药规律，与吕仁和教授辨证观点有些一致。

3. 善辨致瘀成因进行化瘀通络

郑新教授提出的"肾病多瘀"论，认为DN难治的主要原因之一为痰湿浊虚致使肾络瘀阻。临证中善辨致瘀成因，若遇痰湿致瘀，予炮山甲、蚤休、熟大黄、地龙、桃仁、川芎等；湿浊致瘀则予猪苓、川牛膝、车前子、半枝莲、益母草等；气虚致瘀予黄芪、生晒参等；阳虚致瘀予淫羊藿、附片等；阴虚致瘀予知母、黄柏、生地黄、牡丹皮、丹参等；血虚致瘀予阿胶、大枣、当归等。临证中常常遇到致瘀成因多样化，郑新教授常兼用多法化瘀通络，同时注意调理脏腑、气血。

总之，郑新教授辨证用药规律与孙超检索的DN159篇文献报道相一致，但辨标证的方法郑新教授独树一帜，以瘀血为果，寻找致瘀成因，这样容易掌握。

九、朱良春治疗糖尿病用药经验和特色选析——著名老中医学家朱良春教授临床经验（39）^①

糖尿病属中医消渴病范畴，历代医家多认为其病位在肺、脾、肾。或囿于阴虚为本，燥热为标，上消治肺，中消治胃，下消治肾之说。朱良春教授指出："糖尿病久治不愈者，其病机演变结果多为气阴两虚，瘀阻脉络。"又云："阳虚或湿热者亦不鲜见。"朱良春教授深悟《内经》"阴平阳秘"之意。自拟"斛乌合剂"。基本方药用：川石斛、制首乌、制黄精、大生地各15g，生黄芪、怀山药各30g，枸杞子、金樱子、乌梅、淫羊藿、丹参、桃仁各10g。随证加减，或配合食疗，治疗久治不愈之糖尿病，尤其是尿中有酮体者和胰岛素依赖型，多收满意疗效，今选析如下。

1. 融古汇今立意新，酮症用药甘平轻

糖尿病患者求治老中医者，多经中西药物治疗后，"三多"症状不明显，而尿糖、血糖高于正常范围。尤其是胰岛素依赖型之患者，久治不愈，燥热入血，血滞浊留，气阴两损，燥热不仅伤津伤血，而克伐正气（壮火食气）乃至气虚、阴虚。盖津亏液少则不能载血畅行经脉，致血行缓慢，乃至瘀阻脉络。气虚无力鼓动，脾虚运化失司，浊邪羁留，壅塞三焦，乃使气机升降失常，气血运行阻滞，体内各种代谢物质紊乱，痰瘀湿浊蓄积，即成西医所谓之酸性酮体（酮体由肾脏排泄，形成酮尿症），若蓄积增多，即出现酮症酸中毒，危及生命。现代医学认为，糖尿病的病机是胰腺内外引起的能量代谢紊乱，即葡萄糖氧化供能的去路障碍和机体脏腑能量来源不足，及脂类、蛋白质分解代谢异常。治疗重点应以疏通障碍和恢复受损器官的机能为主。此说恰和朱良春教授主张的调理肝脾、益气养阴、和血通脉相吻合。胰岛素是由胰腺分泌的有效化学物质，含量微小，但活性很大。与肝的疏泄失度密切相关，肝的疏泄太过和疏泄不及，均导致胰腺分泌机能紊乱，而变生糖尿病的各种症状。胰岛素依赖型患者多见形体消瘦，神疲乏力，不耐劳累，心慌气短，懒言少动，头昏目眩，心烦少寐，多汗口干，肢体发麻或疼痛，腰膝酸软，舌多暗淡或衬紫，脉多细弦带涩。这些与肝有密切关系的症状，说明糖尿病久治不愈者除与肺、脾（胃）、肾脏腑功能失调有关外，与肝的功能失调密切相关。如囿于肺、脾、肾机能失调，囿于"上消治肺，中消治胃，下消治肾"之说，疗效终不甚理想。清刘鸿恩谓："诸病多生于肝，肝为五脏之贼，故五脏之中惟肝最难调理……盖乌梅最能补肝，且能敛肝，用于阴分药中，功效甚大，凡虚不受补之证，用之尤宜，凡肝经病证，用之皆效。"故刘氏治疗消渴，创"乌梅四物汤"（乌梅、当归、生地、熟地、白芍）上消加花粉，中消加甘草去花粉，下消去甘草加麦冬。朱良春教授仿其意在自拟"斛乌合剂"中选用制首乌、杞子养肝血补肝肾，平阴阳，用乌梅敛肝补肝平虚火，此乃配合治肝之明证。《本草求真》云："首乌入通于肝，为阴中之阳药，故专入肝经以为益血祛风之用，其兼补肾者，亦因补肝而兼及也。"《本草正义》亦云："首乌，专入肝肾，补养真阴。且味固甚厚，稍兼苦涩，性则温和，皆与下焦封藏之理符合，故

———————————
① 邱志济，朱建平，马璇卿：《朱良春治疗糖尿病用药经验和特色选析——著名老中医学家朱良春教授临床经验（39）》，载《辽宁中医杂志》2003年第3期，第163－164页。

能填益精气，备有阴阳平秘作用。"杞子甘平，补阴助阳。"枸杞，味重而纯，故能补阴；阴中有阳，故能补气，所以滋阴而不致阴衰，助阳而能使阳旺。"方中"石斛入脾而除虚热，入肾而涩元气"。《药性论》云："益气除热。"《本经》谓其"强阴""补五脏羸瘦"。朱良春教授调理肝脾喜用石斛强阴，甘淡健脾。其清养肺阴，理在能运清虚之气，而使肾阴上济，肺阴下输也。方中黄精、山药亦益气健脾，养阴润肺固肾；金樱子涩精缩尿，固摄下元；丹参、桃仁和血通脉，除烦安神，且能润燥；黄芪、淫羊藿甘温补气，助阳升清；生地滋肾填精。通观全方立意，乃集甘凉培土、甘淡健脾、甘寒养阴，甘温益气、和血通脉、助阳扶正于一炉，且特别注重配合调理肝脾，其用药性味喜以甘、淡、平为主，甘温为辅，以甘淡、甘温代替辛热扶阳，以求阳用不衰。此与近代名医祝味菊《伤寒质难》中"阴不可盛，阳不患多"之旨，可谓不谋而合。祝氏认为，阴为物质，阳为机能，阴生于阳，阳用不衰（甘、淡、温、平属阳）则阴气自然源源不断。阴之用亦在阳，一切营养物质只有在阳气的作用下，才能为身体所用。一切生机，攸赖在阳，"得阳者生，失阳者死"。祝氏又云："吾人仆仆终日，万事劳其形，百忧感其心，有动必有耗，所耗者阳也。"祝氏认为，"阴平阳秘"不是指阴阳平衡协调。凡属于阴的精、血、津液等物质，目的在于供阳之用，当谋供求相等，以适用为平，过则无益，反成负担而有害；反之，阳不患多，而以潜蓄为贵，若倚势妄作，亦足以致病。故祝氏提出，"阴不可盛，以平为度，阳不患多，其要在秘"。临床体会如治疗糖尿病胰岛素依赖型用药偏于阴寒，（如一同道仿用大剂量的"三黄四物汤"），疗效终不甚理想，说明久病患者阳气不足，则精寒水冷，血凝为瘀，液聚为痰，废料潴积，即成尿中酮体。祝氏还提出，"壮者滋阴为宜，怯者扶阳为本"，这些观点专以治疗糖尿病酮症（胰岛素依赖型）而言，乃确有其实用价值。更妙在朱良春教授临证活用，立意求新，吾辈仿效，受益匪浅。

2. 酮症内热偏盛审汤剂食疗合用神

朱良春教授治疗糖尿病酮症内热或湿热偏盛型，均以汤方配合食疗，更能增加疗效，缩短疗程。西北各省普遍种植荞麦，但主产内蒙，无污染，面粉可做成各种食品，味美可口，性味甘凉，入脾、胃、大肠经。《随息居饮食谱》云："荞麦罗面煮食，开胃宽肠，益气力，御风寒，炼滓秽，磨积滞。"经现代药理检验荞麦富含 10 多种氨基酸，维生素 B_1、B_2、E 和叶绿素，还含铬、矾等微量元素，长期食用有降脂、降糖作用，且和大米同价。笔者临床广用于肝病、糖尿病、高脂血症、高血压病等之食疗，临证按疗效析功用，荞麦能直入至阴，通利三焦，化清降浊，导其湿热，解毒平肝，益胃舒脾，开胃宽肠，下气消积；苦瓜性味甘苦寒凉，入肠、胃经，有清热解毒，除烦止渴作用，其成分含蛋白质、钙、磷及少量维生素，动物实验有降血糖之功；蚌肉性味甘咸寒，入心、肺、膀胱经，有清热滋阴、止渴利尿作用。《本草拾遗》谓，有明目、除湿、止消渴之功。用食疗配合汤药，经济实惠，简便易行，安全可靠，且颇能提高疗效。食疗是中医理论指导下的简便廉验的中医特色，如运用合拍，即有平淡之中见神奇之妙。蜂皇浆（蜂乳）能降低血糖，更妙在能调和阴阳，消除烦恼，治失眠，任你如何适量饮用，蜂乳中的激素均无损害身体之忧。

3. 酮症审属阳虚型"肾气"加减食疗新

兔肉性味辛平无毒，入脾、胃经，有补中益气、止渴健脾、滋阴助阳之功。《增补本草备要》云："兔肉治消渴。"临床体会确有疗效。

4. 小结

朱良春教授临床经验证明，治疗糖尿病除辨证用药和辨证配合食疗外，务必戒郁怒，慎饮食，远房欲，禁食多糖、多脂及水果、饮料、果奶、炙、炒、炸食物，但不提倡严格节食，可采用少量多餐法，食量以食后舒适为度，以不减轻体重为标准。此乃促进胰岛功能恢复的积极措施。治肝舒脾，恢复脾胃健运之功，则气机升降复常，即能消除三焦代谢障碍。中医的祛邪、纠偏、疏利、安脏、调和等法，均属因势利导，这和刻板的控制饮食、死守成法不可同日而语，亦是中医治疗痼疾的优势。近代名医祝味菊《伤寒质难》中的"本体疗法"认为，"病变之顺逆，预后之吉凶，体力实左右之"。又云："体气为用药上之进退准绳。"盖"本体疗法"注重人的体质和病的辨证关系，这更是中医的优势，这较之"病原疗法"的辨病论治，和"对证疗法"适应性更强，确系经验之谈。久病痼疾，百孔千疮，用药难以面面俱到，只可治其体，正足体复病邪自去，如不用止咳药治久咳，不用止血药治血证，均属"本体疗法"之活用。再如"百合病"其表现千奇百怪，全身查不出什么病，但患者主诉则全身是病，如囿于主诉繁多，用药很难下手。这和糖尿病的久治不愈，乃至阴阳两虚一样，均要考虑治其体，结合治其病，朱良春教授的汤药配合食疗治疗糖尿病的立意之新就在于此。

十、仝小林教授治疗糖尿病自主神经病变的经验[①]

糖尿病自主神经病变是糖尿病神经并发症的一部分。本病常与运动、感觉功能的改变相伴随，多在病程的后期显得突出。该病具有起病隐匿，病情逐渐进展，可广泛累及胃肠、心血管、泌尿和生殖等多个系统的临床特点。临床表现多种多样，各病例之间差异性大，症状复杂。仝小林教授利用中医辨证论治的优势，善于思考，勤于实践，不断探索，形成了自己独树一帜的观点。本文就仝小林教授治疗经验介绍如下。

1. 病因病机

在糖尿病自主神经病变的发展过程中，痰热瘀毒，相互搏结，损伤络脉，脏腑虚衰，气虚气陷；或阴阳失衡，阴阳之气不相顺接，气机逆乱，脏器失控，不能自持，症状多样，多脏受累。因此，络脉瘀滞是其主要病理基础和核心病机，气虚则贯穿于疾病的始终。病久耗气，气分虚极自下陷，故而气陷则为该病的严重证候，即"轻者气虚，重者气陷"。

2. 病症特点

在糖尿病发展过程中，自主神经损伤是疾病分期的重要体征，如尺肤有汗是一个非常重要的体征，一般代表糖尿病已经进入中期阶段，即相当于"虚、损"的阶段。中医学认为"久病必虚""久病必瘀""久病入络"。因此糖尿病的中期，多虚实相兼，既有脏腑、气血功能不足的本虚，更有痰、浊、瘀的标实，治疗自当标本兼顾。进入糖尿病的后期，诸虚渐重，脉损络瘀益显，补虚的基础上必须强调活血化瘀通络。因自主神经病变涉及系统广泛，因此治疗上应分系统辨证治疗。

---

① 董柳：《仝小林教授治疗糖尿病自主神经病变的经验》，载《四川中医》2006年第4期，第8-9页。

3. 辨证施治，审因用药

（1）糖尿病心脏自主神经病变。

中医学认为，糖尿病心脏自主神经病变病位在心，涉及心、脾、肾三脏。《景岳全书》曰："怔忡之病……此证惟阴虚劳损之人乃有之，盖阴虚于下，则宗气无根，而气不归源。"说明患者素体不足，或心虚胆怯，或久病不愈等原因，而致机体气血阴阳亏虚，发为心悸。应根据临床症状辨证施治。

心脾两虚证：《丹溪心法》曰："惊悸者血虚，惊悸有时……怔忡者血虚，怔忡无时，血少者多。"即血亏是导致惊悸怔忡的主要原因。辨证要点为：心悸不安，心中空虚，面色㿠白无华，头晕目眩，倦怠乏力，舌淡红苔薄白，脉虚细或虚数。方用归脾汤加减。对于心气虚而涣散者，培补心气为本，药用黄芪、人参，并加强收敛心气之药，如山萸肉、五味子、二至丸；对于心悸不能自持者，可用紫石英以稳心气。

心阴血虚证：心中之神明原以心中之气血为凭依，气血过于虚损，致神明失其凭依，临床表现为心悸、心慌、气短、汗出、心烦、失眠多梦、精神疲惫但又头脑兴奋，舌红少苔，脉虚数。本证以心悸、心烦伴失眠为辨证要点，经验用药可用黄连阿胶汤加百合地黄汤以滋阴降火；合增液汤、南沙参、天花粉以加强滋阴之效；加炒枣仁、五味子、乌梅、石榴皮以收敛心阴，宁心安神。

中气下陷证：头晕目眩，气短乏力，倦怠懒言，面白无华，舌质淡苔薄白，脉细弱无力为辨证要点。治疗上，根据《内经》"虚者补之""陷者升之"之原则，可用补中益气汤加减以补中益气、升阳举陷。方中重用黄芪30～60g，陈皮可用枳实代替，剂量可用10～30g。

虚风内动证：心悸怔忡，或心颤（房颤），或手颤，或头颤，或舌颤，或肌颤，脉沉细虚弱或三五不调为其主要临床症状。方用镇肝息风汤加减。脉律不齐者加用紫石英以稳心律；配以三胶一珠（龟板胶、鹿角胶、阿胶、炮甲珠）通督脉；地黄饮子以补肾气。

（2）糖尿病胃轻瘫。

中医文献中无糖尿病胃轻瘫的病名，临证多依据其恶心、呕吐的证候归入"呕吐"进行辨证论治。《脾胃论》中曰："呕吐哕俱属脾胃虚弱，或寒热所侵，或饮食所伤，致气上逆而食不得下也。"其病机为消渴日久，耗伤脾胃之气，脾胃虚弱，运化无力，升降失司，胃失和降而致。因此在治疗上根据"久病必虚"之说，抓住糖尿病阴虚燥热的主要病机，以滋水涵木、疏肝运脾、和胃降逆为治疗法则。根据临床症状辨证分型。

寒热错杂证：脾胃健运失职，寒热错杂，气机痞塞中焦，胃气当降不降，则为呕吐；脾气当升不升，则为肠鸣下利。舌苔薄黄微腻，脉弦数。治疗用半夏泻心汤加减。热重者重用黄连、黄芩；寒重者重用干姜；血瘀者加桃仁、红花；气滞痰凝者加枳实、瓜蒌；反酸者加乌贼骨、白及。

肝郁胃热证：胸胁胀满，心下满痛或心下痞硬，口苦，烦躁易怒，口渴易饥，大便不解，舌红苔黄，脉弦有力。法以疏泻肝胃郁热，方用大柴胡汤加乌梅以疏泻肝胃郁热，敛阴生津。肥胖者可用全瓜蒌、决明子、漏芦、生山楂以降脂减肥。

（3）糖尿病肠紊乱。

糖尿病便秘，由于肠胃受病，或因燥热内结，津液耗伤，导致肠道失润，大便干结难以排出；或因消渴日久气阴两伤，气虚则大肠传送无力，阴伤津亏则不能滋润大肠而至肠道干涩，大便排出困难。糖尿病腹泻，由于消渴日久，耗伤脾胃之阴，阴损及阳，脾阳亦虚，脾失运化；若脾阳损及肾阳，脾肾阳虚，命门火衰，不能助脾胃腐熟水谷，运化精微，而为"五更泄"；若饮食失调，湿热内蕴，升降失常，亦可导致泄泻。

实热便秘：大便干结，小便短赤，面红心烦，或有身热，口干口臭，腹胀或痛，舌红苔黄燥，脉滑数。治以清热润肠为法，方用承气汤类（大承气汤、小承气汤、调味承气汤）。配以六味安消胶囊，每晚睡前1次口服。胃痞满者可用枳实、枳壳以消胀除满；小肠泌别清浊失司，可用槟榔片、二丑以加强消导之功；大肠传导失司者，可用大黄、芒硝以助传导。

气虚便秘：大便燥结或软，日久不行，虽有便意，努挣乏力，难于解下，挣则汗出气短，便后虚疲至极，倦怠懒言，语声低怯，腹部胀痛，或有肛门脱垂，形寒面白，唇甲少华，舌淡嫩，苔薄白，脉虚弱。治则：补气健脾，润肠通便。本症多见于老年人，方用补中益气汤加麻仁润肠，甚者可用肉苁蓉20～30g。

阴虚便秘：大便干燥如羊粪状，秘结难解，数日或数周1次，形体消瘦，咽干少津。舌红苔少，脉细数。此为胃肠实热，阴液枯耗，大便不下。方用增液承气汤加麻仁润肠。必要时可以灌肠，原则为：先清水，后中药；对于顽固性的便秘可用元明粉3～5g，应从小剂量开始，逐渐加量。

湿热泄泻：泻下急迫，或泻而不爽，色黄褐或带黏液，气味臭秽，肛门灼热，烦躁口渴，小便短赤。舌苔黄腻，脉滑数或濡数。法以清热利湿，方用葛根芩连汤。若夹食滞加用神曲、山楂、麦芽。

脾虚湿盛：大便时溏时泻，迁延反复，完谷不化，饮食减少，稍进油腻食物则大便次数明显增多，神倦乏力，面色萎黄。舌淡苔白，脉细弱。法以健脾益气，利湿止泻，方选参苓白术散。

肠胃痰饮：脘腹胀满，胃中有震水声，或肠间有水声辘辘，虽下利而利后腹仍坚满；若饮从热化，与秽浊相搏，而成便秘，故见腹泻和便秘交替。舌苔湿滑，脉弦。治疗可用苓桂术甘汤以温阳化气，健脾利水。

（4）糖尿病神经源性膀胱。

糖尿病神经源性膀胱属中医的"淋证"和"癃闭"范畴，为消渴日久，导致肝肾亏虚，心脾受累，三焦气化功能失常，病变多与肾、脾、心有关，多为虚证。临床应根据临床表现辨证治疗。

中气下陷证：小腹下坠，小便无力，滴沥不尽，神倦乏力，四肢沉重，少气懒言，舌淡苔薄白，脉细无力。可用补中益气汤，重用黄芪、枳实、炒白术，合用水陆二仙丹、芍药甘草汤。

肾阴亏虚证：小便滴沥或不通，尿少色赤，头晕目眩，腰膝酸软，五心烦热，口燥咽干，神疲倦怠，夜梦遗精，舌红苔薄，脉细数。法以滋肾通关为主，方用滋肾通关丸。

（5）糖尿病勃起功能障碍。

中医论勃起功能障碍多责之肾、肝、脾。肾为先天之本，肾精亏耗则肾阳不足，命门火衰而阳痿。肝主筋，阳明主宗筋，前阴为宗筋之会，肝失疏泄，肝气横逆，气血不输于下，遂致宗筋迟缓，发为阳痿。脾胃亏虚，化源不足，宗筋失养而阳痿不举。临床应辨证治疗。

肝气郁滞证：阳痿，情志抑郁或易激动，失眠多梦，腰膝酸软，舌暗苔白，脉沉弦细。此类患者多见于青、中年人，精神、心理压力大。法以舒肝解郁、活血为主，方用柴胡舒肝散合芍药甘草汤加蜈蚣 2 条、当归 15g。

肾阳不足证：阳痿阴冷，精薄精冷，头晕耳鸣，面色㿠白，精神萎靡，腰膝酸软，畏寒肢冷，短气乏力，舌淡胖润或有齿痕，脉沉细尺弱。此类症状多见于老年患者，法以温补肾阳，方用右归丸合五子衍宗丸加用韭菜子、胡芦巴、黑蚂蚁以温补肾阳，莱菔子使补而不腻，兼顾疏导。

（6）糖尿病汗证。

糖尿病汗出异常，属中医"汗证"。多为阴阳失调，营卫不和，肺脾气虚，卫表不顾所致；或为阴虚火旺，心血不足，心火逼津外越所致。故应辨证治疗。

阴虚火旺证：五心烦热，心胸汗出甚多或自汗、盗汗或尺肤有汗，口干咽燥，舌红少苔，脉细数。可用当归六黄汤加五倍子、浮小麦、乌梅、山萸肉以滋阴泻火，固表止汗；加知母、地骨皮增强清泻内热之功，且有降低血糖之效，故能使自汗、盗汗缓解。

阴阳失调证：上半身多汗，下半身少汗或无汗，怕冷又怕热，常易自汗，甚则汗出淋漓，舌暗苔白，脉沉细。法以调和阴阳，方用桂枝龙骨牡蛎汤。

脾虚阴火证：周身发烫、扪之灼手，上午热起，午后渐显，夜晚尤甚，但体温正常，晨起陡然汗出，大汗后热感消失，食量大，食后乏力，便干难解，舌淡苔白，脉沉细。方用升阳散火汤。

临床经验小结：①汗为阴液，又"汗血同源"，大汗久汗必定耗气耗血伤阴。因此在治疗过程中，益气养血滋阴之品贯穿始终，常用药物有黄芪、党参、沙参、麦冬、当归、熟地等。②此类患者若处于更年期出现烦躁易怒、烘热汗出者，多为肝经有火，可选清肝经火热之药：夏枯草、黄芩、芦荟、青黛；若为沉默不语、易哭、善叹息者为肝郁气滞，可选舒肝解郁之药：百合地黄汤加甘麦大枣汤；汗多者，可加用酸收敛汗之品：山萸肉、石榴皮、乌梅、白芍、炒枣仁、浮小麦、麻黄根、五味子等。

糖尿病自主神经病变的发展过程中，痰热瘀毒为标，气虚为本，贯穿于疾病的始终，而络脉瘀滞是其主要病理基础和核心病机。因其病因复杂，导致多脏受累，临床症状多样，故糖尿病自主神经病变的治疗应以控制血糖为基础，正确辨证施治，以期达到事半而功倍之效。

十一、魏子孝治疗糖尿病学术思想及临证经验[①]

糖尿病自主神经病变一般发生于糖尿病病程较长的患者，常见的糖尿病自主神经病变有胃轻瘫、肠功能紊乱、无张力性膀胱、体位性低血压、心律失常（运动和药物对心

---

① 李宏红：《基于总结魏子孝教授治疗糖尿病学术思想及临证经验的继承方法研究》，中国中医科学院学位论文，2011 年。

动过速或固定心律不能发生影响）、多汗等。魏子孝教授在治疗这些病症时强调，该类病症病情顽固，治疗难度较大，非寻常中药剂量所能见效，而且在治疗中常常需要配伍活血、通阳、行气药物方能取效。

1. 糖尿病胃轻瘫

糖尿病胃轻瘫是糖尿病患者常见的并发症，主要原因是由于糖尿病未得到良好控制及高血糖所导致的动力障碍，表现为平滑肌的收缩力减低，胃蠕动减弱，胃窦无张力和排空延迟，而幽门收缩时间延长，临床表现为早饱、恶心、发作性呕吐、腹部不适、腹胀等症群，主要特点是胃扩张、胃蠕动减慢和排空延迟。

中医文献中无糖尿病胃轻瘫的病名，魏子孝教授认为本病是脾气虚弱、运化无力为本，气滞食积、胃失和降为标，虚实夹杂之证，因此在治疗时根据"标本先后"先予解决气滞食积之标证。方药以寒热分证，伴有热象，一般属食郁化热之实热证，用小陷胸汤加味为基础方：黄连6g、半夏12g、瓜蒌皮30g、莪术12g、苏木12g、厚朴15g、木香12g。如伴有寒象，一般属脾胃虚寒夹实证，治疗应当虚实兼顾，用厚姜半甘参汤加减为基础方：厚朴15g、半夏12g、党参9g、苍白术各9g、生姜9g、莪术12g、木香12g。舌苔腻者加苏叶9g、草豆蔻9g；伴恶心、呕吐加旋覆花9g、代赭石12g。

另要注意，六腑以通为顺，在治疗时要注意通利大便。大便不畅，胃脘胀闷必不能解，故大便顺畅是胃肠功能恢复的前提。大便不畅有两种情况，一是大便黏滞，二是大便干结。所以问诊一定要问清楚大便性状是黏粘，还是干硬。前者为气滞有湿，后者或热结或津枯，二者都有脾气虚弱的病理基础。大便黏滞，加槟榔15g、枳实15g；伴大便干结者，加生大黄（后下，或开水沏泡另兑）9g，或再加芒硝（分冲）12g；寒证再加当归15g，热证再加火麻仁15g；至于津血、胃液不足，则选四物汤或益胃汤、增液汤辈配合上法。

另外，在治疗此类患者时，要注意由于食物在胃内滞留，不得吸收，故一般餐后血糖不高，用药时当知，避免出现低血糖。

2. 糖尿病肠功能紊乱

糖尿病肠功能紊乱有两种临床表现，一种为顽固性腹胀、便秘，另一种情况是便秘与水泄交替。

（1）顽固性便秘。

顽固性腹胀、便秘，离不开泻药或胃肠动力药，但时效时不效，伴腹胀或腹胀痛的患者十分痛苦，有些腹胀之甚者甚至影响呼吸，不能安卧。魏子孝教授治疗本证时根据患者的体质情况分证用药。

患者年高体弱往往伴有阴血不足或阳气虚衰之证。

阴血不足者可仿新加黄龙汤方义为基础方：生黄芪、当归、黑芝麻、生地、制首乌各15g，莪术12g，苏木12g，槟榔15g，生大黄9g。伴有热象，加玄参15g、知母12g；伴腹胀、腹痛者，加百合30g、乌药12g、香附9g。

阳气虚衰者可用保元汤加减为基础方：生黄芪20～30g，党参12～15g，肉桂6g，莪术12g，苏木12g，槟榔15g，生军12g。阳虚明显，畏寒、肢冷者仿温脾汤方意加附片12g、肉苁蓉15g；伴腹胀、腹痛者加厚朴、枳实各15g，乌药12g。岳美中重用白术

60～120g治疗老年虚秘的经验可作资参考。

体质尚健壮无虚象，可仿木香槟榔丸方义为基础方：木香12g、槟榔15g、枳实15g、香附9g、莪术12g、苏木12g、生大黄12g。伴腹痛加百合30g、乌药9g。

（2）便秘与水泄交替。

这种情况，临床比较棘手。魏子孝教授认为，便秘与水泄都是急于解决的问题，但相对来说，水泄更急。尤其对于体质瘦弱的患者，止泻更为重要。

症状不显著时，无腹泻，大便1天1行，当补脾气、升清阳，仿补中益气汤方义为基础方：生黄芪30g、陈皮9g、党参12g、葛根15g、柴胡12g、炙甘草6g、莪术12g、苏木12g，并可随证加减。

便秘时可用上之保元汤加减为基础方。

水泄时用仿参苓白术散合四神丸方义为基础方：党参12～15g，茯苓、白术、莲肉、山药、肉豆蔻、补骨脂、莪术、苏木各12g。水泄不止，加罂粟壳12g、诃子肉9g、五味子9g；伴不思饮食，舌苔厚者加苏叶9g、砂仁6g，舌苔不厚者加焦楂12g、鸡内金12g。

魏子孝教授按：大便不下，生大黄（后下）可用至15g、芒硝（分冲）15g，也可配合番泻叶9g左右代茶饮，是在改善证候（尤其对虚寒证）的同时必须保证有大便，但不能以大黄、番泻叶一时的效果而满足，大黄用后往往会出现腹痛，而大黄与番泻叶均有药物依赖性，是不得已而用。

另注意，古方中腹痛常用白芍，但彼时赤白芍不分，临床体会白芍止痛在柔肝、解痉挛之痛效果很好，尤其配伍炙甘草、木瓜效更佳，如芍药甘草汤。但在胃肠动力低下的情况下，不宜白芍。故凡属类似情况，若古方中必用芍药，也只用赤芍。

糖尿病胃肠功能紊乱必配活血药，魏子孝教授习用莪术、苏木，用量比常用量稍大。莪术行气、破血，可散结、消积，最适合用于气滞血瘀的消化道诸症；苏木行死血，多用于产后、伤科瘀血诸症，与红花功用类似，且古方中常苏木与红花并用，可用于产后，知其虽为破血之品，但有故无损，故可不考虑伤正问题。

3. 糖尿病神经源性膀胱

糖尿病神经源性膀胱，也称无张力性膀胱，是由于自主神经病变导致的膀胱平滑肌麻痹所致。病情轻者小便少而不顺畅，经常发生尿路感染；重者表现为小腹膨隆而小便不通。小便癃闭时间较长也会影响肾功能。《内经》云"小大不利治其标"，通利大小便治疗永远是当务之急，因此该病症也是急于处理的问题。

在无尿路感染的情况下，仿桂枝茯苓丸方义为基础方：桂枝15g、茯苓12g、赤芍15g、莪术12g、穿山甲15g、枳实12g、海藻15g、车前子15g。方中桂枝至为重要，不可或缺，芍药一定用赤芍。除通阳、化瘀，行气也是重要一环，槟榔、腹皮也是常用之品。治疗期间注意大便通畅与尿路感染，同时存在则应兼治。

中医治疗小便癃闭有很多外治法，如围绕气海、关元、中极、神阙等穴位的针法、灸法、热敷、按摩等有利无害，均可选用。

4. 心自律失常

心脏自主神经病变主要表现为心律失常，患者在休息状态下就有心率增快，由于神经对心脏搏动的调节发生障碍，条件反射迟钝，因而不易受外界环境和自身内环境的影响，即静卧与活动状态、激动与安适状态比较心率变化不大。医者脉诊时当对脉象加以甄别，对"无所苦"患者进行辨证要遵循"无证可辨"的思路处置，从神经病变形成的机理逆推治法，以心脏的荣养与血脉的疏通入手，长期配合中成药治疗。这也是治疗糖尿病心脏自主神经病变与其他心脏疾病治疗所不同的地方。

对于中成药的选用，益气养血可选用归脾丸、人参养荣丸等；益气养阴可选用生脉饮、补心丹等；化瘀通络可选用复方丹参滴丸、丹七片等；行气化痰可选用越鞠丸、六君子丸等。伴少寐多梦者可选择配合安神补心胶囊、心神宁片等。如果正在用汤药，也可以配合重镇安神之品，如生龙齿、紫石英、磁石、琥珀等。

以上选药方案，如能兼顾到其他因素就更为恰当，如血压正常或偏低，或有体位性低血压，用生脉饮就更为合适肥胖或高脂血症以化痰降浊为务，化痰以健脾行气为先，越鞠、六君可为常选，而凡具有化痰降浊作用的降脂成药均可应用。

5. 体位性低血压

体位性低血压也是心血管系统自主神经病变常表现之一。体位性低血压有原血压高者，也有既往无高血压者，因此不能等同于低血压治疗。中医治疗低血压多从补气、温阳入手，用参附剂、参麦剂就能有比较好的效果，有贫血存在则配合当归补血汤辈。但对于体位性低血压来说，其病机在于血管的收缩与舒张的调节失常，是自主神经病变所导致，因此其治在血管、神经，补气、行气、活血、化瘀是重要的，魏子孝教授常用补中益气、桃红四物汤合方加减。

十二、栗德林教授治疗糖尿病周围神经病变经验[①]

糖尿病周围神经病变（DPN）是糖尿病最常见的并发症之一，严重影响糖尿病患者的生活质量。国家级名老中医栗德林教授从事临床、科研及教学工作多年，擅治各种疑难病症，尤其专攻糖尿病及其并发症的中医药治疗，临床疗效显著。对于此病，栗德林教授在临床治疗时，以益气养阴、活血通络为法组方治疗，收效颇佳。现将栗德林教授治疗糖尿病周围神经病变的经验介绍如下。

1. 栗德林教授对本病病机的认识

中医无本病专用病名，根据糖尿病周围神经病变的临床表现，可归属于中医"痹证""血痹""五体痹""痿证"范畴，现代一些文献、教材亦有"消渴病痹痿""消渴病痹证"之称，栗德林教授认为将此病称为"消渴病痹痿"更为贴切，既体现了本病的主要症状，又明确了本病与"消渴病"的关系。栗德林教授在长期的临床实践和理论研究中发现，糖尿病患者大多存在先天禀赋缺陷，又在后天各种因素，如忧思、郁怒、劳倦，过食肥甘、厚味、辛辣，过度安逸、少动等相互作用下，发展为具有气阴两虚表现的糖尿病，久而又因失治误治，"久病入络"，导致血行不畅，瘀血内生，夹痰湿浊邪壅塞肢体经络肌肉而发为本病。正如《临证指南医案》指出："经主气，络主血，……凡气既久阻，血亦应病，循行之脉络自痹。"本病基本病机可概括为"五脏柔弱、内热熏

---

① 钟柳娜：《栗德林教授治疗糖尿病周围神经病变经验》，载《环球中医药》2015 年第 6 期，第 737－738 页。

蒸、伤津耗气、血稠液浓、瘀血阻络"。其病位在经络肌肉，病变脏腑与五脏均有关，但以脾、肾两脏尤为关键。脾为后天之本，居于中州，乃气血生化之源、气机升降出入之枢，主运化水湿，是津液生化输布之枢机，五脏六腑、四肢百骸皆禀气于脾胃。消渴患者由于饮食不节，过食肥甘厚味，损伤脾胃；或忧思劳倦，损伤脾胃；加之消渴病日久损伤脾胃，脾失健运，津液输布异常，水湿内停，水聚为饮，饮凝成痰，痹阻经络。同时，脾虚水谷精微不能生化输布而聚集酿痰，加之阴虚燥热灼津为痰，痰浊凝聚，阻塞经络。正如李中梓《医宗必读》云："惟脾土虚湿，清者难升，浊者难降，留中滞膈，瘀而成痰。"脾主肌肉。《内经》言："四肢皆禀气于胃，而不得至经，必因于脾，乃得禀也。今脾病，不能为胃行其津液，四肢不得禀水谷气，气日以衰，脉道不利，筋骨肌肉，皆无气以生，故不用焉。"因此，脾虚肌肉失养，日久亦并发肌肉萎缩无力。肾为先天之本，主水藏精，五脏柔弱，先天禀赋缺陷，又以肾最为关键。"五脏之伤，穷必及肾"，素体肾阴不足或久病肾阴亏虚，则虚火内生，水亏不济，火热内亢，并在促成内热的各种因素，如郁怒、过食肥甘辛辣等参与下造成内热熏蒸、伤津耗气、血稠液浓而致血行不畅，瘀血阻络。正如王清任在《医林改错》中云："元气既虚，必不能达于血管，血管无气，必停留而瘀。"因此肾气虚损，血行无力，瘀血内滞。

2. 治则强调标本兼顾

"治病必求于本"，对于糖尿病本病的治疗，栗德林教授提出"权衡邪正盛衰，斟酌清养主次，抓住胃腑肾脏，主要采用甘润药，重视合并阳伤，养阴不忘补气，详察继发病症，治标治本兼顾"这一总体指导思想。糖尿病周围神经病变作为糖尿病的继发之病，其病机演变也遵循糖尿病的发展规律，为本虚标实、虚实夹杂之证，以气阴两虚为本，以瘀痰湿浊之邪阻络为标。治疗应以标本兼顾为原则，扶正与祛邪并举，使"扶正不留邪，祛邪不伤正"，方能取得佳效。

3. 治法立足于"益气养阴、活血通络"

（1）"益气养阴、活血通络"为基本治法。

栗德林教授认为，气阴两虚、血瘀贯穿在糖尿病的全过程，糖尿病周围神经病变是其瘀在肢体经络肌肉的具体表现。在糖尿病周围神经病变的发生发展过程中，气阴两虚与瘀浊阻络互为因果而使病情呈恶性循环式加重。一方面，气虚推动无力，阴津亏损，肢体经络失濡而瘀滞更重；另一方面，瘀浊不去又使气阴难复。气阴两虚是糖尿病及糖尿病周围神经病变的基本病机，瘀浊内阻是糖尿病周围神经病变发生发展的重要因素。气为血帅，气行则血行，气虚不能推动血液运行，血液停滞成为瘀血；阴液不足，阴虚燥热，煎熬津液，津液液少更甚，津血同源，互相滋生，津亏则不能载血畅行而致瘀血；痰湿浊邪亦为气阴两虚导致的病理产物，气虚不能行津，津停为痰，阴虚虚火灼液为痰；脾肾气虚，对水液蒸腾、气化、输布的功能失司，以致水湿停聚，湿浊潴留。因此，栗德林教授确立"益气养阴、活血通络"为基本治法，视兼症情况又辅以燥湿祛痰化浊之法。

（2）研制益气养阴通络方。

根据"益气养阴、活血通络"的基本治法，栗德林教授研制了益气养阴通络方作为治疗DPN的基本方，其药物组成为黄芪、生地、玄参、葛根、苍术、丹参、益母草、当归、川芎、穿山龙、制草乌。方中黄芪味甘，性微温，入脾、肺经，取其升发之性，补气力强又能升阳，以助脾之升清，复其散精输布之力；生地味甘，性寒，入心、肝、肾经，滋阴生津清热，二者益气养阴，共为君药；玄参、葛根滋阴清热、生津止渴，为臣药；苍术健脾燥湿化痰；当归补血活血行瘀；川芎行气活血化瘀；穿山龙活血通络；丹参、益母草活血祛瘀生新；制草乌温经散寒、除湿止痛，以上诸药共为佐药；其中川芎为血中之气药，走而不守，可上行巅顶，下彻血海，旁达四肢，通行十二经脉，引药直达病所，兼为使药。本方思维缜密，围绕糖尿病周围神经病变的病机特点，方证合拍，诸药合用，共奏益气养阴、活血通络之功。另外，还应根据临床病情变化及兼症情况加减用药。如气虚重者酌加人参、党参或太子参；阴虚重者酌加麦冬、五味子、黄精；肢体抽搐、疼痛者酌加全蝎、蜈蚣、地龙；肢体冷痛甚者酌加炙麻黄、制附子、细辛；上肢症重者酌加桑枝、桂枝；下肢症重者酌加川牛膝、木瓜；麻木如蚁行者酌加独活、防风、僵蚕；湿浊重者酌加半夏、茯苓、蚕砂等等。

4. 重视运动调摄

"久卧伤气，久坐伤肉"，缺乏运动往往是加重糖尿病及其并发症的重要因素。适当运动有利于血糖代谢，并可促进周围血液循环，改善周围神经的营养，防止神经损伤进一步加重及肌肉废用性萎缩。早在隋朝《诸病源候论》中就指出消渴患者应"先行一百二十步，多者千步，然后食之"，唐朝《外台秘要》亦提倡"食毕即须行走，令稍畅而坐卧"。运动方式不宜过于剧烈，能起到锻炼全身筋骨、肌肉作用的运动均可选用，如行走、慢跑、骑车、打太极拳等，根据个人喜好和条件，选择适合个体的运动方式及运动量，长期坚持，对本病的治疗均会有益。由于本病引起神经感觉功能异常，对外界温度刺激不敏感，洗澡、洗脚或泡脚的水温不宜太高，以防止烫伤，重者有可能引起继发感染，导致病情加重。

十三、许公平主任医师治疗糖尿病周围神经病变的经验①

糖尿病周围神经病变是糖尿病最常见的慢性并发症之一，根据文献报道，60% ~ 90% 的糖尿病患者有不同程度的周围神经损害，本病可导致肢体的疼痛、麻木、感觉异常，甚至肌肉萎缩等，严重影响患者的生活和生存质量，是糖尿病致残的重要原因之一。许公平教授是第四批全国老中医药专家学术经验继承工作指导老师，国家中医药管理局全国名老中医传承工作室建设项目——许公平全国名老中医传承工作室专家，国家级重点专科糖尿病科学科带头人。从事中医、中西医结合临床、科研及教学工作 40 年，擅长辨病辨证相结合治疗各种外感、内伤疾病及疑难杂症，尤其在内分泌疾病、糖尿病及其并发症等领域经验丰富。现通过文献回顾方法将许公平教授治疗糖尿病周围神经病变的经验整理介绍如下。

1. 对病因病机的认识

糖尿病周围神经病变，中医古籍虽无该病病名，但根据临床表现可归属于中医"痹

① 许馨予，徐坦，许公平：《许公平主任医师治疗糖尿病周围神经病变的经验》，载《中医药学报》2017 年第 3 期，第 93 - 95 页。

证""痿证""血痹""不仁""麻木""痿躄"等范畴，目前其中医规范病名为"消渴筋痹"或"消渴病痹证"。《中藏经》记载痹病："病或痛或痒，或淋或急，或缓而不能收持，或拳而不能舒张，或行立艰难……或上不通于下，或下不通于上，或大腑闭塞，或左右手疼痛……种种诸症皆出于痹也。"《丹溪心法》载消渴："肾虚受之，腿膝枯细，骨节酸疼。"消渴病或因饮食不节，过食肥甘，积热内蕴，化燥伤津；或因情志失调，气机郁滞，进而化火；或因劳欲过度，损耗阴精，致阴虚火旺。许公平教授认为，以上病因均可导致阴津耗伤，燥热偏盛，发为消渴。消渴日久，或肺失通调，或脾不能散精化气，或肾与膀胱失于气化，水液代谢失调，聚湿为痰。另外，消渴病阴虚内热，耗津灼液，可致瘀血内阻。血瘀、痰湿又可相互转化，痰湿、血瘀既成，则阻碍气血正常运行，络脉细而气血运行较缓，终致痰瘀交阻，络道闭塞，形成痹证。本病临床以肢端发凉、麻木、疼痛甚至肌肉萎缩为主要临床表现。该病早期呈相对可逆性，后期发展为顽固性难治性神经损伤。

许公平教授认为，本病大多属本虚标实证，病机以气阴亏虚为本，痰瘀阻络为标，阴虚是本病发病的关键，气虚是迁延不愈的证结，血瘀是造成本病的主要原因，痰湿是不可忽视的致病因素，病位在肢体络脉。

2. 诊疗经验

（1）辨证分型。

通过长期的临床经验积累，许公平教授认为，糖尿病周围神经病变当以气阴两虚为本，痰瘀阻络为标，并且瘀血作为病理产物始终贯穿糖尿病周围神经病变的整个过程。临证首先需辨别虚实，实证起病急，病程短，指端或足趾麻木、疼痛明显，感觉异常，活动不利；虚证发病缓，病程长，局部疼痛轻微，四肢指（趾）端麻木、蚁走感、震颤、拘挛、小腿抽筋，常有反复发作史。许公平教授认为，本病病情错综复杂，单纯实证或纯虚证少见，多虚实夹杂或兼有其他症状。因此，临床治疗中应审因度势，因证变法，不可拘泥于理论。许公平教授辨治消渴病痹证常从气虚血瘀、阴虚血瘀、湿瘀阻络3种证型着手。

气虚血瘀型：症见手足麻木、四肢冷痛，蚁走感，夜间加重，少气懒言，神疲倦怠，舌质淡暗，或瘀斑，苔薄白，脉涩。治则补气化瘀，方选补阳还五汤加减。处方：黄芪30g，当归15g，川芎10g，赤芍15g，桃仁6g，红花6g，地龙9g。若四肢冷痛，形寒肢冷者，加制附片10g、细辛3g、桂枝12g；若伴腰膝酸软，下肢乏力者，加狗脊15g、木瓜15g、补骨脂10g。

阴虚血瘀型：症见手足麻木、灼热疼痛，腿足挛急，小腿抽搐或痿软无力，五心烦热，腰膝酸软，口咽干燥，舌质红，少苔，脉细涩。治则养阴化瘀，方选二至丸合四物汤加减。处方：女贞子10g，墨旱莲9g，当归10g，川芎10g，生地黄12g，赤芍10g，红花6g，牛膝10g，甘草6g。若阴虚内热较盛，偏内热者，加知母10g、黄柏10g、青蒿10g、地骨皮10g；偏阴虚者，加麦冬6g、五味子10g、石斛6g；若血瘀盛者，加路路通15g、鬼箭羽10g、三七粉10g。

湿瘀阻络型：症见手足麻木、周身困重，下肢肿胀疼痛，肤色紫暗，胸闷腹胀，午后加重，舌质淡暗，或瘀斑，苔白或厚腻，脉滑。治则除湿化瘀，方选加味苍柏散加减。处方：苍术 10g，白术 10g，黄柏 10g，防己 10g，薏苡仁 30g，海桐皮 10g，牛膝 15g，槟榔 10g，木瓜 10g，羌活 10g，独活 10g，当归 10g，川芎 9g，赤芍 9g。若下肢肿胀较甚，加猪苓 10g、五加皮 10g、冬瓜皮 30g；若瘀血较重，加水蛭 6g、红花 9g、鸡血藤 10g。

（2）中药熏洗治疗。

注重内外合治，双管齐下，在内服中药的同时，常常配合应用其独创的渴必络 1 号方和 2 号方，通过中药足浴使药物有效成分通过皮肤腠理及毛细血管吸收，使气血经络畅通，改善循环。若有四肢不温的患者，则必加入花椒以辛散透达。

渴必络 1 号方：红花 10g，川芎 9g，当归 20g，木瓜 9g，络石藤 12g，苏木 10g，骨碎补 10g，制川乌 5g，制草乌 5g，牛膝 9g，鸡血藤 20g，伸筋草 20g，花椒 10g。此方适用于气虚寒凝血瘀型。多见于双下肢麻木疼痛、夜间痛甚、四肢不温、肢体无力、不能久站的患者。

渴必络 2 号方：红花 10g，川芎 9g，当归 20g，赤芍 10g，地龙 9g，路路通 10g，秦艽 15g，海桐皮 15g，络石藤 30g，钩藤 30g，白蒺藜 15g，何首乌 10g。此方适用于阴虚湿瘀互结型。多见于双下肢肿胀疼痛，肢端麻木、拘挛、震颤、抽筋的患者。

（3）注重早期干预和宣传教育。

糖尿病周围神经病变的发病缓慢而隐匿，有些患者出现的症状相对较晚，一大部分患者是住院时通过检查肌电图显示周围神经传导速度减慢，或做膀胱 B 超显示膀胱残余尿量增多而发现和诊断的。许公平教授治疗此病，秉承中医"不治已病治未病"的思想，注重早期干预和宣传教育。因为早期发现较难，但治疗相对容易而可逆，发展到后期就成为顽固而难治性的神经损伤，所以在门诊上告诉患者坚持每天温水泡脚，自我体验双下肢有无感觉减退，并辨证予以中药口服扶正祛邪，极早清除"痰湿""瘀血"等病理产物，预防消渴病痹证的发生。

（4）重视活血化瘀治疗的主导地位。

血瘀既是糖尿病周围神经病变的病理产物，又是该病的主要致病病因，血瘀症状贯穿糖尿病周围神经病变的整个过程。不难发现，许公平教授在治疗糖尿病周围神经病变时，组方药物里面均包含有四物汤的成分。此外，许公平教授还常常选用桃仁、红花、牛膝、三七粉、水蛭、鬼箭羽、鸡血藤、苏木等活血之品以加强活血化瘀力度。大量临证经验已证实，活血类药物可替代西医治疗中的改善循环措施和营养神经治疗。

十四、张发荣教授临床经验与学术思想研究——糖尿病周围神经病变[①]

糖尿病周围神经病变（DNP）是最常见的糖尿病神经并发症之一，是指在排除其他原因的情况下，糖尿病患者出现与周围神经功能障碍相关的症状和（或）体征。其确切发病机制尚不完全清楚，包括代谢紊乱、血管损伤、神经营养因子缺乏、细胞因子异常、氧化应激和免疫因素等均发挥作用。临床表现为手足感觉异常，如冷凉、麻木、疼痛、灼热及腹泻、泌汗异常等。据统计，糖尿病病程 10 年者，周围神经病变患病率在

---

① 胡波：《张发荣教授临床经验与学术思想研究》，成都中医药大学学位论文，2015 年。

50%以上。

糖尿病周围神经病变涉及范围广，临床表现错综复杂，但归纳起来，是以麻木、疼痛、痿软、下肢溃烂为临床主要表现。按其临床特点，在祖国医学文献中，相当于消渴病继发的"痹证""痿证""痛证""汗证""痈疽"等病症。

1. 析因明机定大法

张发荣教授认为，糖尿病周围神经病变的主要病机是糖尿病阴虚日久，阴不养脉则生风而为阴风动，阴虚气无依附则为气阴两虚；阴虚无水行舟，必致血瘀，瘀阻又碍气而为气滞血瘀，痰瘀互生，津亏液缩为痰，气不化津也为痰，终可形成痰瘀互结，阴阳互果，阴伤至极必致阴阳两虚，气不固津则多汗，气耗日久阳必伤，多汗伤阴也损阳，亦必导致阴阳俱盛（疑为"虚"），所以本病的发展趋势是阴虚风动、气阴两虚、气滞血瘀、痰瘀互结、气虚失摄，最后形成阴阳两虚。故其治疗大法也就是调补阴阳气血、活血化痰、通络止痛。

另外，突然的情绪刺激，如过喜过悲，寒温失调，如过冷过热，以及起居失常、饮食失调、劳倦过度等，都可加重糖尿病周围神经病变，或加速其发展。因此，在药物治疗的同时，需注意自我调理，以利疾病的恢复。

2. 据主症辨证论治

根据糖尿病周围神经病变各种临床表现的特点，从以下几方面辨治。

（1）麻木。

肢体麻木或兼感觉异常为主症，可归入中医"痹证"范围。常见四肢远端麻木，下肢多见，可从一个或数个指（趾）尖、一个或数个指（趾）开始，逐渐向四肢近端发展。在下肢者，多有踏棉垫感、靴套样感觉减退；在上肢者可呈手套样感觉减退。也有一开始就呈手套一样或靴套样感觉减退者，四肢受伤后不易引起重视甚至不被发现，合并感染后发为痈疽、溃疡等，常伴唇舌瘀暗。张发荣教授根据久病多痰多瘀、怪病多痰多瘀理论，认为麻木主要是因为痰瘀互结，阻滞经络，经脉失养而致。

治法：祛痰化瘀，通络养阴。

基础方：桃仁10g，郁金15g，红花10g，石菖蒲10g，白芥子10g，蚕砂15g，川芎15g，僵蚕15g，荔枝核30g，玄参15g，水蛭10g，冰片0.1g，水煎服。

因痰瘀互结，阴虚经脉失养是本症的基本病机，故以白芥子、荔枝核、蚕砂、僵蚕祛痰，桃仁、郁金、红花、川芎活血，石菖蒲开窍。

加减：病变在上肢加姜黄15g、桑枝30～60g；在下肢加牛膝15g、独活15g；合并局部感染生痈生疡者，应先积极控制感染，治疗疮疡，宜用五味消毒饮化裁；阳气不足多见于肥胖者，可见畏寒怕冷，或四肢欠温甚者厥冷，宜加桂枝10g、细辛5g、制附片10g；体形偏瘦者为阴虚之人，多兼虚火，或伴肢体烧灼感，舌红面赤，或烦躁、情绪易于激动、苔黄脉数等，可加知母、黄柏各10g，夏枯草15g；如舌苔薄，痰浊不显，可用知柏地黄丸加水蛭10g、桃仁10g、当归10g、川芎15g；兼气虚者，多有神疲乏力、语音低弱等，可加太子参30g、黄芪30g、白术15g；兼血虚者可见面唇淡白、睑结膜苍白，可加当归10g、熟地15g、制首乌15g；若同时舌苔厚腻者是湿浊重浊，宜先化湿浊再补其血；伴大便秘结，年老或体弱者加肉苁蓉15g、火麻仁15g；体质尚好或兼有热象者用大黄 10g，以保持每天 1 次大便为宜。

（2）疼痛。

以肢体疼痛，夜间加重，痛如针刺，或呈烧灼样痛、钝痛等，少数患者疼痛剧烈，甚至持续数日无缓解，也可间断性地出现缓解与加重为主症。此症可归入中医"痛痹"的范围。疼痛大多不剧烈，常见从下肢开始，可起于趾尖或足心，或是从上肢手指开始，多呈向心性进展。疼痛可局限在下肢或/和上肢，也可遍及全身。

治法：化瘀豁痰，活血止痛。

基础方：血竭（研末冲服）2g，延胡索 15g，川芎 15g，白芥子 10g，乳香 10g，没药 10g，蚕砂 15g，白芍 15g，僵蚕 15g，郁金 15g，水蛭 10g，甘草 10g，水煎服。

痰瘀互结，痹阻经络，不通则痛是本症的基本病机。方中白芥子、僵蚕祛痰；血竭、延胡、川芎、乳没、郁金活血止痛；水蛭通络；蚕砂佐白芍、甘草缓急止痛，兼能祛湿痰，全方止痛力强。

加减：若经久不愈，微热者，加苍术、黄柏；消瘦气弱，加黄芪 30～60g；舌苔薄黄，舌质红者加黄连 10g、玄参 15g；舌苔厚腻者加荔枝核 10g、苍术 20g；烦躁、脉数者加栀子 10g、石膏 20g；有烧灼感者加知母 10g、黄柏 10g；如形体消瘦、舌红无苔、口干少津，或舌质疼痛者，可用知柏地黄丸加白芍 15g、甘草 10g、黄连 6g、血竭 3g、延胡索 15g；阴虚火旺者多伴大便干燥，宜用大黄 10g 通下泄热，便通则其痛自可缓解；疼痛每在夜间加重者，多因阳气不足，夜间阴升阳潜，经气失于温化所致，宜加肉桂或桂枝 15g、细辛 6g；疼痛剧烈者，可用粟壳 10～15g、全蝎 10g，用粟壳常引起便秘，得效则止，不宜过剂，亦可方中加肉苁蓉 15g；痛甚者多伴有神思烦乱而不聚，可加酸枣仁 15～30g、夜交藤 20g、柏子仁 10g 等养心安神，常能明显改善症状；若是寒凝剧痛，手足厥冷，或疼痛伴畏寒怕冷，或觉冷痛，寒凝经脉，可加川乌 10g、草乌 10g 温通经脉，散寒止痛；使用胰岛素的早期，可能诱发疼痛，多属肝阴不足，经脉失养，宜用一贯煎合金铃子散加白芍 20～60g、甘草 10g，浓煎服用。延胡索用于止痛，宜打粉冲服为佳。

本症张发荣教授亦常用身痛逐瘀汤（秦艽 10g，香附 10g，羌活 10g，川芎 15g，甘草 10g，没药 10g，地龙 10g，炒五灵脂 15g，桃仁 15g，红花 10g，牛膝 15g，当归 10g）加减治疗。

（3）痿软。

以肢体痿软、肌肉萎缩为主要临床表现，属于中医"痿证"范围。患者多首先感觉局部无力，随之逐渐发现相应部位的肌肉萎缩。更多者在医院治病时被医生发现，多数发生在下肢大腿部，常有行走及站立困难，尤其上楼梯困难，伴钝痛或烧灼感。亦有伴神疲乏力、语声低弱者。

治法：补肾益气，化瘀通络。

基础方：雄蚕蛾 10g，枸杞 30g，桑椹 30g，龟板 10g，菟丝子 15g，黄芪 30g，白术 15g，当归 10g，太子参 30g，桃仁 10g，牛膝 10g，冰片（另包冲服）0.1g，水煎服。

肾虚气弱、瘀阻络闭是本症的基本病机。方中枸杞、桑椹、菟丝子补肾；龟板、雄蚕蛾填精补血，精足则肾健。参、芪、术益气；当归补血，以使气血相生；牛膝、桃仁活血通络；冰片开窍启闭。诸药以补为主，兼以攻邪，可补而不留邪。

加减：无热象者可加细辛 10g、桂枝 10g、麻黄 10g；伴四肢发冷或厥冷者加鹿茸 0.6g 冲服；局部有烧灼感、舌红少苔者加知母 10g、黄柏 10g、赤芍 15g；伴心悸、心累者可加生脉散；舌苔厚腻或伴舌体胖大者，可用涤痰汤加白附子 10g 先祛其痰浊，也可在上方中加法夏 15g、姜制南星 10g、白附子 10g；疼痛者加威灵仙、延胡索各 15g。有的患者痿软主要表现为上眼睑下垂，甚至挡住视线，如同时又有语弱困疲，可用补中益气汤升提中气，再加枸杞 30g、龟板 10g 等助精化气。

本症治疗见效较慢，不易好转，必须坚持长期治疗，才能防止其进一步向坏的方向发展。

（4）溃疡。

以局部溃烂、不红不肿不疼痛为主症，归属于中医"疮疡"的范围。但它与通常所说的疮疡又有所不同，通常所说的疮疡以毒邪为主，尤其是热毒之邪腐肉成脓，多为实证，而糖尿病并发症之溃疡是以虚为主，不伴感染者多纯属虚证，临床可毫无感觉，好像"安全正常"。多发生于下肢，尤其是足部，可伴神疲乏力、心累心悸、唇舌瘀暗等。

治法：补肾填精，益气养血，佐以生肌。

基础方 1：生肌玉红膏掺生肌散或锡类散外敷。

基础方 2：制首乌 30g，黄精 20g，龟板 10g，枸杞 30g，益母草 30g，当归 15g，白术 15g，太子参 30g，仙鹤草 15g，肉桂 10g，黄芪 30g，菟丝子 15g，水煎服。

肾精不足，气血亏虚，不养肌肤是本症的基本病机。生肌玉红膏掺生肌散重在治标，化腐生肌。治本以首乌、黄精、龟板、枸杞、菟丝子补肾填精，阴阳双补；参、芪、术加当归、仙鹤草补气益气；再予肉桂、益母草温通活血使补而不滞，全方重在大补精气血，以生肌肉。

加减：伴心累、心悸者可加麦冬 15g、五味子 10g 益气养心；唇舌瘀血征象明显者可加丹参 20g、川芎 15g、牛膝 10g；舌苔厚腻、体形肥胖者兼痰湿，加白芥子 10g、白附子 10g、胆南星 10g；如无热象，加鹿茸每日 0.5g 冲服，以温煦肌肉，通达阳气；为防止感毒化脓，一般于方中加解毒法之邪之品如连翘 20g、重楼 10g、红藤 15g、蒲公英 15g 等。本症如不发生感染，病灶一般不会扩散，但不易愈合，病程常累月经年。

（5）汗证。

糖尿病周围神经病变所致的汗证以易汗、多汗、局部出汗为主要表现，可归属于中医"汗证"的范围，根据其发生、发展及演变规律，可分为肺脾气虚、汗出伤阴、阳气衰弱三个病机阶段论治。

第一，肺脾气虚：易出汗，稍动即出汗，汗后容易感冒为主症。常感体力下降，易于疲倦，脉常细弱。

治法：补肺脾之气，佐以敛汗。

基础方：黄芪 30g，防风 15g，白术 15g，党参 15g，山药 15g，龙骨 15g，牡蛎 15g，甘草 10g，水煎服。

肺脾气虚，固摄失职是本症的基本病机，方中黄芪、白术、党参、防风补肺脾之气，兼祛外风，固护肌表；山药、甘草既能补脾健脾，又能调和营卫，寓有补土生金之意；龙骨、牡蛎功在敛汗，固摄玄府。

加减：舌苔薄、舌质红者，兼有虚热，可加黄连6g、粉葛30g；舌苔厚或腻、汗出不爽者，夹有湿浊之邪，加陈皮10g、厚朴10g、苍术15g、龙胆草6g、藿香15g；兼见皮肤瘙痒，加地肤子20g、蛇床子10g；四肢欠温者加桂枝10g、桑枝15g；大便干燥者不忌通便，可用大黄6～10g或肉苁蓉15g、火麻仁10g；如大便稀溏者，则宜加茯苓15～30g，猪苓15g。

第二，汗出伤阴：以头面部、胸部或背部多汗，稍动即汗出，有的吃热饮食、喝一口热水也出汗，夜间多汗或盗汗，经常汗出湿衣，极易感冒。伴口干，舌质红少津，大便干燥，脉多细弱为主症。

治法：益气养阴。

基础方：太子参30g，麦冬15g，玄参15g，芦根30g，五味子15g，黄芪30g，粉葛30g，生地15g，麻黄根10g，龙骨20g，牡蛎15g，甘草10g，水煎服。

汗出过多，伤阴生热耗气是本症的基本病机。方用麦冬、五味子、玄参、生地、芦根、粉葛养阴生津，后二者兼清虚热；龙骨、牡蛎、麻黄根均在敛汗，迅速止汗为目的，使津液不再流失；伤阴多耗气，气旺可固津，故用太子参、黄芪补气以助固汗。全方气阴双补，以补阴为主，又兼止汗敛汗。

加减：多汗质稀、不臭，是无实邪，故收敛之品不忌；少数患者如汗质稠，或汗出黏手，是兼内有郁热，加石膏20g、知母15g；若舌质红而少苔，或兼心烦口渴，多兼虚热，可加黄柏10g、知母10g；兼夹湿邪，表现为头身困重、舌苔腻而干燥者，宜加猪苓15g、薏苡仁15g淡渗利湿而不伤阴，切忌过利；若无热象，可加肉桂，取其蒸腾气化之功效；四肢发冷或厥逆，可加桂枝6g、细辛6g。此时多合并有其他器官的并发症，宜综合治疗，防止病情的进一步恶化。

第三，阳气衰弱：以多汗，四肢厥冷，面色晦暗无光泽，双目呆滞无神，语音低弱，发语困难，有气无力，喜坐少动，极易感冒。大便多溏泻，甚者失禁；小便清长，或夜尿频多，脉细而弱为主症。

治法：大补元气，益气摄精。

基础方：制附片（先煎）10g，红参15g，仙茅15g，淫羊藿20g，五味子15g，黄芪30g，桂枝10g，枸杞30g，水煎服。

阳气大亏，精、气、神俱弱为本证的病机特点，究其因是气耗太过，阴伤及阳，方中以淫羊藿、仙茅补阳，制附片回阳重振阳气；桂枝通阳，使阳气伸展于四末；气为阳，用参、芪、五味子补气固脱，枸杞养阴，使残阳有根有源。

加减：面色晦暗者宜化瘀利湿，加益母草20g、桃仁10g、泽泻15g、白茅根15g；大便稀溏加白术15g、茯苓15g，失禁加赤石脂30g、牡蛎20g，或加五倍子10g；如久治阳气不复，可每日冲服鹿茸粉0.5g，此时多兼有中、重度的其他并发症，欲使病情好转并非易事，治疗目的主要是改善患者的精神状态，延缓病情发展。

十五、巴卓玛老师治疗糖尿病足临床经验整理①

我国古籍文献虽没有提出消渴脱疽的病名，但已对消渴病久易于发生足部坏疽已有初步的认识，经过历代医家的总结与完善，对于消渴脱疽的认识虽各有侧重，但基本病因病机趋于一致：本病为本虚标实、虚实夹杂之证，本虚主要为气阴两虚，或阳虚，脏腑涉及肝、脾、肾；邪实为湿热、湿毒、热毒、血瘀、痰浊等。导致脉络痹阻，肌肤失养，肌肤筋骨腐烂坏死。巴卓玛教授经过长期临床实践，认为该病的核心病机为脾胃虚弱、湿热内蕴，湿热贯穿于疾病始终，因其阶段不同而湿热程度及兼杂各异，相关病机亦各有特点，立健脾补虚、清利湿热、三焦并治、内外同治原则。

1. 消渴脱疽的核心病机——脾胃虚弱，内伤湿热

（1）脾胃损伤是消渴脱疽的病理基础。

巴卓玛教授认为，由于先天禀赋、情志失调、饮食不节、劳逸失度等因素始终影响着消渴病的发生发展，因而消渴脱疽虽然起之于消渴病之后，但脾胃虚弱贯穿于消渴脱疽的始终，尤其强调饮食不节与情志失调在发病中的作用。

（2）内伤湿热是消渴脱疽形成的关键因素。

脾胃常被称为水谷之海，气血生化之源，脏腑经络之根，"后天之本"。因此，基于对消渴脱疽病因及脾胃功能特点的分析，巴卓玛教授强调无论何种致病因素，最终均可影响脾胃的运化功能，脾胃损伤而湿热内生。

脾胃损伤，湿热内生。脾的主要生理功能是运化水谷精微，并将精微物质输送至全身。饮食入胃，通过脾的运化输布、肺的宣降、肾的蒸腾气化，并以三焦为通道输布于全身。如《素问·经脉别论》云："饮入于胃，游溢精气，上输于脾；脾气散精，上归于肺；通调水道，下输膀胱；水精四布，五经并行。"故而，脾的运化功能正常，就能防止水湿在体内的停滞。如果脾的运化失职，就可引起水湿的停滞。《景岳全书·泄泻》就指出："若饮食失节，起居不时，以致脾胃受伤，则水反为湿，谷反为滞。"《素问·至真要大论》亦云："诸湿肿满，皆属于脾。"皆为此意。虽然湿热的产生与肺、脾、肾、三焦等脏腑密切相关，但脾主运化的功能始终起着关键作用。

水湿内停，湿邪内生，湿郁生热；或肝失疏泄，气机郁结，水湿不化，热盛湿阻致使湿热内生。对于湿热的产生，《杂病源流犀烛·肿胀源流》就有明确的阐述："或由怒气伤肝，渐蚀其脾，脾虚之极，故阴阳不交，清浊相混，隧道不通，郁而为热，热留为湿，湿热相生。"再有《脉因证治·肿胀》云："脾土转输失职，胃虽受谷，不能运化精微，聚而不散，隧道壅塞，清浊相混，湿郁于热，热又生湿。"《医经秘旨》更是明确指出"脾胃虚而生湿热"。这些文献表明，肝脾的功能失常可导致内伤湿热之证。近代名医孔伯华先生对湿热发生的机理做了精辟的总结："数十年来临证中，湿家兼热致病者十有八九，此天地气运使然也。盖湿热之由来，乃木旺土衰，木气乘于土败而贼之所致者也。是以湿重则热增，湿蒸于中，热淫于内，湿愈重而愈生热，热愈重而湿愈生，湿

① 蒲蔚荣：《巴卓玛主任医师学术思想和治疗糖尿病及其并发症经验整理与临床研究》，成都中医药大学学位论文，2015年。

热蒸腾，则邪为湿固矣，当今医者不可不察。"总之，脾失健运，则运化无力，气血不生，水湿内停，湿可化热，热可生湿，终成内伤湿热之证。

巴卓玛教授认为，内生之湿热在体内停聚百证变生，成为消渴脱疽的病理基础。脾胃居于中焦，是气机升降的枢纽。湿为有形之邪，湿性重浊、黏滞，其性趋下，阻滞体内，最易郁遏气机，使气机升降出入失常。脾主运化水湿，水湿内停则易聚湿生痰。正如《临证指南医案·痰》谓："一切诸痰，初起皆由湿而生。"《景岳全书·痰饮》亦云："盖脾主湿，湿动则为痰。"进而，湿热交蒸，邪热炼津，痰热内生，故前人有"脾为生痰之源"之说。由于湿为阴邪，易伤阳气，故李东垣在《内外伤辨惑论·饮食劳倦论》中指出："湿热相合，阳气日以虚。"明确指出湿热可导致阳气的逐渐虚损。同时，内伤湿热为患，易伤阴津。内伤湿热易致气滞血瘀，因其易于郁遏气机，化生痰热，阻遏阳气，而致气滞血瘀；加之热为阳邪，热壅气机，气郁血瘀。湿热痰浊夹杂，浸淫血脉，血行不畅而伤营成瘀。如王孟英言："湿热熏蒸不已，自气及营矣。"《医贯·郁病论》："气郁而湿滞，湿滞而成热，热郁而成痰，痰滞而血不行，……相因为病者也。"简要概括了湿热的形成以及生痰致瘀的病机。总之，内生之湿热在体内变化多端，郁遏气机、酿生痰热、伤营成瘀、耗损阴阳，终至百证丛生，成为消渴脱疽形成的病理基础。

2. 病分三期，病机各异

巴卓玛教授依据湿热致病的不同临床表现及病机特点，将消渴脱疽的病理过程分为早、中、晚三期。

巴卓玛教授认为，消渴脱疽早期起于消渴病阶段，只是病情较为轻浅，没有引起足够的重视而已，而且病变不止局限于下肢，全身各处均可涉及，表现为皮肤干燥、脱屑、皮色苍白，疹证，肢体的麻木、酸胀、沉重及困乏、嗜睡等。此阶段主要病机为气机郁滞，湿热内蕴，经脉不畅，导致气血运行不畅，不能濡润肌肤四末，筋脉失养而诸症显现。对于相关症状，诸多医家多有论述，如明李梴在《医学入门》中认为："常木为瘀血碍气，间木为湿痰，总皆经络凝滞，血脉不贯，谓之不仁。"明戴思恭《证治要诀》也称："痰饮流入四肢，令人肩背酸疼，两手软痹，医误以为风，则非其治。"元朱震亨《丹溪心法》曰："手足麻者，属气虚；手足木者，有湿痰死血；十指麻木，是胃中有湿痰死血。""四肢麻痹不仁，皆痰饮所致……百病中，多有兼痰者，世所不知也。"《脾胃论·脾胃虚实传变论》亦云："脾胃一伤，五乱互作……肢体沉重，四肢不收，怠惰嗜卧，为热所伤，元气不能运用，故四肢困怠如此。"这些论述，对相关病机及症状给予了较好注解。

如若病情未得到有效控制，延及气血津液损伤，湿热瘀血内阻病至中期，主要症状表现为周身疼痛、肌肉消瘦，肌肤甲错、肢体无力、肿胀疼痛，跛行，肢端青紫，色素沉着，皮毛干枯，趾甲增厚变形等。此阶段的主要病机为湿热壅盛，经脉瘀阻。气血津液亏虚，皮肤肌肉失于荣养，病势更盛。对此，古人早有相关认识，如《金匮要略·血痹虚劳》指出"血痹阴阳俱微""外证身体不仁，如风痹状"。《素问·生气通天论》云："湿热不攘，大筋緛短，小筋弛长，緛短为拘，弛长为痿。"又如《金医钩玄·卷第二·脚气》："如常肿者，专主乎湿热。"这些论述都对此阶段的病机做了详尽的描述。

如病情迁延不治，或治不得法，病至晚期，主要症状表现为下肢红肿、水泡或溃疡，肌肉、筋膜坏死溃烂，骨质破坏，甚者出现高热、神昏、谵语等。此阶段主要病机为湿热毒邪流窜，筋骨肌肉腐败。对于消渴脱疽的成因，历代医家均有从湿热方面进行论述，如《脉因证治·疮疡》曰："湿热相搏，肌肉败坏而为脓。"再有《诸病源候论·小儿杂病诸候六·头疮候》云："湿热相搏，折于血气，而变生疮也。"再有《时病论·附论》："疮因湿热。"《丹溪手镜·疮疡二十》"盖疮疡诸症，皆……湿热相搏，肌肉败坏而为脓，故从虚而出经络也。"其中，《灵枢·痈疽》对于脱疽的机理及演变最为全面："营卫稽留于经脉之中，则血涩而不行，不行则卫气从之而不通，壅遏而不得行，气血不行，肢端失于温养，而遂发本病，或因寒气化为热，热胜则腐肉，肉腐则为脓，脓不泻则烂筋，筋烂则伤骨，骨伤则髓消……血枯空虚，则筋骨肌肉不相荣，经脉败漏，熏于五脏，脏伤故死矣。"

3. 消渴脱疽治疗特色

（1）顾护脾胃，重视健运脾胃。

巴卓玛教授认为，消渴脱疽为本虚标实之证，由于脾胃虚弱贯穿于消渴痹症发生、发展的全过程，立法处方处处应以脾胃为本，勿损脾胃，即《素问·阴阳应象大论第五》所谓"治病必求于本"，强调脾胃为后天之本，脾胃之气的盛衰对于疾病的转归预后有着极其重要的作用。

由于脾胃虚弱始终影响着消渴脱疽的转归预后，故健脾、益气、和胃应为治疗原则之一。常强调补益脾胃，应遵循脾运为健、胃以通为补的原则，恢复脾胃的运化功能，疏通中焦气机，勿使中焦壅滞。由于脾胃虚弱与湿热内蕴是消渴脱疽两个基本环节，湿热为患，法当清热祛湿，若用药过于苦寒，不仅"热遏湿伏"，而且亦可败伤脾胃，中气愈衰，使病情迁延难愈。因此，苦寒药物的使用应中病即止。化湿不可过于温燥，勿使温燥助热伤阴。治当甘平助运，淡渗利湿，使补而兼通，通而不耗，若一味温化反伤气耗阴，中伤脾胃。在消渴脱疽的进展中，湿热之邪往往耗伤阴液，导致脾胃阴亏之证，治之当养阴益胃，强调用药宜甘凉柔润，不可厚重滋腻，生湿呆脾，为防阴柔之品呆滞气机，处方中当参入芳香、理气及和中、醒脾之品，脾胃气机运转，调畅枢机，助气机流通。要注意到脾胃虚损者，不仅饮食，药物也不易被运化吸收，即所谓"虚不受补"，故在药物用量上，应以质轻量小为原则，缓缓生发脾胃之气，往往效如桴鼓。

消渴脱疽渐至虚实错杂，湿热胶结，病情较深，难求速效，治当缓而图之。寒热并用，攻补兼施，补虚而不留邪，攻邪而不伤正，时刻注重顾护脾胃，脾胃强盛，气血充实，则百病易愈。

（2）宣畅气机，三焦并治。

巴卓玛教授认为，消渴脱疽湿热之邪充斥三焦，阻遏气机，从而出现湿热邪蒙蔽上焦、壅遏中焦、凝滞下焦之证，提出三焦并治之法。上焦治肺，肺为水之上源，主宣发肃降，通调水道。通过宣肺，达到对体内津液的运行、输布和排泄的疏通和调节作用。故用药常选质轻味薄之品，轻苦微辛之品。辛者能散热，可促热邪外透；质轻性薄，可直达病所，轻清透泄，宣畅气机，宣散湿邪外达。中焦治脾，脾胃为气机升降、水液代谢之枢纽，故用药宜甘平助运，宽中顺气，醒脾运脾，复其健运而斡旋上下，恢复脾胃的运化功能，湿热之邪自可得化。下焦治膀胱，膀胱气化不利，小便不出，则水无出路。故用药常选甘淡渗湿之品，使湿邪从小便而去。《寿世保元·卷三·五疸》故曰："治湿热不利小便，非其治也。又曰：湿在上宜发汗，湿在下宜利小便，二法并用，使上下分消其湿，则病无有不安者也。"

三焦"有名无形，主持诸气"，如三焦气运正常，则"呼吸升降，水谷往来，皆待此以通达"。三焦并治使肺气得宣，水道得通，小便得利，邪从外散。湿去则三焦气机宣展，阳气通畅，则自无湿热诸症。

（3）分期治疗，重视外治。

巴卓玛教授强调消渴脱疽的病变存在一个由轻到重的演变过程，各阶段病机也各有特点，因而治疗应"谨守病机"，分期治疗，并突出中医外治在治疗中的作用，将整体与局部有机地结合，内外兼治，以内服药物调整整体机能，以外治法治疗局部病变。同时，巴卓玛教授强调在消渴脱疽的治疗过程中，应充分发挥降糖、调脂、改善循环、营养神经及抗感染的作用，将辨证与辨病有机结合，只有在全身状况改善的情况下，进行熏洗、敷贴、箍围、清创、祛腐生肌等局部治疗，才能提高疗效。

早期治法：此期湿热潜伏于皮肉经脉之间，病情较为清浅，症状不甚显现。此期患者或有恶心、口苦、口干、口黏、困乏、嗜睡、舌苔黄腻。局部症状或有皮肤干燥、脱屑、皮色苍白、疹证，肢体的麻木、酸胀、沉重等表现。此期病机为气机郁滞，湿热内蕴。内治原则为宣畅气机，清利湿热。基础方：太子参15g、炒扁豆15g、茯苓15g、藿香10g、杏仁12g、炒苡仁12g、芦根20g、柴胡20g。

加减：恶心者加清半夏10g、旋覆花10g，困乏、嗜睡者加葛花15g、玫瑰花15g、佩兰15g，皮疹者加蝉衣10g、白鲜皮10g，湿重者加厚朴、香薷，皮肤干燥、脱屑者加当归10g、红花10g，气滞重者加升麻10g、谷麦芽各20g。

外治原则：调气通经。巴卓玛教授提出，此期外治的作用部位在"玄府"及经络，通过调整病变部位的气化及经气运行，促进病邪透达外出。采用的外治法以熏洗为主。基础方：麻黄20g、生姜30g、细辛20g、丁香15g、白芷20g、威灵仙40g，可随证加减之。

中期治法：此期处于疾病的渐进阶段，湿热内蕴于脏腑，伤及营阴，经脉瘀滞，病情入里，症状显露。此期患者或有胃脘闷胀、食欲不振、身热不扬、口渴喜温饮、舌苔黄腻、脉滑缓。局部症状或有肌肉消瘦、肌肤甲错、肢体无力、肿胀疼痛、跛行、肢端青紫、色素沉着、皮毛干枯、趾甲增厚变形等表现，此期病机为湿热壅盛，经脉瘀阻，内治原则为清热利湿，化瘀通经。基础方：太子参20g、炒白术15g、杏仁12g、炒苡仁30g、车前子20g、猪苓15g、苦参10g、冬葵子20g、当归20g、连翘20g。

加减：胃脘闷胀者加厚朴10g、陈皮10g、大腹皮15g，食欲不振者加神曲20g、山药10g，血瘀重者加三七粉（冲）5g、炒桃仁15g、益母草15g，热重者加茵陈蒿15g、栀子15g、黄芩20g，小便不利者加滑石10g、瞿麦10g、白茅根15g，津伤重者加沙参10g、石斛10g，疼痛者加白芷10g、元胡10g。

外治原则：行气化瘀。巴卓玛教授提出，此期外治的原理与早期相同，不同之处在于增强了药物的通经与散邪之力，促进血脉通利，则病邪自去，诸症得除。采用的外治法以熏洗为主。基础方：麻黄20g、金银花30g、细辛20g、川芎20g、当归20g、白芷20g、威灵仙40g，可随证加减之。

晚期治法：此期处于疾病的极期阶段，湿毒蕴结，燔灼脉络，导致肉腐筋烂骨坏，病情危重，症状突出。此期患者或口苦口臭、舌干唇燥、腰膝酸软、疲倦乏力、烦躁失眠、小便赤浊，甚则神志昏糊、舌赤苔垢、脉滑数。局部症状或有下肢红肿、水泡或溃疡，肌肉、筋膜坏死溃烂，骨质破坏等表现。此期病机为湿热毒邪流窜，筋骨肌肉腐败，内治原则为利湿解毒，祛腐生肌。

基础方：太子参20g、炒白术15g、杏仁12g、炒苡仁30g、车前子20g、猪苓15g、陈皮15g、当归20g、蒲公英20g、赤小豆20g。

加减：热盛者加双花20g、黄柏15g、黄芩15g，湿重者加茵陈15g、野菊花15g、土茯苓20g，瘀重剧痛之甚者加穿山甲10g、蜂房10g，湿毒盛者加虎杖15g、败酱草15g、白花蛇舌草15g、半枝莲15g，气虚血瘀、创面不长或创面晦暗者加黄芪20g、党参15g、白及15g，血虚者加阿胶10g、熟地10g，阴虚者加玄参15g、白芍10g、沙参10g，阳虚者加鹿角霜20g、桂枝10g。

外治原则：阻邪内散，祛腐生肌。巴卓玛教授指出，此期综合了中医多种外治疗法，体现了"外科之法，最重外治"的原则，将"阻邪蔓延"与"给邪出路"等治疗原则应用于脱疽的治疗，收到满意的效果。在外治原则的指导下，具体用药可随病症不同灵活选用，下述所用方药均为经验方或院内制剂。对于局部有红肿病变者，采用敷贴疗法，直接作用于病变部位，选用金黄膏或消定膏外敷。对于创面周围组织的处理，采用箍围疗法，阻邪蔓延，可在疾病的全过程使用，选用金黄膏或青黛膏外敷。脓肿形成或脓出不畅者，根据创面的大小及早选用切开引流疗法或蚕食疗法处理创面，脓腐不尽者，可酌情外用八二丹、九一丹引流。腐脱新生时，则以"化瘀生肌"为主，酌情外用生肌散、云南白药及生肌玉红膏，以生肌长皮收口，直至创口愈合。在此阶段可酌情选用熏洗疗法，方药可参照内服中药加减使用。如果感染较重，应及早行截足趾术或截肢术，以防毒邪蔓延危及生命。

（4）治未病。

巴卓玛教授非常重视"治未病"思想在消渴脱疽治疗中的运用，强调预防是消渴脱疽防治的关键，预防教育、精神调摄及饮食调养三者均必不可少。

预防教育时应让患者了解和掌握一些消渴脱疽的基本知识及自我保健的方法，诸如选择合适的鞋袜，面料以棉质、通气性好的为主；避免赤足走路；修剪趾甲时应特别注意防止伤及皮肤；泡脚时要注意测试温度，且时间不宜过长；如足部出现畸形，及早选用特制的鞋具。

精神调摄中应让患者避免精神过度紧张，保持乐观、愉快的心情，注意休息，适当参加体育锻炼，诸如游泳、太极拳、气功等有氧运动，在疾病的各个阶段均能起到事半功倍的效果。

饮食调养中，首先劝诫患者戒除各种不良嗜好，做到戒烟少酒，少食油腻及油炸辛辣等食品。应增加富含食物纤维、果胶及新鲜蔬菜的进食比例，做到粗细搭配，主副合理。必要时，可依据不同阶段制定相应的食疗方案。

十六、蔡炳勤老师分期外治糖尿病足筋疽型经验[①]

糖尿病足是糖尿病常见的并发症之一，是由于糖尿病周围神经病变及各种不同程度末梢血管病变而导致下肢感染、溃疡、深部组织破坏。"糖尿病足筋疽型"是最早由上海奚九一教授提出，即"糖尿病足肌腱变性坏死症"，指除神经、血管因素外，皮肤、肌腱、骨骼等组织均发生病变的一种类型，其特点不同于缺血性坏疽，局部肿胀、潮红、灼热，渐至湿性坏死，但患足血供尚好，肢端缺血症状并不严重，大多足背动脉及胫后动脉搏动良好，无明显静息痛，多伴有"三高"（高血糖、高血沉、高白细胞）及"三低"（低蛋白、低红细胞、低血红蛋白）。糖尿病足发病机制复杂，治疗周期长，医疗费用高，致残致死率高，目前为医学界的研究热点之一。治疗方法多样，但由于其病情发展复杂，一些现代治疗方法在临床中也存在一定局限性。

蔡炳勤教授在总结分析各种中医外治法的基础上，根据糖尿病足筋疽不同时期的发病特点，在内科综合治疗的基础上，采用急性感染期、好转缓解期、恢复期三个时期外治方法。具体方案如下。

1. 急性感染期（发病至术后第 1 ～ 4 天）

临床表现为患肢局部症状明显，患足肿胀，或呈巨趾、巨趾性肿胀，张力较高，无波动感；局部色红、灼热，逐渐皮下积液，波动感增强，有稀薄棕褐色、腥臭脓液溢出，其病情发展急骤，有明显炎性反应，可蔓延至全足及小腿，有不同程度的肌腱变性、水肿、坏死现象。患者往往伴有高热、精神疲倦等全身中毒症状和高血糖、酮症、脓毒血症等严重并发症，患者需住院治疗。

外治原则：纵深切开、充分引流。基础治疗：控制血糖，使用敏感抗生素，治疗合并症等。

治疗方法。

（1）腰麻或静脉全麻下沿肌腱走形行纵深切开，不留死腔，并用胶片贯穿引流。

（2）术后第 1 ～ 4 天采用中药"渴疽洗方"足浴。渴疽洗方：大黄、乌梅、五倍子各 30g。以 3L 水煎至 1.5L，每次足浴 20 ～ 30min，每日 1 ～ 2 次，外洗溶液的温度严格控制在 38℃ ～ 42℃。

（3）中药足浴后，行局部换药。双氧水、生理盐水外洗后，适当剪除部分坏死组织，用消炎油纱（本院制剂）局部外敷创面，每日 1 次。

2. 好转缓解期（术后第 5 天 ～ 2 周）

表现为局部肿胀逐渐消退，坏死组织开始脱落。患者已无发热，精神好转，高血糖、酮症、全身中毒感染等严重并发症得到有效控制，以住院治疗为主。

外治原则：蚕食清创、持续灌注。基础治疗：控制血糖、治疗合并症等，可停用抗生素。

[①] 王建春：《蔡炳勤教授学术思想和治疗周围血管疾病经验整理与临床研究》，广州中医药大学学位论文，2011 年。

治疗方法。

（1）术后第5天拔除胶片引流。

（2）按急性期中药渴疽洗方足浴方案实施。

（3）足浴后，用生理盐水外洗创面，用祛腐生肌油膏（或祛腐生肌油纱）（本院制剂）局部外敷创面，每日1次。

3. 恢复期

表现为患者无明显全身症状，遗留足部创面、窦道。

外治原则：祛腐生肌。基础治疗：控制血糖等。

治疗方法：以门诊治疗为主，基本由患者或家属操作，每周门诊复诊1次。方法：中药足浴后行局部换药：双氧水、生理盐水外洗后，适当剪除部分坏死组织后包扎创面，每天1次。用祛腐生肌油膏（或祛腐生肌油纱）外敷，至创面、窦道愈合。

目前，糖尿病足的具体发病机制尚未完全清楚，但多数学者认为本病与长期糖代谢障碍致周围神经机能不全，末梢血管闭塞，肢端组织缺血缺氧，局部皮肤、软组织受理化因素致伤而感染有关，普遍认为神经血管病变、感染、溃疡、坏疽是其主要病理环节，属中医的"脱疽"范畴。蔡炳勤教授认为，糖尿病足局部有红肿热痛，喜凉怕热的特点，中医辨证属于"热瘀证"。《诸病源候论·痈疽病诸候·疽候》曰："发于足趾，名曰脱疽。其状赤黑，死；不赤黑，不死。治之不衰，急斩去之，活也；……赤疽发额，不泻，十余日死。其五日可刺也。其脓赤多血，死；未有脓，可治。"说明局部外治的重要性。蔡炳勤教授认为，感染贯穿糖尿病足的始终，有效降低血糖、控制感染，使坏疽局部得到恰当处理，意味着去除感染源。因此，急性感染期，我们针对糖尿病足筋疽型的特点，纵深切开、充分引流。一般在腰麻下沿肌腱走形行纵深切开，不留死腔，充分保证引流通畅。

但糖尿病足属于中医"发于四末，药物难达"的疾病，长期、大量应用抗生素，非但无益，而且有害。蔡炳勤教授认为，根据糖尿病足筋疽型足底组织坚韧部位高糖、多水的特点，局部治疗宜清热解毒、利湿消肿为主。渴疽洗方中生大黄属苦寒之品，有凉血解毒、逐瘀通经的功效；乌梅味酸涩，以其酸收见功；五倍子味酸、涩，有收湿敛疮的作用。运用渴疽洗方足浴，活血祛瘀与清热解毒并用，在局部发挥清热解毒、抗炎抑菌、改善血运的效应，尤其对发生于足底组织坚韧部位高糖、多水的病灶，有渗透、吸湿、荡涤、清洁之功。糖尿病足恢复期遗留难以愈合的溃疡，用祛腐生肌膏或油纱外敷，能促进肉芽的生长，加快创面的愈合。

因此，蔡炳勤教授认为，对于糖尿病足筋疽型，中医外治分期治疗，能明显提高临床疗效，可操作性强、经济有效、技术相对规范，是较好的中医外治糖尿病足筋疽型方案，值得推广应用。

十七、黄祥武主任医师治疗糖尿病足临床经验介绍[①]

糖尿病足是糖尿病的严重并发症之一，也是糖尿病患者致残的主要原因之一，治疗较为棘手，中医药治疗糖尿病足有较好的疗效。荆州市中医院黄祥武教授是全国第三批老中医药专家学术经验继承工作指导老师，湖北省名中医，荆州市中医药学会原理事长。黄祥武教授运用中医药辨证治疗糖尿病足多年，经验丰富。现将黄祥武教授经验整理如下。

1. 对病因病机的认识

中医学古籍文献中没有关于糖尿病足具体病名的记载，类似糖尿病足的记载多散在于消渴、脱疽等病证之中。如《诸病源候论·消渴候》曰："其病变多发痈疽。"《圣济总录·消渴门》曰："消渴者……久不治，则经络壅涩，留于肌肉，变为痈疽。"《卫生宝鉴》曰："消渴病人或足膝发恶疮漏疮，至死不救。"《诸病源候论·消渴病储论》云："津液竭，则经脉涩，经脉涩，则营卫不行，热气留滞，故成痈疽。"这些中医学古籍文献说明，糖尿病足乃消渴病的继发病，且难以治愈。

黄祥武教授认为，导致该病的主要原因有二：一为内因，因病久耗伤人体气血阴阳，气虚无力推动血行；阴虚、血虚不能濡润四末；阳虚不能化气利湿，导致筋脉失养，湿邪内生，湿邪蕴久化热，湿热蕴蒸，使虚损之筋脉腐败，热灼津血，血行失常，瘀阻下肢脉道，瘀阻日久，脉络闭塞，筋骨皮肉失去气血之荣养，热腐成脓。二为外因，湿、寒等邪侵犯，导致湿邪内蕴，聚湿生痰，寒凝筋脉，气滞血瘀，痰瘀阻络，久则患肢失于濡养，进而坏死而成坏疽。

2. 辨证论治

黄祥武教授认为，治疗糖尿病足要辨病与辨证相结合，辨病配合运用降糖药合理控制患者血糖，辨证需要把握糖尿病足本虚标实、虚实夹杂的证候特点，抓住临床表现主要矛盾，辨清证型，确定治则，再选方遣药，随证加减。临床主要分三个证型：气血两虚证，阳虚寒凝证，痰瘀阻络证。治疗根据"急则治其标，不忘治其本，缓则治其本，适当治其标"的原则，结合"久病必虚，久病必瘀，久病入络"的理论，辅以养血活血通络之品。

（1）气血两虚证。

患肢疼痛较轻，患处皮肤颜色淡暗，创口脓汁清稀，肉芽淡红不鲜，经久不愈，伴有神疲乏力，面色㿠白，少气懒言，心悸失眠，舌淡、苔薄白，脉弱。治宜补益气血，生肌止痛，方用八珍汤加减。处方：黄芪15g，党参、当归各12g，白术、茯苓、熟地黄、赤芍、白芍、川芎、木香各9g，甘草6g。畏寒肢冷者加附子、干姜各9g；口干者加天花粉12g，乌梅9g。每天1剂，水煎服。

（2）阳虚寒凝证。

患肢麻木发凉、胀痛，遇冷疼痛加剧，皮肤厥逆不温，得温则减，颜色苍白或青

———————
① 黄江荣，黄蔚：《黄祥武主任医师治疗糖尿病足临床经验介绍》，载《新中医》2012年第2期，第139－140页。

紫，溃疡脓腐不化，形寒肢冷，伴腰膝冷痛，喜温，舌淡、苔白滑，脉沉迟或沉细。治宜温阳散寒，养血通脉，方用当归四逆汤加减。处方：当归、淫羊藿各 12g，熟地黄、桂枝、白芍、桃仁、红花各 9g，细辛、通草、肉桂、甘草各 6g。冷痛剧者加附子 12g，干姜 9g；患处皮肤紫暗或舌有瘀斑者桃仁、红花改为三棱、莪术各 12g。每日 1 剂，水煎服。

（3）痰瘀阻络证。

患肢肿胀，顽麻疼痛，痛有定处，状如针刺，步态跛行，患处肤色暗红或紫黑，伴胸闷脘痞，纳呆，泛吐痰涎，舌胖色暗或见瘀斑、苔白腻腐，脉沉弦滑。治宜化痰散结，活血祛瘀，方用二陈汤合桃红四物汤加减。处方：当归 12g，半夏、陈皮、茯苓、白芥子、桃仁、红花、白芍、熟地黄、川芎、干姜、桂枝各 9g，甘草 6g。肢冷畏寒者加附子 9g，桂枝改为肉桂 6g；疼痛剧者加制穿山甲 6g。每日 1 剂，水煎服。

3. 辨治经验

（1）结合外治。

黄祥武教授治疗糖尿病足常内外合治，具体的做法是每晚用当天的内服中药方药渣再煎液熏洗患处 15min，药渣热敷患处 30min，熏洗和热敷时温度适宜，避免烫伤。如创口已溃，创面脓液较多者，常规清创消毒后只采用熏法，待创口愈合后再配以洗和热敷。

（2）善用引经药和通络药。

因糖尿病足为下肢患病，黄祥武教授在治疗时常加入牛膝作为引经药，引药下行，通达下肢。结合"久病入络"理论，常辅以通络之品，如见患肢麻木，加地龙、蜈蚣等。

（3）注重调理脾胃和调畅情志。

脾胃为后天之本，脾胃功能正常，则气血生化有源，有利于疾病的治疗与康复。黄祥武教授常在遣方用药时配以六君子汤调理脾胃。糖尿病足患者一般病程都较长，患者精神负担较重，忧思伤脾，患者情志异常可加重病情。黄祥武教授在治疗时注重调畅患者情志，指导患者采用正确治疗方法，鼓励患者与疾病作斗争，保持心情愉快，常常能达到事半功倍的效果。

十八、刘学勤治疗糖尿病足临床 10 法①

刘学勤教授是开封市中医院主任医师，国家中医药管理局第 2、3 批全国名老中医学术继承导师，享受国务院特殊津贴的著名中医药专家，悬壶近 60 载，学验俱丰，善治各类疑难杂症。现将刘学勤教授治疗糖尿病足的经验撷取精萃介绍如下。

1. 病因病机认识

糖尿病足属于中医学"消渴""血痹""脱疽"范畴。刘学勤教授认为，先天禀赋不足、饮食失节、劳欲过度、五脏柔弱是消渴病的主要病因病机。消渴日久，气阴耗伤、燥热内生，脾胃虚弱、痰湿不化，血行不畅、筋脉失养，湿热下注而致肢端坏疽；

---

① 姚沛雨：《刘学勤治疗糖尿病足临床 10 法》，载《深圳中西医结合杂志》2010 年第 3 期，第 163 - 166 页。

或因外界邪毒侵袭，郁滞脉络，瘀久化热，热毒内蕴，皮肉渐腐，发为脱疽。本病属本虚标实之证，本虚以气、血、阴、阳为主，标实则有血瘀、痰湿、寒凝、湿热、热毒之不同。但瘀血阻络是贯穿各阶段的基本病机。即如《圣济总录·消渴门》云："消渴者……久不治，则经络壅滞，留于肌肉，变为痈疽。"

2. 中医辨证论治

刘学勤教授在长期的临床实践中总结历代医家学术思想及现代知名学者的观点和经验，并根据糖尿病足的病变特点、病情发展规律及病机特征，总结出糖尿病足的治疗10法，现将其介绍如下。

（1）益气通络，活血化瘀。

此法用于有气虚血瘀证候的初期糖尿病足患者，症见足部麻木刺痛，痛有定处，足部皮肤无明显变化，有轻度的深浅感觉障碍，行走时有踩棉花感，舌质淡或暗，舌底脉络瘀滞，苔薄白，脉细或涩。辨证属气虚血瘀，治以益气通络、活血化瘀。药用四君子汤加减：党参15g，生白术12g，生山药15g，川牛膝15g，红花9g，水蛭15g，鸡血藤30g，苏木30g，炙甘草6g。刘学勤教授指出，此方应用之妙在于水蛭和苏木的使用《医学衷中参西录》云："水蛭，味咸，性平，善入血分，破瘀血而不伤新血，有利而无害也。其破瘀血者乃此物之良能，非其性之猛烈也。"《本草经疏》云："苏木，咸主入血，辛能走散，败浊瘀积之血行，……能祛一切凝滞留结之血。"《医学启源》云："苏木，破死血。"刘学勤教授通过多年经验，总结水蛭用量多在15～30g之间比较合适，临床疗效显著而极少有不良反应；而小量苏木内服能够明显改善糖尿病足肢体麻木疼痛症状，用量在15g左右为佳，且配合党参即为二味参苏饮，有补中寓泻之法，共奏补气行血之妙。

（2）健脾化湿，化痰逐瘀。

此法用于糖尿病足初期脾虚湿盛的糖尿病足患者，症见神疲乏力，患足麻木或伴疼痛，头重如裹，喜睡，便溏，舌质淡，舌体胖大，苔滑或腻，脉弦滑。治以健脾化湿，化痰逐瘀。药用香砂六君汤加减：党参15g，炒白术15g，茯苓30g，白扁豆12g，陈皮9g，清半夏12g，炒木香6g，砂仁6g，红花12g，鬼箭羽30g，炙甘草6g，如伴见足部浮肿，可加用泽兰30g、泽泻15g、坤草30g以利湿化瘀。

（3）滋阴清热，补肾行血。

此法用于糖尿病足病程中期有阴虚火旺、瘀血阻络证候的患者，症见患足暗红肿胀，疼痛剧烈，昼轻夜重，伴见腰膝酸软，口渴不欲饮，大便秘结，舌红或绛红，少苔，舌下脉络迂曲，脉弦细而数。治以滋阴清热，补肾行血。刘学勤教授据清唐容川《血证论·发渴篇》中"瘀血发渴者，以津液之生，其根出于肾水，……有瘀血，则气为血阻，不得上升，水津因不能随气上布"的论述，认为瘀血发渴，渴而在肾，肾虚致渴，从而以知柏地黄汤加减治疗本病。药用：生地15g，生山药15g，山萸肉15g，丹皮15g，丹参30g，玄参15g，茯苓15g，泽泻12g，知母9g，黄柏6g，赤芍30g，鬼箭羽30g。如伴见潮热盗汗者，可酌加地骨皮12g、制鳖甲30g。

（4）清热解毒，苦寒直折。

此法用于糖尿病足病程急性期热毒炽盛的患者，轻者患肢皮肤潮红，肿胀发热，疼痛，局部有小的溃疡或坏疽；重者伴有高热，患足严重肿胀，皮肤红肿或发暗、发黑，或患肢溃破，脓液较多，且有恶臭味，舌质红或绛，苔黄腻或黄燥而厚，脉洪数或滑数。治以清热解毒、苦寒直折，佐以活血化瘀。药用五味消毒饮加减：金银花30g，连翘15g，紫花地丁10g，冬葵子15g，野菊花30g，蒲公英30g，牡丹皮15g，川牛膝15g，当归20g，花粉20g，白芷15g，黄芩15g，三七3g，若疼痛甚者加生乳香12g、生没药12g；瘀血较重、患肢皮肤色暗红或紫斑者，加赤芍30g、鸡血藤30g。刘学勤教授认为，寒凉过度易伤及脾肾阳气，稍有大意则病情急转直下，由热转寒，由实转虚，故需中病即止，以防冰伏之患；同时对于皮下已经形成脓肿的部位要及时切开引流，对于坏死组织要彻底外科清除，既减少了毒素的吸收，又能促进气血的流通，促进患肢恢复。

（5）清利湿热，化瘀排毒。

此法用于糖尿病足急性期湿热毒盛的患者，相当于现代医学的湿性坏疽，主要临床表现为患肢皮肤红肿溃烂，且向周围皮肤扩散较快，流暗红色腐臭脓液、疼痛剧烈，跌阳脉搏动减弱或消失，足端暗红甚至发黑，常伴有烦躁、壮热口渴，呕恶、纳呆、便秘、尿黄浊，舌红苔黄腻，脉滑数等症。治以清利湿热、化瘀排毒，药用四妙勇安汤合仙方活命饮加减：金银花30g，连翘30g，当归15g，赤芍15g，制山甲10g，天花粉15g，乳香15g，没药15g，延胡12g，玄参15g，生甘草5g。对于舌苔厚腻者可适加砂仁9g、黄连9g、藿香12g、佩兰12g，疼痛剧烈者可适加三棱12g、莪术12g，同时需及早清除坏死组织，充分暴露创口，以免使毒素过度吸收，感染蔓延扩大。

（6）温阳散寒，养血活血。

此法用于糖尿病足患者因消渴日久，阴损及阳，阳气亏耗，阴寒内盛，血因寒凝，阳不外达四末者。症见患肢麻木冷痛，足部皮肤苍白，触之冰凉，夜间及遇寒加重，跌阳脉搏动减弱或消失，步履不稳，或趾端紫暗，局部病灶腐烂，但脓水不多，腐肉干枯，甚至局部漫肿，舌嫩或紫暗，苔白或滑润，脉沉迟而细。治以温阳益气，活血养血，佐以化瘀。药用阳和汤加减：熟地黄30g，肉桂3g，鹿角胶（烊化）9g，白芥子6g，赤芍20g，黄芪50g，炮姜6g，当归20g，桃仁15g，穿山甲12g，三七3g。加减：疼痛者加制川乌6g、细辛6g、全蝎10g、大蜈蚣2条、生乳香12g、生没药12g、川牛膝15g；下肢紫暗者加鸡血藤30g、水蛭30g。

（7）益气养血，托腐生肌。

此法用于糖尿病足恢复期，因久病正气耗伤，气血亏虚，难以鼓邪外出，症见精神倦怠、低热、心悸气短、自汗、不思饮食、面色萎黄；患肢疼痛减轻，创口脓液清稀，创面经久不愈，溲清便溏，舌淡有齿痕，苔腻，脉沉细无力。治以益气养血、托腐生肌。药用黄芪桂枝五物汤合八珍汤加减：生黄芪50g，党参30g，桂枝12g，当归12g，白术15g，茯苓30g，川芎9g，熟地黄15g，白芍12g，天花粉15g，陈皮6g，白及9g，鸡血藤30g，炙甘草6g；兼腰膝酸软、低热盗汗者加枸杞子15g、女贞子15g、龟板30g；兼形寒怕冷、小便清长者加肉桂6g、补骨脂15g、淫羊藿15g、鹿角胶（烊化）15g；痛甚者加乳香15g、没药15g。

（8）重视外治，辨证用药。

刘学勤教授在糖尿病足的治疗上采用内治法的同时亦注重外治法。他认为，在辨证论治的前提下，外治之理和内治之理相同，传统医学对外治法有十分丰富的临床理论和经验，很多时候外治法比内治法见效更快、疗效更好，且患者有更好的依从性。刘学勤教授认为，糖尿病足的外治法应用的最佳时机在于发病初期，症见趾端发凉、麻木疼痛，肤色变暗，感觉障碍或有轻度的红、肿、热、痛症状，因此时邪在络脉，尚未深入，外治法更易直达病所、驱邪外出。此期，刘学勤教授常用自拟方糖痛外洗方治疗以散寒止痛、温经活络。药用：生川乌30g，生草乌30g，鸡血藤30g，苏木30g，罂粟壳15g，全当归30g，透骨草30g，皂角刺15g，土元15g，水蛭15g，赤芍15g，细辛15g，川芎12g，花椒10g，白芥子6g。若局部红、肿、热、痛者，去生川乌、生草乌，加金银花30g、连翘30g、忍冬藤30g、玄参30g、川牛膝30g、蒲公英30g、败酱草30g，以养阴凉血、清热解毒。用法：以上药物共煎，取药液2000～3000mL，在药物刚煎好时可以用蒸汽熏蒸，待药液温度降至40℃左右后浸泡患足，每次浸泡30min左右，每天泡足2～3次，每剂药物可以连续使用1～2日，以充分利用。一般外洗10～15日即有明显疗效。

（9）中西合参，各取其长。

刘学勤教授在应用祖国传统医学治疗糖尿病足的同时更注意现代医学的运用。他认为中西医各有所长，应该各取其长、避其短，中西医联合治疗比单一的治疗方法疗效更好，起效更快。在糖尿病足的血糖控制上，他建议患者及时使用胰岛素治疗，以使血糖控制在理想的水平；对于感染明显的患者，他建议务必取分泌物做药敏试验，有针对性地选择抗生素，尽早控制感染，防止病情恶化。对于足部坏疽久治不愈、局部分泌物多、久不敛口且合并低蛋白血症者，应配合静脉注射液，适当补充必需蛋白质、氨基酸、白蛋白等促进创面早日愈合。在创面的处理上严格无菌换药，换药后予高锰酸钾混合液局部冲洗，配置方法为高锰酸钾与生理盐水、胰岛素、654－2注射剂以0.5g：100mL：40U：30mg的比例配制成溶液，冲洗创面。

（10）健康教育，不容忽视。

《备急千金要方》言："治之愈否，属在病者。若能如方节慎，旬月而瘳。不自爱惜，死不旋踵……其所慎有三：一饮酒，二房事，三咸食及面。"刘学勤教授认为，消渴病的善后调息非常重要，因此糖尿病足的治疗和预防当从无并发症时开始。随着近年来糖尿病足患者的不断增多，医疗工作者已经不能再把宣传教育当作治疗的补充，而应该从根本上重视它，将其视为一种必不可少的治疗手段。近10年来，刘学勤教授身体力行，为该病的健康教育工作做出了不懈努力：①将糖耐量减低（IGT）、高胰岛素血症及肥胖者、有消渴家族史者以及一般群众均列为教育对象，告诫他们不要轻信一些虚假广告，明确糖尿病的治疗必须是长期、综合而全面的，需要患者及家属与医护人员密切配合才能预防和降低糖尿病足的发病率；②帮助患者制定合理的膳食食谱，做到定时定量，持之以恒，首先降低糖尿病患者的发病率，才能降低糖尿病足的发生率和致残、致死率；③嘱咐患者戒除烟酒，适当运动，保持情绪豁达、思想开朗，增强战胜疾病的信心，主动调整生活方式，进行有效的自我护理；④通过举办学习班，制作彩页及每年世界糖尿病日的义诊活动，将患者需要掌握的相关知识与操作技术认真宣讲，如胰岛素的注射技术、血糖仪的正确使用、糖尿病周围神经病变和糖尿病足的日常生活护理等；

⑤开通免费电话，欢迎广大群众进行健康咨询，并根据所掌握的患者资料进行个别指导。刘学勤教授特别强调，宣传教育搞得好，能够创造良好的治病环境，可以达到"治未病"和事半功倍的效果。

3. 结语

糖尿病足是不同于普通足部溃疡、坏疽的疾病，它是继发于糖尿病微血管、大血管、神经病变的基础上又合并感染的严重病变，治疗难度大，致残率较高。近年来，随着中医药治疗糖尿病足的研究不断发展，中医药治疗糖尿病足的优势逐渐显现出来，弥补了西医治疗的不足，中西医结合治疗糖尿病足取得较好的疗效。刘学勤教授认为，糖尿病足临床症状复杂多变，既有全身症状等内科方面的表现，又有局部症状等外科方面的表现。因此，临床治疗在西医控制血糖、感染，改善微循环，营养及支持治疗的基础上，根据糖尿病足不同症状辨证施治，内服外治并重，从而达到扶正祛邪、标本兼治的目的。

纵观刘学勤教授辨治糖尿病足的临床经验，宣传教育在先，以解除患者顾虑，继之以中医辨证论治为基本原则，结合现代医学知识，综合治疗。以上诸法临证可用一法，亦可两法三法同用，关键在于权衡病机，辨证准确，选法得当，遣药精细，方可得心应手，取效满意。

十九、糖尿病足溃疡外科证治特色①

1999 年，WHO（世界卫生组织）对糖尿病足溃疡定义为糖尿病患者由于合并神经病变及不同程度血管病变而导致的下肢感染、溃疡形成和（或）深部组织破坏。糖尿病足为糖尿病的严重并发症之一。吕培文教授认为，糖尿病足溃疡及坏疽治疗难度大的现状，与该病有多种致病因素有密切关系，如血管病变、神经病变、感染、压迫等多种因素，因此不能单一从糖尿病或局部溃疡入手，而应采取中西医结合、多学科综合治疗的手段进行全面综合治疗与管理，从而进一步降低截肢率的发生，提高患者生活质量。

本病证属中医"脱疽"范畴，其基本病机为消渴日久、气阴耗伤、气阴不足为根本。由于平日饮食不节致使脾胃运化受损，起居情志失常，劳倦思虑等日久累及肝肾精血，脾肾虚损变生湿浊内蕴，导致经脉阻隔、脉络凝滞，因外伤或外感毒邪，以致热毒腐筋蚀骨，若病势进一步发展，则因毒热灼阴，可现五败之象。

1. 阴阳气血辨证特点

吕培文教授在积累多年经验的基础上，秉承先师经验，认为本病的辨证原则即从阴阳、气血入手，虽溃疡坏疽病变部位不同、深浅不同、病程不同，但究其根本即在于阴阳之别、气血之异。

脱疽在按其阴阳属性辨别中应属于阴证。吕培文教授强调，由于本病病因复杂、病机多变，病情发展中，常可出现红肿热痛等阳证表现，故《灵枢》中称之为"脱痈"，属于阴中之阳证。病性之阴阳，大多为动态变化，随着病情的发展，病性也会随之变

---

① 郭娴：《吕培文教授学术思想、临床经验总结及应用调和气血法治疗动脉硬化闭塞症临床研究》，北京中医药大学学位论文，2016 年。

化。因此，在临床中常可见到半阴半阳之证的状态，而此阶段则是疾病转归的关键所在，若处理得宜，则疾病向愈；若处理失当，耗损正气，邪盛正衰，则使疾病进一步恶化发展。

外科最基本病机即在于"经络阻隔、气血凝滞"，因此气血是正气之本，疾病的产生均以气血的病理变化为基础。气血的盛衰，直接关系着疾病的发生发展，并贯穿于临床表现的各个阶段，如局部肿胀、破溃、坏死、收口、愈合的过程中。

2. 消、托、补三法与固护脾胃的理解

李东垣创立"内伤脾胃、百病由生"的论点，吕培文教授在临证中尤其注重固护脾胃的重要作用，对治法、方药等方面，固护脾胃之法具有很大启发和指导作用。外科疮疡诸多疾病的发生、转归、恢复与气血、脾胃盛衰有密切的关系。若气血生化无源，易出现疮疡或走黄，或陷变等危急重症的发生。

消法、托法、补法是疮疡内治法中的主要治法，调理脾胃的治疗思想则贯穿始终。

消法：应用消散类的药物，使初起的疮疡能够消散于初始阶段，尽量使邪毒未聚而成脓，这是一切疮疡壅肿初起的治法总则，运用范围极为广泛和灵活。但疮疡初期，如果患者素体脾胃虚弱，正气不足，或处于慢性病症迁延不愈而又诱发新的急性期表现时，则应在消散药中加入调理脾胃之品，只有脾胃旺盛，正气存内，才能使病邪不得入里致病。

托法：应用补益气血和透脓外出的药物，以扶助正气、托毒外出，避免毒邪扩散以及内陷，本法适用于疮疡成脓、溃后期。吕培文教授强调，这一阶段是疮疡类疾病治疗非常重要的关键时期，病势转归与应用方法的时机、药量等密切相关。吕培文教授认为，托法还应进一步细化分为清托、透托、补托、缓托等不同方法，用药的药味与药量也不尽相同。吕培文教授在临证中一直强调药性的平和，在辨别邪正盛衰的基础上，尽量应用平和之品，以免耗伤正气，而致正虚邪恋，使病程进入缠绵难愈的阶段。

补法：即应用补益之品以恢复其正气，助其新生，使创口早日愈合的治疗原则。溃后如何敛疮生肌愈合是疮疡治疗后期的关键。临床上常见局部痈疽溃后日久，脓液已去而新肌不生，是临床治疗的难题与关键所在。探究其病机，主要是脾胃虚弱导致气血生化无源，而无以新生。明薛己曰："生肌之法，当先理脾胃，助气血为主。"由此可见，促气血生化之源重在调理脾胃，使气血充沛而加速肉芽生长之力，其核心即在于应用调理脾胃之品，恢复正气以助养其新生。

吕培文教授临证经验认为，消、托、补三法在临床上应辨其时机，灵活运用，如清与托相结合、补与托相结合等等。总结吕培文教授常用调和脾胃之品，如沙参、黄精、麦冬、山药、生地、白扁豆、花粉等药，但在辨阴阳、虚实、寒热的基础上配合应用，用量不宜过大，切中病机为宜。同时还可以配合健脾和胃之陈皮、苍白术、炒枳壳等清补并行，充分体现了调和之法的精髓。

3. 外科和法特色分析

"治病不能踏人而去"，此原则针对以老年患者居多的糖尿病足的证治中尤其适用。由于本病在出现坏疽时，大多整体情况较差，伴有感染、缺血表现，如果只是针对局部红肿情况，而大量应用清热解毒、托里透脓之品，恐因苦寒之品而耗伤正气，邪未尽、

正已伤，而致病势进展。

吕培文教授临证不用奇方怪药，方药药味精当，药性大多平缓，如需应用峻猛之品，则注重中病即止的原则。糖尿病足属中医外科疮疡中的一类较为典型的类型，其治疗原则遵循外科消、托、补三法。吕培文教授在结合此类疾病特点的基础上，提出了"调和"之法的运用，此法的灵活运用实则为在阴阳气血辨证准确的基础上，将消、托、补三法有机地结合起来，扶正祛邪兼顾，在"调"的总则下辨证审因，贵在谨守病机，治病求本。

吕培文教授强调，"和"在疾病的不同阶段其表现也是各异的，只有对本病的临床表现、病因病机及疾病的转归了然于心，才能真正领悟调和之法的核心思想。"调"的治疗重在调整人体阴阳气血偏盛偏衰的失衡状态，重新恢复气血阴阳的动态平衡。调和之法，即将消、托、补三法融会贯通、灵活运用之意。

4. 内治法证治原则

（1）气阴不足，寒极生热，热盛肉腐——本证为阳证表现阶段。

主要症状：肢端红肿溃烂，渗出较多，恶臭，创面界限不清，腐肉不脱，疼痛剧烈，创周红肿，皮色紫暗，皮温不高。次要症状：口干咽燥，心烦乏力。舌脉特点：舌质红，苔黄或黄腻，脉细数。

治则：养阴清热，托里生肌。

方药：吕培文教授糖尿病足一号方加减（元参30g、连翘30g、公英60g、白花蛇舌草30g、赤芍15g、石斛20g、花粉15g、炒山甲10g、生黄芪30g、牛膝15g、地龙15g、鸡血藤15g、泽泻15g、元胡15g、川楝子15g、生甘草10g）。

加减运用：若疼痛较重加罂粟壳18g；若湿性坏疽明显，可加用利湿之品，如生薏米、茵陈、车前子、土茯苓、泽泻等。

（2）血瘀阻络，毒热未尽——本证适用于半阴半阳证阶段。

主要症状：肢端感染经中西医结合治疗及切开引流后，创面微煉不热，分泌物减少，创周组织半硬半肿，足部呈紫黑色，伴有胀痛或麻木。次要症状：口唇紫暗，气短、口干、不思饮。舌脉特点：舌淡暗苔薄黄，脉细滑。

治则：化瘀通络，温补脾肾，清解余毒。

方药：吕培文教授糖尿病足二号方加减（生黄芪60g、太子参30g、元参30g、丹参30g、石斛15g、苏木30g、鬼箭羽15g、川芎10g、菟丝子30g、枸杞子30g、鸡血藤30g、桂枝10g、连翘30g、金银藤30g、白芥子10g、牛膝15g）。

（3）脾肾阳虚，腱枯骨损——本证为阴证表现阶段。

主要症状：肢体麻木、怕凉，患肢皮肤干燥，患足或趾变黑，肌腱坏死，腐骨外露，创面灰白色，分泌物清稀，或如粉浆，或干洞，色紫暗。次要症状：面色苍白或萎黄，手足畏寒，大便干燥或溏薄不定，夜尿多。舌脉特点：舌淡苔白，脉沉细无力。

治则：健脾益肾，回阳生肌。

方药：回阳生肌汤加减（生芪90g、党参30g、当归12g、鸡血藤30g、桂枝10g、茯苓30g、丹参30g、鹿角（胶）霜15g、附片10g、元参30g、苏木15g、补骨脂10g、肉桂10g、牛膝10g、陈皮10g、山药15g）。

5. 中医外治特色简述

中医外治法证治特色历史久远，特色鲜明。外科之法，最重外治。尤其针对糖尿病足溃疡这类局部病变表现突出的病证，必要内外治相结合，而外治法的运用，更需辨证施治，细加分析，灵活运用，根据疾病发展过程的不同时期，结合局部阴阳气血辨证原则，对于创面形态、分泌物多少、颜色、质地、气味等仔细辨识，选用不同的方法。吕培文教授强调，外治法应用是否得当，对于疾病的治疗具有直接的影响，这也是突出中医特色与西医一般创面处理不同的重要表现。

（1）溻渍法。用液体药物洗涤创面，是中医传统外治法之一，通过药液的洗涤之力，可以祛除创中脓血秽物。吕培文教授强调采用药液流动应用方法，故又叫溻渍荡洗。本法需辨证气血阴阳不同，施以不同方药。

溻渍Ⅰ号（马齿苋、蒲公英、黄柏、苦参等）：适用于热盛肉腐证，水煎1000mL，每日换药前泡洗患足20min。其目的在于抑制过度炎症反应及促进创面引流作用。

溻渍Ⅱ号（红花、苏木、伸筋草、桂枝等）：适用于气虚血瘀证和脾肾阳虚证，水煎1000mL，每日换药前泡洗患足20min。可改善创面微循环，激活静止状态细胞。

（2）掺药法。用含有中药膏剂的纱条外敷、引流创面，每日换药1～2次。

化腐生肌：适用于热盛肉腐证，创面腐溃，坏死组织及脓液较多。方药：红纱条（朱砂、红粉等）；加速细胞的凋亡，促进坏死组织的溶解和排除。

活血生肌：适用于气虚血瘀证，创面紫暗发硬，肉芽组织生长缓慢。方药：紫甘纱条（紫草、琥珀、血竭、珍珠等）。活血化瘀，可促进创面新生毛细血管形成并建立血循环，促进肉芽颗粒生长。

回阳生肌：适用于脾肾阳虚证，创面色苍白灰暗，光滑无肉芽生长。此法也是中医煨脓长肉的方法。方药：回阳生肌纱条（肉桂、人参、鹿茸、血竭、麝香等）。可改善创面微循环，同时启动多种炎性细胞生长因子。

（3）消敷贴法。将中药药膏或药糊等厚涂，然后用敷料加以固定覆盖的治疗方法。依据分型选用不同软膏，敷贴于创周，可促进皮肤吸收，这就是围场的建立。每日更换1次，热盛肉腐证选用复方化毒膏，气虚血瘀证用紫色消肿膏，脾肾阳虚证用回阳生肌膏，生肌长皮用甘乳膏，祛湿止痒应用黄连膏、芩柏软膏等等。

6. 中医清创术

中医清创术包括鲸食清创法与蚕食清创法。采取创面及时祛除坏死组织及尽量保全正常组织的原则，此法的应用至关重要。必须结合客观检查，在对于局部血运正确的评估基础上，才能施以清创。可依据彩色多普勒、CTA、血管造影以及ABI、经皮氧分压及血凝检查等，提供客观数据。缺血程度为能否清创的重要依据。

若不伴有缺血性指征，宜早清创，清除坏死组织，再选上述方法治疗，大多能较快愈合。此为鲸食之法。若兼有明显缺血，则清创宜迟些，先以中医外治为主，等待侧枝循环建立，炎症及疼痛减轻，水肿消退，界限清晰后处理。蚕食清创，必须注意清创动作宜轻柔、准确。疏松的坏死组织先清，无血无痛先清。界限不清者须等局部分界时才能施以清创。

糖尿病足深部感染，而局部组织严重缺血。由于气血不足，创面红而漫肿，无明显脓腔，为防止进行性微循环障碍，造成肌腱坏死，可按足部解剖特点，沿肌腱走行方向行皮肤软组织切开减压，同时局部采用中药消敷贴，促其消炎或成脓，口服中药半清半托。此时必须注重内外同治的原则，此期临床病势变化极快，应及时依据创面变化情况，调整用药。

7. 肌腱的处理

吕培文教授认为，目前我国依据病变程度的 5 级分级法，针对病变部位深浅之不同的分级原则，较为适用于局部外治清创处理。足部组织结构较为复杂，患者在感染及缺血情况下，皮肤、软组织、肌腱、骨质均可能存在不同程度的破坏，加之足部的压力变化以及患者整体情况，如血糖、心肝肾等功能等，都会对局部创面的处理产生重要的影响。肌腱的处理，是清创中的难点所在，坏死的肌腱若不及时清除，则会沿肌腱走行导致深部组织发生感染、坏死；若清除过于彻底，则有可能会影响患者生理功能，造成较大的创伤。

针对 Ⅱ 级的肌腱韧带本身尚无破坏，但深部肌肉组织等已被感染。清创治疗后，肌腱韧带有可能被暴露。Ⅲ、Ⅳ 级的患者肌腱韧带已被破坏，将其清除后，正常的肌腱韧带也可能处于暴露状态，暴露的肌腱韧带如果不能较快地被新生肉芽覆盖，仍会失活、坏死。清除坏死的肌腱韧带时注意将它们的断端高于皮下软组织或肌肉的断面。术后患足需要制动，以利于肉芽包埋，防止因收缩而形成潜腔。

二十、林兰教授糖尿病皮肤瘙痒症的辨治经验[①]

瘙痒是许多皮肤病所共有的一种自觉症状，若仅仅感觉皮肤瘙痒，而无任何原发性皮肤损害，称为皮肤瘙痒症。皮肤瘙痒症在糖尿病中很常见，据统计，发生率为 7%～43%，其中全身性及局限性瘙痒各占一半。临床上，因顽固性皮肤瘙痒而查出糖尿病者并不少见。全身性皮肤瘙痒，中医称之为"风瘙痒""痒风"，若抓破皮肤、血痕累累，称之为"血风疮"，局限性皮肤瘙痒称"阴痒""肛门作痒"。现代医学认为引起皮肤瘙痒的因素很多，有内因也有外因。糖尿病患者因皮肤内葡萄糖含量增高，刺激皮肤发痒，或因皮肤长期处于慢性脱水状态，出汗减少，皮肤过度干燥而瘙痒。此外，神经性反射、尿毒症等亦可引起瘙痒。局部瘙痒多因尿糖刺激、真菌感染所致。皮肤瘙痒患者对外界刺激极为敏感，如冷热变化、衣服摩擦、接触化纤皮毛织物、饮酒食辣等均可诱发皮肤瘙痒。

中医文献中关于痒的论述很多。《内经》中即有"诸痛痒疮，皆属于心""诸痛为实，诸痒为虚"的记载。《诸病源候论》认为瘙痒多与风邪相关，"风瘙痒者，是体虚受风，风入腠理，与血气相搏，而俱往来，在于皮肤之间。邪气微，不能冲击为痛，故但瘙痒也。"清《外科证治全书》指出，"痒风，遍身瘙痒，并无疮疥，搔之不止"。并提出了病机及治疗禁忌为"肝家血虚，燥热生风，不可妄投风药"。该书还有阴痒、肛门作痒等局限性瘙痒症的记载，认为"阴痒，三虫在肠胃，因脏虚蚀阴，微则痒，甚则

① 魏军平：《林兰教授糖尿病三型辨证学术思想渊源与临床经验整理研究》，中国中医科学院学位论文，2012年。

痛……"。此症亦有肝脾亏损，湿热下注而痒者。

总之，中医认为全身性皮肤瘙痒多因肝旺血虚所致，肝旺则风从内生，血虚则肌肤失养，风盛血燥，风动作痒。

本病表现为阵发性皮肤瘙痒，昼轻夜重，初起仅限于身体某处，搔抓后扩展至全身，常抓至皮破血流、感觉疼痛方休。饮酒之后、情绪变化、被褥温暖、衣物摩擦及热水烫洗等可促使瘙痒发作。由于反复搔抓，皮肤上常见条状抓痕、血痂，可继发湿疹、皮炎，日久皮肤肥厚、色素沉着。糖尿病皮肤瘙痒者还可见皮肤干燥脱屑。

1. 辨证论治

（1）血虚肝旺。

临床表现：皮肤干燥，瘙痒无度，夜间为甚，抓痕血痂遍布，心烦急躁，夜寐不安，舌淡红苔白，脉弦细。

治法：养血润燥，平肝息风。

药用当归10g，川芎10g，白芍10g，生地12g，白蒺藜20g，何首乌10g，丹皮10g，皂刺10g，钩藤10g等。

（2）湿热下注。

临床表现：外阴肛门潮湿瘙痒，或下肢皮肤瘙痒，抓破渗液结痂，遇热痒重，舌红苔黄腻，脉滑。

治法：清热利湿止痒。

药用黄芩10g，栀子10g，生地10g，当归10g，车前子10g，泽泻10g，地肤子10g，白鲜皮10g等。

2. 外治

皮肤干燥瘙痒，搽止痒润肤霜。皮肤潮湿瘙痒，渗液结痂，外敷湿毒膏。瘙痒洗方：地肤子30g，白鲜皮30g，苦参30g，煎汤熏洗患处，每次20min，每日1次。

3. 自我调护

瘙痒是一种自觉症状，其发作及轻重程度均同患者的精神、情志密切相关。一般白天工作学习紧张，常忘记了瘙痒，而夜晚休息时则瘙痒加重。因此患者自我调护尤为重要。

糖尿病皮肤瘙痒治疗措施：稳定情绪，同时控制血糖，对缓解皮肤瘙痒尤为重要。因此要保持乐观情绪，调节饮食，忌吃辛辣食物，戒烟戒酒，合理运动，应用降糖药物，保证血糖在正常范围，就会减少皮肤瘙痒。

还要注意洗澡不要过勤，一般每周1次为宜；水温要适宜，控制在37～40℃为好；要选用中性洗涤液或肥皂；不要过度用毛巾擦洗皮肤；可试用苦参200g中药煎水淋浴，能使皮肤瘙痒减轻；浴后可擦护肤霜或润肤油，也有一定止痒效果。

不要盲目涂药，要注意天气的变化，选择的衣物要柔软，避免化纤衣物，饮食方面也要避免辛辣食物。

二十一、亓鲁光教授中医辨证治疗糖尿病皮肤瘙痒症的经验[①]

糖尿病皮肤瘙痒症是糖尿病患者的常见并发症，据统计，发生率为 7% ～ 43%，给糖尿病患者带来极大困扰。成都中医药大学附属医院内分泌科亓鲁光教授，从事糖尿病及其并发症的研究 30 余年，从基础到临床对糖尿病有独特的认识和研究，尤其在糖尿病瘙痒症的中医辨证论治方面有独特体会。

1. 现代医学对于糖尿病瘙痒症的认识现状和治疗

现代医学对糖尿病皮肤瘙痒症的病因及发病机制尚不完全清楚，但可以肯定与患者的高血糖和血糖的电梯式波动有很大关系。血糖快速升降时血浆渗透压的快速变化，经常的高血糖状态使皮肤表层细胞发生脱水效应，糖尿病皮肤微循环异常引起缺血缺氧、糖代谢失常，造成细胞膜功能障碍以及糖尿病神经功能紊乱，使皮脂腺、汗腺分泌异常等都可以降低皮肤抵抗力并刺激皮肤神经末梢，导致皮肤瘙痒的发生。目前，瘙痒症的治疗主要是在控制血糖的基础上，局部瘙痒者给予止痒剂，全身瘙痒者给予抗组胺药物，合并有较为严重的神经病变和微血管病变者，使用改善微循环和营养神经的药物，但疗效往往不满意，且治疗周期长、复发率高。

2. 中医对于糖尿病皮肤瘙痒症的认识和治疗

糖尿病皮肤瘙痒症中医属"风瘙痒""痒风"等范畴。《内经》："诸痛痒疮，皆属于心……诸痛为实，诸痒为虚。"《外科证治全法》："痒风，遍身瘙痒，并无疮疥，搔之不止。"并提出治疗禁忌为"肝家血虚，燥热生风，不可妄投风药。"其发生外与风邪、热邪、湿邪等有关，内与气血相关。《诸病源候论·风》："风瘙痒者，是体虚受风，风入腠理，与血气相搏，而俱往来，在于皮肤之间。邪气微，不能冲击为痛，故但瘙痒也。"

3. 亓鲁光教授防治糖尿病皮肤瘙痒症的经验

亓鲁光教授认为，消渴是导致皮肤瘙痒的根源，消渴日久，五脏六腑失调，气血津液运化失常，日久气血津液亏虚，脏腑失养，生风生燥热，风热、血热蕴于肌肤，不得疏泄，气血失和而痒；或血虚肝旺以致生风生燥，肤失濡养且风燥逗留肌肤皮肉间，导致皮肤瘙痒。早期发病较急，体质较实，实证居多，治疗上以清热凉血解毒为主；至中晚期或老年体弱、病情迁延不愈者，多表现为气阴两虚、气虚血瘀，治疗上以扶正祛邪为主，同时益气养阴、活血祛瘀。亓鲁光教授根据自己多年的临床经验总结出糖尿病皮肤瘙痒症常见中医证型如下。

（1）热毒壅滞证。

皮疹鲜红，以上身及头面为多，皮肤瘙痒、疼痛，皮温增高，发热口渴，溲黄，大便干结，舌红，苔黄，脉浮数。治疗当清热解毒、凉血祛风，五味消毒饮加减。药物：银花藤 30g、紫花地丁 20g、野菊花 15g、蒲公英 20g、丹皮 10g、僵蚕 10g、山药 30g、桑椹 15g 等。

① 苏虹霞、党红转、王艳、管子函、杨蓉：《亓鲁光教授中医辨证治疗糖尿病皮肤瘙痒症的经验》，载《实用中西医结合临床》2010 年第 1 期，第 63 - 64 页。

（2）湿热侵淫证。

患者体态较胖，皮肤鲜红或暗红，起水疱或脓疱，瘙痒难忍，溃烂流液，结痂，常在进食辛辣厚味食品或劳累时发作，湿热下注则外阴瘙痒、潮湿、流脓，女性带下色黄、味臭，口臭，脘腹胀满，纳差，小便色黄，大便粘连，舌红，苔黄腻，脉弦滑。治疗当清热运脾化湿，四妙散加减。药物：苍术15g、黄柏12g、怀牛膝30g、薏苡仁30g、山药30g、佩兰10g、鸡内金10g、丹皮10g、蜂房10g等。

（3）肺脾气虚证。

全身皮肤瘙痒，消瘦，纳差，乏力，神疲体虚，面色淡白，苔白，脉细弱。治疗当益气健脾，玉屏风散加减。药物：黄芪30g、炒白术15g、防风10g、桑叶10g、丹皮10g、玄参10g、山药30g、黄精15g等。

（4）肝风内动证。

全身皮肤瘙痒，烦躁不安，易怒，手足麻木，舌质红，脉弦细。治疗当平肝息风，天麻钩藤汤加减。药物：明天麻15g、钩藤15g、桑叶10g、山药30g、丹参10g、川芎10g、桑椹15g、僵蚕10g、黄精10g、炒白术10g、夏枯草30g、荔枝核10g等。瘙痒甚者加白鲜皮、地肤子、丹皮、玄参等。

（5）血虚肝旺证。

此证常见于老人，病程长，秋冬季节气候干燥，瘙痒加重，夜间为甚，抓痕血痂遍布，心烦急躁，夜寐不安，舌淡红，苔白，脉弦细。治疗当养血平肝、祛风润燥，地黄饮子或六味地黄丸加减。药物：五味子20g、生地10g、丹皮10g、玄参15g、山萸肉10g、女贞子15g、桑椹15g、山药30g等。

（6）气阴两虚证。

口干喜饮，倦怠乏力，气短懒言，五心烦热，溲赤便秘，皮疹暗红，或痒，舌红少津，少言，或舌体出现裂纹，脉细数。治疗当益气养阴祛风，生脉散加凉血祛风药。药物：明沙参30g、麦冬20g、生地15g、丹皮15g、玄参15g、紫花地丁30g、僵蚕10g、蛇蜕10g、山药30g、生黄芪30g、甘草3g等。

4. 小结

亓鲁光教授强调，瘙痒症应始终在糖尿病整体治疗的基础上进行，消渴虽然以阴虚燥热为特点，但临床上虚证多见，在辨证和治疗上应时时顾护正气，尤其注重补益脾气。"瘀血"是重要的病理产物，且贯穿消渴始终，皮肤局部干燥、脱屑、肌肤甲错、色素变性等都与络脉瘀阻、肌肤失养有关，与西医微血管病变、神经病变等病理变化相符，治疗上当兼顾瘀血。对于顽固的瘙痒，亓鲁光教授建议加入少许虫类药物以达到搜风通络的作用，如乌梢蛇、虫蜕、蜈蚣等，同时可配合少许安神药物，以镇静止痒。

第五章　糖尿病医案

第一节　1 型糖尿病

一、亓鲁光医案：1 型糖尿病[①]

沈某，男，12 岁。

初诊日期：2013 年 2 月 8 日，就诊于亓鲁光教授门诊。

现病史：20 天前因感冒症状于当地医院输注葡萄糖，发生酮症酸中毒，后至某儿童医院，确诊为儿童 1 型糖尿病，予胰岛素控制血糖，期间胰岛素最高用量为 64U，最低用量为 48U，血糖波动大，动态血糖监测示高血糖、低血糖多次出现。

于门诊就诊时胰岛素用三短一长注射方法，用量为早餐前 14U，午餐前 14U，晚餐前 14U，睡前 14U 皮下注射，时患者面色苍白，皮肤干燥，精神萎靡，消瘦，纳差，眠差，舌红，苔薄，中间有裂痕，脉细数。

【处方】

北沙参 30g	麦冬 15g	五味子 15g	桑椹 15g
枸杞子 10g	山药 30g	牡丹皮 10g	黄精 15g
玄参 15g	乌梅 10g	荔枝核 10g	生甘草 3g

7 剂，每日 1 剂，并嘱患者家属根据血糖水平调整胰岛素用量。

1 周后复诊，患者胰岛素用量已渐减至早餐前 10U，午餐前 10U，晚餐前 10U，睡前 11U 皮下注射。动态血糖示：整体高血糖水平较前降低，低血糖出现次数明显减少（服中药前平均 1 次/天，服中药第 1 天出现 1 次低血糖，其余时间均无），患者自述服上方后精神转佳，且饮食量增加，继续在前方基础上加减，14 剂，服法同前。

三诊：患者胰岛素用量已渐减至早餐前 7U，午餐前 7U，晚餐前 7U，睡前 9U 皮下注射，血糖控制平稳，症状改善，继续在前方加减，30 剂。

1 月后复诊。患者情况逐渐转佳，精神、食欲、生长发育均正常。患者症状平稳后改为 2 月复诊 1 次。

[①] 周艳霞，刘璐，亓鲁光：《亓鲁光运用中西医结合治疗脆性儿童 1 型糖尿病 1 例体会》，载《四川中医》2014 年第 3 期，第 132－133 页。

8月份复诊时胰岛素用量已渐减至早餐前4U，午餐前5U，晚餐前4U，睡前6U皮下注射，因为假期中作息不规律血糖波动较大，嘱胰岛素不加量，注意休息。本次复诊时患者舌质较前转淡，有白苔，脉滑。

【处方】

生晒参 10g	麦冬 10g	五味子 10g	黄精 15g
桑椹 15g	山药 30g	荔枝核 10g	首乌藤 30g
砂仁 10g	知母 10g	甘草 3g	

14剂，2天1剂。

现患者开学，电话随访示作息规律后血糖水平渐趋平稳。

【按语】

儿童1型糖尿病属于中医消渴病范畴，发病时多数有典型多饮、多食、多尿等表现，30%左右的患者以酮症酸中毒发病。脆性糖尿病又称不稳定型糖尿病，它具有血糖昼夜波动大，病情极不稳定、不易控制，容易发生酮症酸中毒和低血糖两极分化现象的特点。该病例中医治疗前胰岛素用量大，血糖波动大，高血糖低血糖频繁出现，属于脆性糖尿病，说明胰岛β细胞功能差，内源性胰岛素少，自身对血糖的调节功能差，服用中药治疗期间胰岛素逐渐减量的同时，血糖渐趋稳定，高血糖程度降低，低血糖极少出现，说明胰岛β细胞功能已有恢复，内源性胰岛素分泌增多，有效阻止和减少了低血糖的发生。发病第1年的血糖控制水平是1型糖尿病患者是否能进入"蜜月期"的关键因素，对患者后期血糖控制影响深远。

目前西医治疗儿童1型糖尿病唯胰岛素一途，单独胰岛素治疗时，患者胰岛素用量多，血糖波动大，自觉症状多，容易发生急慢性并发症的同时，还可能影响儿童生理及心理的健康，而在胰岛素治疗的基础上加用中药辨证施治，能够更有效更平稳地控制血糖水平，改善患者自觉症状，促进身心健康。亓鲁光教授从事中西医临床工作40余年，在中西医结合治疗糖尿病方面积累了丰富的临床经验，她认为多数儿童1型糖尿病的发病原因主要有2个：①先天禀赋不足，五脏柔弱；②外界六淫侵袭，化热损阴。发病原因决定了治疗方法，先天不足者宜补，但先天难补，应以补益后天脾胃为主；外邪六淫化热损阴者宜清热解毒养阴。

该患者初诊时根据症状及舌苔脉象辨证为肾阴不足、热毒留恋，考虑为在先天不足的基础上合并有六淫化热损阴，故用益肾阴、清解热毒而又不伤正的中药，如北沙参、麦冬、五味子、桑椹、枸杞子、玄参、乌梅，同时合用补益后天脾胃的山药、黄精等药物，并加理气药荔枝核，使补而不滞，用药后患者症状改善明显，精神转佳，纳食增加，血糖渐趋平稳，减少胰岛素用量。经过半年治疗，患者现在阴虚热毒症状已改善，向糖尿病本质阶段—气阴两虚阶段转化，故将北沙参改为生晒参，以增强益气生津作用，补肾健脾药物贯穿治疗始终，现在患者血糖平稳，纳食正常，精神佳，生长发育良好，学习成绩优良。因此，中西医结合治疗1型糖尿病存在广阔前景，儿童1型糖尿病患者可以享受更多的生活乐趣。

二、王自立医案：外胰岛素依赖型糖尿病[1]

刘某，男，57岁，干部。

现病史：因口干欲饮1月余，日饮水10磅余，日进食500g余，小便量多频数，双下肢乏困无力，头昏晕，手指麻木，形体逐日消瘦，1个月来体重减轻4kg。舌质红尖赤，苔黄薄少津，脉沉弦细数。血糖21.2mmol/L；尿常规：GLU（4+）。

西医诊断：①糖尿病（外胰岛素依赖型）；②前列腺炎。

中医诊断：消渴。

证候诊断：肺胃燥热，内火炽盛，肝肾阴虚。

治法：清热泻火，滋补肝肾，生津止渴。

【处方】玉女煎加味。

生地30g	知母10g	生石膏30g	麦冬15g
牛膝10g	五味子6g	沙参20g	山药30g
丹皮10g	黄连6g		

水煎服，每日1剂。

以此方加减调服半月，口干欲饮、小便频数症状均消失。尿常规：GLU（+），舌转淡红，苔变薄白，脉沉细弱。自感疲乏无力，双下肢沉重。辨证：脾胃虚弱。治法：益气健脾和胃。

【处方】七味白术散加减。

党参30g	白术15g	山药30g	茯苓20g
苍术10g	葛根15g	黄芪30g	丹参15g
陈皮10g			

此方服15剂，精神转佳，临床症状消失，血糖化验5.2mmol/L，尿糖3次阴性，住院1月余，痊愈出院。

三、祝谌予医案：胰岛素依赖型糖尿病[2]

患者，女，33岁。

初诊日期：1991年9月21日。

现病史：患者因多饮、多尿、体重减轻确诊为胰岛素依赖型糖尿病6年（曾因反复发生酮症酸中毒而注射胰岛素治疗，但病情仍不稳定）。近查空腹血糖20.11mmol/L；尿常规：GLU（3+～4+），现"三多"症状明显，视物模糊，乏力腿软，大便干结，2～3日1解。月经量少、色黑，10天方净。每日用胰岛素总量48U，舌红，苔薄白，脉细弦。

中医诊断：消渴。

---

① 廖志峰，赵川荣：《糖尿病证治经验与体会》，载《甘肃中医》1994年第4期，第28－30页。
② 祝勇，祝肇刚，王玉光，李大军：《从瘀论消渴：祝谌予医话医案精读》，载《环球中医药》2012年第10期，第742－743页。

证候诊断：气阴两伤兼燥热内盛，瘀血阻络。

治法：益气养阴，清热润燥，活血化瘀。

【处方】降糖对药方加味。

生黄芪 30g	大生地 30g	苍术 15g	玄参 30g
葛根 15g	丹参 30g	川断 15g	菟丝子 10g
枸杞子 10g	杭菊花 10g	谷精草 10g	黄芩 10g
黄连 5g	黄柏 10g	知母 10g	天花粉 20g

每日 1 剂，水煎服。服药 48 剂。

复诊："三多"症状减轻，体力增加，空腹血糖为 17.83mmol/L，月经仍量少，改用降糖活血方加味治疗。

【处方】

当归 10g	川芎 10g	赤芍 15g	益母草 30g
广木香 10g	生黄芪 30g	大生地 30g	苍术 15g
玄参 30g	丹参 30g	葛根 15g	菊花 10g
谷精草 10g	草决明 30g		

再服 2 月，"三多"症状消失，大便较畅，胰岛素用量减至 40U/日，空腹血糖 9.72mmol/L。以后治疗过程中血糖基本波动于 11.11mmol/L 左右，再未发生过酮症酸中毒，病情稳定。

【按语】

该女性患者表现为视物模糊、胸闷痛等，月经量少、色黑等症，中医查体可见舌下静脉瘀青、扭曲，首诊辨为"气阴两伤、燥热内盛、瘀血阻络"。盖由阴伤失于濡润所以燥热内生，气虚推动无力所以血瘀内生。故采用自拟"降糖对药方"（生黄芪、生地、葛根、丹参、苍术、玄参）加减治疗，以生黄芪补气，枸杞子、生地、天花粉、川断滋阴润燥治其本；黄芩、黄连、黄柏、知母、玄参清热坚阴治其标，其中用"三黄"直折其热。且祝谌予教授经验用黄芩黄连有：①消胰腺慢性炎症反应；②止汗存津液；③短期用于糖尿病治疗有助于改善胰岛素受体敏感性，促进顽固高血糖下降的作用。佐用葛根、丹参活血化瘀；谷精草性味甘平，清肝明目，协助改善视物模糊。

复诊后气阴两伤症状好转，血糖有所下降，但仍控制不理想，"血瘀"症候成为主要矛盾所在，故再诊加强活血化瘀力度，选用"降糖活血方"联合"降糖对药方"治疗，考虑该患者所患为胰岛素依赖型糖尿病，可能存在自身免疫方面的问题，加之患者"血瘀"症候明显，加用该方药后确实取得了很好的疗效，也印证了祝谌予教授中西医结合思维的正确性。

第二节　2 型糖尿病

一、曹玉山医案二则[①]

案1：糖尿病

患者，男，41 岁。

初诊日期：2012 年 12 月 1 日。

现病史：患者 3 月前出现口渴喜冷饮，并伴明显乏力，近 3 个月体重下降 10kg，空腹血糖 16.8mmol/L，HbA_1c 11.2%；尿常规：GLU（2＋），KET（－）；胰岛素抗体、谷氨酸脱羧酶抗体阴性，诊断为 2 型糖尿病。曾服二甲双胍、瑞格列奈，血糖、尿糖基本控制正常，但患者仍有口干咽燥、口渴、多饮等症，要求配合中药治疗。

刻诊：消瘦、口干、多饮、多食、乏力、口舌生疮、牙龈肿痛。舌质红，舌苔黄燥，脉弦数。

证候诊断：阴虚燥热。

治法：益气养阴清热、益胃生津、活血化瘀。

【处方】白虎汤加减。

生石膏 30g	知母 15g	玉竹 30g	枸杞子 15g
天花粉 30g	麦冬 15g	生地 15g	黄连 10g
牛膝 10g	炙甘草 6g	丹皮 10g	赤芍 10g

每日 1 剂，水煎服。

并嘱继续服用二甲双胍、瑞格列奈。

服药 10 剂后患者临床症状好转，空腹血糖 5.7mmol/L，餐后 2h 血糖 6.8mmol/L。继续服用 10 剂，临床症状消失，血糖控制达到良好水平。

案2：糖尿病

患者，女，65 岁。

初诊日期：2012 年 5 月 30 日。

现病史：患者 15 年前不明原因出现消瘦，当地医院诊断为 2 型糖尿病。曾间断服消渴丸、降糖灵等药。2 年前出现双下肢浮肿，蛋白尿、尿素氮、肌酐增高，停用口服降糖药，改用预混胰岛素控制血糖。症见：面色苍白，乏力，反复感冒，颜面及双下肢浮肿，腹胀，小便量少，大便干。空腹血糖 8.4mmol/L，餐后 2h 血糖 14.9mmol/L；尿常规：PRO（2＋），舌质淡暗，苔白，脉沉细无力。

证候诊断：阴阳两虚。

---

① 余臣祖，张朝宁：《曹玉山教授治疗消渴病经验》，载《世界中西医结合杂志》2013 年第 9 期，第 879－881 页。

93

治法：温补脾肾，通阳利水，活血化瘀。

【处方】

黑顺片 10g	桂枝 10g	山药 15g	白术 12g
薏苡仁 30g	仙茅 15g	仙灵脾 15g	大黄 10g
川牛膝 30g	茯苓 30g	泽泻 20g	益母草 30g
车前草 30g	丹参 30g	红花 30g	

每日 1 剂，水煎服，且按原有胰岛素量继续运用。

服药 14 剂，患者自觉乏力好转，颜面及下肢浮肿明显减轻，大便日 2 行；尿常规：PRO（＋）。效不更方，照上方继续服用，同时加服金水宝胶囊，随访 3 个月血糖稳定，尿蛋白转阴。

二、常青医案：糖尿病①

陈某，女，50 岁。

初诊日期：2013 年 4 月 9 日。

现病史：患者口干、多饮 2 年。近 2 年来出现口干、多饮，大便溏薄，小便量多，胃纳佳，右下肢时有隐痛，监测空腹血糖 8 ～ 10mmol/L。舌胖暗、有齿印，苔白腻而厚，脉濡滑。3 月前行右下肢纤维瘤切除术，术后右下肢时有隐痛。右下肢可见手术疤痕。

证候诊断：脾肾亏虚，脉络瘀阻。

治法：健脾益肾，化浊行瘀。

【处方】

生米仁 30g	虎杖 30g	白茯苓 30g	天花粉 30g
泽泻 30g	菝葜 30g	葛根 30g	宣木瓜 30g
翻白草 30g	垂盆草 30g	苍术 30g	党参 15g
生甘草 15g	决明子 15g	原三七 15g	金莲花 10g
红藤 60g			

7 剂。

嘱其注意饮食控制。

二诊：调治 1 周后口干好转，大便仍溏，右下肢隐痛好转，上方去决明子，再进 7 剂。

三诊：大便转干，日行 1 次，复查空腹血糖降至 6.9mmol/L。效不更方，原方再进 14 剂，并嘱严格控制饮食。

随访至今，多次行血糖监测，空腹血糖一直稳定在 7mmol/L 左右。

【按语】

糖尿病属中医"消渴""消瘅"范畴。其发病除与素体阴亏、禀赋不足的体质有关外，其致病因素多是综合性的。常青教授治疗本病，不独执滋阴润燥一法，而是把握气

---

① 王燕：《常青临床验案三则》，载《浙江中医杂志》2014 年第 6 期，第 451－452 页。

阴两伤、脾肾俱亏、脉络瘀阻之基本病机，以益气养阴、培补脾肾、化浊行瘀为治疗大法，结合患者不同病情，随证变通，取效满意。该病例属本虚标实，治疗以化浊行瘀治其标，健脾益肾治其本。方中山药、米仁、茯苓、苍术健脾肾化湿浊，三七粉、红藤、葛根活血化瘀通络，虎杖、垂盆草、金莲花清热化湿，党参、天花粉益气养阴，泽泻、决明子降脂化浊，木瓜宣痹通络，并加用翻白草、菝葜降糖专药。诸药合用，疗效显著。

三、陈国良医案：糖尿病[①]

患者，40 余岁。

现病史：患糖尿病，曾经某医院治疗数月，注射胰岛素、降糖药，效果不佳，患者家人及患者均不愿再继续用西药治疗，回家邀陈国良教授诊视。

刻诊：心烦口渴、饮多、溲多、烦渴仍旧，脉象正常，舌红无苔，体质虚弱，四肢无力，行走不便。

按中医标本论：先治标，后治本，邪气滋甚，其病益坚，故此西医治疗未达治本效果。按糖尿病，乃真火不足，无力熏蒸，水不上升，肺不得润，饮水虽多，当时趋下，饮即溲去，无济于渴。服凉剂等于饮水，按以上症状处方。

【处方】

熟地 19g	丹皮 9.5g	云苓 9.5g	泽泻 9.5g
萸肉 9.5g	山药 9.5g	肉桂 2.5g	五味子 3.2g

同煎服 2 汁。

先服 3 剂渐轻，复诊按原方量加重，另加人参、鹿角胶续服 4 剂症状逐渐全愈。为防止复发给患者服药方便，续服六味地黄丸，禁用西药，而后身体基本康复，饮食正常，家务劳动如常。

此方：六味壮水、肉桂助火、五味敛阴、引火归源、使火釜底、釜中水沸、蒸汽升腾、肺得津润、渴自可止。用药之法，贵乎明变，受病新旧、年寿老少、居养贵贱、用药之际，勿好奇、勿执一、勿轻妄、须慎重精详，用重剂者，犹炊力愈大，蒸力愈强，汽水益多，所以速其效也。

内经云："心移寒于肺、为肺消，饮一溲二、死不治。"此乃心火衰竭，阴阳失偶，津液无熏蒸，不能上达于肺，倘釜底有火，釜中水沸暖气升腾，充溢下降，荡腔滋润，渴从何来。八味丸水火既济之义也。若心移热于肺，为膈消，反此不得概论。

【按语】

冷庐医话：孙文坦治消渴：小便清长味甘，脉细数。以肾气丸加鹿胶、益智仁。陆养愚治消渴：喜饮热、大便秘、小便多、脉浮数大而虚、沉候无力。以八味丸加益智仁、人参胶糊丸服而愈，以上俱本金匮火虚不能化水之意。

---

① 陈国良：《浅谈糖尿病的治疗》，载《中医药学报》1986 年第 4 期，第 43－44 页。

四、陈金锭医案：糖尿病[①]

黄某，男，68 岁，离休干部。

初诊日期：1998 年 5 月 14 日。

现病史：患糖尿病 6 年，一直用口服降糖类西药治疗。近 2 年血糖控制不够理想，1997 年 6 月曾因酮症酸中毒收住入院，经用胰岛素治疗，尿酮体消失；出院后仍继用口服降糖类西药。

刻诊：尿频量多，口渴多饮，但无明显饥饿感，头昏乏力，两膝酸软，下肢时有麻木，舌质暗红，苔薄黄，脉沉细弱。

查：空腹血糖 12.3mmol/L，餐后血糖 16.9mmol/L；尿常规：GLU（3＋），PRO（＋）。

证候诊断：脾肾两虚，气阴不足，瘀热痰阻。

治法：补肾健脾，益气养阴，活血清热，化痰通络。

【处方】

黄芪 15g	山药 12g	山萸肉 12g	沙苑子 15g
制黄精 15g	玄参 20g	苍术 15g	葛根 15g
丹参 20g	黄连 4g	天花粉 30g	炙僵蚕 10g
鬼箭羽 10g	鸡血藤 15g	赤芍 12g	

水煎服，每日 1 剂。

药进 14 剂，尿量减少，口渴减轻，精神好转，复查空腹血糖 9.8mmol/L，餐后血糖 11.6mmol/L；尿常规：GLU（2＋），PRO（＋）。效不更方，原方出入，继服 2 个月，复查空腹血糖 7.8mmol/L，餐后血糖 9.1mmol/L；尿常规：GLU（±～＋），PRO（－）。

此后，一直间断服用中药，至今多次检查血糖接近正常，尿糖阴性。

五、陈连起医案：糖尿病[②]

戒某，女，62 岁。

初诊日期：1997 年 9 月 22 日。

现病史：患者于 2 年前出现口干、乏力，西医诊断为 2 型糖尿病，一直服用优降糖、达美康等降糖药治疗，症状时轻时重，近 1 月因劳累症状加重，伴腰酸软，怕冷、懒言、胸闷、夜尿 3～4 次，每晚口干饮水 4～5 次，大便时溏。曾服养阴、清热中药近 30 剂，症状无改善。

刻诊：形体偏胖，双手温度低于常人，舌质暗，苔白，中、根部腻少津，脉沉细。

化验：空腹血糖 11.2mmol/L；尿常规：GLU（3＋）；心电图正常。

---

① 王旭：《陈金锭教授治疗内分泌病经验》，载《南京中医药大学学报（自然科学版）》2000 年第 3 期，第 176－177 页。

② 行利，吴齐雁：《陈连起教授治疗老年病口干症经验介绍》，载《陕西中医》2000 年第 3 期，第 123－124 页。

证候诊断：脾肾阳虚，湿浊中阻，瘀血内停。

治法：温肾化湿，佐以活血。

【处方】

制附片 12g	肉桂 5g	干姜 9g	藿香 9g
草豆蔻 9g	佩兰 9g	陈皮 15g	云苓 15g
炒薏仁 10g	制半夏 10g	丹参 20g	砂仁 6g
生草 6g			

治疗期间控制饮食，上药服 7 剂后，乏力、畏寒明显好转，夜间饮水减至 2 次，复查尿常规：GLU（＋）。

上方减附子 8g、干姜 6g，再服 2 周诸症消失，复查血糖 6.2mmol/L，尿糖阴性。后去附子，上方加味再进 2 周，巩固疗效，随访半年未见复发。

六、陈美华医案：糖尿病[①]

肖某，男，48 岁，工人。

初诊日期：2010 年 9 月 21 日。

现病史：患者自诉近 3 个月来反复出现乏力、口干、多食易饥，检查空腹血糖最高达 12.8mmol/L，后经西药治疗，服用达美康、二甲双胍等降糖药物后血糖降至正常范围，但口干多饮、多食易饥症状未见明显好转，乏力症状加重，遂来求诊陈美华教授给予中医治疗。

刻诊：神疲乏力，形体消瘦，口干多饮，多食易饥，口臭心烦，舌边尖红，苔薄白燥，脉弦细。

中医诊断：消渴。

证候诊断：气阴两虚。

治法：滋阴益肾，健脾益气。

【处方】

黄芪 30g	山药 50g	苍术 12g	玄参 12g
泽泻 24g	玉米须 30g	仙鹤草 30g	熟地黄 12g
石斛 30g	玉竹 12g	知母 12g	黄柏 12g
北沙参 15g			

水煎服，每日 1 剂，分 2 次空腹时服；并嘱患者停用一切降糖西药。

中药 7 剂后，患者自诉神疲乏力、口干多饮、多食易饥等症状明显好转。效不更方，继服上方 14 剂，患者自觉神清目爽，复查空腹血糖及餐后 2h 血糖均在正常范围内。

【按语】

陈美华教授认为，消渴之病，虽有上、中、下消之别，然其病机以肾阴虚、脾气虚为主，治疗上主张从肺、脾、肾三脏入手，以补肾阴、益脾气为大法。常用降糖基本方：黄芪 30 ~ 60g，山药 50 ~ 80g，苍术 12g，玄参 12g，泽泻 24g，玉米须 30g，仙鹤

---

① 谢胜伟：《陈美华教授临证医案拾萃》，载《福建中医药》2014 年第 6 期，第 27 ＋29 页。

草 30g，熟地黄 12g。加减：口渴喜饮明显者加天花粉、石斛、北沙参；消谷善饥明显者加生石膏、玉竹；气短自汗者加白术、党参；小便浑浊者加芡实、金樱子；烦躁失眠者加炒酸枣仁、知母、黄柏；头晕头痛者加草决明、钩藤、代赭石、牛膝；胸闷心悸者加丹参、瓜蒌、郁金、砂仁。

七、陈意医案：糖尿病[①]

张某，男，43 岁。

初诊日期：2011 年 7 月 6 日。

现病史：有糖尿病、慢性胃炎病史，现口臭口苦，烦渴引饮，四肢困重，脘腹胀满，食少便溏，舌质红苔黄厚腻，边有齿痕，脉细滑数。

证候诊断：阳明胃火燔炽，脾虚湿热中阻。

治法：清泻胃火，化湿和中。

【处方】白虎加苍术汤合不换金正气散加减。

生石膏(先煎)30g	知母 12g	炒苍术 12g	厚朴 12g
姜半夏 12g	陈皮 12g	茯苓 12g	黄连 6g
黄芩 12g	蒲公英 30g	藿佩兰各 12g	砂蔻仁各 6g
焦楂曲(各)15g			

7 剂，每日 1 剂，水煎温服，并嘱忌食生冷油腻、甜食补品。

二诊：患者诉诸症改善，舌苔黄腻。治宜清化湿热，理气和中。拟原方去白虎，加茵陈 30g、枳壳 12g、木香 12g，7 剂。

三诊：略有腹胀，余症若失，遂投香砂六君子辈，健脾理气，兼化湿热。

【处方】

木香 12g	砂仁 6g	党参 12g	炒白术 12g
姜半夏 12g	陈皮 12g	茯苓 12g	黄连 6g
枳壳 12g	焦六曲 12g	藿香 12g	甘草 6g

继服 1 月，诸症释然。

【按语】

消渴之证，以阴虚为本，燥热为标，当以清热润燥、养阴生津立法。结合临床实际，此乃胃火亢盛、湿热留恋之候。

实则泻之，辛苦寒和辛苦温齐施，芳化与消导并用，清阳明亢盛之火，化太阴氤氲之湿，此治消渴之变法。

二诊：阳明胃火骤清，然湿热之邪磐结缠绵，非欲速可以从事，故守不换金正气散清化湿热。

三诊：湿热已化，太阴脾土久遭湿困，气机被阻，中焦不畅，升降失司，脾胃气虚之候骤显，虚者补之，处静中有动，用补而不腻的香砂六君子汤，健脾助运，行气化滞，以蠲其疾。

---

① 胡慧良：《陈意医案 3 则》，载《江苏中医药》2013 年第 7 期，第 36－37 页。

八、陈治恒医案：糖尿病[①]

刘某，女，62 岁。

初诊日期：1991 年 4 月 11 日。

现病史：糖尿病恢复期，尿常规：GLU（＋）；血糖 10.08 ～ 11.20mmol/L，头晕、口渴，小便量多，时心慌，舌红，薄黄苔，脉细弦。

中医诊断：消渴。

治法：益气生津，健脾益胃。

【处方】

葛根 30g	泡参 30g	黄芪 30g	明沙参 30g
芡实 30g	山药 20g	黄精 20g	扁豆 12g
佩兰 12g	莲米 12g	茯苓 10g	苡仁 15g

1991 年 5 月 31 日诊：上方连续共服 12 剂，患者尿糖阴转，空腹血糖恢复正常。口不渴，小便正常，胸闷，腹胀，胃脘痛（有胃窦炎史），睡眠差，舌淡红、白苔中心稍腻。陈治恒教授拟三仁汤加减调理善后。

九、程益春医案六则

案 1：消渴病[②]

患者，女，66 岁。

现病史：因情志失调经常抑郁，全身乏力，口渴，消瘦，尿频 1 年，曾在厂卫生室查血糖 11mmol/L；尿常规：GLU（3＋），曾用消渴丸间断治疗，效果不显。2005 年 4 月来院就诊，化验空腹血糖 11.6mmol/L；尿常规：GLU（3＋）。主症为乏力、口渴，尚见消瘦、便溏、尿频、失眠、腰酸、自汗。舌质淡暗，边有齿龈，苔白，脉沉弦。

证候诊断：脾肾两虚。

【处方】健脾降糖饮加减。

生黄芪 30g	天花粉 10g	太子参 30g	熟地黄 15g
山药 9g	白术 9g	金樱子 10g	生龙骨 30g
生牡蛎 30g	葛根 30g	黄精 15g	薏苡仁 30g
川芎 10g			

水煎服，每日 1 剂，连服 2 周。

复查血糖 9mmol/L，患者自觉症状明显好转，乏力、口渴、自汗明显减轻，失眠多梦仍明显。在上方的基础上加百合 30g，连服 2 周，查空腹血糖 8mmol/L，诸症已不明显。后继续服用上述中药 1 个月以巩固治疗。

---

① 杨殿兴：《陈治恒教授运用葛根的临床经验》，载《陕西中医》1992 年第 4 期，第 168 – 169 页。
② 王晓强，刘玉，王晓雷：《程益春辨治消渴病经验》，载《山东中医杂志》2012 年第 8 期，第 603 – 605 页。

案 2：2 型糖尿病①

患者，男，45 岁。

初诊日期：2014 年 6 月 5 日。

现病史：糖尿病史 2 年，2 年前查体发现血糖升高，空腹血糖 8.4mmol/L。平素服用格华止 0.5g，2 次/日，未规律检测血糖水平，患者体胖，喜食肥甘，病后控制饮食。

刻诊：口中黏腻，口渴欲饮水，饮而不解，四肢乏力，精神倦怠，面色萎黄，睡眠欠佳，纳差，大便黏腻不爽，舌淡红胖苔黄腻，脉滑。

今晨查空腹血糖 8.4mmol/L，HbA_1c 7.8%。

西医诊断：2 型糖尿病。

中医诊断：消渴病。

证候诊断：脾虚痰浊。

治法：健脾益气，化湿除痰，养阴生津。

【处方】健脾降糖饮（经验方）加减。

黄芪 30g	炒山药 15g	炒白术 15g	茯苓 10g
鸡内金 10g	葛根 30g	陈皮 10g	佩兰 10g
乌梅 10g	酒黄精 10g	天花粉 10g	黄连 10g
酒大黄 6g	甘草 9g		

14 剂。

格华止 0.5g，2 次/日。

嘱患者以清水漫过中药材 2cm 浸泡 1h，于砂锅中武火烧开，后改文火再煎 25min，滤取第 1 次药液，后加热水适量，上法煎取 20min，取第 2 次药液，2 次混匀约 500mL，早晚温服，每日 1 剂。加强锻炼，饮食八成饱以清淡为宜，忌肥甘厚腻之品。

二诊：（2014 年 6 月 29 日）患者口渴、黏腻感减轻，四肢乏力感及精神状态好转，纳可，大便调，眠差，舌淡红胖，边有齿痕，苔薄稍黄，脉弦滑。查晨起空腹血糖 7.9mmol/L，餐后 2h 血糖 12.7mmol/L。

【处方】上方加炒酸枣仁 30g，14 剂。格华止 0.5g，2 次/日。煎服方法及禁忌同前。

三诊：（2014 年 7 月 15 日）患者口不黏腻，无乏力倦怠，纳眠可，大便调，舌淡红苔薄白，脉滑。晨起空腹血糖 6.0mmol/L，餐后 2h 血糖 9.7mmol/L。

【处方】上方酒大黄改 3g，14 剂制水丸，每服 6g，3 次/日。格华止 0.5g，2 次/日。

后坚持以水丸巩固治疗，于 2014 年 8 月 20 日复查晨起空腹血糖 6.0mmol/L，餐后 2h 血糖 9.7mmol/L，HbA_1c 6.1%。血糖控制稳定。

【按语】

程益春教授根据多年临床经验，认为"脾虚"为消渴病重要病理基础。消渴病临床"三多一少"及乏力的症状表现属一派津亏之象，程益春教授认为此为中焦气化不利所致。中焦气化不利，无以将精微物质化为人体气血津液而流失体外，故多尿、多饮、多

---

① 刘继新，赵泉霖：《程益春辨治 2 型糖尿病验案 3 则》，载《中医药导报》2016 年第 8 期，第 104－105 页。

食。脾主四肢肌肉，脾虚则乏力消瘦，精神倦怠，因此糖尿病"脾"病为先，造成气化不足，诸症丛生，然后涉及其他脏腑。因此程益春教授在 2 型糖尿病的辨证论治中多从脾论治，治以益气健脾为主。

本案的患者一派脾虚痰浊之象。本例患者素体偏胖，四肢乏力，精神倦怠，面色萎黄，睡眠欠佳，纳差，为脾虚之象，又喜食肥甘，口渴，大便黏腻不爽，一派痰湿之证，故辨证为脾虚痰浊证，因此以自拟经验方健脾降糖饮为基础加减治疗。以黄芪、山药、炒白术、鸡内金益气健脾调中，陈皮、黄连、酒大黄化痰清热除湿，兼以佩兰、乌梅、酒黄精、天花粉、葛根养阴清热。在健脾化痰之时不忘消渴阴虚内热的病理，全方共奏健脾益气、化湿除痰、养阴生津的治疗作用。程益春教授认为，在 2 型糖尿病中以此类型最为多见。

案 3：2 型糖尿病①

患者，女，47 岁。

初诊日期：2014 年 6 月 12 日。

现病史：患者发现血糖升高 6 月余。6 月前因烦躁胸闷查体发现血糖升高，查空腹血糖 8.3mmol/L。口服达美康缓释片治疗。现症见：患者身体肥胖，性急躁，口干口苦，口渴多饮，饮水不解，消谷善饥，五心烦热，面红目痒，舌体生疮，眠差，大便干，2 ~ 3 日 1 行，舌红苔黄，脉滑数。今晨空腹血糖 6.3mmol/L，早餐后 2h 血糖 12.7mmol/L，HbA_1c 8.1%。

西医诊断：2 型糖尿病。

中医诊断：消渴病。

证候诊断：内热炽盛。

治法：清热泻火，养阴生津。

【处方】

黄芪 30g	天花粉 15g	山萸肉 10g	枸杞 10g
佩兰 10g	黄连 10g	黄芩 10g	酒大黄 6g
决明子 10g	野菊花 10g	生石膏 30g	知母 10g
甘草 9g	炒酸枣仁 30g		

14 剂。

达美康缓释片 60mg，1 次/日。

嘱患者以清水漫过中药材 2cm 浸泡 1h，于砂锅中武火烧开，后改文火再煎 25min，滤取第 1 次药液，后加热水适量，上法煎取 20min，取第 2 次药液，2 次混匀约 500mL，早晚温服，每日 1 剂。加强锻炼，饮食八成饱以清淡为宜，忌肥甘厚腻之品。

二诊：（2014 年 6 月 26 日）患者药后症减，口干口渴缓解，烦热减轻，目涩，舌体溃疡愈合，纳可，睡眠差，大便 2 日 1 行，舌红苔薄黄，脉数。查空腹血糖 5.8mmol/L，早餐后 2h 血糖 11.2mmol/L，HbA_1c 7.9%。

---

① 刘继新，赵泉霖：《程益春辨治 2 型糖尿病验案 3 则》，载《中医药导报》2016 年第 8 期，第 104 - 105 页。

【处方】上方石膏改 15g，14 剂；达美康缓释片 60mg，1 次/日。煎服方法及禁忌同前。

三诊：（2014 年 7 月 10 日）药后症减，患者无口渴，自觉口唇黏腻，偶感烦热，双目不涩，纳可，睡眠质量改善，大便调。舌红苔薄白，脉滑。查空腹血糖 5.6mmol/L。早餐后 2h 血糖 9.2mmol/L，HbA_1c 7.6%。

【处方】上方酒大黄改 3g，减野菊花、黄连、生石膏，加茯苓 15g、炒白术 15g、炒山药 15g，7 剂；达美康缓释片 60mg，1 次/日。煎服方法及禁忌同前。

后以口服达美康缓释片 60mg，1 次/日以控制血糖，于 2014 年 9 月 14 日复查 HbA_1c 6.4%，血糖控制可，未再出现阴虚内热诸症。

【按语】

本案的患者为典型阴虚内热之证。中医历代医家对上、中、下三消多辨为肺燥、胃热、肾虚，而此三类共同病机为阴虚内热。因此，程益春教授紧抓病机根本，辨证 2 型糖尿病的第二大类为阴虚内热证。此类患者多嗜食辛辣肥甘或素体阳盛体质，火热内炽耗灼真阴，发为消渴。因此，在治疗此类患者时清热与养阴并举，既清肺燥、泄胃火，又养肺阴、滋胃津，同时兼顾补肾阴以清相火。肺脾肾三脏据症以分轻重。程益春教授常用石膏、知母此对药清中下焦之火，又配以黄连、黄芩、酒大黄、栀子等苦寒之品清热，舌红苔黄腻者酌加佩兰、桑白皮、泽泻、苍术。本例中以黄连、黄芩、佩兰清上焦之热，生石膏、知母、酒大黄清中下焦之热，决明子、野菊花明目止痒，配以黄芪、天花粉、山萸肉、枸杞益气养阴，炒酸枣仁助眠。全方清理三焦邪热同时益气养阴明目安神，标本同治。二诊热象减轻，减石膏量以防苦寒败胃。三诊因好转继减苦寒之黄连、石膏、野菊花与酒大黄，加用茯苓、白术、山药顾护中气，谨防前方苦寒败胃。程益春教授在苦寒泄热之时尤注意养阴生津，同时强调不可过用苦寒，中病即止以免伤脾败胃，时时不忘健脾胃以运化津液，紧抓脾虚为消渴之基本病机。

案 4：2 型糖尿病[①]

患者，女，50 岁。

初诊日期：2014 年 8 月 7 日。

主诉：发现血糖升高 2 月余。

现病史：患者 2 月前因四肢麻木查体发现血糖升高，空腹血糖 9.5mmol/L，HbA_1c 9.4%。后口服二甲双胍、拜唐苹治疗。现症见：四肢麻木，头痛乏力，口渴多饮，纳可，眠差多梦，小便量可，有泡沫，大便调。舌质暗，舌下静脉瘀紫曲张，脉细涩。今晨空腹血糖 6.3mmol/L，早餐后 2h 血糖 13.2mmol/L，HbA_1c 8.7%。

西医诊断：2 型糖尿病。

中医诊断：消渴病。

证候诊断：瘀血阻络。

治法：益气活血化瘀。

① 刘继新，赵泉霖：《程益春辨治 2 型糖尿病验案 3 则》，载《中医药导报》2016 年第 8 期，第 104 – 105 页。

【处方】

生黄芪 30g	天花粉 10g	黄连 10g	山萸肉 10g
丹参 10g	葛根 30g	炒酸枣仁 30g	红花 10g
桃仁 10g	当归 15g	赤芍 10g	鸡血藤 15g
桑枝 10g	甘草 9g		

14 剂。

亚莫利 2mg，1 次/日，口服。

嘱患者以清水漫过中药材 2cm 浸泡 1h，于砂锅中武火烧开，后改文火再煎 25min，滤取第 1 次药液，后加热水适量，上法煎取 20min，取第 2 次药液，2 次混匀约 500mL，早晚温服，日 1 剂。加强锻炼，饮食八成饱以清淡为宜，忌肥甘厚腻之品。

二诊：（2014 年 8 月 21 日）患者四肢麻木感减轻，头痛乏力好转，口渴减轻，睡眠质量改善，纳可，二便调，舌红苔白，口唇色暗。查空腹血糖 6.0mmol/L，早餐后 2h 血糖 12.4mmol/L，HbA_1c 8.2%。

【处方】上方减桃仁、红花，炒酸枣仁改 15g，加炒白术 15g、茯苓 15g，14 剂。亚莫利 2mg，1 次/日，口服。煎服方法及禁忌同前。

三诊：（2014 年 9 月 5 日）患者诸症大减，四肢麻木感偶发，无头痛、乏力、口渴感，纳眠可，二便调，舌红苔白，口唇色暗。空腹血糖 5.6mmol/L。早餐后 2h 血糖 8.4mmol/L，HbA_1c 8.1%。

【处方】中药上方继服 7 剂，亚莫利 2mg，1 次/日，口服。煎服方法及禁忌同前。

2014 年 9 月 19 日回访，患者控制饮食同时口服亚莫利，未出现肢体麻木感，血糖控制平稳，晨起空腹 5～6mmol/L，餐后 2h 血糖 7～8mmol/L，HbA_1c 6.8%。

【按语】

本案的患者除消渴典型症状外，尚肢麻、头痛、眠差、舌质暗，舌下静脉瘀紫曲张，脉细涩。此为典型瘀血阻滞证。程益春教授认为，消渴日久必有瘀血，同时血瘀也为糖尿病大小血管及神经并发症的发病原因，因此瘀血阻滞症为 2 型糖尿病第三大常见症，在辨证治疗糖尿病之时一定不可忽视血瘀的病机关键。治疗时在健脾益气同时活血祛瘀，程益春教授惯用丹参、红花、桃仁、赤芍、鸡血藤、苏木以活血，在糖尿病足、糖尿病肾病、糖心病的治疗中常加用土鳖虫、全蝎、水蛭等虫类活血药。若肢体疼痛加桑枝、延胡索、白芷细辛等。其中丹参、葛根、瓜蒌为程益春教授常用对药，本组药物中丹参加葛根源于祝谌予教授经验，丹参活血化瘀同时又养血安神，葛根清扬发散又生津止渴，两药合用，活血作用明显增强。程益春教授在此基础上加瓜蒌，用于有胸闷症状的患者，以防漏诊糖尿病无痛性心肌梗死。

案 5：2 型糖尿病①

李某，女，50 岁。

初诊日期：2014 年 12 月 31 日。

现病史：患者 2 型糖尿病病史 5 年。近 1 个月来出现视物模糊，口干口黏，胃纳不

---

① 刘树春，崔云竹：《程益春治疗杂症验案 3 则》，载《湖南中医杂志》2015 年第 12 期，第 98－100 页。

佳，多梦易醒，双下肢麻木、发凉，二便调，舌质暗、有瘀斑，苔白厚，脉沉细。自确诊 2 型糖尿病以来，配合饮食、运动治疗，间断口服中成药降糖，平素空腹血糖控制在 8 ～ 10mmol/L，今日糖耐量检验结果显示：空腹血糖 9.5mmol/L，餐后 1h 血糖 19.4mmol/L，餐后 2h 血糖 20.1mmol/L，餐后 3h 血糖 15.3mmol/L。

中医诊断：消渴病。

证候诊断：气阴两虚，瘀血阻络。

治法：益气养阴，活血化瘀。

【处方】 健脾降糖饮加减。

生黄芪 30g	炒白术 15g	葛根 30g	黄精 30g
枸杞子 10g	天花粉 10g	丹参 20g	翻白草 30g
苍术 15g	玄参 15g	鸡血藤 30g	缩砂仁 10g

7 剂，水煎服，每日 1 剂，分早晚饭后 30min 温服。

嘱患者用餐定时定量，适量运动，保持心情舒畅。

二诊：（2015 年 1 月 7 日）患者自诉服药后视物模糊、双下肢麻木发凉症状有所改善，睡眠质量提高，胃口仍欠佳，口干口黏，观察舌质暗、苔白厚，脉沉细。上方去枸杞、天花粉，加茯苓 15g、薏苡仁 20g。7 剂，水煎，服用方法同上，每日 1 剂。

三诊：（1 月 14 日）患者自诉服药后身体不适症状均有所好转，今日测空腹血糖 6.5mmol/L，继服上方 7 剂。嘱患者坚持运动，饮食定时定量，定期监测血糖，预防低血糖。

【按语】

《黄帝内经·灵枢》载："五脏皆柔弱者，善病消瘅""脾脆则善病消瘅"；金代刘河间在《三消论》中说："或言人惟胃气为本，脾胃合为表里，脾胃中州，当受温补，以调饮食。今消渴者，脾胃极虚，益宜温补，若服寒药，耗损脾胃，本气虚乏而难治也。此言不明阴阳寒热虚实补泻之道，故妄言而无畏也……况消渴之病者，本湿寒之阴气极衰，燥热之阳气太甚，更服燥热之药，则脾胃之气竭矣。"清代李用粹在《证治汇补·消渴》中指出："五脏之精华，悉运乎脾，脾旺则心肾相交，脾健则津液自化。"

根据前人对消渴病的论述和多年的临床经验总结，程益春教授提出了"脾虚致消""健脾八法""理脾愈消"的观点，主张健脾益气为主，兼以活血化瘀、补肾益精作为糖尿病的治则，根据兼夹邪气的不同，适当佐以祛邪药物。根据多年临床观察，糖尿病病久，三消症状多不明显，而以糖尿病并发症多见，并且多数患者都有不同程度的脾气亏虚表现，如乏力、自汗、口干、形体消瘦、舌淡胖有齿痕、脉弱无力等。根据临床证候分析，总结出经验方健脾降糖饮：生黄芪、炒白术、葛根、黄精、枸杞子、天花粉、丹参、翻白草。

方中生黄芪、炒白术并用，大补脾气；葛根养阴生津而升阳；黄精、枸杞补肾养阴、填精益髓；天花粉养阴生津而止渴；丹参活血化瘀；翻白草清热解毒，祛瘀生新。实验研究表明，黄芪可降低血糖、血脂、蛋白尿，抑制肾脏肥大，减轻肾脏病理改变；枸杞水提取物可明显降低正常小鼠的血糖，对肾上腺素、四氧嘧啶所致（模型）小鼠高血糖亦具有明显抑制作用且有量效关系；翻白草有降糖功效。

临床加减：血脂高加荷叶、生山楂、决明子；视物模糊加谷精草、菊花；全身瘙痒加地肤子、白鲜皮；兼有冠心病加党参、麦冬、五味子；眼底出血加小蓟、三七粉；舌质紫暗加炒桃仁、红花；大便干加火麻仁、郁李仁；尿蛋白加金樱子、沙苑子、炒芡实，并重用生黄芪；手脚麻木疼痛加钩藤、海风藤、络石藤、鸡血藤、威灵仙；伴足部溃疡加全蝎、水蛭、桑枝；失眠加炒酸枣仁、百合；腰腿酸痛加杜仲、桑寄生。

案 6：2 型糖尿病[①]

王某，男，56 岁。

初诊日期：1998 年 8 月 30 日。

现病史：患者口渴多饮、多尿、消瘦、乏力半年，未引起重视，3 天前在某医院查体时测血糖 10.8mmol/L；尿常规：GLU（3＋），诊为 2 型糖尿病。现患者自觉乏力、口渴多饮、多尿，纳食正常，眠可，大便正常，无明显手足麻木、疼痛等症状。查：舌红少津，苔燥，脉沉细。血糖 10.5mmol/L。

证候诊断：气阴两虚，燥热内盛。

【处方】

白术 12g	茯苓 12g	玄参 12g	黄芪 30g
黄精 30g	葛根 30g	天花粉 30g	麦门冬 15g
生地黄 9g	枸杞子 9g	川黄连 9g	山药 9g

水煎服，12 剂。

二诊：（9 月 13 日）患者口渴多饮、多尿症状明显好转，活动后仍感疲劳乏力，舌质红，苔薄白，脉细。查血糖 8.5mmol/L。上方加党参、丹参各 30g，继服 12 剂。

9 月 27 日，患者自觉乏力、多饮、多尿等症消失，查血糖 7.5mmol/L。继以上方改丸剂，长期服用。

【按语】

程益春教授是糖尿病从脾论治的首创人之一。他认为，脾失健运，机体得不到水谷精微的滋养，导致气虚津亏，化燥生热，以致产生糖尿病的各种症状。气虚血行无力，可致血瘀，瘀血内阻可加重糖尿病病情，最终导致各种慢性并发症的发生发展。所以，健脾益气是治疗糖尿病的重要方法。

代表方剂为健脾降糖饮，方中黄芪、党参、白术、茯苓，健脾益气为主，又能生津，黄芪补气又升阳，以助脾之升清；山药、黄精甘淡性平，能滋养脾阴；葛根味甘入脾，能健脾升阳，生津止渴；天花粉、麦门冬生津润肺，养阴益胃；生地黄、枸杞子补肝益肾，养阴生津；川黄连、玄参滋阴清热；丹参活血化瘀，与党参、黄芪相合，有益气活血之功。诸药配伍，健脾益气为主，意在治本，兼顾清热生津、活血化瘀，意在治标。标本兼治，才能使血糖稳定，症状改善，预防各种并发症的发生发展。

---

① 崔云竹、牟淑敏：《程益春教授治疗糖尿病及并发症经验》，载《中医药信息》2003 年第 2 期，第 32 - 33 页。

十、邓铁涛医案：2 型糖尿病[①]

陈某，男，44 岁。

初诊日期：2000 年 10 月。

现病史：多饮、多食易饥、多尿半年，空腹血糖高达 17.0mmol/L，常服达美康、美迪康等药物，多饮多尿症状稍好转，但多食易饥未能改善，空腹血糖降至 11.0mmol/L。后未能进一步改善，遂要求服用中药治疗。

刻诊：精神倦怠，形体消瘦，腰膝酸软，大便溏薄，苔薄白，舌边有齿痕，脉细缓。

西医诊断：2 型糖尿病。

中医诊断：消渴。

证候诊断：脾胃气阴两伤。

邓铁涛教授查房后，嘱患者坚持糖尿病饮食外，予以基本方。

【处方】

熟地 12g	生地 12g	淮山药 90g	黄芪 60g
山萸肉 15g	泽泻 10g	云苓 15g	丹皮 10g
玉米须 30g	仙鹤草 30g		

每日 2 剂，饭前 1 小时服用。

1 周后，患者自觉脘饱胀，纳食减少，无易饥感，且体力渐增，大便成形。2 周后，症状基本消失，空腹血糖降至 7.05mmol/L。再服药 2 周（改为每日 1 剂），血糖稳定在 5.6mmol/L 左右出院，后在门诊以原方出入继服巩固之，追踪 3 月，血糖在正常范围。

十一、窦金发医案三则[②]

案 1：糖尿病

李某，女，58 岁，退休教师。

初诊日期：2001 年 11 月 22 日。

现病史：患糖尿病 5 年，一直服用达美康、二甲双胍等药治疗，血糖控制不稳定，症状时轻时重。

刻诊：轻度口渴，消谷不著，头晕乏力，气短懒言，面色萎黄，形体消瘦，大便稀溏，舌淡胖边有齿痕，脉细弱。

查空腹血糖 11.38mmol/L，餐后 2h 血糖 15.26mmol/L。

证候诊断：脾胃虚弱，中气不足。

治法：益气健脾。

【处方】

生黄芪 30g	党参 15g	白术 15g	山药 15g

---

① 温子龙：《邓铁涛老中医治疗中老年消渴病的经验》，载《中医研究》2001 年第 6 期，第 42 - 43 页。

② 张小勤：《窦金发主任医师诊治糖尿病经验》，载《安徽中医学院学报》2003 年第 6 期，第 27 - 28 页。

| 炒薏苡仁 15g | 炒扁豆 15g | 芡实 15g | 葛根 15g |
| 天花粉 15g | 茯苓 12g | | |

30 剂后症状明显改善，空腹血糖 6.85mmol/L，餐后 2h 血糖 8.92mmol/L。

按原方，取 6 剂药量共研细末，水泛为丸，每服 6g，每日 2 次。

2 个月后症状基本消失，空腹及餐后血糖均恢复正常。

案 2：2 型糖尿病

王某，男，64 岁，退休干部。

初诊日期：2002 年 4 月 10 日。

现病史：患 2 型糖尿病 8 年，已接受胰岛素治疗，每日用 RI 36U，但血糖仍不稳定。此次查空腹血糖 12.78mmol/L，餐后 2h 血糖 18.69mmol/L。症见口渴欲饮、小便频多、疲乏无力、气短懒言、手足麻木刺痛、舌淡暗、苔薄黄少津、脉细涩无力。

证候诊断：气阴两虚，瘀血阻络。

治法：益气养阴，活血通络。

【处方】

生黄芪 30g	益母草 30g	丹参 30g	太子参 15g
天冬 15g	麦冬 15g	生地黄 15g	天花粉 15g
葛根 15g	鸡血藤 15g	五味子 10g	地龙 10g

服 2 个月，诸症减轻，空腹血糖和餐后 2h 血糖分别下降为 7.63mmol/L 和 9.71mmol/L，RI 减量至每日 18U。

案 3：2 型糖尿病

刘某，男，46 岁。

现病史：患 2 型糖尿病 3 年。一直服用优降糖、二甲双胍治疗，始血糖控制满意。自 3 个月前起病情出现反复，虽优降糖及二甲双胍足量使用，但血糖仍居高不下，维持在 12.8～15.6mmol/L。症见轻度口渴、头晕耳鸣、倦怠乏力、脘腹胀满、腰膝酸软、舌质紫暗、苔微黄而腻、脉细涩。此为口服降糖药继发失效。

证候诊断：脾肾两虚，痰瘀互结。

治法：健脾补肾，祛痰行瘀。

【处方】

生黄芪 30g	丹参 30g	茯苓 15g	山药 15g
枳实 15g	全瓜蒌 15g	葛根 15g	白术 10g
党参 10g	枸杞子 10g	山茱萸 10g	黄连 6g
水蛭粉(分吞)5g			

服 1 个月，血糖下降至 7.56mmol/L，症状减轻。

守上方共研细末，水泛为丸，每服 6g，每日 3 次，服用 3 个月后，查血糖正常，诸症若失。

十二、杜建医案二则[①]

案1：糖尿病

陈某，女，84岁。

初诊日期：2011年10月12日。

主诉：胃脘痞闷2周。

现病史：5年前体检发现血糖增高，经外院进一步诊断为糖尿病，予格列齐特降糖治疗，平素血糖控制较好。1周前复查空腹血糖6.5mmol/L，餐后2h血糖7.7mmol/L，HbA_1c 6.1%。近半个月脘部痞闷，偶有吐酸，泛吐清水，倦怠乏力，大便不畅，小便正常，舌暗红苔白，脉细弦。

既往史：确诊糖尿病5年。

证候诊断：脾胃虚弱，气阴两虚，胃失和降。

治法：健脾益气，养阴生津，和胃降逆。

【处方】

生晒参15g	白术15g	茯苓15g	砂仁6g
黄芪45g	吴茱萸3g	黄连6g	淮山药15g
太子参30g	石斛15g	干姜6g	甘草3g

水煎服，每日1剂，连服14剂。

二诊：（2011年10月26日）服药后患者脘部痞闷明显缓解，已无泛吐清水，仍倦怠乏力，二便正常，舌淡红苔薄白，脉细弦。

效不更方，守原方再服14剂。

【按语】

消渴虽以阴虚为本，燥热为标，但由于阴阳互根，阳生阴长，若病程日久，阴伤气耗，阴损及阳，则致阴阳俱虚，其中以肾阳虚及脾阳虚较为多见。本病患者年逾八旬，久病体衰，阳气亏虚。

《素问·异法方宜论》："脏寒生满病。"脾胃虚弱（气虚、阳虚），纳运无力而见脘部痞闷，食欲不振，食入难化，大便不畅，脾运迟缓，水饮停留，胃虚和降无权则见泛吐清水，倦怠乏力。杜建教授认为本病为阴损及阳，脾胃虚弱，纳运无力。治以健脾益气，和胃降逆，养阴生津。

方用四君子汤合吴茱萸汤加减，其中生晒参、太子参、白术、茯苓、甘草、黄芪、山药健脾益气，砂仁和胃止呕，吴茱萸、黄连辛开苦降，石斛养阴生津。二诊患者脘部痞闷明显缓解，已无泛吐清水，效不更方，守原方再服14剂。

杜建教授认为，消渴容易发生多种并发症，应在治疗本病的同时，积极治疗并发症。老年人糖尿病自主神经病变易出现胃排空延迟（胃轻瘫），中药治以健脾益气、和胃降逆，常常取得较好的效果。

[①] 沈双宏：《杜建治疗消渴医案三则》，载《中国临床医生》2013年第10期，第68－69页。

案 2：糖尿病

施某，女，57 岁。

初诊日期：2010 年 5 月 12 日。

主诉：消瘦、口渴、尿频 4 年。

现病史：4 年前因消瘦、口渴、尿频就诊某医院，诊断为糖尿病，曾先后不规则服盐酸二甲双胍肠溶片治疗，血糖波动于 7.1～8mmol/L 之间，纳可。近来面色淡白，时有头晕，烦扰不眠，倦怠乏力，腰酸背痛，动则益甚。平素饮食量多，小便频数。舌淡红，苔薄，脉细数。

证候诊断：气阴两虚，肾失固摄。

治法：益气生津，滋阴固肾。

【处方】

山萸肉 15g	淮山药 15g	生地 15g	茯苓 15g
泽泻 10g	丹皮 6g	芡实 12g	女贞子 15g
知母 10g	麦冬 15g	玄参 15g	石斛 15g

水煎服，每日 1 剂，连服 7 剂。

二诊：（2010 年 5 月 19 日）服药后患者口渴、尿频明显缓解，倦怠乏力减轻，二便正常，舌淡红苔薄白，脉细。效不更方，守原方再服 14 剂。

【按语】

消渴的病机主要在于阴津亏损、燥热偏盛，而以阴虚为本，燥热为标。一般初病多以燥热为主，病程较长者则阴虚与燥热互见，日久则以阴虚为主。本例患者发现血糖升高有 4 年余，且身体消瘦，未规则服用降糖药，症状未见改善。杜建教授分析该患者阴虚火旺、气血耗伤，应滋阴补肾、益气养血。阴虚火旺，故燥热内生，易耗伤气血，益气养血亦是重要之举，且有调和阴阳、引阳入阴之意。

《医效秘传·不得眠》："夜以阴为主，阴气盛则目闭而安卧，若阴虚为阳所胜，则终夜烦扰而不眠也。"患者阴虚既久，为阳所胜，固见烦扰不眠。杜建教授认为以气阴两虚为主，治以益气生津、滋阴固肾。

方用六味地黄丸加减，山萸肉、淮山药、芡实、女贞子固肾益精；茯苓健脾渗湿；丹皮、泽泻、知母清泄火热；生地、麦冬、玄参、石斛滋阴养血补气。此方为杜建教授治疗消渴的常用方，每获良效。

十三、段富津医案五则

案 1：糖尿病[①]

王某，女，50 岁。

初诊日期：1996 年 11 月 4 日。

现病史：平素身体肥胖，近 2 年来易怒，时而烘然汗出，3 个月前自觉身体不适，

---

① 赵雪莹、李冀、杨天仁：《段富津活用经方辨治消渴验案 2 则》，载《辽宁中医杂志》2010 年第 6 期，第 1132 页。

且日渐消瘦，经某医院检查，发现空腹血糖为 8.1mmol/L；尿常规：GLU（4＋），遂诊断为糖尿病。

刻诊：口渴多饮，多食易饥，小便频、数量多，发热烦躁，手足心热，体温 38.9℃，空腹血糖 7.3mmol/L；尿常规：GLU（4＋），舌苔白厚而干，脉象弦数。

【处方】

白参 15g	生石膏 50g	知母 30g	葛根 20g
木瓜 15g	山药 25g	地骨皮 20g	柴胡 10g
甘草 15g	白芍 15g		

6剂，水煎服。

二诊：（11月11日）药服6剂，明显好转，"三消"症状渐除，周身酸痛缓解，发热烦躁明显减轻，情绪尚好，现体温为 36.8℃，空腹血糖减至 6.7mmol/L，尿糖减为（2＋），但舌苔仍白稍厚，脉略数。

证对效显，守方不变，略做调整，于上方去柴胡，石膏用量减 20g，加入泽泻 15g、苍术 15g，6剂，水煎服。

后因路途遥远，遂连服2周，后来告之，诸症尽消，体温、血糖、尿糖已降至正常，嘱其节饮食，调情志，适当锻炼，劳逸结合。

【按语】

肺主气，司治节，布津液于周身。若肺经燥热，则津失敷布而病消渴，《医学纲目·消瘅门》曾论："肺病则津液无气管摄，而精微者亦随溲下，故饮一溲二，其溲如膏油。"胃为水谷之海，主受纳，若饮食不节，积热于胃，则饮食随入随消而病消谷善饥。胃热灼肺刑金，津液耗伤，可使肺津更燥，上消愈盛，又可下传于肾，使肾精愈亏，下消更著，故张景岳云："火在中上二焦者，亦无非胃火上炎而然。"综上可见，消渴初期以肺胃燥热为甚，且往往相因为患，亦伴见有元气损伤、肾精不固等证。

本例患者为素质脾虚湿盛，土衰木乘，肝失疏泄，气郁化火，肝火犯胃，胃热上熏于肺，以致肺胃燥热，治当清热生津之法。方用白虎加人参汤加味。方中石膏重用为君，清肺胃大热，除烦止渴。臣以知母，"主消渴热中"（《神农本草经》），功能清热降火，滋阴润燥，既助石膏清热，又可增其滋阴之力，二者相须为用，清热生津之力尤强，为治肺胃燥热之最佳配伍。素质脾虚，况热伤元气，气津两伤，故又臣以益气生津之人参，使气旺津生，消渴自止。气虚津液不布，遂佐入葛根，升阳布津；木瓜入脾经，可醒脾和中，脾得健运，以助布津，《日华子本草》更言其："疗渴"。加入山药既能补气健脾，又能益肾养阴，且可代粳米以保护胃气。地骨皮益阴清热，"通治三消"（《本草新编》）。柴胡疏肝解郁退热，配白芍以增益阴柔肝之力。上方服用6剂后，诸症均减，此乃热退津生之象。惟舌苔仍厚，乃湿邪尚存，故减石膏用量，以防寒凉碍湿，加泽泻、苍术祛湿运脾。3周后，诸症尽除。

案2：糖尿病[①]

孙某，男，72岁。

① 赵雪莹、李冀、杨天仁：《段富津活用经方辨治消渴验案2则》，载《辽宁中医杂志》2010年第6期，第1132页。

初诊日期：1999 年 10 月 24 日。

现病史：糖尿病病史 15 年，长期服用西药降糖药物，血糖控制尚可，因而未予注意。近来小便频数，浑浊如膏，甚则饮一溲一，手足心热，咽干舌燥，面容憔悴，耳轮干枯，面色黧黑，腰膝酸软无力，四肢欠温，畏寒怕冷，空腹血糖 7.2mmol/L；尿常规：GLU（3＋），PRO（2＋）。舌淡苔白而干，脉沉细无力。

【处方】

熟地 30g	山药 30g	山茱萸 15g	茯苓 25g
泽泻 15g	丹皮 15g	附子 8g	肉桂 8g
黄芪 30g	五味子 10g	石斛 20g	葛根 20g
枸杞子 20g	益智仁 15g		

7 剂，水煎服。

二诊：（10 月 31 日）服药后，尿量减少，尿常规：GLU（＋）、PRO（＋）。自述渐觉有力，手足心热缓解，惟觉肢冷，纳差。上方附子、肉桂加至 10g，加入砂仁 15g，继服 1 周。

三诊：（11 月 7 日）周身渐暖，诸症减消，近日因觉天气寒冷，未去医院化验，但自觉尿液改善，感觉良好，嘱其继服 1 周，后可长期服用金匮肾气丸。

【按语】

肾为先天之本，藏真阴而寓真阳，为水火之宅，五脏六腑之本。肾中真阴，为一身阴液之根本，五脏之阴，非此不能滋；肾中元阳，为五脏功能活动之动力，全身之水液亦无不赖元阳之气化蒸腾而布达。惟阴平阳秘，五脏可安和。

本病为阴阳两亏之证，故除可见手足心热、咽干舌燥、面容憔悴、耳轮干枯等阴虚之证，尚有四肢欠温、畏寒怕冷、舌淡苔白、脉沉无力等阳亏之候。故需阴阳并补，治宜滋养肾阴，温补肾气。方用金匮肾气汤加味。

其中六味地黄丸滋阴补肾填精；伍入附子、肉桂温肾助阳，鼓舞肾气，乃阴中求阳，"少火生气"，而非峻补元阳；与地黄相伍，一阴一阳，阳得阴生，阴得阳化，则生化无穷。黄芪与五味子、石斛、枸杞子相配，气阴双补；葛根、天花粉生津止渴；再加入益智仁补肾固精缩尿。二诊中加入砂仁使诸药补而不滞。如是，谨守病机，阴阳平补，微微生火，力求助阳不伤阴，滋阴不碍阳，阳生阴长，阴阳互生则生化无穷。

案 3：糖尿病[①]

王某，男，67 岁。

初诊日期：1995 年 7 月 6 日。

现病史：自述患糖尿病多年，经西医降糖治疗后，空腹和餐后血糖基本恢复正常，多饮、多食症状不甚明显，现腰膝酸软，肢体困倦，大便溏泄，口干欲饮，气短乏力。尿常规：GLU（4＋）。望其舌红少苔，诊之脉弦细。

【处方】

西洋参 15g	山药 30g	知母 20g	天花粉 15g

---

① 赵雪莹、李冀：《段富津教授辨治消渴病三则》，载《湖南中医杂志》2007 年第 5 期，第 72－73 页。

| 葛根 15g | 五味子 15g | 女贞子 20g | 玉竹 20g |
| 黄芪 30g | 枸杞子 20g | 泽泻 15g | |

6 剂，每日 1 剂，水煎服。

二诊：（7 月 11 日）家属转述其病情好转，上述症状多有减轻，惟大便泻泄之症不去，遂于上方去玉竹，加莲子肉 15g，6 剂，每日 1 剂，水煎服，并嘱其慎饮食，忌食寒凉油腻之物。

三诊：（7 月 17 日）家属言其诸症日益好转，明显较前有力，便溏症状减轻，尿糖减至（2＋），但仍食少，舌淡红少苔，上方黄芪用量再加 10g，6 剂，每日 1 剂，水煎服。

四诊：（7 月 24 日）患者诸症明显好转，尿糖转阴，舌脉复常，效不更方，稍做调整，于上方去泽泻，黄芪用量再加 10g，并加焦术 10g、茯苓 20g、乌梅 10g。继服 6 剂，每日 1 剂，水煎服，以巩固疗效。嘱其慎饮食，调情志，适度锻炼。

后经随访得知，服药后一切安好，并无不适。

【按语】

津液作为人体内重要的营养物质，具有滋润和濡养的生理功能。《素问·逆调论》云："肾者水脏，主津液"。肾脏对于津液的主宰作用，主要表现在肾所藏的精气，它是机体生命活动的动力，亦是气化作用的源泉。全身的津液，都要通过肾的蒸腾气化，升清降浊，使"清者"蒸腾上升，从而向全身布散；"浊者"下降化为尿液，注入膀胱。而病消渴者，肾多乏于藏精，失于气化，加之脾虚不能化生、运化，久而久之，遂生诸症。治宜养阴益气，健脾补肾，自制芪药消渴汤治之。

本方源于《医学衷中参西录》之玉液汤合滋膵饮，其成药芪药消渴胶囊经过药理研究和临床研究，证明治疗 2 型糖尿病其疗效明显优于同类中成药。方中以西洋参、山药为君，两者相伍，养阴益气，固肾健脾，恰中病机；以知母、黄芪为臣，知母甘寒而苦，善于滋阴润燥，清热生津，除烦止渴，助西洋参养阴生津，且清肾中虚火，黄芪善补气。《医学衷中参西录》云："黄芪能大补肺气，以益肾水之上源，使气旺自能生水；而知母又大能滋肺中津液，俾阴阳不至偏胜，而生水之功益善也。"佐以天花粉清热生津止渴，五味子、女贞子、玉竹和枸杞子养阴生津；葛根升阳布津，可上承津液，而止口干欲饮；与西洋参、黄芪相配，共补脾气，升清阳，健运中州；又佐入甘淡寒之泽泻，上泽下泻，既可"补虚损五劳"（《名医别录》），补肾以助气化，又可"渗去其湿，则热亦随去，而土气得令，清气上行"，以治"消渴"（《名医别录》）。全方合而共奏养阴益气、健脾补肾之功。

本方经加减变化后，起效甚速，二诊时即有所好转，惟大便泻泄之症尚未缓解，虑其原因有二：一者，该患者脾虚甚久，补脾之药力 1 周尚不能尽愈其虚，况本方养阴之力稍胜一筹；二者，顾及消渴阴伤之本质，大量养阴之品同用，而其多为寒凉质润之品，对于脾虚便溏者不宜久服，故除滑利之玉竹，而加莲子肉以补脾止泻。三诊时又见好转，体力渐增，便溏减轻，表明其气虚得补，阴伤得复，于方中缓加黄芪用量，增加补气之力。继而去渗利之泽泻，增加补脾益气之力，黄芪用量加至 50g，亦作为方中君药；更加入健脾之焦术、茯苓助脾运化升清；乌梅敛津止渴，以止口干欲饮。

案 4：糖尿病①

刘某，女，63 岁。

初诊日期：2003 年 1 月 6 日。

现病史：诉患糖尿病 5 年余，日渐消瘦，并一直坚持多方治疗。现周身无力、口干、口苦欲饮、头晕心悸，夜寐不实，手足心热，空腹血糖近几次化验均稍有升高，约为 6.3～7.0mmol/L，舌暗，脉略弦滑数。

【处方】

白参 15g	黄芪 30g	麦冬 25g	五味子 15g
山药 25g	柏子仁 20g	丹参 20g	赤芍 15g
地龙 15g	玄参 20g	知母 20g	

8 剂，每日 1 剂，水煎服。

二诊：（1 月 13 日）服药 8 剂，患者诸症明显好转，周身渐觉有力，头晕、睡眠差均有减轻，手足不热，舌略转淡，脉已不数，惟仍口干而苦，故上方加地骨皮 20g，因其路途遥远，嘱其继服 14 剂。

后该患者亲属转述其服用 14 剂后，诸症基本消失，效不更方，再加服数剂。

【按语】

消渴病长期不愈，虚损之象迭现，且气虚日久则运血乏力，血液运行不畅，而成瘀血，即所谓"气虚瘀留"；阴虚火旺则煎熬津液，津亏液少则血液黏稠不畅亦可成瘀，即所谓"阴虚血滞"。瘀滞既成，又可阻滞气机，使津液失于敷布，互为因果，交相为患，则陈者当去而不能去，新者当生而不能生，而使已病之消渴愈甚。诚如唐容川所言："瘀血在里则口渴，所以然者，血与气本不相离，内有瘀血，故气不得通，不能载水津上升，是以发渴，名曰血渴。"又曰："瘀血去则不渴矣。"（《血证论·卷五》）故而治当益气养阴，活血化瘀。

本例患者患消渴日久，气阴两伤较甚，故除周身无力、口干、口苦欲饮、头晕、心悸外，尚有夜寐不实、手足心热等虚热之象。故用玉液汤和生脉散以益气生津止渴，伍玄参、知母以清虚热；舌质暗乃兼有血瘀，故加赤芍、丹参、地龙以活血化瘀，使气旺、瘀消、络通、阴充，则诸症可愈。

案 5：糖尿病②

刘某，男，15 岁。

初诊日期：1997 年 3 月 20 日。

现病史：诉患糖尿病多年，经西医治疗后，诸症略有减轻，但仍时轻时重，且拒用胰岛素疗法。现周身乏力，精神萎靡，气短懒言，胸脘痞闷。舌质淡，苔白略腻，脉略细缓。

实验室检查：空腹血糖 16.1mmol/L；尿常规：GLU（3＋），KET（3＋）。

【处方】

白参 15g	黄芪 25g	焦白术 15g	茯苓 20g

① 赵雪莹、李冀：《段富津教授辨治消渴病三则》，载《湖南中医杂志》2007 年第 5 期，第 72－73 页。

② 赵雪莹、李冀：《段富津教授辨治消渴病三则》，载《湖南中医杂志》2007 年第 5 期，第 72－73 页。

内金 10g	葛根 15g	枸杞 20g	山药 25g
山茱萸 10g	泽泻 10g		

6 剂，每日 1 剂，水煎服。

二诊：（3 月 27 日）服药后患者上述诸症稍减，尿常规：GLU（2+），但酮体仍高。故继遵上方加萆薢 10g、石菖蒲 10g。7 剂，水煎服。

三诊：（4 月 2 日）诸症好转，测空腹血糖值为 14.2mmol/L，尿常规：KET（+），上方加泽兰 15g，7 剂，水煎服。

四诊：（4 月 10 日）尿糖无，酮体已消失，但见舌苔微黄，上方加黄连 5g，7 剂，水煎服。

五诊：（4 月 18 日）诸症大减，昨日测空腹血糖值为 11.8mmol/L，舌苔转薄，上方去白术，泽兰易益母草 15g。14 剂，水煎服。并嘱患者守方常服。

2 个月后，发现患者体力已复，精神健旺，空腹血糖、尿糖均正常，脉趋平和。嘱其仍遵前方，继服 14 剂以巩固疗效。

【按语】

本患者为先天胰岛素分泌不足所致糖尿病，气阴两虚为其主症，但顾及其脾虚停湿证候较甚，故方选四君子汤合玉液汤加减。白参、焦白术、茯苓合用，乃四君子汤之意，以健脾益气，助脾运湿；黄芪、山药、内金、葛根四味，法取玉液汤，可收益气滋阴、固肾止渴之功；又加入枸杞子、山茱萸补肝肾之阴；泽泻配茯苓，利湿泻浊之力尤强。全方合用，补中有泻，补不碍湿，泻不伤正。二诊、三诊之时，该患者临床症状有所减轻，尿糖降低，但仍有酮体，故渐增利湿化浊之品，于上方加入萆薢分清化浊，石菖蒲化湿醒脾，泽兰利湿消浊，共祛体内湿浊，以升发脾气。至四诊，尿糖消失，酮体已无，惟见舌苔微黄，虑其似有化热之象，故加少许黄连清热泻火。再服 7 剂，血糖下降，诸症大减，守前方减白术之燥，易泽兰为益母草增加利湿之力。综观本病案，临床上虽为难治之证，但只要谨守病机，药证相应，也可取得满意的效果。

十四、范绍荣医案：糖尿病[①]

江某，女，58 岁。

现病史：既往有糖尿病史 10 年，因胃脘部疼痛反复发作 1 月余就诊，疼痛为隐痛，反复发作，进食欠佳，时有嗳气，夜寐欠佳，舌质红，苔薄，脉细数。胃镜示浅表性胃炎伴糜烂。

【处方】

党参 12g	白术 15g	白芍 15g	陈皮 6g
姜半夏 12g	茯苓 12g	淮山药 12g	石斛 12g
生甘草 6g	醋元胡 12g	金铃子 12g	

上方服 7 剂后疼痛减轻，原方稍调再进 14 剂，症状完全缓解，复查胃镜示胃体及胃底黏膜及形态正常。

---

① 潘勇：《范绍荣主任中医师治胃痛病案三则》，载《中国民族民间医药》2012 年第 22 期，第 158 页。

范绍荣教授认为此证当属胃阴亏虚。糖尿病中医称之为消渴，患者罹患此疾 10 年，耗伤脾胃之阴，胃阴不足则内热生，热则易生溃疡。

方中山药、石斛滋养胃阴，元胡合川楝子泻肝热以护阴，治胃需顾护胃气，故而参、术、草健脾益气，陈皮、半夏和胃理气，全方共奏养阴、和络、止痛之功。

十五、方水林医案：糖尿病[①]

吕某，女，63 岁。

现病史：糖尿病史 5 年，平时服用诺和龙和二甲双胍治疗，口干、多饮、多尿症状不明显，血糖维持在 7.5 ～ 9mmol/L。近半月来，因过食生冷而出现口渴不多饮，伴头晕、胸闷、脘痞、倦怠无力、纳食无味、恶心欲呕，尿频便溏。苔白腻、质淡红，脉弦细。检查尿糖，空腹血糖 10.3mmol/L。

证候诊断：饮食伤脾，冷饮积滞不化，气闭湿阻。

治法：健脾分消，化湿助运。

【处方】

太子参15g	茯苓15g	薏苡仁30g	桂枝3g
豆蔻5g	苍术10g	川朴花10g	天花粉10g
泽泻10g	香橼皮10g	神曲10g	瓜蒌皮10g
郁金10g	橘皮10g		

3 剂后大便调，小便正常，口渴减，食欲增，脘闷恶心等消失，苔腻已化，脉转小滑，续进养阴益胃，健脾助运之剂。

【处方】

太子参15g	黄芪15g	生白术10g	麦冬10g
石斛10g	知母10g	神曲10g	香橼皮10g
橘皮10g	生地30g	怀山药30g	薏苡仁30g
天花粉30g			

守方随证加减调治 2 月，症状消失，病情稳定，尿糖转阴，空腹血糖 7.8mmol/L。

【按语】

健运分消，重在疏理气机，不可一味呆补，气滞则湿阻，气化则湿行，而脾胃方能行其升降之职，敷布津液，运化水湿。

但消渴一证总以阴虚燥热为主要病机，故理气药应避用辛香燥热之品，以川朴花、佛手片、香橼皮、大腹皮等为宜。燥热伤阴，湿邪困顿，用药有滋阴助湿、利湿伤阴之矛盾。临床要根据燥热伤阴的程度和湿邪偏寒偏热的病机，合理组方，顾护脾阴胃液，才能收到明显的疗效。夹湿偏于寒化者，可以兼用温药，但宜小剂量频进，中病即止。

---

① 钱琪、方水林：《方水林治疗糖尿病经验》，载《浙江中医杂志》2011 年第 2 期，第 88 - 89 页。

十六、冯明清医案：糖尿病[1]

田某，男，68岁。

初诊日期：1998年9月20日。

现病史：自诉患糖尿病5年余，长期自服消渴丸、达美康等药，尿糖控制在（2＋）至（3＋）。患者近1周出现神疲、乏力、面色萎黄、纳呆、腹胀、大便稀溏、小便色浊等症，查舌体胖大边有齿痕，舌质淡苔白腻，脉弱无力。

证候诊断：脾胃虚弱，中气不足。

治法：健脾益气，和胃祛湿。

【处方】

党参15g	白术15g	茯苓15g	黄芪20g
山药20g	花粉20g	葛根20g	扁豆12g
木香12g	甘草12g	苍术12g	鸡内金9g

嘱其他药同前服用，控制饮食，保持心情舒畅。

6剂药后复诊，自述身感有力，大便成形，尿常规：GLU（＋）。原方去扁豆、鸡内金，加生地15g。

又服6剂后复诊，患者精神转佳，尿常规：GLU（＋），嘱西药减半。

按方续服6剂后来诊，情况良好，病无反复，略调上方6剂，嘱其他药停服，只服中药。半年后来复查，病未复发。

十七、葛琳仪医案：糖尿病[2]

韩某，女，56岁。

初诊日期：1999年10月16日。

现病史：患者口干多饮、体重减轻3年余，诊断为2型糖尿病。诊见口干，每日饮水近2壶热水瓶，脾气急躁、心烦易怒，症状时轻时重，胃纳不佳，小便量多，大便干结，数天1解，夜寐梦扰，形体消瘦。舌质红、苔薄黄，脉弦数。

中医诊断：消渴。

证候诊断：肝郁脾虚，虚火旺盛。

治法：疏肝解郁，清热生津。

【处方】丹栀逍遥散加减。

炒丹皮12g	醋柴胡12g	肥知母12g	生白芍15g
当归15g	桑白皮15g	青皮9g	陈皮9g
炒苏子9g	五味子9g	焦山栀9g	小川连6g
鲜芦根30g	鲜石斛30g		

---

① 朱汀、孙寒静：《冯明清教授从脾论治糖尿病经验》，载《四川中医》2002年第4期，第3-4页。

② 魏佳平、葛星、王东、袁晓：《葛琳仪从肝论治内分泌疾病验案举隅》，载《浙江中医杂志》2013年第1期，第4-5页。

7 剂。

复诊：诉口干明显好转，大便每天 1 行。

原方有效，击鼓再进。

【处方】

炒丹皮 12g	肥知母 12g	醋柴胡 12g	生白芍 12g
桑椹子 12g	全当归 15g	甘杞子 15g	桑白皮 15g
南沙参 15g	北沙参 15g	青皮 9g	陈皮 9g
五味子 9g	小川连 6g	鲜石斛 30g	

此方加减治疗 3 月余，症状悉除，血糖恢复正常，改用养阴降糖片继续巩固疗效。

【按语】

黄元御在《四圣心源》中说："消渴者，足厥阴之病也……凡木之性，专欲疏泄……疏泄不遂，而强欲疏泄，则相火失其蛰藏。"若肝失疏泄，肝郁气滞，木郁化火，灼伤津液，发为消渴，如疾病进一步发展，不仅可导致精微物质的输布代谢紊乱，更可使血运不畅，血脉瘀滞，变证蜂起。故治疗必以疏肝理气为要。

本案患者属肝郁火旺型消渴，选用丹栀逍遥散加减，解肝郁，清内热，药证合拍，故收效甚佳。

十八、龚丽娟医案：糖尿病[①]

火某，男，67 岁。

初诊日期：2012 年 7 月 27 日。

主诉：发现血糖升高 12 年，蛋白尿加重 1 月。

现病史：既往有糖尿病史 12 年，目前胰岛素降糖，血糖控制尚可，2 年前出现蛋白尿，当地医院诊断为"糖尿病肾病"，予安博维等降低蛋白尿，血肌酐波动在 140μmol/L 左右，24h 尿蛋白定量波动在 500mg 左右，1 月前受凉感冒后出现蛋白尿加重，来诊日 24h 尿蛋白定量 1.2g。

刻诊：口干口苦，尿黄泡沫多，下肢凹陷性浮肿，舌红、苔黄，脉细弦。

证候诊断：脾肾阳虚，湿热内蕴。

治法：清利湿热，兼补脾肾。

【处方】

知母 10g	黄柏 6g	生地 10g	淮山药 10g
山萸肉 6g	桑寄生 15g	土茯苓 15g	石韦 10g
白花蛇舌草 30g	六月雪 30g	玉米须 15g	荔枝草 15g

10 剂。水煎，每日 1 剂，分 2 次服用。

二诊：（2012 年 8 月 5 日）服药后泡沫尿较前减少，夜尿多，口干，无明显口苦，腰膝酸软，双下肢仍有轻度浮肿，舌淡、边有齿痕，苔薄白，脉细弦。辨证属脾肾阳虚。治拟健脾益肾，清利活血。

---

① 刘苏、叶丽芳：《龚丽娟治疗糖尿病肾病经验》，载《江苏中医药》2013 年第 8 期，第 15 - 17 页。

【处方】

生黄芪 15g	太子参 10g	白术 10g	茯苓 12g
山药 12g	山萸肉 10g	丹皮 10g	六月雪 15g
蛇舌草 15g	蜀羊泉 15g	景天三七 10g	紫丹参 10g

10剂。水煎，每日1剂，分2次服用。

三诊：（2012年8月15日）复查24h尿蛋白定量625mg，精神较前好转，泡沫尿好转，双下肢麻木刺痛，仍有轻度浮肿，舌淡、有紫气、苔薄，脉细弦。

辨证仍为脾肾阳虚、湿瘀阻络，治疗在上方基础上加用活血化瘀药，如当归10g、鸡血藤15g。10剂。水煎，每日1剂，分2次服用。

服药后病情趋于平稳。

【按语】

此案例体现了龚丽娟教授急则治其标，缓则标本兼顾的原则。外感寒邪，郁而化热，湿遏下焦，加重了患者蛋白尿的漏出，治疗以清利湿热为主，辅以调理脾肾；患者症状缓解后，继予补肾健脾，兼以清利活络，经调理数月，脾气得振，肾气乃固，病情趋于稳定。

龚丽娟教授强调糖尿病肾病病势缠绵，辨证应善于分清标本虚实，治疗上更须强调标本兼顾，分期论治，切忌一味扶正或只顾攻邪，以免犯虚虚实实之戒，应在益肾健脾的基础上，辅以活血泄浊，临床方可取得良好的疗效。

十九、谷越涛医案：2 型糖尿病[①]

患者，女，62岁。

初诊日期：1995年12月24日。

现病史：2型糖尿病3年，经多方治疗无效。3年来无明显口渴、多饮症状，身体臃肿肥胖，精神疲惫，常感头晕，气短乏力，少气懒言，活动稍多易出虚汗，手足心热，纳食不香，尿有异味。舌质淡红，体胖有齿痕，苔薄白，脉细数无力。

辅助检查：心电图提示：慢性冠状动脉供血不足；B超示：脂肪肝；尿常规：GLU（2＋）；血糖8.3mmol/L。

证候诊断：中阳不足，脾肾亏虚，痰浊湿泛。

治法：温养脾肾，补中气，运痰湿。

【处方】补中益气汤加减。

生黄芪 20g	党参 15g	当归 12g	升麻 60g
柴胡 10g	陈皮 10g	白术 10g	茯苓 15g
节菖蒲 15g	清半夏 10g	枳实 10g	

水煎服，每日1剂。

3剂后患者气短乏力明显减轻，精神好转，虚汗少，纳增。仍时感头沉不清，舌质淡红，无齿痕，苔薄白，脉细稍弱。尿常规：GLU（＋）。嘱上方去升麻，加枸杞子

---

① 金维良：《谷越涛应用补中益气汤经验拾萃》，载《山东中医杂志》1996年第9期，第414－415页。

10g、菊花10g。继服7剂后查尿常规：GLU（±），血糖6.3mmol/L，B超及心电图提示脂肪肝和慢冠均较前明显改善。

嘱上方制成水丸，每日20g，分3次服，30天后复查血糖、尿糖已恢复正常，无明显不适症状，随访半年未复发。

【按语】

谷越涛教授认为，近年来临床之糖尿病患者，特别是老年患者，大多无典型多饮、多食、多尿及形体消瘦之"三多一少"症，而多形体臃肿肥胖，少气懒言，形疲神倦，心悸脘痞，大便溏薄，小便清长多味，舌淡，质多胖大且润，苔薄白，脉象以虚缓濡为主。此乃素体阳虚，中州失煦；或痼疾日久，长服清热泻火之剂，使中阳受戕，中气虚馁，脾土困顿，健运失权，湿痰中生，致使血糖无以调节利用而积蓄，尿糖无以固摄而外泄。对于此类患者，重点应甘温益气养阳。益气者，益脾气助生化之源以固后天，痰湿得运；养阳者，阳振气化则浊散，血糖得以调节。方选补中益气汤加减常获佳效。

二十、顾维超医案二则

案1：2型糖尿病[1]

宋某，女，49岁。

现病史：2年前因多饮、多食、多尿，查为2型糖尿病，间断服用优降糖、消渴丸，症情控制欠佳。来诊时症见形体消瘦，疲乏无力，双手时作麻木，视物模糊，口干舌燥，舌淡红，苔中根微黄腻，脉细弱。

查空腹血糖12.4mmol/L；尿常规：GLU（3+）。

治法：益气健脾，稍佐清肝明目。

【处方】

黄芪30g	太子参30g	苍术15g	白术15g
佩兰15g	淮山药30g	玄参12g	葛根15g
丹参20g	鸡内金15g	豨莶草20g	地锦草20g
地骨皮15g	菊花15g	谷精草15g	

水煎服，每日1剂。

以上方化裁出入服用60余剂，复查空腹血糖5.1～6.0mmol/L，尿糖阴性。诸症亦除。

案2：糖尿病[2]

任某，男，50岁，干部。

初诊日期：1979年7月10日。

现病史：月前由饮食不慎致暴泻，3～4日方止。后口干口渴，多饮多尿，常有饥饿感，周身疲倦乏力。经某院查空腹血糖170mg/dL；尿常规：GLU（3+），尿比重1.028。经服D-860、降糖灵后，口干口渴稍减，饥饿感仍明显，伴头目昏眩，心悸气

① 周兴武：《顾维超治疗糖尿病的经验》，载《吉林中医药》1999年第4期，第8-9页。
② 顾维超：《升陷汤的内科临床运用》，载《吉林中医药》1987年第1期，第24+26页。

短，进食后诸症稍缓，但食后觉脘腹痞胀，舌质淡红，少苔，脉细弱。

证候诊断：大气下陷兼脾虚。

治法：补气升陷健脾。

【处方】

黄芪 20g	红参 6g	山药 18g	知母 12g
花粉 12g	葛根 12g	升麻 10g	柴胡 10g
萸肉 10g	石膏 30g	鸡内金 8g	五味子 6g

水煎服，每日 1 剂。

9 月 13 日复查血、尿糖均恢复正常，遂停药，观察至今未见复发。

【按语】

张锡纯谓"消渴之证，多由于元气不升"所致。今以升陷汤合玉液汤加减，以升补元气为主，待元气得升，阴液得滋，自能阳升而阴应，诸症必渐得除，其疾始愈。

二十一、郭子光医案：2 型糖尿病[1]

张某，男，40 岁。

初诊日期：2010 年 1 月 17 日。

现病史：1 年前因发现体重明显下降，且较平时爱喝水，遂到某医院检查，发现空腹血糖 12.6mmol/L，被诊断为 2 型糖尿病，服鲍翅精华素、二甲双胍等，同时采用饮食疗法，空腹血糖维持在 6～8mmol/L 之间，症状时轻时重。半月前，口中异味明显，饮不解渴，自觉症状加重，加用玉泉丸等，疗效不明显，遂前来求治。

刻诊：患者口舌干燥，多饮，小便频多。容易出汗，易疲倦。早晨起床时视物模糊，过一会儿可自行缓解，食欲一般。察其体中等偏瘦，面色红，唇红，舌红，苔薄黄燥，脉居中有力。日前在医院检查空腹血糖为 12.1mmol/L。

中医诊断：消渴（上消）。

证候诊断：火热内盛，气阴虽伤，但虚不明显。

治法：清热泻火为主，兼补气阴。

【处方】

生石膏 40g	知母 15g	川黄连 10g	黄芩 15g
黄柏 15g	地骨皮 30g	玉竹 20g	山药 20g
黄精 15g	葛根 20g	炒稻芽 30g	

水煎服，每日 1 剂。7 剂。

同年 2 月 24 日复诊：由于患者工作很忙，外出出差，其母亲前来代诊，称患者服前方，口渴等症明显缓解，自发现疾病以来，尚未如此感觉良好。于日前出差前查空腹血糖为 6.8mmol/L。因担心断药后疾病还原，遂嘱其母亲代看后短信传达处方，以便在出差地继续服药。效则守法，郭子光教授继以上方出入与服。服 7 剂后血糖降为 5.8mmol/

---

① 刘渊：《郭子光教授从"火热"论治Ⅱ型糖尿病的经验》，载《成都中医药大学学报》2015 年第 2 期，第 4－5 页。

L。原方减量继续巩固。

二十二、韩禅虚医案：糖尿病[1]

患者，男，23 岁。

初诊日期：2013 年 12 月。

现病史：患者近期体重明显下降，1 个月内由 140 斤下降至 132 斤，自觉口干渴，乏力，血糖偏高，舌淡苔白脉细。细询，得知其在影院工作，经常工作至后半夜，作息颠倒。其母甚是焦急，因其有家族糖尿病史。

治疗：针灸中脘、天枢、气海、足三里、阴陵泉、三阴交。

1 次/日，10 次为 1 个疗程。

中药予四君子汤合六味地黄丸。并嘱其调理作息及饮食。

1 个疗程后患者自觉乏力大好于从前，体重未减轻，口不渴，血糖已恢复正常。嘱其继续治疗 1 个月。随访 3 个月恢复正常。

【按语】

韩禅虚教授认为本案关键在于脾失健运，脾升清降浊功能失调。口渴，乃脾胃功能失调，气血津液生化乏源，脾不能散津上输于肺，肺津无以输布，则口渴多饮。体重减轻也与脾运化失司，脏腑筋肉不得濡养有关。作息饮食不规律，致肾精受损，而致消渴。

韩禅虚教授所选诸穴均为调理脾胃理气之穴，其中中脘为六腑之会，胃经之气所汇集之处，有健脾胃、助运化、调升降之功；足三里为胃经之合穴，补之能壮元阳，补脏腑之虚损；阴陵泉为脾经之合穴，能健脾升阳，运中焦，化湿滞而通调水道；三阴交为足三阴经交会之穴，蕴藏着肝、脾、肾三脏之阴，有健脾益气、调补肝肾、调和气血之功，与中脘，足三里相伍，以振发中焦阳气，调理气机，使清气升，浊气降。韩禅虚教授抓住病机关键，运气下针，使脏腑百骸得以濡养。

二十三、何焕荣医案：糖尿病[2]

郁某，男，56 岁，工人。

初诊日期：1986 年 4 月 5 日。

现病史：发现糖尿病 2 年，病初口渴，善饥，多尿。当时查血糖 189mg/dL，尿常规：GLU（3＋）。经控制饮食，服用 D－860 片治疗至今，消渴"三多"症状好转。唯消瘦，乏力，近 4 个月来又增下肢酸痛麻木感，步履活动受限，由腰骶两胯引及大腿内侧酸痛，痛如针椎状，感觉异常。曾经针灸及服西药卡马西平未能获效。

刻诊：形体瘦弱，面色萎黄，两眼圈见黑晕。心肺正常，肝脾未及，两下肢抬腿试验60°，两大腿内侧皮肤触诊痛觉过敏，膝腱反射减弱，无足垂症。舌苔薄白微腻，脉濡细。血糖 150mg/dL，血沉、抗"O"、类风试验均正常。

① 李雪梅：《韩禅虚主任调中理气针法临床应用举隅》，载《中医临床研究》2016 年第 5 期，第 19－20 页。
② 何焕荣：《内科杂病治验三例》，载《江苏中医》1988 年第 2 期，第 10－12 页。

证候分析：年过半百，肾气渐衰，精血不足，筋脉失养，风湿相乘，着而作痛。

治法：和血脉，蠲痹痛为先。

【处方】

党参 15g	生黄芪 20g	制苍术 10g	防风己各 10g
地骨皮 15g	天花粉 15g	片姜黄 10g	威灵仙 10g
生米仁 20g	炙乳没各 2g	牛膝 15g	川断肉 15g
仙灵脾 10g			

另服祛风 2 号片（本院自制方，由蝮蛇肉、乌梢蛇肉等药组成），每日 3 次，每次 4 片。

药投 2 周，腰骶及大腿内侧酸痛较缓，苔腻得化、边尖较红，大便偏干。原方去防风己、姜黄、乳没、牛膝祛风胜湿之药，增入生地、元参、当归、肉苁蓉以助填精润燥之功。续服半月后查空腹血糖 89mg/dL。嘱将 D-860 及卡马西平片均减一半。

仍宗原意续治 1 月后，患者精神面色日见好转，步履较利，腰胯酸痛减轻，舌质淡红苔白，脉尚细软，自觉操劳后两耳失聪，入暮五心烦热。此系罹病积年，下元亏损，虚火上炎所致。转予滋肾阴以降妄炎之火，补脾气以助运化之力，佐以宣通脉络，俾使气血流畅，巩固疗效。

【处方】

生熟地各 15g	地骨皮 30g	元参 30g	知母 10g
怀山药 12g	生黄芪 15g	太子参 20g	制苍术 10g
麦冬 10g	五味子 5g	桑寄生 20g	桑枝 20g

服上方后，腰胯酸痛明显减轻，步履自如，眼圈黑晕全退。宗原方迭进 2 月，自将 D-860 片从每日 3 片减为每日 1 片，卡马西平片从每日 6 片减为每日 2 片。复查空腹血糖 93mg/dL，尿糖阴性，诸症向愈。

1 年半后随访，西药均停服，已正常上班。

【按语】

本案始有消渴"三多"症状，后逐渐消瘦，眼圈呈黑晕，以腰胯酸痛，活动受限，妨于步履为主症。分析其病因：火炎于上在先，阴亏于下在后。眼圈黑晕，腰胯酸痛为肾气下夺之象。腿侧酸痛，感觉异常为筋脉失养，风湿相乘之候。论其标本，肾虚是本，痹痛是标。

本案治疗根据《内经》"治病必求其本，本者，致病之由也"。治方选用增液汤合生脉散为主，气阴双补，养阴增液，再加苍术配元参降血糖，黄芪配山药降尿糖（系施今墨先生之经验），佐以桑寄生、桑枝益肾通络，迭进数十剂后，肺脾肾机能得以调正，气血经脉得以顺畅而获治验。

二十四、何任医案三则

案1：糖尿病①

左某，女，43岁。

初诊日期：1977年8月22日。

现病史：患者1周前发现血糖偏高，尿常规：GLU（4＋），时作昏厥，手凉，轻度颤抖，纳欠佳，便次略多而烂，苔白。

治法：养阴增液。

【处方】

山茱萸9g	天冬9g	丹参9g	枸杞子12g
党参12g	干地黄12g	白术12g	山药15g
陈皮4.5g			

5剂。

二诊：药后血糖下降，尿糖已趋正常，精神舒如，仍有头昏。

【处方】

党参12g	枸杞子12g	白术12g	山茱萸9g
天冬9g	丹参9g	山药15g	干地黄15g
天花粉4.5g	陈皮4.5g		

药进7剂后，血糖下降，尿糖转阴。唯感头昏，在原方上加天花粉生津润肺。

【按语】

本案消渴当属肝肾阴虚，脾气虚弱。肝木需纳肾水以滋荣，肝体阴用阳，肝肾阴伤，无以制阳，虚阳上扰清空，故可见头晕、时有昏厥；阴液耗伤无以濡养筋脉，则虚风内动，见肢体轻度颤抖；阴津亏耗伤及元气，气虚无力鼓动血行，阳气不达四末，则见手凉；脾弱气虚，运化失司，故大便烂而次数多。《素问·至真要大论》曰："诸风掉眩，皆属于肝……诸厥固泄，皆属于下。"故治当从肝肾入手，投以干地黄、山茱萸、枸杞子、天冬补肝肾、滋阴液。又须顾及后天之本。何任教授遵"有是证，则用是药"的中医用药法则，投以党参、白术、山药补脾益气，陈皮和胃理气。脾胃复健，则先天阴水得以充养，虚阳可潜，内风可清。二诊时患者症状明显改善，可见方证相投，疗效肯定，增予天花粉生津止渴以善后。

案2：糖尿病②

翁某，女，35岁。

初诊日期：1972年3月9日。

现病史：去岁起渴欲饮水，尿多，近来入暮嗌干，每天饮水10磅左右，喜冷饮，

---

① 张飞亚、邬洁涛、陶颖莉、黄平：《何任消渴验案两则赏析》，载《浙江中医杂志》2015年第4期，第296页。

② 张飞亚、邬洁涛、陶颖莉、黄平：《何任消渴验案两则赏析》，载《浙江中医杂志》2015年第4期，第296页。

大便干燥，二三日 1 行，伴心悸、自汗，以颜面部为甚。舌质红、苔黄厚，脉微数。

治法：滋阴。

【处方】

上党参 18g	山萸肉 9g	知母 9g	生芪皮 9g
怀山药 24g	干地黄 15g	枸杞子 15g	天花粉 12g
甘露消毒丹^(包煎)12g	天冬 12g	麦冬 12g	

4 剂。

二诊：（3 月 18 日）渴欲饮水，喜冷，自汗以颜面部为甚，大便干结，心悸泛呕。苔黄厚，脉较微。

【处方】

北沙参 9g	枸杞子 9g	山萸 9g	麻仁 9g
麦冬 12g	干地黄 12g	淮小麦 30g	五味子 2.4g
乌梅炭 4.5g	党参 15g	稆豆衣 15g	左金丸^(分吞)3g

三诊：（4 月 1 日）药后饮水减少，颜面汗出较少，大便间日 1 行，泛呕已解。苔尚厚腻，脉较有力。仍守原法。

【处方】

上党参 24g	乌梅 6g	淡竹叶 9g	山萸 9g
麻仁 9g	北沙参 12g	麦冬 12g	干地黄 12g
淮小麦 30g	玉泉散^(包煎)15g	五味子 4.5g	

4 剂。

【按语】

此患者消渴日久，肺胃热盛，津液暗耗。何任教授认为此患者在本则虚，在标则实，用六味地黄丸合生脉散益气滋阴以治本，甘露消毒丹清化湿浊以治标。故取得满意疗效。

六味地黄丸中，地黄补肾水、滋脾燥；萸肉补益肝肾，收敛固涩；山药补脾肺肾；合甘露消毒丹集清热利湿、芳香化浊于一炉、畅利三焦气化之职。三焦和畅，津液气化敷布有常，则水液不径趋膀胱而下出矣，以防津液内竭，影响预后，体现何任教授"治未病"的学术思想。

案 3：糖尿病①

黄某。

现病史：家境贫寒，于 10 年前诊断为糖尿病，一直未予治疗。2006 年 3 月，患者开始出现发热、视物不清、口干索饮等症状加重，医院测血糖 22.3mmol/L，建议住院治疗，入院后即发生糖尿病高渗性昏迷。治疗 7 天好转出院。但患者因为经济原因坚持不肯使用西药控制，而于出院当天转求何任教授。

刻诊：血糖 12.3mmol/L，消瘦，口干明显，时有烘热，舌苔光剥，脉濡细。何任教

① 何若苹、徐光星、顾锡冬：《何任治疗急重症学术经验撷菁》，载《江苏中医药》2012 年第 9 期，第 7 - 9 页。

授考虑当先控制血糖，以防再发高渗性昏迷。

证候诊断：阴虚有热。

治法：养阴清热。

【处方】

天花粉15g	生地黄30g	党参15g	山萸肉10g
枸杞子30g	卫矛10g	黄芪30g	麦冬15g
鲜芦根60g	地骨皮15g	炙鳖甲10g	桑白皮10g

7剂，常法煎服。

患者服药后，再次就诊时热已退，口干等症状明显消失，测空腹血糖6.8mmol/L，医患双方皆非常满意。其中"天地参萸枸矛"6味药是何任教授治疗糖尿病的基本方，尤其是在降血糖方面有特殊的作用。何任教授认为，对于胰岛素拮抗患者，用该药组加味配合，往往能够取得满意疗效，而相关机理研究也正在进行中。

二十五、胡建华医案：糖尿病①

梅某，男，54岁。

现病史：患消渴5年，"三多"之症已不显著。现精神萎顿，面色晦滞少华，形体消瘦，口微干，但不多饮，早晚恶寒，阳痿，腰膝酸软，发脱露顶，大便干燥。舌质淡胖、尖红，苔薄白，脉弦细。1周前空腹血糖195mg/dL，TG 210mg/dL，目前正在服西药中。

中医诊断：消渴之症。

证候诊断：阴液亏耗，日久阴阳俱虚。

治法：温肾滋阴，活血化瘀。

【处方】《金匮》肾气丸加减。

生熟地黄各12g	山萸肉12g	淮山药15g	云茯苓15g
粉丹皮15g	仙灵脾9g	淡苁蓉12g	制首乌15g
天花粉30g	炙黄芪12g	生山楂9g	蓬莪术12g
瓜蒌皮15g			

7剂。

四诊：服初诊方加减35剂，自觉精神好转，口干、恶寒、腰膝酸软等症均减，大便已润，苔薄腻，舌质胖，脉弦细。复查空腹血糖168mg/dL，TG 155mg/dL。再予培益肝肾，平补阴阳。并已停服西药。

【处方】

生熟地黄各12g	山萸肉12g	淮山药15g	粉丹皮15g
仙灵脾9g	淡苁蓉12g	锁阳12g	制首乌15g
天花粉30g	生山楂9g	瓜蒌皮15g	生槐花12g

---

① 黄正昌：《学习胡建华运用〈金匮要略〉方治疗脏躁、痹证、消渴的体会》，载《上海中医药杂志》1994年第2期，第1-3页。

14 剂。

第十二诊：服用补益肝肾、平补阴阳之品 150 剂，各症均见减轻。复查空腹血糖降至 118mg/dL，甘油三酯降至 135mg/dL（方略）。

【按语】

本例乃糖尿病，属中医"消渴"。初起阴虚燥热，逐步阴虚及阳，转化为阴阳两虚。胡建华教授采用《金匮》肾气丸方意，而未照搬原方。

处方中地黄、山萸肉、仙灵脾、淡苁蓉、制首乌等，培益肝肾，阴阳并补，所以未用《金匮》原方中之附子、桂枝，因患者阴阳俱虚，附桂虽能温阳，但其性刚燥，用之恐伤其阴，故选用仙灵脾、苁蓉、锁阳等温柔之品，助阳而不伤阴。方中生地、天花粉、制首乌、黄芪等养阴益气药，均有较好的降低血糖作用，患者血脂偏高，方中制首乌、瓜蒌皮、生山楂、生槐花以改善血管硬化和降低血脂。糖尿病往往因久病阴虚致瘀，血液黏稠度较高，故方中选用丹皮、山楂、莪术等活血化瘀，以提高疗效。

从本例辨证处方中，可以体会到胡建华教授用经方而不拘泥使用全方，同时以辨证为基础，结合辨病，进行遣方选药，值得仿学。

二十六、胡翘武医案二则[1]

案 1：老年糖尿病

患者，女，58 岁。

初诊日期：1985 年 4 月 8 日。

现病史：1 年前因口渴善饥被诊为糖尿病后，除常服降糖西药外，甘寒清热养阴之中药也不绝于口。近 2 个月皮肤瘙痒不止，外阴更甚，皮肤科治之罔效。近来头晕心悸颇重，中脘冷痛，四肢不温，颜面虚浮，便溏溲清。查空腹血糖 13.32mmol/L（240mg/dL）；尿常规：GLU（3＋）。

刻诊：其面色㿠白，舌淡润边多齿痕，苔薄白且滑，脉濡细迟。此中阳不足，水湿不化，与风邪相合恋于肌络。

治法：暂拟温脾运中，佐以益气祛风，通阳化浊试投。

【处方】

干姜 4g	党参 20g	茯苓 15g	苍术 10g
白术 10g	防风 10g	羌活 6g	独活 6g
黄芪 30g	桂枝 10g	红花 3g	泽泻 10g

上方服半个月后，诸症大减，血糖 8.1mmol/L（146mg/dL），原方去泽泻、羌活、独活，减干姜为 2g，加山药 20g。

继服 1 个月后血糖正常，临床症状基本消失。

【处方】

黄芪 30g	干姜 2g	苍术 6g	山药 30g
防风 10g	茯苓 20g	党参 10g	丹参 10g

---

① 本刊编辑部：《胡翘武老年糖尿病治验》，载《中国社区医师》2010 年第 21 期，第 16 页。

以此温中益气，健脾助运，并间断服之，以资巩固。

案 2：老年糖尿病

患者，男，66 岁。

初诊日期：1985 年 8 月 7 日。

现病史：宿有胸痛、头晕目眩之疾，经诊为冠心病、高血压病已 10 年。近半年来又增下肢麻木、口渴善饥之症。复查除血脂仍高外，血糖为 14.8mmol/L（267mg/dL）；尿常规：GLU（3＋），降糖西药服之奏效，停药又升，遂求治中医。

患者嗜酒啖肥成癖，形体丰腴，大腹便便，面唇紫暗，口中秽浊之气味甚重，口干喜饮，纳谷亦多，大便秘结，常 3 天 1 行，小便黄，臊味颇重，但量次均不多，舌红中裂少苔，脉细数弦滑。

证候诊断：中火炽盛胃阴亏耗，血络热瘀。

治法：滋润燥土，清泄邪火，凉血通络。

【处方】

生地 30g	玄参 30g	天花粉 60g	泽兰 30g
丹皮 10g	生石膏 50g	太子参 10g	瓜蒌仁 30g
白茅根(鲜)50g	芦根 60g		

上方连服半个月后，诸症大减，继予原方去生石膏、瓜蒌仁、丹皮，减天花粉、白茅根、芦根各 30g，加山药 30g。继服 3 个月，血糖降至正常，尿糖持续转阴。嘱其戒酒醴，忌肥甘，控制米面之食，代以蔬菜及豆制品。

二十七、黄汉儒医案：糖尿病[①]

李某，女，46 岁。

现病史：患者多饮、多食、多尿反复发作 3 年余，形体日渐消瘦，神疲乏力，曾做血糖、尿糖检验，西医诊断为糖尿病。用胰岛素、降糖灵等治疗约 2 年，疗效不理想。

壮医目诊：白睛血管散乱，毛细血管末端扩张，有大小不一的红点。舌质鲜红，苔薄少，脉细数。一般情况尚可。

诊断：阿肉甜（糖尿病）。

治法：补肝肾，调两路，生津液。

【处方】

天花粉 15g	麦冬 15g	白芍 12g	田七粉(冲服)6g

每日 1 剂，水煎，分 3 次温服，每次 150mL，冲服田七粉 2g。连服 15 日。

另外，豌豆苗（鲜）适量，红皮萝卜（鲜）适量，将 2 药共捣取汁，每服 60mL，每日 3 次，与前方同服 15 日。

服完上药后患者病情明显减轻，嘱续服 2 方 1 个月，各症无，血糖、尿糖正常，3 个月内 3 次复查，保持正常值范围。

---

① 谭俊：《壮医药专家黄汉儒教授临床运用田七根经验浅探》，载《中国民族医药杂志》2015 年第 6 期，第 1－2 页。

【按语】

壮医认为，阿肉甜（糖尿病）治宜补津水亏虚，排燥热瘀毒。方中天花粉、麦冬、豌豆苗、红皮萝卜汁生津液而化燥，滋补谷道、水道；白芍、田七粉活血化瘀，疏通道路，调补肝肾，既使燥热瘀毒得出，又使水谷精华能输运到位，致肝肾生津得成。诸药配合，田七粉起至关重要作用。

二十八、黄祥武医案：2 型糖尿病[①]

胡某，女，53 岁。

现病史：自诉确诊糖尿病 21 年，高血压病 14 年。用西药控制血糖、血压。临诊时口渴喜饮，尿多，夜尿 6 次以上，消瘦，面色萎黄，肢软乏力，头昏，胸闷气短，夜寐不宁，精神萎靡不振，舌质淡暗，苔白腻，中间淡黄，边有齿印，脉弦滑数。

查血糖空腹血糖 9.8mmol/L，餐后 2h 血糖 14.7mmol/L，血压 160/100mmHg。

证候诊断：肾阳虚衰，心火旺盛，毒热互结，肝阳上亢。

治法：温阳益肾，泻火解毒，平肝潜阳。

【处方】

黄连 15g	金银花 12g	翻白草 30g	仙灵脾 15g
巴戟天 15g	锁阳 15g	钩藤 15g	石决明 30g
枣皮 15g	桑螵蛸 6g	厚朴 9g	黄芪 45g
茯神 15g	炒枣仁 15g	甘草 6g	

每日 1 剂，每日 3 次温服，每次 150mL。

服 10 剂后，睡眠改善，夜尿减少至 1～3 次，精神好转。效不更方，守上方加五倍子 15g、红花 12g。

继服 10 剂后，诸症明显减轻，唯在夜间仍口渴。遵守上方加黑附片（先煎）12g，黄精 15g。诸症基本消失，复查空腹血糖 6.9mmol/L，餐后 2h 血糖 8.7mmol/L。遂将西药降糖药减量 1/3，继续中西药同时治疗，再服 2 月后无明显不适，复查空腹血糖 5.4mmol/L，餐后 2h 血糖 7.9mmol/L，血压 140/85mmHg。遂将西药降糖药再减原剂量 1/3，守上药加减。

续服 1 年后，面色红润，精神明显好转，无明显临床不适症状，复查空腹血糖 5.3mmol/L，餐后 2h 血糖 7.6mmol/L，血压 128/82mmHg。遂停用降糖西药，守上方去厚朴、茯神、炒枣仁、枣皮、桑螵蛸，加川芎、赤芍、乌梅。

再服 2 月后复查血糖、血压均在正常值范围（空腹血糖 5.3mmol/L，餐后 2h 血糖 7.4mmol/L，血压 132/84mmHg）。遂守上方为丸，饭后吞服，每日服 3 次，每次 8g，巩固治疗。

至今停药 4 年，复查血糖、血压均在正常范围。

---

① 黄江荣、黄蔚：《黄祥武运用解毒扶阳法治疗 2 型糖尿病经验》，载《湖北中医杂志》2013 年第 2 期，第 38－39 页。

二十九、黄宗勖医案：糖尿病①

林某，女，50岁。

初诊日期：1991年3月3日。

现病史：患者口渴引饮、食增而形见消瘦5个月，在台湾被诊为糖尿病。服药（具体不详）未效，特来医院请黄宗勖教授诊治。症诉如上，兼腰酸腿软，溲多，饮食自节。气色欠佳，脉沉细数，舌淡红苔薄。

家族史不明。

查空腹血糖6.9mmol/L，TG 2.1mmol/L，TC 6.0mmol/L。

中医诊断：消渴病。

证候诊断：气阴两伤。

取穴：肾俞、脾俞、三焦俞、足三里、三阴交、太溪。

针刺补法，留针30分钟，日针1次。

【处方】

生地30g	山药30g	黄芪30g	太子参30g
枸杞15g	首乌15g	麦冬15g	元参15g
黄精15g	五味子10g	泽泻10g	黄芩10g

二诊：（3月1日）针后口渴、腰酸大减。针守上方，中药上方去黄芩，加山萸肉15g、山楂10g，并早晚服六味地黄丸各10g。

三诊：诉诸恙显著好转。针如上，中药去元参加石斛9g。

治至3月18日口渴、腰酸已除，诸症基本痊愈。脉沉细，舌淡红苔薄润有津。守上法进退再治10天。

3月28日复查空腹血糖5.9mmol/L、TG 1.2mmol/L，TC 5.1mmol/L，HDL－C 1.1mmol/L，HDL－C/TC 23%。于3月30日带中药返台。随访1年稳定。

【按语】

本病属中医消渴证范畴。因见证不同可分为上、中、下三消。如《景岳全书·消渴》云："三消之病三焦受病也。上消喜渴证也，大渴引饮随饮随渴以上焦津液枯涸……心脾阳明之火皆能熏炙而然……中消者中焦病也、多食善饮不为肌肉，而日加消瘦，其病在脾胃……下消者下焦病也，小便黄赤为淋为浊……日渐消瘦其病在肾。"黄宗勖教授据证立法，滋阴补肾，益气生津。针药皆依法遣方。如肾俞、脾俞、三焦俞乃脏腑经气输注背部之穴，分治脾、肾及上、中、下三焦脏腑之病。胃府下合足三里、脾俞、三阴交、肾原太溪，共调"五脏皆柔弱"之消瘅病。中药生地、山药、枸杞、首乌、麦冬、元参、黄精、石斛滋阴液补肾精；黄芪、太子参、山楂健中益气化津；五味子酸涩补肾化精，配泽泻甘淡渗利邪热、立论精确获效著。

---

① 俞昌德：《黄宗勖教授治疗疑难症验案》，载《福建中医学院学报》1993年第4期，第193－194＋198页。

三十、景洪贵医案：糖尿病[①]

顾某，男，63岁，教师。

初诊日期：2012年8月17日。

现病史：患者于1999年2月自觉口渴到医院就诊，经3次血糖检测（空腹、餐后2h）均在15.36～19.87mmol/L之间，确诊为2型糖尿病。先后用磺脲类、双胍类、葡萄糖苷酶抑制剂、噻唑烷二酮类药物治疗，血糖控制在5.7～7.8mmol/L之间，病情相对稳定。

自2005年后，再服上述药物疗效已不佳，血糖常在15mmol/L左右，于是改用胰岛素（诺和灵N）8～12U皮下注射，每日2次，疗效甚佳，血糖控制在7mmol/L以内。

自2011年9月起用胰岛素治疗效果已不佳，遂逐渐增加胰岛素用量至20～40U，每日2次，然血糖仍然在13～20mmol/L之间。于是求治于景洪贵教授。

刻诊：形体消瘦，神疲，面色晦暗，唇暗淡，口渴，易饥饿，身倦乏力，头晕，耳鸣，大便干，夜间小便多，四肢麻木，身痒，脚时而抽筋，舌质暗淡，舌体胖大有齿痕，舌苔薄黄少津，脉沉细。

辅助检查：血糖19.67mmol/L，血脂、肾功能检测正常，血压正常。

证候诊断：脾肾气阴两虚夹瘀。

治法：益气养阴活血。

【处方】

白人参30g	枸杞子30g	山茱萸15g	山药30g
葛根30g	桑枝30g	玄参30g	僵蚕15g
丹参30g	黄连10g	荔枝核15g	白芍30g
牡蛎30g			

3剂，2日1剂，水煎服。

嘱其不停用胰岛素。

服药3剂，症状减轻，检测血糖：9.4mmol/L。

药中病机，原方去白芍、牡蛎，加红景天30g、三七粉（冲服）15g，煎服法同上，同时将胰岛素用量减至12U，每日2次，每日监测血糖。

患者共服药17剂，期间血糖控制在5.6～8.4mmol/L之间，胰岛素用量减至8U。病情控制，改汤药为散剂调治。

【处方】

白人参200g	枸杞子250g	山茱萸150g	山药250g
葛根250g	桑枝250g	僵蚕100g	丹参250g
三七粉200g	红景天200g	干苦瓜250g	绞股蓝250g
荔枝核100g			

[①] 高晔、景欣、陈大双：《景洪贵主任医师治疗糖尿病的经验》，载《国医论坛》2015年第1期，第17－19页。

共研细为散，每次 10g，每日 3 次，饭前温开水冲服。嘱其控制食量，坚持走路锻炼身体，保持心情舒畅，定时检测血糖、血脂、肾功能、血压。

服药期间血糖稳定，体重增加，症状消除，患者已停用胰岛素 3 月，血糖仍控制在 5.6～7.8mmol/L 之间。

三十一、康良石医案：糖尿病[①]

范某，男，48 岁。

现病史：平素体质尚佳，于 1960 年 2 月有肝炎接触史，而后不久，体检发现 ALT 70 活力单位，自觉沉困无力，小便赤，呼吸时右胁下闷痛不舒。迁延至 7 月底，因过于疲劳，又觉沉困怠惰明显，右胁闷胀，但复查 ALT 40 活力单位。10 月间复因过于熬夜，诸状又加剧，ALT 380 活力单位，于右胁下可扪及肝脏肿大 1 公分，住院诊断为传染性肝炎。

病情于迁延过程中，自觉舌苔厚腻而白，久留不退，腹胀便溏，胃纳欠佳，小便赤、口苦等症不解。至于转氨酶，升而复降，降而复升，于 1961 年 10 月间复查 ALT 300 活力单位，并发现血糖 140mg/dL；尿常规：GLU（3＋～4＋）。

刻诊：寸口细弱，右略弦大，舌嫩，质紫见小瘀点，苔厚黄而干燥，脘腹午后则胀满不舒，口气臭，胁胀刺痛，溲赤，口苦，口渴，沉困无力。

辨证分析：按口渴而小便甜者为消渴，肥厚之人起于内热者居多。以往病起有湿热之证，虽曾治而好转，其停数月，复又再发，每发皆因劳倦，熬夜或内热炽盛，又观其白厚腻苔不退，病发则变粗色黄，此非因湿生热或湿邪留聚，火热复郁者何？今舌质色紫有瘀点，胁痛如刺，内有血郁之征。

中医诊断：肝郁、消渴。

治法：久病虽虚者居多，其内热尚炽，嘱停诸补品，先清热祛瘀，后理留伏之湿邪。

【处方】

藕节片四钱	川黄连一钱	天花粉四钱	生地黄四钱
醋鳖甲八钱	川楝子三钱	牡丹皮一钱五分	赤芍药一钱五分
苏桃仁各一钱五分	黄郁金一钱五分	焦栀子一钱五分	延胡索一钱五分
醋青皮一钱五分			

水煎服，每日 1 剂。

中西医合作连续观察 20 天，检查小便无尿糖，脉转柔，舌色转正常，舌苔转薄，口苦口渴口臭消失，小便量较多色尚黄。内热血郁得解，转用清利湿热之法。

【处方】

炙枳实一钱五分	车前子三钱	白茯苓四钱	茵陈蒿五钱
焦栀子三钱	藿香叶一钱五分	漂白术三钱	炒黄连一钱
正金钗四钱	牡丹皮三钱	杭白芍四钱	

① 康良石：《根据"六郁相因"理论治疗肝炎的实践体会》，载《福建中医药》1964 年第 2 期第 18－21 页。

水煎服，每日1剂。

续行观察半个月，脉转缓，苔转薄白，但胁胀闷，便溏。湿邪未尽，再清留湿。

【处方】

广陈皮一钱五分	煮半夏一钱五分	白茯苓八钱	佩兰叶二钱
川厚朴一钱五分	漂白术三钱	焦栀子一钱五分	白蔻仁一钱
生竹茹三钱	川郁金一钱五分	醋鳖甲八钱	川楝子三钱
琥珀粉五分	炒枣仁三钱		

水煎服，隔日1剂，续服14剂而安。

三十二、蓝青强医案：2型糖尿病①

患者，女，60岁。

初诊日期：2008年10月12日。

现病史：患者自诉3个月前在本市某医院体检时发现空腹血糖较高（12.0mmol/L），被诊为2型糖尿病。在门诊治疗，口服达美康与二甲双胍等降糖药，至今已3个月而未获效。

初诊时检测空腹血糖11.0mmol/L，餐后2h血糖15.6mmol/L，但无"三多一少"症状，除略疲倦外，均无不适症状，食欲、睡眠及大小便均正常，舌质偏红，舌苔薄白，脉沉细。

西医诊断：2型糖尿病。

中医诊断：消渴。

证候诊断：气阴两虚，燥热伤津。

治法：益气养阴，清热生津，兼予活血。

【处方】

黄芪30g	生地黄20g	玄参20g	苍术15g
葛根15g	丹参15g	山药30g	茯苓10g
山茱萸15g	地骨皮15g	黄连6g	甘草3g
玉米须20g			

14剂，水煎服，每日1剂。

连服2周后，复查空腹血糖7.3mmol/L，餐后2h血糖13.0mmol/L。

守上方加玉竹15g、天花粉10g，再服30剂。

三诊：复查空腹血糖6.7mmol/L，餐后2h血糖10.8mmol/L。嘱调节饮食，加强锻炼，并服用六味地黄丸以善其后。

至今病情一直稳定，血糖均在正常范围之内。

---

① 邓鑫、吴发胜、覃洁梅：《全国名老中医蓝青强教授治疗糖尿病的经验》，载《吉林中医药》2011年第1期，第24-25页。

三十三、李炳文医案：2 型糖尿病①

郭某，男，45 岁。

初诊日期：2002 年 9 月 6 日。

现病史：患糖尿病 2 年余，空腹血糖 13mmol/L，居高不下，服用一般降糖药皆无显效，用胰岛素后，空腹血糖降至 8 ～ 9mmol/L，但症状无好转。刻下症：形体消瘦，口干渴，疲乏无力，脘胀纳呆，大便不爽，舌质暗红，苔黄厚腻中黑，脉弦细。

西医诊断：2 型糖尿病。

中医诊断：消渴病。

证候诊断：肝郁脾虚，湿热内蕴。

治法：疏肝解郁，健脾化湿。

【处方】大柴胡汤合四君子汤加减。

柴胡 10g	大黄 5g	黄芩 10g	白芍 12g
白术 8g	茯苓 8g	太子参 20g	葛根 10g
丹参 30g	玄参 30g	麦冬 10g	生地 15g
甘草 6g			

服药 14 剂后，症状明显改善，口渴大减，全身有力，大便通畅，舌红，苔白。查空腹血糖 7.6mmol/L。继用前方去黄芩，加白僵蚕 6g。

服 28 剂后，口干、纳呆诸症悉减，舌质红，苔薄白，脉弦。继以此方调治 2 个月，在此过程中患者自行减少胰岛素用量，甚至停用胰岛素，空腹血糖降至 6.7mmol/L。

【处方】

柴胡 10g	大黄 3g	白芍 12g	生地 30g
麦冬 12g	玄参 30g	苍术 15g	黄芪 30g
山药 30g	太子参 20g	白术 8g	丹参 30g
白僵蚕 6g	全瓜蒌 12g	茯苓 8g	

服药 3 个月，空腹血糖维持在 6.4 ～ 6.7mmol/L。后又以上方做成丸剂服用，随访 2 年，病情平稳。

三十四、李昌源医案：糖尿病②

张某，女，65 岁。

初诊日期：1991 年 10 月 17 日。

现病史：患糖尿病史 3 年余。症见：烦渴引饮（4000 ～ 5000mL/日），小便频数量多，饮一溲一，尿色浑黄，耳鸣头昏，腰膝酸软，视物昏蒙，皮肤干燥瘙痒，消谷善饥，体态肥胖，舌红淡紫，脉沉细数。

① 史文丽、赵军：《李炳文从肝论治糖尿病经验》，载《北京中医药大学学报（中医临床版）》2004 年第 3 期，第 28 页。

② 徐学义、周道红、袁金声：《李昌源教授治疑难病症举要》，载《新中医》1994 年第 8 期，第 3-4 页。

查：空腹血糖 14mmol/L；尿常规：GLU（3＋）。

中医诊断：消渴。

证候诊断：肝肾阴虚兼血瘀。

治法：滋养肝肾，活血化瘀。

【处方】地黄饮子、桃红四物汤合方加减。

生地 20g	熟地 20g	天冬 20g	麦冬 20g
石斛 20g	郁金 20g	花粉 40g	生山楂 30g
生石膏 15g	知母 15g	丹参 15g	西洋参 5g
桃仁 10g	红花 10g	赤芍 10g	川芎 10g
甘草 10g			

15 剂，水煎服，每日 1 剂。

二诊：（11 月 4 日）药后口渴及善饥症状均有改善，饮水量及尿量均减至 3000mL/日以下，上方去西洋参、石膏、知母、川芎，加太子参、黄芪、蛇床子各 15g，白茅根、旱莲草、女贞子各 20g，继进 15 剂。

三诊：（11 月 28 日）"三多"症状基本消失，饮水量及尿量接近正常。查：空腹血糖 6.16mmol/L；尿常规：GLU（＋）。

【按语】

本例病属后期，故以地黄饮子滋养肝肾，人参白虎汤降糖蠲饮，桃红四物汤活血化瘀。从本病的生化检查看，除血糖增高外，常伴有血脂浓度增高，有时血糖呈乳浊液，改变为高脂血症，血液黏稠度高，这些病理改变使血流缓慢，与祖国医学"血不活，有瘀滞"的瘀血病机相似，为中医采用活血化瘀法治疗本病提供了科学依据。

实验证明：桃仁、红花、郁金、山楂有明显的降脂作用，人参、石膏、知母同用降糖作用明显，益气药黄芪和补阴药地黄、天冬、麦冬、石斛、花粉等均有降糖作用。对本例的治疗还提示：在养阴基础上加用活血药提高疗效，是否说明这两类药有互补作用？当然，活血化瘀法不能作为治疗糖尿病的通治法，仅能作为该病后期气阴两虚夹血阻滞的治疗方法之一。

三十五、李丹初医案：糖尿病[①]

徐某，女，学生，13 岁。

现病史：患者于 1981 年 8 月出现尿少、浮肿，同年 9 月 7 日某医院以肾炎肾病型收住院。用大剂量强的松、地塞米松及环磷酰胺等治疗，病情未有好转，且并发糖尿病、左眼睑蜂窝组织炎、左耳卡他性中耳炎。

检查：血压 110/70mmHg，尿常规：PRO（2＋），细胞 2～5，RBC 8～10，颗粒管型 2～4。ESR 45mm/h。CHO 345mg/dL。补体 C_3 1.44mg/mL。TP 4.88g/dL，ALP 2.5g/dL，GLP 2.3g/dL，白：球 ＝ 1.1：1。蛋白电泳：白蛋白 49%，α_1 4.6%，α_2 20.7%，β 球蛋白 14.1%，γ 球蛋白 11.6%。尿常规：GLU（2＋）。血糖 255mg/dL。

① 寇华胜：《李丹初治疗肾炎的经验》，载《北京中医》1985 年第 2 期，第 6－9 页。

肾图提示：肾功能轻度受损。于1982年3月请李丹初教授会诊。

刻诊：周身浮肿，脸圆背阔，左眼睑红肿，精神萎靡，腰痛腿软，思食，溺少便溏，舌质嫩，有齿痕，苔白，脉沉细无力。

中医诊断：水肿病。

证候诊断：脾肾两亏，津液失布。

治法：健脾益肾利水，兼以和胃。

【处方】

生地20g	山药20g	黄芪15g	制首乌15g
山萸肉15g	菟丝子15g	巴戟天12g	茯苓皮15g
泽泻12g	枸杞20g	地骨皮20g	地榆15g
石斛15g	丹皮12g		

以上方调理同时，递减激素。

至同年6月，激素基本递减完毕，诸症好转。但此时又不慎感邪，咽喉疼痛，腰痛明显，小便黄而不利，舌质红，苔薄黄，脉细数。证属毒滞咽喉，非标本兼顾难以奏功，拟补脾肾、解咽毒方治之。

周余咽痛缓解，继以健脾益肾方调理。至同年10月，阴部红肿痒痛，有硬块，小便灼热，轻度浮肿，遂投清热解毒方10剂，阴部红肿瘥，硬块消，舌质淡红，苔薄，脉细，仍议补脾肾为治。

【处方】

桑椹子15g	首乌15g	黄芪15g	枸杞12g
女贞子12g	玉竹12g	白芍12g	党参12g
熟地黄15g	黄精12g	丹皮12g	

迨至1983年5月21日，患者自觉无明显不适，诸恙悉平。多次查尿常规正常，血糖90mg/dL，TP 6.5g/dL，白蛋白：球蛋白＝2：1。随访至今，未见复发。

【按语】

该病例本虚而标实，治疗当从缓急、明标本，或图本为要，或治标为急，方不致偾事。腰痛腿软，精神萎靡，为肾亏之候；溺少便溏，系脾弱之象；周身浮肿，乃脾肾气虚，水津失布，水湿蓄聚所致。舌质嫩、有齿痕、苔白、脉沉细，足资佐证。

故治疗当以图本为要，健脾气，补肾气，后天充，先天足，诸恙悉减。在治疗过程中，外邪犯之，上有咽喉疼痛，下有外阴红肿结节瘙痒，肌表浮肿。此非清热解毒、育阴利水，难以奏功。是为治标为急。疮毒外透、血热内清、湿热渗利，故病情向愈。

三十六、李敬孝医案：糖尿病[①]

宋某，男，22岁。

初诊日期：2009年3月6日。

---

① 潘立民、马国庆、李敬孝：《李敬孝教授治疗与肥胖相关医案二则》，载《中医药信息》2011第4期，第19－20页。

现病史：体检时发现餐后血糖11.3mmol/L。患者平素饮食不节，喜食高热量快餐及可乐等饮品，缺乏运动。症见：形体肥胖（身高174cm，体重97kg），多食易饥，嗜冷饮，大便质黏腻，小溲色黄，偶有泡沫，体力尚可，颈部酸痛1年余，舌质略红，苔黄厚，脉滑有力。HbA$_1$c 7.4%。有家族遗传糖尿病史。

中医诊断：消渴。

证候诊断：胃强脾弱。

治法：清热化痰，益气泻浊。

【处方】芪术饮加葛根、赤芍。

黄芪60g	苍术25g	白术15g	黄芩15g
黄连15g	酒大黄10g	桑叶20g	石膏30g
知母25g	半夏10g	竹茹20g	茯苓25g
翻白草15g	赤芍20g	葛根35g	肉桂5g

10剂，水煎，每日2次温服。

嘱其合理饮食，加强运动。

分析：本例肥胖日久渐致消渴，二者之间肥胖为因，消渴为果。饮食不节，劳逸失宜，致使胃强脾弱，湿浊中生，脂不化气，而生肥胖；湿浊日久，生痰化热伤津，终成消渴。正如经云：肥者令人内热，甘者令人中满……其气上溢，转为消渴。现代医学研究表明，肥胖人群中痰湿体质发生率为73.3%，而糖尿病发生在肥胖人群中的比例居高不下。

本案处方用药，多以清热、益气、泻浊之品，方中黄芪、苍术、白术健脾益气；半夏、茯苓、竹茹、桑叶化痰除湿；黄芩、黄连、石膏、知母、大黄清热泻浊；佐以肉桂引火归元，亦防诸药过于苦寒伤中。葛根、赤芍活血祛瘀止颈痛。

二诊：（2009年3月17日）多食易饥有所缓解，大便略稀，尿色淡黄，体重下降3.2kg，舌质淡红，苔薄黄，根厚，脉滑有力。

【处方】前方加黄精20g、五味子10g，肉桂增至15g。15剂，水煎，每日2次温服。

分析：患者用药10天，结合饮食、运动等生活习惯调整，初见成效。消渴之疾，古有上、中、下之分，皆起于中焦，旁及上下，思其病源在脾，脾病日久，虚形已成，故加以性味甘温，肺、脾、肾三精具补之黄精健脾益气；五味子酸敛肺肾之精，二者合用培元固本，以图久效。增肉桂用量，旨在温通经脉，调畅气血。鼓励坚持锻炼，合理饮食。

三诊：多饮多食大减，体力明显改善，大便调和，舌质淡红，苔根薄黄，脉缓小滑。近期饮食已能够做到按时定量，营养均衡，每晚坚持跑步45min以上。前日餐前血糖6.1mmol/L，餐后血糖7.8mmol/L。

【处方】二诊方加僵蚕15g，西洋参15g，天花粉25g。8剂，共为细末，每日3次。每次10g温水送服，以固前效。

3个月后复诊，随机血糖正常，HbA$_1$c 6.1%。

三十七、李英杰医案：2 型糖尿病[①]

刘某，女，70 岁。

初诊日期：2012 年 5 月 28 日。

主诉：口咸 1 年。

现病史：患者 1 年多前出现口咸，多方诊治无效。刻症：口咸，牙齿发木，伴口干、舌尖热痛感，多汗。

既往史：2 型糖尿病史 10 余年。高血压病史 6 年余。

查：血压 160/80mmHg。舌暗红无苔，有多处裂纹，舌根稍厚，脉弦细。空腹血糖 9.7mmol/L，餐后 2h 血糖 19.7mmol/L。

西医诊断：2 型糖尿病。

中医诊断：消渴。

证候诊断：气阴两虚。

治法：养阴清热。

【处方】知柏地黄汤、导赤散合玉女煎加味。

黄连 10g	知母 10g	生地 20g	山药 20g
山茱萸肉 10g	牡丹皮 10g	泽泻 10g	茯苓 10g
黄柏 10g	竹叶 9g	麦冬 15g	丹参 15g
玄参 15g	炒栀子 10g	生龙骨 20g	牡蛎 20g
生石膏 20g	女贞子 10g	木通 6g	

7 剂。

二诊：（2012 年 6 月 11 日）口咸稍有好转，夜间口干，白天口水多，需不停下咽，追问患者初诊时有无口水多一症，患者答曰："口太咸了，没注意口水多不多。"服药偏凉后大便稍稀，舌上少许薄苔。方取七味白术散加味。初诊方改山药 30g，加炒白术 15g、葛根 15g、炒扁豆 20g。7 剂。

三诊：（2012 年 6 月 18 日）口咸明显好转，舌痛缓解，口水多如前。舌暗稍红，舌上已布薄白苔，裂纹减少。热势已衰，合以滋肾丸，初诊方加肉桂 6g、太子参 10g、炒白术 20g、粉葛根 20g，改山药 30g。7 剂。

四诊：（2012 年 6 月 25 日）七味白术散、苓桂术甘汤合知柏地黄汤加减。

炒白术 20g	粉葛根 20g	太子参 10g	炒扁豆 20g
茯苓 10g	桂枝 10g	淫羊藿 10g	莲子肉 10g
乌贼骨 20g	陈皮 10g	山药 30g	知母 10g
生地黄 20g	山茱萸肉 10g	牡丹皮 10g	泽泻 10g
黄柏 10g	炒栀子 10g	麦冬 15g	丹参 15g
炙甘草 5g			

---

① 曹清慧、田红军、马艳东、李英杰：《李英杰主任中医师从脾肾论治消渴经验》，载《中国中医急症》2012 第 11 期，第 1751 + 1753 页。

7剂。

五诊：（2012年7月2日）口咸口干缓解，夜间口水减少。舌暗苔薄白裂纹减少，脉弦细。四诊方改太子参为党参10g，改茯苓20g，加木瓜10g、防风10g。7剂。

【按语】

初诊方中，李英杰教授据口咸、牙齿发木、年届七旬定位在肾，治疗以滋肾为主。因"齿为骨之余"，齿与骨同出一源，牙齿也由肾中精气所充养，正如《杂病源流犀烛·口齿唇舌病源流》所云："齿者，肾之标，骨之本也。"二诊口咸稍减，口水多较为突出。李英杰教授据"脾在液为涎"，定位在脾，涎来源于脾液，赖脾之阳气以蒸化输布，受脾之阳气控制、调节，故合以七味白术散益气健脾。三诊、四诊据"善补阴者，必于阳中求阴""则阴得阳生而源泉不竭"。

李英杰教授反复提醒我们，要注意掌握补气与温阳的分寸与火候：初诊热势相对较盛，故暂不采取阳中求阴之法，是防其助火恋邪，待热势衰减后则及时加温阳药。四诊、五诊脾气虚已成为主要病机特点，脾气虚固摄无权，脾失治涎之能，口涎分泌异常增多，则外溢；另脾气虚气不化水、水湿内停、湿为阴邪，更伤阳气，阳不制湿，反渗于口，则口涎异常清稀而多。李英杰教授指出，本案脾气、脾阳俱虚，但以脾气虚为主，脾阳虚尚不明显，因患者尚无脘痞水肿、肢冷畏寒，舌淡脉沉等阳虚之象。

治逆应以健脾为主，方取七味白术散，使脾气旺则自能固摄津液，取苓桂术甘汤以补土制水，所谓标本兼治是也。防风一味，则是李英杰教授遵张山雷意"大队健脾益气药中，佐些许风药，一则助脾以散精；二则防补药之滋腻"。

三十八、李玉奇医案二则[①]

案1：糖尿病

张某，男，47岁，干部。

初诊日期：1987年9月10日。

现病史：1年前无明显诱因而致口干渴多饮，日饮水量约4000mL，多食易饥，饮食量倍增，尿频而量多，日尿量约3500mL。空腹血糖为11.76mmol/L（210mg/dL）；尿常规：GLU（4+），经某医院诊为糖尿病。口服多种中西药，病情时轻时重，近2个月来自觉症状加重，身体逐渐消瘦，周身乏力，大便干燥。刻诊：面色无华，形体较瘦，舌质红绛苔黄少津、脉沉细数。

证候诊断：肺胃热盛，阴液耗伤。

治法：清胃泻火养阴。

【处方】

槐花40g	黄连10g	滑石20g	花粉20g
葛根15g	胡黄连20g	苦参20g	黄柏15g
知母25g	白术25g	山药20g	甘草15g

服6剂，则食欲亢进、烦渴等症明显减轻，嘱其按前方继用6剂。药后，多食、多

---

① 王垂杰：《名老中医李玉奇治疗糖尿病的经验》，载《辽宁中医杂志》1989年第2期第1—2页。

饮、多尿症大减，周身困乏亦明显好转。此乃肺胃之热大减而阴液未复，仍按上方去滑石、黄连，加石斛 15g。

连服 20 余剂后，多食善饥、口渴喜饮、尿频诸症基本消失，自觉体力倍增，唯感口干。舌红苔白，少津，尿常规：GLU（±）。肺胃之热已除，阴液渐复，书健脾养阴和胃之剂以巩固疗效。

案 2：糖尿病

徐某，女，45 岁。

初诊日期：1988 年 6 月 4 日。

现病史：多食易饥，口渴多尿 3 年。口渴引饮，日饮水量约 5000mL，食欲亢进，尿频量多，大便时干，虚烦少寐。经某医院检查诊为糖尿病，先后住院经中西药治疗，效果不显。近半年来觉口渴加重，双膝无力。

刻诊：形体消瘦，面黄无华，舌质红绛少苔，脉沉细而数。血糖 10.88mmol/L（194mg/dL）；尿常规：GLU（3＋）。

证候诊断：病久肺胃之热盛而肾阴亦虚。

治法：养阴清热。

【处方】

槐花 40g	苦参 20g	胡黄连 15g	黄芪 25g
知母 20g	葛根 15g	天花粉 15g	白术 20g
山药 20g	百合 20g	五味子 10g	枸杞 25g

服 6 剂，则多食、口渴、引饮症状减轻，仍自汗出，双膝无力，尿频量多，按上方加牡蛎 25g。3 剂后，自觉诸症减轻，仍时有失眠、多梦，按上方加远志 15g。

服 30 余剂后，日饮水量及进食等基本恢复正常，虽时有饥饿欲食感但可以控制。口干微渴、尿稍频。舌质红苔白，脉弦细。此属肺胃之热已清，津液来复。嘱按前方去槐花、苦参，连服 12 剂则除口干、膝软，时有失眠外，诸症悉除。尿糖阴性，更方用六味地黄汤加养阴安神之剂以固疗效。

三十九、栗锦迁医案二则

案 1：2 型糖尿病[①]

患者，女，55 岁。

初诊日期：2014 年 4 月 12 日。

现病史：患者 2 型糖尿病史 3 年，平日自服格列齐特缓释片，每次 30mg，每日 1 次；阿卡波糖每次 50mg，每日 3 次。近 2 月因家务劳累，渐觉不适，遂诊于本院。

刻诊：口干渴，多尿，乏力，时有心悸，胸胁胀满、窜痛，口苦，喜叹息，潮热汗出，纳少，寐差，大便不畅，舌红边有齿痕苔薄黄，脉细滑。

辅助检查：空腹血糖 8.1mmol/L，餐后 2h 血糖 13.4mmol/L，心电图示心率 74 次/

---

① 苏明、韩阳、关怿、徐金珠、栗锦迁：《栗锦迁教授辨治 2 型糖尿病经验举隅》，载《天津中医药》2016 年第 3 期，第 132－134 页。

min，$V_4 \sim V_6$ 导联 ST-T 低平。

既往史：冠心病史 1 年。

西医诊断：①2 型糖尿病；②冠状动脉粥样硬化性心脏病。

中医诊断：①消渴；②胸痹。

证候诊断：肝郁脾虚，痰瘀互结。

【处方】

生黄芪 30g	当归 10g	党参 10g	炒白术 15g
炒枳壳 12g	茯苓 20g	清半夏 15g	柴胡 10g
白芍 12g	黄连 10g	生石膏 20g	大黄 10g
酸枣仁 25g	川芎 15g	丹参 30g	生甘草 10g

7 剂，水煎服，每日 1 剂。

格列齐特缓释片每次 30mg，每日 1 次；阿卡波糖每次 50mg，每日 3 次。

二诊：（2014 年 4 月 19 日）口干渴，多尿，乏力减轻，心悸，胸胁胀满、窜痛，喜叹息明显好转，仍潮热汗出、口苦，纳食略增加，睡眠明显改善，大便每日 1 行，不成形，舌红边有齿痕苔薄白，脉细滑。

【处方】

生黄芪 30g	当归 10g	党参 10g	炒白术 15g
炒枳壳 12g	茯苓 20g	清半夏 15g	柴胡 10g
白芍 12g	大黄 10g	黄连 10g	生石膏 20g
浮小麦 30g	川芎 15g	丹参 30g	生甘草 10g

14 剂，水煎服，每日 1 剂，西药同前。

三诊：（2014 年 5 月 10 日）无明显口干渴、多尿、自觉周身清爽，无心悸，无胸胁胀满、窜痛，口不苦，喜叹息明显好转，潮热汗出明显减轻，纳好寐佳，舌淡红边有齿痕，苔薄白，脉细滑。查：空腹血糖 6.6mmol/L，餐后 2h 血糖 9.3mmol/L。

【处方】继服原方 10 剂巩固疗效。

【按语】

患者 2 型糖尿病史 3 年，近 2 个月因家务劳累，渐觉不适。依据证候、舌脉，此患可辨为气阴两伤、痰瘀互结证。

方以补中益气汤合四逆散加减。补中益气汤健脾补气，四逆散疏肝解郁。酌加酸枣仁，其与茯苓、川芎、甘草相配伍，取酸枣仁汤之意以安神。黄连苦寒，苦能燥湿，寒可清热；石膏甘寒，清阳明经热；大黄苦寒，泻热通肠、破积行瘀，既清阳明腑热，也可活血化瘀；白芍味酸，配伍石膏、甘草取酸甘化阴之意；丹参、川芎活血化瘀；加半夏以化痰浊。全方共奏疏肝健脾、活血化痰之功。

二诊时，患者睡眠改善，夜寐安，仍汗出，故停酸枣仁，予浮小麦以敛汗固阴。及三诊时患者口干渴、多尿、胸胁胀满、窜痛等症若失，喜叹息、潮热汗出之症亦明显改善，效不更方，继予原方 10 剂巩固为期。

全国名中医医案集粹 糖尿病

案 2：2 型糖尿病①

李某，女，56 岁。

初诊日期：2014 年 12 月 4 日。

现病史：口干渴，多尿，乏力，心悸，时有胸痛、胸闷，左肩背沉重、疼痛，胸胁胀满，口苦，喜叹息，潮热汗出，纳少，寐差，大便不畅，舌红边有齿痕苔薄黄，脉细滑。

辅助检查：空腹血糖 8.1mmol/L，心电图示：心率 64 次/min，$V_4 \sim V_6$ 导联 ST - T 低平。

既往史：2 型糖尿病史 6 年。

西医诊断：①2 型糖尿病；②冠状动脉粥样硬化性心脏病。

中医诊断：①消渴；①胸痹。

证候诊断：气虚血瘀痰热互结。

【处方】

生黄芪 30g	当归 10g	党参 10g	炒白术 15g
炒枳壳 12g	茯苓 20g	清半夏 15g	柴胡 10g
白芍 12g	瓜蒌 15g	黄连 10g	生石膏 20g
酸枣仁 25g	川芎 15g	丹参 30g	生甘草 10g

7 剂，水煎服，每日 1 剂。

二诊：（2014 年 12 月 11 日）口干渴，多尿，乏力减轻，心悸，胸痛、胸闷，胸胁胀满，口苦，喜叹息明显好转，无左肩背沉重、疼痛，仍潮热汗出，纳食略增加，睡眠明显改善。舌红边有齿痕，苔薄白，脉细滑。

【处方】

生黄芪 30g	当归 10g	党参 10g	炒白术 15g
炒枳壳 12g	茯苓 20g	清半夏 15g	柴胡 19g
白芍 12g	瓜蒌 15g	黄连 10g	生石膏 20g
浮小麦 30g	川芎 15g	丹参 30g	生甘草 10g

7 剂，水煎服，每日 1 剂。

三诊：（2014 年 12 月 18 日）无明显口干渴，多尿，自觉周身清爽，心悸，胸痛、胸闷，无胸胁胀满，口不苦，喜叹息明显好转，无左肩背沉重、疼痛，潮热汗出减轻，纳好寐佳，舌淡红边有齿痕，苔薄白，脉细滑。

【处方】继服原方 7 剂巩固疗效。

【按语】

患者 2 型糖尿病病史 6 年，出现心悸、胸痛、胸闷，心电图示心肌缺血。依据证候、舌脉，此患可辨为气阴两伤、痰瘀互结证。方以补中益气汤合小陷胸汤、四逆散加减。

补中益气汤健脾补气；小陷胸汤清热化痰；四逆散疏肝解郁，酌加酸枣仁，其与川

---

① 徐金珠、苏明、栗锦迁：《栗锦迁教授治疗糖尿病性心脏病经验》，载《云南中医中药杂志》2015 年第 9 期，第 6 - 8 页。

芎、甘草相伍，取酸枣仁汤之意以安神；黄连苦寒，苦能燥湿，寒可清热；石膏甘寒，清阳明经热；白芍味酸，伍石膏、甘草取酸甘化阴之意；丹参、川芎活血化瘀；全方共奏益气活血、清热化痰之功，临床取得良效。

四十、梁申医案：糖尿病[①]

李某，男，56 岁。

初诊日期：1990 年 12 月 24 日。

现病史：患者于 1990 年 6 月因口渴欲饮、小便量多在某县送院治疗半年无效（用药不详），于 1990 年 12 月 22 日到某医院就诊，查空腹血糖 21.65mmol/L，餐后血糖 38.46mmol/L；尿常规：GLU（4＋），诊为糖尿病而到我科诊治。

刻诊：口渴欲饮，饮不解渴，日饮水量 5000mL 以上，消谷善饥，日进食量约 1kg，小便频数，每 8 ～ 10 分钟 1 次，量多有泡，伴口苦，消瘦，舌红，舌苔淡黄，脉弦细数。

证候诊断：气阴不足。

治法：益气生津。

【处方】红参 5g，黄芪 15g，代胰素 2g（代胰素乃中草药制剂，具生津止渴之功），每日 1 剂。先将红参、黄芪加水 350mL，浓煎成 100mL 药液，分 2 次服，每次冲服代胰素 1g。服药期间无须控制饮食。

7 剂后，口已不渴，小便正常，口不苦，日进食量约 0.7kg，舌质稍红，舌苔薄白，脉细略数。药已对证，效不更方，再进 7 剂，诸症消失。

1991 年 1 月 10 日复查，空腹血糖 6.44mmol/L；尿常规：GLU（＋）。为巩固疗效，上方又服 7 剂，半年后随访，未见复发。

【按语】

糖尿病属祖国医学消渴范畴。其病因机理主要是素体阴亏、五脏柔弱，尤其是肺、脾胃、肾虚弱。常因情志失调、饮食不节、过度疲劳、耗伤气阴而诱发。

其病气阴两虚为本，燥热内生为标。阴不足则脏腑化燥，气不足则百体弛缓。脾居中土，为后天之本，主运化，为气血津液生化之源，脾气不足，则气血津液生化乏源，脾气虚不能散精于肺，肺津无以输布，则口渴多饮，脾气虚不能为胃行其津液，则燥热内盛，消谷善饥，肌肉消瘦，舌红、苔淡黄，脉弦细而数，脾虚不能转输水谷精微。肾虚则固摄封藏失职，水谷精微下注膀胱，而小便频数、味甘。故在治疗中，紧紧抓住气阴不足这一病机，采用益气生津之法，使气阴充盛，燥热自除而病向愈。

四十一、林吉品医案：2 型糖尿病[②]

余某，男，56 岁，职工。

---

① 梁申：《糖尿病验案一例》，载《广西中医药》1992 年第 4 期，第 20 页。

② 王斌、林吉品：《林吉品运用补脾益肾法治疗疑难病举隅》，载《江苏中医药》2009 年第 1 期，第 41 - 42 页。

初诊日期：2006 年 7 月 26 日。

现病史：患者因渐进性肌麻木、乏力、消瘦而于多家医院就诊，后经某医院确诊为 POMES 综合征、2 型糖尿病。

刻诊：患者无法行走，需轮椅推送，形体消瘦，肌肉萎缩，伴血糖升高，淋巴结肿大，双下肢感觉障碍，乳房女性化，夜寐欠佳，情绪不宁。西医采用营养神经、降低血糖等对症治疗后，患者病情仍不断加重，遂至林吉品教授处就诊。观其舌质淡、苔薄，脉弦而细。

中医诊断：虚劳。

证候诊断：脾肾不足。

治法：补脾益肾。

【处方】

生黄芪 60g	生熟地各 12g	山萸肉 10g	淮山药 18g
龟板 20g	制首乌 15g	宣木瓜 12g	生白芍 30g
淮牛膝 12g	炮山甲 6g	桑椹子 12g	猫爪草 25g
三七头 10g	炒枣仁 12g	太子参 20g	紫丹参 20g

7 剂。每日 1 剂，水煎早晚分服。

复诊：患者精神较前好转，稍能站立，情绪稳定，夜寐较前改善，但感上肢抖动，舌质淡、苔薄，脉细。

调补肝肾既已见效，继用前方减炒枣仁、桑椹子，加生白术 30g、全蝎 3g、白僵蚕 10g 以健脾益气、祛风通络。以此方加减调理 1 年余，患者已能独立行走，血糖控制在正常水平，惟淋巴结仍肿大。

【按语】

POMES 综合征的病因尚未完全阐明，多数学者认为本病属自身免疫性疾病，目前西医尚缺乏有效的治疗手段。本病可归属于中医学"虚劳"范畴，因肾为先天之本，主骨生髓，主生殖，肾不足则骨弱无力，乳房女性化亦为肾精不足之表现；脾为后天之本、气血生化之源，脾气不足则四肢无力，肌萎肉消，故辨证当属脾肾不足，应以调补脾肾为大法。

林吉品教授在治疗过程中始终强调益气健脾、调补肝肾。方中重用生黄芪与生白术益脾气、健脾运，且使大队补益肝肾之品补而不腻；伍用制首乌、山萸肉、淮牛膝、淮山药、桑寄生、熟地、龟板等，以阴中求阳；猫爪草、全蝎、白僵蚕等散结通络，对于四肢麻木、淋巴结肿大有佳效。虚劳的调补不可急于一时，一旦取效，守方显得十分重要。此例患者前后治疗共 1 年余，目前仍在服用中药，这也是治疗取得成功的关键之一。

四十二、林兰医案：2 型糖尿病并发冠心病、变异型心绞痛[①]

患者，女，46 岁。

初诊日期：2002 年 11 月 6 日。

现病史：糖尿病 2 年，心胸作痛 1 个月，伴心慌心悸，气逆喘促 1 天，含硝酸甘油不能缓解。症见面色苍白，嘴唇发绀，体形肥胖，舌质淡暗，苔白厚，舌边尖有齿痕，脉沉迟。

理化检查：空腹血糖 7.2mmol/L，餐后 2h 血糖 10.6mmol/L，HbA₁c 6.8%；CHO 5.12mmol/L，TG 2.6mmol/L；HDL－C 0.91mmol/L，LDL－C 3.4mmol/L，VLDL－C 1.17mmol/L。

心电图提示 Ⅱ、Ⅲ、aVF 导联 T 波倒置，V₁～V₄ 导联 ST 段抬高，动态心电图提示窦性心动过缓，房室传导阻滞。心脏彩超示：左室轻度肥厚，三尖瓣轻度关闭不全，LVEF 60%。

西医诊断：2 型糖尿病并发冠心病，变异型心绞痛、心律失常、二度房室传导阻滞。

中医诊断：消渴病、胸痹。

证候诊断：阴阳两虚，寒凝血瘀。

西药治疗：拜唐苹 50mg，3 次/日，单硝酸异山梨酯缓释注射液 20mg（20mL）加生理盐水内静脉滴注。

治法：益气养阴，温阳通痹，散寒止痛。

【处方】 生脉散合瓜蒌薤白半夏汤加味。

太子参 15g	麦冬 12g	五味子 10g	瓜蒌 15g
半夏 10g	丹参 15g	桂枝 10g	郁金 10g
制附子 6g	干姜 3g	薤白 10g	枳实 10g

14 剂。

2 周后复诊，胸闷憋气、胸痛喘急好转；血糖控制尚满意，心电图示 ST－T 改善。现门诊随诊观察，病情稳定。

【按语】

本案患者禀赋不足，素体虚亏，阴阳失调。阳虚内寒，胸阳被遏，寒凝血瘀，痹阻心脉，不通则痛，则心胸疼痛，甚则彻背；气血虚亏不能荣于头面，阳虚不能温煦而面色苍白，四肢欠温；兼之消渴病缠绵不休，更耗气阴，气虚肌表不固，寒邪乘虚而入，首先犯肺，肺失宣降而气逆喘促，遇寒而剧，本案病位在心、肺。

方中以生脉散益气养阴，治疗消渴病导致心脏病表现胸闷心悸者，为君药；附子、干姜为辛热之品，以祛寒止痛，瓜蒌、桂枝、薤白以温通心脉，宽胸宣痹，为臣药；枳实利气宽中，半夏和中降逆，为佐药；丹参、红花、郁金活血化瘀，行气止痛，为使药，共奏益气养阴、温阳通痹、散寒止痛之效。

---

① 王洪武、倪青、林兰：《林兰治疗糖尿病合并冠心病的辨治思路》，载《中华中医药杂志》2009 年第 3 期，第 334－337 页。

四十三、凌湘力医案：2 型糖尿病[①]

患者，男，60 岁。

初诊日期：2008 年 8 月 4 日。

主诉：多饮伴形体消瘦 2 年余。

现病史：曾查空腹血糖为 12.0mmol/L 而确诊为 2 型糖尿病，服用二甲双胍等药降糖，血糖控制不理想，遂求服中药。诊时见口干欲饮，但饮水不多。形体消瘦，二便调，舌质暗红、苔薄白，脉细缓。

中医诊断：消渴。

证候诊断：气阴两伤，脉络瘀阻。

治法：益气养阴，活血通络。

【处方】经验方糖通饮加减。

黄芪 15g	地骨皮 12g	生地 15g	淮山药 15g
山萸肉 6g	丹皮 10g	茯苓 15g	泽泻 12g
草决明 15g	桑叶 10g	木瓜 10g	丹参 10g

10 剂，水煎服。

二诊：患者口干稍有减轻，余无特殊。原方加葛根 10g，10 剂，水煎服。

三诊：口干明显减轻，空腹血糖 5.7mmol/L，餐后 2h 血糖 7.4mmol/L。

【处方】

地骨皮 12g	生地 15g	淮山药 10g	山萸肉 6g
丹皮 6g	茯苓 15g	泽泻 6g	葛根 12g
桑叶 10g	木瓜 6g	丹参 12g	

患者自行服药 1 个月，多次复查空腹血糖 5.3 ～ 6.5mmol/L，餐后 2h 血糖 6.7 ～ 9.2mmol/L，无自觉症状。5 个月后自行停用西药，随访 2 个月，血糖控制在正常范围。

【按语】

糖尿病属"消渴"范畴，古来多从燥热论治，以养阴为基本治法，但很多患者就诊之前已有很长时间的高血糖史，加之久服降糖药，糖毒、药毒等燥热邪气耗气伤阴而致气阴两伤。气虚行血不力而瘀血内生，推动乏力而痰湿内留；阴虚燥热，煎熬津液又加重血瘀，痰瘀阻络而致脉络不通，终而并发症丛生。故而阴虚燥热乃糖尿病发生的根本，气阴两虚是其难愈之症结，而脉络瘀阻则是各种并发症的病理基础。因此，宜调和气血，治当益气养阴、活血通络。

糖通饮是凌湘力教授治疗糖尿病的经验方，方中生地、山萸肉、山药三阴并补以补肾为主；山药、黄芪健脾益气；茯苓、泽泻健脾利水，地骨皮、丹皮消虚热，补泻并用；草决明清肝热，桑叶清肺热，共用以除燥热；丹参活血行血；木瓜舒经通络。全方可益气养阴，清热活血通络。

[①] 罗雄、凌湘力：《凌湘力运用和法临床治验举隅》，载《中医药临床杂志》2011 年第 3 期，第 212－214 页。

四十四、刘炳凡医案二则

案1：糖尿病[1]

汪某，男，60岁。

现病史：患者因患消渴症（2型糖尿病）经某医院检查：血糖空腹8.9mmol/L，尿糖阴性；血压偏高，并有早期隐性冠心病。现症见"三多一少"不明显，喜饮水，易疲劳，间有胸闷气短，睡眠可，舌质淡红，苔薄白，脉弦缓。

治法：润肺、健脾、益肾，但重在整体调节。

【处方】

①太子参20g　　苍术15g　　　生地18g　　　北芪25g
炒枣仁15g　　　淮山15g　　　白芍12g　　　菟丝子15g
女贞子15g　　　白僵虫10g　　砂仁4g　　　　鸡内金10g

取上方30剂制成无糖颗粒剂，每袋5g，每次1袋，每日3次，饭后半空腹内服。

②鲜猪胰(蒸熟)300g　　生鸡内金(焙)300g　　白僵虫300g　　粉葛300g
川黄连50g　　　　上肉桂30g

以上6味制成细粉（过100目筛），装入大号胶囊，每囊0.4g，每次内服10个胶囊，每日3次，饭前服之。

同时应嘱患者交替服用以上2方。5个半月后复查，患者精神恢复，睡眠、饮食均安，血糖空腹已控制在6.2mmol/L的正常范围。

【按语】

本案第2个处方是关键，且本方具有脏器疗法的特点。方中猪胰，民间单用可愈本病，即人之胰病补以物之胰；鸡内金即鸡之消化器，能健脾助运，化饮食之糖汁为津液。《素问·脏气法时论》曰："毒药攻邪，五谷为养，五果为助，五畜为益，五菜为充，气味合而服之，以补精益气。"据此，刘炳凡教授常用下列脏器配合药物，药食并进，疗效甚佳。猪腰子配伍杜仲、固脂，以治肾虚之腰痛、腿软无力；党参、白术、白胡椒、大蒜子炖猪肚，以治脾胃虚弱之胃脘痛或其他脾胃疾病之后期；杏仁、冬花炖猪肺，以治肺虚久咳；猪肝、羊肝或兔肝配枸杞、菊花、蒙花，以治肝虚之心忡、心慌；苡米、红枣、淮山炖猪蹄筋骨及蹄爪，以治手足无力、颤抖；黄精、核桃肉炖猪脊髓，以治髓海空虚之脑鸣；西党、黄芪、桂圆肉蒸素肉以补气血之亏虚。

案2：糖尿病[2]

陈某，女，48岁。

现病史：患糖尿病3年半，经某医院住院诊治，虽症状改善，但出院后血糖14.37mmol/L（259mg/dL）；尿常规：GLU（3+），并有高血压病史，血压21～27/12～16kPa（160～200/90～120mmHg）。

刻诊："三多一少"症状明显，日见消瘦，腹胀肠鸣，大便溏稀，舌质淡红，苔薄

---

① 刘光宪、谭英：《刘炳凡多元化施治经验》，载《湖南中医杂志》2001年第5期，第29－30页。

② 刘光宪：《刘炳凡研究员调治脾胃二十八法（四）》，载《中医药导报》2010年第6期，第12－13页。

白，脉弦细。

证候诊断：脾失健运，清不升浊不降。

治法：健脾和胃，芳香助化。

【处方】七味白术散加减。

党参 15g	白术 10g	茯苓 10g	炙甘草 5g
黄芪 20g	粉葛 12g	天花粉 12g	藿香 5g
砂仁 3g	淮山药 18g	芡实 12g	生北山楂 10g
麦芽 10g	鸡内金 3g		

另木炭烧红淬水煎药。

服药 14 剂后，血糖 8.65mmol/L（156mg/dL），尿糖微量，腹胀肠鸣、大便溏稀有所改善，但全身骨节疼痛，手足发凉，舌质淡红，苔薄白，脉仍弦细，治法遵上，少佐附片以温经通络。

【处方】

党参 15g	白术 10g	茯苓 10g	炙甘草 5g
黄芪 15g	附片 3g	薏苡仁 15g	蚕砂 12g
鸡血藤 10g	炒桑枝 15g	炙远志 3g	枣仁 15g
麦芽 10g	鸡内金 3g		

原方不去天花粉者，上浮之焰，非滋不熄，下积之阴，非暖不消，天花粉、附片同用，而并行不悖也。

三诊又继进 14 剂，尿糖消失，血糖正常，血压时有增高，口已不渴，仍形寒，四肢末梢冷感，眼底出血，呈飞蚊状，视物模糊，皮肤易出现疮疖，舌质淡红而苔润有白沫，脉弦小。治以健脾、养肝、通络散血之剂。

【处方】

条参 12g	白术 10g	土茯苓 15g	炙甘草 5g
苍术 10g	晚蚕砂 12g	夜明砂 6g	蝉衣 5g
白芍 12g	附片 3g	夜交藤 15g	鸡血藤 10g
杜仲 12g	五加皮 5g	炒桑枝 15g	

20 剂。

服后四肢已温，视力恢复、身痛痊愈，予六君子汤加黄芪、淮山药、生北山楂以善其后。3 年后复查，疗效巩固。

【按语】

本例久患糖尿病，中西治疗未获满意疗效，初诊时"三多一少"症状虽然明显，但形寒肢冷，腹胀肠鸣，一派脾胃虚弱、运化失司症征相继存在，此所谓"始传热中，未传寒中"。

刘炳凡教授根据机能减退情况，予以健脾和胃，芳香助化，更以木炭烧红淬水煎药，使其肠内增加活性炭吸收作用，促使药物直达病所。盖人之一身以胃气为主，胃气旺则五脏受荫。故善后六君子汤加黄芪、淮山药、生北山楂，仍是健脾胃制津液，以根治其受病之源。患者愈后赠予"仁心仁术"的匾额。

四十五、刘亚娴医案：2 型糖尿病①

何某，女，53 岁，工人。

初诊日期：2009 年 1 月 17 日。

主诉：多饮、多食、多尿 1 年余。

现病史：患者 2008 年初因与家人生气，出现口渴喜饮，小便频数量多，倦怠乏力，腰膝酸软，两胁不适，未予重视。近 1 个月来，症状加剧。现主症：口渴喜饮，日饮水约 3000mL，每日进餐 3 次，每餐主食 300 余克，仍时感饥饿，半年来体重减轻 5kg，疲乏无力，两胁不适，下肢酸困，小便频数量多，大便调，夜寐佳。

体格检查：发育正常，形体肥胖，面色憔悴，胸透示心肺未见异常，肝脾肋下未触及，腹平软，无压痛及反跳痛，神经系统检查无异常。舌质暗红，苔薄白，脉细数。

辅助检查：空腹血糖在 11.6mmol/L；尿常规：GLU（2＋），KET（－）。

西医诊断：2 型糖尿病。

中医诊断：消渴病。

证候分析：肝郁化火，伤及气阴，日久成气阴两虚。

治法：疏肝解郁、益气养阴，少佐清热。

【处方】护胰饮加味。

葛根 30g	山药 30g	鸡内金 10g	元参 12g
生地 15g	麦冬 12g	知母 10g	五味子 12g
地骨皮 12g	银花 10g	菊花 10g	丹参 10g
苍术 18g	柴胡 10g	赤芍 12g	枳壳 10g

每日 1 剂，水煎服，分 3 次早晚餐前分服。并嘱其饮食控制，禁食高糖食品。适当运动。

二诊：上药服用 7 日后，口渴、多饮、多尿减轻，倦怠乏力有所缓解，仍感腰膝酸软。血糖 9.6mmol/L；尿常规：GLU（2＋），原方加枸杞子 15g、菟丝子 15g、党参 18g。

三诊：服上药 14 剂后，口渴、多饮、多尿、倦怠乏力、腰膝酸软等症状明显减轻，血糖 8.4mmol/L，尿糖阴性。

拟上方减滋阴药剂量，去知母。

四诊：服上药 14 剂后，诸症消失，体重增加，血糖 6.7mmol/L，嘱其中药守上方，患者服上药 80 余剂后，血糖 5.9mmol/L，无诉其他不适。

嘱其中药继续服用。连查 3 个月，空腹与餐后 2h 血糖均在正常范围。迄今 1 年余，未见血糖异常。

四十六、刘永年医案：糖尿病②

患者，女，50 岁。

---

① 徐江红、刘亚娴：《刘亚娴治疗消渴病的经验》，载《四川中医》2013 年第 3 期，第 1－2 页。
② 陆源源：《刘永年从肝论治糖尿病的学术经验》，载《江苏中医药》2016 年第 6 期，第 18－20 页。

初诊日期：2004 年 4 月 8 日。

现病史：患者有糖尿病史 10 余年，血糖控制不良，近 3 年来频繁出现低血糖，无固定时间，经胰岛素释放试验检查，尚未达到 1 型糖尿病标准，屡经专科调整糖尿病用药及积极配合饮食调整，低血糖仍频繁发生，恐惧感明显（该患者性格刚强，婚后其夫因病需长期服侍，情绪怫郁）。舌红、苔薄黄，脉弦细。

治法：养阴柔肝疏肝，稍加平肝之品出入。

【处方】

白芍 15g	柴胡 10g	赤芍 15g	地骨皮 10g
茯苓 12g	景天三七 12g	绿梅花 3g	麦冬 15g
桑叶 18g	生地 15g	玄参 12g	郁金 10g
珍珠母 12g	枳壳 10g		

常法煎服。

服药 3 月余，低血糖未再发生。

【按语】

肝体阴而用阳，以肝气为用，与人体内分泌激素的作用类似，布达全身，以平为期。消渴以阴虚为本，该患者长期忧思，阴津之本匮乏，肝木失涵，气机升降出入失常，尤以激素的作用或数量不稳定，致使血糖上蹿下跳，结合理化检查，从肝体阴而用阳入手，以期肝经小范围的阴阳平衡，结合患者年届五旬，已至天癸将尽之时，肝气始薄，其肝用失常乃低水平肝经的阴阳失和，当以养益肝阴的基础上疏肝、散滞以达肝气条畅而无郁，其主疏泄、气血运行及调节情志的功能和调，中焦吸收之水谷精微、升降出入正常，则血糖与血流达到稳定，浊瘀无形成之路，则变证无由所生。

刘永年教授惯用桑叶、玄参、珍珠母等甘润之品，珍珠母为血肉有情之品且富含钙质，对平抑更年期女性肝阴虚阳旺效果颇佳；对存在神经精神功能异常的患者，刘永年教授擅用景天三七，该药入心、肝、脾经，擅长散瘀止血、宁心安神，兼具标本共治之功，现代医学研究认为该药具有调节植物神经功能紊乱之效。

在养肝阴的基础上应用柴胡、枳壳、绿梅花于平静中增加活动，使肝体阴而用阳的特性均得到照顾，气机和调，则水谷精微升降出入亦得到恢复之机。

四十七、吕承全医案：糖尿病[①]

牛某，男，41 岁。

现病史：患糖尿病并高脂血症 1 年余，曾服多种降糖药，效不佳。现口渴多饮、多食、多虚汗，胸闷气短，舌暗红，苔白，脉沉细无力，体质肥胖。血糖 14mmol/L；尿常规：GLU（4＋）。

中医诊断：消渴。

证候分析：脾胃积热生痰、灼伤阴津、瘀阻经络所致。

治法：开瘀导滞，滋阴清解。

① 彭勃、吕宏生：《吕承全教授应用下法经验拾萃》，载《中医函授通讯》1994 年第 3 期，第 18 - 19 页。

【处方】

大黄 15g	三棱 10g	莪术 10g	红花 10g
川芎 10g	白芍 30g	焦山楂 30g	当归 15g
厚朴 10g	川牛膝 15g	郁金 15g	麦冬 15g
炒杜仲 30g	炙鳖甲 30g		

水煎服。

上方服 56 剂，诸症明显好转，虚汗止。血糖 6.5mmol/L；尿常规：GLU（±）。稍做加减继服 18 剂，胸闷口渴消失，精神佳。血糖 6.5mmol/L，尿糖阴性。

仍以上方为基础，拟丸药巩固疗效。追访 1 年，病情稳定。

四十八、吕继端医案：糖尿病[①]

王某，男，60 岁。

初诊日期：1991 年 3 月 14 日。

现病史：患糖尿病 4 年。现感头晕、耳鸣，眼睛干涩，神疲乏力，口干不喜饮，食欲尚好，眠多梦、尿多，大便正常。用胰岛素 78U/日，美吡达 5 片/日，治疗 1 月症状无改善。空腹血糖 11.20mmol/L；尿常规：GLU（2＋～3＋）。舌质红，苔薄白，脉弦细。

证候诊断：肺阴不足，肾精亏虚，精华失固。

治法：滋养肺肾，兼以固精。

【处方】 六味地黄汤加减。

淮山药 40g	芡实 40g	沙参 40g	熟地 24g
菟丝子 24g	山萸肉 10g	枸杞 10g	花粉 10g
石斛 15g	续断 15g	桑螵蛸 15g	益智仁 6g

每日 1 剂。

另用包谷须 10g、蚕茧 6g，用开水冲泡，当茶饮服。

服药 1 月后，症状明显减轻，血糖、尿糖基本正常。原方再进 30 剂，以巩固疗效，并嘱用包谷须、蚕茧当茶饮。

【按语】

糖尿病属中医的"消渴"范畴，以"三多"（多饮、多食、多尿）、消瘦为其特征。病变部位重在肺肾，以肾为主。《外台秘要》载"消渴者原其发动，此则肾虚所致"，故以六味地黄汤加枸杞、续断滋养肾阴；芡实、桑螵蛸、益智仁固精缩尿；沙参、石斛、花粉润肺生津止渴。包谷须、蚕茧为吕继端教授治疗糖尿病喜用的中药，性味甘平，对血糖的改善有一定的疗效。

---

① 张赤志、朱明方：《吕继端运用六味地黄汤经验》，载《湖北中医杂志》1992 年第 3 期，第 4－5＋39 页。

四十九、吕靖中医案五则

案1：2型糖尿病[①]

刘某，女，54岁。

初诊日期：2002年3月11日。

现病史：患者半年前出现口渴多饮、乏力、身体消瘦症状。空腹血糖12.3mmol/L；尿常规：GLU（3＋），诊断为2型糖尿病。曾服二甲双胍，血糖、尿糖基本控制正常，但患者仍有口干咽燥、口渴等症，并出现腹胀，恶心欲吐，要求配合中药治疗。

刻诊：身体消瘦，口干欲饮，乏力，恶心欲呕，腹胀纳差，舌质偏红，舌苔薄黄而缺津，脉沉细稍数。

证候诊断：气阴两虚，燥热偏盛。

治法：益气养阴清热。

【处方】

太子参30g	花粉20g	知母15g	生石膏30g
麦冬20g	玄参15g	葛根30g	生地15g
石斛15g	黄连10g	陈皮12g	竹茹10g
厚朴12g			

每日1剂，水煎服。并嘱其西药减去二甲双胍。

服药7剂后，临床症状好转，恶心欲呕、腹胀消失，口渴多饮明显好转，但仍感乏力空腹血糖7.1mmol/L，餐后2h血糖8.4mmol/L。

照上方加黄芪30g，继续服用12剂，临床症状消失，血糖控制达到良好水平。

【按语】

养阴清热，重视肺胃。症状：口渴多饮，咽干口燥，多食易饥，形体消瘦，乏力，舌质红，脉滑数。《临证指南医案》指出："三消之证，虽有上、中、下之分，其实不越阴亏阳亢，津涸热淫而已。"病之初期，病机多为阴津亏耗，燥热偏盛，治以清热养阴止渴。

方用人参白虎汤加味：太子参、生石膏、知母、生地、玄参、麦冬、石斛、花粉、黄连等。尿频量多者加桑螵蛸、芡实；大便干者加草决明；心烦失眠者加炒枣仁、合欢皮。在运用西药降糖的基础上配合中药，即可迅速减轻临床症状，稳定降糖效果，又可减少西药的用量或副作用。

案2：糖尿病[②]

夏某，男，48岁。

初诊日期：2001年6月4日。

---

① 吕久省、冯志海、吴佳佳、贾奎：《吕靖中教授治疗糖尿病临证经验撷拾》，载《中医药学刊》2004年第3期，第391－392＋408页。

② 吕久省、冯志海、吴佳佳、贾奎：《吕靖中教授治疗糖尿病临证经验撷拾》，载《中医药学刊》2004年第3期，第391－392＋408页。

现病史：形体肥胖，平素喜肥甘厚味，近 2 个多月，感觉乏力，精神欠佳，口干不欲多饮。经某医院检查，空腹血糖 11.7mmol/L，餐后 2h 血糖 14.8mmol/L；尿常规：GLU（3+），曾服二甲双胍，每次 0.5g，每日 3 次，服药半个月，自感症状改善不明显。刻下：形体肥胖，头身困重，口苦，腹胀，精神欠佳，易疲劳，大便 3 日 1 行，舌体胖大，舌边尖红，苔黄腻，脉沉缓。

辅助检查：空腹血糖 10.6mmol/L，餐后 2h 血糖 12.5mmol/L。

证候诊断：痰热内盛。

治法：清热化浊，升清益脾。

【处方】

黄连 10g	半夏 15g	陈皮 12g	茯苓 20g
全瓜蒌 30g	葛根 30g	佩兰 15g	藿香 10g
厚朴 12g	荷叶 20g	苍白术各 12g	鸡内金 15g

每日 1 剂，水煎服，西药仍按原来的服用。

服药 15 剂，精神好转，口苦、腹胀基本消失，大便日 1 行，空腹血糖 7.6mmol/L，餐后 2h 血糖 8.4mmol/L。舌苔薄黄，脉弦细。上方去苍术，继续服用巩固疗效。

【按语】

除湿化浊，重视脾胃症状。形体肥胖，咽干口燥，疲倦乏力，头身困重，腹胀，纳谷不香，或大便溏，舌体胖大，苔白或黄腻，脉沉。《素问·奇病论》曰："此人必数食甘美而多肥也，肥者令人内热，甘者令人中满，故其气上溢，转为消渴。"临床所见，许多糖尿病患者有饮食不节史，长期过食肥甘厚腻，致脾失健运，痰浊积热内生而致此病，故治以健脾除湿化浊。

方用温胆汤加减：苍白术、茯苓、半夏、陈皮、厚朴、佩兰、藿香、枳实、葛根、荷叶、生山药、生薏苡仁等。若口苦加黄连、竹茹；头昏目眩加天麻、菖蒲；大便干加全瓜蒌；纳差加鸡内金、焦三仙。对于 2 型糖尿病形体肥胖者，用上药配合双胍类及 α－葡萄糖苷酶抑制剂，效果很好。既可协助这些药物降糖，又可减轻此类药腹胀、恶心、胃中不适的副作用。

<h3 style="text-align:center">案 3：糖尿病①</h3>

王某，女，58 岁。

初诊日期：2000 年 5 月 12 日。

现病史：1 年前，患者体检发现空腹血糖 10.2mmol/L，当时临床症状不明显，曾服消渴丸，血糖基本控制。近 2 个月出现消瘦、腰膝酸软、下肢无力症状，来我院就诊。

刻诊：身体消瘦，腰膝酸软，下肢无力，视物昏花，口干欲饮，大便 2 日 1 行，空腹血糖 7.3mmol/L，餐后 2h 血糖 9.4mmol/L。脉沉弦细，舌体偏瘦，质红，苔薄白。

证候诊断：肝肾阴虚。

治法：滋补肝肾，养阴清热。

---

① 吕久省、冯志海、吴佳佳、贾奎：《吕靖中教授治疗糖尿病临证经验撷拾》，载《中医药学刊》2004 年第 3 期，第 391－392＋408 页。

【处方】

生地 15g	山萸肉 10g	枸杞子 12g	玄参 15g
女贞子 15g	黄精 15g	知母 15g	茯苓 15g
丹皮 12g	草决明 30g	川断 15g	杜仲 15g
黄芪 30g			

每日 1 剂，水煎服。

西药：瑞易宁 5mg，每日 1 次。

15 剂后，腰膝酸软、乏力消失，视物昏花好转，空腹血糖 6.7mmol/L，餐后 2h 血糖 8.4mmol/L。患者因天气热不愿煎药，改用杞菊地黄丸，每次 10 粒，每日 3 次，西药继服。

随访 1 个月，血糖控制稳定，临床症状基本消失。

【按语】

养阴滋润，重视肝肾症状。形体消瘦，口渴多饮，腰膝酸软，视物昏花，小便频数，舌质偏红，脉弦细数。《济生方》云："消渴之疾，皆起于肾，盛壮之时，不自保养，快情纵欲，饮酒无度……遂使肾水枯竭，心火燔炽，三焦猛烈，五脏干燥，由是消渴生焉。"由于长期饮酒或房劳过度，导致肝肾亏虚，积热内生而发此病。治以滋补肝肾，养阴清热。

方用杞菊地黄汤加减：山萸肉、枸杞子、生地、玄参、女贞子、黄精、知母、山药、茯苓、丹皮、芡实、桑螵蛸等。若热盛者加黄连、黄柏；形体消瘦、乏力者加太子参、黄芪；腰膝酸软者加川断、杜仲。

糖尿病的治疗过程中，多配合补肝肾的药物，以减少并发症的出现。《石室秘录》早就提出："……故治消渴之法，以治肾为主。"

案 4：糖尿病①

李某，男，66 岁。

初诊日期：2001 年 3 月 11 日。

现病史：10 年前，患者因不明原因出现身体消瘦，体重下降，经某医院诊断为糖尿病。曾服消渴丸、达美康、二甲双胍等药；1 年前，出现下肢浮肿。尿常规：PRO（3+）。停用口服降糖药，改用胰岛素控制血糖。

刻诊：面色苍白，乏力，颜面及下肢浮肿，踝以下尤甚，腹胀，小便量少，大便干。空腹血糖 7.4mmol/L，餐后 2h 血糖 8.9mmol/L；尿常规：PRO（3+）。舌质淡暗，苔脉沉细无力。

证候诊断：气虚水停，三焦不畅。

治法：益气通阳利水，调畅气机。

【处方】

黄芪 30g	白术 12g	泽兰 15g	防风 10g

---

① 吕久省、冯志海、吴佳佳、贾奎：《吕靖中教授治疗糖尿病临证经验撷拾》，载《中医药学刊》2004 年第 3 期，第 391－392＋408 页。

苏叶 10g	槟榔 15g	陈皮 12g	大腹皮 30g
大黄 10g	川牛膝 15g	桂枝 10g	茯苓皮 30g
益母草 30g	车前草 30g		

每日 1 剂，水煎服。胰岛素继用。

20 剂后乏力症状好转，颜面及下肢浮肿明显减轻，大便日 1 行，尿常规：PRO（2＋）。照上方继续服用，同时加服百令胶囊。

【按语】

通阳利水，注意肠胃症状。颜面及下肢浮肿，面色无华，腹胀食少，小便量少，易感冒，舌质暗淡，脉沉细。《杂病源流犀烛》曰："有消渴后身肿者，有消渴面目足膝肿，小便少者。"糖尿病病程迁延，阴损及阳，脾肾虚衰，气机阻滞，血行不畅，水湿内停而致上症，应治以益气通阳，调畅气机，活瘀利水。

方用防己茯苓汤加减：黄芪、桂枝、茯苓、白术、泽泻、当归、水蛭、泽兰、益母草、大腹皮等。畏寒怕冷者加附子、仙茅、仙灵脾；大便干者加大黄二丑；腹胀者加大白、厚朴、陈皮；大便溏者加生山药、生薏苡仁；恶心欲呕者加半夏、生姜。尤其对糖尿病肾病可结合上药，缓解临床症状，减轻患者痛苦。

案 5：糖尿病①

冯某，男，51 岁。

初诊日期：1999 年 12 月 14 日。

现病史：患糖尿病 20 年，曾服优降糖、二甲双胍等药，血糖控制不理想。1999 年 6 月，消瘦，乏力，口渴症状加重，小便量多。尿常规：GLU（4＋），KET（2＋）；空腹血糖 19.60mmol/L。到某医院住院治疗，经用胰岛素，尿中酮体消失，症状改善，继而全身皮肤疼痛。

刻诊：患者形体消瘦，面色无华，全身皮肤疼痛，苦不堪言，衣不能穿，夜不能寐。空腹血糖 7.4mmol/L，餐后 2h 血糖 8.6mmol/L，舌质淡暗，脉沉细。

证候诊断：气虚血瘀，肌肤失养。

治法：益气活血，祛风通络。

【处方】

黄芪 30g	当归 12g	赤芍 15g	川芎 15g
荆芥 12g	防风 10g	知母 15g	鸡血藤 30g
桑皮 12g	川牛膝 15g	水蛭 12g	元胡 15g

每日 1 剂，水煎服。

西药仍按原来胰岛素量应用。

服中药 15 剂后，乏力及全身疼痛症状明显好转，但下肢麻木遇冷加重。上方加桂枝 12g、全蝎 10g、蜈蚣 3 条，继服 1 个月，全身皮肤疼痛、下肢麻木消失，体重增加，精神振作。空腹血糖 6.5mmol/L，餐后 2h 血糖 7.9mmol/L。

---

① 吕久省、冯志海、吴佳佳、贾奎：《吕靖中教授治疗糖尿病临证经验撷拾》，载《中医药学刊》2004 年第 3 期，第 391－392＋408 页。

【按语】

活血通络，辨清虚实症状。身体消瘦，全身皮肤瘙痒，或灼热疼痛，或四肢麻木、疼痛，重则行走不便，舌质瘀暗，脉弦细。糖尿病初期，肺胃燥热或湿热内蕴者居多，久则燥热伤津，阴血涩滞，脉络瘀阻；或脾胃津伤，渐致肝肾精血不足，肝阳化风，旁走四肢，脉络失养。治以养血活血，通络。

方用四物汤加减：生地、当归、川芎、赤芍、鸡血藤、知母、防风、荆芥、全虫、蜈蚣、僵蚕等。若肢体麻木遇寒加重者，用黄芪桂枝五物汤加全虫、蜈蚣、鸡血藤、川牛膝；若血虚筋脉失养者，易生地、赤芍为熟地、白芍，加女贞子、制首乌等。

五十、孟如医案：糖尿病并肾病早期[①]

胡某，男，37 岁。

初诊日期：1999 年 11 月 3 日。

现病史：主诉反复腰痛半年，加重 1 月余。并诉患有 2 型糖尿病 7 年，口服降糖药血糖控制不佳，1999 年 7 月因出现蛋白尿，空腹血糖为 14mmol/L，经西医检查诊为糖尿病并肾病早期，1999 年 8 月开始注射胰岛素治疗，来诊时皮下注射胰岛素早 15 单位，晚 9 单位。

刻诊：腰痛，口干渴欲饮水，自汗，盗汗，心悸气短，神疲乏力，肢体肌肉酸痛，大便时干时溏，小便浑浊有沉淀。查见：面色少华，气短懒言，双下肢不肿；舌质暗红少津，边有齿痕，舌苔薄白，脉细。

辅助检查：1 月前化验空腹血糖为 7.1mmol/L，24h 尿蛋白定量为 841.8mg，肾功能检查正常（BUN 2.3mmol/L，Cr 101μmol/L）。

中医诊断：消渴、虚劳。

证候诊断：肝肾阴虚，兼肺脾气虚。

治法：滋肾养阴、益气、清热生津。

【处方】 ①增液汤合生脉二至丸加减。

玄参 15g	麦冬 20g	生地 15g	太子参 30g
五味子 10g	女贞子 12g	旱莲草 12g	黄芪 30g
葛根 30g	桔梗 12g	桑枝 45g	

②增液汤合杞菊地黄汤加减。

玄参 15g	生地 15g	麦冬 20g	淮山药 30g
山茱萸 12g	枸杞 30g	菊花 10g	种洋参 15g
葛根 30g	苍术 15g	秦艽 12g	桑枝 45g

①、②方交替水煎服，每日 1 剂。

连服 2 周后，肢体肌肉酸痛有所减轻，汗出减少，精神稍好，但仍感腰酸痛，心悸，心烦少寐，舌质暗红少津，苔薄黄，脉弦细。

---

① 林丽、曹惠芬：《孟如教授治疗糖尿病经验》，载《云南中医中药杂志》2008 年第 9 期，第 1 - 3 页。

【处方】

①酸枣仁 30g　　　知母 12g　　　茯神 15g　　　川芎 12g

女贞子 12g　　　旱莲草 12g　　　玄参 15g　　　麦冬 20g

生地 15g　　　　天花粉 15g　　　甘草 3g

②知母 12g　　　焦柏 12g　　　生地 15g　　　淮山药 30g

山茱萸 12g　　　茯苓 15g　　　牡丹皮 10g　　　泽泻 15g

女贞子 15g　　　旱莲草 12g　　　夜交藤 15g　　　黄芪 15g

上 2 方交替煎服，每日 1 剂。

连服 2 周诸症减轻，在此 2 方基础上再作适当加减，西医胰岛素治疗剂量不变。又连续治疗 2 月后，腰痛腰酸明显减轻，精神好转，睡眠转安，偶感心悸，小便中沉淀减少。查见：舌质淡红，苔薄白，脉细弦。复查 24h 尿蛋白定量 255.9mg。

守以上治则巩固治疗半年后患者自觉症状明显缓解，病情渐好转，多次复查空腹血糖均在正常范围，24h 尿蛋白定量为 148mg，已在正常范围。

五十一、米烈汉医案四则

案 1：2 型糖尿病 [1]

杜某，男，42 岁，职工。

主诉：发现高血糖 9 年，下肢浮肿伴手指麻木半月余。

现病史：患者 9 年前测空腹血糖为 8.9mmol/L，伴乏力、消瘦。之后在地方医院作葡萄糖耐量试验后确诊为 2 型糖尿病。曾间断服用消渴丸、降糖止渴胶囊、二甲双胍等降糖药，血糖空腹波动在 15.6mmol/L 左右，近半月来体重下降，口干多饮，视物不清，手指麻木，双下肢浮肿，大便不成形，多尿伴有泡沫。舌红，舌下脉络迂曲，苔黄厚腻。现不规律服用二甲双胍，查空腹血糖 15.6mmol/L，

中医诊断：消渴。

证候诊断：气阴两虚，肝肾阴虚，瘀毒互结。

【处方】 芪丹四物汤加黄连 9g，天花粉 15g，淫羊藿 10g，天冬 15g，石斛 15g，生石膏 30g，黄芩 10g，苍术 14g，鸡血藤 15g，车前子 15g，黄芪 30g，丹参 15g。

6 剂，水煎服，配合西医使用阿卡波糖片治疗。

复诊时患者上述症状减轻，精神好转，体重增加，手指麻木减轻，双下肢浮肿减轻，大便成形，测空腹血糖 8mmol/L，餐后 2h 血糖 8 ~ 12mmol/L，因近日劳倦上身，出现腰困，改方用芪丹地黄汤加黄精 15g、何首乌 15g、鬼箭羽 10g、黄芪 30g、丹参 15g。

连服 1 月后，自觉症状消失，血糖稳定，病情得以控制。

【按语】

米烈汉教授认为，消渴日久，血糖升高，则表体内有"毒"，日久损及阴气不足，可见神疲乏力；阴津不足，则见口干舌燥；肾气虚损，固摄无权，开阖失司，见尿频多

---

① 申泽民、路波：《米烈汉教授治疗糖尿病的临床经验》，载《光明中医》2013 年第 7 期，第 1325 – 1326 页。

尿；肾气不足，脾肾阳虚，失其蒸腾气化水液功能，导致水液潴留，泛溢肌肤，而成水肿；消渴病变日久，脾胃虚弱，大肠功能失司，导致大便稀溏交替出现；肝藏血，肾藏精，肝肾同源，精血互生，精血不能上承于目，目无所养，可导致视物模糊；瘀血痹阻四肢，经络不通，则陈者当去而不能去，新者当生而不能生，血愈虚而愈瘀，互为因果，交相为患，则见手指麻木；治用丹参四物汤加减，重用黄芪补气利水；丹参活血排毒；石斛、生石膏养阴生津；四物汤加鸡血藤、鬼箭羽"去宛陈莝"，活血利水，养血调肝，且对降糖有良好的辅助作用；阴虚得养，内燥得滋，精血方可上承于目，故全方滋补肝肾、益气活血、祛瘀排毒。

此患者病程日久，病势严重，理应药物取效后守方守法，因近日劳倦伤身，出现腰困，且上方已活血祛瘀，瘀毒排出，此时已不宜活血化瘀药为主，因糖尿病始终以"虚""瘀""毒"三大因素贯彻始终，故此着重补益肝肾的同时，仍需以补益气血为主、活血化瘀为辅助，改方用芪丹地黄汤加味，重在补益肝肾，其中六味地黄滋补肝肾，继用鬼箭羽破血逐瘀，全方益气养阴、活血排毒、滋补肝肾，相互配合，灵活运用，可使正气固，瘀祛毒孤，病遂易解。

案2：2型糖尿病[①]

李某，男，54岁，干部。

主诉：血糖升高2年，双足趾麻木1月。

现病史：患者2年前体检时发现空腹血糖升高为7.9mmol/L，之后在某医院作葡萄糖耐量试验后确诊为2型糖尿病。曾服用消渴丸、达美康、二甲双胍等降糖药，空腹血糖波动在6.9～8.3mmol/L，餐后2h血糖在9～12mmol/L，近来乏力明显，大便溏薄，舌暗苔白，脉细涩。现服用诺和龙1mg三餐前，二甲双胍0.5g三餐后，今晨空腹血糖7.6mmol/L，早餐后2h血糖10.3mmol/L。

中医诊断：消渴。

证候诊断：气虚血瘀。

【处方】①芪丹四物汤加鬼箭羽30g，路路通15g，红花12g。6剂，水煎服。

②并配合豨莶草12g，伸筋草12g，透骨草12g，海风藤12g，鸡血藤12g，络石藤12g。6剂，外洗双足。

二诊：患者乏力减轻，测空腹血糖6.8mmol/L，早餐后2h血糖8.6mmol/L，双足趾麻木减轻，继用上方10剂，患者精神状态明显好转，双足趾麻木缓解，空腹血糖5.9mmol/L，早餐后2h血糖7.8mmol/L。

【按语】

此消渴患者"三多"症状不明显，以乏力为主要表现，为脾气虚的表现。祖国医学中，脾的功能包括现代医学胰腺的功能，其运化水谷化生为人体精微物质的过程，相当于胰腺分泌各种消化酶，将食物中的碳水化合物、蛋白质、脂肪转化成葡萄糖，葡萄糖再利用胰岛素为人体提供能量的过程，脾气虚，胰岛素分泌相对或绝对不足，葡萄糖没

---

① 沈璐、路波：《米烈汉主任医师运用补气活血法临床经验》，载《现代中医药》2005年第5期，第59－60页。

有足够的胰岛素来帮助其从血液中进入细胞内，转化为人体可利用的能量，葡萄糖堆积在血液中而使血糖升高，但人体细胞却没有足够的葡萄糖来供给能量，表现出疲乏无力。

脾气虚，运化水谷利升清降浊能力下降，水谷不化，清浊不分，直趋于下，则大便溏薄；气虚无力推动血行，血瘀于内，表现为舌质紫暗，肢体末梢缺乏血液供给，表现在此患者为足趾的麻木。

其病机总则为气虚血瘀，投以补气活血之芪丹四物汤，加以降糖、活血之鬼箭羽，其降糖、活血之功更强。在内服补气活血的同时，局部配合活血通络之外洗药，内外兼顾，达到了降血糖、改善临床症状的效果。

案 3：2 型糖尿病①

王某，女，49 岁。

初诊日期：2007 年 1 月 27 日。

主诉：间歇性头闷痛反复发作 3 年，伴乏力 1 年。

现病史：患者 3 年来因过度劳累出现头痛，失眠，未予重视，近 1 年来，渐觉精神欠佳，易乏困疲劳，口干，纳差，大便偏干，3 日前热水洗脚后发现左脚拇趾红肿，诊见左脚拇趾红肿，疼痛明显，皮色暗红，舌质暗苔薄腻，脉细涩。空腹血糖 7.5mmol/L，餐后 2h 血糖 10.7mmol/L。

中医诊断：消渴病。

证候诊断：气阴两虚，瘀血阻络。

治法：益气活血，通络安神。

【处方】芪丹四物汤加味。

黄芪 30g	丹参 30g	生地 30g	川芎 30g
葛根 30g	珍珠母 30g	鸡内金 30g	黄精 30g
桂枝 10g	乳香 9g	没药 9g	当归 15g
赤芍 15g	玉竹 15g		

每日 1 剂，加水煎 2 次，早晚温服，连服 7 剂，嘱患者糖尿病饮食。

二诊：头痛、口干明显改善，乏力、眠差、大便干、足趾红肿有所减轻，舌暗苔薄腻，脉细涩。空腹血糖 7.1mmol/L。守方加白术 10g、酸枣仁 30g、肉苁蓉 15g 以益气安神，温阳通便，连服 7 剂。

三诊：头痛消失，偶觉乏力，夜休明显改善，食纳可，二便调，足趾红肿基本消失，皮色明显改善，舌暗苔薄腻，脉细涩。空腹血糖 6.8mmol/L。

前方连服 1 月，患者未诉明显不适，足趾红肿消失，皮色如常，空腹血糖 6.2mmol/L。

【按语】

此病中医诊断为消渴。西医诊断为 2 型糖尿病。此患者无明显"三多"症状，表现为一派虚损征象，气阴两虚则倦怠、口干并见；中医学认为，糖尿病足属于消渴病范

① 何晶、米烈汉：《米烈汉老师异病同治验案举隅》，载《陕西中医》2013 年第 1 期，第 88 - 89 页。

畴。《圣济总录·消渴门》指出"消渴者……久不治，则经络壅涩"，气能行血，气虚则无以鼓动血行，出现糖尿病足。

辨证本病系气虚血瘀、瘀血阻络，方用芪丹四物汤加乳香、没药祛瘀行气，消肿止痛；葛根生津止渴、发表解肌；桂枝调和营卫、温通经脉、散寒止痛；珍珠母平肝潜阳、镇心安神；鸡内金消食健胃；黄精、玉竹养阴益胃、生津止渴，且黄精补脾益气，既补脾阴，又益脾气。服上方后诸症基本消失，血糖正常。

案4：糖尿病①

李某，男，36岁。

现病史：发现血糖升高2月余，空腹血糖6.3～7.4mmol/L，餐后血糖12.6mmol/L，服二甲双胍2片，3次/日。B超示脂肪肝。现胸胁胀满，烦躁易怒，口干，全身乏力，嗜睡，口中异味，纳眠可，小便黄，大便调，舌淡、苔黄腻，脉弦。

【处方】

黄芪30g	金钱草30g	花粉30g	决明子30g
苍术15g	枳壳14g	陈皮14g	柴胡14g
制香附14g	白芍12g	川芎10g	甘草10g
青皮10g			

6剂，水煎服，每日1剂。

二诊：口干、乏力较前减轻，体重下降2kg，余症如前。如上方继服10剂。

三诊：小便黄，余无不适。如上方继服1月。

四诊：患者无不适，多次查血糖（6±0.5）mmol/L。

【按语】

米烈汉教授认为，本例应属"消渴"病范围，而肝郁气滞也是其基本病机之一。《内经》云"木郁达之"，治疗上应顺其条达之性，开其郁遏之气。《证治准绳》中云："然消渴之病……使道路散而不结，津液生而不枯，气血和而不涩，则病自已矣。"

通过调畅气机、疏通血脉来治疗消渴。肝失疏泄，郁而化热，生燥伤阴，耗伤正气，可致口干、多饮、消瘦等消渴病症状。同时气机紊乱，气血津液代谢失调也是消渴原因之一。故用柴胡疏肝散诸药疏肝解郁，理气活血。加青皮加强疏肝理气之功，花粉生津止渴，黄芪以补肺、肝、脾、肾之气，金钱草、苍术、决明子化湿消脂。

诸药合用，共奏疏肝解郁、理气活血之效。肝脏体阴还用阳，喜条达而恶抑郁，主疏泄及藏血。木失条达，肝失疏泄而致肝气郁结。予柴胡疏肝散。该方药物平淡，配伍精细，是疏肝理气之良方。

上述病症，病虽异殊，但其根本病机均为肝气郁结，以柴胡疏肝散加减治疗，通过疏肝理气、活血止痛的办法，使肝气条达，血脉通畅，痛止而寒热亦除，从而达到了治疗诸多病证的目的，体现了中医学辨证论治"异病同治"的特色。

---

① 田萌：《米烈汉擅用柴胡疏肝散的经验》，载《陕西中医》2011年第3期，第312-313页。

五十二、南征医案二则

案1：糖尿病[①]

成某，男，53岁。

初诊日期：1999年2月10日。

现病史：患者形体肥胖，3个月前无明诱因出现多饮、多食、多尿、消瘦等症，在当地医院诊断为糖尿病，服西药效果不显，遂来门诊就医。

刻诊：上述症状加重，伴有疲乏无力，腰膝酸软，手足心热，舌质红绛，苔微黄，脉弦细数。查空腹血糖12.4mmol/L；尿常规：GLU（2＋）；FA 3.0mmol/L。

中医诊断：消渴病。

证候诊断：气阴两虚夹瘀。

治法：益气养阴，清热生津，活血化瘀。

【处方】

生地25g	知母20g	黄连10g	党参10g
玉竹15g	枸杞子30g	丹参15g	榛花10g
甘草5g	五味子15g	麦冬15g	桃仁10g
红花10g			

水煎服，每日1剂，早、午、晚饭后及睡前1h，分4次口服。

二诊：乏力、口渴等症状明显减轻，嘱其控制饮食，适当运动，继续服用上述中药2周。

三诊：查空腹血糖8.3mmol/L；尿常规：GLU（＋）；FA 2.8mmol/L，诸症均有好转，舌质淡红，苔薄白，脉沉细无力。

处方中加黄芪20g、地骨皮20g，再进10剂。

四诊：该患者前后共服药30余剂，症状体征消失，查尿糖阴性，空腹血糖6.8mmol/L，FA 2.6mmol/L，舌脉正常。嘱其服六味地黄丸巩固1个月。

随访至今，未再复发。

案2：糖尿病[②]

牛某，男，44岁。

初诊日期：2013年3月12日。

现病史：血糖升高2年，空腹血糖最高达7.9mmol/L，未系统治疗。刻诊：口干，口苦，乏力，气短，胸闷，多食易饥，耳鸣，腰痛，足跟痛，二便正常。舌质红，苔白厚腻，脉弦细。

既往史：脂肪肝、胆囊炎病史10年。吸烟30年，饮酒20年。血压110/75mmHg。

理化检查：尿常规示BLD（－）、PRO（－），心电图正常，肾功正常。

---

① 刘斐、南红梅、文吉莲：《南征教授治疗消渴病之气阴两虚挟瘀证经验举隅》，载《吉林中医药》2005年第1期，第42页。

② 刘扬扬、南征：《南征教授治疗2型糖尿病经验举隅》，载《光明中医》2017年第3期，第331－332页。

中医诊断：消渴。

证候诊断：气阴两虚夹血瘀。

治法：滋阴清热，益气养阴，活血化瘀。

【处方】

黄芪50g	黄精50g	枸杞子30g	生地黄15g
知母15g	黄连10g	地骨皮20g	葛根20g
玉竹20g	丹参10g	人参10g	佩兰10g
厚朴10g			

7剂，水煎口服，每日1剂，分4次服用，每次服120mL。

二诊：（3月23日）空腹血糖7.08mmol/L，患者乏力、胸闷、气短症状减轻，偶有口苦、口干，舌质红，苔白腻，脉弦细。尿常规：PRO（+）。予上方加土茯苓60g，络石藤10g，覆盆子10g，五倍子10g，白豆蔻10g，蝉蜕10g，白僵蚕10g，陈皮10g，益母草10g，14剂，水煎服。嘱患者控制蛋白质和豆制品的摄入。

三诊：（4月9日）空腹血糖7.53mmol/L，乏力、胸闷、气短缓解，口苦、口干减轻，多食易饥、足跟痛改善，舌质红，苔白微腻，脉弦细。尿常规：PRO（-），效不更方，继续上方10剂，另予紫河车粉200g，每次2g，每日2次，温水冲服。

四诊：（4月20日）空腹血糖6.77mmol/L，诸症减轻，舌质红，苔白微腻，脉弦细。尿常规：PRO（-），效不更方，继续上方14剂。

五诊：（5月2日）空腹血糖6.2mmol/L，诸症减轻，舌质红，苔薄白，脉弦细。尿常规：PRO（-），继续予上方14剂。嘱患者按时就诊，劳逸结合。

六诊：（5月18日）空腹血糖6.33mmol/L，无不适症状，舌质红，苔薄白，脉弦细。尿常规：PRO（-）。继续予上方14剂，嘱患者加强饮食控制，监测血糖变化，如血糖水平达标，下次给予面子药（原方压面打粉）。

七诊：（6月5日）空腹血糖6.4mmol/L，患者无不适症状，舌质红，苔薄白，脉弦细。前方8剂，4剂，水煎口服，每日2次，早晚饭后口服，另4剂压面，每日3次，1次5g温水冲服。嘱患者自测空腹血糖及尿常规，有变化及时就诊。

随访至今，血糖控制理想，尿常规正常。

【按语】

中医学将糖尿病归结为"消渴"范围，对于消渴之疾，病因复杂多样，包括过食肥甘、先天禀赋不足、情志不畅等，同时认为阴虚体质在消渴病的发病中所占的重要作用，究其病机为先天禀赋不足，过食肥甘厚味，导致脾胃散膏功能失调，即扁鹊《难经》所说"有散膏半斤"。《难经·四十二难》言："有散膏半斤，主裹血，温五脏，主藏意。"

五十三、亓鲁光医案五则

案1：糖尿病①

胡某，女，54岁。

初诊日期：1994年10月9日。

现病史：1990年因丧子悲伤之极后感头昏、头痛，倦怠乏力，动则心慌、心累，当时查血糖16mmol/L，心电图提示"心肌缺血"，曾在国内多家医院就诊，一直服西药达美康80mg tid及中药治疗，疗效不佳，血糖一直在12～13mmol/L之间波动。

刻诊：左侧头痛如针刺，心烦，易怒，失眠，口苦，手指麻木，小便黄、量多，舌质紫暗，苔黄腻，脉弦滑。查血糖12.34mmol/L。

证候诊断：肝郁气滞夹痰浊蒙闭清阳。

治法：疏肝解郁，健脾祛痰。

【处方】四逆散合半夏白术天麻汤加减。

柴胡10g	枳壳10g	明天麻15g	泽泻15g
荔枝核15g	半夏12g	苍术12g	白芍30g
山药30g	葛根30g	黄连6g	

药服10剂。西药仍按原剂量照服。

复诊：（1994年10月20日）患者头痛、心烦缓解，仍感手指麻木，舌质暗，苔薄白，查血糖9.0mmol/L。中药原方加水蛭3g、黄芪30g，再服10剂。

患者再次就诊时面色红润，自诉全身甚感舒服，查血糖6.0mmol/L。西药减量，达美康80mg bid。中药原方去黄连，加桑椹15g，嘱服月余。

1月后连查3次血糖，均在5.6～6.1mmol/L之间波动。

案2：2型糖尿病②

李某，女，67岁。

初诊日期：2006年4月14日。

现病史：患者3年前体检时发现血糖升高，达13.8mmol/L，此后坚持服用二甲双胍及拜唐苹控制血糖，空腹血糖控制在7.8～8.6mmol/L之间，餐后血糖多在10mmol/L左右波动。患者自述头晕乏力，视物模糊，不思饮食。诊见：精神萎靡，面色萎黄，舌淡苔白腻，脉沉细。

餐后2h血糖9.8mmol/L。血压135/80mmHg。

西医诊断：2型糖尿病。

中医诊断：消渴、眩晕。

证候诊断：脾气亏虚，痰浊上蒙。

治法：西药方案同前，另予半夏白术天麻汤加减方以化痰开窍、活血通络。

---

① 亓鲁光：《从肝论治糖尿病》，载《四川中医》1997年第8期，第9页。

② 刘璐：《亓鲁光从脾虚湿盛论治消渴经验》，载《四川中医》2006年第11期第4-5页。

【处方】

半夏 10g	炒白术 12g	砂仁 10g	天麻 12g
丹参 10g	川芎 10g	黄芪 30g	山药 30g
鸡内金 10g	青葙子 10g	荔枝核 12g	甘草 3g

水煎服，每日 1 剂，分温 3 服。

治疗 1 周后复诊：诉头晕、视物模糊消失，仍觉乏力，不思饮食，诊见面色萎黄，舌淡苔薄白，脉沉细。考虑患者为痰浊已去，脾虚尚存，故将处方换为益气固本汤加减。

【处方】

黄芪 30g	炒白术 12g	桑椹 12g	枸杞 12g
山药 30g	砂仁 10g	丹参 10g	川芎 10g
鸡内金 15g	建曲 15g	荔枝核 12g	甘草 3g

2 周后复诊：诸症消失，复查餐后 2h 血糖 8.3mmol/L，患者自觉精神好转。至今病情稳定，未见反复。

案 3：2 型糖尿病[①]

唐某，女，60 岁。

初诊日期：2003 年 7 月 17 日。

现病史：自述发现血糖升高已 7 年余，诊见神疲乏力，气短懒言，多汗，舌质淡暗、苔薄白，脉细。由于血糖控制不理想，近期擅自将口服降糖药加量，就诊时服用迪沙片，每次 2.5 mg，每天 3 次；二甲双胍肠溶片，每次 0.5 g，每天 3 次；艾汀，每次 15mg，每天 1 次。查空腹血糖为 11.7mmol/L。

西医诊断：2 型糖尿病。

中医诊断：消渴。

证候诊断：气阴两虚，瘀血阻滞。

【处方】

黄芪 40g	山药 30g	沙参 30g	麦冬 20g
五味子 20g	荔枝核 12g	乌梅 10g	桑椹 10g
枸杞子 10g	丹参 10g	川芎 10g	甘草 3g

4 剂。

减二甲双胍肠溶片为每次 0.25g，每天 3 次，余药不变。

4 天后复诊查空腹血糖为 5.7mmol/L，症状全部消失。原方去沙参、麦冬、五味子、乌梅，加灵芝粉（冲服）10g、三七粉（冲服）6g，长期服用。

【按语】

该病证属气阴两虚、瘀血阻滞，亓鲁光教授以沙参、麦冬、五味子养阴生津，更合以乌梅酸甘化阴；以桑椹、枸杞子补益先天；更以黄芪、山药健运后天之脾胃，使阴津得生，脾肾得健。以丹参、川芎活血养血，化瘀通脉；以荔枝核疏肝理气，布散精微；

---

① 王永山：《亓鲁光教授运用药对治疗糖尿病经验举隅》，载《新中医》2015 年第 1 期，第 13 - 14 页。

甘草调和诸药。全方先后天皆顾，气阴虚俱补，且用药轻清灵动，补而不滞。若以脾胃喻为加工厂，则沙参、麦冬、五味子、乌梅、桑椹、枸杞子就是需要加工的原料；黄芪、山药是加工人员；荔枝核为销售人员；丹参、川芎则是市场管理人员，甘草为人事调度人员。如此，则产供销一体化，焉能运营不佳，而疾病岂能不愈。

案4：2型糖尿病①

谢某，男，47岁。

初诊日期：2011年9月8日。

现病史：患者2型糖尿病病史10余年，现予格华止0.085g，tid；拜唐苹50mg，tid及诺和锐31U/日胰岛素泵皮下注射治疗，血糖控制时有波动，遂诊。

刻诊：神疲、乏力明显，口干，时有头晕，纳眠可，二便调，舌质红，苔薄白，脉细。就诊前3天24h动态血糖监测示血糖均值9.8mmol/L，高血糖时间比（＞7.8）58%，高血糖时间比（＞11.1）29%，血糖波动系数3.6。

西医诊断：2型糖尿病。

中医诊断：消渴。

证候诊断：气阴两虚。

治法：益气养阴。

【处方】生脉饮加味。

明沙参30g	麦冬15g	五味子15g	桑椹15g
枸杞子10g	山药30g	桑枝15g	丹参10g
川芎10g	黄精15g	荔枝核10g	甘草3g

7剂诸症明显好转，守方继服14剂，自觉身轻神爽，并且已停用口服降糖药。9月27日起3天24h动态血糖监测示血糖均值6.9mmol/L，高血糖时间比（＞7.8）26.0%，高血糖时间比（＞11.1）0.0%，血糖波动系数1.4。

【按语】

患者糖尿病多年，阴虚日久，炽热之火耗气伤津明显，故予生脉饮力专气阴。久病多虚多瘀，故辅以山药、黄精、桑椹、枸杞子、甘草益气固本，桑枝、丹参、川芎活血通络。诸药合用，阴充气复，气血和调，诸症消除。

案5：糖尿病②

王某，男，56岁。

现病史：发现血糖增高半年，最初空腹血糖16.1mmol/L，餐后2h血糖29.2mmol/L，现在予以诺和锐30早12U、晚12U及二甲双胍0.85g（每日1次）控制血糖，空腹血糖波动在8.0～9.5mmol/L之间，餐后2h血糖一般在10.0～14.0mmol/L之间。

刻诊：面红，双眼干涩，视物不清，口黏腻，不欲饮水，耳鸣，神疲乏力，腰膝酸软，小便可，大便不成形，舌质红，苔黄腻，脉弦细。查空腹血糖8.3mmol/L，患者自

① 贾华楠、薛玉坤、李小华、亓鲁光：《亓鲁光教授同病异治糖尿病经验》，载《实用中医内科杂志》2012年第14期，第3－4页。

② 杜续、赵娟朋、吴孝政、亓鲁光：《亓鲁光治疗消渴阴虚夹湿证经验》，载《四川中医》2012年第2期，第8－9页。

诉因经常在外应酬，饮酒较多。

证候诊断：肾阴亏虚，兼脾虚湿困。

治法：养阴清热，健脾祛湿。

【处方】生脉散加减。

明沙参 30g	麦冬 15g	五味子 10g	桑椹 15g
枸杞 10g	山药 30g	丹参 10g	川芎 10g
黄精 15g	黄芩 6g	苍术 10g	荔枝核 10g

服药 7 剂后，面红、眼干涩、耳鸣、神疲乏力等明显缓解，口黏腻口苦，不欲饮水，舌红苔黄腻，脉弦细。查空腹血糖 6.8mmol/L。

在前方的基础上将清热泻火之黄芩换为养阴清热的知母，去掉滋阴补肾之桑椹、枸杞以减轻滋阴清热的力量，加予佩兰加大化湿的力量。

再服 14 剂后患者症状明显缓解，空腹血糖 6.4mmol/L，胰岛素的用量减为早 9U、晚 9U，因患者目前湿邪困阻的症状已经不明显，因此减芳香化湿之佩兰，加予鸡内金健脾祛湿，桑椹滋补肾阴，继续服用至症状消失。3 月后随访，患者诉上诉症状完全消失，血糖控制良好，空腹血糖在 5.6 ～ 6.8mmol/L 之间，餐后 2h 血糖在 7.1 ～ 8.3mmol/L 之间波动，胰岛素用量已经减为早 6U，晚 6U。

五十四、秦亮甫医案：2 型糖尿病[①]

王某，男，53 岁。

初诊日期：2007 年 11 月 13 日。

现病史：2 型糖尿病病史 10 年，近期服用二甲双胍片 0.25g tid po，格列齐特缓释片 30mg qd po。近期空腹血糖控制在 8.5 ～ 9.0mmol/L。今年体力比往年差，双眼视物模糊，腰背酸痛，胃纳可，二便尚调，夜寐尚安。

检查：脉缓略滑，舌质嫩红，中裂，苔少。血压 110/80mmHg。

西医诊断：2 型糖尿病。

中医诊断：消渴。

证候诊断：肾阴亏虚。

治法：补肾养阴生津。

【处方】

西洋参 (另煎汁收膏和入)100g	生晒参 (另煎汁收膏和入)150g	南沙参 300g	北沙参 300g
太子参 300g	党参 300g	生黄芪 300g	茯神 150g
焦白术 100g	生甘草 30g	当归 100g	川芎 100g
生白芍 200g	生地黄 200g	熟地黄 200g	泽泻 100g
山药 300g	牡丹皮 60g	山茱萸 150g	枸杞子 250g
制黄精 300g	制首乌 300g	炒杜仲 300g	贯断肉 60g

---

① 顾锂铀、秦亮甫：《秦亮甫教授运用膏方治疗糖尿病的经验》，载《吉林中医药》2011 年第 6 期，第 508 - 510 页。

炒狗脊 150g	焦谷芽 100g	焦麦芽 100g	焦山楂 100g
焦鸡内金 100g	砂仁(后下) 30g	白莲仁(后下) 30g	石斛 300g
麦冬 150g	玄参 100g	芦根 100g	桃树胶 300g
菊花 150g	密蒙花 150g	青葙子 150g	槟榔 60g
茯苓皮 60g	葫芦壳 60g	三棱 60g	蓬莪术 60g
炒莱菔子 300g	陈皮 100g	阿胶(收膏时用) 300g	
木糖醇(收膏时用) 200g	红枣 100g	核桃肉 150g	

熬膏不用酒，按传统方法熬膏滋。

服用方法：每日早晚各服 1 匙，开水冲服。注意事项：如有感冒发热、伤食、泄泻等，应暂停服用，愈后再服。

五十五、曲生医案：糖尿病①

崔某，男，50 岁。

初诊日期：2003 年 1 月 14 日。

现病史：糖尿病（DM）病史 2 年，平素用药不规律。刻诊：形胖神疲，乏力，腰酸肢重，口干，饮水不多，肢麻便溏。舌淡暗，体胖，苔白腻，脉濡细，尺脉弱。测血压 165/105mmHg，余体征（－）。

辅助检查：空腹血糖 13.9mmol/L；尿常规：GLU（4＋），PRO（－），KET（－）。

证候诊断：脾虚湿盛，兼肾虚夹瘀。

治法：健脾化湿，益肾化瘀。

【处方】

党参 15g	苍术 15g	白术 15g	薏米 30g
白蔻 15g	佩兰 15g	茵陈 30g	滑石 15g
鬼箭羽 20g	葛根 15g	红花 10g	木瓜 10g
生地 30g	熟地 30g	生杜仲 20g	夏枯草 30g

7 剂，每日 1 剂，水煎服，早晚分服，每次 100mL。

二诊：（2003 年 1 月 21 日）自述口干明显减轻，腰酸痛缓解，余症未减。舌淡暗，苔薄白腻，脉濡细，尺脉弱。复查空腹血糖 9.6mmol/L，尿常规：GLU（2＋）。考虑虚、瘀、湿并见，现湿证渐化，与瘀、虚未减，故原方减去滑石、茵陈，加地龙 15g、茯苓 15g、黄芪 30g、山药 15g、木香 10g，加强益气、补肾之功，入木香乃取行气化湿之义。继进 7 剂。

三诊：（2003 年 1 月 28 日）诸症均减，大便基本成形，舌淡暗，苔薄白，脉濡。化验：空腹血糖 8.0mmol/L，尿常规：GLU（＋）。守方继进 10 剂。

四诊：（2003 年 1 月 7 日）诸症悉除，舌脉转复正常。化验：空腹血糖 7.0mmol/L，尿常规：GLU（－）。临床治愈。

---

① 张春玲：《曲生老师消渴治验》，载中华中医药学会内科分会主编《中华中医药学会内科分会消渴病第五届学术研讨会论文集》，中华中医药学会糖尿病分会 2006 年版。

【处方】

党参 15g	黄芪 30g	二术各 15g	茯苓 20g
山药 20g	鬼箭羽 20g	生地 30g	熟地 30g
杜仲 20g	牛膝 15g	葛根 15g	木瓜 15g
夏枯草 20g	地龙 15g		

嘱患者以上方比例，制成水丸，口服（6g/次，3 次/日）。

随访效佳。

【按语】

曲生教授认为，消渴病者，脾虚湿盛、兼肾气匮乏之型并不少见。其病机是：本为身体肥硕之人，痰湿素盛，又过食肥甘，伤及脾胃，运化失司，亦可致湿浊内停，内外两因相合，湿阻气机，遂生诸症。而肾本人体生命之根，百病内生，均乃元气动力不足，诸脏失助，邪方得归所，故治疗上当立健脾化湿、兼培补肾元，收效颇佳。

方中党参、苍术、白术、薏米、白蔻、佩兰、茵陈、滑石益气、运脾、利湿、泻浊，生地、熟地、杜仲、鬼箭羽滋阴、益肾、填精、培元，葛根升阳启阴、行云布雨，红花、木瓜，舒络、柔筋、化瘀、通痹。诸药相合，终达正果，病机化转，羔消病除。此乃曲生教授从脾论治消渴之范例。

五十六、任达然医案二则

案 1：糖尿病①

殷某，男，35 岁。

现病史：1977 年 10 月 10 日因湿疹溃烂疼痛 2 月余，伴发热 10 余天，经治未愈，要求入院治疗。住院检查，体温 38.5℃，头颈部见散在性湿疹，有足癣史，两下肢多处体癣皮损，两肺部未闻及干湿性啰音，心率 63 次/min，律齐，心尖区可闻及 I 级收缩期杂音，肝右肋下 1cm，有轻度压痛，余无异常所见。

辅助检查：WBC 6.9×10^9/L，N 64%，L 35%，EO 1%。肝功能各项都正常。超声波提示：肝较密微小波，胆（-），脾（-）。胸透检查：心肺未发现病变。

入院诊断：湿疹。经治疗后，湿疹已见好转，体温正常，而觉五心烦热，形体逐渐消瘦，并见口干而渴，易饥思食，尿频数而黄浑，饮多则尿多，伴有两目发糊。随即检查尿常规：GLU（3+）；血糖 230mg/dL。

西医诊断：糖尿病。未用胰岛素而请中医会诊治疗。

初诊：（10 月 18 日）患者湿疹已见隐退。今诊：口渴易饥，饮多尿多，舌红少苔，中有裂纹，脉细数。

证候分析：湿热蕴遏，消灼阴液，形成肺燥胃热，肾水不济，乃消渴之证。

治法：滋阴益肾，清热润燥。

【处方】

沙参 10g	麦冬 15g	生地 15g	石斛 10g

---

① 任达然：《养阴法应用验案》，载《江苏中医杂志》1980 年第 3 期，第 18－19 页。

| 知母 10g | 花粉 10g | 玉竹 15g | 丹皮 10g |
| 玄参 10g | 泽泻 10g | 川连 6g | 枸杞 10g |

上方连服 10 剂，口渴，易饥，尿多已显著好转，仍宗前议进治。

【处方】

生地 15g	麦冬 15g	花粉 10g	石斛 10g
知母 10g	桑椹子 10g	怀山药 10g	茯苓 10g
玉竹 15g			

11 月 9 日，查尿糖阴性，血糖 100mg/dL，症情消失而出院。1978 年 1 月来门诊复查，空腹血糖 90mg/dL，餐后 2h 血糖 100mg/dL。

【按语】

消渴一证，为阴虚燥热所致，其病变脏器关系到肺、胃（脾）和肾，尤以肾阴不足是致病之本，治法必重在滋补肾阴。

肾为先天之本，脾（胃）为后天之本，先后天的关系密切，故古人有先天济后天，后天养先天之说。今肾阴不足，胃有燥热，胃阴亦伤，应在大补肾阴的基础上参以益气养脾，因胃为气血之乡，土为万物之母。考前人经验，三焦皆病，五脏俱虚，当以培土为主。

故本例运用六味地黄汤参以叶氏养胃法，胃肾同补，先后天共济，其疗效自可相得益彰。

案2：糖尿病①

刘某，女，75 岁，退休职工。

初诊日期：1998 年 9 月 3 日。

现病史：因口干欲饮，小便频数，到医院检查尿常规：GLU（3＋）；血糖 11.2mmol/L。后延任达然教授诊治。诊查所见：口干欲饮，尿量频多，形体消瘦，苔薄黄，脉细数。

西医诊断：糖尿病。

证候诊断：燥热伤肺，阴津不足，肾元亏虚，固摄无权。

治法：清肺润燥，滋阴益肾。

【处方】

北沙参 10g	麦冬 10g	天花粉 10g	玉竹 10g
知母 10g	生地 10g	熟地 10g	黄芪 10g
怀山药 10g	山萸肉 10g		

5 剂。

药后，口干好转，尿频亦减少，惟感腰际酸楚，上方加枸杞 10g。5 剂。

患者以上方为基础，连服 1 月余，口干，尿频已止，体重略有增加，复查尿糖阴性，血糖 5.96mmol/L。后以消渴丸巩固疗效，以善其后。

---

① 张恩树：《任达然治疗老年性疾病验案举隅》，载《时珍国医国药》2000 年第 5 期，第 464 页。

【按语】

糖尿病属于祖国医学中消渴病范畴。本例患者，据其脉症，乃上消、下消之证，归咎于阴虚燥热所致。

故任达然教授运用参、麦、花粉、玉竹、知母养阴润燥。近代研究证实，黄芪与山药、麦冬、天花粉同用，可增强治疗糖尿病的功效；生熟地、山萸肉、山药滋阴益肾。由于金水同治，肺润肾固，故取效较捷。

五十七、任继学医案三则

案1：糖尿病①

申某，男，51岁，朝鲜族，某公司干部。

初诊日期：1983年6月17日。

现病史：患者素嗜醇酒厚味，2年前始发口渴引饮，多食善饥，某医院诊为糖尿病，治疗好转。近日症状又现，血糖162mg/dL，经多方诊治无效，遂来我院求治，门诊以"消渴病"收入院。

刻诊：口渴喜冷饮，量多，消谷善饥，乏力头晕，喜睡自汗，口甜尿黄。查：体胖神萎，舌红苔薄黄，脉沉虚略数。

化验：尿常规：GLU（+）；血糖132mg/dL。

中医诊断：消渴（肺胃阴虚），经用滋阴生津之品罔效。

请任继学教授会诊，认定为肺胃阴阳俱虚之消渴，法宜滋阴温阳、化液生津。

【处方】

生地20g	知母20g	花粉15g	葛根15g
生山药50g	黄精15g	石斛20g	天冬15g
砂仁5g	仙茅15g	肉桂3g	巴戟天10g
红花3g	王不留行20g		

水煎服。

服上方7剂，症状锐减。遂改方如下。

【处方】

生黄芪15g	仙茅10g	韭子15g	巴戟天15g
附子5g	知母30g	生地30g	王不留行15g
红花3g	山萸肉15g	黄精15g	花粉15g
天冬15g			

水煎服。

以本方加减变化14剂后，症状顿除，化验尿糖阴性，血糖120mg/dL，痊愈出院，随访至今，未再复发，已去香港工作。

【按语】

酒为米曲之精华，五谷之精英，其性热质寒有大毒，复因久嗜厚味肥甘，填塞腠

---

① 盖国忠、任玺杰：《任继学教授消渴病辨治经验》，载《吉林中医药》1988年第4期，第5-6页。

理，使阳积化热，两热相结，必致津亏热燥，盖燥性干涩，凝滞不通，则散膏之阳气不发，无以蒸津化液，滋养肺胃，而成阴阳俱虚之消渴，故以生地、知母、花粉、石斛、葛根、天冬、黄精大队静药，生津养液以灭燎原之火，进除燥邪，取附子、肉桂、韭子、白茅、巴戟等药以温阳化气，进启散膏之少火；以红花、王不留行畅达经络气血之壅，进开通阳化气蒸津生液之路，诸药合用，则"阳化气、阴成形"，阴复阳生，津回渴止，故收症消体复之佳效。

案 2：2 型糖尿病①

王某，男，53 岁。

初诊日期：2002 年 5 月 12 日。

现病史：患者 2 年前多食多尿，在某医院诊为 2 型糖尿病，口服消渴丸，血糖控制不佳。刻诊：多食易饥，尿频，心烦易怒，善太息，双目干涩，口干苦喜冷饮，失眠多梦，大便秘结，舌红少津，脉沉弦涩。

空腹血糖 9.6mmol/L；尿常规：GLU（＋）。

西医诊断：2 型糖尿病。

中医诊断：消渴。

证候诊断：肝胃阴虚夹瘀。

治法：养阴疏肝，益胃生津，活血降糖。

【处方】

鬼箭羽 15g	酒生地黄 20g	知母 15g	柴胡 10g
炒玄参 15g	丹参 15g	天花粉 15g	葛根 15g
乌梅 2 个	肉桂 5g	石斛 15g	缫丝（煎汤代水）50g

随证更方。

8 剂后尿糖阴性，6 月后空腹血糖降至 7.0mmol/L，诸症好转，继续巩固治疗。

【按语】

鬼箭羽始载于《神农本草经》，寒凉苦泄，破血通经，临床可用于瘀血所致痛经、经闭、产后腹痛、胸痹心痛及癥瘕瘀肿等。任继学教授用鬼箭羽活血通络，治疗消渴。消渴病久，本元虚损，气虚则血瘀，阴虚则血涩，久病久虚皆可入络，导致血瘀，即《素问·痹论》所谓"病久入深，营卫之行涩"。瘀滞既成，陈腐难去，新血难生，瘀虚交互为患，产生恶性循环，终致阳气不得敷布，津血不得畅荣，使消渴之未病引发，已病更甚。鬼箭羽"破陈血"，任继学教授谓其活血通络，推陈出新，恢复水精平衡，可使补益药物活泼畅荣而不壅腻，治消渴常用剂量为 15g。

案 3：2 型糖尿病②

赵某，男，40 岁。

初诊日期：2002 年 8 月 3 日。

---

① 任宝巍、任宝琦、任喜尧、任喜洁：《任继学教授治疗消渴验案 2 则》，载《吉林中医药》2012 年第 7 期，第 739 页。

② 任宝巍、任宝琦、任喜尧、任喜洁：《任继学教授治疗消渴验案 2 则》，载《吉林中医药》2012 年第 7 期，第 739 页。

主诉：多饮多尿乏力3年。

现病史：患者3年前多饮多尿乏力，在某医院诊为2型糖尿病，口服多种降糖药，效果不佳。诊见：口渴喜热饮，小便清长，腰酸乏力，四肢欠温，舌淡红，苔白润，脉沉虚。

空腹血糖11.2mmol/L；尿常规：GLU（2＋）。其父患消渴病。

西医诊断：2型糖尿病。

中医诊断：消渴。

证候诊断：肾阳虚衰。

治法：温补肾阳，化气生津。

【处方】

①生黄芪20g	炮附子5g	肉桂10g	炒熟地黄20g
山茱萸20g	茯苓15g	牡丹皮15g	缫丝(煎汤代水)50g
知母15g	山药15g	五味子10g	枸杞子20g

水煎服。

②另服复元散。

猪胰1具	羊胰1具	海狗肾2具	生地黄100g
玄参50g	知母120g	海马50g	黄精50g
干姜40g	鸡内金80g	西红花50g	血竭30g
海参50g	金石斛50g	洗净胎盘1具	山参40g
天冬50g			

共为细末，每服5g，日3次，饭前30 min白开水送下。

连服8剂后尿糖阴性，8月后空腹血糖降至7.5mmol/L，诸症好转，继续巩固治疗。

【按语】

猪胰入药始见于《药对》，甘补肺脾，滋阴润燥，临床可用于肺损咳嗽咯血、肺胀喘急等。任继学教授使用猪胰治疗消渴，疗效肯定。消渴发病，禀赋为本，燥热为标，散膏（胰腺）为其核心。部分消渴患者，其父精母血遗有先天消渴之因，是谓禀赋之毒。它植根于肾命，潜伏于散膏。散膏为元真精气所化，乃肾命体用之延伸。内虚外患削伐肾命，正气虚衰无力镇摄伏毒，致水火失衡，水亏火盛则伤精耗液，阴盛阳虚则气不化精，二者均可导致散膏精液衰乏，温润无力，燥象虚张声势，而致消渴。消渴病久，阴阳莫辨，痰瘀浊毒，内乱丛生，使病情复杂加重。因此，消渴禀赋之毒必须从肾命化解，任继学教授认为：猪胰甘温滋润，血肉有情，体属阴精，涵养真阳，以脏补脏，峻补肾命，俾阴阳水火协调冲和则消渴自止。临床常水烫后焙干研末服，任继学教授自创之复元散即以猪胰为君。

五十八、尚品洁医案：2型糖尿病[①]

肖某，女，54岁。

---

① 李淑君：《尚品洁主任医师治疗糖尿病经验》，载《中医药导报》2011年第7期，第12－13页。

初诊日期：2010 年 12 月 9 日。

主诉：反复口干 8 年余，加重 1 月。

现病史：发现糖尿病史 8 年余，目前使用口服降糖药（格列美脲），就诊时空腹血糖 11.63mmol/L，餐后 2h 血糖 15.09mmol/L。不愿加服降糖药，而就诊于尚品洁教授。

刻诊：口干欲饮，心中嘈杂，饮食控制，夜寐可，小便调，大便干，2～3 日 1 行。舌质淡红，苔白根厚，脉细滑。

西医诊断：2 型糖尿病。

中医诊断：消渴。

证候诊断：脾肾不足，湿热内阻。

治法：健脾补肾，清热利湿。

【处方】

黄芪 30g	玄参 30g	苍术 30g	山药 30g
生地 20g	石斛 20g	玉竹 20g	葛根 20g
丹参 20g	黄连 5g	枳实 10g	竹茹 10g
陈皮 6g	法半夏 15g	茯苓 15g	甘草 5g

7 剂。水煎服，每日 1 剂。

二诊：（2010 年 12 月 23 日）药后诸症减轻。舌质淡暗，苔白，脉细滑。原方苍术减为 15g，加广木香 10g、天花粉 20g、炒莱菔子 30g、怀牛膝 15g，去葛根。10 剂，水煎服，日 1 剂。

三诊：（2011 年 1 月 13 日）药后平稳，血糖仍不太稳定，较前明显改善。间或口苦、欲饮，矢气，大便时稀、隔日 1 行。舌质淡暗，苔白，脉细滑。

上方黄连加为 15g，并加干姜 6g、水蛭 10g、泽泻 20g。减广木香、石斛、天花粉、玉竹、炒莱菔子、怀牛膝。10 剂，水煎服，每日 1 剂。

药后诸症减轻，血糖基本控制，继续中药调理，1 月后查空腹血糖 6.8mmol/L，餐后 2h 血糖 10.01mmol/L。

【按语】

该患者病程日久，脾肾亏虚，脾虚失于健运，聚湿生痰，郁而生热，湿热内阻而见嘈杂、便秘等症；肾阴亏虚，故见口干等症，故治疗以健脾益肾、益气养阴、清热利湿为法。加丹参、水蛭等活血化瘀药物，因其舌质暗为有瘀之象，"瘀血"是贯穿糖尿病发病始终的重要病机。诸药配合，脾肾得补、气阴渐复、湿热得除、瘀血渐化，故见症状减轻，血糖控制。

五十九、沈舒文医案：糖尿病[①]

李某，男，76 岁。

初诊日期：2004 年 1 月 2 日。

现病史：反复多饮多尿 10 余年，伴眩晕、胸闷 3 月。患糖尿病间断服用二甲双胍

---

① 董盛：《沈舒文从痰瘀治疗难治病验案三则》，载《辽宁中医杂志》2006 年第 2 期，第 233 页。

达美康、消渴丸等药物，血糖尚能控制在 7 ～ 10mmol/L 之间。近 3 个月以来，自感头昏、胸闷、气短、口干渴而黏，乏困无力，纳差，大便尚可。血压 140/100mmHg；空腹血糖 12.8mmol/L；血脂：TG 2.26mmol/L。舌暗苔白滑，脉细涩。

证候诊断：气阴两虚，痰瘀互结。

治法：益气养阴，祛瘀化痰。

【处方】

黄芪 30g	龟板(先煎) 15g	白芍 12g	川牛膝 10g
丹参 15g	山楂 15g	白术 10g	泽泻 15g
陈皮 10g	葛根 20g	钩藤 10g	白蔻仁(后下) 5g

7 剂，每日 1 剂，水煎，早晚内服。

二诊：上述症状较前明显减轻。血压 120/100mmHg；空腹血糖 9.6mmol/L。治疗有效，效不更方。

【处方】

黄芪 200g	龟板 150g	白芍 100g	丹参 150g
生山楂 150g	葛根 150g	白术 80g	泽泻 120g
僵蚕 80g	白蔻仁 40g	人参 80g	天麻 100g
水蛭 40g	薏苡仁 300g		

1 剂，制水泛丸，每服 10g，冲服。

嘱患者坚持服药，3 个月后约诊，无明显不适，健康伊在。

【按语】

糖尿病属于中医消渴病范畴，一般认为其病机在于燥热偏盛，阴津亏耗，阴虚为本，燥热为标。

但以沈舒文教授之见，本病病机是本虚标实。其本为阴虚与气虚共存，其标乃燥热与瘀血、痰浊相兼。尤其中老年人，脾气渐衰，运化失职，津液失布，气虚运血无力，又燥热浓缩血液，故瘀血痰浊相生互结便成必然。治以黄芪、龟板益气养阴，丹参、山楂、牛膝活血化瘀，陈皮、白术、泽泻、蔻仁健脾利湿，以绝生痰之源，治法方药体现了补脾气阴治本，化痰消瘀治标的法则。

六十、盛国荣医案：糖尿病[①]

许某，女，50 岁。

初诊日期：1978 年 10 月 24 日。

现病史：主诉精神疲惫，体重减轻，口干喜饮，消谷善肌，多尿，已 3 载。近年来头晕乏力，耳鸣腰酸，多梦，消瘦，舌红苔黄，脉细数，烦渴多饮，小便数而量多，大便秘结，2 ～ 3 日 1 行。

尿常规：GLU（3 +）；空腹血糖 368mg/dL。

---

① 柯联才、盛云鹤、陈炳焜、叶锦先：《盛国荣教授运用白虎汤的经验》，载《辽宁中医杂志》1983 年第 7 期，第 7 - 9 页。

西医诊断：糖尿病。

中医诊断：消渴病。

证候诊断：燥热伤阴，气阴俱损。

治法：清热益气养阴。

【处方】白虎加人参汤加减。

白人参 10g	天花粉 10g	葛根 10g	银花 10g
知母 10g	麦冬 10g	元参 10g	黄芪 20g
淮山药 20g	芡实 16g	乌梅 8g	五味子 8g
生石膏^(另包)60g			

生石膏^(另包)60g

先煎石膏去渣，将汤分 2 次煎上药。

连服 6 剂，口渴烦躁减轻，睡眠转佳，食欲及二便均正常。上方去石膏、知母，加黄精、杜仲、枸杞各 10g，以益精滋肾。

连服 1 月尿糖阴性，空腹血糖 105mg/dL。继服知柏地黄丸，每次 10g，日 2 次，连服 3 月，以善其后。

【按语】

盛国荣教授认为，高血压病多由肝肾阴阳失调所致。其标在肺，其本在肾。然肝阳亢盛，胃火亦炽，胃热郁结，亢阳难平。故有的高血压患者单用镇肝息风之剂不能奏效，责其所由皆肝胃火盛所致。盛国荣教授说："若以白虎汤清胃泻火，降逆平冲，佐以黄芩、胆草等平肝清热之品，则胃火能清，肝热亦解，亢阳自平。"

六十一、施赛珠医案三则①

案 1：糖尿病

马某，男，76 岁。

初诊日期：1990 年 5 月 17 日。

现病史：四肢麻木冷痛 4 月，尤以下肢为甚，膝关节以下麻木，二足不温，行走 15～20 分钟需停歇，呈间歇性步行，并有足背肿胀。原有糖尿病史 8 年，最高血糖（空腹）16.77mmol/L，现经饮食控制、降糖药、补肾养阴等中药治疗后空腹血糖基本控制在 7.22mmol/L 以下。下肢血管多普勒检查：右足背动脉血流减少，右腘动脉有阻塞可能或狭窄，左股动脉有阻塞可能或狭窄。患者平时腰酸乏力，胃纳控制、大便调、夜寐可，舌红苔少，脉弦。

【处方】

黄芪 30g	黄精 30g	牛膝 12g	生地 12g
丹参 15g	石斛 15g	赤芍 15g	桂枝 6g
广地龙 20g	木瓜 5g	红花 5g	当归 10g

14 剂。

---

① 吴克永：《施赛珠教授治疗糖尿病并发症验案三例》，载《安徽中医临床杂志》1994 年第 2 期，第 38－39 页。

药后肢冷痛有所改善，仍以原方继服。

二诊：（7月12日）下肢冷痛消失，麻木减半，原方加蜣螂虫10g，继服。

三诊：（10月11日）下肢冷痛、麻木消失，平时连续行走30分钟以上亦无肢麻、肢痛出现。

【按语】

糖尿病常为气阴二虚是因，而气滞血瘀是果，再加老年者原本肾气衰弱，营液久耗，易致气血不畅，失于温养，故有四肢冷痛麻木之症。方中重用黄芪补气，并配以黄精益气养阴，生地、赤芍、川石斛养阴清热；丹参、当归、红花、川牛膝、木瓜、桂枝等活血通络、祛瘀舒筋；另外加用虫类药以增强方中活血化瘀之效，如此攻补兼施，使患者肾气得复、营阴得增，瘀血去而经脉无阻，气血通则四肢肌筋重得温养，麻木冷痛得除。

案2：2型糖尿病

汪某，女，73岁。

初诊日期：1990年6月7日。

现病史：慢性泄泻多年，甚则1日2余次。原有2型糖尿病病史26年，长期接受胰岛素治诊。近1月患者自感肠鸣辘辘，稀便1日10余解，口干甚，双目干涩，头昏无力，舌质干，苔薄黄，脉沉细。

【处方】

党参15g	禹余粮15g	黄芪15g	淮山药30g
煅龙牡各30g	葛根30g	白术10g	附子10g
补骨脂10g	益智仁10g	赤石脂10g	石莲肉10g
金樱子10g	五味子6g	红枣7枚	

14剂。

服药后大便次数明显减少。原方更进，14剂。药后泄泻止，告瘥。

【按语】

糖尿病素体阴亏，日久中气下陷；脾阳肾火不能营运精微，故有久泄不固之候。处以益气温中，佐以提升固涩，寻因施药、固其根本。糖尿病所致肠道植物神经功能紊乱，治疗理应健脾止泻，然急则治其标，兼以重镇固涩之品，对激惹的肠功能紊乱有良好的镇静作用。

案3：2型糖尿病

汪某，男，54岁。

初诊日期：1987年8月8日。

现病史：患者有2型糖尿病史2年，近来头晕眼花，半身麻木，神疲无力。空腹血糖15.83mmol/L；尿常规：GLU（4+）。住院后尿常规示PRO（+），血压25/15kPa，伴高脂血症。舌胖、苔薄、脉细。

临床除用D－860治疗及饮食控制外，加用中药治疗。

【处方】

党参15g	肉苁蓉15g	黄芪30g	黄精30g

| 首乌 12g | 制军 9g | 丹参 30g | 益母草 12g |

14 剂。

服药后半身麻木、神疲乏力有所好转，视物较以前清晰，空腹血糖降至 10mmol/L；尿常规：GLU（2＋～3＋）。前方更进，14 剂。

上药服完后自觉症状基本消失，空腹血糖降至 6.94mmol/L，尿糖及尿蛋白均转为阴性，血压恢复正常（18/11.5kPa）。

出院后门诊随访 3 年余，血糖、血压、血脂均稳定，精神充沛，尿蛋白阴性。患者除能正常工作外，还常加班超负荷工作。

【按语】

消渴病，以肝肾阴亏为主要病机，日久阴阳气血俱病，而致变证百出。此方重在补肾，兼以活血，方中首乌、制军且有降低血脂、润肠通便作用，所谓"虚则补之、瘀则通之"使阴阳归其位，气血循其道，则百病瘳矣。

糖尿病以"三多一少"为主症，日久可并发诸如血管、神经、内脏多方面病变。病初以肝肾虚为主，日久可引起诸多虚证及瘀证。现代医学发现糖尿病的主要并发症与大血管或微血管病变有关，用中西医结合的方法治疗糖尿病及其并发症注重补肾、益气的原则，但须重视气虚能致血瘀、气滞亦能致血瘀，重用黄芪、黄精，丹参，对防治糖尿病血管病变可发挥一定的成效。

施赛珠教授注重用活血化瘀药，还善用虫类药以加强活血化瘀作用。

六十二、石景亮医案：糖尿病[①]

张某，女，70 岁。

初诊日期：2008 年 3 月。

主诉：咳嗽 1 周。

现病史：咳嗽频作，咳声重浊，痰白黏稠，咯吐不爽，且口渴多饮，舌干红，舌胖大，无苔，脉细涩。

既往史：患者有糖尿病史，查空腹血糖 11.5mmol/L。

证候诊断：阴津不足，肺金燥热。

治法：滋阴清热，宣肺化痰。

【处方】 六二清肺汤（魏长春经验方）加减。

桑叶 12g	桑白皮 12g	地骨皮 12g	白茅根 12g
芦根 15g	炙枇杷叶 15g	南沙参 15g	北沙参 15g
知母 15g	生石膏 30g	冬瓜子 30g	苦杏仁 9g
浙贝母 9g	紫苏子 9g	丹参 9g	

6 剂，每日 1 剂，水煎服。

二诊：咳嗽止，咯痰减少，续以益气养阴，化瘀通络为治。

连服 20 余剂，复查空腹血糖 6.0mmol/L。

---

① 张春雷、刘春思：《石景亮教授临证运用舌诊治验举隅》，载《新中医》2008 年第 12 期，第 112 页。

【按语】

糖尿病属中医学消渴范畴，病机为阴津不足、燥热偏盛，临床常分上、中、下三消论治。根据临床观察，本病与中焦关系尤为密切，脾虚则气血生化无源，阴津失去充养，而致阴液亏虚，燥邪内生。石景亮教授临床观察到，消渴病患者常有舌质干红、阴虚燥热之征，亦常兼见舌体胖大，若舌体胖大而红嫩，则属脾阴虚；若舌胖大色淡，齿痕凸显，则为脾气虚。而消渴患者以脾阴虚为多见，临诊时须注意辨别。

六十三、陶克文医案：糖尿病[①]

李某，女，64岁。

初诊日期：1987年9月5日。

现病史：多食易饥，心慌，心累，气短，烦躁不安已7天，病情日益加重。患者素体丰满，脉形弦劲有力，舌苔厚腻。

辨证分析：阳明火热炽盛，耗津消谷，病邪在胃，证属中消。

治法：清热养胃生津。

【处方】 益胃汤合温胆汤加减。

北沙参15g	天冬20g	麦冬15g	石斛15g
淮山药15g	天花粉30g	黄芩10g	枳壳10g
竹茹20g	茯苓20g	玄参20g	知母15g
茵陈30g	泽泻20g		

3剂。

二诊：（1987年9月12日）患者服前药后大便畅解，饥饿感消失，心慌、心累、气短、烦躁不安等候均见缓解，脉象平和，腻苔减退。药已对症，拟原方化裁，续服3剂，巩固疗效。

【处方】

北沙参15g	麦冬20g	石斛15g	黄芩10g
竹茹15g	淮山药20g	茯苓20g	玄参20g
知母15g	茵陈30g	泽泻20g	

本例特征为多食善饥，系由胃热伤津所致，经云"亢则害，承乃制"，故投以清热养胃生津之剂，诸症消失，而且见效迅速。随访1年，未见复发。

六十四、王灿晖医案六则

案1：糖尿病[②]

姚某，男，42岁。

初诊日期：2005年3月10日。

现病史：患者有糖尿病病史3年左右，平素服二甲双胍治疗，血糖控制不好，求治

---

① 陶克文：《临证偶得》，载《重庆中医药杂志》1988年第4期，第2-4页。
② 牛腊红：《王灿晖教授临床经验撷要》，载《河南中医》2007年第3期，第27-28页。

于中医。

刻诊：口渴，饮水多，小便多，腰酸，纳寐可，大便调。舌红少苔，脉细数。

查空腹血糖为9.1mmol/L；尿常规：GLU（2＋）。

证候诊断：阴虚内热。

治法：滋阴清热。

【处方】

生地黄12g	黄芪20g	苍术12g	玄参10g
山茱萸15g	黄连6g	地骨皮15g	炙龟板20g
炮甲10g	知母10g	白花蛇舌草20g	女贞子12g

7剂，水煎服。

二诊：药后患者腰酸减轻，仍口干，多饮，舌红，脉细数。原方去黄芪、白花蛇舌草，加葛根20g，天花粉10g、太子参20g、鬼箭羽15g。7剂，水煎服。

后患者原方加减，共服中药达1年之久。查空腹血糖6.5mmol/L，尿糖阴性。

【按语】

王灿晖教授认为，本例患者病已3年，久病气血阴阳俱虚，阴虚生内热。病机为阴虚燥热，拟滋阴清热为主，兼益气温阳。予黄芪益气，生地、玄参增液，炙龟板、女贞子、山茱萸滋补肝肾之阴，山茱萸能固肾定精，不使水谷精微下注。黄连、地骨皮、知母、白花蛇舌草清热，配苍术以防滋阴药碍胃生湿，配炮甲以防热灼血瘀。

二诊患者腰酸缓解，口渴明显，所以加葛根生津止渴，天花粉清热生津，鬼箭羽清热且有降糖之效。

案2：糖尿病①

王某，女，72岁。

初诊日期：2012年2月22日。

现病史：有糖尿病病史多年，平时服用拜唐苹治疗。刻诊：尿频，尿中多泡沫，大便量多，乏力，时有头昏、头晕，舌偏红，苔薄白，脉细弦。

空腹血糖7.11mmol/L。尿常规：GLU（4＋）。

证候诊断：气虚郁热血瘀。

治法：益气健脾，清热活血。

【处方】

黄芪20g	太子参15g	焦白术10g	山药12g
玄参10g	地骨皮15g	知母10g	黄连6g
山萸肉12g	凤尾草20g	益智仁10g	葛根20g
丹参12g			

7剂。

二诊：（2012年2月29日）尿频明显好转，尿中泡沫减少，头昏减轻，稍腹胀，苔

① 张荣春、刘涛：《王灿晖从气虚热郁血瘀论治疑难病经验》，载《南京中医药大学学报》2014年第2期，第173－175页。

薄腻。尿常规（－），空腹血糖 6.3mmol/L。原方去益智仁，加枳壳 10g。12 剂。

后不定期来诊，症情稳定，血糖控制理想，尿检未有尿糖。

【按语】

对于糖尿病，王灿晖教授认为气阴两虚、脾肾亏损是基本病机，郁热、血瘀为重要病理因素。《灵枢》云："中气不足，溲便为之变。"

本例患者尿频、大便多，伴乏力，是中气不足的表现。头昏、头晕为血瘀之象。舌偏红、苔薄是阴虚郁热之征。方中黄芪、太子参、白术、山药益气健脾，山萸肉补肾缩尿，地骨皮、知母、黄连、玄参、凤尾草清热养阴，丹参、葛根活血化瘀，益智仁固涩二便。黄芪、黄连、知母、地骨皮、山萸肉等均为王灿晖教授治疗糖尿病的常用药物。

案 3：糖尿病[①]

卞某，女，51 岁。

初诊日期：2010 年 6 月 26 日。

主诉：发现血糖升高 8 年余。

现病史：患者就诊时主诉"发现血糖升高 8 年余"。患者 2002 年体检时测空腹血糖 18.1mmol/L，口干多饮，乏力，形体中等，体重 60kg，面色萎黄，小便量尚可，无多食易饥，血压正常，无视物模糊，无手足发麻，无间歇性跛行等症状。此后平素一直口服"消渴丸 5# tid"控制血糖。2008 年开始自测血糖，空腹血糖 10.0mmol/L，餐后血糖 13.0mmol/L，血糖一直控制不佳。

刻诊：患者双腿乏力，口苦，口干多饮。

【处方】

黄芪 20g	太子参 20g	葛根 20g	地骨皮 15g
地锦草 20g	知母 10g	黄连 6g	玄参 10g
山萸肉 10g	怀牛膝 12g	女贞子 12g	炙鳖甲 20g

二诊：空腹血糖 5.9mmol/L，食欲差，稍食即饱，背部疼痛，腰酸。

【处方】

黄芪 20g	太子参 20g	焦白术 10g	茯苓 12g
山药 12g	生山楂 10g	山萸肉 10g	知母 10g
地骨皮 15g	黄连 5g	郁金 10g	全蝎 5g
骨碎补 10g			

三诊：空腹血糖 5.8mmol/L，腿部不仁，口苦，右背部疼痛，大便干。

【处方】

黄芪 20g	太子参 20g	焦白术 10g	石斛 12g
郁金 10g	青皮 10g	制香附 10g	全蝎 5g
地骨皮 15g	猪苓 15g	蒲公英 30g	山萸肉 12g
黄芩 10g	虎杖 15g		

四诊：餐后血糖 6.0mmol/L，右背部无疼痛，气足，精神振，大便可。

---

① 陈艳、龚婕宁：《王灿晖教授论糖尿病病机与治则》，载《吉林中医药》2011 年第 6 期，第 515－517 页。

【处方】

黄芪20g	太子参20g	焦白术10g	山药12g
郁金10g	青皮10g	山茱萸10g	全蝎5g
猪苓15g	地骨皮15g	地锦草20g	黄连5g

五诊：血糖控制较好，腿麻，乏力，胃嘈，大便干。

【处方】

黄芪20g	太子参20g	黄精15g	山茱萸15g
肉苁蓉12g	地骨皮15g	全蝎5g	焦白术10g
鸡血藤15g	地龙10g	知母10g	黄连6g

六诊：脚麻木感，冒冷气，大便干。

【处方】

黄芪20g	太子参20g	玄参10g	鸡血藤15g
黄精15g	山茱萸12g	当归10g	怀牛膝12g
巴戟天10g	肉苁蓉10g	丹参12g	全蝎5g
生地黄15g			

七诊：腿冷好转。

【处方】

黄芪20g	太子参20g	当归10g	山茱萸12g
枸杞子12g	黄精15g	炙龟板15g	肉苁蓉10g
巴戟天10g	全蝎5g	鸡血藤15g	玄参10g

八诊：餐前血糖6.9mmol/L，餐后血糖7.2mmol/L。

【处方】

黄芪20g	太子参20g	黄精15g	地骨皮15g
山茱萸12g	巴戟天10g	肉苁蓉10g	玄参10g
炙龟板20g	玄参10g	鸡血藤15g	女贞子12g

此案治疗时长4个月，疗效显著，病情稳定，患者血糖控制较好，此期间未服任何降糖药，亦未注射胰岛素。后来随访中，患者脸色红润，体重66.5kg，无疲劳乏力，无多食易饥，血压正常，无视物模糊，无手足发麻，无间歇性跛行等症状，自测空腹血糖维持在5.5mmol/L左右。

【按语】

王灿晖教授在治疗糖尿病时，用药善于结合中药的现代药理作用，常用玄参、苍术、黄连、山茱萸、知母、地骨皮、地锦草、菝葜、炙龟板、黄精、玉竹、何首乌等中药，究其根本原因在于此类药物一般具有养阴益气，清热润燥补中的功效。现代医学证明，黄连、生地黄、玄参、苍术、黄芪、枸杞、黄精等中药为降糖要药，被广泛应用于临床。

《儒门事亲》中说："不减滋味，不戒嗜欲，不节喜怒，病已而复发。能从此三者，消渴亦不足忧矣。"与此同时，王灿晖教授还强调，糖尿病是慢性疾病，除了药物控制血糖以外，良好的生活习惯同样非常重要，正所谓中医"慎起居，节饮食，畅情志，适运动"。

案 4：糖尿病[①]

患者，女，60 岁。

初诊日期：2014 年 6 月 20 日。

现病史：患者 2004 年体检时测空腹血糖 13.1mmol/L，口干多饮，乏力，形体中等，体质量 60kg，小便量多，多食易饥症状不显，此后一直口服二甲双胍缓释片（1.0g/次，日 1 次）控制血糖。2010 年开始自测血糖，空腹血糖 11.3mmol/L，餐后血糖 14.5mmol/L，血糖控制一直不佳。

刻诊：腰酸乏力，口苦，口干多饮，小便量多。

平素嗜食肥甘，否认高血压、脑梗死、冠心病病史。

证候诊断：脾胃阴虚。

治法：健脾益胃、养阴清热。

【处方】

黄芪 20g	太子参 20g	焦白术 10g	茯苓 12g
山药 12g	生山楂 10g	地骨皮 15g	知母 10g
黄连 6g	玄参 10g	山茱萸 10g	怀牛膝 12g
女贞子 12g	炙鳖甲 20g		

7 剂，水煎服，每日 1 剂。

二诊：空腹血糖 5.9mmol/L，餐后血糖 8.1mmol/L，食纳较前增多，仍口干，小便较前次数减少，腰酸乏力较前明显好转。原方加麦冬 10g，14 剂，水煎服，每日 1 剂。

三诊：空腹血糖 6.7mmol/L，餐后血糖 7.5mmol/L。原方加黄精 10g。随后调其脾胃，兼以滋阴补肾，服药半年余，未诉明显不适，空腹血糖维持在 6.0mmol/L 左右，餐后血糖保持在 7.0mmol/L。

【按语】

王灿晖教授认为，患者平素嗜食肥甘，损伤脾胃，脾胃运化失司，食积化热化燥，耗伤津液，故表现为口干多饮，食积于中，不思饮食，有饱胀感。后天脾胃日损，损及先天肾之元阴元阳而出现小便量多，腰酸乏力。故予以黄芪、太子参、焦白术、茯苓、山药健脾益气；佐以生山楂消积滞；地骨皮、知母、黄连、鳖甲、玄参滋阴清热；山茱萸、怀牛膝、女贞子补先天以供后天。患者二诊口干较为明显，为胃阴不足，加用麦冬滋阴养胃，脾胃散津于口，故口干自除。三诊患者病情稳定，加用黄精入肺、脾、肾三经，巩固治疗。

案 5：糖尿病[②]

患者，女，58 岁。

初诊日期：2008 年 7 月 5 日。

---

① 卢敏、刘华东、朱益敏：《王灿晖运用调理脾胃法治疗慢性病经验》，载《山东中医杂志》2016 年第 6 期，第 548–550 页。

② 潘兴乾：《王灿晖治疗糖尿病合并症经验》，载《世界中医药》2011 年第 3 期，第 271 页。

现病史：胃脘不适，纳谷胀甚，口干乏味，食欲不振，小便有泡沫，大便干结难解。舌红少苔，中间有裂纹，脉沉细。有糖尿病病史多年，实验室检查血糖均在正常值以上，胃检病理诊断：慢性萎缩性胃炎。

证候诊断：水枯土燥，中脘不运。

治法：补肾胃之阴，理中焦之气。

【处方】

北沙参10g	川石斛10g	乌梅10g	佛手10g
厚朴花10g	瓜蒌仁15g	葛根20g	天花粉10g
何首乌10g	山茱萸10g	鸡内金10g	甘草6g

上方服用1周后，疗效不甚满意，症状稍有缓解，胃胀减轻，便结稍解。原方加减再服15剂，口、胃中和，纳谷已馨，小便泡沫减少，舌苔渐复，裂纹变浅。加减变通后再服1个月，查血糖已在正常范围，未作胃镜及病理检查，但胃病症状已基本消失。

【按语】

王灿晖教授临证常以辨证与辨病相结合，在治疗此类患者时也是如此。认为一是要辨病，二是要辨证。

虽是合病，不是简单的病与病相加，病机变化有关联。由于糖尿病病程长，对机体的损害大，因而此类患者的病理变化应是以糖尿病病理变化为基础。在治疗上，不是仅将几种病的治法合在一起即可，而是要有整体观念，要辨证施治。

用药方面，要避免顾此失彼，应尽可能多方兼顾，一药多用，一箭双雕。如案例中黄连、苦参的运用，既可降血糖，又可治疗心律不齐。用药之妙。

案6：糖尿病[1]

姚某，男，47岁。

初诊日期：2004年5月20日。

现病史：患者11年前因其每日饮用可口可乐饮料，后出现糖尿病酮症酸中毒，入院治疗。出院后，空腹血糖一直波动在7.8～10.5mmol/L之间，餐后2h血糖波动在11.5～13.8mmol/L之间，一直服用西药降糖治疗。近1年来，患者自觉口干尿多，形体变瘦，手指、脚趾有麻木或刺痛感，入夜尤甚。

刻诊：患者面色晦暗，肌肤甲错，唇紫不华，舌质暗略有瘀斑，脉弱。

西医诊断：2型糖尿病。

证候诊断：瘀血阻滞。

治法：活血化瘀通络，兼以扶正。

【处方】三甲散加减。

炮穿山甲10g	制鳖甲30g	制龟板30g	怀牛膝12g
太子参20g	黄芪20g	黄精15g	山茱萸15g
生地黄15g	牡丹皮12g	玄参10g	麦门冬10g

---

① 赖明生、刘涛、翟玉祥：《王灿晖应用三甲散治疗杂病临床举隅》，载《河北中医》2010年第3期，第327 –328页。

地骨皮 15g　　　　黄连 8g　　　　　土茯苓 20g　　　　知母 10g

每日 1 剂，水煎 2 次取汁 300mL，分 2 次服。服药 14 剂，

复诊：（2004 年 6 月 5 日）自诉感觉精力大增。续服上方 15 剂，患者自测血糖已基本正常。后患者坚持服药 3 个月，血糖完全正常，余症消失，现彻底放弃服用西药降糖治疗。

【按语】

糖尿病是一组以慢性血糖水平增高为特征的代谢性疾病群，以多饮、多食、多尿、乏力、消瘦，或尿有甜味为主要临床表现，属中医学消渴范畴。王灿晖教授认为本病阴虚为本，燥热为标。本例患者病久导致气阴亏虚，血脉瘀滞，瘀血闭阻，治疗上活血化瘀以治其标，益气养阴以护其本，此为诊治糖尿病的根本大法，也是防止出现并发症的关键。

三甲散加减方中炮穿山甲、牡丹皮、生地黄活血化瘀；太子参、黄芪、黄精、制鳖甲、制龟板、山茱萸、玄参、麦门冬、知母益气养阴润燥；怀牛膝、地骨皮、黄连、土茯苓清热解毒。王灿晖教授强调，本病临床辨证不能忽视瘀血之病理变化，特别是有血管病变患者。

六十五、王晖医案：2 型糖尿病[①]

王某，男，53 岁，企业家。

初诊日期：2016 年 11 月 25 日。

主诉：反复口干、多饮多食 10 年，加重伴乏力 1 月。

现病史：患者中年男性，私企老板，斡旋商场，经营有道，膏粱厚味素喜食，肥甘饮烈席难拒，中州失衡，运化失度。有糖尿病史 10 余年，现服用二甲双胍、阿卡波糖片，近测空腹血糖 8 ～ 9mmol/L。

刻诊：口渴欲饮，口苦口臭，多食易饥，神疲乏力，心烦易怒，腰膝酸软，溲黄异臭，大便黏滞。舌质偏红、苔黄腻，脉弦滑。

西医诊断：2 型糖尿病。

中医诊断：消渴病。

证候诊断：脾气不足，肝胃阴液亏虚，湿热内蕴。

治法：益气养阴、清热利湿，健脾化湿、消运开路。

【处方】香砂六君子汤加减。

木香 10g　　　　砂仁(后下)6g　　　　黄连 6g　　　　黄芩 10g
党参 20g　　　　炒白术 15g　　　　茯苓 15g　　　　生甘草 6g
苍术 15g　　　　玄参 15g　　　　淡竹叶 15g　　　　通草 6g
桑叶 20g

7 剂，水煎服，每日 1 剂。

① 顾颖杰、陈霞波、周开、龚文波、王晖：《王晖运用膏方治疗糖尿病之经验》，载《江苏中医药》2018 年第 期，第 21－23 页。

二诊：（2016 年 12 月 2 日）患者乏力减轻，多食易饥、心烦易怒、小便黄臭较前好转，仍觉口渴欲饮，口苦口臭，腰膝酸软，大便黏滞不畅。舌质偏红，舌苔黄腻，脉弦滑。继予益气养阴、清热利湿、化瘀泄浊之膏方。

【处方】

黄连 30g	黄芩 120g	玄参 150g	苍术 150g
绞股蓝 200g	薏苡仁 300g	桑叶 200g	天花粉 300g
淡竹叶 15g	通草 60g	生甘草 60g	丹参 150g
生山楂 200g	生黄芪 200g	麦冬 120g	生地 200g
山萸肉 120g	淮山药 300g	茯苓 150g	泽泻 150g
丹皮 100g	木香 100g	砂仁 50g	生晒参 100g
西洋参 100g	莲子肉 300g	龟板胶 150g	鳖甲胶 150g
木糖醇 300g	黄酒 250mL		

上方，膏方炼膏，分早晚各 1 匙，照此法随诊 2 月，患者血糖控制平稳，空腹血糖 6 ～ 7mmol/L，餐后 2h 血糖 8 ～ 10mmol/L，神振，口苦口干、多食易饥、腰膝酸软等症明显好转。

【按语】

本案患者创业艰难，迫于应酬，饮食无节，损伤脾胃，以致升降失司，水湿潴留，郁久化热，终成阴虚湿热体质，日久常有虚实混杂、寒热互兼、夹瘀入络、损及多脏之象，病情恐有多变。汤者荡也，具有药味精、药量少、药方活的特点，量体裁方，随病加减。因此，在该糖尿病患者服用膏方前，王晖教授投予数剂汤剂，一则观察服用汤剂反应，二则健脾化湿以利于膏方的吸收。膏方看似药物众多、杂乱无章，实则条理清晰、丝丝入扣。综观本案患者，既有神疲乏力、口干多饮、腰膝酸软等脾气不足、肝（肾）胃阴不足之证，又有口苦口臭、多食易饥、大便黏腻不畅、小便黄臭等湿热内蕴之象，治疗上当以益气养阴以扶其正、荡涤滓秽以祛其邪。故方中予精确的祛邪却病药黄连、黄芩清热燥湿解毒，薏苡仁、苍术、绞股蓝、泽泻等降浊化痰，山楂、丹参活血化瘀通络，淡竹叶、通草淡渗利湿，给邪以出路；同时予适中的扶正补益药生晒参、西洋参、芪麦地黄汤益气养阴，扶助正气；配以玄参、天花粉、桑叶等药既能清热，又能养阴生津，扶正祛邪并施，结合现代药理学研究表明亦具有较好的降糖效果；佐少量助运消导药木香、砂仁等利于脾胃运化，使补而不腻；伍莲子肉、龟板胶、鳖甲胶等赋形药既滋阴潜阳、助上药之效，又有利于膏方的制作；木糖醇增加甜味，适宜服用，又避免血糖的过分升高；加入少量黄酒以助药性，并去除荤胶的腥味。诸药合用，直达病所，疗效显著。

六十六、王国斌医案：2 型糖尿病[①]

患者，男，46 岁。

① 张海霞、王汉岑、李顺景、何磊、车志英：《王国斌教授采用大柴胡汤治疗糖尿病经验》，载《中医研究》2015 年第 8 期，第 42 - 43 页。

初诊日期：2013 年 12 月 13 日。

主诉：口渴多饮 1 年，伴眩晕 5 天。

现病史：患者形体肥胖，平素口渴喜饮，多食易饥，周身疲乏郁胀，小便频，大便干。1 年前体检时发现空腹血糖 9.0mmol/L，未予重视和治疗。既往有脂肪肝、高脂血症。近 5 天眩晕时作，自觉心下痞硬，胀及两胁，郁郁微烦，不思饮食，身困乏力，气短，自汗出，烦热。舌质红，苔厚稍黄，脉弦微数。

辅助检查：空腹血糖 10.1mmol/L。血压 130/90 ～ 140/96mmHg（1mmHg = 0.133kPa）。

西医诊断：2 型糖尿病。

中医诊断：消渴。

证候诊断：肝胆气郁，兼气阴两虚。

治法：疏肝利胆，补气养阴。

【处方】大柴胡汤加减。

柴胡 10g	黄芩 10g	白芍 15g	法半夏 10g
枳实 10g	大黄 6g	草决明 15g	苍术 15g
玄参 20g	郁金 15g	党参 20g	麦冬 12g
五味子 10g			

7 剂，每日 1 剂，水煎，分 2 次口服。

二诊：服药 7 剂后，乏力，气短，自汗出，烦热症状好转，空腹血糖 8.8mmol/L，但小便依然频多，夜尿 3 ～ 4 次。

上方去党参、麦冬、五味子，加乌药 10g、益智仁 10g、菟丝子 20g。

三诊：服药 7 剂后，空腹血糖 6.9mmol/L，小便频多症状已轻。嘱患者继服下方 14 剂：

【处方】

柴胡 10g	黄芩 10g	白芍 15g	法半夏 10g
枳实 10g	大黄 6g	草决明 15g	苍术 15g
玄参 20g	郁金 15g		

而后随证加减治疗 2 月余，血糖、血脂、血压均在正常范围之内，无其他明显不适，体重亦下降 2.7kg。

【按语】

综观本案例，首诊时患者少阳阳明证候凸显，用大柴胡汤加减助肝疏泄以降脂、降糖。二诊时患者血糖显著降低，出现血瘀兼证，王国斌教授在大柴胡汤基础之上加用桃仁、川芎以活血化瘀，行气止痛。三诊时患者出现肾阳虚证候，王国斌教授加用乌药、益智仁、菟丝子以补肾阳。

六十七、王家琳医案三则

案1：糖尿病①

患者，男，40岁。

现病史：患糖尿病3年，形体消瘦，小便量多，消谷善饥，口渴引饮，牙龈时肿出血，手足心及全身烦热不适，下肢麻木活动后减轻、舌瘦无苔，舌质暗红，脉象沉微弱。

辨证分析：上消则口渴引饮，中消则消谷善饥，下消则小便频多，三消俱现，消耗过多，遂致形体消瘦。病久伤及气阴，阴虚血热，热灼血液，血行不畅，遂致成瘀，因此牙龈肿且出血，舌质暗红。热甚则渴亦甚，手足心及周身均感烦热，是为阴血虚之征象。热郁于内，不能发泄于外，故症状呈现阴虚而脉无阳亢之象。下肢麻木为血瘀筋脉失荣之象。热郁则沉，血虚则微，未可以脉象之沉微，遂认为寒证也。

治法：清热滋阴，活血化瘀。

【处方】

丹皮10g	生地黄15g	熟地黄15g	石斛10g
丹参10g	生石膏18g	天花粉10g	黄芪10g
怀山药40g	山茱萸10g	沙蒺藜10g	五味子10g
绞股蓝10g	玄参10g	赤芍10g	白芍10g

7剂。

二诊：前方连服7剂，诸症均有所减，但劳累则又感不适。齿龈未再出血，烦热亦未再出现，惟大便稍燥，拟用前法，略改药味常服。

【处方】

金石斛6g	白蒺藜6g	瓜蒌根10g	沙蒺藜6g
黄芪20g	党参10g	生熟地黄10g	怀山药30g
绞股蓝10g	生石膏10g	五味子5g	山茱萸10g

【按语】

本案为阴虚血热瘀阻证之糖尿病，即系医学糖尿病微血管并发症。本方以丹参、丹皮、生地，绞股蓝为主力，佐以滋阴清热之品，用生石膏者，既折起妄炎之势，又能保阴止渴。血热既除，当补中气，常服方中加参、芪使其气血调和，便可巩固疗效。

案2：糖尿病②

患者，男，55岁，工厂工人。

现病史：多食易饥，烦热多汗，口干舌燥，渴而多饮，乏力，小便量多而略痛，大便燥结。伴头晕目眩，腰膝酸软，双下肢麻木，皮肤有瘀点，舌暗红苔黄，脉象细数。

---

① 张小岭、王家琳、胡正远：《王家琳清养化浊法治疗糖尿病血管病变临床经验》，载《中医药临床杂志》2015年第6期，第754-756页。

② 张小岭、王家琳、胡正远：《王家琳清养化浊法治疗糖尿病血管病变临床经验》，载《中医药临床杂志》2015年第6期，第754-756页。

化验：空腹血糖 22mmol/L，24 小时尿糖定性（4＋）。

辨证分析：热郁于胃，消谷善饥，肾虚精亏，固摄无权，兼见气虚血瘀，脉络受阻，而见腰膝酸软，双下肢麻木等症。

治法：清胃生津、滋养肾阴，佐以益气活血。

【处方】玉女煎合左归饮加减。

生地黄 15g	玄参 12g	麦冬 10g	山药 40g
枸杞子 10g	覆盆子 10g	山茱萸 10g	生石膏 20g
黄连 6g	五味子 10g	牛膝 10g	杜仲 10g
泽兰 8g	丹参 6g	党参 6g	绞股蓝 6g

7 剂。

二诊：纳食渐减，口渴亦减，小便次数减少，下肢麻木略轻，皮肤瘀点减少。诸症减轻，药已中的，守原方再服 7 剂。

三诊：诸症减退，精神好转，病情近愈，以大补元煎善后，嘱服 20 剂以巩固疗效。

【处方】

熟地黄 15g	怀山药 40g	山茱萸 10g	党参 10g
炙甘草 5g	枸杞子 10g	川杜仲 10g	全当归 10g
五味子 5g	丹参 10g	绞股蓝 8g	僵蚕 12g
地龙 10g	淮牛膝 10g		

化验：空腹血糖 6.4mmol/L，24 小时尿糖阴性。

【按语】

本案根据化验结果即属糖尿病，因其日久，气阴两伤，阴虚燥热煎灼血液成瘀；气虚无力行血而致瘀，即现代医学所说的糖尿病血管病变。依其下肢麻木，舌质暗为据也。

对于本病的辨证施治首先要辨别上、中、下"三消"的主次，区别阴虚和燥热的标本轻重。本案属阴虚和燥热互见而以阴虚为主，兼有气虚血瘀。故初诊以清胃生津，滋养肾阴为主，佐以助气活血祛瘀。二诊诸症减轻，为药已中的，因此守方再服，故三诊时疗效满意。最后以大补元煎加减善后，气阴双补，使功能与根本双得恢复，庶可以巩固疗效。

案 3：2 型糖尿病[①]

患者，女，61 岁。

初诊日期：2014 年 3 月 4 日。

主诉：口干多饮 3 年，加重 2 周。

现病史：患者于 3 年前出现口干多饮，每日饮水需 3000mL 左右，曾在当地医院多次查空腹血糖大于 7.0mmol/L，诊断为 2 型糖尿病。长期口服瑞格列奈 0.5mg，每日早晚各 1 片；联合阿卡波糖 50mg，每日 3 次，随三餐时第一口饭服用。空腹血糖波动于 6

---

① 王莎莎、王家琳：《王家琳清养化浊法论治 2 型糖尿病的经验》，载《中医药临床杂志》2014 年第 12 期，第 1220－1221 页。

～8mmol/L，餐后2h血糖波动于8mmol/L左右。近2周来，患者自觉口干多饮加重，测空腹血糖波动于10～12mmol/L，餐后2h血糖波动于12～14mmol/L。

刻诊：口干多饮，头晕，视物模糊，二便调，胃纳一般，夜寐欠安。既往有高血压病史10年，最高血压160/100mmHg，长期服用缬沙坦，目前每3日服用半片缬沙坦，血压波动于120/70mmHg左右。查体：舌紫暗，苔白腻，脉细数。

证候诊断：湿热困脾，瘀血互结。

【处方】

黄连6g	山栀子10g	太子参10g	佩兰10g
灵芝6g	橘红10g	山茱萸10g	半夏10g
三七6g	鬼箭羽10g		

以上方剂加减，每日1剂，分2次服用。并给予瑞格列奈1.0mg，每日早晚各1片；联合阿卡波糖50mg，每日3次，随三餐时第一口饭服用。

服用之初，实验室检查提示患者空腹胰岛素1.6U/mL，空腹C肽0.30pmol/mL。期间方药稍作加减，服用3个月后，患者口干多饮症状消失，查空腹胰岛素稳定波动于6～7mmol/L，餐后2h血糖波动于7～10mmol/L，血糖水平大大低于服药前，查FINS 4.8U/mL，空腹C肽0.45pmol/mL。

【按语】

王家琳教授自拟方药总则为清解热毒、益气养阴、芳香化湿、祛瘀化浊，但糖尿病的不同阶段不同类型治疗的重点不同，王家琳教授认为清养化浊法的方药主要干预由于肝郁、脾虚、肾气不足等导致水湿代谢异常，湿、痰、瘀、毒等病理产物的发生，而致2型糖尿病胰岛素抵抗的一系列临床病理现象。

通过清养化浊法的方药治疗干预和调节2型糖尿病胰岛素抵抗患者相关激素的分泌，达到治疗2型糖尿病胰岛素抵抗的目的，从而有效的控制高血糖，防治并发症。

六十八、王敏淑医案：糖尿病[①]

郭某，女，55岁。

现病史：糖尿病8年，现无明显烦渴多饮，唯觉乏力、善饥，时有头痛，舌淡红、苔白，脉细。

证候诊断：脾胃气阴两虚，脉络瘀阻。

治法：益气养阴，活血补肾。

【处方】

生黄芪20g	生地黄15g	熟地黄15g	山药20g
仙茅10g	白芷8g	延胡索10g	丹参20g
炒白术10g	太子参10g	覆盆子12g	续断12g
炒杜仲10g			

3剂。

---

① 王改仙、丁凤、陈旭梅：《王敏淑运用生黄芪经验举隅》，载《中医杂志》2005年第3期，第176－177页。

二诊：乏力明显减轻，头痛消失，效不更方，继服 4 剂，乏力消失。

【按语】

乏力常见于气虚或脾气虚。脾气健运，则四肢的营养充足，活动亦轻劲有力；若脾失健运，清阳不升，布散无力，则四肢营养不足，可见倦怠乏力，甚或萎弱不用。

仙茅味辛，性热，归肾经，能补肾阳强筋骨、祛寒湿而暖腰膝；生黄芪味甘，性热，归脾、肺经，能健脾益气补中，脾气充则肌丰有力。故脾肾同治，则周身乏力可除。

六十九、王庆国医案：糖尿病[①]

段某，男，56 岁。

现病史：2 型糖尿病病史 7 年余，现在采用预混胰岛素治疗中（早 16IU，晚 14IU）。目前空腹血糖约为 9mmol/L，餐后 2h 血糖 18mmol/L；尿蛋白阳性。现口干、口不渴，心中烦热，倦怠疲乏，体重减轻，睡眠不佳，大便尚可，双足发麻。脉沉滑而弱，舌淡苔少。

证候诊断：内热伤阴，气阴两虚，血虚血瘀。

治法：清热益气养阴，兼以活血化瘀。

【处方】葛根芩连汤合用六味地黄丸加减。

葛根 30g	川黄连 15g	炒黄芩 15g	黄柏 20g
生甘草 20g	生黄芪 20g	茯苓 20g	泽泻 15g
白芍 15g	法半夏 20g	山萸肉 15g	三七粉 5g
丹参 15g	夏枯草 20g	蝉衣 10g	炒酸枣仁 20g

10 剂。

复诊：诉气力增，心中烦热大减，空腹血糖 7～8mmol/L，餐后 2h 血糖 17mmol/L，口干、睡眠改善，但双足仍有麻木，偶有视物模糊、头晕，考虑患者血瘀较重，故将原方丹参加至 30g，同时加用菊花 10g、蔓荆子 10g 以清利头目，14 剂。其后患者体重稳定，血糖稳中有降，症状基本消失。

【按语】

消渴病以阴虚为本，燥热为标，此患者平素血糖控制不佳，燥热偏盛，故以葛根芩连汤加黄柏以清其燥热。且现代药理学研究认为黄芩、黄连等清热药均有较强的降糖作用。又因消渴以气阴亏虚为本，故合用六味地黄丸加减以养阴，黄芪益气。

另外，瘀血常贯穿其整个发病过程，故加用丹参、三七粉活血通络。消渴还多由饮食不节所致，多见痰湿中阻、脾失健运，故重用法半夏以燥湿化痰。火郁于内，治疗应为其寻找出路，故在苦寒药基础上，加用疏散风热之蝉蜕，发散风邪，寓"火郁发之"之意。加用炒酸枣仁意在安神。

二诊时倍丹参目的是增加活血之功，加用菊花、蔓荆子则可以加强清利头目之力。

---

① 李哲、赵琰、王雪茜、赵妍等：《王庆国教授应用葛根芩连汤合方经验举隅》，载《现代中医临床》2016 年第 2 期，第 29－30 页。

王庆国教授认为，消渴病的病机多由内热伤阴耗气所致，病程日久者多见气滞血瘀，故治疗多以清热益气养阴、活血化瘀为主。全小林教授认为，在临床上一味地滋阴往往不能取得满意的效果，必须将滋阴与清热有机地结合起来。因此，凡症见口苦口干、口渴喜饮、心中疼热、舌红苔黄，或兼脉濡数者，均可辨证选用葛根芩连汤。若患者气阴两虚较重，王庆国教授多以葛根芩连汤合用生脉饮加减以益气生津；若患者肝肾阴虚较重，多合用六味地黄丸加减以滋补肝肾；若患者气滞血瘀较重，多合用四逆散加减及丹参、三七粉等活血药以疏肝行气活血。

七十、王万林医案：糖尿病[①]

李某，女，60岁。

初诊日期：1996年8月21日。

现病史：自诉糖尿病病史6年，平时服用西药优降糖等，病情未得到满意的控制。现口渴多饮，小便多，纳差，大便干结，手脚麻木，自汗。查空腹血糖11.4mmol/L，舌淡红、少苔，脉沉细。

证候诊断：脾肺气阴两虚。

治法：益气健脾，养阴润肺。

【处方】

黄芪20g	生地20g	葛根20g	天花粉20g
黄精20g	木瓜10g	党参15g	山药30g
白术30g			

服药15剂，口渴多饮消除，体力大增，余症明显减轻。上方加牡蛎30g，芡实15g。继服15剂，诸症悉除，查空腹血糖6.3mmol/L。

【按语】

阴虚燥热是中国古代医学文献中对消渴病机的概括。一些以消渴为主症的老年糖尿病患者，往往只表现为气阴两虚，燥热之性反不明显。脾气是由脾阳蒸化脾阴而产生的，脾阴是产生脾气的内在基础，脾阴虚无以生养则脾气虚，导致散精功能异常，精微物质不能上归于肺，又可引起肺气阴两虚，产生消渴症状。因此，滋补脾阴是治疗消渴病不可忽视的一种思路与方法。

七十一、王文健医案：早期糖尿病[②]

马某，男，70岁。

初诊日期：2006年4月15日。

现病史：患者于2005年11月单位体检时发现空腹血糖6.4mmol/L，因当时没有明显症状，未予任何治疗。自2006年1月起偶感口干、舌燥，小便增多等，但无明显多

---

① 王万林：《滋补脾阴法的临床运用》，载《湖北中医杂志》2005年第9期，第25页。

② 娄少颖、刘毅、王文健：《益气散聚法治疗早期糖尿病验案3则》，载《上海中医药杂志》2007年第7期，第27-28页。

饮、多食、乏力、消瘦等表现。

刻诊：口干舌燥，烦渴多饮，纳可，寐安，二便调，舌质红，苔薄白，脉弦细数。

实验室检查：空腹血糖 7.0mmol/L，餐后 2h 血糖 13.3mmol/L，BUN 6.0mmol/L，UA 0.433mmol/L。

西医诊断：糖尿病。

证候诊断：阴虚燥热。

治法：益气散聚，滋阴生津。

【处方】

生黄芪 30g	黄连 10g	制大黄 20g	黄芩 15g
泽泻 15g	生山楂 15g	桑叶 20g	玉竹 20g
山药 15g	天冬 10g	麦冬 10g	玄参 10g
枸杞子 10g			

每日 1 剂，水煎服。嘱其平素注意控制饮食，并适当运动。

二诊：（2006 年 4 月 30 日）服药后口干舌燥等症状明显好转，纳可，寐安，二便调。实验室检查示：餐后 2h 血糖 6.2mmol/L。效不更方，继服 7 剂。

三诊：（5 月 10 日）患者基本情况如前，原方继服。

四诊：（6 月 16 日）患者精神佳，无明显不适，餐后 2h 血糖 6.3mmol/L。随访半年余，患者病情稳定，空腹及餐后血糖控制情况良好。

七十二、王文彦医案：糖尿病[1]

费某，女，35 岁，工人。

初诊日期：1988 年 11 月 10 日。

主诉：多饮、多尿 1 年余。

现病史：1 年来，无明显诱因而逐渐口渴多饮、多尿，体重较前减轻约 10 公斤，食量正常。曾在某医院诊断为尿崩症，经口服双氢克尿噻 50mg/日，未见明显好转。

刻诊：多饮、多尿，周身乏力，心烦，喜冷饮，每日饮水约 3 ~ 4 暖瓶，尿量约 5000mL，饮食、睡眠及大便正常。舌质淡、苔薄白，脉沉弦。

【处方】

熟地 20g	百合 20g	玉竹 20g	寸冬 20g
沙参 20g	枸杞 20g	菟丝子 30g	何首乌 30g
益智仁 15g	黄芪 30g	乌药 15g	巴戟天 20g

服药 3 剂，烦渴稍有减轻。又服药 6 剂，尿量减至每日 4500mL，双氢克尿噻用药减至每日 25mg，但时有左侧腰痛。守方加杜仲 20g，乌梅 15g，黄芪增至 50g。

继服药 12 剂，尿量减至 4000mL 以下，舌质、脉象同前。

又守方加焦山楂 20g、鸡内金 20g，连服 6 剂，多饮、多尿及周身乏力明显减轻，尿量每日约 3500mL。时有心烦。

---

[1]　陈民：《王文彦教授对消渴病的独到认识》，载《中医函授通讯》1994 年第 6 期，第 42 - 43 页。

又守方去益智仁，并嘱自服核桃每日早晚各 2 枚。连服药 1 个月，多饮、多尿症状明显改善，烦渴减轻，体重较前增加约 5kg，每日饮水约 1 ～ 2 暖瓶，尿量约 2000mL。

守方又巩固治疗 1 个月，症除而病愈。

【按语】

消渴病以多饮、多食、多尿、身体消瘦，或尿浊、尿有甜味为其特征，而尿崩以多饮、多尿为特征，亦有身体消瘦者。王文彦教授以为，尿崩不同于消渴病，其发病机理乃为肾虚不化气所致，其治疗应重在补肾以助气化，用药偏于温补肾阳，投予补肾滋阴之剂，旨在阴中求阳，使肾之气化功能正常。

方中，熟地补肾滋阴，菟丝子补阳益阴、固精缩尿，为主药，以助阳而不伤阳、补阴而阴中求阳；配巴戟天补肾助阳而助肾之气化，伍益智仁、乌药以通肾缩尿、暖肾助阳；玉竹、寸冬、沙参滋补阴液，何首乌、枸杞子补益肝肾，重用黄芪以补气升阳，配补肾药补肾助阳，以助肾之气化之功。诸药合用，可助之气化之功，使其气化功能正常，则症除病愈。

七十三、王新舜医案三则[①]

案 1：2 型糖尿病

张某，男，45 岁。

初诊日期：2003 年 8 月 9 日。

主诉：口干、多饮、多尿 5 年，加重 1 周。

现病史：口干多饮，消瘦，腰膝酸软，小便频数，疲乏无力，夜寐差，大便干结，舌淡红、苔薄白，脉沉细。

查空腹血糖 14.3mmol/L，餐后 2h 血糖 16.4mmol/L；尿常规：GLU（2 +）；HbA$_1$c 8.0%。

西医诊断：2 型糖尿病。

中医诊断：消渴。

证候诊断：脾肾亏虚，气阴双损。

治法：补肾健脾，益气养阴。

【处方】

党参 15g	南沙参 15g	黄芪 15g	生地黄 15g
熟地黄 15g	山药 30g	何首乌 12g	苍术 12g
白术 12g	茯苓 12g	谷芽 12g	麦芽 12g
天冬 10g	麦冬 10g	菟丝子 9g	益智仁 9g
葛根 20g			

每日 1 剂，水煎服。

服 20 剂后，口干、多饮、小便频数明显好转，遂去天门冬、益智仁，加肉苁蓉 12g，以润肠通便。继服 15 剂，口干、多饮、乏力、腰软等症基本缓解。复查空腹血糖

---

① 曹宝国、刘惠娟：《王新舜主任医师治疗糖尿病经验简介》，载《新中医》2010 年第 4 期，第 100 – 101 页。

6.5mmol/L，餐后 2h 血糖 10.4mmol/L。

案 2：2 型糖尿病

范某，女，50 岁。

初诊日期：2004 年 3 月。

主诉：患 2 型糖尿病 3 月。

现病史：患者自觉口渴不欲饮、乏力、纳差、多眠、头晕 3 月，在某医院诊断为 2 型糖尿病。曾服消渴丸、二甲双胍等治疗，症状改变不明显，血糖控制欠佳。诊见：形体肥胖，口渴不欲饮，脘腹胀满，纳差神疲，头晕，多尿，舌淡红、苔厚，脉滑数。空腹血糖 13.4mmol/L；尿常规：GLU（2 +）。

西医诊断：2 型糖尿病。

中医诊断：消渴。

证候诊断：痰湿困阻，瘀阻脉络。

治法：化痰祛湿，活血通络。

【处方】

黄芪 30g	苍术 10g	白术 10g	厚朴 10g
扁豆 10g	川芎 10g	赤芍 10g	佩兰 12g
草豆蔻 12g	茯苓 12g	葛根 12g	鸡血藤 12g
石菖蒲 15g	水蛭末(冲服)2g		

每日 1 剂，水煎服。

服 15 剂后，口干、腹胀、头晕等症减轻。守上方去水蛭（因进食后恶心），继服 20 剂，诸症状大减，空腹血糖 6.4mmol/L。后以上方制成水丸，每次 6g，每日 3 次，口服。随访未见复发。

案 3：2 型糖尿病

刘某，女，60 岁。

初诊日期：2004 年 6 月 8 日。

主诉：口干、多饮、消瘦、心悸 4 年，加重半月。

现病史：患者 4 年前自觉口干、多饮、失眠、心悸。在外院诊断为 2 型糖尿病，口服消渴丸治疗，但症状时轻时重，近半月来，症状加重。

刻诊：神情焦虑，烦躁失眠，心悸，口干多饮，消瘦乏力，善悲易哭，舌暗红、苔薄白，脉沉细弦。

查空腹血糖 13.4mmol/L；尿常规：GLU（2 +）。

西医诊断：2 型糖尿病。

中医诊断：消渴。

证候诊断：肝气郁结，阴津亏虚。

治法：疏肝理气，健脾益津，养阴清心。

【处方】

柴胡 6g	黄连 5g	郁金 9g	赤芍 9g
陈皮 9g	法半夏 9g	枳壳 9g	竹茹 9g

| 枳实9g | 川楝子9g | 酸枣仁30g | 黄芪15g |
| 淮小麦15g | 谷芽12g | 麦芽12g | |

每日1剂，水煎服。

服15剂后，口干、心悸、烦躁明显好转，但仍有夜寐欠佳，舌暗红、苔薄白，脉细。上方去淮小麦、谷芽、麦芽，加阿胶（烊化）6g。

再服20剂，上述诸症均明显好转，空腹血糖6.1mmol/L。后以上方制成水丸，每次6g，每日3次，口服。后随访病情稳定。

七十四、王行宽医案：2型糖尿病[①]

张某，女，63岁。

初诊日期：2016年11月25日。

现病史：易饥饿、口微干、尿量频多3月，查血糖严重超标（空腹血糖：6.0～9.0mmol/L；餐后血糖：20.0mmol/L）诊断为糖尿病，诉因胰岛素治疗其临床症状及血糖获明显控制。近期因"三多一少"症状加重就诊。查空腹血糖14.93mmol/L，餐后2h血糖23.01mmol/L；尿常规：GLU（2＋）。

刻诊：易饥饿、口微干、尿量频多、神疲乏力、目眩、夜寐不谧、大便自调。舌红，苔薄黄，脉弦细。

西医诊断：2型糖尿病。

中医诊断：消渴病。

证候诊断：心肝火旺、肾阴亏虚，燥热伤津。

证候分析：本患者以肾虚津伤为本，心肝郁热为标。治本治标何以为主？王行宽教授认为若"三多"症状昭著，血糖超标者，当着重清肝泄心，反之则以治肾为主。

治法：清肝泻心、补益肝肾、滋阴润燥。

【处方】清肝泻心汤合六味地黄丸加味。

黄芪20g	川黄连5g	黄芩10g	炒山栀10g
柴胡10g	知母10g	百合30g	天花粉20g
石斛15g	生地黄15g	山药20g	山茱萸10g
茯苓10g	泽泻10g		

服药10剂，临床症状显著减轻，规律服用降糖药，血糖降至8.6mmol/L，尿糖转为阴性。复诊继服20剂，诸症消失，复查血糖为6.0～8.8mmol/L之间，尿糖阴性。

【按语】

消渴之病，虽有上、中、下"三消"之分，然肾虚致消渴之由则无不同，故治肾为主。消渴从肾论治第一人当推张仲景，明清继承并推崇者如赵献可、陈士铎、喻嘉言等；然肝主疏，主升发，肝气怫郁者，亦易致水津敷布失常而成消渴，故仲景又将消渴列为足厥阴之并症，后世叶天士尤其重视，故叶天士云，"厥阴风木，上冲眩晕，犯胃

① 唐路军、陆朵梅、张稳、周骞、段吾磊、谭元生、王行宽：《王行宽教授论治糖尿病的学术观点及临证经验》，载《湖南中医药大学学报》2018年第1期，第50－52页。

为消"，作以上论述可拟定肝肾并治消渴之依据也。王行宽教授治疗消渴之疾，若"三多"症状昭著、血糖超标甚者，着重清肝泄心，若"三消"症状不明显者，则以补肾治其本，总以自拟消渴方加减。

七十五、王自立医案：糖尿病[①]

王某，男，46岁，干部。

初诊日期：1988年1月20日。

现病史：患糖尿病已2年余，久治无效，对治病已失去信心。刻下：形羸神疲，口渴多饮，尿频尿急，舌红，少苔，脉细数。尿常规：GLU（3＋）。

中医诊断：消渴。

治法：清热补气滋阴。

【处方】益气养阴汤加减。

生石膏30g	知母15g	山药60g	玄参30g
丹参45g	黄芪60g	黄连10g	生地30g
党参60g	麦冬15g	五味子15g	鸡内金15g

取12剂，嘱忌食水果、酒等糖类食物，多食豆类食物。

复诊：（2月6日）诉诸症均减，舌淡红，苔薄白，脉细数。仍用原方增损。

【处方】

党参60g	麦冬60g	山药60g	黄芪90g
丹参60g	葛根30g	五味子30g	熟地30g
山茱萸30g	地骨皮15g	鸡内金15g	黄连10g

6剂。服上药后，口干明显减轻，苔渐有津，尿常规：GLU（2＋），原方葛根增至40g，继服。

后以本方加减，或以益智仁、覆盆子治小便数，或以山楂消积，前后服药40多剂。

4月23日来诊时患者云：诸症皆愈，尿糖定性化验阴性。病已治愈，为巩固疗效，继服原方数剂，以防复发。

【按语】

糖尿病属中医消渴病范畴，临床以"三多一少"为主症，治疗相当顽固，王自立教授治疗本病积累了丰富的经验，治愈了不少疑难病例。本例患者方中大多数药物突破了常规用量，取得了满意的疗效。

方中用生石膏、知母、地骨皮、葛根、花粉、麦冬、五味子清热止渴生津；黄芪、党参、山药、鸡内金益气健脾；生熟地、山茱萸、玄参滋补肝肾之阴；丹参活血化瘀，促进肾脏气化功能；尤妙在用少量黄连配入大剂量滋阴补气药中，使诸药得黄连则能守，若无黄连苦坚，则水津随止随消，永无增液止渴之效，故在3月之内攻克如此顽疾，值得吾辈效法。

---

① 杨志儒、李荣玉：《王自立治疗经验拾零》，载《甘肃中医》1998年第5期，第13页。

七十六、魏子孝医案二则

案1：糖尿病①

张某，女，68岁。

现病史：糖尿病病史10余年，口服降糖药治疗（具体不详），血糖控制不佳，查空腹血糖12.0mmol/L。近5、6年出现大便干燥、排便无力、皮肤干燥等，上腹部及两胁偶有不适（腹部彩超示肝脏慢性病变）。舌略暗红、苔薄白，脉细稍弦。

证候诊断：脾虚气滞，兼肝郁血瘀。

治法：健脾益气，疏肝活血。

【处方】

生黄芪30g	太子参20g	当归15g	枳实15g
丹参15g	赤芍15g	白芍15g	昆布15g
槟榔15g	苍术12g	白术12g	柴胡12g
郁金12g	荔枝核12g	陈皮10g	升麻10g

水煎服，每日1剂，7剂。

复诊：上腹部不适感缓解，排便无力有所改善，大便仍偏干。上方加芒硝（包）10g，继服14剂，大便通畅，每日1行。

【按语】

补中益气汤可以健脾益气，又能调理中焦气机升降，因此，魏子孝教授常用本方治疗糖尿病、甲状腺机能减退、甲状腺机能亢进等疾病引起的胃肠功能紊乱。本例是在补中益气汤清升浊降的基础上，合枳实、槟榔，加强调理中焦气机之力。由此可见，临床遣方用药是非常灵活的，方剂组成的各个部分可以通过斟酌其药味、剂量，从而适应不同的具体情况。方中荔枝核、丹参、郁金、赤白芍、昆布主要是针对肝郁血瘀而设。大便干燥明显者，可加芒硝或大黄粉冲服；兼有腹胀者，可加大腹皮行气消胀；腹泻者，可去枳实，加山药、莲子肉、葛根等。

案2：糖尿病②

患者，男，43岁。

初诊日期：2014年10月14日。

现病史：患者糖尿病病史12年，血糖控制不满意，肝功能异常，HbA_1c 8.9%，空腹血糖13mmol/L，血压尚正常。3～4天来头痛（左侧三叉神经部位），呈持续胀痛，口渴多饮，腰痛，按摩可减轻，肢体不肿，手足凉，眠不实，大便正常，小便欠畅。舌胖边齿痕红略暗有瘀斑，苔薄黄腻，脉沉细弦。

治法：清化痰热，息风。

【处方】

胆星10g	黄芩10g	法半夏12g	茯苓12g

① 袁敏、魏子孝：《魏子孝擅用补中益气汤的经验》，载《陕西中医》2011年第3期，第317－319页。

② 邵鑫、张广德、魏子孝：《魏子孝教授从"痰火"辨治内分泌代谢疾病浅析》，载《世界中西医结合杂志》2015年第4期，第563－566＋572页。

陈皮 10g	天麻 12g	元胡 12g	僵蚕 12g
白蒺藜 12g	枳壳 12g	柴胡 12g	白芍 15g
桑寄生 15g			

14 剂，水煎服，每日 1 剂。

复诊：（2014 年 11 月 9 日）患者现头痛症状消失，手足凉改善，足跟磨泡，目前未感染、渗出，睡眠尚可，二便尚正常。舌胖边齿痕略暗淡红，苔薄白，脉细。

治疗上方去胆星、黄芩、法半夏、元胡、白蒺藜，加川牛膝 12g、生苡仁 30g、红花 10g、赤芍 15g。14 剂，水煎服，每日 1 剂。

【按语】

现多认为消渴为本虚标实之证，此患者病患糖尿病日久，今以头痛为主要症状就诊，以实证为主，结合舌脉，辨证属痰火上攻。患者虽症见口渴多饮、手足凉，似阴虚阳虚之候，然火热内燔，痰浊阻滞，津液耗伤，水精输布不利亦可见口渴多饮之症，痰火内阻，气血运行不畅，肢末失养，亦可见手足发凉。

故魏子孝教授予温胆汤加减以清化痰热，配以祛风、养血、止痛之品。患者二诊头痛症状消失，手足发凉、睡眠等情况改善，疗效确切。

七十七、徐景藩医案二则

案 1：糖尿病[①]

束某，男，41 岁，职员。

初诊日期：1981 年 4 月 7 日。

现病史：病起 3 月，口干多饮水，小溲亦多，精神逐渐不振，腰膝酸软，能食，体重由 80kg 降至 70kg。3 天前至某医院检查，空腹尿糖（3＋），血糖 260mg/dL，CHO 246mg/dL；X 线透视心肺未见异常，诊断为糖尿病。视其舌质微红、苔薄色黄，脉细弦。

中医诊断：消渴。

证候分析：劳倦过度，脾肾两虚，阴液不足，虚热内生。

治法：滋肾养阴，健脾益气，佐清郁热。

【处方】

大生地 30g	淮山药 20g	天花粉 15g	麦门冬 15g
芡实 15g	制黄精 15g	云茯苓 15g	炒党参 15g
菟丝子 10g	炙僵蛹 10g	黄芩 10g	

服药 10 剂，口干多饮、溲多、能食等症明显好转，精神略振，舌苔脉象如前，空腹尿糖（2＋），血糖 200mg/dL。

上方加黄芪 12g，续服 15 剂，消渴症状完全控制，精神好转，腰膝酸软亦显著改善，舌苔薄白、舌质微红，脉细。空腹尿糖（－），餐后尿糖（2＋）。仍从原法扩充进治。

原方去炒党参加入熟地 24g、肉桂（后下）2g，炙僵蛹改为 12g，再服 15 剂，症状

① 徐景藩：《临证治验三则》，载《中医杂志》1984 年第 10 期，第 16－17 页。

已不著，脉细渐有力，空腹尿糖（－），餐后尿糖（±）。上方去肉桂。续服中药调治至7月上旬，病情稳定好转。

迄1982年春节期间，尿糖又出现（＋～2＋），经及时服药，旬日后即控制，体重维持在75kg。随访2年余，病情未见反复。曾复查血糖150mg/dL，CHO 205mg/dL，空腹尿糖持续阴性。

【按语】

消渴之病，总以阴虚燥热为多。本例症状出现3月，查得糖尿病后，未服任何西药。第一方以滋肾养阴、健脾益气为主。症状改善后，加用熟地滋阴，复入肉桂少量，以阳行阴，阳中求阴，对控制症状及尿糖，似有加强作用。方中所用炙僵蛹性平无毒，《本草纲目》谓其"煎汁饮，止消渴"，与养阴滋肾方药同用，亦有协同之功。

案2：糖尿病[①]

王某，男，40岁，农民。

初诊日期：1988年12月6日。

现病史：多食善饥，烦渴引饮，形体瘦弱，夜尿如脂，面色黧黑，耳轮焦干，倦怠乏力，腰膝酸软，大便秘结，病历5月余，在家乡服西药D－860和中药消渴丸未效。

1988年12月6日诊之：舌淡苔薄，脉沉细无力。查空腹血糖270mg/dL，尿常规：GLU（4＋）。

徐景藩教授认为此属气阴两虚、郁热内生，治拟兼顾。

【处方】

太子参15g	黄芪20g	生地30g	天花粉20g
泽泻10g	淮山药30g	石斛30g	山萸肉10g
生苡仁20g	地骨皮20g	僵蚕20g	地锦草20g
肉桂[(后下)]2g			

上方连服20余剂，兼服消渴丸，患者症情逐渐好转，4次检验尿糖均为阴性，血糖降至120mg/dL，调理数日出院。

【按语】

糖尿病属祖国医学消渴范畴。既往分上、中、下论治，病理变化责之阴虚、燥热为主。但病延日久，病情错综复杂，少阴不藏，肾气独沉；精微下流，气阴被耗。治疗当重在益气养阴，用肉桂旨在阳中求阴，亦寓有反佐之意。徐景藩教授治消渴病常用地骨皮、地锦草、僵蚕等。地骨皮性味苦寒，入肺、肝、肾三经，为清虚热疗消渴之品。

七十八、颜乾麟医案五则

案1：糖尿病[②]

患者，男，75岁。

---

① 金长禄：《徐景藩教授治案二则》，载《江苏中医》1990年第1期，第17页。
② 韩天雄、潘新、颜琼枝：《颜乾麟教授辨治糖尿病临证思维特点探析》，载《浙江中医药大学学报》2012年第5期，第489－490页。

初诊日期：2008 年 12 月 23 日。

现病史：患者既往有糖尿病史多年，长期服用西药治疗，空腹血糖 12.4mmol/L，心电图示心肌缺血，自觉头晕口干，心悸胸闷，神疲嗜睡，胃纳欠佳，夜尿频多，大便尚畅，舌红苔薄黄腻，脉缓。

证候诊断：湿热阻滞，气虚夹瘀。

治法：益气健脾，清热祛瘀。

【处方】

党参 10g	苍术 10g	白术 10g	茯苓 30g
黄连 3g	知母 10g	生蒲黄 9g	丹参 15g
葛根 10g	泽泻 30g	枳实 10g	桔梗 6g
桂枝 3g	厚朴 10g	黄芩 6g	五味子 9g
地锦草 30g			

二诊：药后头晕口干好转，但仍有心悸嗜睡，神疲，下肢浮肿，舌红苔薄，脉缓。气虚湿热夹瘀之证。

【处方】

生黄芪 15g	黄连 3g	桂枝 3g	赤芍 15g
白芍 15g	黄芩 6g	黄柏 6g	苍术 10g
白术 10g	生蒲黄 9g	猪苓 15g	茯苓 15g
泽泻 15g	泽兰 15g	陈皮 6g	丹参 15g
葛根 10g	知母 10g	怀牛膝 15g	地锦草 30g

三诊：空腹血糖 6.6mmol/L，心悸神疲略减，夜尿 1 ~ 2 次，下肢浮肿减轻，胃纳一般，舌淡红苔薄白，脉小迟。再以上方出入调治。

随访：上方出入调治 3 月，血糖稳定在 6 ~ 7mmol/L 左右，便频、困倦乏力等症减轻。

【按语】

糖尿病系慢性病，可以并发心脑血管病变，这也是导致糖尿病患者死亡的最主要原因。消渴日久，脾肾两伤，脾失健运，则水湿内生，湿阻中焦而从热化，故中焦湿热，变证丛生，出现头晕胸闷、困倦乏力、纳呆口干、舌红苔薄黄腻等症状。临床观察到，这一证型的糖尿病患者不仅易并发以痰瘀互结为病理特点的代谢紊乱综合征及心脑血管疾病，还常合并各种慢性的或隐匿性的感染。

治法当以清热健脾除湿为主，仍取"三黄"为主治疗。古代医家亦有此经验，如《肘后方》独用黄连一物治疗消渴溲多，每取良效。宋《独行方》亦有用黄柏一物煎汤治疗消渴尿多的记载。现代药理研究也表明黄芩、黄连等有不同程度的降糖作用。

方中黄连合苍术、知母、蒲黄、地锦草，取法颜德馨教授验方消渴清，在清热利湿的同时，注意佐以滋阴活血之品以防伤阴过度。全方共奏清热燥湿、益气活血之功，在调节血糖过程中减少并发症，让患者享受生命质量。

案 2：糖尿病[①]

陈某，男，76 岁。

初诊日期：2012 年 11 月 13 日。

现病史：患者糖尿病病史多年，长期服用降糖西药，但血糖仍控制不佳，空腹血糖 8～9mmol/L，餐后血糖 15～16mmol/L。刻下：形体消瘦，神疲乏力，口干口黏，头晕阵发，头皮及背部瘙痒；胃纳一般，尿黄，便结；脉小弦，舌红苔薄黄腻、根部苔剥。

西医诊断：糖尿病。

中医诊断：消渴病。

证候诊断：湿热内蕴，气阴两伤。

治法：化湿清热，益气育阴。

【处方】

生黄芪 30g	生地黄 30g	黄连 5g	黄芩 10g
黄柏 6g	苍术 10g	白术 10g	徐长卿 15g
麦冬 10g	玄参 15g	肉苁蓉 15g	天花粉 10g
桂枝 5g	地锦草 30g	赤芍 15g	白芍 15g
枳实 10g	厚朴 10g		

每日 1 剂，水煎 2 次，每次取汁 120mL，早晚分服。

二诊：（11 月 28 日）查空腹血糖 6.8mmol/L，餐后血糖 10.2mmol/L，神疲乏力好转，偶有头晕，头皮瘙痒减轻；尿色转淡，大便转畅；脉弦，舌红苔薄黄、剥苔消失。

后原方加减治疗 3 月余，诸症明显缓解，空腹及餐后血糖恢复正常，病情稳定。

【按语】

本案为老年患者，糖尿病日久不愈，湿热之邪蕴结已成气阴两虚之体。神疲乏力乃中气受损之象，必用黄芪大补中气，佐以苍术、白术健脾燥湿，枳实、厚朴行气化湿，以助脾之散精；合增液汤（玄参、麦冬、生地黄）以滋阴润肠；又以"三黄"、徐长卿清热燥湿、苦寒救阴，谓"清一份热即救一份阴"之意；地锦草、赤芍、白芍清热活血散结；取少量桂枝温通阳气，以化湿浊，可得"离照当空，阴霾自消"之效。

患者经中医药治疗 3 月余，诸症缓解，血糖得以控制。

案 3：2 型糖尿病[②]

赵某，女，59 岁。

初诊日期：2005 年 6 月 24 日。

现病史：患者患糖尿病、冠心病、心律失常 5 年。自觉胸闷、心悸，神疲乏力，动则气短，口干口苦，头晕目眩，入夜不安，大便秘结，舌紫暗胖、苔少干，脉细结代。

检查：血压 19/12kPa，空腹血糖 8.7mmol/L，餐后 2h 血糖 14.7mmol/L。检查心电图：室性早搏，心肌缺血。

---

① 曹振东、胡琪祥、韩天雄、颜乾麟：《颜乾麟从"湿热"论治糖尿病经验撷英》，载《上海中医药大学学报》2014 年第 3 期，第 1-3+117 页。

② 刘珺、颜乾麟：《颜乾麟教授应用黄芪赤风汤治验举隅》，载《新中医》2006 年第 9 期，第 64-65 页。

西医诊断：2 型糖尿病。

证候诊断：气阴两虚，湿热夹瘀。

【处方】黄芪赤风汤加味。

黄芪 15g	赤芍 15g	葛根 15g	白芍 15g
当归 15g	黄连 3g	防风 10g	知母 10g
苍术 10g	白术 10g	枳实 10g	桔梗 10g
黄芩 6g	黄柏 6g	桂枝 2g	丹参 30g
生地黄 30g	地锦草 30g		

每日 1 剂，水煎服。

守方调治 1 月，患者头晕胸闷好转，早搏减少，口干减轻。守方加十大功劳叶、鬼箭羽各 9g，继续调治 3 月余，口干渐平，早搏消失。复查空腹血糖 6.9mmol/L，餐后 2h 血糖 10.7mmol/L。心电图：窦性心律。

【按语】

糖尿病属消渴病范畴，多因阴虚燥热所致。颜乾麟教授认为，本病属本虚标实证，气阴两虚乃其本，湿热夹瘀乃其标。方用黄芪赤风汤合当归六黄汤清热养阴祛湿，佐以活血祛瘀；加黄连、知母清热降浊；枳实、桔梗调畅气机；葛根、丹参、蒲黄行气活血；十大功劳叶为治肺气不足之品，性凉可制燥热，既治糖尿病之燥热伤津，又能清心安神，调整心率。诸药合用，共奏益气生津、清热化浊、活血祛瘀之功。

案 4：2 型糖尿病[①]

李某，男，65 岁。

初诊日期：2016 年 2 月 24 日。

现病史：血糖空腹 10mmol/L，餐后血糖 15mmol/L，血压 160/90mmHg，尿酸偏高 560μmol/L，20 余年前有颈部外伤史。刻下：神疲，头胀，颈部酸胀，胸闷时作，口苦，胃纳一般，时而反酸，善饥，大便日畅，尿泡沫多，下肢浮肿，入夜尚安，脉左弦，舌淡胖、苔薄黄腻。

证候诊断：气虚湿热。

治法：健脾益气，清热化湿。

【处方】

生黄芪 30g	党参 9g	苍白术各 9g	黄连 5g
黄芩 6g	黄柏 6g	薏苡仁 15g	怀牛膝 30g
川草薢 15g	车前草 15g	枳壳 6g	桔梗 6g
丹参 15g	川芎 15g	葛根 9g	地锦草 30g

14 剂。

二诊：（2016 年 3 月 9 日）空腹血糖 8.4mmol/L，血压 150/90mmHg，精神好转，胸闷改善，颈部不舒，口苦，胃纳一般，盗汗，口干，大便日畅，入夜早醒，夜尿不多，

---

① 刘珺、王博、颜琼枝、韩天雄、夏韵、颜乾麟：《颜乾麟分期辨治 2 型糖尿病经验撷英》，载《江苏中医药》2017 年第 7 期，第 12－14 页。

脉右侧弱，两关部弦滑，乃气虚湿热之证。

【处方】

生黄芪 30g	党参 9g	苍白术各 9g	桂枝 3g
黄连 5g	黄芩 9g	黄柏 6g	葛根 9g
干姜 2g	怀牛膝 30g	当归 9g	白芍 9g
煅牡蛎 15g	丹参 9g	川芎 15g	地锦草 30g

14 剂。

三诊：（2016 年 3 月 23 日）口苦，神疲，颈强头晕，盗汗稍平，清晨神疲，入暮为安，善饥改善，两目流泪，小便泡沫见少，胃纳大便为常，入夜平安，脉弦，舌红、苔薄白，乃肝脾不和、湿热内阻之证。

【处方】

生黄芪 30g	党参 9g	苍白术各 9g	桂枝 5g
怀牛膝 30g	黄连 5g	黄芩 9g	黄柏 6g
白芍 9g	煅牡蛎 15g	知母 9g	葛根 9g
丹参 15g	桑叶 6g	枳实 9g	地锦草 30g

28 剂。

随访：2016 年 4 月 20 日空腹血糖 6.3mmol/L，餐后血糖 9mmol/L，尿酸已正常，血压 125/85mmHg。盗汗减少，头晕已平，胃痛胃酸已平，小便泡沫已减，诸症明显改善，后继以上方加减。

【按语】

《证治汇补·消渴》谓："五脏之精悉运于脾，脾旺则心肾相交，脾健则津液自化。"该患者脾气不足，故见神疲，舌淡胖；脾虚胃火而见口苦、反酸、善饥；脾虚，精微不化，湿热内生，阻碍气机故胸闷；阻碍清阳而见头胀、颈部酸胀；湿热下注故尿泡沫多，下肢浮肿，尿酸偏高。故治疗以当归六黄汤和四妙丸加减，因阴虚、肾虚不显故去生熟地，加党参、苍白术健脾运脾；川草薢、车前草清热利湿；重用怀牛膝可补肾降压；枳壳配桔梗调畅气机，治疗冠心病胸闷效佳；葛根、丹参、川芎理气活血，改善循环供血；地锦草清热凉血。

二诊加入理中汤助阳生气；胸闷改善去枳壳、桔梗，并去清利湿热之薏苡仁、川草薢、车前草；以当归、白芍、煅牡蛎滋阴养血敛汗；黄连配桂枝交通心肾助眠。

三诊中知母清热养阴，桑叶清肝明目。患者用药后脾气得补，湿热得清，瘀血得去，气畅血活，故诸症得减。

案 5：2 型糖尿病[1]

陆某，男，68 岁。

初诊日期：2014 年 11 月 19 日。

现病史：发现糖尿病 3 年余，平时服用拜唐苹，血糖控制不理想，就诊时空腹血糖

---

[1] 刘珺、王博、颜琼枝、韩天雄、夏韵、颜乾麟：《颜乾麟教授论治 2 型糖尿病经验》，载《浙江中医药大学学报》2017 年第 7 期，第 582－585 页。

10.5mmol/L，餐后血糖 15mmol/L，善饥，大便稍干不畅，口干，下肢皮肤瘙痒不已，胃纳一般，夜寐欠安，小便入夜 2 次，精神尚可，脉缓，舌红苔薄黄腻且润。

西医诊断：2 型糖尿病。

证候诊断：气虚湿热。

【处方】

生黄芪 30g	党参 10g	生地 30g	黄连 5g
黄芩 10g	黄柏 6g	苍、白术各 10g	知母 10g
生石膏 15g	葛根 10g	肉桂 3g	赤、白芍各 15g
怀牛膝 30g	川芎 15g	丹参 10g	地锦草 30g

每日 1 剂，水煎 2 次，每次取汁 120mL，早晚分服。

二诊：（2015 年 1 月 28 日）血压 130/70mmHg，空腹血糖 8.2mmol/L，胃纳一般，胃部灼热、善饥、口黏，夜尿 2 次/日，精神尚可，入夜平安，脉左小弱，大便通而不畅，舌红苔薄黄，气虚湿热之证。

【处方】

生黄芪 30g	当归 10g	生地 30g	黄连 5g
黄芩 10g	黄柏 6g	桂枝 5g	赤、白芍各 15g
玄参 15g	天、麦冬各 10g	苍、白术各 10g	丹参 15g
葛根 10g	知母 10g	生石膏 15g	地锦草 30g

三诊：（2015 年 5 月 6 日）空腹血糖 6.5mmol/L，饥饿感减少，胃部灼热感消失，精神尚可，口黏减而未已，消瘦作然，脉左尺部细滑而小数，舌红苔薄白，气虚湿热之证。

【处方】

生黄芪 30g	党参 9g	黄连 5g	桂枝 5g
黄芩 9g	黄柏 6g	白芍 9g	生石膏 15g
知母 9g	苍、白术各 9g	天花粉 15g	佩兰 15g
苏叶 15g	法半夏 9g	枳实 9g	地锦草 30g

2015 年 5 月 20 日随访，患者诸症减轻，空腹血糖控制在 5 ～ 7mmol/L，餐后 2h 血糖为 8 ～ 10mmol/L。

【按语】

《证治汇补·消渴》谓，"五脏之精华，悉运乎脾，脾旺则心肾相交，脾健则津液自化。"此案患者年老，脾气自虚，下肢皮肤瘙痒、夜尿增多、舌苔黄腻，乃湿热之象，口干、大便干结为湿热伤阴之果。当归六黄汤原本治疗阴虚火旺之证，颜乾麟教授重用黄芪，并加入党参、苍白术加强健脾益气，三黄清热利湿坚阴，转而变为益气清热利湿之剂。因舌苔已腻，表明湿热内盛，故去滋腻之熟地，以大剂量生地、赤白芍养阴清热、活血通便；消谷善饥，乃阳明气分有热，加入白虎汤；下焦湿热，配三妙散；以黄连配伍肉桂交通心肾，再以葛根、丹参、川芎理气活血；地锦草又名草血竭，其味苦辛、性平，具有清热解毒、活血止血、通乳、消结等功效，既可助苍术等清热燥湿药物清泄热邪，又可与其他调气活血药配伍，祛除瘀结、活血通脉，是预防糖尿病患者久病后络生瘀血的有效药物。

二诊，原方加减，去肉桂，改桂枝温通阳气以化湿浊，可得"离照当空，阴霾自消"之效。

三诊，以苏叶、佩兰芳香化湿。患者经中医药治疗半年，诸症缓解，血糖得以控制。

七十九、杨牧祥医案二则

案1：2型糖尿病[1]

王某，男，43岁，工人。

初诊日期：1998年3月18日。

现病史：因近20天来家人及同事察觉其面色渐变暗黑，擦用美容增白之剂无明显改善而慕名求治。望其面色暗黑，如罩黑色，均匀无斑。舌色瘀暗少津，脉象沉缓，余无他症。询问病史，患者自述2年前曾患2型糖尿病，经服用优降糖等药物治疗后，"三消"症状逐渐消失，3个月前查空腹血糖为6.2mmol/L，尿糖阴性，即已停药。停药后病情未再复作。

杨牧祥教授认为，患者素有糖尿病史，该病属中医消渴病之范畴。从病态来看，目前虽无燥热标病之虞，但有阴虚本病之忧。黑为水色，肾亦属水，而黑又主瘀，故该患者面色暗黑当为精亏血瘀所致。

治法：滋肾补精，活血行瘀。

【处方】左归丸化裁。

山萸肉20g	熟地黄15g	怀山药15g	龟板胶（烊化）15g
鹿角胶（烊化）9g	怀牛膝15g	女贞子15g	枸杞子15g
菟丝子15g	旱莲草10g	全当归10g	桃仁10g
红花6g	虎杖15g		

每日1剂，水煎，分2次温服。

用药1周，复诊其黑色渐淡，续以前方加减，选进28剂，精气来复，血色荣面，面呈红润，病情告愈。随访1年，未再复发。

【按语】

本例患者因面色暗黑而就诊，经仔细询问病史，知其曾患消渴病，虽病症已无，但据消渴病之发展演变规律（阴虚为本，燥热为标），知其当属阴虚之体；舌质瘀暗少津，当为血瘀精亏；又据中医"五色应五脏"的理论，故该患之"面黑"实与肾病有关。

经曰"精不足者，补之以味"，故药用"左归"以其功擅滋阴补肾、填精益髓。值得推崇的是方中所用龟板胶、鹿角胶二味，龟板胶重在补阴，鹿角胶偏于补阳，在补阴药中伍用助阳药，取"阳中求阴"义。以怀牛膝易川牛膝，并加用"二至"，更增滋补肝肾之力，怀牛膝兼有活血通经之妙。配用当归、桃仁、红花、虎杖，旨在活血行瘀。辨证准确，遣方精当，故收桴鼓之效。

---

① 方朝义、王占波：《杨牧祥教授趣案选析》，载《河北中医药学报》1999年第4期，第36-37页。

案 2：糖尿病[①]

王某，男，57 岁，工人。

初诊日期：2004 年 7 月 20 日。

现病史：患者既往有糖尿病病史 5 年，平素症见口渴、多饮、多尿，经中西药治疗效不佳。自诉于 1 个月前因过度劳累症情加重，体重减轻。症见烦渴多饮，口咽干燥，神疲乏力，动则汗出，心悸，寐差多梦，伴头目眩晕，视物不清，腰膝酸软，手足麻木，溲频多，日尿量约 3500mL。望其面色萎黄少华，舌质暗红少苔，脉细数。

实验室检查：空腹血糖 20.2mmol/L，尿常规：GLU（3＋）。

证候诊断：气津两伤，浮火上越。

治法：益气养阴清热为主，兼滋润肺肾。

【处方】

生地 15g	山萸肉 30g	山药 30g	元参 15g
天花粉 15g	麦冬 15g	绞股蓝 15g	黄精 15g
丹参 15g	虎杖 30g	牛蒡子 10g	地骨皮 15g
栀子 10g	夜交藤 30g	合欢花 10g	合欢皮 15g
怀牛膝 10g	桑寄生 15g	川续断 10g	杜仲 10g

7 剂后，症状大部分减轻，仍口微渴，夜尿量约 500mL。

依上方减夜交藤、合欢花、合欢皮、怀牛膝、桑寄生、川续断、杜仲，其他药原量继服 15 剂，诸症消失。检查血糖 5.6mmol/L，尿常规：GLU（＋）。令其适当劳动，注意饮食调养。

【按语】

杨牧祥教授认为糖尿病是阴虚为本，燥热为标，基于阴虚与燥热，阴愈虚则燥热愈甚，燥热愈甚则愈消耗阴津，治疗消渴要抓住这两个根本并贯穿其治疗之中。方中大量生地、山萸肉、山药、元参、天花粉、麦冬等养阴重药以固肾阴，养阴润燥；绞股蓝、虎杖、牛蒡子、地骨皮、栀子等清虚热，祛热养阴；怀牛膝、桑寄生、川续断、杜仲补肾壮腰；夜交藤、合欢花、合欢皮养心安神治失眠。诸药合伍，既可养真阴以制燥热，又可清虚热而护肾水，共奏益气养阴、活血化瘀、补益肝肾，故获良效。

八十、杨善栋医案：糖尿病[②]

唐某，女，47 岁。

初诊日期：1988 年 11 月 21 日。

现病史：患者口渴、乏力、消瘦 4 个月，曾经某医院诊断为糖尿病，服降糖灵、消渴丸、六味地黄丸治疗月余无效。追问病史，患者 5 月前痛失爱子，抑郁寡欢，悲伤太过。随后出现口干渴多饮，疲乏无力，头晕，心悸不宁，嗳气脘痞，小便频数。舌淡

---

① 李进龙、田元祥、于文涛、张素英：《杨牧祥教授验案 3 则》，载《河北中医药学报》2004 年第 4 期，第 33 -35 页。

② 杨善栋：《逍遥散化裁治疗消渴一则》，载《江苏中医》1990 年第 10 期，第 4 页。

红、苔薄黄，脉弦细。查空腹血糖 230mg/dL，尿常规：GLU（3＋）。

杨善栋教授思忖，情志郁结是其病缘所在，证系肝郁不舒，气郁化火，耗津损液。

治法：疏肝解郁，清火生津。

【处方】逍遥散化裁。

柴胡 12g	白芍 12g	当归 12g	白术 12g
茯苓 12g	丹皮 12g	山栀 12g	生龙骨 30g
生牡蛎 30g	生石膏 30g	生山药 30g	北沙参 15g
麦冬 15g	知母 15g	酸枣仁 15g	

水煎服，每日 1 剂。

7 剂后，诸症减轻，原方去生石膏，加太子参、生地各 15g。续服 15 剂，查空腹血糖 110mg/dL，尿糖阴性，上方倍量作丸以巩固疗效。

【按语】

消渴根据症状可有上、中、下"三消"之别，多与肺、胃、肾三脏相关。然而本案却因情志抑郁，肝失疏泄，气郁化火，以致火性炎上，消烁肺阴，扰乱中宫，胃燥津亏，亢阳耗液，下损肾阴，多饮、多食、多尿之消渴因之而起。故治以逍遥散去薄荷疏肝解郁、健脾养血，加丹皮、山栀清肝火，龙牡滋阴潜阳，酸枣仁养心安神，沙参、麦冬、知母、石膏清热养阴生津。标本兼顾，肝郁所致消渴，不期而愈。

八十一、杨友鹤医案二则

案 1：糖尿病[1]

时某，男，62 岁。

初诊日期：1990 年 6 月 26 日。

现病史：患者多饮、多食、多尿 4 月余，曾服优降糖等西药治疗，血糖控制不佳。现症：神疲乏力，口渴多饮，多食易饥，胃中嘈杂，小便日 10 余次，烦躁，耳鸣，大便干结，舌质淡红，苔薄黄，中有裂纹，脉细数。血糖 16.8mmol/L；尿常规：GLU（4＋）。

西医诊断：糖尿病

证候分析：燥热灼津，阴亏火旺所致阳证。

治法：清热生津，健脾疏肝。

【处方】

党参 30g	黄芪 30g	云苓 30g	生山药 30g
生石膏 30g	知母 10g	柴胡 10g	黄芩 10g
花粉 20g	内金 10g	粳米 20g	川朴 10g

连服 12 剂。

二诊：口渴已轻、胃中嘈杂已除，小便日 5～6 次，血糖 10.9 mmol/L；尿常规：GLU（＋）。药已中的，前方去石膏、花粉，加杞果 15g、萸肉 15g。

① 杨雪琴、杨守峰：《杨友鹤老中医糖尿病辨治经验》，载《光明中医》1999 年第 2 期，第 43－44 页。

再进 2 月余，诸症全消，精神好转，查血糖 6mmol/L，尿糖阴性，复查 3 周均正常。嘱停服汤药，服抗糖灵胶囊巩固治疗，随访 2 年未复发。

案 2：糖尿病[①]

时某，男，62 岁。

初诊日期：1981 年 6 月。

现病史：自述 4 个月前不明原因出现口渴多饮，小便日 10 余次，倦怠乏力，在当地某医院诊断为糖尿病，用中西药治疗 3 个月无效。

刻诊：神疲乏力，体胖，口渴多饮，胃中嘈杂，易饥，小便日 10 余次，有泡沫，烦躁，耳鸣，视力减退，大便日 1 次，面色无华，舌质红、苔薄黄，脉沉细。查血糖 16.8mmol/L；尿常规：GLU（3＋）。

证候诊断：热灼阴津，气阴两亏。

治法：清热生津，健脾益气。

【处方】

党参 30g	生石膏 30g	知母 10g	柴胡 10g
黄芩 10g	黄芪 30g	云苓 30g	花粉 30g
鸡内金 10g	桂枝 10g	山药 30g	

并配服抗糖灵胶囊，7 粒/次，3 次/日。

二诊：（7 月 18 日）上方连用 20 余剂，口渴已减，嘈杂已除，小便日 5～6 次，血糖下降为 11.76mmol/L，尿糖降为（＋）。上方去生石膏、花粉，加枸杞子、山萸肉。

三诊：上方连用 10 余剂，诸症消失，精神好转，血糖 5.88mmol/L，尿糖阴性，连查 3 次，均属正常。嘱服抗糖灵巩固疗效，2 年后随访未见复发。

八十二、于志强医案：2 型糖尿病[②]

刘某，女，60 岁。

初诊日期：2011 年 1 月 14 日。

主诉：确诊 2 型糖尿病 1 年，口干口渴，乏力 2 周。

现病史：患者素体肥胖，1 年前无明显原因及症状，体检时发现血糖略高，经多次复查血糖及胰岛素分泌试验，诊断为糖尿病，但并未系统治疗，血糖控制不理想。近 2 周来自觉口干，口渴，饮水较多，身重乏力，而到门诊就诊。

刻诊：口干口苦，饮水较多，呕恶纳呆，烦躁易怒，头沉身重，四肢乏力，形体肥胖，双下肢水肿，舌体胖大，苔黄腻，脉象弦滑。实验室检查：空腹血糖 7.9mmol/L；尿常规：GLU（＋）。

西医诊断：2 型糖尿病。

中医诊断：消渴。

① 郝现军、王冠民：《杨友鹤治疗糖尿病经验》，载《江西中医药》2001 年第 3 期，第 9 页。
② 朱明丹、于志强：《于志强主任从肝论治糖尿病的经验》，载《云南中医中药杂志》2016 年第 9 期，第 8－9 页。

证候诊断：肝郁土壅，湿热内生。

治法：疏肝清热，燥湿健脾。

【处方】消渴煎Ⅱ号加减。

苍术 12g	黄连 12g	柴胡 10g	荷叶 10g
枳壳 10g	葛根 10g	蚕砂(包)10g	鸡内金 10g
栀子 10g	泽泻 10g	冬瓜皮 15g	车前草 10g
竹茹 6g	生山楂 10g		

7剂，水煎服。

二诊：（2011年1月21日）服用前方后，患者病情好转，口渴减轻，纳呆减轻，双下肢水肿减轻，无口苦，无胸闷，仍有头身沉重，呕恶，四肢乏力，舌体胖大，质淡红，苔薄黄腻，脉弦滑。得之治疗辨证准确，治法得当，仍守原方去泽泻、冬瓜皮、车前草，再服7剂巩固疗效。

三诊：（2011年1月28日）服用前方后，患者病情好转，无口渴，饮水量可，无呕恶，饮食量可，感觉头身沉重四肢乏力略有好转，舌质淡红，苔薄白，脉弦滑。复查空腹血糖：6.3mmol/L。得之治疗辨证准确，治法得当，前方去竹茹、山楂继服7剂，巩固疗效。

四诊：（2011年2月4日）服用前方后，患者病情好转，饮水量可，无口渴，体力可，舌质淡红，苔薄白，脉弦滑。得之治疗辨证准确，治法得当，仍继服前方巩固疗效，将上方制成水丸，每次10g，每日3次。病情好转，未再就诊。

【按语】

消渴煎Ⅱ号是在朱丹溪越鞠丸的基础上加减化裁而得，方中以柴胡、枳壳疏肝解郁、升降气机；以苍术、蚕砂、栀子、黄连清热燥湿；以葛根、荷叶升胃中清气，生津止渴；以鸡内金消食健胃；以泽泻、冬瓜皮、车前草利水消肿。

八十三、喻安书医案：2型糖尿病[①]

田某，男，78岁。

初诊日期：2010年3月8日。

现病史：近1月来，口渴多饮，纳多，大便干结难解，每日1行，盗汗，面赤，小便黄，烦躁易怒，眠可。患高血压30年，糖尿病7年。舌质红、苔黄腻，脉细数。血压124/76mmHg，空腹血糖6.8mmol/L。

西医诊断：2型糖尿病。

中医诊断：消渴。

证候诊断：肾阴亏虚，阴虚火旺。

治法：滋阴泻火。

---

① 吕琳、喻安书：《喻安书教授治疗老年病调理脾胃学术经验探讨》，载《云南中医中药杂志》2011年第6期，第14－17页。

【处方】知柏地黄汤加减。

知母 10g	黄柏 10g	生地 15g	枣皮 15g
丹皮 10g	茯苓 15g	泽泻 10g	沙参 15g
花粉 15g	麦冬 10g	白芍 10g	怀牛膝 10g
桔梗 10g	薏苡仁 20g	桑叶 10g	甘草 6g

每日 1 剂，水煎服，7 剂。

适当控制食量，控制体重，忌食膏粱厚味，宜清淡、含粗纤维食物。

二诊：（2010 年 3 月 15 日）患者自诉口渴减轻，大便仍难解，舌质红、苔黄腻、脉细数。继上方加枳实 6g，厚朴 10g，火麻仁 30g，郁李仁 30g，黄连 10g。3 剂煎服。

三诊：（2010 年 3 月 20 日）大便干，解时乏力，治以益气养阴润下。

【处方】

黄芪 15g	白术 10g	茯苓 15g	生地 20g
麦冬 15g	玄参 10g	沙参 15g	枳实 6g
火麻仁 30g	郁李仁 30g	桔梗 10g	淮牛膝 10g
黄连 10g	薏苡仁 20g	甘草 10g	

5 剂，煎服。

四诊：（2010 年 4 月 2 日）多饮减轻，便秘改善，但解便仍觉得乏力，黄腻苔明显褪去，上方继服 5 剂。

【按语】

患者年老阴亏，津液不足。津亏肠燥，传导失职，而致解便困难，治以滋阴增液、润肠通便，并未用大黄，恐苦寒太过损伤脾胃。喻安书教授告诫老年病攻邪应谨慎从事，攻伐易，复正气难。即便急下，要中病即止，攻中有守，祛邪而不伤正。

八十四、袁长津医案二则

案 1：糖尿病[①]

余某，男，48 岁，教师。

初诊日期：1985 年 10 月 10 日。

现病史：口渴、多饮、多尿、体渐消瘦已 1 年余。近 2 月上症加重，每天需饮水 15 磅，纳差神倦，动则气短，小便日夜约 15 次，色黄量多，大便 3 日 1 次，质干量少。患者形体干瘦，面色暗褐，舌体窄小、质红、苔薄干黄，脉细数。

辅助检查：尿常规：GLU（3＋）；空腹测血糖 200mg/dL。

西医诊断：糖尿病。

中医诊断：消渴病。

证候诊断：胃热津灼液耗。

【处方】白虎汤合增液承气汤加花粉，5 剂。

复诊：（10 月 17 日）诸症未减，乏力尤甚，大便溏滞不爽。尿常规：GLU（3＋）。

---

① 袁长津：《健运脾胃、化输津液之临床体会》，载《湖南中医杂志》1987 年第 3 期，第 16－18 页。

脉舌同前。辨证分析：胃热灼津，脾气虚赢，津液化源竭乏，输摄无力。治法：清润胃腑，健运中气为主。

【处方】

生石膏 30g	知母 10g	生白术 20g	苍术 12g
黄芪 30g	升麻 9g	太子参 20g	元参 15g
生地 20g	黄柏 10g		

7 剂。

三诊：（10月27日）诸症大减，精神转佳，每日只需饮大半瓶开水（3磅），尿微黄，日夜约7次，大便通畅成形。查尿常规：GLU（＋），苔薄黄稍润，脉细微数。

仍守上方续服20剂后，诸症消失，面色明润，尿糖阴性，空腹血糖120mg/dL，11月20日即已上班。

此后患者坚持每周服上方加减3剂，至今未见复发，曾经5次查尿糖均属阴性。

案2：糖尿病[①]

许某，女，65岁。

初诊日期：2013年6月15。

主诉：发现血糖升高1月余，伴腰痛2周。

现病史：口干，多饮，多尿，消瘦，左侧腰胀痛，头晕乏力，皮肤瘙痒。双下肢不肿。纳差，二便可。舌红苔薄白，脉细。

既往史：有肾结石病史。

辅助检查：肾功能：BUN 9.07mmol/L，Cr 137.8μmol/L。空腹血糖7.41mmol/L。

中医诊断：腰痛。

证候诊断：肾阴亏虚，气虚血瘀，浊毒内生。

【处方】

生地黄 30g	淮山 20g	山茱萸 15g	知母 12g
黄柏 12g	茯苓 15g	泽泻 10g	丹皮 12g
续断 15g	虎杖 30g	土鳖虫 10g	天麻 12g
枸杞子 15g	山栀 12g	郁金 12g	

服药半个月后二诊：患者皮肤瘙痒渐愈，但腰仍有胀痛，食纳稍增，舌红苔薄白，脉细涩。

袁长津教授指出，腰为肾之腑，脾肾气虚，血行无力，易血瘀，继续予知柏地黄汤为基础方，加以虎杖、土鳖虫等活血通络之品，佐以补肾强筋之续断、狗脊、独活、杜仲。

【处方】

生地黄 30g	淮山 20g	茯苓 18g	丹皮 10g
山茱萸 15g	泽泻 12g	黄柏 15g	虎杖 30g

---

① 易景慧、范钊坤、袁长津：《袁长津论治慢性肾衰竭经验》，载《湖南中医杂志》2015年第3期，第17-19页。

| 土鳖虫 10g | 续断 15g | 知母 12g | 狗脊 20g |
| 独活 10g | 杜仲 12g | | |

服药 7 剂后三诊：胀痛减轻，瘙痒愈。复查 Cr 116μmol/L，血糖 8.4mmol/L。在上方的基础上加黄芪，以增益气活血、养阴之功。继续予上方加减调养。

【处方】

生地黄 30g	淮山 18g	虎杖 30g	丹皮 10g
山茱萸 15g	茯苓 15g	泽泻 10g	续断 15g
土鳖虫 8g	杜仲 15g	土茯苓 18g	知母 10g
黄芪 30g	黄柏 15g	苍术 15g	砂仁 6g
狗脊 18g			

四诊：（8 月 3 日）复查空腹血糖 8.09mmol/L，Cr 98μmol/L。症状缓解，肌酐已降，在上方的基础上加重黄芪的用量至 40g，以加强益气活血通络之功。

之后一直坚持来袁长津教授处中药调养，未再服用西药降糖药及其他西药治疗。先后复查血糖均波动在 7.4～8.4mmol/L 之间，肌酐未再继续上升。症状及化验指标均明显改善，元气渐固，患者既往有结石病史，不可攻邪太过，今在补肾之六味地黄汤基础上，合三金排石汤以滋阴补肾、利尿通淋。

其后半年，仍在袁长津教授处随诊。诸症明显改善，面色红润，精神好。其间血糖波动不大，肌酐在正常范围之内。

八十五、袁占盈医案三则[1]

案 1：糖尿病

蔡某，女，55 岁。

初诊日期：2009 年 10 月 12 日。

现病史：患者 2 年前体检发现空腹血糖 9.2mmol/L，当时临床症状不明显，曾服消渴丸，血糖基本控制达标。近 3 个月出现消瘦、腰膝酸软、下肢无力，来我院就诊。

刻诊：身体消瘦，腰膝酸软，下肢无力，视物昏花，口干欲饮，大便 2 日 1 行，空腹血糖 7.3mmol/L，餐后 2h 血糖 9.4mmol/L。脉沉弦细，舌体偏瘦，质红，苔薄微黄。

证候诊断：肝肾阴虚。

治法：滋补肝肾，养阴清热。

【处方】

玄参 15g	沙参 20g	生地 20g	山萸肉 10g
茯苓 15g	丹皮 12g	枸杞子 15g	女贞子 15g
黄精 15g	知母 15g	草决明 30g	川断 15g
杜仲 15g			

每日 1 剂，水煎服。

---

① 赵璐、袁占盈：《袁占盈辨治糖尿病经验》，载《中国中医基础医学杂志》2010 年第 10 期，第 902 – 903 页。

西药：格列吡嗪片 5mg，每日 1 次。

15 剂后患者感觉腰膝酸软、乏力消失，视物昏花好转，空腹血糖 6.7mmol/L，餐后 2h 血糖 8.3mmol/L。改用中成药杞菊地黄丸，8 粒，每日 3 次，西药继服。

随访 3 个月血糖控制稳定，临床症状基本消失。

案 2：糖尿病

院某，女，44 岁。

初诊日期：2009 年 5 月 1 日。

现病史：患者 3 年前出现口渴多饮、乏力、消瘦，空腹血糖 10.5mmol/L，尿常规：GLU（2＋），诊断为糖尿病。曾服降糖灵，血糖、尿糖基本控制正常，但患者仍有口干咽燥、口渴等症，并出现腹胀、恶心，要求配合中药治疗。

刻诊：消瘦，口干多饮，多食，乏力，口舌生疮，牙龈肿痛。舌质红，舌苔黄而少津，脉弦数。

证候诊断：阴虚热盛。

治法：养阴清热、益胃生津。

【处方】人参白虎汤合一贯煎加减。

生晒参 12g	生石膏 45g	沙参 20g	生地 20g
玄参 20g	麦冬 15g	石斛 15g	知母 15g
花粉 30g	黄连 12～15g		

兼烦躁易怒（肝火盛）者加柴胡、龙胆草；心烦失眠（心火盛）者加炒枣仁、夜交藤、栀子；头痛者加菊花、夏枯草；目赤痛者加菊花、黄芩；大便干者加草决明、瓜蒌、大黄。

每日 1 剂，水煎服。并嘱其停用降糖灵。

服药 10 剂后患者临床症状好转，空腹血糖 7.7mmol/L，餐后 2h 血糖 8.9mmol/L。继续服用 10 剂，临床症状消失，血糖控制达到良好水平。

案 3：糖尿病

张某，女，65 岁。

初诊日期：2008 年 5 月 30 日。

现病史：患者 15 年前出现不明原因消瘦，当地医院诊断为糖尿病。曾间断服消渴丸、降糖灵等药。2 年前出现双下肢浮肿，蛋白尿、尿素氮、肌酐增高，停用口服降糖药，改用胰岛素控制血糖。

刻诊：面色苍白，乏力，反复感冒，颜面及双下肢浮肿，腹胀，小便量少，大便干。空腹血糖 8.4mmol/L，餐后 2h 血糖 10.9mmol/L；尿常规：PRO（2＋）。舌质淡暗，苔白，脉沉细无力。

证候诊断：阴阳两虚。

治法：温补脾肾，通阳利水，调畅气机。

【处方】

熟附片 6g	桂枝 10g	山药 15g	白术 12g
薏苡仁 30g	仙茅 15g	仙灵脾 15g	大黄 10g

川牛膝 30g　　　　茯苓 30g　　　　泽泻 20g　　　　益母草 30g

车前草 30g

每日 1 剂，水煎服，且按原有胰岛素量继续运用。

服药 14 剂，患者感觉气力增加，精神好转，颜面及下肢浮肿明显减轻，大便日 2 行，尿常规：PRO（＋）。效不更方，照上方继续服用，同时加服百令胶囊。

随访 2 月余血糖稳定，尿蛋白转阴。

八十六、查玉明医案：2 型糖尿病[①]

左某，男，46 岁，工人。

初诊日期：1976 年 5 月 6 日。

主诉：口渴、尿多、体重逐渐下降 1 年余。

现病史：口渴、尿多、体重逐渐下降 1 年余，经医院检查，血糖 15.68mmol/L；尿常规：GLU（4＋），诊断为：糖尿病。给予口服 D－860、降糖灵治疗，血糖下降不明显。

刻诊：口渴引饮，每日饮水 4～5 暖瓶，尿频量多，每夜约排 5～8 次，色浑如脂、泡沫多，消瘦，伴腰膝酸软，大便干燥，四肢无力。查体：舌绛红燥，少津无苔，脉沉细而数。

理化检查：空腹血糖 12.32mmol/L。

西医诊断：2 型糖尿病。

中医诊断：消渴（下消）。

辨证分析：患者素体肝肾阴虚，肾阴亏损，相火妄动，摄纳无权，则尿多如膏脂，腰膝酸软；阴虚火旺，灼肺耗阴而多饮；肺虚津液不能敷布，则舌燥少津；燥热内燔，肺失治节，尿液直趋而下，故尿多而频；气营耗伤则消瘦；烁阴肠枯则便燥。

证候诊断：肺肾两虚。

治法：养阴固肾，益肺气，生津液。

【处方】地黄汤和生脉散加减。

山药 25g　　　　生地 35g　　　　丹皮 15g　　　　茯苓 15g

石斛 20g　　　　玉竹 25g　　　　沙参 25g　　　　麦冬 50g

五味子 10g　　　葛根 20g　　　　天花粉 25g　　　菟丝子 20g

水煎，每剂药取汁 300mL，每日早晚各 100mL 口服。

复诊：服药 20 剂，口渴好转，每天约饮 2 暖瓶，尿量减少，每夜 2～3 次，空腹血糖降至 9.8mmol/L；尿常规：GLU（2＋），舌苔略复转润，唯有手足心热，此属真阴未复，仍宗前方加枸杞 25g。

三诊：随变证加减，继服药 20 剂，复查空腹血糖 6.6mmol/L，恢复正常。为巩固疗效，予大补阴丸、生脉散加减，先后共服药 52 剂，随访血糖稳定，未再复发。

---

① 尹远平、江红、杨潇：《葛根应用经验——查玉明临床用药经验》，载《辽宁中医药大学学报》2014 年第 7 期，第 12－15 页。

八十七、詹文涛医案：糖尿病[①]

何某，男，50岁。

初诊日期：2000年11月16日。

现病史：患者因烦渴多饮、善饥、消瘦3月余到某院干疗科住院，诊断为2型糖尿病，当时空腹血糖20mmol/L，医院建议患者用胰岛素治疗，但患者拒绝而请詹文涛教授会诊。

刻诊：烦渴多饮，善饥，消瘦，大便干结，2～3天1行，伴头昏、乏力，舌质红、苔黄厚腻，脉沉、弦、细、微数。

中医诊断：消渴。

证候诊断：阴虚燥热，气虚痰浊不化，腑实不通。

治法：滋阴清热润燥，益气通腑豁痰。

【处方】白虎汤、桃核承气汤化裁加减。

大黄6g	桃仁12g	丹皮12g	川贝12g
知母10g	玄参30g	生石膏30g	沙参30g
太子参30g	芦根30g	淮山药30g	冬瓜仁30g
苡仁30g	天花粉30g	麦冬15g	丹参15g
生地15g	炙甘草3g		

每日1剂。

二诊：（11月23日）患者诉烦渴，善饥症状明显减轻，大便正常，每日1行，但仍感头昏，乏力，舌质红、苔薄黄、少津，脉沉细弦，证属气阴两虚。

【处方】黄芪生脉饮合白虎汤加味。

黄芪30g	太子参30g	生石膏30g	淮山药30g
天花粉30g	葛根30g	麦冬15g	玄参15g
丹参15g	五味子10g	知母10g	炙甘草3g
苍术12g	生地20g	山萸肉20g	

每日1剂。

三诊：（12月7日）患者口不干，饮食量明显减少，头昏、乏力亦明显减轻，复查空腹血糖9.8mmol/L。原方续治。

四诊：（12月14日）患者诉头昏，乏力，口渴善饥症状完全消失，精神佳，并已恢复正常工作，复查空腹血糖6.8mmol/L。原方续治，建议患者定期复诊以随时调整处方。

---

① 琚坚、李青：《詹文涛教授辨证治疗糖尿病经验的临床体会》，载《陕西中医》2002年第4期，第334－336页。

八十八、张发荣医案四则

案1：糖尿病[①]

刘某，女，58岁。

初诊日期：2013年7月25日。

现病史：糖尿病病史5年余，长期口服二甲双胍、亚莫利等降糖药，血糖控制在6.5～8.0mmol/L，近期出现夜间口苦甚，时有双下肢乏力，纳差，晨起恶心欲呕，食后腹胀，大便稀溏，舌质红，苔黄腻，脉弦数。

证候诊断：湿热困脾。

【处方】

苍术15g	厚朴15g	陈皮15g	茯苓20g
葛根30g	黄芩15g	黄连9g	炙甘草15g
天花粉15g	桑白皮15g	地骨皮15g	薏苡仁30g
白豆蔻20g	藿香10g		

6剂。

复诊时，自诉口苦症状改善，双下肢乏力明显减轻，大便成形，于原方中去桑白皮、地骨皮，其后随访情况良好，症状基本消失。

【按语】

患者消渴日久，耗气伤阴。伤及于脾，脾失健运，痰湿内生；痰浊停于胃中，胃失和降，胃气上逆，则泛酸恶心，时而呕吐；痰浊困脾，脾气运化失司，则见食后腹胀、大便稀溏，湿郁久化热，则舌质红，苔黄腻。

综观症舌脉，当属湿热中阻，治以清热泻火、健脾燥湿。选用平胃散合泻白散、葛根芩连汤加味。方用6剂，其症状大减，再服症状皆消。

案2：糖尿病[②]

刘某，男，68岁。

现病史：发现糖尿病20年，一直用西药，间或加用中药治疗，但疗效不够理想。近4年来，经常出现头目眩晕，心累气短，肢体浮肿，血压波动在180～150/110～90mmHg之间；心电图：T波倒置，心肌缺血；尿常规：GLU（2+），PRO（3+）；肾功能：BUN 11mmol/L，血肌酐在170～210μmol/L之间。下肢麻木、皮肤颜色青紫。肌电图：下肢坐骨神经、腓总神经等严重损害。

可见，患者已并发高血压、冠心病、肾病、周围神经病变等并发症，总的趋势是病情不断发展加重。近半年加用了胰岛素治疗，空腹血糖控制在5～7mmol/L，餐后2h血糖控制在8～10mmol/L之间，服心痛定、卡托普利，血压控制在正常范围。水肿曾反

---

① 罗云林、张敏、陈秋：《张发荣结合四川盆地地域特点治疗糖尿病经验》，载《中医文献杂志》2014年第3期，第41-42页。

② 张发荣：《关于甘味药治疗糖尿病的经验》，载中华中医药学会主编《中医治疗糖尿病及其并发症的临床经验、方案与研究进展——第三届糖尿病（消渴病）国际学术会议论文集》，中华中医药学会糖尿病分会2002年版。

复应用双氢克尿噻、速尿等，开始服这些利尿剂水肿消退满意，之后出现继发性失效。长期服用维生素 B$_1$ 等多种维生素、肌醇片、血管扩张剂等，肢体麻木疼痛仍然有增无减。患者就诊时，自述对水肿、下肢麻木疼痛深感忧虑，不堪其苦，求治心甚切。

刻诊：面色晦暗，颜面浮肿，眼球肿胀少神，舌淡，胖大，舌苔厚腻，色黄白相间，中度腹水，下肢凹陷性水肿，向心性延伸，已发展至膝关节以上，脚背肤色青紫，小腿肤色发亮，心累气短，咳逆上气痰多，呈泡状，腹胀食少，腹部有移动性浊音，大便干燥，2～3日1解，小便量少，浑浊，四肢欠温。

证候分析：消渴病日久，阴损及阳，阳虚水泛，水饮射肺。

治法：温阳利水，泻肺逐饮。

在维持原治疗方案的基础上，另用真武汤合葶苈大枣汤加味。

【处方】

葶苈 15g	白术 15g	生姜 15g	葶苈子 15g
大枣 20g	椒目 10g	车前子 20g	桑白皮 20g
地骨皮 20g	桂枝 15g	黄芪 30g	

制附片（冷水先浸泡40min，并先熬1h）15g

方中之真武汤温阳利水，葶苈大枣汤泻肺逐饮，加椒目、车前子、桑白皮、地骨皮、桂枝诸药，意在增强化气行水功效，黄芪益气，扶正则可达邪。

本方服 3 剂后复诊：心累气短、咳喘大减，已能平卧，痰量减少，水肿减轻，肿消至膝关节以下。效不更方，原方再服 3 剂。

第二次复诊：由于前 3 剂药服后腹胀减轻，食欲好转，故放松饮食控制，水果、油腻杂进，现又感觉腹胀有所反复，口淡乏味，观其舌苔加厚，减去方中大枣甘味滞湿药物，意欲增强轻灵化湿的作用。患者服药 2 剂，明显感觉心累气短加重，腹中嘈杂难受，其余症状也无改善。故改服第一张处方。

服药 2 剂，患者感觉舒服，病情比服第一张处方时更好。其后的治疗，有意识地对用不用大枣进行过多次重复对比观察，都印证了处方中不用大枣患者服药后就感觉难受，用了大枣服药后就感觉舒服。说明患者感受并非偶然的巧合。该方中的大枣对血糖的影响如何？治疗过程血糖稳定，可见该方中的大枣并无升高血糖的副作用。

患者对第一张处方非常珍惜，大凡来复诊看病，都强调要第一张处方为基础方。要求要用大枣。许多甘味药对糖尿病不仅有良好的治疗作用，而且也是良好的矫味剂。古语云"良药苦口利于病"，说明当其有病之时不得不恨病吃药，同时也说明吃药并非享受，难免有所痛苦。无论古往今来，"民以食为天"，美味佳肴是人类对幸福生活的追求。患者治病，希望服用口感好、有疗效的方药。医生对这种要求应充分理解。医生设计一张处方犹如一个厨师设计一道美味佳肴。厨师要做好这道菜，他们必须综合考虑保证营养、色鲜、气香、味美，要达到这些基本要求，必须通过正确的工艺、纯青的火候、恰当的配料等诸多环节的完美结合才能完成。而医生治病，与高明厨师的思路如出一辙，处方时先必须着眼于主病、主方、主药的有效性，在抓主要矛盾的前提下，通过处方的配伍，尽可能兼顾如何降低副作用、价位切合实际、口感良好等系列问题。医生多费点神，会给患者减轻痛苦。中药五味的内容非常丰富，如何通过深入研究甘味药，充分应用其药源，发挥其在糖尿病防治中的治疗和矫味作用，尚需大家发掘、补充、发展。

案3：2型糖尿病[①]

薛某，男，46岁。

初诊日期：2014年10月23日。

现病史：发现血糖升高2年余，血糖未具体监测，患者自述常感口干、食欲亢进、易饥，有难以抑制的加餐的冲动，大便不成形，每日2次左右。

刻诊：精神差，形体偏胖，面色萎黄，舌偏红苔黄白微腻中有裂纹，脉弦缓。查空腹指尖血糖为8.62mmol/L，餐后2h指尖血糖为17.48mmol/L，HbA_1c 9.36%。

西医诊断：2型糖尿病。

中医诊断：消渴病。

证候诊断：胃热阴亏。

治疗予以亚莫利4mg、po、qd，阿卡波糖50mg、po、tid。

治法：清热生津，益气养阴。

【处方】

石膏60g	知母40g	山药15g	党参30g
炙甘草10g	大枣80g	黄精15g	桑椹15g
枸杞子15g			

7剂，水煎服。

二诊：（11月1日）诉食欲仍佳，但可以控制，矢气频频，脉缓中带弦。测空腹指尖血糖为8.02mmol/L，餐后2h指尖血糖为5.48mmol/L。

【处方】

石膏80g	知母40g	山药15g	党参30g
炙甘草10g	大枣80g	黄精15g	桑椹15g
枸杞子15g			

反复经2月治疗患者各种症状明显减轻，自觉良好，血糖基本控制。

【按语】

本病早期，胃热津伤夹有湿热，胃热盛则消谷善饥；阴津不足则口干欲饮，胃中嘈杂，舌体失养则中有裂纹；中焦气机不畅，津停为湿则苔厚腻，湿阻脉气加之阴液不足故脉弦缓。张发荣教授强调清热不伤津，养阴不留邪，常使用白虎汤加人参以清热生津，方中石膏量宜大以直清胃火，配大剂量大枣养脾阴制胃火，抑制食欲、控制血糖。

案4：非胰岛素依赖性糖尿病[②]

曾某，女，61岁。

初诊日期：1994年3月6日。

---

① 方威、涂萱、陈秋：《张发荣老师妙用大枣治疗糖尿病的经验举隅》，载《光明中医》2016年第6期，第780-781页。

② 张发荣、衡先培：《一种胰岛素抵抗的糖尿病特殊类型报告》，载《成都中医药大学学报》1996年第1期，第26-27+55页。

现病史：患者确诊为非胰岛素依赖性糖尿病（NIDDM）13 年，先后服用过优降糖、降糖灵、达美康、美吡达等，血糖控制在 10mmol/L 左右。2 年前出现不明原因的腹泻（每日大便 2～3 次），经服氟哌酸、黄连素后泻止，但从此血糖升高至 18mmol/L 以上，经口服降糖药加大剂量、联合用药及更换药物等，均未取得疗效，前来我院诊治。

患者体型肥胖，血糖 18.7mmol/L。因该患者过去用药一直正规，但血糖始终稳定在 18～20mmol/L 之间。而予肌注胰岛素，每天 30U，分早、中、晚餐前 0.5 小时各注射 1 次，同时予糖复康 3 号胶囊及糖复康浓缩丸。

1 周后空腹血糖为 21.4mmol/L，胰岛素增至 38U。

1 月后血糖为 25.5mmol/L，胰岛素增至 68U。

1994 年 4 月 21 日血糖为 30.3mmol/L，胰岛素用至 100U。因见每增加 1 次胰岛素用量则血糖即升高 1 次，恐其出现严重后果，嘱其注意休息，少活动。胰岛素 100U 维持治疗 1 周，血糖无明显升降。

刻诊：（4 月 28 日）口干喜饮，尿多，神疲肢冷，大便干结，下肢轻度水肿，舌苔厚腻。每天予优降糖 5mg、降糖灵 50mg、糖复康 5 号胶囊 2 粒/次，2 次/日，糖复康 3 号胶囊 2 粒/次、糖复康浓缩丸 9g/次、益肾糖泰 1 支/次，均 3 次/日。

1 周后血糖为 29.6mmol/L，胰岛素减为每天 80U，大便通畅。

半月后血糖无明显变化，胰岛素减为每天 60U，舌苔薄腻。

1 月后血糖仍无明显变化，胰岛素减为每天 30U，下肢水肿有所减轻。

1994 年 6 月 5 日血糖为 26.1mmol/L。胰岛素减为每天 20U，患者口干明显减轻，饮水及尿量明显减少，精神好转。

再过 1 周，血糖降为 20.4mmol/L，全停胰岛素。

1994 年 7 月 7 日，血糖降为 10.4mmol/L，已无口干多饮多尿的症状，精神清爽。

1995 年 2 月 17 日，血糖降为 7.8mmol/L。

1995 年 9 月 25 日复查：血糖为 7.6mmol/L。

【按语】

通常所说的胰岛素抵抗，是指胰岛素每日需要量大于或等于 200U，才能使高血糖得到良好的控制并持续 48 小时以上者。一般情况下，这类患者都是在初期使用小剂量胰岛素，血糖有不同程度的下降，但是继续使用，则效果逐渐降低，不得不增加胰岛素用量，如此反复，致使胰岛素的用量不断增大。然而，本组患者却与前述患者不同，他们在注射合理剂量的胰岛素之后，血糖一直保持高水平状态并无下降趋势，且在增加胰岛素的剂量后，血糖浓度仍在高水平基础上继续上升。这类病例比较少见，其原因尚待进一步研究。

此类患者，病久缠绵，临床表现多以肾精亏虚为本，气津不足为标。对肾精亏虚、肾阳不足或阴阳两虚者，予糖复康 5 号胶囊以填补精血、滋阴益阳；对阴虚为主，阳尚不弱者，予糖肾康浓缩丸以补益肾精。再予糖复康 3 号胶囊益气生津，以治其标。此为固定治法，是治疗之根本。

大便秘结者，病在脾虚胃弱、津亏血瘀，加糖复康浓缩丸补脾养胃，化瘀通便以治其结。水肿苔腻者，乃湿阻水停，故佐益肾糖泰以化湿降浊、通利气机。如是治疗，紧扣病机，标本兼顾，常变结合，故能提高其疗效。现代研究表明，中药补肾填精方剂能改善 B 细胞的功能，改善组织靶细胞对胰岛素的敏感性。益气养阴药能明显改善症状，促进糖的利用。活血化瘀药可改善血液循环。不少中药本身就具有轻微的降血糖作用。用胰岛素前予口服降糖药没有取得理想疗效，但用胰岛素后予同类口服降糖药并加中药治疗却效果显著，说明补肾填精、益气养阴为主的中药治疗该类患者，疗效是肯定的。

八十九、张继东医案：糖尿病①

王某，女，58 岁。

初诊日期：2013 年 3 月 22 日。

主诉：四肢乏力 3 月余，加重 10 余天。

现病史：患者近 3 个月来不明原因出现全身乏力，上楼则气喘，并逐渐加重，伴口干口渴，易饥，小便频数，自觉发热。舌淡红，苔薄黄，脉细数。测空腹血糖 11.8mmol/L；尿常规：GLU（3 +）。

西医诊断：糖尿病。

中医诊断：消渴。

证候诊断：脾气亏虚，虚火上炎。

治法：补气健脾，清火滋阴。

【处方】

生黄芪40g	山药30g	黄精30g	金樱子15g
玉竹15g	黄连6g	黄芩12g	地骨皮20g
枸杞子30g	女贞子20g	生石膏20g	知母15g
天花粉30g	沙参30g	玉米须20g	

水煎服，6 剂，每日 1 剂。

二诊：口干口渴减轻，四肢乏力好转，仍小便频数，舌淡红，苔薄黄，脉细数。上方加桑螵蛸12g，继服 6 剂。

三诊：症状明显好转，不再口干口渴，体力基本恢复，尿频好转。舌质淡，苔薄白，脉沉细。上方继续服用 6 剂以巩固疗效。

四诊：诸症基本消失。查空腹血糖 6.8mmol/L。嘱患者服用消渴丸 6 粒，每日 3 次以善后。

九十、张晋峰医案：糖尿病②

闫某，女，60 岁。

现病史：5 年前因家庭经济困难，加之长子年岁轻轻患脑梗塞，丧失劳动力，负担

---

① 李艳梅、张继东：《张继东教授治疗糖尿病学术思想》，载《中国中医药现代远程教育》2014 年第 6 期，第 23 – 24 页。

② 张木森、张晋峰、叶小娟：《浅谈糖尿病从肝郁论治》，载《中国中医药现代远程教育》2011 年第 9 期，第 124 – 125 页。

大，整日忧愁。况且，近年来由于社会发展迅速，周围邻居相继盖起了新楼房，生活都有了很大改善。相比之下，唯独自家日子仍处于艰难困苦之中，自卑，不入人群，心思更加愁闷沉重。既而出现嗳气、纳差、脘腹胀满、窜疼、失眠多梦，口干不欲饮。空腹血糖 11.8mmol/L。

察患者面色青黄，稍有浮肿，全身乏力，脉弦细，舌质淡暗有紫斑，舌苔白腻润滑。常服二甲双胍、格列本脲等降血糖药物，仍居高不下。前医投润燥滋阴生津等方药罔效，反而引起腹泻。

据患者发病原因及临床表现，乍一看不像糖尿病。但血糖指标高是事实存在。举棋不定，最后经通盘分析，以下论断："舍去高血糖指标，从证论治"。

证候诊断：肝郁气滞，脾失健运。

治法：疏肝理气，益气健脾，化瘀利湿。

【处方】

黄芪 30g	丹参 30g	合欢皮 30g	茯苓皮 30g
橘红 10g	柴胡 10g	香附 10g	郁金 10g
厚朴 10g	枳实 10g	赤芍 15g	大腹皮 15g
炒酸枣仁 15g	党参 15g	白术 15g	白芍 15g

服药 5 剂，诸症皆轻，效不更方，连服 30 余剂，诸症尽悉。血糖降至 7mmol/L。能正常操务家事。后改服归脾丸和逍遥丸以固疗效。嘱生活上少吃甜食，适当调节，思想放畅荡等事项。至今生活劳动正常。

【按语】

黄芪、党参、白术益气健脾，柴胡、白芍、厚朴、枳实、郁金、香附、橘红疏肝理气解郁，大腹皮、茯苓皮消气利水，丹参、赤芍活血化瘀，合欢皮、炒枣仁宁心安神。全方融补、理、活、利等为一炉，切中病机，故获良效。

本例患者经辨证论治，生活调节，说服心理等手段的整体综合治理，使脏腑生理功能得到恢复，气、血、精、津液恢复正常运行代谢。可促进胰岛素分泌，改善胰岛素抵抗，抑制高糖素分泌等途经降低血糖，从而达到不降糖、而血糖自降治疗目的，充分体现了中医学整体观念。

九十一、张镜人医案：糖尿病[①]

竺某，女，36 岁。

现病史：患者有糖尿病史 27 年，于 1983 年元月初，突然发热、不寐多语、尿频尿痛。10 余天后，小便即不能自行排出。急诊留观期间置导尿管。29 日转入病房，化验：WBC 18.1×10^9/L，尿常规：WBC（3＋），空腹血糖 140mg/dL 以上。经用胰岛素及抗菌药物治疗后，症状有所控制，但小便仍点滴不出。

西医认为因糖尿病引起植物神经功能紊乱，导致膀胱麻痹，尿液潴留。先后请多科会诊，曾于膀胱区行脉冲电疗，用制霉菌素稀释冲洗膀胱，并口服吡啶斯的明以加强膀

---

① 何宗健：《张镜人医案二则》，载《云南中医杂志》1984 年第 5 期，第 36－37 页。

胱括约肌收缩功能，配合按摩，暗示疗法都无效，同时持续采用针、灸治疗，也不理想，于同年3月3日请张镜人教授会诊。

刻诊：神志尚清，但夜间烦躁不宁，口干齿燥，胸闷心慌，少腹胀满，脉细滑，舌干绛。

证候诊断：肝肾阴亏，里热内炽。

治法：养阴生津，兼清里热而宣气化。

【处方】

皮尾参^(另煎)9g	鲜生地30g	硃麦冬9g	鲜石斛30g
南北沙参各9g	玄参9g	炒赤芍15g	牡丹皮9g
水炙远志3g	广玉金9g	川草薢9g	泽泻12g
琥珀屑^(冲)1.5g	通关滋肾丸^(包)9g		

7剂。

二诊：烦躁已宁，口干亦缓，唯小便仍不能自行，脉细弦，舌光红。阴不化阳，气化不及州都，再宜培育气阴，原方随证加减，继服3周。

三诊：诸症见平，小便仍需通导，脉弦，重按无力，舌有薄苔较润，质红转淡。阴液渐复，中气尚虚。治拟养阴之中参以补中益气。

【处方】

生黄芪15g	软柴胡6g	炙升麻3g	南北沙参各9g
大麦冬9g	川石斛9g	水炙甘草3g	水炙远志3g
琥珀屑^(冲)1.5g	泽泻12g	淡竹叶9g	香谷芽12g
通关滋肾丸^(包)12g			

14剂。

四诊：已有尿意，但还赖通导，于上方略投萸肉等益肾之品，再服7剂。

五诊：小便已能自行，随即拔除导尿管，精神见振，胃纳亦佳，脉右部虚弦，左部偏细，舌苔薄，质淡红，效不更法，仍以补中益气，通关滋肾，方拟补中益气汤合瓜蒌瞿麦丸加减，以固疗效。

【按语】

经云："膀胱者，州都之官，津液藏焉，气化则能出矣。"临诊有因无阴而阳无以化者，有因中气下陷而气虚难化者。本案癃闭，实属气虚阴亏，气化无权。初诊即见一派阴亏火旺、津液欲枯之象。张镜人教授认为，治病当求其本，气阴所伤小便不利者，不可专利小便，以免津液重伤，气化愈衰，而蹈舍本逐末之弊。当急以养阴复液，滋肾清热，并守法长服，缓图其功。俟见脉弦而重按无力，苔薄质淡红，乃知阴液始复，中气仍虚，而以益气养阴同施，以期蒸化水液，升清降浊，各得其所。如此气阴一复，气化得司，上行下达，小便自通，顽固性癃闭终见治愈。

九十二、张琪医案二则[①]

案1：糖尿病

吴某，男，49 岁。

初诊日期：1997 年 5 月。

现病史：糖尿病病史 5 年，血糖高达 17.8mmol/L，经中西药治屡降屡升，但经常居高不下。患者形体肥胖，经常口苦，口干渴，饮水甚多，腰酸腿软，性欲减退，气短乏力，动则作喘，舌正红，脉沉弱。来诊时空腹血糖 13.2mmol/L，尿常规：GLU（3＋）。

证候诊断：肾阴亏耗，气分不足无以充斥三焦。

治法：益元气，补肾阴。

【处方】参芪地黄汤加味。

人参15g	黄芪30g	熟地30g	山茱萸15g
山药20g	茯苓15g	丹皮15g	泽泻15g
肥玉竹20g	何首乌20g	枸杞子20g	五味子15g
菟丝子15g			

水煎，日 2 次服。

初服 15 剂全身稍有力，口干嗜饮稍缓解，血糖 12.5mmol/L，似有小效。

嘱其继服上方 30 剂，症状有明显改善，血糖 10.0mmol/L，患者服药治疗有了信心。现症仍腰酸，性欲淡漠，前方稍佐助肾阳之品，加淫羊藿 15g、仙茅 15g、巴戟天 15g，继服 60 余剂。

检查血糖 7.5mmol/L，腰酸腿软、性欲皆明显改善，口干渴诸症亦随之消失，从而缓解。

案2：糖尿病

田某，女，58 岁，退休干部。

初诊日期：1997 年 8 月。

现病史：患糖尿病高脂血症 3 年余，经中西药治疗疗效不明显。近数月小便频、口渴、头眩，两目视物模糊不清，曾用消渴丸、D－860 等药疗效欠佳，来中医就诊。除上述症状外尚有口干饮水多，舌质紫暗红，边有瘀点，苔厚腻。

辅助检查：血糖 11.0mmol/L；尿常规：GLU（3＋）；CHO 7.60mmol/L，TG 3.5mmol/L，血流变提示高凝状态。

证候诊断：气阴两虚，血瘀痰蓄。

治法：活血化痰，辅以养阴益气。

【处方】

生地20g	赤芍15g	葛根20g	桃仁15g
红花15g	柴胡15g	枳壳15g	川芎15g
生山楂15g	丹参20g	半夏15g	苍术15g

---

① 张琪：《尿病证治经验》，载《吉林中医药》1999 年第 6 期，第 3－5 页。

| 麦冬20g | 太子参15g | 五味子15g | 石菖蒲15g |

水煎服。

本患者连续数次复诊，以上方化裁服药50余剂，诸症状大减，血糖维持7.0～8.0mmol/L之间，远期追踪观察疗效巩固。

九十三、张铁忠医案：糖尿病[①]

郭某，女，46岁。

现病史：患糖尿病已7年余，现口服美吡达及二甲双胍、拜唐苹等药治疗，饮食调整虽较好，但仍有乏力、口干、唇燥、心烦及手足心发热等症状。患者不宜用胰岛素治疗，来门诊要求中医治疗。

查空腹血糖8.6mmol/L，餐后2h血糖10.6mmol/L，HbA$_1$c 9.1%；尿常规：GLU（2＋）。

中医所见：舌质红而光，无苔，脉细数。

证候诊断：气阴两虚，虚火内扰。

治法：益气养阴，清热凉血。

【处方】当归六黄汤加减。

当归9g	黄芪15g	生地黄12g	熟地黄12g
黄芩12g	黄连9g	黄柏10g	麦冬15g
丹皮12g	五味子12g		

继服原降糖药物。

患者服中药1周后，口干、乏力等症状明显减轻，汗出亦少，空腹血糖和餐后血糖较前亦下降，再诊舌脉如前，效不更方，继服原中药又1周，舌质虽红，但已现白苔，脉仍细，但无数象，趋于平和。

【按语】

历代医家多认为糖尿病属中医消渴病范畴，病理机制以阴虚为本、燥热为标，滋阴清热为治疗糖尿病的基本原则，组方多根据肺胃肾津伤阴液不足的不同，而分别采取益胃生津，滋阴补肾，润燥清热等方法。

近年来很多临床家已注意到脾气阴不足在糖尿病病机中的重要性，脾主四肢，脾主运化，若脾气不足，运化失常，水谷精微不得正常输布，以营养四肢百骸及五脏六腑，故患者会感到疲乏少力；水谷精微不得输布，停蓄于营血之中，其多者又可下移膀胱，不仅可出现血糖增高，又可出现多尿、尿有甜味等现象。因此脾气不足，脾气阴两虚往往是糖尿病临床特点之一。张锡纯在《医学衷中参西录》曰："脾为太阴……故治阴虚者，当以滋脾为主……自能灌溉诸脏腑也。"最具有益气健脾作用的重要药物是黄芪，临床上常用治疗糖尿病，具有明显改善临床症状，降低血糖的原因可能就基于此。

---

① 张铁忠、万迎新：《当归六黄汤加减治疗疑难杂症四则》，载《中医药学刊》2003年第6期，第983－985页。

当归六黄汤中黄连，黄柏用于治疗消渴病已久。《名医别录》载"黄连止消渴""黄柏主消渴"，《本草纲目》曰"黄连主消渴尿多"，都是治疗消渴的要药。近代发现黄芩的主要成分黄芩苷对于糖尿病周围神经病变及糖尿病肾病具有良好的治疗作用，在消渴病当中也常配伍使用。糖尿病病程多绵长，气虚津亏日久又可导致血瘀发生。

方中，当归养血活血，具有预防消渴病，病久入络的功能特点。总之，当归六黄汤集养阴清热及益气和血功能于一方，对消渴病的治疗尤为对症，临床上我们随证经常加用麦冬、五味子、山萸肉，女贞子等加强养阴护阴作用，效果更佳。

九十四、章真如医案二则

案1：糖尿病①

李某，男，65岁。

现病史：患者于1980年秋季发现头昏，咽喉干燥，口渴欲饮，继之全身酸楚，肢体乏力，而食欲反增，小便量多，心烦失眠，形体逐渐消瘦。曾到当地医院检查，尿常规：GLU（3＋）；血糖280mg/dL，确诊为糖尿病，经用D-860，降糖灵等药，症状一度得到控制，此后又反复发作，近1年来口渴、多尿现象日趋严重，体重逐渐降低，复查血糖240mg/dL；尿常规：GLU（4＋），入本院治疗。脉弦数，舌暗红，苔黄燥。

证候诊断：肺胃津伤，肾阴不足。

治法：养阴清热，益气生津。

【处方】气阴固本汤加减。

生地15g	沙参15g	麦冬10g	玉竹15g
花粉15g	乌梅10g	苍术10g	黄芪20g
石斛10g	玄参10g	山药20g	桑椹15g

服药5剂后口渴减轻，小便仍多，但精神好转，原方去桑椹、乌梅、玄参，加五倍子10g、生牡蛎20g、云苓10g。

又服5剂后，尿量减少，口渴大减，精力有进步，原方再服60剂，症状基本消失。复查尿常规：GLU（＋）；血糖180mg/dL。

按原方继续服用共120剂，症状全部消失，精神倍于往昔，复查尿糖阴性，血糖100mg/dl，乃告痊愈。

案2：糖尿病②

赵某，男，57岁。

初诊日期：1997年9月17日。

现病史：患糖尿病已3年，开始有"三多"症状，后因服优降糖等药，症状逐步减轻，但血糖、尿糖仍高于正常，很不稳定，拟服中药。

---

① 代琳、刘惠武、吴洪斌、杜进军：《章真如论阴虚证经验》，载《辽宁中医药大学学报》2012年第3期，第40-42页。

② 章汉明、章向明：《章真如应用黄芪的经验》，载《安徽中医临床杂志》1999年第2期，第110页。

诊察：脉沉细，舌暗红，苔薄黄。

证候诊断：气阴两虚。

治法：益气养阴。

【处方】

黄芪 30g	山药 20g	生地 20g	熟地 20g
苍术 10g	天花粉 20g	生龙骨 30g	生牡蛎 30g
沙参 15g	玉竹 15g	山茱萸 10g	乌梅 10g

服 5 剂。

患者连续治疗 10 余次，血糖、尿糖基本降到正常范围，仍坚持服药。

九十五、赵清理医案二则[①]

案 1：糖尿病

贺某，男，64 岁。

初诊日期：1992 年 10 月 4 日。

现病史：患者于 3 年前无明显诱因而渐觉口干渴而多饮、尿多，曾去某医院查空腹血糖 11.2mmol/L；尿常规：GLU（3 +），诊为糖尿病，给予消渴丸治疗（每次 10 粒，每日 3 次），口渴减轻，但时有反复。近几个月来曾见全身困倦，肢体酸沉，医又给服用滋阴清热之中药，口渴虽然缓解，但仍觉肢体酸困，疲倦乏力，脘腹胀满，迁延不愈，特来求赵清理教授诊治。

刻诊：患者精神不振，自觉口干而不欲饮水，纳差，食后胃脘痞闷腹胀，肢体困重，大便黏滞不畅，小便频数而量少，舌苔白厚而腻，脉沉缓无力。

查空腹血糖 14.8mmol/L；尿常规：GLU（3 +）。

证候诊断：脾虚湿困，气机受阻。

治法：健脾理气，芳香化湿。

【处方】

太子参 15g	焦白术 12g	炒苍术 12g	茯苓 15g
陈皮 15g	炒枳壳 12g	广木香 6g	半夏 10g
葛根 15g	甘草 3g	生姜 6g	

水煎服，每日 1 剂。

服药 6 剂后，饮食增加，腹胀、肢体困重减轻，大便通畅，唯仍神疲乏力，口干，表明脾运湿祛，中焦枢机已转，气阴两虚之证显现，遂投以益气生津、健脾升清之剂。

【处方】

太子参 15g	焦白术 12g	茯苓 15g	山药 15g
炒枳壳 12g	葛根 15g	黄芪 15g	桔梗 15g
炙甘草 6g			

连服 15 剂，以上诸症明显好转，空腹血糖 8.67mmol/L；尿常规：GLU（+），守上

---

① 刘永业：《赵清理教授突出中医特色治疗糖尿病》，载《河南中医》1999 年第 6 期，第 19 - 20 页。

方继续服用，2个月后来诊，病情稳定，空腹血糖维持在 6.0～7.2mmol/L 之间，尿糖阴性。随访半年未见反复。

【按语】

本例患者是由于过用滋阴清热而损伤脾阳，使脾失健运，湿浊中阻，而见胃脘痞闷膜胀。肢体困重，口干而不欲饮水，大便黏滞不畅，故赵清理教授用六君子汤加味以健脾理气、芳香化湿，待脾运湿祛，气阴两虚之证显现时，又以益气生津、健脾升清之品以调理之，因药证相符，故取效甚速。

案2：糖尿病

王某，男，61岁。

现病史：于1990年3月14日体检发现空腹血糖 9.65mmol/L，无明显"三多一少"症，经药物治疗而得缓解。近2个月来因劳累，而又见体倦乏力，五心烦热，口干喜饮，失眠多梦，舌质暗，边有瘀斑，脉弦数，曾服清热养阴药10余剂而无效，特来就诊。

辅助检查：空腹血糖 10.62mmol/L；尿常规：GLU（＋）；TC 6.2mmol/L，血脂 1.58mmol/L。

证候诊断：阴虚热盛，瘀血内阻。

治法：养阴清热，活血化瘀。

【处方】

生地 15g	山茱萸 12g	生山药 20g	天花粉 20g
川黄连 12g	丹参 20g	丹皮 12g	赤芍 12g
水蛭 10g	焦山楂 30g	甘草 3g	

水煎服，每日1剂。

服药7剂，口干、心烦减轻，睡眠也有好转。待服完30剂，诸症大减，查空腹血糖 7.13mmol/L；尿常规：GLU（＋）；TC 5.9mmol/L，血脂 1.46mmol/L。又在原方基础上稍作加减，再服用1个月，诸症消失，查空腹血糖 6.2mmol/L；尿糖阴性；TC 5.4mmol/L，血脂 1.24mmol/L，嘱其服六味地黄丸和复方丹参片以调理之。

【按语】

本例患者属阴虚热盛火炽，血液被火热炼熬而成瘀，故用养阴清热、活血化瘀之剂而获效。赵清理教授在治疗糖尿病兼有血瘀者，喜用水蛭，赵清理教授认为水蛭既可活血破瘀，而又不会伤正，故凡是糖尿病兼有胆固醇、血脂升高者，或见舌质紫暗等血瘀征象者皆可用之，无不良反应。

九十六、钟一棠医案：2型糖尿病[①]

殷某，女，46岁。

现病史：患者患2型糖尿病已4年，曾用过多种降糖药物治疗，病情一直未控制。口渴，易饥，尿多，便干，不耐劳累，腰酸目糊，形体消瘦。自行停服降糖西药半年

---

① 钟顺儿、钟一棠：《糖尿病的辨证与治疗》，载《宁波医学》1994年第4期，第39－40页。

余。近复查空腹血糖3350mg/L，尿常规：GLU（4＋）。半月来左足背又逐渐红肿疼痛，小趾处局部溃烂，先后用洁霉素、青霉素治疗10余天罔效。测体温37.8℃，舌尖红，舌苔少，脉细带数。

证候诊断：气阴两虚，兼燥热入血。

治法：养阴生津，清热凉血，益气托毒。

【处方】增液汤加味。

生地15g	元参20g	麦冬20g	杞子20g
石斛20g	丹皮15g	赤芍15g	生黄花30g
银花25g			

另用黄柏30g，野菊花50g煎汁外洗患处。

经内服外洗7剂后复诊，体温正常，左足背红肿明显消退，溃烂处已少许结痂。停用外洗，守原方再服7剂，左足背红肿消退，小趾溃疡基本治愈。嗣后原方加减自服20剂后，诸症均大有好转。1月后复查空腹血糖2300mg/L，尿常规：GLU（2＋）。守原意治疗3个月，空腹血糖1080mg/L，尿糖阴性。

九十七、周国英医案二则

案1：糖尿病[①]

魏某，女，51岁，退休干部。

初诊日期：2009年02月18日。

主诉：反复口干多饮、多尿、多食，消瘦4月。

现病史：4月前出现口干、多饮，日饮水约3～4L；多食、易饥，日食米饭约1.2斤，仍需加食点心；尿量较前明显增多，夜尿1次/h，消瘦，体重减轻约20斤，伴乏力、视物模糊、四肢麻木，2天前始于当地社区医院查空腹血糖17mmol/L，餐后2h血糖26mmol/L。予口服及静滴药物治疗，症状稍改善，今求诊我院，查空腹血糖20.19mmol/L，快测餐后2h血糖19mmol/L，HbA_1c 15.20%。平素喜食肥甘、醇酒厚味、辛辣香燥之品。舌脉：舌红，苔黄腻，脉弦滑。

中医诊断：消渴。

证候诊断：湿热内蕴。

治法：清热化湿以调脾助运。

【处方】四妙汤加减。

苍术6g	川黄柏6g	怀牛膝15g	山药15g
薏苡仁15g	丹参15g	茯苓15g	白术10g
橘皮9g	煮半夏9g	甘草3g	茵陈15g

西医予诺和锐30控制血糖。

二诊：（2009年2月25日）患者口干多饮、多尿、多食症状明显改善。舌红，苔薄

① 叶彬华：《周国英教授"2型糖尿病重视理脾"经验总结》，载《中医药通报》2011年第6期，第19－21页。

黄腻，脉弦滑，继续原方案治疗。

三诊：（2009年3月5日）患者口干多饮、多尿、多食、消瘦症状基本消失。反复出现汗出，手抖，饥饿感明显，舌淡红，苔薄黄腻，脉弦细。考虑为低血糖，逐渐减少诺和锐30用量至停用。湿热渐清，治以健脾益气配合清热化湿。

【处方】

黄芪15g	苍术6g	川黄柏6g	怀牛膝15g
山药15g	丹参15g	茯苓15g	白术10g
橘皮9g	煮半夏9g	甘草3g	

患者经过3周中药治疗，胰岛素用量逐渐减少直至停用，血糖控制在正常范围，出院后继续服中药1月，复查血糖控制良好。

【按语】

患者中年女性，以"口干多饮、多尿、多食，消瘦4月"为主症，符合中医消渴的诊断，患者因长期过食肥甘、醇酒厚味、辛辣香燥致损伤脾胃，运化失职，水液代谢失常，湿浊内生，酿生湿热，热伤津故口干多饮；胃火炽盛，腐熟水谷之力强，故多食易饥；脾胃运化失职水谷精微不化下流故多尿，不能营养机体故消瘦；舌红苔黄腻脉弦滑为湿热内蕴之象。本病病位在脾胃，病性以标实为主。周国英教授根据患者初期血糖较高，故用胰岛素强化治疗以运脾，加用中药清热化湿祛除湿热病理产物，使脾运恢复健运；血糖控制后逐渐减少胰岛素用量直至停药，靠中药治疗，进入蜜月期，再予中药健脾益气巩固疗效。

案2：糖尿病①

俞某，女，63岁。

初诊日期：2011年4月26日。

现病史：糖尿病史10年。服格列喹酮、二甲双胍缓释片降糖治疗，并严格饮食控制，症状有所反复，空腹血糖波动于7.7～9.5mmol/L，餐后2h血糖控制于8.8mmol/L左右。1个月前再现口干但不欲饮、多食、消瘦明显、伴乏力、双下肢麻痛、纳可、寐欠安，二便自调。舌质淡暗苔白而干，脉弱。

中医诊断：消渴。

证候诊断：气虚血瘀。

治法：健脾益气兼活血化瘀。

【处方】

太子参15g	黄芪15g	苍术6g	玄参15g
生地15g	山药20g	山茱萸9g	丹参15g
北沙参15g	麦冬15g	赤芍9g	地龙9g

3剂。

二诊：（2011年4月29日）患者双下肢麻痛，较前稍缓解，口干但不欲饮。舌质淡暗苔白而干，脉弱。双足背动脉搏动减弱。大便干结，3日未行。下肢麻痛明显，舌质

---

① 李翠云：《周国英教授从血瘀论治消渴经验》，载《中医药通报》2012年第2期，第28—30页。

淡暗苔白而干，脉弱。辨证为气虚夹瘀、瘀血内阻、不通则痛，中药予加强益气活血通络，补阳还五汤加桃红四物汤加减。

【处方】

太子参 15g	黄芪 30g	地龙干 15g	桃仁 9g
红花 6g	赤芍 9g	川芎 9g	当归 9g
生地黄 20g	瓜蒌 30g	枳壳 9g	

4 剂。

三诊：（2011 年 5 月 6 日）患者诉双下肢麻痛较前明显好转，但双下肢怕冷，舌质淡暗苔白，脉弱。下肢皮肤稍冷。考虑阳气虚，不能温养下肢，上方加桂枝 10g 温阳通脉治疗，服用 3 剂。

药后患者诉双下肢麻痛明显好转，双下肢怕冷减轻，精神尚可，纳可寐安，二便自调。查舌淡苔白脉弱，舌暗已无。患者服用中药后症状减轻，舌暗转红，说明药中病机，故予前方中药继续治疗 7 天后诸症皆消。

【按语】

消渴合并痹证，临床中以虚证为多，多本虚标实，消渴日久气血亏虚，筋脉失于濡养，气虚血瘀，脉络痹阻而出现下肢麻痛，治疗须调畅气血，运用益气活血、化瘀通络的方法治疗。

九十八、周文泉医案：糖尿病[①]

患者，男，55 岁。

现病史：头重、昏沉，耳鸣，喜睡，有时流涎，疲乏，腰酸无力，口干，左足跟痛，纳食一般，口中异味，二便正常。患者有高血压病、糖尿病病史，体胖，舌质红、苔薄白，脉滑。

证候诊断：水湿内蕴。

治法：祛风胜湿。

【处方】

川芎 12g	羌活 12g	白芷 10g	蔓荆子 12g
藁本 12g	茯苓 30g	法半夏 12g	天麻 12g
麸炒白术 12g	豆蔻 12g	薏苡仁 12g	苦杏仁 12g
陈皮 12g	合欢皮 30g		

二诊：头重、昏沉较前好转，疲乏感减轻，口渴，偶口苦，纳食明显减少，二便正常，夜寐可。舌淡红、苔薄白，脉弦滑。治以祛风化湿活血理气。

【处方】

当归 12g	生地黄 12g	桃仁 12g	红花 10g
枳壳 12g	赤芍 15g	豆蔻 12g	薏苡仁 12g
苦杏仁 12g	白芷 12g	细辛 3g	藁本 12g

---

① 张兰凤、周文泉：《周文泉湿浊辨证治疗经验》，载 2014 年第 9 期，第 739 - 742 页。

蔓荆子 12g   合欢皮 30g

三诊：头重、昏沉症状消失，易犯困，口干、口渴减轻，大便干，小便可，眠可，纳食减。舌白、苔薄腻，脉弦滑。继续治以健脾化湿。

【处方】

豆蔻 12g	薏苡仁 12g	苦杏仁 12g	厚朴 12g
茯苓 30g	白术 12g	泽泻 15g	生地黄 12g
熟地黄 12g	桃仁 12g	红花 10g	火麻仁 15g
陈皮 12g	合欢皮 30g		

【按语】

本案患者主要以头重、昏沉、喜睡、疲乏为主要表现，伴口干、流涎、口中异味、体胖。辨证为湿浊中阻，为湿邪阻碍阳气之升发与滋养，因此，处方以羌活胜湿汤合半夏白术天麻汤、三仁汤加减。

用羌活胜湿汤以祛风之药既可升阳，又可祛湿，半夏白术天麻汤健脾化痰，祛风除湿，三仁汤从三焦化湿。二诊，症状好转，但未消除。湿邪致病，久则气血呆滞，因此，除湿并用活血理气之法，处方以三仁汤合桃红四物加减。三诊时患者效果又有进一步的改善，头重、昏沉症状消失，口干、口渴减轻，但易犯困，大便干，纳食减。处方以三仁汤、泽泻汤、通幽汤加减，健脾化湿利水养阴通便。

九十九、周仲瑛医案四则

案1：糖尿病①

刘某，女，64岁。

初诊日期：1999年11月8日。

现病史：患糖尿病多年，1999年1月感冒后至今不欲饮食，口干苦涩，一遇饮食即有恶心感，泛酸，大便溏烂，日2～3次，苔黄腻，质暗红，脉濡滑。

证候诊断：脾虚胃弱，湿热中阻，津气两伤。

治法：清热化湿，健脾开胃，益气养阴。

【处方】

藿香 10g	佩兰 10g	泽兰 10g	黄连 4g
川石斛 10g	厚朴 3g	太子参 10g	法半夏 10g
苏叶 10g	橘皮 6g	砂仁(后下)3g	炒谷麦芽 10g
炙鸡内金 10g	炒六曲 10g		

水煎服，每日1剂。

二诊：药后病情改善，恶心、厌食减轻，稍能进食，大便溏烂转实，日行1次，但仍感口苦黏涩干，苔黄薄腻，质暗红，脉细滑。守法继进，原方加吴茱萸 2g、白蔻仁 3g。再调理2周后，康复如初。

---

① 郭立中、周学平、刘琴、皇玲玲、苏克雷、赵金荣、叶政章、陈治湛：《周仲瑛从湿热论治疑难病举隅》，载《实用中医内科杂志》2008年第11期，第11-13页。

【按语】

患者系糖尿病，但因外感湿邪，湿性黏滞，缠绵难去，故罹病日久不尽；脾喜燥恶湿，湿困中州，脾失健运，升降失司则症见纳差、恶心、便溏；湿浊内盛，土壅木郁，加之湿聚日久化热，耗气伤津则症见泛酸、口苦、口干而涩、苔黄腻、质暗红、脉濡滑等皆为湿热中阻之象。可见，患者证属湿浊内盛，郁久化热，脾胃不健，兼有津气两伤。治宜除湿醒脾，清热燥湿，兼以益气养阴。

方中，藿香、佩兰芳香化湿，醒脾开胃，用为君药；臣以法半夏、陈皮、厚朴、砂仁燥湿化浊，行气降逆，宽中和胃。用黄连清热燥湿、兼清湿火，石斛、太子参益气养阴、扶正达邪，泽兰利水化痰、舒脾散瘀，谷麦芽、鸡内金、六曲消积导滞、开胃化浊，皆用为佐药；苏叶祛风散寒，既能助藿香走表散湿，又能理气和胃，化湿降浊，走表入里，和胃宽中，故用为使药。综观全方，药味虽多，但杂而不乱，立法严谨，遣药精当，且芳化、苦燥、渗利三法并施，清热与养阴共进，消积导滞与益气健脾互资，标本兼顾。湿浊化则脾运达，湿浊消则胃气开，脾胃健运，清升浊降则顽症愈。

案2：糖尿病[①]

施某，男，48岁。

初诊日期：2005年8月22日。

现病史：患者1993年8月出现尿频、尿急、小便不畅，经检查诊为前列腺增生、尿潴留，合并糖尿病，服优降糖、二甲双胍等药控制血糖。2004年曾患直肠炎，检查食道、胃均有慢性炎症。2005年5月开始使用胰岛素，检查尿蛋白阳性、尿素氮偏高，空腹血糖7.5mmol/L。形体日渐消瘦，腿软乏力，"三多"（多饮、多食、多尿）症不显，口干唇燥，咳嗽痰多，小便不畅、尿黄有沫，大便溏，每天3次，舌暗紫中有裂纹、苔黄腐腻，脉弦。

B超检查示：肾、输尿管、前列腺无明显异常。

中医诊断：消渴。

证候诊断：肾虚阴伤，湿热内郁，久病络瘀。

治法：滋肾养阴，化湿清热，活血通络。

【处方】

生地黄12g	泽兰12g	泽泻12g	玉米须15g
地骨皮15g	桑白皮15g	山药15g	牡丹皮9g
茯苓10g	南沙参10g	北沙参10g	山茱萸10g
桑叶10g	玄参10g	炙僵蚕10g	天花粉10g
黄柏10g	鬼箭羽20g	炙水蛭3g	知母6g
炒苍术6g			

14剂，每日1剂，水煎服。

二诊：（9月12日）小便通畅，大便溏，咽痛，背痛，咳嗽，痰多成块，色白，口干，胃嘈杂，腿软乏力，舌暗紫、苔黄薄腻，脉细弦。检查空腹血糖6.7mmol/L，餐后

---

① 晁梁、周仲瑛：《周仲瑛教授从三热治疗糖尿病验案》，载《新中医》2006年第12期，第19页。

2h 血糖 8.6mmol/L，BUN 8.1mmol/L。

前方加蒲公英 15g，麦冬 10g，桔梗 5g。14 剂。

三诊：（9 月 26 日）二便通畅，咳嗽痰多、胃嘈杂基本缓解，腰酸，腿软无力，舌暗红、苔薄黄腻，脉细滑。餐后 2h 血糖 7.1mmol/L，BUN 6.5mmol/L。

上方续服 4 周，热减，气阴本虚渐复，血糖基本控制，守方再进，初诊方去泽泻，玄参用 15g，加丹参 12g、鸡血藤 15g，继续服用以善后。

【按语】

本例以下消为主，症见口干唇燥，为阴虚火旺，上炎肺胃伤津；舌有裂纹为阴虚，符合消渴病"阴虚为本，燥热为标"之病机；阴虚燥热，耗伤津血，无以充养肌肤，故形体消瘦；阴阳互根，消渴失治，迁延日久，肾阴耗伤，甚则阴损及阳，腿软乏力，为阳虚之象；苔黄腐腻，大便溏，为内有湿热，湿热缘于下消日久，损伤脾胃，脾气亏虚，运化不行，湿浊内生，郁而化热。除燥热、湿热外，患者还存在瘀热证。津血同源，互为资生转化，阴虚燥热，津亏液少，不能载血循经，燥热内灼，煎熬营血，必致血瘀。瘀血又可化热伤阴，形成恶性循环，舌质暗紫为血瘀之象。因此，治疗当抓住气阴两虚之本，湿、瘀、燥热之标，标本同治。周仲瑛教授常说，辨治消渴不能囿于阴虚燥热，要注意辨治"三热"（湿热、瘀热、燥热）。

本例发病主要在下焦，故用药尽量选用归下焦、上焦者，诚如《医学心悟·三消》所言："治下消者，宜滋其肾，兼补其肺。"常选用六味地黄丸滋阴固肾；合南沙参、北沙参补养肺阴以治本；桑叶、天花粉、知母、黄柏、地骨皮、桑白皮滋阴清热润燥；炒苍术、泽兰、泽泻、玉米须清中化湿、醒脾利湿；鬼箭羽、炙水蛭（仅用 3g，旨在活血，不用破血）、炙僵蚕、鸡血藤、丹参活血化瘀通络；山茱萸、山药温补肾阳，以阳中求阴，并藉肾阳温化之力，化中焦之湿热。用药仅月余，气阴同补，湿热、燥热、瘀热同治，既有效控制了血糖，且咳嗽痰多、小便不畅、大便溏、腿软乏力等症亦明显好转，标本兼治，体现了辨证论治的优势。

案 3：糖尿病①

臧某，男，35 岁。

初诊日期：2001 年 11 月 15 日。

主诉：口渴、疲劳乏力反复 6 月。

现病史：患者有家族性高血压、高脂血症史，父逝于中风。2001 年 5 月以来，明显口干欲饮，疲劳乏力，去某医院就诊，查空腹血糖 10.2mmol/L，餐后 2h 血糖 14.3mmol/L。即嘱服用达美康 80mg，每日 2 次；拜唐苹 50mg，每日 3 次。服药数月查空腹血糖 8.7mmol/L，餐后 2h 血糖 12.2mmol/L，TG 9.3mmol/L，CE 2.28mmol/L 且自觉症状明显，自感口干、口黏、疲劳乏力、大便干结（3 日 1 次）、麻木、尿黄，疲劳后尿沫增加，苔黄薄腻质暗，脉小弦滑。乃求诊于中医。

周仲瑛教授辨证为肝肾阴虚，燥热、湿热、瘀热互结，以燥热、肝肾阴伤为著。

治法：补益肝肾、清热润燥，兼以清热利湿、活血化瘀。

---

① 叶丽红、王敬卿：《周仲瑛治疗糖尿病经验》，载《中医杂志》2003 年第 12 期，第 900 - 901 页。

【处方】

制何首乌 12g	制黄精 12g	枸杞子 12g	生地黄 15g
山茱萸 6g	地骨皮 15g	太子参 10g	黄芪 10g
玄参 10g	生山楂 15g	决明子 12g	麦冬 10g
知母 10g	天花粉 12g	黄连 3g	佩兰 10g
泽兰 10g	泽泻 10g	桑叶 15g	炙鸡内金 10g

每周服 5 剂，共 40 剂。

复诊：（2002 年 3 月 3 日）患者诉疲劳缓解，口渴消失，口苦、口黏已不显。晨起略有口干为著，大便干结已缓解。苔黄薄腻质暗，脉小弦滑。偶有手足麻木、尿黄，疲劳后尿沫仍明显增加。检查：空腹血糖 7.2mmol/L，餐后 2h 血糖 9.2mmol/L，TG .38mmol/L，CE 1.67mmol/L。治疗有效，原方继进，改原方为丸药以缓图。

【处方】

制何首乌 15g	制黄精 12g	枸杞子 12g	生地黄 15g
山茱萸 10g	地骨皮 15g	太子参 10g	黄芪 10g
玄参 10g	生山楂 15g	决明子 12g	麦冬 10g
知母 10g	天花粉 12g	黄连 3g	佩兰 10g
泽兰 10g	泽泻 10g	鬼箭羽 15g	桑叶 15g
玉米须 15g	炙鸡内金 10g		

上述诸药研极细粉，另用桑叶、玉米须煎汤代水，水泛为丸。每次于餐前服 6g，每日 3 次。

案 4：糖尿病①

沈某，女，54 岁。

初诊日期：2001 年 10 月 16 日。

现病史：2001 年 6 月因出现饥饿感、小便有沫，去某医院检查发现血糖增高，诊为糖尿病，先后用过美吡达等西药，血糖未完全控制。目前查餐后 2h 血糖 9.1mmol/L，体重逐渐下降16kg，视力下降，头晕头痛，口苦口干，寐差，乏力，多饮善饥，肩臂腿膝疫痛，尿浑，大便干，阴下瘙痒，性情急躁，声音嘶哑 1 月余，苔黄腻，脉细滑。

证候诊断：气阴两虚，燥热、湿热与瘀热互结，但络热血瘀为甚。

【处方】

桑叶 15g	地骨皮 20g	玄参 12g	天花粉 15g
知母 10g	炙僵蚕 10g	鬼箭羽 20g	黄连 4g
北沙参 12g	麦冬 10g	玉米须 15g	炙水蛭 3g
生地黄 12g	夜交藤 25g	太子参 10g	

14 剂。

复诊：（10 月 30 日）症状稍有改善，睡眠可，疲乏有所缓解，头晕头痛稍缓，尿转清，大便能解，但仍口干、多饮，视物模糊，周身酸痛，苔黄腻，脉细滑。原方去夜交

---

① 叶丽红、王敬卿：《周仲瑛治疗糖尿病经验》，载《中医杂志》2003 年第 12 期，第 900 - 901 页。

藤、麦冬，加葛根12g、石斛10g、桑寄生12g，14剂。

再诊：（同年11月14日）症情缓解，无明显自觉症状，复查空腹血糖6.67mmol/L餐后2h血糖8.2mmol/L，治疗有效，原方继进，服30剂后病情缓解。

一百、祝谌予医案九则

案1：糖尿病[①]

朱某，男，52岁，干部。

初诊日期：1973年10月27日。

现病史：近几年善饥能吃，1972年体检发现糖尿病。1973年以来，体重下降，疲乏无力，口渴思饮，每日约喝10磅水左右，多尿，泡沫甚多，饮食控制在每日8两左右，时感饥饿，后背瘙痒，易生疖疮，血糖240mg/dL；尿常规：GLU（4＋）；血压130/90mmHg，舌质偏红，脉缓。

证候诊断：气阴两伤，肺胃火炽。

治法：益气养阴清热。

【处方】

生黄芪五钱	山药五钱	苍术五钱	元参五钱
石斛五钱	太子参一两	花粉一两	生地五钱
熟地五钱	天冬三钱	麦冬三钱	枸杞子四钱
知母三钱	黄柏三钱	乌梅三钱	芡实米三钱

10剂。

二诊：服药后诸症均减，口不太干，饮水减少，只觉腿软无力。唇色暗，舌胖，苔白，脉缓。前方去石斛、乌梅、枸杞子、知母、黄柏，加五味子三钱、功劳叶四钱。10剂。

三诊：服药后，疲乏好转，"三消"症状全减，但仍控制饮食。原方再服10剂。

四诊：患者连服汤药30剂，诸症显有好转，尿糖空腹阴性。患者素喜饮酒，能一次饮白酒3斤，自发现糖尿病后即戒酒不饮，近日诸症大减，尿糖转为阴性，放松注意，饮白酒1斤，次日空腹尿糖（2＋），口干，思饮，大便溏，苔白，脉滑。

【处方】

生黄芪五钱	苍术五钱	元参五钱	太子参五钱
山药四钱	天冬三钱	麦冬三钱	生地五钱
熟地五钱	五味子三钱	金樱子二钱	肉桂一钱

10剂。

五诊：服药后尿糖转为阴性，血糖为100mg/dL，"三消"症状消失，改服丸药（即上方加4倍量，研末，山药打糊为丸，如梧桐子大。每饭后服二钱）。

患者服丸药1料后，血糖、尿糖正常，已不控制饮食，血糖尿糖仍正常。

---

① 祝谌予：《对糖尿病的治疗体会》，载《新医药学杂志》1976年第5期，第36－37页。

案2：糖尿病[①]

周某，男，50岁，干部。

初诊日期：1972年12月25日。

现病史：患糖尿病已2年。口干思饮，汗多，尿多，头晕痛，心区闷痛（患者原有冠心病），脉弦滑，舌红唇暗，舌苔白腻。血压190/110mmHg；尿常规：GLU（4+）；血糖270mg/dL。

证候诊断：燥热伤阴，血脉不和。

【处方】温清饮加味。

黄芩三钱	黄柏三钱	黄连二钱	山栀一钱半
川芎二钱	当归三钱	生地五钱	白芍五钱
生黄芪五钱	苍术五钱	元参五钱	山药四钱

10剂。

二诊：服药10剂，血压已降为130/90mmHg，心区未痛，但仍胸闷，腰痛，夜尿多，口干思饮，但饮水量已减少，睡眠欠佳，心慌烦躁，大便溏，日2～3次。脉弦，舌红、苔腻。

【处方】

生黄芪五钱	苍术五钱	元参五钱	太子参五钱
山药四钱	天冬三钱	麦冬三钱	五味子三钱
生地一两	葛根五钱	制首乌三钱	芡实三钱
川断三钱	补骨脂三钱	黄柏三钱	

10剂。

三诊：疲劳感大为好转。口干，但饮水量少。腰痛减。睡眠差。尿糖空腹（4+）。再服前方10剂。

四诊：诸症均减。血糖减为150mg/dL，尿糖仍如前（4+），脉沉细，舌暗，苔腻。前方加绿豆四钱。10剂。

五诊：出差1个月，坚持服药，回京后检查，血糖为107mg/dL，空腹尿糖（+），血压170/100mmHg，心区未痛，有时胸闷，睡眠良好，头晕痛已消失，体力日增，精神健旺。脉弦，舌质偏暗。

【处方】

太子参一两	党参一两	生黄芪一两	茯苓一两
芡实米一两	女贞子一两	旱莲草一两	黄精一两
五味子一两	补骨脂一两	生地二两	元参二两
天冬一两	麦冬一两	苍术一两	白术一两

共研细末。山药1斤打糊为丸，如梧桐子大。早晚各服三钱。

六诊：服丸药40日后，试行不控制饮食，尿糖空腹阴性，血糖110mg/dL。精神旺健。再配丸药1料，巩固疗效。

---

① 祝谌予：《对糖尿病的治疗体会》，载《新医药学杂志》1976年第5期，第36-37页。

案 3：糖尿病①

王某，男，20 岁。

初诊日期：1981 年 1 月 22 日。

现病史：食多、饮多、尿多 1 年余，未予重视。因头晕来我院急诊，查血糖 760mg/dL；尿常规：GLU（4＋），酮体强阳性，诊为糖尿病，用胰岛素治疗，每日 60 单位，病情未能控制，患者经常出现酮体，身体极度虚弱。患者于 1981 年 1 月 22 日来中医科门诊求治。

症状：饥饿感强，食控 7 两，口微渴（日饮水 1500mL）、乏力，气短，自汗、唇暗、舌紫、舌下静脉青紫、苔白微腻。

证候诊断：阴阳两虚，血瘀。

初服益气养阴药 2 个月，效不明显。现症畏寒、肢冷、余症同前。

【处方】降糖活血方加减。

生黄芪 30g	生熟地 30g	葛根 15g	丹参 30g
桂枝 20g	制附片 10g	云茯苓 30g	丹皮 20g
泽泻 10g	山药 10g	五味子 10g	桑寄生 30g
鸡血藤 30g	仙灵脾 12g	菟丝子 30g	枸杞子 10g
菊花 10g			

暂未停胰岛素，2 周后四肢转温，舌瘀之象亦轻，尿酮体阴性，24h 尿糖定量 25g，原方加水蛭 15g、五加皮 15g，以加强活血化瘀之力，继服 2 周后 24h 尿糖微量，以后仍以降糖活血方为主加减治疗 1 年余，逐渐将胰岛素减量至停用，化验指标正常，余症皆除。现已参加工作。

案 4：糖尿病②

王某，男，64 岁。

初诊日期：1998 年 7 月 16 日。

现病史：患者患糖尿病 16 年，血糖控制时好时坏。2 年前因合并视网膜病变而用胰岛素治疗，每天 48U，空腹血糖控制在 8mmol/L 左右。

刻诊：乏力，视物模糊，双下肢有蚁行感，膝以下发凉、麻木，间歇性跛行，舌质紫暗、苔白，脉弦滑。

证候诊断：肝肾亏虚，瘀血阻络。

治法：补益肝肾，活血通络。

【处方】四藤一仙汤合降糖活血方。

鸡血藤 30g	益母草 30g	钩藤 15g	络石藤 15g
海风藤 15g	赤芍 15g	续断 15g	狗脊 15g
威灵仙 10g	木香 10g	当归 10g	川芎 10g
路路通 10g	桑寄生 20g		

---

① 祝谌予：《降糖活血方治疗糖尿病》，载《北京中医》1989 年第 4 期，第 3－4 页。

② 张宏宇：《祝谌予教授四藤一仙汤治验 4 则》，载《新中医》2004 年第 8 期，第 8－9 页。

14 剂，每日 1 剂，水煎服。

药后乏力好转，下肢发凉、麻木、疼痛明显减轻，舌淡暗、苔白，脉弦滑，守方续服 1 月，诸症缓解。以上方 3 倍量，配水丸，续服以巩固疗效。

【按语】

糖尿病属中医学消渴病范畴，治疗多以滋阴清热为主。糖尿病合并下肢血管、神经病变乃因长期血糖控制不佳致慢性并发症，以感觉异常、对称性麻木、针刺及烧灼样疼痛为主要症状。祝谌予教授认为，本病为病久气阴两虚，血脉瘀阻，感受风寒湿邪而致。本例患者患糖尿病日久，血瘀症状明显，故以四藤一仙汤祛风湿、通经络，酌加降糖活血之品治疗原发病，标本同治，收效显著。

案 5：糖尿病①

患者，女，34 岁，工人。

初诊日期：1992 年 5 月 4 日。

主诉：多饮、多尿伴血糖增高 8 月。

现病史：患者于 1991 年 8 月因多饮、多尿，血糖增高，经内分泌科确诊为消渴（胰岛素依赖型），使用胰岛素注射治疗，1 个月后症状控制。目前胰岛素注射每日总量 26U，检查空腹血糖 8.7mmol/L，餐后 2h 血糖 5.2mmol/L；尿糖阴性。现"三多"症状不明显，饮食控制每日主食 250g。燥热汗出，喜进甜食，乏力，左手发麻。月经延后 1 周，经量少。舌红苔白，脉沉滑。

证候诊断：瘀血阻络，气阴两虚。

治法：活血化瘀，益气养阴。

【处方】拟降糖活血方加减。

广木香 10g	当归 10g	赤芍 15g	益母草 30g
川芎 10g	鸡血藤 30g	枸杞子 10g	丹参 30g
葛根 15g	生黄芪 30g	生地 30g	苍术 15g
玄参 30g	黄芩 10g	黄连 6g	

每日 1 剂，水煎服。

治疗经过：服上方 2 个月，体力明显恢复，诸症均减，查空腹血糖 7.54mmol/L，餐后 2h 血糖 8.99mmol/L，胰岛素用量同前。守方去参、连加桑寄生配制水丸，每服 10g，3 次/日。

经治 1 年，诸症消失，月经时至。空腹血糖 7.54mmol/L，胰岛素用量减至每日 10U，病情稳定。

【按语】

祝谌予教授通过多年研究发现，消渴发展到一定程度，尤其是合并有慢性血管、神经病变，或者长期使用胰岛素治疗者常常伴有瘀血表现，诸如面有瘀斑、肢体刺痛，痛处固定不移，心区疼痛，或肢体麻木，或半身不遂，或妇女月经量少、经期延后、闭经。舌质淡暗、舌边有瘀斑或瘀点，舌下络脉青紫、怒张等。而且实验室检查

---

① 穆博：《祝谌予消渴兼症治验》，载《中国社区医师》2009 年第 6 期，第 36 - 37 页。

可有微循环障碍和血黏度增高。对这种消渴瘀血证，祝谌予教授最先提出应用活血化瘀法治疗。

祝谌予教授认为，消渴瘀血证主要因气阴两虚所导致。气为血帅，血为气母，气虚推动无力，血液运行不畅，缓慢涩滞，而成瘀血，即所谓"气虚浊留"。阴虚火旺，煎熬津液，津血同源，津亏液少则血液黏稠不畅亦可成瘀，即所谓"阴虚血滞"。瘀血形成之后又可阻滞气机，使津液失于敷布，加重糖尿病病情而出现多种晚期并发症。

祝谌予教授治疗消渴瘀血证曾拟降糖活血方（广木香、当归、益母草、赤芍、川芎、丹参、葛根、苍术、玄参、生地、生黄芪）。方中用丹参、川芎、益母草活血化瘀；当归、赤芍养血通络；木香行气止痛，俾气畅血行，增强活血药的化瘀效果；葛根生津止渴，扩张血管；苍术、玄参、生地、黄芪益气养阴。实践证明，对长期注射胰岛素治疗的胰岛素依赖型患者，或有慢性并发症的非胰岛素依赖型患者。应用本方治疗后常使部分患者的胰岛素用量减少甚或停用，而病情仍控制满意。

本案"三多"症状虽不明显，但应用胰岛素治疗数月，且有手麻、经少、经期延后之瘀血见症，故以降糖活血方为主治疗，使胰岛素每日用量由26U减至10U而血糖稳定。此类患者一般疗程较长，因此坚持守方治疗至为关键。

案6：非胰岛素依赖型糖尿病[①]

张某，女，52岁。

初诊日期：1990年5月20日。

现病史：患者5年前出现口渴多饮，消谷善饥，乏力气短，四肢麻木，视物不清，失眠多梦。舌质淡、苔白腻，脉沉细弱。

实验室检查：空腹血糖11.66mmol/L，CHO 6.47mmol/L，TG 2.60mmol/L；尿常规：GLU（3＋）；肝功能正常，心电图正常。

现服用降糖灵250g，每日3次。

西医诊断：非胰岛素依赖型糖尿病。

证候诊断：气阴两虚。

治法：益气养阴，生津止渴。

【处方】

生黄芪30g	生地30g	苍术15g	葛根15g
玄参30g	丹参30g	党参10g	麦冬10g
五味子10g	生牡蛎(先煎)30g	谷精草10g	菊花10g
川芎10g	炒枣仁10g		

服上方14剂，患者精神渐佳，口渴减轻，尿常规：GLU（2＋）。治疗1个半月后，多食多饮，小便频数等症状基本消失。空腹血糖8.33mmol/L；尿常规：GLU（±～＋）。遂将降糖灵减至25mg，每日1次。

继以上方加减连服2个月，空腹血糖降至6.11mmol/L；尿常规：GLU（±），CHO

---

① 杨劲松、齐贺彬：《祝谌予教授治疗糖尿病经验介绍》，载《中级医刊》1993年第8期，第46－49页。

5.1mmol/L，TG 1.81mmol/L。西药停服，将中药水泛为丸，每次 10g，继续治疗 1 个月以巩固疗效。

【按语】

本例为气阴两虚型，亦为糖尿病的基本型。祝谌予教授认为，"三消"之证多虚，病本在气阴虚，治疗当从肺、脾、肾三脏入手，尤以脾肾为重点，着重先、后天，滋养培本论治，屡见显效。

案 7：非胰岛素依赖型糖尿病[①]

李某，男，42 岁。

初诊日期：1991 年 4 月 24 日。

现病史：患者有糖尿病史 2 年，口渴多饮，头晕乏力，心悸气短，大便秘结，小便频数，面色灰黑。舌质暗、有瘀斑，舌下静脉曲张，脉沉弦。

实验室检查：空腹血糖 17.76mmol/L，餐后 2h 血糖 21.09mmol/L；尿常规：GLU（3＋），肝功能正常。

现服达美康 80mg，每日 1 次。

西医诊断：非胰岛素依赖型糖尿病。

证候诊断：气阴两伤，气滞血瘀。

治法：益气养阴，活血化瘀。

【处方】

生黄芪 30g	生地 30g	苍术 15g	玄参 30g
葛根 15g	丹参 30g	川芎 10g	当归 10g
鸡血藤 30g	豨莶草 10g	天花粉 10g	五味子 10g
炒枣仁 10g	远志 10g		

患者在服达美康同时，服用上方 1 个月，口渴及手、足麻木症状减轻，精神大振，空腹血糖 11.10mmol/L，餐后 2h 血糖 13.88mmol/L。继服上方 2 个月，"三多"症状消失，头晕乏力及心悸气短症状大减，但仍感口干及大便干。停服西药，将上方诸药共研细末，水泛为丸，每次服 10g，每日 2 次。继服 2 个月，空腹血糖降至 6.67mmol/L，尿糖阴性，病情稳定。

【按语】

血瘀与消渴的关系，正如《灵枢·五变篇》所云："其心刚，刚则多怒，怒则气上逆，胸中蓄积，血气逆留，臗皮充肌，血脉不行，转而为热，热则消肌肤，故为消瘅。"气阴两伤，往往导致气滞血瘀，影响水津输布而加重消渴。当血瘀证表现突出时，应予活血化瘀，故用降糖基本方加活血化瘀之品，以增强疗效。该法还适于长期应用胰岛素治疗及合并有血管病变（如冠心病、脉管炎，脑血管意外后遗症等）的糖尿病患者。

案 8：非胰岛素依赖型糖尿病[②]

侯某，男，57 岁，工程师。

---

① 杨劲松、齐贺彬：《祝谌予教授治疗糖尿病经验介绍》，载《中级医刊》1993 年第 8 期，第 46－49 页。

② 杨劲松、齐贺彬：《祝谌予教授治疗糖尿病经验介绍》，载《中级医刊》1993 年第 8 期，第 46－49 页。

初诊日期：1991年3月3日。

现病史：患者有糖尿病史6年，口干多饮，乏力消瘦，腰腿酸重，五心烦热，遗精早泄，失眠盗汗，双目干涩并有异物感。舌瘦红少苔，脉细数。

查体：空腹血糖15.21mmol/L；尿常规：GLU（3＋）；肝功能及心电图均正常。

西医诊断：非胰岛素依赖型糖尿病。

曾继续服用优降糖及降糖灵治疗。

证候诊断：气阴两伤，肝肾阴虚。

治法：益气滋阴，滋补肝肾。

【处方】

沙参15g	麦冬10g	当归10g	生地30g
枸杞子15g	生黄芪30g	苍术15g	玄参30g
葛根15g	丹参30g	女贞子15g	旱莲草15g
生牡蛎(先煎)30g	炒枣仁15g	五味子10g	山萸肉15g

服上方28剂，并加服降糖灵25mg，每日2次，同时控制饮食。治疗1个月后，口干多饮、五心烦热及盗汗症状大减，睡眠亦转佳。空腹血糖9.99mmol/L。尿常规：GLU（2＋）。

改服降糖灵25mg，每日1次，继续守方服药2个月，空腹血糖降至7.21mmol/L；尿常规：GLU（±～＋），双目干涩及异物感消失，心烦少寐及盗汗症状消失，但仍感口干。停服西药，将上方水泛为丸，每次服10g，每日2次。服药1个半月后，空腹血糖降至正常水平，尿糖转阴，性生活基本正常。

【按语】

本例患者服药近5个月，血糖由15.21mmol/L降至正常，尿糖转阴，遗精早泄症状得到控制，疗效满意。由于病程日久、气阴两亏、脾失健运，真阴生化乏源，常累及肝肾，此型患者临床较为常见。

案9：非胰岛素依赖型糖尿病[①]

钟某，男，52岁。

初诊日期：1990年12月。

现病史：患者有糖尿病史10余年，平时注意控制饮食，多食多饮，小便频数等症状不明显。近半年来，出现腰酸腿软，形寒肢冷，小便清长，夜尿频数，手足心热，烦躁易怒，视物昏蒙，阳痿早泄等症。舌淡暗，脉沉细无力、迟，脉弱。

实验室检查：空腹血糖10.27mmol/L；尿常规：GLU（2＋）

西医诊断：非胰岛素依赖型糖尿病。

现自服达美康80mg，每日1次。

证候诊断：气阴两伤，阴阳失调。

治法：温阳固肾，协调阴阳。

---

① 杨劲松、齐贺彬：《祝谌予教授治疗糖尿病经验介绍》，载《中级医刊》1993年第8期，第46－49页。

【处方】

生黄芪 30g	生地 30g	丹参 30g	葛根 15g
玄参 30g	苍术 15g	女贞子 15g	旱莲草 15g
菟丝子 10g	枸杞子 10g	山萸肉 15g	杜仲 10g
仙茅 10g	金毛狗脊 10g	肉桂 10g	仙灵脾 10g

服上方 28 剂后，夜尿次数减少到每日 1 ～ 2 次，周身乏力，手足心热汗出等症状有所减轻。空腹血糖降至 8.33mmol/L；尿常规：GLU（＋）。

停用西药，继服中药 2 个月，视物不清等症好转，腰腿偶有麻木不适，夜尿每日 1 次左右。空腹血糖 5.51mmol/L；尿常规：GLU（±）。遂将上方诸药水泛为丸每次服 10g，每日 2 次。

继服 3 个月后，患者已能从事轻体力劳动，小便完全正常，性生活亦渐恢复。空腹血糖一直保持在 5.0 ～ 6.66mmol/L，尿糖阴性。

【按语】

本型患者常因病程迁延日久，阴损及阳，最终导致阴阳俱虚，命门火衰。本证多由阴虚型进一步发展而来，应属重型糖尿病，治疗上不可一味依赖中药，应在用西药控制病情基础上辅以中药对症治疗，对此型患者应用中西医联合治疗，效果比较满意。

一百〇一、朱良春医案二则

案 1：糖尿病[①]

张某，男，52 岁，干部。

初诊日期：1986 年 5 月 4 日。

现病史：患者体质素健，因长期工作劳累，经常饮酒过量，2 年前出现口渴，消谷善饥，羸瘦乏力。经某医院检查：尿常规：GLU（3＋），空腹血糖 264mg/dL，确诊为糖尿病。经用中西药物治疗，症状有所改善，但血糖、尿糖检测高于正常范围，饮食稍失控制即加重，遂来院求治于朱良春教授。

刻诊：患者形体消瘦，面色不华，口干，易感疲乏，少气懒言，常有头眩肢麻之象，尿常规：GLU（＋～ 2＋），空腹血糖在 130 ～ 150mg/dL 之间。苔薄、质衬紫，脉细。

证候诊断：气阴两虚，瘀血阻脉。

治法：益气养阴，化瘀通脉。

【处方】斛乌合剂。

川石斛 15g	制首乌 15g	制黄精 15g	大生地 15g
生黄芪 30g	淮山药 30g	杞子 10g	金樱子 10g
紫丹参 10g	桃仁泥 10g		

作煎剂。14 剂。

二诊：（5 月 18 日）药后精神较振，头眩肢麻略减，尿常规：GLU（±～＋），苔脉

---

① 朱建华：《朱良春老中医治疗消渴病的经验》，载《江苏中医》1992 年第 7 期，第 1 - 2 页。

如前。前方继进之。斛乌合剂作煎剂。14 剂。

三诊：（6 月 2 日）症情稳定，头眩肢麻已释，尿糖阴性，血糖降至正常。舌质衬紫已消，脉略振。再为善后巩固之。

（1）斛乌合剂作煎剂，每 2 天服 1 剂。

（2）六味地黄丸，10 粒/次，3 次/日，用黄芪 30g 煎汤送服。治疗 1 月。

嘱其戒酒醴，忌肥甘，饮食宜少量多餐。

3 月后随访，症情稳定，精神爽朗，体重稍有增加。

【按语】

患者因嗜食醇酒厚味而酿成内热，燥热耗烁脾胃之阴，发为消渴病。胃火炽盛，脾阴不足则口渴多饮，消谷善饥。经服西药及清热泻火中药后，燥热症状虽除，但病延日久，克伐正气，且苦寒药物，戕害脾胃。患者出现面色不华、易感疲乏、少气懒言、脉细等一派气虚症状。此时血糖、尿糖一直不能正常的原因，乃因脾气虚不能正常转输水谷精微于全身，而精微泄漏于下，从小便而出。阴精不足，则口干、头眩。瘀血内阻，络脉不畅，故肢麻、舌紫。朱良春教授从气阴两虚、瘀血阻脉论治，用斛乌合剂治疗 2 月，竟使病情稳定而至痊愈。另用黄芪汤送服六味地黄丸巩固疗效，乃为从本论治。健脾益肾，气阴双补，滋中兼固，补中寓泻，使阴平阳秘，共司封藏之职。

案 2：糖尿病①

近藤某，男，36 岁，日本人。

初诊日期：1990 年 4 月 30 日。

现病史：患者糖尿病病史已 6 年余，平日赖胰岛素注射以维持，一般每日需注射 30 ～ 40 单位，患者每日用小型血糖检测仪自行检测，每日 2 次，以便确定胰岛素使用之剂量，颇为痛苦。经友人介绍，特来中国请朱良春教授诊治。

刻诊：患者面色黧暗，消瘦，神疲乏力，口干。舌质紫暗，脉细涩。

证候诊断：气阴两虚，夹有血瘀。

【处方】 斛乌合剂。

川石斛 15g	制首乌 15g	制黄精 15g	大生地 15g
生黄芪 30g	淮山药 30g	杞子 10g	金樱子 10g
紫丹参 10g	桃仁泥 10g		

60 剂，每日煎服 1 剂。

同年 7 月 10 日来信：药后精神较振，已无疲乏感，体重亦稍增加，胰岛素已减至每日 10 单位左右。嘱其继续服斛乌合剂，间日服 1 剂。

同年 10 月下旬，朱良春教授应邀去日本讲学。10 月 29 日在日本又为患者复诊。面色黧暗已消，精神亦好，胰岛素已减至每日 5 单位。乃嘱其停用胰岛素，改用六味地黄丸以黄芪煎汤送服，巩固疗效。

嗣后通信随访，症情平稳未复发。

① 邱志济、朱建平、马璇卿：《朱良春治疗糖尿病用药经验和特色选析——著名老中医学家朱良春教授临床经验》，载《辽宁中医杂志》2003 年第 3 期，第 163 - 164 页。

【按语】

此为糖尿病胰岛素依赖型之患者，久治未愈，经服朱良春教授斛乌合剂后竟获佳效。此事得到了国际友人的称颂，为祖国医学赢得了荣誉。

此外，朱良春教授治疗糖尿病患者，亦非常重视饮食调摄，强调糖尿病饮食不可不节，亦不可过分机械地节制。糖尿病患者，因体内胰岛素分泌绝对或相对减少，大量进食时血糖必然异常增多，这时需大量的胰岛素来抑制血糖过度升高，结果使胰岛组织负担过重。通常要求限制食量，目的就在于减轻胰岛细胞的负担，期待胰岛功能恢复，这对严重糖尿病患者是必需的。

可是临床所见，一般患者胰岛功能减退不是全部的，还会有一部分仍有分泌胰岛素的能力，故机械限制食量，消极等待胰岛功能恢复，不但达不到目的，反而使患者经常处于饥饿状态，出现四肢乏力、烦躁不安等症状。由于机体得不到足够营养，药物治疗也得不到有效支持，反会使病情恶化。朱良春教授认为，掌握饮食控制的尺度，既要达到减轻胰岛负担的目的，又不致因节食而损伤机体，可采用少量多餐法。即在低脂、低糖前提下，食量以食后舒适为度，以不减轻体重为标准。这是促进胰岛功能恢复的积极措施。但对多糖、多脂食物则必须严格控制，这也是朱良春教授治疗糖尿病的经验之一。

第六章　糖尿病并发症医案

第一节　糖尿病酮症/酮症酸中毒

一、程益春医案：糖尿病酮症酸中毒[①]

张某，女，38岁。

现病史：糖尿病病史5年，素以胰岛素皮下注射控制血糖。1999年9月8日收入院。近1周来因感冒而致乏力、口渴多饮等症加重，伴头晕、恶心、呕吐、口苦、纳差，大便3日未行，舌质红、苔黄腻，脉滑数。急查血常规：WBC 12.0×10^9/L，N 81%；尿常规：GLU（4+），KET（4+）；血生化：血糖18.7mmol/L，K^+ 3.6mmol/L，总二氧化碳6.5mmol/L。

西医诊断：糖尿病酮症酸中毒。

中医诊断：消渴病。

证候诊断：气阴两虚，痰热内蕴。

在西医治疗给以补液、补碱、胰岛素、抗生素等治疗的同时，中医根据"急则治其标"的原则，治以清热化痰、降逆和胃法。

【处方】黄连温胆汤加减。

黄连9g	砂仁9g	藿香9g	熟大黄9g
枳实12g	竹茹12g	茯苓12g	半夏12g
陈皮12g	川芎12g	天花粉30g	葛根30g
佩兰15g	白菊花15g		

水煎服，每日1剂。

2天后患者诸症减轻，发热（38.5℃），大便正常，舌质红、苔微黄腻，脉滑。

上方加金银花30g、连翘15g，继服3剂，诸症缓解，复查血常规正常；尿常规：GLU（2+），KET（-）；血生化：血糖9.6mmol/L，总二氧化碳23.6mmol/L。病情好转。

---

① 崔云竹、牟淑敏：《程益春教授治疗糖尿病及并发症经验》，载《中医药信息》2003年第2期，第32-33页。

【按语】

糖尿病酮症（酸中毒）是糖尿病的一种急性并发症。程益春教授提倡中西医结合治疗本病，可迅速缓解症状，缩短病程。本病系痰湿之毒蓄积于体内，病位在中焦脾胃，属本虚标实之证，气阴两虚为其本，痰热内蕴为其标。本病所表现的恶心、呕吐、口苦、纳差、便秘、舌质红、苔黄腻、脉滑数等症为痰热中阻的表现，故治疗上根据"急则治其标"的原则，宜清热化痰、降逆和胃，方选黄连温胆汤加减，程益春教授称之为"消酮汤"。

方中黄连、半夏、陈皮、茯苓、枳实、竹茹清热化痰、和胃止呕；砂仁、佩兰化湿和胃；藿香祛湿和中；熟大黄使湿毒之邪从肠道而除。口渴甚者加天花粉、生石膏、知母等清热生津；头痛者加白菊花、白芷、葛根、川芎等祛风止痛、引药上行；合并呼吸道感染者，可加金银花、连翘、黄芩等清肺泻热；合并皮肤感染者，可加蒲公英、紫花地丁等清热解毒。总之，治疗诱因及合并症同等重要。

二、高辉远医案：2 型糖尿病酮症[①]

患者，男，66 岁，职工。

初诊日期：1990 年 3 月 19 日。

现病史：患者因右下肺炎收住某院治疗。入院后查空腹血糖 14.6mmol/L，餐后 2h 血糖 20.8mmol/L；尿常规：GLU（4+），KET（+），诊断为 2 型糖尿病酮症。症见：精神差，全身乏力，口干欲饮，微咳，痰微黄色，尿频，舌质红，苔薄黄，脉沉细。

证候诊断：气阴两虚，燥热肺胃。

治法：清热滋阴，益气健脾。

【处方】

黄芪 20g	山药 20g	天花粉 20g	生地 15g
黄连 8g	黄柏 8g	石斛 10g	黄芩 10g
杏仁 10g	五味子 10g	益智仁 10g	知母 10g

12 剂，每日 1 剂，煎服。

药后乏力，口干、口渴、尿频诸症明显减轻，右肺感染灶已大部分吸收，复查空腹血糖 9.8mmol/L，餐后 2h 血糖 12.6mmol/L；尿常规：GLU（+），KET（-）；舌质红，苔薄白，脉细。于原方中加元参 15g 以加强清热生津之力。

三诊：乏力、口渴、尿频消失，肺部感染吸收，复查空腹血糖 5.4mmol/L，餐后 2h 血糖 7.2mmol/L；尿常规：GUL（-），KET（-），嘱其改服成药六味地黄丸 3 月后复诊。

【按语】

现代医学认为，糖尿病的神经内分泌调节十分复杂，其治疗的主要机理是增加胰岛素的分泌，减少胰岛素抵抗激素的分泌，增加机体对胰岛素的敏感性，增加靶细胞上胰岛素受体的数量，增加细胞的葡萄糖运转因子（GLUT），减少葡萄糖在肠道的吸收，增

---

① 郭瑞林：《高辉远主任医师治疗糖尿病经验介绍》，载《贵阳中医学院学报》2000 年第 4 期，第 8-9 页。

加糖的无氧酵解，等等。现代医学提示的这些措施，正是中药治疗糖尿病的综合优势与特色。

高辉远教授认为，中医治疗糖尿病及其并发症，并不是单纯地拘泥于降低血糖，而应当着眼于中药清热、滋阴、补肾、调节脏腑生理功能等综合治疗作用。

三、南征医案：消渴合并酮症[①]

高某，女，48岁。

现病史：消渴病病史5年，症见口干渴，厌食，体倦，肢体沉重，四肢发冷，双下肢麻木，冷痛，尤以腘窝明显，尿频，每晚6～7次，色黄，大便干，睡眠尚可。舌质隐青质胖嫩，苔白腻，脉沉。

辅助检查：血压130/80mmHg；尿常规：KET（2＋），GLU（2＋）；空腹血糖16.9mmol/L，FA 3.8mmol/L。

中医诊断：消渴合并酮症。

证候诊断：脾肾两虚兼瘀毒。

治法：解毒祛瘀，温肾助阳，健脾祛浊。

【处方】

桑枝15g	黄芪10g	黄连10g	玉竹20g
大黄10g	肉桂10g	小茴香10g	土茯苓100g
陈皮10g	地骨皮20g	淡竹叶20g	菟丝子20g
丹参20g			

6剂，水煎服。

二诊：患者自诉诸症减轻，无明显口干、多饮，下肢麻木疼痛减轻，身体沉重减轻，夜尿1～2次，尿常规示尿糖、尿酮均为阴性，空腹血糖12.5mmol/L，于上方加金银花20g，再服6剂巩固疗效。

三诊：患者症状明显缓解，血糖7.8mmol/L，FA 2.8mmol/L，尿常规示尿酮、尿糖均为阴性，继续服上方6剂。

四诊：患者无明显不适，血糖6.8mmol/L，尿常规示尿酮阴性，一直未再出现酮体，达到临床治愈。

【按语】

从中医角度考虑，酮体是因消渴病患者病久脾虚不能生化气血、鼓舞正气，导致各种病理产物堆积，痰、瘀、浊互结蕴毒，代谢失常而致。消渴病患者大多具有神疲、乏力、日渐消瘦等正气虚弱之象，其证是因脾失健运，精气不升，生化无源之故。患者虽多饮多食，但脾虚不能为胃行其津液，血中之精（糖）不能输布，积蓄过多则为邪毒。日久毒入络脉，邪伤阳气，渐至阴虚燥热、气阴两虚、气滞血瘀、脾肾阳虚、痰浊中阻等证候。

---

① 韩雨航、冯晓纯：《南征教授治疗疑难杂证的验案》，载《世界中西医结合杂志》2008年第1期，第11－13页。

因此，消渴酮症患者其本为正气虚弱，精微不布；在标为湿浊，瘀血搏结蕴毒。病久瘀浊之毒不能及时化解或排除，积聚体内，邪毒聚生，浸淫三焦，气血循环瘀阻，代谢失常，毒性因子（酮体）从代谢畸路滋生，损伤脏腑，使毒愈盛，邪愈强。治疗时应标本兼顾既扶正气，又祛邪毒，并兼顾消渴病特点。在治疗过程中，必须坚持一条原则，即不可忽视对消渴本病的治疗，不能舍本逐末，滋阴清热大法应一直贯穿治疗始终。

四、祝谌予医案三则

案1：糖尿病酮症①

戴某，女，48岁。

现病史：患糖尿病已2年，多食善饥、多饮多尿、倦怠无力、日益消瘦，血糖最高328毫克%；尿常规：GLU（4＋），尿中偶有酮体出现，曾用D-860、降糖灵及胰岛素治疗好转，近2个月来病情反复，上症又现，乏力眠差，腰背酸痛，咳痰黄稠，今日查尿常规：GLU（3＋）、KET（＋）；舌淡暗、脉弦数。

证候诊断：燥热伤阴，气阴两伤。

治法：因尿中酮体阳性，临床经验可按毒蕴血分施治，先于清热解毒为急。

【处方】温清饮加味。

黄芩15g	尾连15g	黄柏15g	龙胆草(代栀子)15g
当归15g	赤芍15g	川芎15g	生地25g
苍术25g	玄参40g	生芪25g	山药20g
补骨脂15g	茯苓20g	生牡蛎50g	鱼腥草50g

7剂。

……

三诊：服前药14剂，症情如前，查2次尿常规：GLU均为（4＋）、KET（－），脉弦数，舌苔薄白稍腻，舌下静脉曲张，证属气阴两伤，兼有血瘀。尿中未见酮体再现，应予益气养阴清热法正治之，兼予活血。

改用基本方（生黄芪、山药、苍术、元参、生熟地、麦冬、党参、五味子、云苓、生牡蛎、五倍子）加味。

【处方】

生芪25g	山药25g	苍术25g	元参40g
生熟地各25g	党参15g	五味子15g	麦冬15g
茯苓25g	补骨脂15g	玉竹15g	葛根15g
丹参25g			

7剂。

……

十三诊：共进上方76剂左右，诸症大减，"三消"症状逐渐消失，每日进食量6

---

① 李育才：《祝谌予教授治疗糖尿病尿酮症的经验》，载《陕西中医函授》1985年第6期，第1－3页。

两，不觉饥饿，腰痛减轻，唯汗多、眠差，近日来因感冒，鼻涕黄稠，口干喜饮，饮水稍多。查空腹血糖135毫克%，餐后2h血糖200毫克%，空腹尿糖阴性，餐后2h尿糖微量，舌质淡暗，苔薄白。此乃病将复康，新感风热表证，暂用清热解表法，同时配制丸药方，候感冒愈后即服丸药，巩固疗效。

【处方】

生芪150g	元参100g	茯苓100g	葛根100g
花粉100g	党参50g	苍术50g	麦冬50g
五味子50g	生熟地50g	五倍子50g	川断50g
玉竹50g	补骨脂50g	山药500g	

打糊为丸，如梧桐子大，每饭后服15g。

本例治疗4个月，共服中药100余剂，始用清热解毒和血剂，佐以益气养阴治之，尿酮转为阴性。改用益气养阴清热剂收功，"三消"症状基本控制，血糖降至135毫克%，餐后尿糖自（4＋）降至（±）或微量，在巩固治疗中。

案2：糖尿病酮症[①]

王某，男，47岁。

现病史：患糖尿病近半年，"三多"症状较重，空腹血糖236毫克%；尿常规：GLU（4＋）、KET（－），当时用胰岛素治疗，每日36单位，尿糖仅降至（3＋），病情不见好转。改求某院中医治疗，服中药几十剂疗效不显，反口渴甚，多饮多尿，乏力消瘦，食欲欠佳，恶心欲吐，头晕失眠，喜卧嗜睡，手脚发热。舌淡苔黄干，脉沉细数，舌下静脉曲张。

查空腹血糖750毫克%；尿常规：GLU（4＋）、KET（3＋）。

证候诊断：阴血燥热，气阴两伤。

治法：因尿中有酮体，当按毒蕴血分论治，急用清热解毒剂温清饮治之。

【处方】

黄芩15g	黄连15g	黄柏10g	栀子20g
生熟地各50g	川芎15g	赤芍20g	当归20g
生芪50g	山药20g	元参35g	苍术20g
生石膏50g	知母20g	花粉50g	人参(文火单煎兑服)15g

2剂。

二诊：服药2剂，口渴多饮多尿均减轻，查空腹尿糖（4＋）、KET（＋）。舌红，苔黄稍腻，脉沉细数。效不更方，继用前方去人参、加党参25g，4剂。

三诊：服药6剂，多饮多尿明显轻减，体力增强，精神日渐旺盛，但乏力、喜卧嗜睡。脉弦细，舌淡苔薄白稍腻，查空腹血糖730毫克%；尿常规：GLU（4＋），KET（－）。尿中酮体不再现，改投益气养阴清热剂疗之。

【处方】

生芪50g	山药20g	元参35g	苍术20g

---

① 李育才：《祝谌予教授治疗糖尿病尿酮症的经验》，载《陕西中医函授》1985年第6期，第1－3页。

生熟地各 40g	麦冬 15g	党参 25g	茯苓 25g
五味子 15g	生牡蛎 50g	生石膏 50g	知母 20g
花粉 50g	乌梅 15g		

7 剂。

……

二十一诊：共服前方 120 余剂，诸症大减，"三多"症得到控制，每日食量 6～7 两不觉饥饿，体力增强，自觉有力。化验空腹血糖 140 毫克%，餐后 2h 血糖 210 毫克%，空腹尿糖（－），餐后 2h 尿糖（±）。舌质淡，苔薄白，脉弦细。此病属将康复。配丸药以求巩固疗效。

【处方】

生芪 150g	山药 550g	元参 100g	苍术 50g
生熟地各 70g	麦冬 50g	党参 100g	五味子 70g
茯苓 150g	五倍子 50g	丹参 150g	葛根 100g
玉竹 70g	花粉 100g	知母 50g	

打糊为丸，如梧桐子大，每饭后服 15g。

本例治疗近 7 个月，共服中药 140 剂左右，血糖降至 140 毫克%，餐后尿糖自（3＋）降至（±）、酮体由（3＋）而为阴性，在巩固治疗中。

案 3：糖尿病酮症酸中毒[①]

患者，女，33 岁，工人。

初诊日期：1991 年 9 月 21 日。

主诉：多饮、多尿、多食、乏力 6 年。

现病史：患者 6 年前因多饮、多尿伴体重减轻确诊为消渴（胰岛素依赖型）。又因反复发生酮症酸中毒而注射胰岛素治疗，但病情一直不稳定。近查空腹血糖 20.09mmol/L；尿常规：GLU（3＋～4＋），求治于中医。

刻诊："三多"症状明显，视物模糊，乏力腿软，大便干结，2～3 日 1 解。月经量少，色黑，经期 10 天。每日注射胰岛素总量 48U。舌红，苔薄白，脉细弦。

证候诊断：气阴两伤兼燥热内盛，瘀血阻络。

治法：益气养阴，清热润燥，活血化瘀。

【处方】降糖对药方加味。

生黄芪 30g	大生地 30g	苍术 15g	玄参 30g
葛根 15g	丹参 30g	续断 15g	菟丝子 10g
枸杞子 10g	菊花 10g	谷精草 10g	黄芩 10g
黄连 5g	黄柏 10g	知母 10g	天花粉 20g

每日 1 剂，水煎服。

治疗经过：服药 48 剂，"三多"症状减轻，体力增加，空腹血糖 17.81mmol/L。月经仍量少，此以瘀血阻络，津液失敷为主。

---

① 穆博：《祝谌予消渴兼症治验》，载《中国社区医师》2009 年第 6 期，第 36－37 页。

【处方】 降糖活血方加味。

当归 10g	川芎 10g	赤芍 15g	益母草 30g
广木香 10g	生黄芪 30g	生地 30g	苍术 15g
玄参 30g	丹参 30g	葛根 15g	菊花 10g
谷精草 10g	草决明 30g		

每日 1 剂，水煎服。

以上方加减再服 2 个月，"三多"症状消失，大便通畅，胰岛素用量减至 40U/日，空腹血糖 9.71mmol/L，以后治疗过程中血糖基本波动于 11.09mmol/L 左右，未发生过酮症酸中毒，病情稳定。

【按语】

本案病程 6 年，虽用大量胰岛素治疗而血糖仍未控制，"三消"症状俱现，病情顽固。从病机而言，属气阴两伤与燥热瘀血，互为因果，阴亏则燥热炽盛，气虚则血流瘀滞，燥热不除更伤其阴，瘀血不化反阻气机。从治疗而论，初诊时因燥热伤阴现象突出，诸如多饮、多尿、大便干结等，故在益气养阴基础上投以黄芩、黄连、黄柏、知母、天花粉等一派苦寒之品清热坚阴。俟"三消"症状控制，燥热得除，则宜以活血化瘀为主兼益气养阴。先后缓急，层次分明，不但血糖明显下降，胰岛素用量亦相应减少，由此可以体会出祝谌予教授运用降糖对药方和降糖活血方时，灵活变通的娴熟技巧。

第二节　糖尿病合并脑卒中

一、戴舜珍医案：糖尿病合并中风[①]

吴某，男，55 岁，农民。

初诊日期：2010 年 11 月 5 日。

主诉：左侧肢体无力，言语不利，口角歪斜 1 天。

现病史：确诊糖尿病已 3 年，口服二甲双胍及格列齐特，血糖控制不理想，无高血压病史。患者入院前 2 天感冒后感左侧肢体微麻，未诊治，晨起左侧肢体无力，不能持物，站立行走困难，语言不利，口角歪斜，伴头晕，便秘，舌红苔厚，脉弦滑。建议住院治疗，但患者因经济困难拒绝。予行头颅 CT 检查提示脑梗塞。

戴舜珍教授认为此为糖尿病合并中风，首先要把血糖控制达标。

证候诊断：痰饮内伏，复感外邪，风痰互结，壅塞经络。

治法：涤痰息风通络。

---

① 苏小惠、蓝元隆、罗金国：《戴舜珍主任治疗糖尿病合并中风经验》，载《成都中医药大学学报》2014 年第 2 期，第 107－108＋117 页。

【处方】导痰汤加减。

茯苓 15g	陈皮 10g	半夏 10g	竹茹 10g
制胆星 6g	石菖蒲 10g	郁金 10g	桑枝 15g
丹参 15g	地龙 12g	丝瓜络 9g	桔梗 6g
木蝴蝶 5g			

水煎服，每日 1 剂。

另：大黄 6g 煎汤灌肠，1 次/日。

二诊：（2010 年 11 月 8 日）进药 3 剂，已能站立，左手不能举起，言语仍不利，大便已通，舌淡红，苔白，脉滑。仍守前法再进 3 剂，停用灌肠，并行针灸治疗，嘱行肢体功能锻炼。

三诊：（2010 年 11 月 11 日）能下床行走 1～2 步，左手也能举起，言语较前清晰，但感疲乏，大便较干，舌淡暗，苔白，脉缓。

戴舜珍教授认为此为痰湿渐化，风痰余邪未尽，正气受损，气虚血瘀，血不能荣，治宜益气活血、化痰通络。补阳还五汤加减。考虑患者中风仅 1 周，且大便较干，黄芪用量不宜太大，并佐润肠通便之品，以利气机畅通。继续针灸及功能锻炼。

【处方】

赤芍 6g	川芎 6g	丹参 20g	地龙 9g
黄芪 15g	桃仁 6g	太子参 12g	白术 30g
茯苓 12g	桔梗 6g	远志 9g	石菖蒲 6g
丝瓜络 9g	柏子仁 12g	玄参 15g	

水煎服，每日 1 剂。

四诊：（2010 年 11 月 14 日）左手能持物，但较不牢固，可缓慢行走，言语微有不利，疲乏改善，大便通畅，舌淡暗，苔薄白，脉缓。

守上方去柏子仁、玄参，加杜仲、枸杞、牛膝，每日 1 剂，连进 14 剂，言语清晰，步态渐正常。针灸治疗共 2 周。

二、吕仁和医案：消渴病，中风[①]

司某，女，58 岁。

现病史：右半侧肢体活动不利，言语謇涩，口苦而干，渴喜冷饮，脘腹胀满，大便干燥，小便短赤，舌质红，舌苔薄黄微腻，脉弦滑。

辅助检查：空腹血糖 13.3mmol/L，HbA_1c 10.6%；CT 示左基底节与放射冠状脑梗塞。

中医诊断：消渴病，中风。

证候诊断：气机郁滞，湿热内阻。

治法：理气解郁，清热化湿。

---

① 杨晓晖：《吕仁和教授运用加味四逆散治疗消渴病并发症经验》，载《中医函授通讯》1995 年第 4 期，第 32
－34 页。

【处方】 四逆散加味。

柴胡 6g	赤芍 30g	白芍 30g	枳壳 10g
枳实 10g	甘草 6g	郁金 10g	菖蒲 12g
全瓜蒌 15g	薏苡仁 20g	大黄 10g	玄参 12g
天花粉 20g	葛根 20g	厚朴 8g	

服药 7 剂，症状有所好转。后在此基础上化裁治疗半年，言语转清晰，生活可以自理。

三、马云枝医案：脑出血（后遗症期）；高血压 3 级 极高危；2 型糖尿病①

郭某，女，72 岁。

现病史：以"双下肢活动不遂 2 年余，头晕 1 个月"为代主诉，于 2011 年 3 月 25 日入院，以出血性中风为诊断收入我科。患者既往有糖尿病史 20 余年，高血压史 10 余年。2 年前因脑干出血出现昏迷，在某院治疗，并行颅脑微创术，6 个月后病情好转出院，遗留言语不清、饮水呛咳、不能行走。1 年前再次到某院住院行康复治疗后，患者言语及吞咽功能稍好转。近 1 月来患者因受凉出现头晕、头部昏沉，无伴恶心、呕吐及视物旋转等症，口服活血化瘀药物治疗，效果不佳，遂来我院检查：精神萎靡、慢性病容、表情呆板、反应迟钝、形体肥胖、记忆力差、纳差、小便正常、大便干，5 ～ 6 日排 1 次。口唇紫暗、轮椅推入病房，被动体位，检查欠合作。舌质暗红、苔少、脉弦滑。

神经系统检查：意识清楚、双瞳孔等大等圆，双眼球各向活动充分，左上象限视野缺损。近记忆力、计算力差，双上肢肌力 4 级，双下肢肌力 4 级，肌张力正常，腱反射活跃，右侧 Hoffmann 征（+），左侧 Babinski 征（+），共济运动检查（+）。左侧浅感觉差，位置觉异常。

辅助检查：颈部血管彩超示：双侧颈部动脉粥样硬化斑块形成。头颅 MRI 示：桥脑、右侧基底节区、双侧丘脑腔隙性梗死。头颅 MRA 示：左侧大脑后动脉严重狭窄、左侧椎动脉、双侧大脑前动脉及交通前段局限狭窄。

西医诊断：脑出血（后遗症期）；高血压 3 级 极高危；2 型糖尿病。

中医诊断：出血性中风（痰热闭窍）；消渴（痰湿内蕴）。

治法：化痰息风、活血化瘀。

【处方】

姜半夏 9g	白术 15g	天麻 20g	茯苓 30g
炙甘草 3g	陈皮 15g	生姜 3 片	石菖蒲 15g
赤芍 12g	川芎 15g	川牛膝 15g	决明子 30g
山楂 30g	太子参 15g	麦冬 15g	五味子 6g

---

① 刘晓莉、马云枝：《缺血性中风合并消渴辨证施治验案》，载《中国实用神经疾病杂志》2011 年第 12 期第 97 页。

水煎服，每日 1 剂。

服用 5 剂后患者全身症状较前好转，头部昏沉较前减轻，舌淡红，脉沉细。患者久病肝肾亏虚、痰浊上泛，肾亏髓空，记忆力下降，给予地黄饮子加减运用，具体用药如下。

【处方】

生地 12g	山茱萸 10g	麦冬 15g	石菖蒲 15g
远志 12g	肉苁蓉 9g	肉桂 3g	巴戟天 15g
薄荷 10g	姜半夏 9g	决明子 20g	陈皮 15g
茯苓 30g	金钱白花蛇 1 条	炙甘草 3g	

水煎服，每日 1 剂。

【按语】

患者素有消渴病史，消渴病病因较复杂，禀赋不足、饮食失节、情志失调、劳欲过度等原因均可导致消渴。其病变的脏腑主要在肺、胃、肾，病机主要在于阴津亏损，燥热偏盛，而以阴虚为本，燥热为标，两者互为因果。消渴日久，易发生两种变证：①阴损及阳，阴阳俱虚。消渴虽以阴虚为本，燥热为标，但由于阴阳互根，阳生阴长，若病程日久，阴伤气耗，阴损及阳，则致阴阳俱虚，其中以肾阳虚及脾阳虚较为多见。严重者可因阴液极度耗损，虚阳浮越，而见烦躁、头痛等症，甚则出现昏迷、肢厥、脉细欲绝等阴竭阳亡危象。②病久入络，血脉瘀滞。消渴是一种病及多个脏腑的疾病，影响气血的正常运行，且阴虚内热，耗伤津液，易使血行不畅而致血脉瘀滞。痰和瘀是其主要病理产物。而"中风"其病机总属阴阳失调、气血逆乱。病位在心脑，与肝肾密切相关。病理基础为肝肾阴虚。因肝肾之阴下虚，则肝阳易于上亢，复加饮食起居不当，情志刺激或感受外邪，气血上冲于脑，神窍闭阻，故猝然昏仆不省人事。病理因素主要为风、火、痰、气、瘀，其形成与脏腑功能失调相关。病理性质多属本虚标实。其恢复期血脉不畅而后遗经络诸症。患者素有消渴病史，病久入络，加之其痰瘀互阻，致使发生中风。临床治疗可以以燥湿化痰息风、活血化瘀治疗糖尿病及中风。纵观此病例健脾燥湿化痰、活血化瘀通络法治疗中风合并消渴收到满意效果。

患者年老体弱，肝、脾、肾亏虚，加之患有消渴病，消渴阴虚为主，水不涵木，肝阳上亢，脾虚致运化失司，水谷不化精微，致痰浊内生，肝风夹痰上扰脑窍，发为本病。舌质暗红、苔少、脉弦滑。辨为风痰上扰、血行瘀滞之证。方中重用茯苓健脾，白术健脾燥湿，天麻息风止痉、平抑肝阳、祛风通络，白术、姜半夏、石菖蒲健脾燥湿化痰，赤芍活血柔肝，川芎活血化瘀，川牛膝引血下行，太子参、麦冬、五味子滋阴益气。全方共奏燥湿化痰息风、活血化瘀之功效。

患者久病致阴阳两虚。方中生地、山茱萸、肉苁蓉补益肾精，巴戟天温肾壮阳，共为君药。肉桂之辛热可温养下元，引火归元。麦冬滋养肺肾，金水相生，壮水以济火。石菖蒲、远志、茯苓、姜半夏健脾化痰开窍、交通心肾。陈皮理气，金钱白花蛇活血通络。共奏滋肾阴、补肾阳、开窍化痰。君臣佐使配伍得当、药效显著。服用 5 剂后患者症状较前好转，反应较前灵敏。

四、王灿晖医案：糖尿病合并脑梗死[①]

许某，男，74岁。

初诊日期：2010年4月28日。

主诉：发现血糖升高20余年，伴疲劳乏力汗出。

现病史：患者20余年前因口干多饮伴形体消瘦去医院就诊，查空腹血糖14.3mmol/L，并自感神疲乏力，小便量尚可，无多食易饥，血压稍高，无视物模糊，无手足发麻，无间歇性跛行等症状。后根据医生指示口服消渴丸（具体剂量不详）；2005年头颅MRI示脑梗死。未系统服用改善脑循环药物。

刻诊：患者动则全身汗出，历时数年，头痛较甚，易神疲乏力，夜间无出汗，健忘，唇紫暗，舌苔中部厚腻。

【处方】

生地15g	丹皮10g	丹参12g	葛根20g
地龙10g	怀牛膝12g	茯神12g	知母10g
山百合12g	五味子5g	糯稻须20g	碧桃干20g
黄连5g			

二诊：患者自感明显好转，头痛较前有显著改善，汗已不多，仍感易疲劳乏力，唇紫暗，苔稍厚腻，面色红。

【处方】

生地12g	丹皮10g	丹参12g	葛根20g
地龙12g	怀牛膝12g	玄参10g	知母10g
天麻10g	川芎12g	杜仲12g	山萸肉10g
碧桃干20g			

三诊：患者自感汗出好转，较前已明显减轻，无头痛，唇紫暗，苔腻，面色红。

【处方】

天麻10g	川芎12g	葛根20g	白蒺藜10g
地龙10g	丹参12g	赤芍12g	当归10g
怀牛膝12g	鸡内金10g	焦山楂10g	碧桃干20g

四诊：患者症情平稳，无头痛头晕，基本无汗出，大便尚可，舌暗，苔稍腻。

【处方】

天麻10g	葛根20g	杜仲12g	川芎12g
丹参12g	全蝎5g	地龙10g	鸡血藤15g
当归10g	生地12g	山萸肉10g	碧桃干20g
太子参20g			

五诊：患者自感神疲乏力较前好转，无头痛头晕，无汗出，舌暗红，苔稍腻。

---

① 陈艳、龚婕宁：《王灿晖教授治疗糖尿病合并脑梗死经验举隅》，载《辽宁中医药大学学报》2012年第1期，第148–149页。

【处方】

天麻 10g	葛根 20g	地龙 10g	山萸肉 10g
川芎 12g	当归 10g	生地 12g	全蝎 5g
丹参 12g	怀牛膝 12g	何首乌 12g	太子参 20g
碧桃干 20g			

此案治疗时长间隔 7 个月，疗效显著，病情稳定，患者虽未一直监测血糖，但 7 个月后至医院复查静脉血，测得空腹血糖 6.5mmol/L，头颅 MRI 和治疗前比较，脑梗死面积并未扩大。

后来随访中，患者精神状态较前好转，体重有所增加，但不明显，无头痛头晕，无汗出异常，无疲劳乏力，无多食易饥，小便量尚可，大便正常，血压稍高，无视物模糊，无手足发麻，无间歇性跛行等症状。

【按语】

王灿晖教授治疗糖尿病合并脑梗死时不拘泥于旧俗，将二者视为整体，并非分别从糖尿病和脑梗死两条路线出发，而是重在治疗基础病糖尿病，并将控制血糖作为重点，擅用黄连、葛根、知母、玄参等滋阴清热、养阴生津药，同时并用丹参、川芎、当归、牛膝等活血化瘀药，不但纠正贯穿于糖尿病始终的瘀血，还能改善中风之血瘀，一举两得。

五、王敏淑医案：脑血栓恢复期；2 型糖尿病[①]

张某，男，56 岁。

初诊日期：2010 年 5 月 10 日。

主诉：右侧肢体活动不利 40 天，头晕 1 周。

现病史：患者家属代述：40 天前，在晨起休息状态下突然出现右肢活动不利，语言不清，到当地医院住院，头颅 CT：脑梗死。住院半月病情稍好转后回家口服药治疗。1 周前出现头晕而来我院。

刻诊：头晕，头沉，右侧肢体活动不利，需人搀扶行走，言语不清，纳可，大便黏，眠安，舌暗红、苔白厚，脉沉。

既往史：既往糖尿病史 18 年，现应用胰岛素控制血糖，无高血压病史，无烟酒嗜好。

查体：身高 175cm，体重 70kg，血压 130/70mmHg，双肺未闻及啰音，心率 72 次/min，律齐，未闻及杂音，肝脾未及，双下肢无水肿。神经系统查体：神清，不完全运动性失语，口角左偏，舌右偏，右侧肢体肌张力增强，腱反射亢进，右上肢肌力 3 级，右下肢肌力 4 级，右侧 Babinski 征（+），左侧肢体肌力肌张力正常。

西医诊断：①脑血栓恢复期；②2 型糖尿病。

中医诊断：中风（中经络）。

① 高颜华、王改仙、周铭：《王敏淑治疗糖尿病合并脑梗死经验》，载《中国中医药现代远程教育》2011 年第 4 期，第 162－163 页。

证候诊断：痰瘀阻络。

治法：化痰通络。

【处方】半夏白术天麻汤加减。

半夏 15g	白术 30g	天麻 15g	茯苓 30g
石菖蒲 15g	川芎 30g	地龙 15g	苍术 30g
三七 6g	麸炒薏苡仁 30g		

14 剂。

西药不变。

二诊：（2010 年 5 月 29 日）药后头晕，头沉明显好转，右侧肢体无力亦较减轻，大便调，舌暗红，苔白，脉沉。上方去麸炒薏苡仁，加川牛膝 30g、鸡血藤 30g、炙黄芪 30g，14 剂。

三诊：（2010 年 6 月 15 日）头晕、头沉消失，右侧肢体无力明显改善，能自行行走，右上肢肌力 4 级，右下肢肌力 5⁻级，语言较前清楚，纳可，便调，舌暗红，苔白，脉沉。上方 14 剂巩固疗效。

【按语】

患者年老，正气不足，且消渴日久，耗伤气阴，气虚不能布津，津液不归正化，聚湿生痰，气虚推动无力，则血瘀，阴虚内热，灼津为痰，痰浊瘀血阻于脑络，发为中风。

治以半夏白术天麻汤加减，方中半夏、天麻平肝息风；白术健脾燥湿，与半夏、天麻配伍，祛湿化痰，并石菖蒲化湿开窍治头晕头沉。茯苓健脾渗湿，与白术相伍，治生痰之本。川芎行气活血通络，地龙、三七通行经络。大便黏，乃湿阻肠道，予苍术、炒苡仁祛湿。二诊湿邪渐去，去麸炒薏苡仁，加川牛膝、炙黄芪、鸡血藤以益气补肾养血通络，加强扶正之力。三诊，病情明显好转，自行行走，巩固疗效。

六、詹文涛医案：2 型糖尿病合并大血管病变；冠心病心梗、多发性腔梗[①]

丁某，男，71 岁。

初诊日期：2001 年 4 月 3 日。

现病史：患者患糖尿病 3 年余，半年前出现急性下壁心梗，本次因头昏行头颅 CT 检查发现多发性腔梗而到詹文涛教授门诊就诊。刻下：患者诉头昏胸闷，间歇性心前区痛，四肢麻木，双下肢轻度浮肿，空腹血糖 11mmol/L，餐后血糖 17mmol/L，现服用拜唐苹 2# Tid，舌质淡青、苔白腻，六脉弦滑。

西医诊断：2 型糖尿病合并大血管病变；冠心病心梗、多发性腔梗。

中医诊断：消渴、胸痹、风中经络。

证候诊断：气虚痰浊，脉络瘀阻。

---

① 琚坚、李青：《詹文涛教授辨证治疗糖尿病经验的临床体会》，载《陕西中医》2002 年第 4 期，第 334－336 页。

治法：益气豁痰，活血通脉。

【处方】益气聪明汤合补阳还五汤加味。

黄芪 30g	太子参 30g	粉葛根 30g	天花粉 30g
炙升麻 10g	炒黄柏 10g	天麻 10g	白术 10g
红花 10g	杭芍 15g	蔓荆子 15g	当归尾 15g
地龙 15g	川芎 15g	制首乌 15g	甘草 3g
桃红 12g	泽泻 20g		

每日 1 剂。

复诊：（4 月 17 日）患者诉头昏、胸闷、心前区痛、四肢麻木明显减轻，双下肢浮肿消退，但近日尿稍多，出汗多，双下肢无力，复查空腹血糖 8.5mmol/L，餐后 2h 血糖 15mmol/L，舌质青紫、苔微黄稍腻、少津，脉弦、滑、微数。证属气阴两虚、痰热瘀阻，施予益气养阴、清热豁痰之法。

【处方】益气聪明汤合白虎汤加味。

黄芪 30g	太子参 30g	粉葛根 30g	淮山药 30g
天花粉 30g	生石膏 30g	炙升麻 10g	知母 10g
炒黄柏 10g	杭白芍 15g	蔓荆子 15g	生地 15g
麦冬 15g	丹参 15g	炙甘草 3g	玄参 20g
苍术 12g			

每日 1 剂。

三诊：（6 月 1 日）患者诉尿量恢复正常，复查空腹血糖 7.7mmol/L，餐后血糖 10.8mmol/L。前方去生石膏，加瓜蒌壳 10g、法半夏 12g、胡黄连 3g。日服 1 剂。

5 月 8 日患者再次复诊诉前述症状完全消失，复查空腹血糖 6.6mmol/L、餐后 2h 血糖 8.1mmol/L，患者自行将西药停服，原方续治，观察 2 个月血糖无反复。

七、祝谌予医案：糖尿病合并脑中风后遗症[①]

患者，女，70 岁。

初诊日期：1994 年 6 月 19 日。

主诉：右半身活动不遂 1 年余。

现病史：患者于 1993 年 3 月因右侧肢体突然活动不遂住某医院，经脑 CT 检查确诊为脑梗死。同时发现血、尿糖均增高，诊断为糖尿病（非胰岛素依赖型）。予抗凝、扩血管及口服降糖药治疗 1 个月，症状好转而出院。1 年来，空腹血糖波动在 7.21 ～ 7.99mmol/L 之间，口服优降糖 2.5mg，2 次/日；降糖灵 25mg，2 次/日。但右侧偏瘫恢复较慢，生活不能自理，由家人推轮椅车来诊。

刻诊：右手足均肿胀、麻木、无力，活动不遂，不能行走。口干苦，言语不清，胸闷心慌，纳呆，大便干溏不一。双足发凉不温，经常抽筋。舌质红，苔白厚腻，脉弦滑。

---

① 本刊编辑部：《祝谌予消渴兼症验案（二）》，载《中国社区医师》2010 年第 16 期，第 18 页。

证候诊断：气阴两伤，气虚血瘀，络脉不活。

治法：益气养阴，活血通络。

【处方】降糖对药方合补阳还五汤加减。

生黄芪 30g	苍术 15g	玄参 30g	生熟地各 10g
丹参 30g	葛根 15g	当归 10g	川芎 10g
赤芍 15g	桃仁 10g	红花 10g	地龙 10g
豨莶草 20g	鸡血藤 30g	桑寄生 20g	桂枝 10g
黄连 5g			

每日 1 剂，水煎服。

治疗经过：服药 1 个月，右手足肿胀均消失，麻木减轻，右下肢较前有力，但肢端仍发凉不温，心慌汗出，大便偏溏。空腹血糖 7.99mmol/L；尿常规：GLU（－），舌脉同前。

守方去黄连、桂枝、桑寄生，加白术 10g、薏苡仁 10g、生山楂 15g、三棱 10g、莪术 10g，再服 2 月余。

复诊：（1994 年 9 月 9 日）右手足无肿胀及麻木，皮温正常，空腹血糖 6.99mmol/L（126mg/dL）。舌质红，脉细弦。上方加减续服 2 个月，右侧肢体肌力增加，可下地扶床边行走，言语清楚，复查空腹血糖 5.99mmol/L；尿常规：GLU（－），收效满意。

【按语】

糖尿病合并中风偏瘫属糖尿病瘀血证之一，但临床有气虚血瘀和气滞血瘀之不同。气虚血瘀，祝谌予教授用补阳还五汤益气活血通络；气滞血瘀，祝谌予教授用血府逐瘀汤加减逐瘀活血通络。

本案患者右侧偏瘫、无力、麻木、肿胀，双足发凉不温，乃气阴两虚、血瘀不活之象，故祝谌予教授用降糖对药方合补阳还五汤加减益气养阴、活血通络。又因表现为口干苦，双足发凉之上热下寒现象，乃用黄连配桂枝清上热，温下寒而取效。

第三节 糖尿病视网膜病变

一、程晓霞医案：2 型糖尿病[①]

张某，男，64 岁。

初诊日期：2011 年 12 月 27 日。

现病史：患者 20 多年前诊断为 2 型糖尿病，口服降糖药血糖控制不佳，8 年前开始改为胰岛素控制血糖，于我科就诊时空腹血糖维持在 6.5 ～ 7mmol/L 之间，餐后 2h 血

---

① 王维维、毛黎明、程晓霞：《程晓霞教授中医治疗糖尿病肾病临床经验》，载《中国现代医生》2015 年第 29 期第 112－115 页。

糖控制在 10 ～ 12mmol/L，并伴有糖尿病视网膜病变。因近期患者小便泡沫明显增多，于外院查尿常规：PRO（2＋）；24h 尿蛋白定量为 2.09g；GFR 98.4mL/min，故来我科门诊。

刻诊：患者感乏力，口黏腻，胃口一般，夜寐尚可，治疗上继续降糖、降压、降脂抗凝，并加用雷公藤多苷片 30mg/日治疗。舌质淡红，苔腻黄，脉弦滑。

证候诊断：脾肾气虚，湿热中阻。

治法：疏肝健脾，清化湿热。

【处方】

柴胡 12g	赤芍 10g	杭白芍 10g	炒枳壳 10g
炒扁豆 6g	炒扁豆衣 6g	炒米仁 20g	虎杖 15g
银花 20g	银花藤 20g	蒲公英 15g	山萸肉 6g
芡实 10g	炒川断 15g	制狗脊 15g	淮牛膝 15g

患者 2 周后复查尿常规示 PRO（＋）；空腹血糖为 6.5 ～ 7mmol/L，餐后 2h 血糖为 10 ～ 12mmol/L，口黏较前好转，胃口一般，口淡无味，大便 1 日 3 ～ 4 次，舌质淡，苔腻黄，脉弦滑。

处方调整如下：上方去银花、银花藤、芡实、狗脊，加用茯苓 12g、蛇舌草 30g。

经上诉方案治疗 2 周患者自诉胃纳佳，夜寐安，二便调，舌质淡，苔薄腻、黄，脉弦滑。

【处方】

炒党参 20g	炒苍术 6g	炒白术 6g	炒米仁 20g
银花 20g	银花藤 20g	蒲公英 15g	丹参 30g
川芎 30g	桑枝 15g	山萸肉 6g	炒川断 15g
金樱子 10g	焦山楂 10g		

患者一直使用上述中药及降压、降糖药物，间断门诊复查。随访至 2012 年 10 月 9 日，复查血生化：UA 411μmol/L，BUN 4.2mmol/L，Cr 85μmol/L；24h 蛋白尿定量为 0.37g，尿常规：PRO（＋），遂调整雷公藤剂量为 20mg/日。

【按语】

患者虽未经肾穿刺病理明确为糖尿病肾病，但患者糖尿病病史长，同时合并有糖尿病视网膜病变，中等量蛋白尿，无血尿，伴肾功能不全，故首先考虑糖尿病肾病。患者以口黏腻、尿中泡沫增多、血中毒素升高为主症，舌质淡红，苔腻黄，脉弦滑，辨证属脾肾气虚，湿热中阻，因脾虚无力运化水谷，湿阻中焦，蕴而化热，故口黏腻，肾气虚，肾失封藏，故尿中精微泄露，见泡沫尿，肾失泄浊，血中毒素升高。湿性黏滞，与热蕴结，缠绵难解，故疾病迁延不愈。

程晓霞教授根据中医辨证论治，予健脾化湿方药治疗后症状明显改善。雷公藤多苷片口服，具有祛风除湿之效，同时结合西医药理效用，起到了免疫抑制、减少蛋白尿的作用，收效甚佳。

二、程益春医案：糖尿病视网膜病变[①]

患者，女，56 岁。

初诊日期：1996 年 4 月 10 日。

现病史：自述患糖尿病 5 年，确诊糖尿病视网膜病变半年。诊见：双目干涩，视物模糊，伴口干思饮，五心烦热，腰膝酸软，舌红少苔，脉细数。

辅助检查：空腹血糖 10.3mmol/L，视力左 0.3、右 0.4，眼底有大量的出血点及微血管瘤，后极部及黄斑部少量硬性渗出。

证候诊断：肝肾阴亏，虚火灼络。

治法：滋阴降火，活血止血。

【处方】知柏地黄丸加减。

知母 12g	黄柏 9g	生地黄 15g	山茱萸 12g
丹皮 12g	枸杞子 15g	山药 15g	女贞子 30g
旱莲草 15g	赤芍 15g	白芍 15g	炒槐米 15g
益母草 15g	密蒙花 15g	三七粉(冲) 2g	

水煎服，每日 1 剂。

服药 30 剂，诸症明显好转，视物较前清晰，视力略有提高，复查眼底所见：出血及渗出大部分吸收，未见新的出血。

上方加石斛 30g、丹参 12g，守方继服 30 剂，诸症尽消，视力提高至左 0.6，右 0.8。眼底仅见少量的微血管瘤，空腹血糖亦降至 8.6mmol/L。后以上方制水丸服用半年，血糖及视力明显改善，眼底未见有新的出血及渗出，病情稳定。

三、段富津医案：糖尿病合并雀目[②]

陈某，女，55 岁。

初诊日期：2003 年 11 月 24 日。

现病史：3 年前诊断患有糖尿病，后一直服用西药进行降糖治疗。近 1 年感觉视物模糊，眼前常见黑影，或如蝇飞蚊舞，或如隔轻烟薄雾，现服磺脲类降糖药物，空腹血糖控制在 7 ～ 8mmol/L 之间，四肢无力，身体消瘦，腰膝酸痛，舌略红少苔，脉弦略数。

【处方】

熟地 20g	山药 25g	山茱萸 15g	茯苓 20g
枸杞 20g	菊花 15g	女贞子 20g	黄芪 30g
杜仲 15g	桑寄生 15g	五味子 15g	丹皮 15g

① 徐云生、李莹：《程益春治疗糖尿病肾病及视网膜病变经验》，载《山东中医杂志》1998 年第 1 期，第 32 - 33 页。

② 赵雪莹、李冀：《段富津教授辨治糖尿病并发症验案举隅》，载《云南中医中药杂志》2007 年第 9 期，第 1 - 3 页。

石斛20g

7剂，水煎服。

二诊：（12月8日）自己停服西药，服上方2周，空腹血糖6.8mmol/L，视物渐清，腰痛减，舌上有薄苔。上方继进7剂。

1周后测得空腹血糖值为5.6mmol/L，眼前渐亮，诸症基本消失，后以本方制丸服2月巩固疗效。

【按语】

糖尿病眼病以视网膜病变最多。金代刘完素在《三消论》中称"消渴者多变聋盲"，明代戴元礼也指出"三消久之，精血既亏，或目无见，或手足偏废"，指出其病机为肝肾精血亏虚。肝藏血、肾藏精，肝开窍于目，目得血则能视，肾开窍于耳，耳得养则能闻，精血不能上承以濡养耳目，故成内障、雀目、耳聋等症。方以杞菊地黄丸滋肾养肝为主；加入黄芪益气以助养阴；杜仲、桑寄生强腰壮膝；女贞子、五味子、石斛皆为滋阴养血之品，共养肝肾之阴血。

四、高健生医案二则

案1：糖尿病视网膜病变[①]

潘某，男，67岁。

初诊日期：2003年2月24日。

主诉：右眼眼前有黑影2年，左眼有黑影飘动月余。

现病史：右眼眼前有黑影2年，左眼有黑影飘动月余，于2003年2月24日就诊。有糖尿病病史，胰岛素控制血糖，高血压史。尚有大便干结，夜寐不宁，脚转筋。

检查：视力：右眼指数/30cm，左眼0.15，散瞳后右眼眼底不能窥清，玻璃体浑浊；左眼底新生血管、点状出血，颞下方大片出血，溢入玻璃体中，后极部视网膜水肿、黄斑部结构不清，中心光反射不见。舌淡胖、苔薄腻，脉细数。

西医诊断：糖尿病视网膜病变（DR）Ⅳ期。

中医诊断：云雾移睛。

证候诊断：阴阳两虚。

治法：益气明目，交通心肾。

【处方】

生黄芪30g	菟丝子10g	淫羊藿12g	钩藤(后下)15g
决明子10g	泽兰10g	益母草10g	生、炒蒲黄各12g
三七粉(分吞)4g	茜草10g	炒白芍30g	牛膝10g
炙甘草6g	肉桂(后下)3g	黄连6g	

14剂。

2周后复诊，患者眼部症状略有减轻，脚转筋好转，大便时干时溏，夜寐转安，血压平稳。检查视力：右眼指数/50cm，左眼0.25，眼底症状同前，苔脉同前。

---

① 张殷建：《高健生应用交泰丸加味治疗眼病3则》，载《中医杂志》2005年第6期，第421-422页。

【处方】

生黄芪 30g	菟丝子 10g	淫羊藿 12g	泽兰 10g
益母草 10g	茜草 10g	三七粉^(分吞)4g	熟大黄 10g
决明子 10g	密蒙花 10g	瞿麦 6g	桑叶 10g
黑芝麻 15g			

另予黄连素口服，8片/次，3次/日；肉桂粉口服，1g/次，2次/日。

2周后病情稳定，予成药知柏地黄丸、黄连素、肉桂粉口服，门诊随访。

【按语】

糖尿病视网膜病变，中医可据眼部表现归属于暴盲、云雾移睛、视瞻昏渺等范畴。高健生教授从大量临床实践中发现，糖尿病视网膜病变的发生多在糖尿病5～10年间，以后逐渐加重，此时基本已无糖尿病早期的阴虚热盛证候，临床多见气阴两虚，阴损及阳，而致阴阳两虚，气虚而不能健运，阳虚而不能温运，阴虚而不能济火，因虚致瘀，目络瘀阻是本病发生发展过程中的重要因素；本虚标实、虚实夹杂是其证候特点。

一诊处方中大剂量生黄芪补气，菟丝子、淫羊藿补肾，泽兰、益母草、蒲黄、三七粉、茜草、牛膝活血止血，黄连、肉桂交通心肾，血压偏高，取钩藤、决明子清肝平肝，针对脚转筋加大剂量白芍舒筋缓急。根据现代药理研究，处方中黄芪和黄连均有降血糖作用，其中黄芪具有双向调节血糖作用。

案2：糖尿病视网膜病变①

张某，女，48岁。

现病史：诊断糖尿病12年，双眼视力下降3年，于2006年10月就诊。伴有咽干、自汗、失眠、神疲乏力、手足凉麻、便秘，舌淡胖，脉沉细。空腹血糖 10.2mmol/L，HbA_1c 6.6%。患者面色少华，少气懒言。

检查：双眼视力0.5，眼底见微血管瘤、斑点状出血、硬性渗出。荧光眼底血管造影检查：视网膜广泛点状高荧光，血管渗漏明显，无非灌注区。

西医诊断：糖尿病视网膜病变（DR）Ⅱ期。

证候诊断：气阴两虚夹瘀。

治法：益气养阴、温阳化气。

【处方】

黄芪 40g	黄连 10g	肉桂 2g	益母草 10g
密蒙花 10g	熟地黄 20g	女贞子 15g	知母 10g
夜交藤 30g	大黄 10g		

每日1剂，水煎服。

上方煎服4周后，患者自述病情开始好转，视物清晰，双眼视力提高到0.8，双眼眼底出血部分吸收。便秘减轻，手足凉麻有所改善，效不更方，继续服用4周。

以后每年复查眼底。2010年8月复查双眼视力0.8～1.0，荧光眼底血管造影检查：

---

① 接传红、吴正正、严京、宋剑涛、郭欣璐：《高健生辨治糖尿病视网膜病变经验》，载《中医杂志》2012年第23期，第1996－1997页。

视网膜点状高荧光，血管渗漏不明显，少量硬性渗出，诊断为糖尿病视网膜病变Ⅱ期。病情稳定。

【按语】

高健生教授认为，消渴病眼底病情临证应整体辨证，治疗方能切中病所。《外科证治全生集》强调，"目中赤脉，加密蒙花"，密蒙花味甘，性微寒，具有清肝火、除翳膜、补肝虚，明耳目的功效。配以黄芪大补元气，女贞子补肝肾，明目，对于糖尿病视网膜病变具有很好的疗效，因此，密蒙花方是局部与整体结合辨证的良好范例。

五、郭庆贺医案二则[①]

案1：糖尿病视网膜病变

患者，男，56岁。

现病史：患糖尿病16年。近3年发现视力逐渐减退，视物模糊，伴腰膝酸软，目干耳鸣，疲乏无力，性功能低下，五心烦热，舌淡红嫩，苔花剥，两脉细而无力，左略弦，两尺尤细。经眼科检查，双眼视网膜可见出血，软性渗出，微血管瘤，新生血管。左眼视力0.1，右眼视力：眼前手动。

证候诊断：肝肾气阴两虚，目络瘀阻，尚有离经之血。

治法：益气养血，滋补肝肾，化瘀通络，止血散瘀。

郭庆贺教授以蒲辅周所介绍的九子地黄丸加珍珠、血竭、麝香方为其调治。

【处方】

熟地黄60g	净萸肉15g	干山药15g	茯苓15g
五味子15g	枸杞子15g	沙苑子15g	泽泻15g
决明子15g	青葙子15g	茺蔚子15g	丹皮15g
菟丝子15g	覆盆子15g	车前子15g	沉香3g
醋龟板30g	灵磁石30g	西洋参15g	血竭90g
炙黄芪30g	珍珠粉15g	真麝香3g	

研粉炼蜜为丸，每丸10g，每次1丸，每日3次口服。

由于患者血糖一等达标，坚持此方服1个月后，腰膝酸软、目干耳鸣、疲乏无力、性功能低下、五心烦热等症均明显改善。眼科检查，出血减少可见硬性渗出，新生血管未增多，视力提高，左眼视力0.3，右眼视力0.1。

3个月复查：仅觉稍乏力，余无他症，视力较前明显恢复，自诉可见广告牌上的大字，视物较清晰。经眼科检查：眼底出血完全吸收，仅存在点状出血，散在血管瘤。左眼视力0.5，右眼视力0.3～0.4之间。

再服3个月，停药观察半年未复发。

案2：糖尿病视网膜病变

患者，男，61岁。

---

① 丁忻：《郭庆贺老师治疗糖尿病视网膜病变辨治经验和用药特色》，载《中国冶金工业医学杂志》2010年第 期，第112－114页。

现病史：患糖尿病 12 年，近期所服降糖药为美吡达。由于家住农村，很少化验血糖，5 天前突然双目失明故来就诊，经眼科检查，只能见眼前手动，双眼玻璃体积血，眼底不能窥见。空腹血糖 5.9mmol/L，餐后 2h 血糖 11.4mmol/L，遂将美吡达改为瑞易宁。

因形瘦肤干，舌边尖略红，两脉弦滑无力而数，郭庆贺教授辨证为阴虚血热，血沸妄行，溢于脉外，阻碍神光。郭庆贺教授以王大千所介绍的丹七地黄汤治疗。

【处方】

生地黄 24g	炒蒲黄 15g	赤芍 12g	丹皮 12g
三七粉 4.5g	金石斛 15g	丹参 30g	升麻 6g

每日 1 剂。

10 天后复查，视力右眼 0.3，左眼 0.4。双眼玻璃体积血吸收，眼底大部分血管及点状出血，新生血管可见，因平素有腰膝酸软，两目干涩，耳鸣脱发等症，故改以蒲辅周老中医所介绍的九子地黄丸方加味治之。

郭庆贺教授于原方中加麝香、珍珠、血竭配以蜜丸连服 3 个月，患者反馈自觉视力明显改善，惜未能来眼科复查。

【按语】

糖尿病视网膜病变是糖尿病患者的严重并发症，患者日趋增多，已成为世界上四大致盲眼病之一。糖尿病视网膜病变常表现为视网膜的微血管瘤、出血点、硬性渗出及棉绒斑，甚至新生血管和纤维组织增生导致视网膜脱离而失明。随着医疗高新技术的发展，糖尿病患者的生命延长，糖尿病视网膜病变的发病率也在逐渐增加。因此对糖尿病视网膜病变进行早期、合理、有效的治疗显得十分重要。

中医药治疗本病，目前虽无根治办法，但在改善视力、延缓糖尿病视网膜病变（DR）的发生、发展，促进眼底病理变化的改善以及改善患者全身症状，提高患者生命质量方面有其独特的优势，显示出中医药治疗 DR 的广阔前景。糖尿病属中医学消渴范畴，糖尿病视网膜病变属中医眼科"视瞻昏渺""暴盲""云雾移睛"范畴。

本病由于消渴日久不愈，耗损阴精，肝肾亏虚，阴血不足，虚火燥热内生，煎熬津液，上扰目窍，灼伤血络，久则耗气伤阴，脾气虚弱，运化失司，痰湿内生，气阴两亏，目失所养，气不帅血，痰瘀互结，目中血络瘀阻，血不循常道，从而导致一系列的病变。总之，本病以阴虚为本，瘀、热为标，故治疗应以滋阴清热、凉血化瘀为总则。郭庆贺教授抓住疾病的主要矛盾，辨证施治糖尿病视网膜病变，较好地改善视网膜微循环，弥补单纯光凝不足，减少视网膜光凝量、缩短疗程、提高治疗效果，对防止视网膜增殖性改变、恢复视功能具有一定的作用，值得临床推广使用。

六、李传课医案四则[①]

案1：糖尿病视网膜病变

李某，男，48岁，编辑工作。

初诊日期：2002年1月15日。

现病史：患2型糖尿病多年，出现视网膜病变后于2001年6月已分次进行了全视网膜激光光凝，但左眼仍4次视网膜反复小出血。本次左眼突然看不见，要求中药治疗。

查：右眼视力0.6，加镜1.0，左眼前手动，加镜无助。散瞳检查，右眼底可见较多激光斑点，未见出血。左眼底不能窥及，可能为残余新生血管破裂，出血量多积于玻璃体所致。舌质红，无苔，脉细稍弦。

证候诊断：肝肾阴虚，络破血溢。

治法：滋阴止血，兼以化瘀。

【处方】滋阴止血汤加减。

生地黄15g	熟地黄15g	玄参10g	麦冬10g
天冬10g	沙参12g	石斛10g	制何首乌12g
制女贞子15g	旱莲草15g	藕节15g	丹参15g
三七粉3g			

并嘱在内科医生指导下，认真控制血糖，曾先后12诊，原方先后加用白茅根、葛根、茜草根，减玄参、麦冬，服用6个月，左眼视力恢复0.6，加镜1.0，玻璃体浑浊吸收，眼底清晰，可见较多激光斑点，未见出血。改服滋阴明目丸，至今未见复发，恢复正常工作。

案2：双眼增殖型糖尿病视网膜病变激光术后

李某，女，23岁，学生。

初诊日期：2014年9月10日。

现病史：5个月前因右眼视力显著下降，在某西医院住院治疗，诊断为双眼增殖型糖尿病视网膜病变，右眼玻璃体积血。右眼施行了玻璃体切割术及双眼视网膜激光光凝术。术后因黄斑水肿，注射过1次贝伐单抗，3次曲安奈德，后因眼压升高，联合滴过2～3种眼压滴眼液。黄斑水肿当时有所减轻，但近日又复加重，不愿再打针，要求中药治疗。

查：右眼视力0.12，左眼0.3。右眼压15mmHg（1mmHg＝0.133kPa），左眼压16mmHg。双眼底可见较多激光斑点，右眼黄斑区结构不清，反光增强。光学相干断层扫描报告黄斑水肿。

刻诊：四肢乏力，大便时溏，面色不华，唇淡，舌质淡胖，脉缓弱。

西医诊断：双眼增殖型糖尿病视网膜病变激光术后，右眼玻璃体切割后，黄斑水肿。

---

① 李波、李传课：《李传课治疗糖尿病视网膜病变经验》，载《中国中医眼科杂志》2015年第4期，第284－86页。

证候分析：系脾胃气虚，生化不足，运化失司，水湿停滞所致。证属脾虚湿聚。

治法：健脾益气，运湿消肿。

【处方】《和剂局方》参苓白术散加减。

党参 12g	茯苓 20g	白术 10g	山药 15g
薏苡仁 15g	益母草 10g	泽泻 10g	车前子 10g
甘草 3g			

水煎服，每日 1 剂，服 15 剂。

继续严格控制血糖。

二诊：服药后无不适感觉，精神状态良好，舌脉同前。于上方加葛根 15g 以升清。继服 20 剂。

三诊：自觉视物较前清晰，右眼视力有提高，为 0.25。仍守法守方，服 30 剂。

四诊：已服中药 60 剂，左眼视力未能提高，仍为 0.3，右眼提高至 0.3；光学相干断层扫描检查，黄斑水肿明显减轻。嘱严格控制血糖。中药仍以健脾益气为主，兼以运湿，予上方去车前子、泽泻，继服 20 剂。

案 3：糖尿病视网膜病变

彭某，女，62 岁，农民。

初诊日期：2013 年 9 月 13 日。

现病史：患糖尿病 11 年，发现高血压 6 年（药物已控制）。3 个月前左眼施行了玻璃体切割术及白内障手术。出院诊断为糖尿病视网膜病变，右眼非增殖型，左眼增殖型；年龄相关性白内障；高血压。出院视力右眼 0.4，左眼 0.2。近日右眼视力下降，特来门诊。

查：右视力 0.15，左 0.2。右眼眼压 16mmHg，左眼眼压 15mmHg。散瞳检查，右眼晶状体不均匀轻度浑浊，视盘边缘清，色淡红；视网膜动脉管径偏细，颞上有一轻度动静脉交叉压迹，后极部视网膜有许多微血管瘤及片状出血，并有片状环形排列的硬性渗出，鼻上方有几个散在的棉絮斑，黄斑部结构不清。左眼人工晶状体位置正，囊膜不浑浊，视网膜有较多激光斑点，未见出血与渗出。

自觉头昏，有时面红耳赤。舌质红，苔薄白，脉弦稍细。

西医诊断：右眼非增殖型糖尿病视网膜病变，年龄相关性白内障早期；左眼增殖型糖尿病视网膜病变，玻璃体切割术后，视网膜光凝术后，人工晶状体眼。

证候分析：系肝肾阴虚，阴不潜阳，肝阳上亢，致头昏面红耳赤；日久肝不藏血，目中络脉受损，致出血与渗出混杂。证属阴虚阳亢，血溢络外。

治法：滋阴潜阳，止血活瘀。

【处方】自拟潜阳化瘀汤加减。

钩藤 10g	石决明 20g	蒺藜 10g	女贞子 12g
旱莲草 12g	生地黄 20g	熟地黄 15g	牡丹皮 10g
丹参 15g	益母草 12g	牛膝 10g	

水煎服，每日 1 剂，服 15 剂。

继续服用治疗糖尿病与高血压之西药。

二诊：服上药无不良反应，自觉头昏减轻。嘱继服上方15剂。

三诊：头已不昏，视物较前清楚些。右眼视力提高至0.3，眼底片状出血减少，舌脉同前。予上方去钩藤、蒺藜，加石斛10g，以养阴明目。服20剂。

四诊：右视力0.5，左0.3。眼压正常，右眼底出血已吸收，棉絮斑明显减少。嘱服滋阴明目丸3个月，每次10g，每日3次。并定期复查。如眼底荧光素血管造影有新生血管，则结合激光光凝。

案4：糖尿病视网膜病变（单纯型）

康某，男，53岁，农民。

初诊日期：2009年9月8日。

现病史：右眼视物模糊20天。发现糖尿病6年，口服药物控制，但血糖时高时低。否认高血压史。

查：右视力0.4，左0.8。眼压：右16mmHg，左15mmHg。散瞳检查，右眼晶状体不浑浊，玻璃体透明，视盘边缘清，色淡红，后极部视网膜有较多散在的小血管瘤及斑点状与条状出血，并有不规则状硬性渗出及少量棉絮状渗出，黄斑部结构不清，中心凹反光不见。左眼视盘边缘清，色淡红，后极部视网膜动脉旁有许多大小不等、边界清楚的小血管瘤，并有少量的陈旧棉絮状白斑。黄斑结构正常，中心凹反光可见。舌质红，无苔，脉细稍数。自觉时有手足心发热，颧红耳赤。

西医诊断：糖尿病视网膜病变（单纯型）。

证候分析：系糖尿病日久，控制不良，以致阴津日损，虚火内生，即阴虚生内热，内热灼阴津，阴耗助内热，如此恶性循环，眼底络脉受灼，滞则为瘤，破则出血。证属阴虚火旺。

治法：滋阴降火。

【处方】《审视瑶函》滋阴降火汤加减。

熟地黄15g	生地黄15g	麦冬12g	女贞子12g
旱莲草12g	当归10g	牡丹皮10g	丹参10g
知母10g	黄柏6g	银柴胡10g	

水煎服，每日1剂，服10剂。

并告知患者，必须持续控制好血糖，不能时高时低。

二诊：服上药无不良反应，眼底条状出血减薄。继服上方20剂。

三诊：服上方35剂，自觉手足心已不发热，颧红耳赤消除，视物较前清楚，右眼视力0.6，左眼1.0。眼底条状出血明显减少。药已取效，予上方去知母、黄柏、银柴胡，加枸杞子15g、菊花10g，继服20剂。

四诊：视力：右0.8，左1.0，眼底斑点状与条状出血吸收，微血管瘤明显减少。嘱服滋阴明目丸3个月，每次10g，每日3次，温开水送服。严格控制血糖，定期复查。

七、李声岳医案四则①

案1：糖尿病视网膜病变Ⅲ期

张某，男，76岁，汉族，已婚，退休职工。

初诊日期：2009年4月7日。

现病史：患者已患糖尿病多年，近半月来视物模糊，扭曲变形，逐日加重，尚有倦怠乏力，食少便溏等症。查：视力右0.2，左0.1⁺¹，患者双眼散瞳后见眼底呈橘红色，双黄斑高度水肿，反光消失，伴灰黄色团块状渗出及少量斑点状出血，光学相干断层扫描示双眼黄斑高度水肿。

西医诊断：糖尿病视网膜病变Ⅲ期。

中医诊断：消渴目病。

证候诊断：脾虚湿盛。

治法：健脾除湿，益气明目。

【处方】苓术苡仁汤合生地石斛汤加减。

云苓15g	猪苓10g	白术10g	苡仁30g
茺蔚子10g	草决明12g	玄参10g	女贞15g
丹参20g	生地15g	石斛15g	苍术10g
黄芪12g			

6剂，水煎服，每日3次。

此后以上方为基础随证加减，续服30剂。

复诊：（2009年5月20日）视力：右0.4⁻²，左0.4⁻¹，眼底黄斑水肿明显消退，出血吸收，渗出明显吸收；中心反光仍不可见。腰膝酸软，夜尿频数，约每夜3次；苔白脉沉细，证属脾肾两虚。前方去猪苓、石斛；加桑螵蛸10g、益智仁10g补肾缩尿。

半年后复查，视力：双0.6，双眼底黄斑水肿消退，未见明显出血渗出，但有明显色素紊乱，予杞菊地黄丸善后。

案2：糖尿病视网膜病变Ⅲ期

邹某，女，60岁，汉族，已婚，退休工人。

初诊日期：2008年9月3日。

现病史：患者确诊糖尿病已10年，近年来感视物昏花，伴多汗，肢软，短气。查：视力右0.2、左0.3⁺¹，散瞳后见双眼底橘红色，视神经乳头（－）。黄斑中心反光不清，黄白色点状硬性渗出围绕黄斑中心呈半环状，后极部视网膜散在少数圆点状出血斑。

西医诊断：糖尿病视网膜病变Ⅲ期。

中医诊断：消渴目病。

证候诊断：痰瘀互结。

---

① 李波：《李声岳教授治疗糖尿病性视网膜病变的经验体会》，载《贵阳中医学院学报》2013年第3期，第3－5页。

治法：化痰祛瘀，养阴益气。

【处方】夏苓星贝汤合生地石斛汤加减。

法夏 10g	云苓 12g	胆星 10g	浙贝 10g
蒌壳 10g	陈皮 10g	生地 15g	石斛 15g
五味子 10g	麦冬 12g	丹参 15g	黄芪 12g
西洋参 10g	白芥子 10g	三七粉 9g	

6 剂，水煎服，日 3 次。

二诊：（2008 年 9 月 10 日）经初诊服药后，病情稳定，眼底未见新鲜渗出及出血，脉舌同前。病情得以控制，说明前方有效，效不更方，前方加海藻 10g 软坚散结，再进 7 剂。

三诊：（2008 年 9 月 20 日）药后自觉汗出减少，腿足较前有力，视物亦稍清晰。查：视力右 0.3、左 0.4^{-1}，双眼底后极部出血斑减少，黄白色点状渗出有所吸收。仍宗原法，前方去西洋参、石斛、五味子，加牡蛎 15g，续进 7 剂。

四诊：（2008 年 10 月 8 日）药后感精神好转，视物较前清楚。查视力：右 0.5，左 0.5^{-1}，双眼底渗出及出血明显吸收，前方加白术 10g、淮山 10g、扁豆 10g，再进 7 剂。

五诊：（2008 年 10 月 15 日）患者感觉病情明显好转，视物清楚。查视力右 0.6，左 0.6^{+2}，双眼底尚有少量黄白色点状硬性渗出，病去大半，宜补为主，三才汤合二陈汤以善后。

案 3：糖尿病视网膜病变Ⅳ～Ⅴ期

周某，男，45 岁，汉族，已婚，干部。

初诊日期：2000 年 7 月 10 日。

现病史：患者有糖尿病史多年，3 月前，曾在外院诊为糖尿病视网膜病变、玻璃体积血，经药物治疗后有好转，建议作激光手术。患者畏惧手术，改求中医治疗。

查：视力左 0.2、右 0.4^{-2}，右眼玻璃体尘状、絮状浑浊，眼底橘红色，后极部视网膜少许圆点状出血斑及黄白色点状渗出。周边血管可见白鞘，乳实上方及颞上枝血管旁各有一乱头发样新生血管，黄斑中心偏颞侧有一白色机化带。左眼底类似改变，但未见机化条带及新生血管。

西医诊断：糖尿病视网膜病变Ⅳ～Ⅴ期。

中医诊断：消渴目病。

证候诊断：痰瘀互结。

治法：软坚散结，祛瘀化痰。

【处方】山甲牡蛎汤合生地石斛汤加减。

穿山甲粉 10g	牡蛎 15g	鳖甲 10g	海藻 10g
昆布 10g	三七粉 9g	三棱 10g	浙贝 10g
蒌壳 10g	生地 15g	石斛 15g	玄参 10g

水蛭胶囊 9 粒

6 剂，水煎服，每日 3 次。

药后病情稳定，无特殊不适，继续服用。

复诊：15 剂后复诊，视力：右 0.2，左 0.4，眼底出血及渗出部分吸收，但新生血管、机化条带及血管白鞘未见明显改变。

上方加黄芪 15g、葛根 15g，5 剂为 1 料，研末装胶囊，每服 5 粒，每日 2 次。

半年后复查，视力右 0.2，左 0.4^{+1}，病情稳定，未再出现新的玻璃体积血，眼底增殖性病变亦无明显增加。

案 4：糖尿病视网膜病变 III 期

房某，女，73 岁，汉族。

初诊日期：2009 年 2 月 13 日。

现病史：患者患糖尿病多年，近 1 年来感视物模糊，加重 1 月，伴口干欲饮，夜尿多，每晚 2～3 次，失眠，多梦。检查：视力：右 0.3^{-1}，左 0.4；眼压：右 14mmHg；左 15mmHg；双眼眼底橘红色，视神经乳头（－），黄斑中心反光不清，黄斑周围有大小不一的圆点状，暗红色出血斑约 10 多处，有少许黄白色点状硬性渗出。空腹血糖 7.8mmol/L，苔白舌红脉细。

西医诊断：糖尿病视网膜病变 III 期。

中医诊断：消渴目病。

证候诊断：阴虚燥热。

治法：滋阴清热，凉血止血。

【处方】生地石斛汤合茅藕地黄汤加减。

茅根 30g	藕节炭 30g	旱莲 30g	生地 15g
茜草 6g	石斛 15g	生石膏 30g	丹皮 10g
山栀炭 10g	玄参 10g	夜交藤 30g	枣仁 12g

每日 1 剂，水煎服，每日 3 次，共 7 剂。

二诊：（2009 年 2 月 22 日）服前方后，口渴有减、视物稍清晰，入睡困难。查：视力右 0.3、左 0.4^{-2}，眼底出血斑有所吸收，苔白、脉细。前方加合欢皮 10g、琥珀粉（分吞）3g，再进 7 剂。

三诊：（2009 年 3 月 6 日）睡眠好转，夜尿仍多，苔薄白、脉细数。仍宗原法、前方去琥珀粉，加桑螵蛸 10g、益智仁 10g，续进 7 剂。

四诊：（2009 年 3 月 16 日）服前方后，感睡眠好转，夜尿减少，每晚 1 次。但感倦怠乏力，动则汗出。查：视力右 0.4、左 0.5^{-1}，眼底出血斑明显吸收，硬性渗出减少。患者乏力多汗，乃气虚不能固表之征，前方去山栀炭、藕节炭、夜交藤、枣仁，加牡蛎 15g、黄芪 15g、麻黄根 10g，再进 7 剂。

五诊：（2009 年 3 月 26 日）出汗减少，夜尿 1 次，视物清晰。查视力右 0.5^{+1}，左 0.6，双眼黄斑尚余 2～3 点出血斑及数点硬性渗出。病情明显好转，乃以前方为基础，随证加减。

复诊：（2009 年 5 月 5 日）视力右 0.6^{+1}，左 0.6^{-3}。双眼黄斑余少许微血管瘤，余（－），停药观察。

八、刘文峰医案：糖尿病视网膜病变[①]

孙某，男，57 岁，公司经理。

初诊日期：2010 年 6 月 5 日。

主诉：双眼视物模糊 3 月余。

现病史：既往糖尿病史 10 年，虽经多种口服降糖药物治疗，但血糖水平控制不满意，时常波动。半年前曾因眼底出血行激光光凝（PRP）治疗，治疗后视力较前恢复，遂改用诺和锐 30 胰岛素皮下注射控制血糖。患者近 3 月自感视物模糊，久视后双眼疲劳、时有眼前飞蚊影。患者自感激光光凝（PRP）治疗不除根本，遂求于中医药调理。

刻诊：视物模糊，视力下降，双目酸胀，伴有口苦、乏力、大便干、时有头晕、头痛等症，舌质淡暗，苔黄腻，脉弦滑。

查：HbA$_1$c 7.9%，空腹血糖 8.2mmol/L，餐后 2h 血糖 11.7mmol/L，血压 140/90mmHg。眼科检查示：左眼视力 0.5，右眼视力 0.3，双眼眼底视盘界清，眼底动脉硬化、渗出，视网膜散在微小血管瘤，散在小灶性出血，右眼黄斑区细小渗出，左眼眼压 20mmHg，右眼眼压 21mmHg。

西医诊断：糖尿病视网膜病变（DR）。

治法：刘文峰教授自拟清肝明目汤加味。

【处方】

黄芪 30g	生地 15g	决明子 30g	女贞子 20g
牛蒡子 15g	车前子（包煎）30g	蔓荆子 20g	夏枯草 20g
黄连 10g	香附 10g	羌活 15g	川芎 12g
当归 10g	龙胆草 10g	半夏 10g	

7 剂，水煎服，每日 1 剂 2 煎，分 2 次服。

继续应用胰岛素合理控制血糖。

二诊：患者口苦、头晕、头痛、大便干诸症较前缓解，双目酸胀稍减轻，仍有视物模糊、久视后眼前飞蚊影。舌质淡暗，苔白，脉滑。

考虑热证渐去、火旺渐平，应加强活血止血之力，原方去黄连、羌活、龙胆草，加三七粉（冲）3g、丹参 15g，继服 7 剂。

三诊：患者双目酸胀感明显减轻，视物模糊较前明显好转，眼前飞蚊影减少，口苦、头晕、头痛等症均消失，大便不干。

继服上方数剂后患者自行复查，眼科示：左眼视力 0.7，右眼视力 0.6，视网膜散在渗出、小灶出血较前明显吸收，未见新出血斑，左眼眼压 15mmHg，右眼眼压 17mmHg。病情较治疗前明显好转。

随访：患者自复查后数月内多次（平均每月 1 ～ 2 次）来寻刘文峰教授调理，处方仍在清肝明目汤原方基础上加减，病情未见反复。

① 梅超红、刘文峰：《刘文峰教授治疗糖尿病视网膜病变验案一则》，载《云南中医中药杂志》2012 年第 5 期，第 8 - 9 页。

【按语】

患者年近六旬，久病消渴，素体气阴两虚。气虚无以行血，阴虚脉络不利，日久而夹瘀，脉络瘀阻，气血不能上荣，双目失其濡养而见视物模糊。久病伤阴，虚火内生，上扰目窍，灼伤目络，又阴血亏虚，气无所化，气阴两虚，血失气帅，溢于脉外则见眼前飞蚊影。加之平素情志失调，肝气郁滞，气郁则化火，因肝开窍于目，肝阴不足，肝火上炎而见双目酸胀。乏力、头晕是为气阴两虚，头痛、口苦、便干是为肝火炽炎。结合舌、脉、症四诊合参可辨为气阴两虚夹瘀、肝火上炎而发的消渴眼病，法当益气养阴，清肝解郁，化瘀明目。

九、吕仁和医案：糖尿病视网膜病变[①]

蔡某，男，62岁。

现病史：有消渴病史16年，近2年觉视物模糊，时觉眼前有黑点闪烁，口苦咽干，烦躁易怒。舌质略暗，苔薄白而干，脉弦细。眼科会诊示有消渴病眼底改变并有新鲜出血点。

中医诊断：消渴病视网膜病变。

证候诊断：肝火上炎，气机郁滞。

【处方】 加味四逆散为主。

醋柴胡6g	赤芍20g	白芍20g	枳壳6g
枳实6g	甘草3g	山栀10g	生地12g
丹皮10g	枸杞子15g	石斛10g	谷精草12g
青葙子10g	葛根10g	天花粉20g	

服药7剂后症大减。再服药20剂，症状基本消失，复查眼底出血基本吸收。

十、亓鲁光医案：糖尿病视网膜病变[②]

梁某，女，33岁。

初诊日期：2011年12月27日。

现病史：糖尿病病史6余年，1年多前左眼失明，行荧光造影，出现造影剂过敏性休克，3月前行左眼玻切术，现左眼仅可见人影。2月前右眼出血，于我院眼科住院治疗。患者出院后因视力恢复不佳，于门诊寻求治疗。

查视力为0.01，予散瞳眼底照相，示右眼黄斑区视网膜轻微囊样水肿，可见少量点状渗出及前膜，左眼黄斑区视网膜无正常结构，可见大量隆起高反射。现用格华止、来得时，测随机血糖为10.7mmol/L，舌质红苔薄白，脉细。

【处方】

明沙参30g	麦冬15g	五味子15g	桑椹10g

---

① 杨晓晖：《吕仁和教授运用加味四逆散治疗消渴病并发症经验》，载《中医函授通讯》1995年第4期，第32–34页。

② 李亚琼、亓鲁光、李明辉：《亓鲁光教授治疗糖尿病视网膜病变经验》，载《四川中医》2012年第12期，第2–3页。

| 黄精 15g | 枸杞 10g | 血余炭 20g | 仙鹤草 20g |
| 茜草 10g | 丹皮 10g | 荔枝核 10g | 甘草 3g |

14 剂，三七直饮粉每次 2g，兑于中药中同服。

安多明 0.5g，每日 3 次，停格华止、来得时，改用诺和锐 30 早 10U 晚 12U。忌重力。

二诊：（2012 年 1 月 11 日）查视力 0.3，餐后 2h 血糖为 9.2mmol/L，免散瞳眼底照相，示：右眼黄斑区视网膜轻微囊样水肿，可见散在点状渗出，左眼黄斑区视网膜结构不清，可见大量隆起高反射。舌红苔薄白，脉细。

【处方】

黄芪 40g	桑椹 20g	枸杞 10g	黄精 15g
血余炭 20g	仙鹤草 30g	炒白术 10g	茜草 10g
桑枝 10g	明天麻 10g	山药 30g	荔枝核 10g

14 剂，三七直饮粉同前。

改前方参脉散益气养阴为黄芪、白术，加强健脾益气之功，同时加明天麻以定风、解痉，改善血管、平滑肌的舒缩功能，促进组织的血供，桑枝通络。

三诊：（2012 年 2 月 14 日）复查视力 4.5，测餐后 2h 血糖为 12.4mmol/L，便秘，面部痤疮，舌淡红苔薄白，脉细。效不更方，前方加厚朴 10g 下气宽中，达到腑气通则血糖降。

后电话随访，患者视力完全恢复，可以正常的生活和工作。

【按语】

亓鲁光教授在治疗此案时注重补肺、脾、肾三脏之气阴，平肝解痉，精选止血药，止血而不留瘀。方中生脉散益气养阴，桑椹、黄精、枸杞子养肝肾之阴，阴血生则"肝受血而能视"；茜草，《本草纲目》载其"味酸入肝而咸走血，手足厥阴血分之药也，专于行血活血"；仙鹤草药性平和，兼能补虚，又能止血；血余炭味苦涩性平，能收涩止血，兼能消瘀，有止血不留瘀的特性，临床可用于各种出血病证；《本草新编》云："三七根，止血神药也，无论上、中、下之血，凡有外越者，一味独用亦效，加入于补血补气药中则更神，盖此药得补，而无沸腾之患。补药得此而有安静之休也。"上 4 味药，集凉血止血、活血止血、收敛止血、化瘀止血法之大成，用于眼底出血者兼顾全面。

微血管病是糖尿病并发器官疾病的病理基础，是影响糖尿病患者预后的主要因素，亓鲁光教授用药慎思周全，照顾到消渴目病发展的各个阶段，注重止血与活血的关系，顾全疾病整体表现，疗效满意。

十一、荣远明医案：2 型糖尿病，糖尿病视网膜病变[①]

患者，男，62 岁。

初诊日期：2005 年 10 月 24 日。

现病史：患者于 1999 年在外院确诊为 2 型糖尿病，先后服用糖适平、消渴丸等降糖

---

① 周卓宁：《荣远明教授治疗糖尿病的经验》，载《广西中医药》2013 年第 5 期，第 55－56 页。

药，血糖控制不理想。近来自测指血血糖，空腹血糖为 7mmol/L，餐后 2h 血糖为 13.0mmol/L，自觉口干，久站后双小腿酸胀沉重，全身乏力，夜寐梦多，视物模糊，大便稍干，夜尿 3 次，舌红稍暗，苔薄白，脉沉缓。

既往曾到眼科检查确诊为糖尿病视网膜病变，现服用复方血栓通软胶囊等药。

西医诊断：2 型糖尿病，糖尿病视网膜病变。

中医诊断：消渴，消渴上目。

证候诊断：肾阴亏虚。

治法：滋阴补肾，清热泻火佐以活血。

【处方】六味地黄汤加减。

生地 5g	淮山 25g	山茱萸 12g	川仲 15g
川断 15g	牛膝 25g	知母 15g	花粉 30g
麦冬 30g	丹参 25g		

10 剂，水煎服，每日 1 剂。同时嘱咐患者饮食控制、适当运动锻炼，保持心情舒畅。

二诊：体力明显增加，口干减轻，仍夜寐欠佳，舌脉同前。守上方加茯神 15g，继服 10 剂，自测空腹血糖在 6 ～ 7mmol/L，餐后 2h 血糖在 8 ～ 9mmol/L。

三诊：近 10 天来应酬较多，饮食未控制，自测血糖较高，餐前在 9 ～ 10.7mmol/L，餐后 2h 血糖未测，又觉口干多饮，久坐后有髋膝关节疼痛，全身乏力，夜晚耳鸣，视物矇，眼部不适，消瘦明显。现服消渴丸 8 粒，每天 3 次，阿卡波糖 75mg，每天 3 次。舌面干少津，舌质暗红，苔薄黄，脉缓弦，尺脉沉。

【处方】

枸杞 15g	菊花 25g	石菖蒲 12g	密蒙花 15g
生地 25g	淮山 25g	山茱萸 12g	杜仲 20g
葛根 25g	牛膝 25g	花粉 30g	麦冬 30g
威灵仙 15g	太子参 15g	丹参 25g	

水煎服，进 15 剂。嘱咐加强饮食调摄。

四诊：口干明显好转，耳鸣减轻，视物较前清晰，体力稍增，复查血糖 6.5mmol/L，餐后 2h 血糖 8.5mmol/L。效不更方，再进 15 剂。

此后随证加减再连续调理治疗 2 个月，随访 3 个月血糖控制尚可，空腹血糖在 6 ～ 7mmol/L，餐后 2h 血糖在 7 ～ 8mmol/L，病情稳定。

【按语】

本例患者年过六旬，肾气渐衰，加上病程 6 年，损耗元气。肾水不足，水不涵木，日久肝肾亏虚，目络瘀阻，形成消渴上目。

治疗予杞菊地黄汤加减以滋补肝肾，太子参益气养阴扶正，佐以丹参、密蒙花、石菖蒲活血化瘀、祛风明目，加牛膝、杜仲壮腰健肾，同时强调饮食调摄，嘱咐患者控制饮食，否则容易损伤脾胃，脾不散精，导致病情加重和反复。

十二、苏藩医案二则

案1：左眼玻璃体积血、双眼糖尿病视网膜病变①

关某，女，68岁。

现病史：因双眼视力下降3年余，左眼加重伴视力骤降半月余来诊。既往糖尿病病史20余年，双眼白内障术后5年。伴纳差，口干。舌淡暗，苔薄腻，脉沉细。

专科检查：VOD 0.6，VOS 0.2，右眼底视乳头边清色正，A∶V＝1∶2，视网膜散在点状出血及黄白色渗出灶，黄斑区中心反光消失。左眼玻璃体泥沙样浑浊，眼底窥不清。

西医诊断：①左眼玻璃体积血；②双眼糖尿病视网膜病变。

中医诊断：暴盲。

证候诊断：肝脾不调，瘀湿不化。

治法：疏肝健脾，活血化瘀。

予疏肝解郁汤每日1剂口服，配复方光明胶囊中药兑服通络明目。

【处方】疏肝解郁汤加减。炒柴胡、赤芍、当归、白术、茯苓、香附、郁金、牡丹皮、丹参、蒲黄、五灵脂、甘草。

中药服用2周后患者左眼视物较前清晰，感口干稍减，二便调。VOD 0.6，VOS 0.3，右眼底同前，左眼玻璃体泥沙样浑浊减轻，左眼底隔雾状。舌脉同前。中药守方去当归，加黄芩、生地黄。

继服半月后患者左眼视物较前清晰，感口干减，二便调。VOD 0.6，VOS 0.4，右眼底同前，左眼玻璃体泥沙样浑浊明显减轻，左眼底隔薄雾状。舌淡暗，苔薄腻，脉沉细，中药守方继服。

案2：糖尿病暴盲②

孙某，女，46岁。

初诊日期：2009年12月11日。

现病史：患者2年来无明显诱因感双眼视力下降，视物模糊，遂来就诊。现症见：双眼视物模糊，口干苦，喉中有痰，纳可，眠差，大便时干，小便调。

既往史：糖尿病6年。否认其他病史，平素性情抑郁。

查：VOD 0.6，VOS 0.6，晶状体密度增高，双眼玻璃体絮状浑浊，眼底视乳头边清色正，A∶V＝1∶2，视网膜散在点状出血及黄白色渗出灶，黄斑区中心反光消失。舌淡暗，苔白腻少津，脉弦细。

中医诊断：暴盲。

辨证分析：患者平素性情急躁易怒，日久肝郁气滞，气郁化火，火迫血妄行，血不

---

① 董玉、孙丽平、王鹏、苏藩：《苏藩主任治疗眼底血证临床经验》，载《云南中医中药杂志》2015年第9期，第3-5页。

② 王鹏、董玉、苏藩：《苏藩主任运用脏腑辨证治疗眼病经验》，载《云南中医中药杂志》2011年第8期，第2-5页。

循经溢于脉外，而见视衣出血，瘀血阻滞目络，神光不能发越于外致视力骤降，视物不清，肝气乘脾，脾失健运，聚湿生痰，而见喉中有痰，而口干苦，舌淡暗，苔白腻少津，脉弦细均为肝脾不调、瘀湿不化之外候。

证候诊断：肝脾不调，瘀湿不化。

治法：疏肝健脾，活血化瘀。

【处方】

炙香附 10g	郁金 10g	薏苡仁 30g	杏仁 10g
波蔻 10g	枳实 10g	五灵脂 10g	蒲黄 10g
黄连 10g	丹参 20g	川芎 10g	

复方光明胶囊 4 粒/次，3 次/日，通络明目。

守方加减 20 剂，双眼视物稍清晰，口干苦，喉中有痰症减，纳眠可。VOD 0.7，VOS 0.6，晶状体密度增高，双眼玻璃体絮状浑浊，眼底视乳头边清色正，A：V = 1：2，视网膜散在点状出血及黄白色渗出灶，出血较前吸收，黄斑区中心反光消失。

十三、唐由之医案：双眼糖尿病视网膜病变（右 V 期，左 III 期）[①]

高某，女，30 岁。

初诊日期：2007 年 10 月 15 日。

主诉：双眼视物模糊 2 年余。

现病史：患者有 1 型糖尿病病史 14 年，2 年前起，无明显诱因出现双眼视物模糊，在外院诊断为糖尿病视网膜病变。2006 年曾行激光治疗（右眼 2 次，左眼 4 次），然仍有反复出血现象，慕名找唐由之教授诊治。

诊见：双眼视物模糊。眼科检查：VOD 0.1（矫正 0.3），玻璃体浑浊，下方大片积血，后极部眼底窥不清，周边眼底视网膜可见散在出血斑及微血管瘤，视网膜大片激光斑。VOS 0.15（矫正 0.6），视网膜可见较多出血斑及微血管瘤，大片激光斑，黄斑部中心凹反光不见。

全身体征：面色少华，神疲乏力，少气懒言，咽干，五心烦热，纳食减少，夜寐尚安，大便干结，舌淡红、苔少，脉细虚无力。

西医诊断：双眼糖尿病视网膜病变（右 V 期，左 III 期）。

治法：补气养阴，止血活血，化瘀明目。

【处方】

生蒲黄 20g	姜黄 20g	旱莲草 20g	女贞子 20g
生黄芪 30g	丹参 30g	枸杞子 15g	山茱萸 15g
菟丝子 15g	川牛膝 10g	川芎 10g	

20 剂，每日 1 剂，水煎，分 2 次服。

二诊：（2007 年 11 月 9 日）经上方治疗 20 天后，双眼视物稍清晰。眼科检查：

---

① 钟舒阳、周尚昆：《国医大师唐由之教授治疗糖尿病性视网膜病变经验简介》，载《新中医》2010 年第 9 期，第 130 – 131 页。

VOD 0.15（矫正 0.4），玻璃体浑浊较前减轻，下方大片积血吸收部分，后极部眼底清，周边眼底视网膜仍见散在出血斑及微血管瘤，视网膜大片激光斑。VOS 0.3（矫正 0.8），视网膜出血斑及微血管瘤有所减少。治初见效，守原方继用 90 剂。

三诊：（2008 年 2 月 10 日）右眼视物又较前清晰，左眼同前。双眼视网膜出血基本吸收。眼科检查：VOD 0.2（矫正 0.4），玻璃体浑浊又较前减轻，下方大片积血吸收大部分，后极部眼底清，周边眼底视网膜仍见散在出血斑及微血管瘤，但明显减少，视网膜大片激光斑。VOS 0.3（矫正 0.8），视网膜出血斑及微血管瘤明显减少。仍守原方，加生侧柏叶 15g 以凉血止血；浙贝母、半夏各 15g 以软坚散结。

四诊：（2008 年 10 月 17 日）双眼视物较前清晰。眼科检查：VOD 0.3（矫正 0.5），玻璃体浑浊又较前减轻，下方大片积血基本完全吸收，后极部眼底清，周边眼底视网膜未见出血斑及微血管瘤，视网膜大片激光斑。VOS 0.4（矫正 0.9），视网膜未见出血斑及微血管瘤。病情维持稳定。守前方加天花粉、党参、大蓟、小蓟各 15g。

五诊：（2010 年 3 月 5 日）双眼视物清晰。眼科检查：VOD 0.4（矫正 0.6），VOS 0.5（矫正 1.0），视网膜未见有明显出血斑及微血管瘤。病情仍维持比较稳定。

【按语】

糖尿病视网膜病变虽然是严重的眼部并发症，但仍是一种可以防治的眼底病。早期进行预防治疗，预后一般较好。中医药治疗糖尿病视网膜病变具有鲜明的特色及一定的优势，尤其是名老中医经验，值得努力总结，好好传承。

十四、田芬兰医案：1 型糖尿病，糖尿病视网膜病变[①]

王某，男，33 岁。

现病史：因患糖尿病 13 年伴双目失明 1 个月在某医院住院治疗。诊断为 1 型糖尿病，并发糖尿病视网膜病变。1991 年 3 月 20 日请田芬兰教授会诊。患者因情志不舒突然又双目视力骤失，眼珠转动时珠后隐隐作痛，头晕、耳鸣，腰酸，口苦咽干，舌红绛，脉弦细数。查眼底糖尿病视网膜病变Ⅳ期。左眼视力：眼前光感。右眼视力：眼前光感。空腹血糖 12.3mmol/L；尿常规：GLU（2 +）。有烟酒嗜好。

中医诊断：暴盲（双）。

证候诊断：肝肾阴亏，痰瘀阻窍，肝火上攻。

建议调整胰岛素剂量，空腹血糖控制在 8.3mmol/L 以下。嘱患者戒掉烟酒。

治法：滋养肝肾，化瘀祛痰，清肝明目。

【处方】

生地 25g	熟地 15g	何首乌 20g	五味子 12g
天冬 15g	密蒙花 10g	赤芍 15g	益母草 20g
夏枯草 10g	菊花 15g	枸杞子 20g	当归 15g
石菖蒲 12g			

水煎服，每日 1 剂。

---

① 肖延龄：《田芬兰教授用中医药治疗糖尿病视网膜病变经验》，载《甘肃中医》1996 年第 2 期，第 7 – 8 页。

服药 14 剂后，患者左眼视力：手动/30cm。右眼视力：手动/30cm。

守上方加减，服用 60 剂后，患者左眼视力 0.04，右眼视力 0.04。眼底呈糖尿病视网膜病变 I 期改变。空腹血糖 7.9mmol/L。

【按语】

田芬兰教授在应用胰岛素治疗糖尿病控制血糖的同时，给予滋养肝肾、化瘀祛痰、清肝明目之中药，并开导患者树立战胜疾病的信心，嘱其戒掉烟酒。

服用 14 剂后，患者信心得到鼓舞，焦虑情绪消除，去除了不利治疗的因素。药证合拍，故收到了良好的效果。

十五、王万林医案：糖尿病视网膜病变眼底出血[①]

杜某，男，62 岁。

现病史：患糖尿病 9 年，视力减退 1 年余。近来突感右眼视物模糊，眼科检查诊为糖尿病视网膜病变眼底出血。经治视力好转，但眼底出血斑未完全吸收，故要求服中药治疗。

刻诊：神疲乏力、多饮多尿、右眼视物模糊、自汗、头晕、腰膝酸软、双手麻木，舌质暗苔少，脉细。

眼底检查：双眼底可见微血管瘤和棉絮状渗出斑，右眼陈旧性出血斑。查血糖 11.8mmol/L；尿常规：GLU（3＋）。

治疗：在使用降糖药和维生素治疗的基础上，配合中药益气养阴、活血化瘀。

【处方】黄芪、生地、葛根、山药、枸杞子、女贞子、菊花、黄精、丹参、当归、水蛭、三七。

30 剂后，视力恢复如前，头晕、乏力明显减轻，右眼出血斑完全吸收，双眼底微血管瘤消失，渗出斑吸收，血糖 7.1mmol/L；尿常规：GLU（－）。停服汤剂，改用中成药复方丹参片、杞菊地黄丸，以巩固疗效。

十六、许公平医案二则[②]

案 1：糖尿病视网膜病变增殖期 II 期伴出血

李某，女，55 岁。

现病史：发现糖尿病 9 年，血糖控制不理想，2 年前突发左眼失明、眼底出血，1 月前出现右眼视物模糊、视力下降、干涩，查糖尿病视网膜病变增殖期 II 期伴出血，因患者糖尿病、心梗、高血压病史，未能行激光治疗。目前，右眼视物模糊、视力下降、干涩，左眼失明，眼分泌物多，心烦，急躁易怒，大便秘结 3 日 1 行，舌红苔黄腻，脉弦滑。

---

① 王万林、杨庆新：《中西医结合治疗糖尿病视网膜病变眼底出血》，载《湖北中医杂志》2003 年第 10 期，第 21 页。

② 邓德强：《许公平老中医治疗糖尿病周围神经病变、视网膜病变临床经验浅析》，载《新疆中医药》2016 年第 1 期，第 35－37 页。

【处方】　自拟清肝汤。

龙胆草 9g	炒栀子 9g	夜明砂 6g	大黄 6g
车前子 10g	千里光 10g	血余炭 10g	花蕊石 10g
青皮 10g	郁金 10g	地榆炭 10g	茜草炭 10g
莱菔子 30g			

服 10 剂后双眼干涩改善，右眼视物模糊减轻，23 剂后，右眼视物模糊明显好转。

【按语】

患者平素性格急躁易怒，血糖常随情绪而起伏。正如《灵枢·五变》中指出"怒则气上逆，胸中蓄积血气逆留，膹皮充肌，血脉不行转而为热。热则消肌肤，故名消瘅"，指出了情绪不畅导致糖尿病的各种并发症的出现。情志不畅，郁而化火，肝火上炎，伤及于目，故视物模糊肝火灼伤目络，故眼底出血，心烦，急躁易怒，大便秘结 3 日 1 行，舌红苔黄腻为肝火之象。

方中龙胆草、密蒙花、大黄、炒栀子清泻肝胆火，夜明砂、蕊石、血余炭化瘀止血，血余炭、地榆炭、茜草炭、大蓟、小蓟凉血止血，白术、茯苓健脾防止清火药物寒凉伤及脾胃，诸药共奏清泄肝火、凉血和血。

案 2：2 型糖尿病、糖尿病视网膜病变

张某，男，65 岁。

现病史：糖尿病 11 年，2 年前突发双眼视力下降，2 月前加重，出现双眼视物模糊、干涩，眼分泌物多，身困重，大便不爽。眼底检查提示右侧糖尿病视网膜病变增殖期 I 期，左侧糖尿病视网膜病变非增殖期 III 期。舌淡苔厚腻，脉弦滑。

西医诊断：2 型糖尿病，右侧糖尿病视网膜病变 I 期，左侧糖尿病视网膜病变非增殖期 III 期。

证候诊断：湿瘀互结。

治法：除湿行瘀。

【处方】　自拟消渴健脾方。

苍术 10g	车前子 10g	茵陈 10g	夜明砂 10g
花蕊石 10g	密蒙花 10g	土茯苓 15g	厚朴 9g
栀子 9g	丹参 12g	大黄 6g	龙胆草 6g
生薏米 30g			

上方服用 13 剂后视物模糊逐渐改善，继服 20 余剂后左眼恢复视力，右眼视力得到提高。

【按语】

患者平素嗜食肥甘厚腻之品，正如《素问·奇病论》言："此人必数食甘美而多肥也，肥者令人内热，甘者令人中满，故其气上溢，转为消渴。"久食肥甘，损伤脾胃，久则脾虚脾失健运，不能运化水湿，湿邪阻碍中焦，津液失布则口干欲饮。湿为阴邪，其性重浊，为其所伤则水谷精微不能滋养周身而倦怠乏力、肢体困重。湿凝血瘀，目络阻滞，目失其养，故视物模糊。

方中苍术、白术、土茯苓、茯苓、厚朴、车前子、佩兰、生薏米健脾除湿，夜明

砂、花蕊石、密蒙花、谷精草明目退翳，丹参、花蕊石化瘀通络，诸药共奏健脾化湿活血通络而收功。

十七、张怀安医案三则[①]

案1：糖尿病视网膜病变

刘某，女，53岁，干部。

初诊日期：1983年6月9日。

现病史：双眼前有黑影，视力下降2月余。前年起常口干舌燥，烦渴多饮，小便频数，大便燥结，曾在内科被诊断为糖尿病。查视力：右眼0.6，左眼0.5。双眼外观端好。眼底：双眼玻璃体絮状浑浊（2+），视乳头边界清，颞侧色稍淡，动静脉管径比为2:3，黄斑部周围小血管弯曲度增强，末梢有多数小球状、针尖大、边界明显之血管瘤，左眼颞上支静脉旁有火焰状出血。血压150/90mmHg。空腹血糖210mg/dL；尿常规：GLU（2+）。舌质红、苔黄燥，脉弦数。

西医诊断：糖尿病视网膜病变（双眼）。

证候诊断：胃火熏灼，肺燥津伤。

治法：养阴清热，益气生津。

【处方】养阴益气汤加白茅根10g，槐花炭10g，大黄10g，芒硝（后下）10g。

服药3剂，便通症减，原方减大黄、芒硝，先后加葛根、枸杞子、石决明、菊花等增损调治。

1983年9月16日检查：视力1.2（双），眼底基本恢复正常，查空腹血糖100mg/dL，尿糖阴性。

案2：糖尿病视网膜病变

陈某，男，58岁，工人。

初诊日期：1984年2月8日。

现病史：双眼视力下降3月余。口渴多饮，消谷善饥，躯干四肢时有刺痛，内科诊断为糖尿病已3年。查视力：右眼0.5，左眼0.4。双眼晶状体周边浑浊，视乳头边界清，左眼颞侧有小血管增生，动脉细，静脉充盈、迂曲，动静脉管径比为1:2，双眼视网膜上可见多数散在的点、片状渗出性出血。血压158/95mmHg，空腹血糖250mg/dL；尿常规：GLU（3+）。舌紫暗，脉细涩。

西医诊断：糖尿病视网膜病变（双眼）。

证候诊断：肺胃阴伤，虚火上炎。

治法：凉血活血，养阴生津。

【处方】加味犀角地黄汤加知母10g，生石膏30g，黄芩10g，黄连5g。

服药10剂，症减视明。续用加味犀角地黄汤加昆布、海藻、贝母等，共服65剂，双眼底出血吸收，视力恢复至右眼1.0，左眼0.8。复查尿糖3次，均为阴性。

---

① 张怀安：《糖尿病性视网膜病变中医治疗体会》，载《湖南中医学院学报》1986年第4期，第15－16页。

案 3：糖尿病视网膜病变

彭某，女，60 岁，农民。

初诊日期：1984 年 7 月 26 日。

现病史：双眼视力下降半年余。口渴喜饮，小便频数，尿如膏脂，腰膝酸软，历时 8 年。内科诊断为糖尿病。查视力：右眼 0.02，左眼 0.3。双眼晶状体浑浊。右眼底看不进。左眼视乳头边界清，颞侧色稍淡，视网膜血管两旁有大量的放射状出血，颞下部有白色蜡样渗出斑。血压 180/90mmHg，空腹血糖 280mg/dL；尿常规：GLU（3＋）。舌质红、苔少，脉细数。

西医诊断：糖尿病视网膜病变（双眼）。

证候诊断：肺肾阴虚，虚火上炎。

治法：补肾壮水，润燥生津。

方用二至知柏地黄汤，先后加石决明、牡蛎、黄精、首乌、黄芪等，共服 85 剂，右眼可见眼底模糊图像，左眼底出血、渗出吸收，右眼视力 0.1，左眼视力 0.7。查空腹血糖 90mg/dL，尿糖阴性。全身症状好转，嘱服杞菊地黄丸 2 个月，以巩固疗效。

十八、张梅芳医案：糖尿病视网膜病变[①]

黄某，女，59 岁。

初诊日期：2009 年 3 月 11 日。

现病史：双眼视力下降 1 月余，以左眼为甚，曾在外院诊治，疗效不佳。2 型糖尿病病史 10 年，服拜唐苹、达美康控制血糖。空腹血糖 9.3mmol/L。

刻诊：视矇，口渴喜饮，小便较多，大便干结难解，舌淡暗，边有齿印，苔白腻，脉细。

检查：右眼视力 0.4（矫正无进步），左眼视力 0.1（矫正无进步）。双眼外眼无异常，角膜透明，前房清，深度正常，晶状体轻度浑浊。右眼视网膜散在微血管瘤、点片状出血、黄色硬性渗出，并有灰白色棉絮斑，并见小点状出血；左眼玻璃体积血，散瞳后仅能模糊窥及视盘影。左眼 B 超提示：玻璃体浑浊，无视网膜脱离征。

西医诊断：糖尿病视网膜病变。

中医诊断：消渴；视瞻昏渺。

证候诊断：气阴两虚，痰瘀互结。

治法：益气养阴，祛瘀化痰。

【处方】

党参 9g	麦冬 9g	蒺藜 9g	密蒙花 9g
茯苓 9g	法半夏 9g	竹茹 9g	毛冬青 9g
仙鹤草 9g	泽兰 9g	瓦楞子 12g	陈皮 6g
五味子 6g	枳实 6g	郁金 6g	三七末(冲服)3g

---

① 欧扬、邱波、刘聪慧、张梅芳：《张梅芳教授治疗糖尿病视网膜病变的经验简介》，载《新中医》2011 年第 期，第 158－159 页。

甘草 3g

每日 1 剂，水煎服。

方以党参、麦门冬、五味子益气养阴；三七、毛冬青、郁金、仙鹤草、泽兰活血止血、化瘀；法半夏、陈皮、茯苓、枳实、瓦楞子、竹茹除痰散结；蒺藜、密蒙花引诸药上行于目，且具明目之功；甘草调和诸药。诸药合用，共奏益气养阴、祛瘀化痰、通光明目之功。

二诊：（4 月 6 日）上方连服 21 剂后，患者视矇、便秘症状改善，右眼视力 0.5，左眼视力 0.15。眼底检查：右眼视网膜出血较前减少，左眼玻璃体浑浊较前减轻，散瞳后可窥及视盘及部分血管影。守原方加昆布 18g 以防发生机化。如法续服 21 剂。

三诊：（4 月 30 日）上方已服 42 剂，双眼视力明显提高，右眼视力 0.6，左眼视力 0.3。眼底检查：右眼视网膜血管瘤存在，散在少量点片状出血，黄白色渗出仍存在，左眼玻璃体浑浊进一步减轻，已可窥及大部分眼底，下方玻璃体腔少量积血。予行眼荧光血管造影结果：双眼糖尿病视网膜病变（右眼 III 期，左眼 IV 期）。根据造影结果间断行双眼视网膜光凝治疗 2 次，并继续予中药汤剂调理。

中医辨证治疗 1 年余，未再发生玻璃体出血，视功能维持稳定。

十九、张玉琴医案：糖尿病视网膜病变 II 期[①]

高某，女，69 岁。

主诉：间断口干、多饮 4 年，加重伴乏力 1 月。

现病史：患者于 4 年前无明显诱因出现口干口渴，多饮，消谷善饥，逐渐消瘦，多尿，无心悸突眼，无颈部肿大，无恶心呕吐，就诊于当地医院，诊断为 2 型糖尿病，服用二甲双胍、拜唐苹等控制血糖，空腹血糖控制在 13.0mmol/L 左右，近 1 个月上述症状加重伴乏力，为求诊治来诊。

刻诊：口干口渴，多饮，乏力，视物不清，无发热，纳可，夜寐欠安，二便调。

查体：血压 130/80mmHg，体重 56kg，身高 155cm，体重指数 23.30kg/m²，神清语利，双瞳孔直径约 3.0mm，对光反射灵敏，心肺听诊未闻及异常，腹软，肌力、感觉查体未见异常，双下肢无浮肿。舌质红，少苔，脉细数。

查即时血糖："High"，眼底检查示：双眼视盘边界清，色可，视网膜血管均迂曲，网膜可见微血管瘤，片状出血及硬性渗出。

西医诊断：糖尿病视网膜病变 II 期。

治疗。

①糖尿病饮食。

②每日 4 次测血糖。

③诺和锐 30 早 20U，晚 18U 餐前皮下注射。

④糖见宁汤剂（由人参、黄芪、山药、黄精、龟甲、鳖甲、玄参、知母、天花粉等

① 孙欣、张玉琴：《张玉琴教授治疗糖尿病视网膜病变的经验总结》，载《光明中医》2011 年第 3 期，第 44－448 页。

组成）100mL，每日 2 次口服。

治疗 2 周患者出院。出院后继续服用糖见宁汤剂 100mL 每日 2 次口服。2 周后，复查眼底示出血吸收，视物不清、乏力、多食、口干口渴症状均得到改善。

二十、章真如医案：糖尿病眼底出血[1]

罗某，男，63 岁。

现病史：1993 年 11 月眼底经常出血，反复不愈已达半年之久，左眼失明。既往有高血压病，患糖尿病 12 年，平日以达美康每日 1 片维持治疗。近期检查：空腹血糖 8.00mmol/L；尿常规：GLU（+～2+）；血压不稳定，17/11kPa 左右，下肢乏力，颜面虚浮，舌暗淡、苔薄白，脉沉细。

辨证分析：肾元亏虚，不能摄精养目，虚阳上浮，热迫血溢，留著视衣（瞳神）。

治法：补肾益气，滋水涵木。

【处方】加味金匮肾气丸。

肉桂 6g	茯苓 6g	附片 8g	熟地 15g
苍术 15g	丹皮 10g	泽泻 10g	萸肉 10g
山药 10g	枸杞 10g	杭菊 10g	蔓荆子 10g
天麻 10g	黄芪 20g		

服药 10 剂，眼底不再出血。

治疗半月后，左眼视力逐渐提高到 0.3，头昏渐止，下肢渐有力。查尿常规：GLU（+），空腹血糖 6.8mmol/L，血压 12/9kPa，以上方为主治疗 3 个月，眼底出血全部被吸收，视力清晰，消除失明之忧。目前仍坚持中药治疗。

二十一、钟一棠医案：糖尿病眼底出血[2]

陈某，女，56 岁。

现病史：5 年前因"三多"症状比较明显而发现糖尿病。一直在用 D－860、消渴丸、降糖灵、美吡达等降糖药治疗，并长期限制饮食，"三多"症状已基本消失，但形体消瘦，面色苍白，头晕乏力，夜尿偏多。近半月目糊加重，右眼视力明显下降（仅存指数），眼科检查诊为糖尿病眼底出血。查空腹血糖 2320mg/L；尿常规：GLU（3+）；Hb 56g/L，WBC 3.6×10^9/L，PLT 80×10^9/C。唇舌淡白，脉沉细软。

证候诊断：气血两亏，阴阳俱虚，脉络受损。

治法：益气养血，调补阴阳，化瘀安络。

【处方】当归养血汤加味。

炒黄花 30g	当归 25g	党参 25g	覆盆子 20g
杞子 20g	甜苁蓉 20g	菟丝子 15g	茺蔚子 15g
槐花 15g	丹皮 15g	丹参 15g	

①　韩乐兵：《章真如治疗老年糖尿病并发症的经验》，载《浙江中医杂志》1995 年第 12 期，第 530－532 页。
②　钟顺儿、钟一棠：《糖尿病的辨证与治疗》，载《宁波医学》1994 年第 4 期，第 39－40 页。

嘱停服其他降糖药，仅服消渴丸 10 片，2 次/日，适当节制饮食。

上方加减治疗 2 月后复查空腹血糖 1500mg/L；尿常规：GLU（+），右眼视力明显改善，眼底检查：出血病灶明显吸收。头晕亦未再发作，Hb 70g/L。

以后逐渐停服消渴丸，上方随证加减再 3 月余，精神、面色都明显好转，体重增加 1kg，眼底出血病灶吸收，右眼视力恢复至 0.1，Hb 78g/L，WBC 4.0×10^9/L，血糖 1350mg/L，尿糖阴性，甘油三酯亦有所下降，病情稳定。

二十二、祝谌予医案：糖尿病伴视网膜剥离[①]

患者，女，24 岁，医生。

初诊日期：1994 年 5 月 30 日。

主诉：乏力、多饮 10 年，视力下降 3 月。

现病史：患者 10 年前因乏力伴"三多"症状，血糖增高，当地医院确诊为消渴（胰岛素依赖型），一直用胰岛素注射治疗。今年 2 月自觉视物模糊，视力明显下降，当地医院查眼底出血。本院眼科诊为双眼糖尿病视网膜病变Ⅵ期（视网膜剥离），视力左眼 0.2，右眼 0.08，拟行激光治疗。目前胰岛素每日总量 64U，空腹血糖 9.32mmol/L。

刻诊：乏力多饮，燥热多汗，下肢发凉，伴可凹性水肿。视物模糊，视力下降，月经 2 个月未至。舌边红，苔黄腻，脉弦滑。

证候诊断：气阴两虚，瘀阻目络。

治法：益气养阴，活血化瘀，清热明目。

【处方】降糖活血方加减。

广木香 10g	当归 10g	益母草 30g	赤芍 10g
白芍 10g	川芎 10g	葛根 15g	丹参 30g
黄连 5g	桂枝 10g	鸡血藤 30g	苍术 15g
玄参 30g			

每日 1 剂，水煎服。

治疗经过：以上方随证加入白茅根、大蓟、枸杞子等凉血止血之品服药 2 个月，同时眼科行激光治疗，乏力、汗出、燥热均减，下肢凉肿消失，月经正常，空腹血糖 7.49mmol/L，视力左眼 0.1，右眼 0.9，胰岛素每日用量减至 58U。舌红，脉弦滑，仍守原法治疗。

【处方】

当归 10g	川芎 10g	生地 10g	熟地 10g
赤芍 10g	桃仁 10g	红花 10g	益母草 30g
丹参 30g	葛根 15g	生黄芪 30g	玄参 30g
苍术 15g	枸杞子 10g	桑寄生 20g	鸡血藤 30g

每日 1 剂，水煎服。

连服上方 3 月余，诸症消失，视力左眼 0.9，右眼仅见手动，空腹血糖 8.65mmol/L；

---

① 穆博：《祝谌予消渴兼症治验》，载《中国社区医师》2009 年第 6 期，第 36－37 页。

尿常规：GLU（－）。胰岛素每日用量 50U。仍以上方继续治疗。

【按语】

本案罹病 10 年，长期应用胰岛素治疗，因阴虚燥热、气阴两虚而致瘀阻目络，因瘀而致眼底出血、视力下降。瘀血不散则新血不生，可进一步加重眼底出血。祝谌予教授选用降糖活血方为主，逐瘀活血治其标，益气养阴顾其本，不仅使症状消失，血糖稳定，而且使胰岛素每日用量减少 16U，充分说明活血化瘀法是治疗消渴的一条重要途径。

第四节　糖尿病心脏自主神经病变

一、洪治平医案：糖尿病心脏自主神经病变[①]

常某，女，68 岁。

初诊日期：2010 年 4 月 6 日。

现病史：2 型糖尿病 15 年，心悸不宁 1 个月，伴胸闷气短，倦怠乏力，心烦多梦易醒，自汗出明显，面色少华，时有四末麻木刺痛，大便秘结，舌淡苔薄白，脉细数时结。

查 24h 动态心电图：窦性心动过速，频发室早。Valsalva 动作反应指数 1.0，立卧位心率差 10 次/min。

现服美托洛尔 50mg，2 次/日。

西医诊断：糖尿病心脏自主神经病变。

中医诊断：消渴病心悸。

治法：益气养阴，安神定悸。

【处方】

生黄芪 40g	桂枝 20g	炙甘草 15g	人参 15g
麦冬 15g	龙骨 30g	牡蛎 30g	白芍 20g
珍珠母 30g	龙齿 20g	五味子 15g	丹参 15g
桃仁 15g	麻子仁 15g		

水煎服，每日 1 剂，服用 7 剂。

二诊：（2010 年 4 月 13 日）心悸减轻，自汗明显改善，大便可，脉沉细时结，但仍有四末麻木刺痛，原方加牛膝 20g、水蛭 12g、蜈蚣 2 条。14 剂。

三诊：（2010 年 4 月 27 日）患者已无心悸、胸闷，自汗明显减少，四末麻木减轻，时有乏力倦怠，二便调，脉沉细。后予参苓白术散口服 2 月余，复查 24h 动态心电图，见 24h 室早总数减少 80%。

---

① 王永：《洪治平教授治疗糖尿病性心脏自主神经病变经验》，载《实用中医内科杂志》2011 年第 9 期，第 11－12 页。

半年后随访未再发心悸。

【按语】

本例患者属消渴病心悸气虚型，气阴不足为主，洪治平教授在治疗中重用黄芪，其味甘，气微温，气薄而味浓，可升可降，阳中之阳也，为补气圣药；辅以麦冬、人参、五味子，正是取生脉散之意，共奏益气养阴、敛汗生脉之功，更为关键是以桂甘龙牡汤为底，洪治平教授认为糖尿病心脏自主神经病变应重视阳气的温煦、推动作用，使用桂甘龙牡汤，就取其温通心阳，潜镇安神之功。《伤寒论》曰："火逆下之，因烧针烦躁者，桂枝甘草龙骨牡蛎汤主之。"

本病虽非火逆下之所致，但其消渴病日久，多有燥热伤津，且其自汗多伤及心阳，正与桂甘龙牡汤条文病机相同；再佐以珍珠母、龙齿，加强镇心安神定悸之力；白芍酸苦微寒，与桂枝合用有敛汗养阴和营之意；患者四末麻木刺痛，多为气虚血瘀，用丹参、桃仁通其血脉；桃仁与麻子仁合用增强润肠通便之力。

7剂后诸症减，复诊时仍有四末麻木刺痛，乃久病入络，故又加入水蛭、蜈蚣、牛膝通其络脉，经过半月的治疗，诸症平复。又予参苓白术散调治，巩固疗效，以善其后。随访半年，病情稳定。

二、亓鲁光医案：糖尿病并发无症状性心肌缺血[①]

濮某，女，67岁。

初诊日期：2004年12月23日。

主诉：冠心病、心绞痛10余年，复发加重15日。

现病史：形体肥胖，胸部闷痛，头晕，心悸气短，活动后加重，倦怠乏力，纳差，眠差，舌质暗淡、边有齿痕，苔白厚腻，脉结代。

心电图检查：窦性心律，心肌缺血。

中医诊断：胸痹，消渴。

证候诊断：痰浊阻滞，痹阻胸阳。

治法：通阳散结，祛痰宽胸。

【处方】瓜蒌薤白半夏汤加减。

瓜蒌12g	薤白10g	半夏10g	丹参10g
川芎10g	黄芪30g	山药30g	砂仁10g
炒酸枣仁10g	夜交藤30g	鸡内金15g	甘草3g

水煎服，每日1剂。

7剂后诸症明显好转，仅有活动后胸口不适，守方继服7剂，诸症消失，心电图恢复正常。

【按语】

患者恣食肥甘厚味，日久损伤脾胃，脾胃运化失司，聚湿生痰，上犯心胸清旷之

① 段玉红、张彦忠、龚光明：《亓鲁光教授论治糖尿病并发无症状性心肌缺血经验》，载《河北中医》2006年第3期，第169-170页。

区，清阳不展，气机不畅，心脉痹阻；或痰浊久留，痰瘀交阻；或饱餐伤气，推动无力，气血运行不畅而发为胸痹。方用瓜蒌薤白半夏汤以宣通胸阳，佐以黄芪、山药益气健脾，砂仁化湿醒脾。痰浊阻滞易致气滞血瘀，故加丹参、川芎活血祛瘀；炒酸枣仁、夜交藤滋养心、肝之阴血；鸡内金消食健胃。诸药合用，脾气健则水湿痰浊无以停留，胸阳振，血脉通，诸症自除。

三、王敏淑医案：糖尿病，阵发性房颤[①]

魏某，女，68岁。

初诊日期：2004年2月4日。

主诉：阵发性胸闷发憋2月。

现病史：患者2月前出现胸闷发憋，平卧后加重，夜间憋醒2次，曾住院半月，症状稍减出院。刻下症见：活动后胸闷、发憋，伴喘息，喜半卧位，纳呆，大便调，舌淡暗、苔白，脉沉。

既往史：糖尿病史8年（现口服消渴丸），阵发性房颤史4年，高血压病史20年（现日服卡托普利）。血压140/80mmHg。

中医诊断：胸痹，消渴。

证候诊断：气虚血瘀，痰浊壅盛。

治法：宣痹通阳，豁痰利气。

【处方】

黄芪20g	丹参20g	全瓜蒌15g	薤白10g
半夏6g	川芎10g	赤芍10g	白芍10g
红花10g	太子参10g	麦冬12g	葛根12g
茯苓20g	五味子6g	苏木10g	三棱10g
莪术10g	泽泻12g	降香10g	

3剂。

二诊：药后胸闷发憋、纳呆明显减轻，效不更方，3剂。

三诊：胸闷等症状消失，乏力改善，共服30剂，胸闷未再发作。

【按语】

患者年老久病，心气虚弱，鼓动血脉无力，心脉瘀阻，则胸闷发憋；动则耗气，故动则加剧。心气阳衰，肺失通调水道，宣发肃降无权，津液失其输布，水液不化，心胸痰浊壅塞气机，则喘息、不能平卧。治以益气活血，宣痹通阳，豁痰利气。其中黄芪益气通阳，使气足血行，丹参活血安神。

---

① 王改仙、丁凤、陈旭梅：《王敏淑运用生黄芪经验举隅》，载《中医杂志》2005年第3期，第176－177页。

四、魏执真医案二则①

案1：糖尿病并发心律失常

赵某，女，60岁，工人。

初诊日期：2001年5月15日。

现病史：糖尿病史10余年，冠心病、下壁心梗病史5年。近1月时感心悸，胸闷气短，心前区刺痛，伴乏力，口干，急躁怕热，夜寐不安，大便偏干，舌质暗红，苔黄，脉细促。心电图示偶发室性期前收缩，陈旧性下壁心梗，ST-T改变。

中医诊断：消渴病心悸。

证候诊断：阳热类，心气阴虚、血脉瘀阻、瘀郁化热。

治法：益气养心、理气通脉、凉血清热。

【处方】清凉滋补调脉汤加味。

太子参30g	麦冬15g	五味子10g	丹参30g
川芎15g	香附10g	香橼10g	佛手10g
丹皮20g	赤芍20g	黄连10g	葛根10g
花粉10g	菖蒲10g	远志10g	

并予西药拜唐苹50mg，Tid，控制血糖。

服药7剂后诸症减，在此方基础上化裁治疗1月余后复诊症状消失，未再发室性期前收缩，心电图ST-T改变也恢复正常。

案2：糖尿病并发心律失常

王某，男，53岁，干部。

初诊日期：2001年4月24日。

现病史：原发性高血压病史10余年，糖尿病史8年余，冠心病、心律失常、窦性心动过缓病史3年。自觉心悸，气短，胸闷不适，倦怠乏力，汗出，动辄尤甚，头晕头胀，腹胀，纳差，大便溏而不爽，舌质淡，舌苔白腻，脉缓而滑。心电图示：窦性心动过缓，ST-T改变。

中医诊断：消渴病心悸。

证候诊断：阴寒类，心脾气虚、湿邪停聚、心脉受阻。

治法：化湿理气、活血通脉。

【处方】理气化湿调脉汤加味。

苏梗10g	陈皮10g	半夏10g	白术15g
茯苓15g	川朴10g	香附10g	乌药10g
太子参30g	川芎15g	丹参30g	羌独活各10g
浮小麦30g			

予西药糖适平30mg，Tid，控制血糖。

服药14剂后症状好转，惟偶感心悸、乏力，时有胸闷气短，断其证转属心脾气虚、

① 宋冰：《魏执真诊治糖尿病并发心律失常经验》，载《中国医药学报》2003年第3期，第165-168页。

血脉瘀阻、血流不畅型，治宜健脾补气、活血通脉。

【处方】 健脾补气调脉汤。

| 生黄芪 30g | 太子参 30g | 白术 15g | 茯苓 15g |
| 川芎 15g | 丹参 30g | 防风 10g | 羌独活各 10g |

继服 14 剂后诸症消失，心电图检查示大致正常。

五、崔金涛医案三则

案1：冠心病并糖尿病心肌病[①]

患者，男，68 岁。

初诊日前：2012 年 11 月 9 日。

现病史：患者反复发作胸闷、胸痛 2 年余，再发加重 1 月，行冠脉造影诊断为冠心病，口服西药欣康、阿司匹林肠溶片效果不佳，发作时服用复方丹参滴丸可缓解。

既往史：糖尿病病史 8 年。

刻诊：心胸隐痛，时作时止，心悸气短，动则益甚，伴倦怠乏力，面色㿠白，易汗出，口干，咽干。舌苔薄黄舌夹有瘀斑，舌质红，脉虚细缓。

西医诊断：冠心病并糖尿病心肌病（心绞痛）。

中医诊断：胸痹。

证候诊断：气阴两虚。

治法：益气养阴，佐以活血化瘀。

【处方】 五参口服液基本方加减。

西洋参 10g	黄芪 20g	北沙参 10g	南沙参 10g
三七 6g	丹参 10g	降香 10g	苦参 10g
麦冬 10g	五味子 10g	浮小麦 20g	

每日 1 剂，水煎服，煎汁 400mL，分 2 次服。

二诊：（2012 年 11 月 16 日）服用上方后，症状明显缓解，仍心悸气短，睡眠不宁。上方加用党参 10g，柏子仁 10g，酸枣仁 10g。继服 2 周。

三诊：（2012 年 12 月 1 日）胸闷胸痛基本消失，心悸气短明显减轻。上方加何首乌 10g、女贞子 10g、旱莲草 10g，水制为丸。

继续服用半年。随访至今，症状消失，病情稳定。

【按语】

本案患者属气阴两虚证型。心气不足，不能推动血液运行，则心胸隐痛；气虚心阳不振，则心悸气短，倦怠乏力；气虚不固则汗出；心阴虚故口干咽干；心血瘀阻则舌有瘀斑。崔金涛教授治疗以益气养阴为其大法，佐以活血化瘀，自拟五参口服液方加减。该患者首诊 7 剂症状明显改善，但患者高龄病久，气虚肾虚较甚，故之后在守方基础上加用补气、益肾药物。

---

① 肖凤英、崔金涛：《崔金涛教授治疗胸痹经验》，载《中医药通报》2013 年第 5 期，第 25 + 27 页。

案 2：糖尿病心肌病①

患者，女，72 岁。

初诊日期：2013 年 10 月 11 日。

现病史：患者胸闷、胸痛反复发作 2 年余，再发加重 1 月，伴心悸、气短，既往糖尿病史 10 年。临床表现可见患者心悸、气短，胸痛，活动后加重，伴面白，乏力，口干，多汗、咽干。舌黄有瘀斑，舌质红，脉虚细缓。

西医诊断：糖尿病心肌病。

中医诊断：胸痹。

证候诊断：气阴两虚。

治法：益气养阴为主，活血化瘀为辅。

【处方】五参口服液基本方加减。

黄芪 20g	太子参 10g	南沙参 10g	北沙参 10g
丹参 10g	三七 6g	降香 10g	苦参 10g
五味子 10g	浮小麦 20g		

每日 1 剂，水煎服，煎汁 400mL，分 2 次服。

二诊：（10 月 18 日）服用上药后，上述症状明显缓解，偶睡眠不宁。上方加用珍珠母 10g，柏子仁 10g，酸枣仁 10g。继服 2 周。

三诊：（11 月 2 日）患者胸闷胸痛基本消失，感腰膝酸软、双下肢乏力。用上方加当归 10g、龟板 10g、旱莲草 10g、牛膝 10g 水制为丸，继续服用 3 月。随访至今，症状消失，病情稳定。

【按语】

本案患者属气阴两虚证型，血虚不能推动血液运行，脉络痹阻，则心胸隐痛。气虚不固则汗出。心阴虚故口干咽干。气虚心阳不振，则心悸气短，倦怠乏力。心血瘀阻则舌有瘀斑。

崔金涛教授治疗此病以益气养阴为其大法，佐以活血化瘀，自拟五参方加减。方中太子参大补元气，能补助气分，亦能补益血分；苦参清热燥湿；南北沙参化痰益气、养阴清肺；丹参，为《本经》上品，味苦微寒，气平而降，入心与包络血分药也，阴中之阳也，活血化瘀主治胸痹绞痛；与降香行气活血，使得气行血行，瘀血得通。诸药合用，扶正祛邪于一身，气阴双补而不滋腻，活血通络而不伤正，气行有助于行血，血行则气畅，气和而生，心脉贯通，血运不息，使五脏滋养，从而胸痹得治。

该患者首诊 7 剂症状明显改善，但患者年龄大，病程长，气虚肾虚较甚，故之后在守方基础上加用补气、益肾药物，治疗半年后症状消失，病情稳定。

案 3：糖尿病冠心病②

尚某，女，68 岁。

---

① 肖凤英：《崔金涛学术思想与临床经验总结及益气养阴法治疗糖尿病心肌病临床与实验研究》（学位论文），湖北中医药大学学位论文 2015 年。

② 李敏、梅凌、张军、肖凤英、贺劲、胡锡元、崔金涛：《崔金涛治疗糖尿病性冠心病临床经验》，载《实用中医药杂志》2013 年第 2 期，第 121 页。

初诊日期：2012 年 7 月。

现病史：心慌、胸闷、气短反复发作近 10 年，加重 1 周。近期劳累后心慌、胸闷加重，伴后背牵扯痛，头昏，双上肢麻木，神疲乏力，口干，大便干结，夜寐欠宁，舌暗紫苔薄黄，脉细数。

既往史：既往有 2 型糖尿病，冠心病（10 年前行 64 排 CT 冠脉检查，提示前降支 50% 狭窄），高血压病 3 级。有冠心病、高血压家族史。长期口服硝苯地平控释片、单硝酸异山梨酯缓释片、拜阿司匹林、速效救心丸、阿卡波糖、二甲双胍缓释片，血压、血糖控制尚佳。

查血压 135/80mmHg，心率 80 次/min，律齐，双肺呼吸音清，无啰音。

查心电图提示窦性心律，心肌缺血。

加用倍他乐克 6.25mg，bid，po。

治法：益气养阴，消瘀化浊，养心通络。

【处方】

南沙参 15g	北沙参 15g	丹参 15g	苦参 10g
黄芪 15g	降香 10g	西洋参 10g	三七 8g
玄参 10g	柏子仁 10g	酸枣仁 10g	茯神 10g
天花粉 10g	全瓜蒌 10g	薤白 10g	杭菊 8g

7 剂，文火水煎服，每次 200mL，每日 2 次。

服药后胸闷较前好转，偶有心慌，夜寐欠宁，余症消，上方去天花粉、杭菊，加珍珠母 20g、龙齿 30g，续服 7 剂，加大倍他乐克用量至 12.5mg，bid，po，心慌未作，夜寐尚宁。

六、林兰医案：2 型糖尿病，胰岛素抵抗，糖尿病冠心病[①]

患者，男，53 岁。

初诊日期：2001 年 6 月 10 日。

现病史：患者于 1992 年春天出现乏力、口干、失眠、消瘦，在外院确诊为 2 型糖尿病。先后服用优降糖、消渴丸、达美康、糖适平以及私人诊所的中成药等。开始用药血糖控制尚可，以后血糖不稳定，最高血糖达 17.8mmol/L，饮食不规律，活动量较少。近半年倦怠乏力加重，伴胸闷憋气，心胸作痛，心悸失眠，健忘多梦，腹胀便溏。

既往史：以往无特殊病史，身体健康，其母亲有糖尿病。

查体：一般情况可，体型偏胖，脉搏 82 次/min，血压 136/86mmHg，体重指数 26（身高 178cm，体质量 86kg），肝肋下 2cm、质软、轻度压痛，脾（－）。舌暗红，苔薄黄，脉细数。

辅助检查：空腹血糖 10.3mmol/L，餐后血糖 14.8mmol/L，HbA$_1$c 8.8%；TC 7.3mmol/L，TG 4.6mmol/L，HDL－C 0.97mmol/L。B 超：中度脂肪肝；心电图提示：窦性心律，ST－T 改变。

---

① 玉山江：《林兰辨治糖尿病经验浅述》，载《中华中医药杂志》2009 年第 10 期，第 1311－1313 页。

西医诊断：2 型糖尿病、胰岛素抵抗、脂肪肝、糖尿病冠心病。

中医诊断：消渴病。

证候诊断：思虑过度，心脾两虚。

治法：补益心脾，宽胸宣痹。

【处方】归脾汤合瓜蒌薤白半夏汤加味。

炒白术 10g	党参 10g	全瓜蒌 10g	当归 10g
远志 10g	甘草 10g	龙眼肉 10g	薤白 10g
酸枣仁 10g	半夏 10g	丹参 10g	木香 10g

服药 3 周后胸闷弊气、胸痛等症状得到改善，病情稳定。

七、章真如医案：糖尿病、心肌梗塞[①]

侯某，男，60 岁。

现病史：患糖尿病 15 年，以消渴丸每次 7～10 粒，每日 3 次维持治疗，近 7 年来经常感到心前区憋闷，疼痛阵作，1 日可发作数次，服速效救心丸疼痛可暂时缓解，但稍有劳累，胸痛即发，伴口干，小便频多，睡眠不好。1991 年 7 月以消渴、胸痹收本院住院治疗。检查：血糖 7.8mmol/L；尿常规：GLU（2＋）；心电图示陈旧性下壁心肌梗塞，心肌受损。舌质暗淡、苔薄白，脉沉细。

辨证分析：消渴病久，耗气伤阴，气虚不能帅血畅行，阴亏不能滋养心神，津亏液少，血液滞涩，瘀阻心脉，不通则痛。

治法：益气养阴，宽胸通络。

【处方】气阴固本汤合失笑散化裁。

黄芪 20g	山药 20g	生地 15g	熟地 15g
丹参 15g	苍术 15g	南沙参 15g	北沙参 15g
黄精 10g	全瓜蒌 10g	薤白 10g	生蒲黄 10g
五灵脂 10g	红花 8g		

服药 15 剂后，胸闷憋痛有明显减轻。

以上方为主治疗 3 个月，精神、体力大有进步，胸痛渐止，消渴丸减至每日 2 次，每次 5 粒。复查：血糖 6.2mmol/L；尿常规：GLU（－），心电图对比：心肌缺血有明显改善。

---

① 韩乐兵：《章真如治疗老年糖尿病并发症的经验》，载《浙江中医杂志》1995 年第 12 期，第 530－532 页。

第五节 糖尿病，高血压

一、段富津医案：糖尿病并发眩晕①

陈某，男，57岁。

初诊日期：2006年3月2日。

现病史：患糖尿病、高血压多年，一直服用西药降糖、降压，最近因怒而病情加重。现头目眩晕、胀痛，耳鸣，面红耳赤，口渴咽干，渴而多饮，心中烦热，急躁易怒，尿频量多，腰膝酸软，眠差，血压160/110mmHg，空腹血糖8.1mmol/L，舌微红，少苔，脉略弦细数。

【处方】

代赭石40g	怀牛膝20g	生龙牡各40g	天麻15g
地龙15g	生地黄15g	山药30g	知母15g
生白芍15g	夏枯草15g	甘草15g	

7剂，水煎服。

二诊：（3月9日）服药后，症状稍改善，血压150/105mmHg，空腹血糖7.3mmol/L，惟舌尖略干。上方加麦冬20g，7剂，水煎服。

三诊：（3月16日）诸症好转，已无不适，血压140/95mmHg，空腹血糖6.1mmol/L。上方加石决明30g，7剂，水煎服。

四诊：（3月26日）诸症尽消，血糖、血压稳定，上方代赭石、生龙牡各减10g，继服14剂，嘱其低盐、低糖、低脂饮食，保持心情舒畅，坚持适当锻炼。

【按语】

糖尿病与高血压的关系十分密切。有研究表明，糖尿病患者的血压明显高于非糖尿病患者，其病机主要为阴虚阳亢。本案例因肾阴亏虚，封藏失司，故尿频量多。水不涵木，则肝阳上亢，故头目眩晕、胀痛，耳鸣，面红耳赤。肝失疏泄，则急躁易怒。阴津亏虚，津不上承，则口渴咽干，渴而多饮。治宜镇肝潜阳，滋养肝肾，方选建瓴汤加减。

方中怀牛膝、代赭石合用重镇降逆，引血下行，牛膝并有补益肝肾之功；生龙牡益阴潜阳；生地、白芍滋阴清热，配伍天麻、地龙之平肝息风，以收育阴息风之效；夏枯草清肝泄火；山药、知母滋阴生津，以涵上亢之肝阳；伍入甘草调药和中，且防止金石类药物碍胃。上药用于肝阳上亢，既重镇以治其标，又滋阴以治其本，标本兼顾，但以治标为主。

---

① 赵雪莹、李冀：《段富津教授辨治糖尿病并发症验案举隅》，载《云南中医中药杂志》2007年第9期，第1-3页。

二、孔繁学医案：消渴病兼眩晕证[①]

患者，男，70 岁。

初诊日期：1998 年 10 月 19 日。

现病史：因头晕、耳鸣半个月于 1998 年 10 月 19 日就诊，伴夜眠不宁、心烦、口干、腰膝酸软、小便频。有高血压病史 10 余年，糖尿病 1 年。舌质红，苔薄白，脉弦数。血压 22/14kPa，血糖 8.9mmol/L。给予口服降压药。

中医诊断：消渴病。

证候诊断：肝肾阴虚，肝阳上亢。

治法：滋肾平肝。

【处方】

生地黄 12g	熟地黄 12g	山药 15g	山茱萸 12g
牡丹皮 10g	茯苓 12g	泽泻 10g	枸杞子 12g
菊花 12g	天麻 10g	钩藤 12g	炒酸枣仁 20g
何首乌 15g	石决明 20g	牛膝 15g	白术 10g
陈皮 10g			

水煎服，每日 1 剂。

服 6 剂后头晕减轻，加减续服 18 剂后症状缓解。血压 18/12kPa，血糖 7.5mmol/L。

【按语】

孔繁学教授认为消渴病兼眩晕证，多为肾虚肝阳上亢或脾虚痰湿内生所致。消渴病的主要病机为阴虚燥热，日久致肝肾阴虚，水不涵木，肝阳上亢而发为眩晕，常伴有耳鸣、口干苦、腰膝酸软，治宜育阴潜阳；过用苦寒或饮水过多，损伤脾胃，脾虚不运，致痰浊内阻、清阳不升亦为眩晕，常伴周身无力、纳呆、口黏、肢倦等症，治宜健脾渗湿。

三、秦亮甫医案：2 型糖尿病，高血压病 1 级[②]

钱某，男，76 岁。

初诊日期：2007 年 12 月 4 日。

现病史：2 型糖尿病史 10 年，近期服用格列吡嗪控释片（瑞易宁）5mg qd po，伏格列波糖片（倍欣）0.2mg tid po（三餐前）。近期空腹血糖控制在 7.4mmol/L 左右，餐后 2h 血糖 10mmol/L 左右，HbA$_1$c 7.2%。有高血压病史 20 年，近期服用氯沙坦钾片（科素亚）50mg qd po。偶有头晕。入秋以来，大便偏干，欠畅，小便尚调，腰酸，双耳听力减退，乏力，胃纳可，夜寐尚安。

---

① 李道华、夏侯伟：《孔繁学治疗消渴病兼证临床经验》，载《山东中医杂志》2000 年第 9 期，第 559－560 页。

② 顾锂铀、秦亮甫：《秦亮甫教授运用膏方治疗糖尿病的经验》，载《吉林中医药》2011 年第 6 期，第 508－510 页。

检查：脉弦实，舌质偏红，中裂，苔少。血压 150/75mmHg。

西医诊断：2 型糖尿病，高血压病 1 级 极高危。

中医诊断：消渴。

证候诊断：肝阳上亢，肾阴亏虚。

治法：平肝潜阳，补肾养阴。

【处方】

西洋参^(另煎汁收膏和入)100g	南沙参 300g	北沙参 300g	太子参 300g
党参 300g	生黄芪 300g	茯神 150g	焦白术 100g
生甘草 60g	当归 100g	川芎 100g	炒白芍 100g
生地黄 150g	熟地黄 150g	泽泻 100g	山药 300g
牡丹皮 60g	山茱萸 100g	枸杞子 150g	制黄精 200g
制首乌 300g	炒杜仲 300g	续断肉 60g	炒狗脊 150g
焦谷芽 100g	焦麦芽 100g	焦山楂 100g	焦鸡内金 100g
砂仁^(后下)30g	白蔻^(后下)30g	石斛 100g	麦冬 150g
芦根 100g	五味子 100g	桃树胶 300g	黄芩 30g
桑寄生 60g	夏枯草 150g	罗布麻叶 300g	天麻 200g
石决明 300g	钩藤 200g	珍珠母 300g	茺蔚子 300g
炒槐花 300g	车前草 300g	茯苓皮 150g	葫芦壳 150g
三棱 100g	莪术 100g	决明子 300g	生山楂 100g
炒莱菔子 300g	茵陈 300g	桃仁 100g	阿胶^(收膏时用)300g
元贞糖^(收膏时用)200g	奎红枣 100g		

熬膏不用酒，按传统方法熬膏滋。

服用方法：每日早晚各服 1 匙，开水冲服。

注意事项：如有感冒发热、伤食、泄泻等，应暂停服用，愈后再服。

【按语】

糖尿病属中医消渴病的范畴，是由多种病因引起以慢性高血糖为特征的代谢紊乱。高血糖是由于胰岛素分泌或作用的缺陷，或者两者同时存在而引起的。除碳水化合物外，尚有蛋白质、脂肪代谢异常。现代中药药理研究表明，有很多中草药都具有不同程度的降糖作用。其作用机制为修复和刺激 β 细胞并释放胰岛素，改善胰岛素抵抗，抑制糖原分解、促进糖原合成，抗氧化作用，等等，中药治疗糖尿病有其独特的优势。

秦亮甫教授治疗本病重肾治疗。认为本病以阴虚为本，燥热为标。阴虚可生燥热，燥热易伤阴精。一般初病多以燥热为主，治疗重清热，兼滋阴；患病日久伤阴，治以补肾养阴。故膏方中用六味地黄丸的基本组成（生地黄、熟地黄、泽泻、山药、牡丹皮、山茱萸、茯神）来滋阴补肾。另加用石斛、麦冬、芦根、五味子、南沙参、北沙参、玄参、天花粉、太子参起到清热生津养阴的作用。并加用制何首乌、制黄精、枸杞子、炒杜仲、续断肉、炒狗脊、桑寄生来加强补肾之力。

糖尿病与遗传因素关系密切，遗传因素则显示先天不足（元气虚）。糖尿病患者多有疲倦乏力，乏力者，气虚也。糖尿病病久邪恋，往往导致气血两虚。故膏方中用八珍汤的基本组成（生晒参、茯神、焦白术、生甘草、当归、川芎、白芍、生地黄、熟地黄）来益气补血。另外加用西洋参、太子参、党参、黄芪来加强补气之力。

气虚则行血无力，血脉瘀阻，血黏度增高，微循环障碍，组织进一步缺血缺氧，日久便产生各个脏器功能失调，导致多种并发症的产生。现代研究表明，瘀血在糖尿病的发病中，既是发病因素，又是病理产物，可加重糖尿病患者的病情，并导致糖尿病并发症的发生。所以秦亮甫教授认为血瘀是糖尿病合并症的关键。故加用三棱、莪术来行气破血化瘀，减少糖尿病并发症的产生。

糖尿病包括三大代谢紊乱：糖代谢紊乱、脂代谢紊乱、蛋白质代谢紊乱。故秦亮甫教授认为治疗糖尿病需要降糖，还需要降脂，并要利水治疗。常用桃树胶、天花粉、制黄精、枸杞子、山药，可以起到很好的降糖作用。另外膏方中泽泻、麦冬、何首乌、地黄、山茱萸、黄芪、白术、茯苓、玄参也有一定降糖作用。常用决明子、生山楂、炒莱菔子、茵陈，可以起到很好的降脂作用。另外膏方中制何首乌、泽泻、枸杞子也有一定降脂作用。茵陈还能起到促进代谢的作用，对降糖也有一定帮助。常用茯苓皮、葫芦壳、泽泻、车前草（或炒车前子）、槟榔，可以起到很好的利水作用，必要时可以加用黑丑、白丑加强利水之力。另外膏方中芦根、黄芪、白术也有一定利水作用。利水治疗也同时可以起到降脂作用，从而可以降糖。

高血压病和糖尿病往往互为因果，互相影响。临床研究发现，肥胖、高血压、糖尿病三者可在同一个人群中出现重叠现象。高血压本身就是一种胰岛素抵抗状态，因此遇到糖尿病伴高血压病患者，秦亮甫教授认为控制好血压，可以提高治疗糖尿病的效果。

四、任继学医案：2 型糖尿病，高血压病[1]

袁某，女，68 岁。

初诊日期：2003 年 3 月 7 日。

主诉：多饮多尿 1 年。

现病史：患者近 1 年多饮、多尿、消瘦，经某医院诊为 2 型糖尿病，未服药，控制饮食后未见明显改善。当时诊见：多饮多尿，时有头晕，舌体大有齿痕，两侧瘀斑，脉沉弦数。

血压 150/90mmHg，空腹血糖 8.8mmol/L；尿常规：GLU（−）。

西医诊断：2 型糖尿病；高血压病。

中医诊断：消渴；风头旋。

证候诊断：阴虚夹瘀。

治法：养阴通络，活血降糖。

【处方】

缫丝（煎汤代水）50g	黄芩 15g	地龙 15g	鬼箭羽 15g
元参 15g	葛根 10g	肉桂 5g	生地 10g

---

[1] 任喜洁、宫晓燕、刘艳华：《任继学教授治消渴用药经验拾零》，载《中国中医药现代远程教育》2004 年第 1 期，第 23－24 页。

钩藤 15g　　　　　生杜仲 15g　　　　怀牛膝 20g　　　　赤木 15g

水煎。

连服 8 剂后，症状消失，空腹血糖降至 7.2mmol/L，血压 135/85mmHg，继续调整服用。

五、王家琳医案：2 型糖尿病，高血压病[①]

患者，男，87 岁。

初诊日期：2012 年 7 月 25 日。

主诉：口干多饮多尿 20 年，加重 1 月。

现病史：患者于 20 年前出现口干多饮多尿，当时经检查发现血糖升高，确诊为 2 型糖尿病，并合并高血压病、高脂血症 20 年，冠心病 18 年，脑梗死 15 年。近期予以门冬胰岛素 30 注射液早 18U、晚 19U，皮下注射；联合拜唐苹 50mg，1 日 3 次，口服，控制血糖，空腹血糖波动于 10mmol/L 左右，餐后 2h 血糖波动于 12 ～ 14mmol/L。

刻诊：口干喜饮，大便干，二三日 1 行，胃纳可。查体舌质暗红，苔薄黄腻，脉弦。

证候诊断：脾肾不固，瘀浊内生。

治法：脾肾两调，泻浊化瘀。

【处方】

黄芪 15g　　　　　山药 15g　　　　　灵芝 15g　　　　　天花粉 15g
地骨皮 15g　　　　山萸肉 15g　　　　枸杞子 15g　　　　大黄 6g
三七 6g　　　　　丹参 10g

以上方剂加减，服用 3 个月后，患者口干、大便不通等症状明显改善，门冬胰岛素 30 注射液剂量减少至早 16U、晚 10U（皮下注射），且复查空腹血糖 7.05mmol/L。

【按语】

王家琳教授拟定的糖尿病治疗总则为脾肾两调，养阴清热，泻浊化瘀，但糖尿病的不同阶段治疗重点不同。此案例患者高龄、病程长，主要病因病机为久病及肾、久病入络，故脾肾两调、泻浊化瘀，重用黄芪、灵芝、山萸肉、枸杞子、三七、丹参等。

六、张觉人医案：糖尿病高血压[②]

王某，男，55 岁。

初诊日期：1995 年 3 月 2 日。

现病史：头晕目眩，头部胀痛，颜面潮红，口干唇燥，五心烦热，少寝多梦，尿频量多，脉弦细数，舌红苔黄。

血压 24.3/13kPa，空腹血糖 13.9mmol/L。

---

① 王静、王家琳：《王家琳运用健灵煎治疗 2 型糖尿病的经验》，载《中医药临床杂志》2014 年第 1 期，第 14 - 15 页。

② 赵卫红、张觉人：《中医治疗糖尿病慢性并发症》，载《湖北中医杂志》2000 年第 5 期，第 31 页。

证候诊断：肝肾阴虚、肝阳上亢。

治法：育阴潜阳。

【处方】

桑叶 12g	丹皮 9g	竹叶 9g	柴胡 9g
天麻 10g	白芍 10g	白蒺藜 10g	石斛 10g
杭菊 10g	生地 10g	钩藤^(后下)18g	草决明 30g
生甘草 8g			

每日 1 剂，每煎服 3 次。

连进 30 剂，血压稳定在 18.7/12kPa。

七、周仲瑛医案：糖尿病，高血压病^①

束某，男，62 岁。

初诊日期：2001 年 3 月 6 日。

现病史：患者 1998 年 7 月出现尿频尿急、小便不畅，查为前列腺增生、尿潴留，并发现糖尿病、高血压病，服降压药后血压控制平稳，服用优降糖、二甲双胍等控制血糖，空腹血糖 8.1mmol/L。半年来形体渐瘦，体重下降 12.5kg，消谷善饥，多尿不显，尿频尿急。常有头昏、肢体麻木、腿软乏力，舌质暗紫中有裂纹，舌苔黄腐腻，脉弦。

证候诊断：气阴两虚，湿热内郁，久病络瘀。

治法：益气养阴，化湿清热，活血通络。

【处方】

太子参 10g	大生地 15g	玄参 12g	大麦冬 12g
天花粉 12g	知母 10g	地骨皮 20g	鬼箭羽 15g
佩泽兰各 10g	黄连 5g	炙僵蚕 10g	泽泻 12g
炙水蛭 3g	桑寄生 15g	玉米须 15g	

14 剂。常规煎服。

二诊：（2001 年 3 月 20 日）药服 7 剂后头昏肢麻均见缓解，稍有心慌，口干不显，消谷善饥改善，口稍黏，尿量基本正常，查空腹血糖 7.42mmol/L，餐后血糖 8.6mmol/L，血压 130/80mmHg，舌质暗紫，苔黄薄腻，脉细弦。药已中的，初诊方加味再察。

初诊方改玄参 15g，加丹参 12g、菟丝子 12g、鸡血藤 15g。7 剂。常规煎服。

三诊：（2001 年 3 月 27 日）血压基本平稳，肢体麻木基本缓解，腰酸，腿软无力，舌质暗红，苔黄腻，脉小滑。餐后血糖 7.1mmol/L。药服 3 周，三热标象得挫，气阴本虚渐复，血糖控制满意，标本均得改善，当击鼓再进。

初诊方去泽泻，改玄参 15g，加仙灵脾 10g、丹参 12g、菟丝子 12g、鸡血藤 15g善后。

【按语】

糖尿病的临床特征为多饮、多食、多尿、消瘦，属于中医学消渴范畴。《证治准绳

---

① 陈四清、周同：《从三热论治糖尿病案例》，载《江苏中医药》2004 年第 5 期，第 41－42 页。

·消瘅》中言："渴而多饮为上消（经谓膈消），消谷善饥为中消（经谓消中），渴而便数有膏为下消（经谓肾消）。"验于本案，仅见消谷善饥，故可辨以中消为主。

患者消谷善饥，为胃火炽热，火热杀谷；舌有裂纹为阴虚之本象，符合消渴病"阴虚为本，燥热为标"之基本病理。阳明热盛，耗伤津血，无以充养肌肉，故形体消瘦，体重下降明显。阴阳互根，消渴失治，迁延日久，阴伤气耗，甚则阴损及阳，腿软乏力、怕冷即为阳虚之象；苔黄腐腻，尿频尿急，为内有湿热。湿热之产生，缘于脾气亏虚，运化不健，湿浊内生，郁而化热所成。现今一些教材过于强调阴虚燥热，而忽略了消渴病患者亦有湿热之证的存在。此时若仍一味滋腻养阴，犯虚虚实实之错，必难获效；除燥热、湿热之外，本类患者还存在"瘀热"之证。缘津血同源，互为资生转化，阴虚燥热，津亏液少，势必不能载血循经畅行，燥热内灼，煎熬营血，则致血瘀。瘀热在里，又可化热伤阴，形成恶性循环。患者头昏、肢麻、舌质暗紫皆为血瘀之象，亦即西医学所言微循环障碍、脑供血不足等糖尿病之并发症也。

因此，治疗消渴，当抓住气阴两虚之本，湿热、瘀热、燥热之标，标本同治。周仲瑛教授常告诫吾等门生，辨治消渴不能囿于"阴虚燥热"，要注意对"三热"（湿热、瘀热、燥热）的辨治，方能发挥中医辨证论治特色。

本案病位主要在下焦，故药物尽量选择归中焦、下焦者，诚如《医学心悟·三消》所言："治中消者，宜清其胃，兼滋其肾。"药用增液汤（大生地、玄参、麦冬）滋阴润燥，合太子参益气养阴以治本；用天花粉、知母、地骨皮、黄连滋阴清热，以治燥热；用黄连、佩泽兰、泽泻、玉米须等清中化湿、芳香悦脾以治湿热（玉米须有降糖和降压双重功效）；以鬼箭羽、炙水蛭、鸡血藤、丹参活血化瘀通络，以治瘀热（水蛭量仅3g，旨在活血，不在破血）；并抓住患者有怕冷、膝痛、腿软无力等肾阳不足之象，配伍菟丝子、仙灵脾温补肾阳，以于阳中求阴，并藉肾阳温化之力，化却中焦湿热。"离空当照，则阴霾自散"也。

纵观治疗全程，用药仅1月，气阴同补，湿热、燥热、瘀热"三热"同治，既有效地控制了血糖，而且头昏、肢麻、无力等并发症也明显好转，因此克服了西药优降糖等单纯降糖而忽略并发症治疗的弊端，既治标又治本，体现了中医辨证论治的优势。

第六节　糖尿病，高脂血症

一、林兰医案：2 型糖尿病，高脂血症[1]

患者，男，61 岁。

初诊日期：2010 年 11 月 16 日。

① 李准洙：《林兰教授辨治糖尿病合并血脂异常的经验》，载《中国现代医药杂志》2011 年第 5 期，第 105 – 106 页。

现病史：糖尿病史2年，间断乏力，口干2年半，四肢麻木。症见倦怠乏力，口干多饮，纳差，尿频，手足麻木、偶有下肢酸痛，舌暗红苔白腻，脉弦细。

理化检查：空腹血糖8.2mmol/L，餐后血糖11.8mmol/L；CHO 6.24mmol/L，TG 3.81mmol/L；HDL－C 1.24mmol/L，LDL－C 4.01mmol/L，VLDL－C 1.73mmol/L。

西医诊断：2型糖尿病、高脂血症。

中医诊断：消渴病。

证候诊断：气阴两虚，脾虚湿盛，痰瘀内阻。

西药治疗：诺和龙0.5mg，3次／日，阿昔莫司胶囊0.25g，2次／日。

中医治法：益气养阴，活血化瘀，燥湿和中。

【处方】生脉散和桃红四物汤加减。

太子参15g	麦冬10g	五味子10g	桃仁10g
红花10g	当归15g	川芎10g	生地15g
熟地15g	牛膝12g	桂枝10g	姜黄15g
皂角10g	丹参15g	砂仁6g	檀香6g
生黄芪15g	半夏9g	枳实10g	茯苓15g

14剂。

2周后复诊，乏力、口干多饮减轻，下肢酸痛好转，仍然手足麻木，舌暗红苔白，脉弦细；平时血糖控制尚满意，予原方去半夏、枳实、茯苓，加山萸肉12g、土鳖虫6g继续治疗。

间断性服用已4周，无明显不适，舌暗红苔白，脉弦细。嘱继续巩固疗效，守上方服药。

二、谢晶日医案：糖尿病并高脂血症[1]

患者，女，60岁。

初诊日期：2006年4月22日。

现病史：患糖尿病合并高血脂已数年，时口干口渴欲饮，易饥而食后脘胀，大便干，面色萎黄，肌肤甲错，头晕头沉，舌质暗红，少许黄腻苔，脉弦滑。血糖15.1mmol/L；尿常规：GLU（3＋）；TG 3.74mmol/L。

治法：健脾疏肝，益气养阴。

【处方】

柴胡15g	黄芩15g	黄连15g	西洋参15g
黄芪20g	沙参20g	佛手20g	砂仁15g
山药15g	茯苓20g	白术15g	厚朴15g
槟榔15g	甘草10g		

每日1剂，2次加水煎服。

连服7剂后，口渴欲饮已平，食后腹胀亦减，惟头晕头沉，肌肤甲错，脉象弦滑，

---

① 刘磊：《谢晶日教授从肝脾论治疑难杂证经验举隅》，载《时珍国医国药》2008年第1期，第245－246页。

谢晶日教授谓此乃燥热伤津基本缓解，肝脾仍虚，久病及肾，久病必瘀，再拟健脾益气补肾，佐以活血化瘀以渐杜其根。

【处方】

柴胡 15g	黄芩 15g	黄连 15g	黄芪 20g
沙参 20g	佛手 20g	砂仁 15g	山药 15g
山萸肉 15g	炒杜仲 25g	茯苓 20g	白术 15g
甘草 10g	陈皮 15g	莱菔子 10g	川芎 15g
当归 15g	天花粉 25g		

是方随证加减，连服 30 剂，诸症悉除，复查血糖、尿糖、血脂均属正常。

【按语】

糖尿病属中医学消渴范畴，中医历来认为阴津亏损、燥热偏盛为其主要病机。其病因多与素体阴虚、劳欲过度、饮食不节、情志失调等有关。病变主要部位在肺、脾、肾，故有上、中、下"三消"之称。在治疗上，大多结合"三消"之辨证，施以滋阴降火、益气生津等常法。

三、张玉琴医案：2 型糖尿病，血脂代谢异常[①]

患者，男，43 岁。

初诊日期：2010 年 9 月 12 日。

主诉：口渴、多饮、多食 3 月，加重 7 天。

现病史：3 个月前无明显诱因出现口渴、多饮、多食症状，无消瘦，无心悸眼突，无颈部肿大。未予重视，未检查治疗，7 天前上述症状加重来诊。

否认糖尿病家族史。

查体：血压 130/80mmHg，神清，语利，心肺听诊未闻及异常，双下肢无浮肿。

辅助检查：空腹血糖 9.6mmol/L，餐后 2h 血糖 13.5mmol/L，HbA_1c 8%；尿常规：GLU（2＋），KET（－），PRO（－）；TG 4.67mmol/L，CHO 6.2mmol/L；LDL－C 3.6mmol/L；HDL－C 1.6mmol/L；身高 1.72m，体重 84kg，体重指数 28.39kg/m^2。

刻诊：口渴多饮，乏力，多食善饥，尿多，大便干燥。诊查：舌质红，苔黄腻，舌下静脉青紫，脉弦滑。

西医诊断：2 型糖尿病，血脂代谢异常。

中医诊断：消渴病。

证候诊断：痰热互结。

治法：清热化痰。

【处方】辛开苦降之小陷胸汤加减。

黄连 15g	半夏 15g	瓜蒌壳 12g	黄芩 10g
生石膏 60g	知母 15g	栀子 10g	丹参 30g

---

① 熊晓东、张玉琴：《张玉琴教授从毒论治消渴病经验总结》，载《实用中医内科杂志》2012 年第 5 期，第 14－15 页。

干姜 6g   大黄 6g

7 剂，每日 1 剂，水煎服。

二诊：（9 月 19 日）口渴多饮及多食明显缓解，大便通畅，舌质红，苔薄黄，脉弦滑。查空腹血糖 6.8mmol/L，餐后 2h 血糖 9.4mmol/L；尿常规：GLU（−），KET（−），PRO（−）；前方去大黄加南山楂 20g、草决明 20g 以解脂毒，续服 10 剂。

三诊：（9 月 29 日）无口渴多饮及多食，二便调，舌质红，苔薄白，脉弦细，空腹血糖 5.6mmol/L，餐后 2h 血糖 7.8mmol/L；尿常规：GLU（−），KET（−），PRO（−）；TG 1.47mmol/L，CHO 4.2mmol/L；LDL−C 2.6mmol/L；HDL−C 1.8mmol/L，予山楂、草决明、菊花、麦芽、枸杞子代茶饮，生活方式干预。

3 个月后随访，患者无口渴多饮及多食症状。空腹血糖 5.6mmol/L，餐后 2h 血糖 7.5mmol/L，HbA$_1$c 6.2%；尿常规：GLU（−），KET（−），PRO（−）。体重由 84kg 下降至 74kg，体重指数下降至 25.01kg/m^2。

继续中药代茶饮至今，随访患者各项指标均正常。

四、祝光礼医案：糖尿病高脂血症合并肝功能异常[①]

顾某，女，47 岁。

初诊日期：2007 年 12 月 19 日。

现病史：患者因脂肪肝、2 型糖尿病、高脂血症和肝功能异常而来就诊。诊见头目眩晕，口苦，神疲乏力。舌苔薄腻，脉细。

证候诊断：肝失疏泄，木郁乘土，脾失健运。

治法：健脾化湿，佐以平肝。

【处方】

姜半夏 12g	茯苓 12g	泽泻 12g	炒白术 12g
佩兰叶 12g	天麻 9g	五味子 9g	陈皮 6g
杭白芍 15g	钩藤 15g	怀山药 15g	垂盆草 15g
平地木 15g	荷包草 15g	炒山楂 15g	制首乌 15g

水煎，早晚分服。

7 剂后，口苦减轻，但头晕未明显减轻，伴口干，神疲乏力。舌红、苔薄，脉细。治拟养阴平肝。

【处方】

天麻 9g	五味子 9g	枸杞子 12g	甘菊 12g
苏梗 12g	泽泻 12g	杭白芍 15g	钩藤 15g
制首乌 15g	怀山药 15g	垂盆草 15g	平地木 15g
荷包草 15g	炒山楂 15g	生龙骨 15g	生牡蛎 15g

又进 7 剂，头晕明显减轻，口干，偶有腹痛，舌红、苔薄，脉细弦。

---

① 陈启兰、祝光礼：《祝光礼治疗高脂血症合并肝功能异常的经验》，载《浙江中医杂志》2009 年第 1 期，第 12−13 页。

上方去甘菊、泽泻；加生地、香附各 12g，佛手片 6g。

以后以上方加减，共治疗 1 个月后复查肝功能及血脂，均较前明显好转，尤其是肝功能已经基本恢复正常。

以上方随证加减，并加用普伐他汀 20mg，每日睡前服 1 次，继续治疗 3 个月后复查肝功能及血脂均已达到正常标准。

第七节　糖尿病胃轻瘫

一、贺支支医案二则[①]

案 1：糖尿病胃轻瘫

丁某，女，65 岁。

主诉：反复恶心呕吐伴腹痛 4 年余，再发加重 2 小时。

现病史：有 2 型糖尿病史 15 年余，目前予诺和灵 30R 降糖治疗，血糖水平波动不稳，排外消化道器质性疾病，西医诊断为糖尿病胃轻瘫，曾予多潘立酮片及甲钴胺治疗获效，但病情反复，1 年累患数次，病情呈进行性加重，予相应西医治疗效差甚至无效，饮食稍不慎即可诱发，每予进食生冷之物后发作。

刻诊：倦怠乏力，畏寒怕冷，恶心呕吐，时作时止，呕吐无力，多为清水痰涎及少量胆汁，进食加剧，饮热水则舒，脘腹痞闷，腹痛喜按，面色萎黄无华，大便溏而不爽，舌淡胖、苔白腻，脉沉细。

证候诊断：脾阳不振，湿遏中焦。

治法：温中补阳，健脾化湿，和胃降逆。

【处方】附子理中汤合小半夏汤加减化裁。药用：熟附子 10g、干姜 5 片、党参 20g、苍白术各 10g、炙甘草 6g、桂枝 6g、半夏 10g、厚朴 10g、茯苓 20g、淮山 30g、陈皮 10g、砂仁 6g 等。每日 1 剂，连服 2 周。

配合针灸治疗，双侧足三里、内关穴用提插捻转补法，丰隆、公孙行提插捻转泻法，每穴留针 30min。并采用隔姜灸法，熏灸中脘、神阙、天枢等穴，每穴熏灸 20min，灸至局部皮肤红润为度，每日 2 次，连续治疗 2 周，并行糖尿病常规治疗。患者在治疗后 3 日恶心呕吐、畏寒怕冷症状较前缓解，可进食半流质，1 周左右呕吐腹痛基本止，可少量多餐正常饮食，无便溏，2 周时患者一切恢复正常，继续口服中药汤剂巩固治疗 2 周，胃轻瘫症状基本消失，随访半年未见复发。

【按语】

患者消渴日久，耗伤脾胃，导致脾阳亏虚；加之患者饮食失宜，则脾阳愈虚，阳虚

---

① 吴敏、张慧、贺支支：《中医辨证联合针灸治疗糖尿病性胃轻瘫思路探讨》，载《江西中医药》2017 年第 1 期，第 36－38 页。

无以运化，脾运失常，则水湿停聚，留滞胃内，阻碍中焦气机，脾胃升降失常，加之久病郁闭，气滞血行不畅，则水湿痰浊气滞血瘀互阻，致病程缠绵，病情反复。

本方将温中健脾与燥湿化痰并举，方中附子理中汤温运脾土，振奋中阳，升发运转，升清降浊；佐少量桂枝，与附子、干姜相伍，助君药温经通脉，助阳化气，散寒止痛。小半夏汤和胃降逆，化痰止呕；党参、茯苓、山药、甘草益气健脾；辅苍白术、砂仁理气运脾，化湿开胃；厚朴、陈皮重在调气导滞，畅中焦气机；添川芎、牛膝两味活血之药，意在调气活血祛瘀，助瘀去气畅湿化；甘草益气和中，调和诸药。全方温中寓降，化湿运脾，兼能调气导滞，祛瘀行气，补而不壅，消而不损，使肠胃功能协调。

案 2：糖尿病胃轻瘫

龙某，男，38 岁。

现病史：2 型糖尿病病史 8 年，呕吐胃脘痛伴进行性消瘦 2 年余，多次在省内多家医院就诊，诊断为糖尿病胃轻瘫。既往西医治疗有效，近年来疗效减弱，且发作频率有所增加。此次因琐事与人争吵后再发胃痛半天入院。

刻诊：神疲乏力，少气懒言，呕吐吞酸，嗳气频作，胸胁胀满，脘腹疼痛，烦闷不舒，不欲进食，食后加剧，口淡不渴，面白少华，舌淡红，苔薄白，脉细弦。

证候诊断：脾胃亏虚，肝郁气滞。

治法：健脾益胃，疏肝理气，降逆止呕。

【处方】厚朴生姜半夏甘草人参汤合柴胡疏肝散加减化裁。药用：厚朴 10g、半夏 20g、人参 20g、生姜 5 片、炙甘草 6g、陈皮 10g、当归身 10g、柴胡 10g、赤芍 20g、川芎 15g、白术 10g、枳壳 10g、丹皮 10g、黄芪 20g、茯苓 20g 等。每日 1 剂，连服 10 日。

按糖尿病常规治疗，并予行针施灸，双侧足三里、内关 2 穴采用提插捻转补法，肝俞、太冲穴行提插捻转泻法，每穴留针 30min。熏灸中脘、脾俞 2 穴，采用隔姜灸法，灸至局部皮肤烫热且能耐受为度，每穴熏灸 20min，每日 2 次，疗程 10 日。患者在治疗后第 3 天嗳气烦闷、胸胁胀满等症有所改善，欲进食，1 周左右呕吐腹痛缓解，无胸胁胀满，10 日时患者基本恢复正常，继续予口服中药汤剂 2 周以巩固治疗。

【按语】

患者久病脾胃受损，中气不足，气血生化乏源，形体日渐消瘦；脾胃虚弱，复加情志不畅，肝气郁结，横逆犯胃，胃气不和，脾胃升降乖戾，胃不受纳降浊，脾不运化升清，水谷不化，上逆而吐。全方将补气药配伍于理气药之中，一可补气运脾，培元固本；二来行气疏肝，调畅气机，培土抑木，扶脾疏肝，达气旺气畅，呕吐自止，虚实兼顾，标本同治。

二、廖志峰医案：糖尿病胃轻瘫[①]

孙某，男，64 岁。

初诊日期：2016 年 4 月 21 日。

---

① 郭晓颖、丁文君、廖志峰：《廖志峰主任医师从脾论治糖尿病胃轻瘫》，载《西部中医药》2017 年第 4 期第 33 - 35 页。

現病史：自诉糖尿病 17 年余，近 2 月来，纳谷不多，食后心下逆满，腹胀，时见呕吐，经常反酸，大便干结，数日 1 行，偶有腹泻，身疲体弱，疲乏无力，自觉气短，睡眠欠安，睡而不宁。

刻诊：舌淡苔白腻，脉细弱、重按无力。

辨证分析：系久病体弱，脾胃不健，纳谷虽少，运化无权，遂致食后胀满，胃气上逆，时见呕吐，属脾胃虚弱、寒热错杂之证。

治法：益气健脾、和胃降逆。

【处方】半夏泻心汤加减。

法半夏 10g	干姜 10g	黄连 10g	黄芩 10g
潞党参 20g	白术 20g	茯苓 10g	香附 20g
高良姜 5g	厚朴 10g	枳壳 20g	砂仁 5g
丹参 10g	焦山楂 20g	炒莱菔子 20g	甘草 6g

上药水煎服用 6 剂。

二诊：见痞闷、腹胀减轻，但仍时见呕吐、反酸，舌淡苔白脉细弱，遂以上方加浙贝母 15g、海螵蛸 30g、生炒麦芽各 10g 以抑酸开胃助运，口服数剂后并炼药成丸，随访至今，未再复发。

【按语】

糖尿病胃轻瘫使脾胃平滑肌收缩、蠕动功能受损，失于和谐，则即可因脾胃不和而出现心下痞满，恶心呕吐，脘腹胀满疼痛等寒热错杂、清浊升降失常之脾胃不和证，又可见有中气虚弱、脾胃中焦气滞等夹证。方中半夏、干姜辛温苦降，散寒除湿而运脾、和胃降逆而止呕；黄芩、黄连苦寒泻降，泻热清胃除痞；党参、白术、甘草等甘温补气，补益脾胃，以治中焦气虚。合用成方，补泻兼施以调虚实、辛开苦降以复升降、温清并用以调寒热，从脾及脾主肌肉论治，尤其适用于糖尿病胃轻瘫以脾胃虚弱、寒热错杂之证。

三、邱保国医案二则[①]

案 1：2 型糖尿病合并胃轻瘫

患者，女，54 岁。

初诊日期：2001 年 8 月 15 日。

主诉：上腹胀满，反复呕吐 3 月余。

现病史：患糖尿病 10 余年，上腹胀满，反复呕吐 3 月余。上腹胀满，食少，纳呆，饭后频繁呕吐，有时吐出白色黏液、胆汁、咖啡色物，体重减轻，畏寒无力，手足不温，面黄，体瘦，舌质青灰色暗，苔白腻，脉弦滑。曾到多家医院治疗，服西药多潘立酮、甲氧氯普胺、西沙必利及输液治疗，未获明显效果，求中医治疗。

血糖检查示：空腹血糖 12mmol/L，餐后 2h 血糖 15mmol/L。现用胰岛素治疗。血压 110/65mmHg（1mmHg =0.133kPa）。

① 杜文森：《邱保国教授治疗糖尿病胃轻瘫经验》，载《中医研究》2014 年第 12 期，第 37 - 39 页。

西医诊断：2型糖尿病合并胃轻瘫。

中医诊断：呕吐。

证候诊断：脾胃虚弱，阳虚痰滞。

治法：补益脾胃，温阳祛寒，降逆化痰。

【处方】旋覆代赭石汤合附子理中汤化裁。

旋覆花12g	代赭石15g	红参6g	淡附片^(另包)10g
肉桂5g	吴茱萸6g	干姜10g	炒白术12g
云茯苓10g	姜半夏10g	大枣4枚	炙甘草5g

3剂，每日1剂，浓煎，分6次小量频服。

二诊：服药后，腹胀满减轻，呕吐次数减少，但仍干呕、呕吐，不能大胆进食，手足不温，舌质青暗，苔白腻，脉弦滑，上方淡附片（另包久煎）加至15g，干姜加至15g、红参加至10g，5剂。

三诊：服药后，腹胀明显减轻，呕吐明显好转，但饭后仍有少量呕吐或干呕，但已5天未大便，舌质青灰色减轻，苔白稍腻，脉弦滑，上方去吴茱萸，加生大黄6g、肉苁蓉10g，5剂。

四诊：服药后腹胀、干呕和呕吐消失，食欲改善，纳食增加，可进软食，手足转暖，大便已通畅，舌青色已消失，质暗，脉弦，上方续服7剂。患者嗣后来诊，效不更方，再服10剂，以巩固疗效。

【按语】

患者患糖尿病10余年，并发腹胀满，频发恶心、呕吐，诊断为糖尿病并发胃轻瘫，根据其症状、脉象、舌象，辨证为消渴病脾胃阳虚衰败，痰湿内阻。治疗采用补益脾胃，温阳祛寒，降逆化痰。本方首用旋覆花降逆下气，消痰止呕；代赭石镇逆下气，2药共为君药。淡附片二诊量加至15g，大辛大热，温发阳气，驱散寒邪；肉桂补火助阳，温中散寒；干姜量加至15g，温中散寒；吴茱萸辛散，祛寒，温脾燥湿；红参加至10g，大补元气，培固根本，4药相助，加强回阳之力为臣药。茯苓、炒白术健脾燥湿；姜半夏降逆止呕，燥湿化痰，消痞散结；大黄攻积导滞，行瘀通经；肉苁蓉有补肾助阳，温而滋养柔润之效。大枣、炙甘草补气补中，调和诸药为使药。

本例患者病程久，出现畏寒怕冷，四肢不温，面灰色淡，苔白腻，脉弦滑，辨证为脾胃阳虚，胃阳衰败，痰湿内阻。其病因为风寒，病的性质为阳虚，病位在脾胃，依据这一认识，纠正其偏，补其不足，采用温补方法，健脾胃、祛湿和降逆导滞，目的在平衡机体阴阳，恢复脾胃功能。药量随症改变，是本案治疗特点，淡附片、干姜增至15g，较原处方用量倍增，这些剂量运用来自辨证准确，脾胃阳虚大寒久虚之体，非大温不能纠正其偏，又考虑淡附片之毒性，采用另包久煎，以避其毒性。

案2：2型糖尿病合并胃轻瘫

患者，男，62岁。

初诊日期：2010年4月2日。

现病史：糖尿病史10年余。不规则运用多种降糖药物治疗。现空腹血糖9.2mmol/L，餐后2h血糖13.8mmol/L，主要症状见上腹胀满，食后尤甚，伴干呕或呕吐胃内食物或黏液，胃嘈杂，常口燥咽干，手心热，便秘，舌质绛红，苔剥，脉细数。

西医诊断：2 型糖尿病合并胃轻瘫。

中医诊断：呕吐。

证候诊断：胃阴不足，胃气上逆。

治法：滋养胃阴，降逆宽中。

【处方】益胃汤合旋覆花代赭石汤加减。

生地黄 10g	沙参 15g	麦冬 15g	玉竹 10g
天花粉 15g	旋覆花 10g	代赭石 15g	西洋参 10g
姜半夏 10g	生姜 15g	枳壳 10g	厚朴 15g
藿梗 10g			

5 剂，水煎，每日分 6 次，频服。

二诊：服药后，症状好转，食后上腹胀满减轻，呕吐、干呕减少，但仍有干呕或呕吐，胃感嘈杂，咽干口燥，大便结，效不更方，上方继续服 7 剂。

三诊：干呕、呕吐已明显减少，可进食流质和软食，但仍感食后胀满，嗳气不舒，咽干口燥，大便干结。舌质绛红，苔剥，脉细数。上方去藿梗、厚朴，加枇杷叶 15g、火麻仁 30g、焦三仙各 10g，7 剂。

四诊：呕恶止，腹满、腹胀堵塞消失，咽干口燥好转，大便通畅，每日 1 次，食欲较前增加，舌质绛红，苔少，脉细。

上药加减，续服 18 剂，诸症皆失，精神改善。

【按语】

本案因糖尿病频繁呕吐，丢失阴液日久而致阴虚；胃阴不足，阴虚生内热，不能腐熟水谷，水谷不化，胃气上逆，则胃脘胀满，干呕、频繁呕吐。治宜滋养胃阴、降逆宽中，选用益胃汤益胃养阴，旋覆花代赭石汤加减，降逆宽中。方中生地黄、麦冬味甘性寒，养阴生津润燥，为甘凉濡润益胃之上品；西洋参大补元气，培固根本，补气养阴，清火生津；玉竹、沙参味苦、甘，性微寒，补中、养阴生津，以加强生地黄、麦冬益胃养阴之力；天花粉养阴生津；葛根味辛甘，归脾胃经，能鼓舞脾胃清阳之气上升，而有生津止渴之功，并可增强养阴生津之效；旋覆花下气消痰，降逆止噫；代赭石镇逆下气；半夏降逆和胃，燥湿化痰；生姜散结祛痰，和胃止呕；枳壳行气宽中除胀；厚朴、藿梗下气宽中。全方甘凉清润，清而不寒，润而不腻，药简力专，养阴生津，降逆和胃，行气降气。本案治疗糖尿病胃轻瘫宜重降胃气为主。

四、孙敏医案：糖尿病胃轻瘫[①]

患者，女，58 岁。

初诊日期：2005 年 3 月 10 日。

现病史：因消谷善饥于 3 年前多次测空腹血糖均在 9.3 ～ 12.0mmol/L，诊断为 2 型糖尿病。经饮食、运动疗法及服用 α - 糖苷酶抑制剂后，空腹血糖控制在 5.7 ～

---

① 杜积慧：《孙敏教授治疗糖尿病性胃轻瘫经验述要》，载《中国民间疗法》2008 年第 5 期，第 5 - 6 页。

7.8mmol/L，餐后2h血糖控制在6.8～10.3mmol/L。半年前开始出现上腹胀满、嗳气，尤以餐后明显，时有恶心，食量减少，体倦乏力，舌淡胖，苔薄白，脉沉细。查胃镜未见食道炎及胃、十二指肠器质性病变，肝胆胰脾B超未见异常。先后服用红霉素、吗丁啉、西沙必利，初服均有效，2～3周后上症又作。此次就诊患者自诉10天前自行停服降糖药，2天前自觉症状加重。

刻诊：上腹胀满，嗳气，尤以餐后明显，时有恶心，食量减少，大便时干时溏，倦怠乏力，舌质淡，苔白略干，脉沉细。

辅助检查：空腹血糖7.1mmol/L，餐后2h血糖15.0mmol/L，肝功能、肾功能正常。食道、胃X线钡透显示蠕动减弱，伴食物胃内潴留，排空延迟。

西医诊断：糖尿病胃轻瘫。

证候诊断：脾胃虚弱，中焦不达。

治法：补气健脾，和胃理气。

【处方】

莱菔子20g	鸡内金15g	党参15g	白术15g
半夏10g	茯苓15g	佛手15g	枳壳10g
赤芍15g			

上方水煎取汁300mL，每日1剂，早晚分服。

嘱患者遵医嘱积极配合治疗，继续服用降糖药，均衡规律饮食，适当运动，保持乐观情绪。

6剂后，患者自觉上腹胀满、嗳气及倦怠乏力明显减轻，偶有恶心，饮食尚可，排便略感不畅，舌质淡，苔白，脉沉细。查空腹血糖6.1mmol/L，餐后2h血糖9.1mmol/L。

在原方基础上加用槟榔15g、山药10g，再服6剂，余治疗同前。

1周后，患者自诉上腹胀满、嗳气、恶心及倦怠乏力等症消失，饮食正常，大便正常，舌质淡，苔薄白，脉沉细。查空腹血糖5.3mmol/L，餐后2h血糖6.7mmol/L。空腹钡剂透视胃内未见潴留。

随诊半年，病情稳定，未见复发。

【按语】

由于糖尿病（消渴）日久多表现为气阴两虚，而胃轻瘫正是在此基础上引起脾胃气机升降失常，胃不受纳降浊，脾不运化升清，而造成腹胀、痞满、呕恶、反胃等症。

方中党参、茯苓、白术益气健脾；配以半夏理气和胃，化痰降浊；佛手疏肝理气，消胀除满；枳壳理气消胀、化积，有促进胃肠蠕动作用；莱菔子、鸡内金消食化滞。诸药合用，有补气不滞、温和不燥、泻中有补之特点。

在临证遣方用药时应力避苦寒辛燥、峻下、耗气之品，当以甘寒润其燥，甘温补其虚，补益除其胀。对病程较长、年龄偏大、有明显瘀象者，还应适当加入活血化瘀之品，如丹参、三七、赤芍，有活血而不耗血，祛瘀而不伤正的功效，使胃肠气血流畅以改善微循环，有利于胃肠运动功能恢复。

第八节 糖尿病便秘

一、李果烈医案：高血压糖尿病后期便秘[①]

张某，男，70 岁，退休干部。

现病史：因便秘 30 个月于 2010 年 12 月 16 日就诊于我科门诊。患者就诊前曾先后服用过乳果糖口服液、复方芦荟胶囊、苁蓉通便口服液等药物，服药后当天可排便，停服上述药物后便秘明显加重。现每日睡前服果导片 1 片，大便 5～7 日 1 行，便质不干，虽有便意但临厕努挣乏力，便难排出，常需要用开塞露纳肛后才能排出。舌淡红，苔薄白，脉沉细。若不服果导片大便 7～12 日 1 行。在我院便秘平台曾就诊，诊断为慢性功能性便秘、出口梗阻性便秘。

既往史：患者高血压、糖尿病病史 16 年，现自服施慧达，皮下注射诺和灵 30R 20U、10U，早晚餐前皮下注射，血压血糖控制尚可。

予所有患者原有控制血糖血压治疗方案维持不变，并在此基础上采用济川煎加减治疗。

【处方】

肉苁蓉 30g	锁阳 15g	当归 30g	怀牛膝 15g
泽泻 10g	升麻 6g	枳壳 3g	麻仁 10g
桃仁 10g			

每日 1 剂，水煎服，15 日为 1 个疗程。

服药期间忌食生冷辛辣油腻之品。嘱患者服用上方时同时停服果导片。

患者服药约 1 周后排便过程明显较前轻松，每日 1～2 次，或 1～2 日 1 次，便质正常。服药 2 个疗程后停药，嘱患者严格饮食控制，多进食高纤维饮食，多饮水，定时排便，早晚顺时针方向按摩腹部，并保证一定的活动和锻炼。并指导患者在家中自行行凯格尔盆底肌群锻炼。若超过 3 日大便未行，应立即予以开塞露纳肛以缓解症状，防止便秘恶性循环。

随访 3 个月仍排便正常，3 个月来共不定期使用开塞露纳肛以助排便 3 次，其余均为正常自行排便。

【按语】

患者高血压糖尿病病史多年，属于老年病后期阶段，正气渐衰，气血不足，阴阳两虚。中医认为"久病必虚""久病及肾"，故治疗上仍以虚则补之为治疗大法，李果烈教授选用济川煎加味以补肾益精，润肠通便。方中用肉苁蓉、锁阳为君药，补肾益精，同时润肠通便；当归养血润肠，怀牛膝补肾强筋骨，同时善于下行均为臣药；枳壳宽中下

[①] 陆艳、李果烈：《李果烈治疗老年性便秘经验》，载《河南中医》2015 年第 3 期，第 503－504 页。

气而助通便，升麻轻宣升阳，清阳得升，浊阴自降，且有欲降先升之妙；肾虚气化失职，水液代谢失常，以致浊阴不降，故用泽泻甘淡泻浊，又入肾补虚，与升麻、枳壳合用共为佐使。合而用之，成为温补通便之剂，寓通于补，寄降于升，故可见奇效。

二、刘学勤医案二则①

案1：2型糖尿病合并便秘

李某，女，68岁。

初诊日期：2007年5月15日。

现病史：患2型糖尿病12年，近3年来血糖控制不理想，经常偏高，大便干结反复发作，3～5日1次，曾使用番泻叶、开塞露等对症治疗，便秘逐渐加重。现空腹血糖12.4mmol/L，伴见形体消瘦，口干多饮，腹胀纳差，烦躁。舌淡、苔薄乏津，脉细涩。

西医诊断：2型糖尿病合并便秘。

证候诊断：脾虚肠燥。

【处方】

党参30g	干姜9g	炙甘草9g	生白术30g
当归30g	肉苁蓉30g	天花粉15g	生地24g

5剂，每日1剂，水煎，分温2次服。

患者1周后复诊，诉便秘明显减轻，但仍腹胀口渴，遂以上方加枳实9g、粉葛根18g、生山药15g。

2个疗程后，大便每天1次，排便顺利，继巩固1疗程，同时调整降血糖药物，诸症消失，查空腹血糖5.9mmol/L，病情渐趋稳定。

【按语】

《伤寒论章句》称理中汤为"温补中土之第一方也"。方中人参味甘，益气健脾补肺，生津止渴，炙甘草味甘性平、健脾益气、缓急止痛，二药相伍，甘以和阴；白术《药性本草》言其"味甘，辛，无毒"，长于补气健脾，干姜味辛而温，二药相伍，辛以和阳；又有人参一味冲和，可化燥气，温而不伤津；干姜能走能守，可以鼓舞参、术之健运，行甘草之迁缓，使补而不滋腻，奠定中土，振奋中气，运化正常，则大便可不攻自通。又有《侣山堂类辨》从方注"渴欲得水者加术"悟出此方大生津液，使组方之意向深处更引一层。故此方治疗糖尿病患者中焦虚寒，运传失常而致的便秘甚为合拍。

但不同患者津亏、脾虚、肠燥的程度有轻重之异，病程有长短之分，若以理中汤概而统之，实难收效，常需灵活变通，加减化裁。便秘甚者，可加当归、肉苁蓉、郁李仁等富含膏脂之品以温润大肠，亦可加大生白术用量，可达60g以上；腹胀明显者，酌加枳实补中行滞；气虚甚者，加生黄芪；渴甚者，加天花粉、干生地、粉葛根等。本方多煎汤内服，长期调理，意在使药效稳定发挥，促进患者排便规律的重新建立，提高综合治疗效果。此与一般通便药只能暂时缓解症状大有不同，不但可使大便得通而不伤正气，也有利于控制糖尿病患者的其他症状，对降低血糖、血脂、血压等均有益处，比单

---

① 姚沛雨：《刘学勤经方辨治糖尿病便秘经验介绍》，载《江苏中医药》2008年第10期，第27－28页。

纯降低血糖有事半功倍之效。

案 2：糖尿病便秘

王某，女，56 岁。

初诊日期：2005 年 9 月 14 日。

现病史：患糖尿病约 20 年，大便秘结反复发作 10 余年。患者多年来血糖水平持续偏高，脘腹胀闷、纳呆，大便秘结，排出困难，少则 4 日，多则 7 ～ 10 日 1 解，甚感痛苦。常服大黄，效欠佳，且伴腹痛。诊时仍大便秘结不畅，口渴，时有腹胀，多梦，小便多黄。舌红苔薄黄，脉细弦。

证候诊断：肝胃气滞，燥屎内结。

【处方】

柴胡 6g	枳壳 6g	白芍 15g	炙甘草 9g
生白术 30g	杏仁 10g	桔梗 10g	生地 20g
天花粉 15g			

7 剂，每日 1 剂，水煎服。

9 月 20 日复诊时诉服药期间大便通畅，无腹胀痛。嘱再予原方 10 剂，隔日 1 剂。10 月份家属电话告知，患者停药后大便比较规律，1 ～ 2 日 1 次，血糖稳定。

【按语】

《伤寒论》第 318 条明确指出四逆散可治疗"泄利下重"，今用该方治疗便秘岂不南辕北辙？但临证时应法其旨，广其用，考虑部分患者的"便秘"与论中所说的"泄利下重"病位同在大肠，与肝、脾二脏密切相关，病机均是气机不畅、肝脾不和，可异病而同治。

方中柴胡疏肝解郁，运转枢机，枳实破气除痞消积滞，二者相伍，一升一降，推陈致新；芍药酸收，入肝和血，养血敛阴，与柴胡相配，一发一敛，使郁邪透解而不伤津，养阴血而不滋腻；炙甘草味甘健脾和中，与芍药相配，一缓一柔，可使肝郁自解，腹痛自平；若枳实与芍药相配，一气一血，有行气和血之能。诸药相伍，疏肝理脾，气机流转，大便自通。

临床运用时可根据患者实际情况加减化裁，如加当归助白芍养肝体以致肝用；加佛手疏肝养阴；或可加入杏仁、紫菀等宣肺药提壶揭盖以助通便。值得注意的是，便秘毕竟是糖尿病的合并症之一，大多舒肝之品升发太过而耗劫津液，而应细心琢磨，准确辨证，仔细把握药物的剂量。对于是类证候，调护亦是其中的重要一环，要嘱咐患者情志舒畅，戒怒戒躁，树立战胜疾病的信心；还要饮食规律，多食粗纤维食物，多饮水，养成按时排便的习惯，配合药物发挥良好疗效。

三、王敏淑医案：糖尿病，便秘[①]

代某，女，69 岁。

现病史：糖尿病史 22 年，顽固性便秘 6 年，靠口服通便药排便。大便 3 ～ 10 日 1

---

① 王改仙、丁凤、陈旭梅：《王敏淑运用生黄芪经验举隅》，载《中医杂志》2005 年第 3 期，第 176 – 177 页。

行，便干如栗，痛苦异常。刻下症见：便干难下，脘胀纳呆，胸闷，气短，舌暗红、苔薄黄少津，脉弦滑。

治法：益气宽胸，润肠通便。

【处方】

生黄芪 20g	瓜蒌 15g	薤白 12g	丹参 20g
降香 10g	赤芍 10g	川芎 10g	红花 10g
当归 10g	肉苁蓉 10g	火麻仁 10g	白及 10g
葛根 12g	枳壳 10g	半夏 6g	茵陈 15g
三七粉(冲服)4g			

3 剂。

二诊：服后当日便通，脘胀减，纳食增加，仍胸闷肢麻，舌脉同前。

上方加白芍 10g，延胡索 10g，生龙骨、牡蛎各 15g，覆盆子 12g，菟丝子 15g。5 剂。

三诊：大便每日 1 行，胸闷、气短、脘胀肢麻、纳呆等均减轻，原方 4 剂巩固。

【按语】

黄芪入肺经，能补肺气，肺主一身之气。配以当归补气生血、润燥滑肠。肉苁蓉归肾、大肠经，补肾助阳益精血，润肠通便。诸药合用，益气养血，润肠通便。

第九节 糖尿病腹泻

一、程益春医案：糖尿病腹泻[①]

李某，男，45 岁。

初诊日期：1998 年 3 月 6 日。

主诉：慢性泄泻 2 年，加重半年。

现病史：有糖尿病史 8 年余，因慢性泄泻 2 年，加重半年，于 1998 年 3 月 6 日来初诊。症见腹泻，每日少则 3～4 次，多则 10 余次，重则食入即泄，饮食略多或进食油腻则泄泻加重，甚则虚脱，乏力气短，腰膝酸软，面色晦暗，虚烦不宁，畏寒肢冷，阳痿，小便频，体瘦，毛发不荣。舌质暗淡，苔白而少，脉细无力。

辅助检查：空腹血糖 9.2mmol/L，大便常规：白细胞少许。

中医诊断：泄泻。

证候诊断：脾肾双亏，关门不固。

治法：温补脾肾，固涩止泻。

---

① 张洪、崔德芝：《程益春立足脾肾治疗糖尿病性腹泻的经验》，载《江苏中医》2000 年第 3 期，第 7 页。

【处方】

生黄芪 60g	白术 12g	茯苓 15g	破故纸 12g
肉豆蔻 9g	熟地 9g	山药 30g	制附子（先煎）9g
肉桂 3g	黄连 9g	泽泻 12g	山萸肉 9g
罂粟壳 9g	芡实 15g		

水煎，每日服 1 剂。

服药 24 剂后，泄泻次数减至每日 4～5 次。后以上方稍事加减，共用药半年，大便每日 1～2 次，时有稀便，精神明显好转，体重较前增加，畏寒减轻。于是逐渐减药，并嘱患者注意饮食调节。

二、段富津医案：糖尿病并发泄泻①

王某，男，42 岁。

初诊日期：1997 年 5 月 12 日。

现病史：1990 年发现糖尿病，前年始腹泻，肠鸣，经多方治疗不见缓解。去年测空腹血糖仍为 13.0mmol/L，始用胰岛素，每日 24U。现大便溏泄或完谷不化，肠鸣，面色萎黄，食欲减退，消瘦明显，口干欲饮，精神不振，周身乏力，四肢欠温，舌质淡，苔厚腻，脉弦略数无力。

【处方】

生山药 30g	炒莲子肉 20g	炒芡实 20g	黄连 6g
生晒参 15g	黄芪 30g	五味子 15g	乌梅 15g

6 剂，水煎服。

二诊：（5 月 19 日）腹泻略减，脉弦略数无力。上方加葛根 15g、内金 15g，6 剂，水煎服。

二诊服药后，腹泻明显减轻，舌转正常，脉和缓。效不更方，守方继服 10 剂，并嘱其慎饮食，适当锻炼。

【按语】

糖尿病腹泻以脾胃气虚者居多。治宜健脾益气，生津止渴，标本兼顾，李用粹在《证治汇补·消渴》中亦把补脾作为建功之大法，曰："五脏之精华，悉运乎脾，脾旺则心肾相交，脾健而津液自化，故参苓白术散为收功神药也。"方中山药、莲子肉、芡实补脾益肾，且能止泻；人参、黄芪补脾益气；黄连清热厚肠止泻；五味子、乌梅生津止渴，固涩止泻。二诊又加入葛根、内金既助升脾阳，又健脾胃。本方虽言治脾，实则益气养阴、补脾固肾。

① 赵雪莹、李冀：《段富津教授辨治糖尿病并发症验案举隅》，载《云南中医中药杂志》2007 年第 9 期，第 2－3 页。

三、陆长清医案：糖尿病腹泻①

夏某，男，56 岁。

初诊日期：2012 年 5 月 16 日。

现病史：糖尿病病史 5 年，平素用药欠规律，偶饮酒，饮食不洁。1 年前出现便溏、腹泻交替，每日大便 10 余次。赤白黏液（慢痢），腹痛缠绵，神疲倦怠，纳食无味。

查：消瘦，四肢不温。舌淡，苔白，脉迟细。

【处方】

炒白术 10g	干姜 6g	炙甘草 10g	广木香 5g
防风 5g	补骨脂 10g	当归 10g	阿胶(烊化) 10g
旱莲草 10g	黄连 10g	马齿苋 20g	仙鹤草 10g
白芍 15g	地榆炭 15g		

服上药 10 剂，诸症霍然而愈，随访半年未发。

四、亓鲁光医案二则

案 1：2 型糖尿病，糖尿病腹泻②

叶某，男，36 岁，某企业经理。

初诊日期：2012 年 6 月 7 日。

现病史：有糖尿病病史 9 年，用达美康控制血糖，2 年前无明显诱因出现间断性腹泻，8～12 次/天，呈水样便，完谷不化，不伴腹鸣、腹痛，无黏液脓血，病情时轻时重，多处就医，但疗效不佳。2 余月前，腹泻症状加重，呈持续性，夜间为甚，约 10～15 次/天，伴大便失禁，严重影响正常的工作生活。为求近一步诊治，就诊于亓鲁光教授处。

刻诊：消瘦，面色萎黄，神疲懒言，舌淡胖大边齿痕苔白，脉沉细。

查随机血糖 16.7mmol/L。便常规（-）。

西医诊断：2 型糖尿病，糖尿病腹泻。

停达美康，给予诺和锐 4U 三餐前皮下注射及来得时 6U 睡前皮下注射。

治法：温肾健脾，渗湿止泻。

【处方】

黄芪 40g	淫羊藿 15g	诃子 10g	芡实 30g
巴戟天 10g	山药 30g	黄精 15g	益母草 20g
乌梅 10g	薏苡仁 30g	泽泻 15g	

半个月后复诊，查随机血糖 9.8mmol/L。诉大便现已能控制，次数较前明显减少，约 5～8 次/天，精神好转，纳食好转，效不更方，于前方加入鸡血藤 30g 活血化瘀通络，继服 14 剂，胰岛素加量为诺和锐 6U tid，来得时 6U qn。

---

① 任丽曼、陆长清：《陆长清治疗糖尿病性腹泻的经验》，载《四川中医》2013 年第 10 期，第 21 - 22 页。

② 李梅：《亓鲁光教授治疗糖尿病自主神经病变验案举隅》，载《四川中医》2013 年第 2 期，第 77 - 78 页。

半月后复诊，面色较前红润，精神可，诉近 1 周基本没有腹泻，大便 1 天 1 次，质偏稀。查随机血糖 7.4mmol/L。守方继进，巩固疗效。

【按语】

糖尿病腹泻为慢性腹泻，多发生于血糖控制不良、病程长的糖尿病患者中。血糖的控制在糖尿病腹泻的治疗中非常重要，但应避免选用拜唐苹、二甲双胍等对胃肠道有影响的药物。亓鲁光教授认为，糖尿病腹泻病位在脾肾，可兼有邪热、瘀血、湿邪等多种病理因素。糖尿病日久，可致脾肾亏虚，脾失健运，运化失常，水谷不化，湿浊内生，发为泄泻。正如《素问·藏气法时论》曰："脾胃者，虚则腹满，肠鸣，飧泄食不化。"病久及肾，肾阳虚衰，不能温化水液，清浊不分，从而腹泻迁延不愈。临床因患病时间的长短，可有偏于脾虚、肾虚、气虚、阴虚及阳虚的不同。治疗以健脾补肾为主，兼化湿、利湿、活血化瘀、收涩止泻等法。后期邪气较少时，可加入收涩止泻的药物，如芡实、诃子等，但也不可收涩太过，中病即止，以免导致便秘的发生。

本例患者腹泻日久，气虚、阴虚损阳，表现为脾肾阳虚为主，以淫羊藿、巴戟天补肾阳。亓鲁光教授认为，糖尿病以阴虚为本，而久泻之人亦必伤阴，故用药不可太过温燥，淫羊藿、巴戟天为温和之剂，补阳同时而又不伤及阴津，而附子、肉桂等为温燥之剂，虽温阳作用较强，但有伤阴之虑；同时以黄芪、黄精、山药健脾，薏苡仁健脾渗湿止泻，泽泻利小便以实大便，诃子、芡实收涩止泻，益母草活血利尿，乌梅涩肠止泻。久病入络，常有瘀血的存在，故在治疗中常加用鸡血藤、丹参、川芎、赤芍、益母草等活血化瘀药物，往往可以收到意想不到的效果，但对于当归、桃仁具有润肠作用的药物则不宜选用。全方虚实兼顾，利尿、温阳而不伤阴，阴阳双补，共奏良效。同时，黄芪、山药、薏苡仁、黄精、乌梅等药有降糖作用，还可减少胰岛素的用量，协同达到血糖的良好控制。

案 2：糖尿病腹泻[①]

李某，男，56 岁。

初诊日期：2010 年 11 月 3 日。

现病史：有糖尿病史 10 余年，现用胰岛素控制血糖，控制良好，近 2 年来反复腹泻，特别在进食水果以后腹泻更甚。大便常规检查、肠镜胃镜检查未发现明显异常。用中、西药治疗，效果不佳。腹痛，腹泻水样便，1 日约 7～8 次，泻后痛减，神疲乏力，耳鸣，纳差，睡眠差，夜梦频多，舌质暗红、舌体胖大、苔白、脉滑。

【处方】

黄芪 30g	黄精 15g	炒白术 10g	丹参 10g
川芎 10g	姜黄 30g	葛根 30g	泽泻 15g
枸杞子 10g	夜交藤 30g	甘草 3g	

每日 1 剂，水煎服。

另用振源胶囊 2 粒，3 次/日，口服。

---

① 杜续、赵娟朋、吴孝政、亓鲁光：《糖尿病并发症治案二则》，载《实用中医药杂志》2012 年第 1 期，第 47－48 页。

1周后复诊：腹泻次数较前明显减少，1日约3～4次，大便不成形，睡眠情况较前改善。上方上去姜黄、夜交藤，加乌梅20g、芡实30g、猪苓15g，每日1剂。

服2周后复诊：诉未再腹泻，大便成形，1日约1～2次，无腹痛，但仍有耳鸣。上方加淫羊藿10g，每日1剂。

继服14剂，未再腹泻，并且可以适当食用水果，耳鸣、睡眠等均有改善，停药后随访未再复发。

【按语】

糖尿病腹泻表现为顽固性腹泻，长期不愈可致营养不良。亓鲁光教授认为，糖尿病患者多脾肾亏虚、脾失健运、致分清泌浊功能失常、水液运化异常、升降失司、肾阳亏虚、不能温化水液、水失气化，从而发为腹泻。长期腹泻，必伤正气，脾气伤则神疲乏力，肾阳不足则耳鸣纳差、眠差梦多。病位在脾肾，因此治疗当益气健脾、利湿止泻为主。腹泻日久，气阴两伤，因此佐以养阴收涩之品。久病及肾，后期加温肾之品，阳气盛则湿自消，效果更佳。

五、张发荣医案：糖尿病，糖尿病胃肠动力紊乱[①]

林某，男，58岁。

初诊日期：2005年7月21日。

现病史：诉患糖尿病3年，空腹血糖在7.5～8.5mmol/L范围内，餐后血糖不稳定，常高达15mmol/L以上。患者自述常感口干，不思饮食，大便稀溏，每日3次左右，时有腰膝酸软。

刻诊：精神萎靡，面色萎黄，四肢不温，舌红苔黄腻中有裂纹，脉沉细。查随机指尖血糖：11.8mmol/L。

西医诊断：糖尿病，糖尿病胃肠动力紊乱。

中医诊断：消渴、泄泻。

证候诊断：阴阳两虚，寒热错杂。

治法：治疗给予诺和龙降低血糖，并确立清热生津、温阳健脾为法。

【处方】

葛根30g	黄芩15g	黄连10g	藿香15g
苍术20g	苡仁30g	枸杞20g	淫羊藿20g
干姜10g	赤石脂15g	甘草10g	

每日1剂，水煎服，分3次服。

治疗1周后复诊，诉食欲有所改善，便次较前减少。嘱患者原方继服1周，然后改为藿香正气胶囊4粒/次，3次/日，黄连素片5片/次，3次/日。

治疗40天后，症状明显减轻，患者自觉良好，至今病情稳定，未见反复。

---

① 赵旭、田小平、林垦、陈云慧、李崀：《张发荣教授治疗糖尿病胃肠动力紊乱临床经验》，载《四川中医》2006年第3期，第2－3页。

六、张觉人医案：糖尿病腹泻①

刘某，男，57 岁。

初诊日期：1996 年 7 月 5 日。

现病史：患糖尿病 10 余年，诊前空腹血糖维持在 9.9mmol/L 左右。反复发作泄泻，多泻于晨间或晚上，兼有腹胀肠鸣，苔黄而腻，脉象细数。

大便常规报告，仅脂肪球少许，余正常。

证候诊断：久泻脾虚，兼夹湿热。

治法：健运脾胃，清热利湿。

【处方】

黄连 5g	党参 12g	苍术 10g	白术 10g
广木香 10g	苦参 10g	藿梗 10g	草豆蔻 10g
干姜 3g	生甘草 8g	马齿苋 20g	

守方服至 20 剂，泄泻渐止，未曾反复。仍以原方制水泛丸，以资巩固。

七、张玉琴医案：糖尿病肠病②

患者：男，69 岁。

初诊日期：2014 年 12 月 11 日。

主诉：已诊糖尿病 20 余年，经常腹泻与便秘交替 5～6 年。

现病史：20 余年前经常出现口干、口渴、多饮、多尿，无多食，消瘦，曾口服降糖药物。近 10 余年用胰岛素（诺和灵、诺和锐），先用诺和锐 30 早 24U，晚 22U 皮下注射，近 5～6 年经常出现腹泻，水样便，10～20 次/日，无腹痛，无脓血便，腹泻 2～3 日后出现 2 日不排便，第 3 天排便而秘结，痛苦异常，曾到多家医院，采取多种治疗，收效甚微，于今来本院。

刻诊：腹泻，水样便，15～17 次/日，无腹痛，无恶心呕吐，无脓血，伴周身无力，酸软，口苦、心烦、脉濡缓，舌淡苔薄白。

中医诊断：泄泻。

证候诊断：脾虚湿盛。

治法：补气升阳，益胃除湿。

【处方】升阳益胃汤加减方。

黄芪 30g	半夏 10g	人参 15g	炙甘草 10g
白芍 15g	防风 10g	羌活 10g	独活 10g
陈皮 15g	茯苓 15g	泽泻 15g	柴胡 15g
白术 20g	黄连 6g	山药 10g	

① 赵卫红、张觉人：《中医治疗糖尿病慢性并发症》，载《湖北中医杂志》，2000 年第 5 期，第 31 页。
② 富克非：《张玉琴教授从脾肾论治糖尿病肠病》，载《中国现代药物应用》2015 年第 10 期，第 223－224 页。

7 剂，水煎服。

复诊：（2014 年 12 月 17 日）腹泻明显好转，正常便，1 ～ 2 次/日，连续 7 日未出现便秘，但有时尚有周身无力，口苦、心烦好转，脉微弦，舌淡红，薄白苔，继以上方加减出入 30 剂而症状基本消失。

八、祝谌予医案：糖尿病腹泻[1]

患者，女，63 岁。

初诊日期：1994 年 2 月 18 日。

主诉：确诊糖尿病 10 年，腹泻 1 周。

现病史：患者于 1984 年诊断为糖尿病，经饮食控制，口服降糖西药及中药治疗，血尿糖控制理想。1 周前无诱因发生肠鸣腹泻，大便呈黏液状，2 ～ 3 次/日，便前腹部隐痛，大便常规检查正常。自服黄连素、氟哌酸、参苓白术丸等治疗不效。近查空腹血糖 7.27mmol/L，口服优降糖 2.5mg，3 次/日。

刻诊：大便溏泄，肠鸣，腹中隐痛，便后则痛止。腹部喜暖怕冷，乏力，心烦，汗出，腰痛膝软。舌红，苔白略腻，脉细弦。

证候诊断：气阴两虚，肝脾不和，湿注大肠。

治法：宜先予疏肝健脾，燥湿止泻，用痛泻要方合藿香正气散加减；继之益气养阴，清热补肾，用降糖对药方合葛根芩连汤加减。

【处方】

苍白术各 10g	炒防风 10g	陈皮 10g	炒白芍 10g
苏藿梗各 10g	白芷 10g	生苡仁 10g	车前子 10g
茯苓 15g	芡实米 15g	肉豆蔻 10g	

每日 1 剂，水煎服。

治疗经过：服药 7 剂，大便仍溏，但腹痛减轻，大便 1 次/日。续服降糖对药方加芩、连、沙参、麦冬、五味子、枸杞子、杜仲等，3 剂后大便又泻，每日达 3 ～ 4 次，伴腹痛、腹胀、肠鸣，腹部怕冷，食凉加重，矢气极多，上半身燥热汗出，舌苔白腻，脉沉细弦。

3 月 25 日再诊时考虑患者为脾肾阳虚，寒湿内生，郁而化热之寒热错杂之证，治宜温补脾肾，清热止利，燥湿止泻。

【处方】肾着汤合葛根芩连汤、白头翁汤加减。

苍白术各 10g	干姜 10g	茯苓 15g	葛根 15g
黄芩 10g	黄连 6g	白头翁 30g	秦皮 10g
苏藿梗各 10g	白芷 10g	生苡仁 30g	芡实米 15g
炒神曲 15g	生黄芪 30g	乌梅 10g	

每日 1 剂，水煎服。

---

① 本刊编辑部：《祝谌予消渴兼症验案（二）》，载《中国社区医师》2010 年第 16 期，第 18 页。

【按语】

糖尿病患者由于内脏植物性神经病变导致肠功能紊乱，发生间歇性或顽固性腹泻，吸收不良综合征等，称之为糖尿病腹泻，尤其多见于老年患者。

祝谌予教授认为，糖尿病初期病机是阴虚燥热或者气阴两伤，由于燥热伤津或津液本身匮乏，肠枯不润，故多见大便秘结，若病情发展，阴损及阳，脾肾阳虚则寒湿内生，下注大肠，开阖失司而泄泻不止。此外也有因治疗过程中过用苦寒降火或滋阴滑肠之药，或肝木克土，损伤脾胃，中焦不运，寒湿上注而引起。故糖尿病腹泻以脾肾阳虚，寒湿不化者多见，但亦有中上焦燥热未清，下焦寒湿又生的寒热错杂证。

祝谌予教授治疗轻证一般用降糖对药方去玄参、生地，加白术、苏藿梗、白芷、生薏仁、山药、芡实、诃子肉、肉豆蔻等；重证则用肾着汤合四神丸，再加上述药物；对寒热错杂之腹泻，常用肾着汤或四神丸与葛根芩连汤合方再加上述药物，兼肝郁者加痛泻要方。其中苏梗配藿梗、白芷配生薏仁是祝谌予教授治疗寒湿泄泻的两组对药。苏梗辛香温通，长于行气宽中，温中止痛；藿梗气味芳香，化湿止呕，醒脾理气。二药相伍，理气宽中，除湿止呕力量增强，祝谌予教授常用于治湿不化，气机不畅之胸膈脘闷，腹中肠鸣。白芷辛温，散风燥湿，芳香通窍，《本草正义》云其"燥湿升清，振动阳明之气，固治久泻之良剂。"生薏仁甘淡微寒，清利湿热，健脾补肺。二药相伍，一寒一热，辛散淡渗，燥湿健脾，治疗湿注大肠之肠鸣泄泻，其效益著。

第十节　糖尿病肾病

一、曹恩泽医案：糖尿病肾病，慢性肾脏病 3 期[①]

沈某，男，62 岁。

初诊日期：2014 年 5 月 12 日。

现病史：患者有 2 型糖尿病 11 年。近 1 年反复出现肢体水肿，乏力，检查发现尿检及肾功能异常，PRO（2 + ～ 3 +），无镜下血尿，24h 尿蛋白定量 2.0g 左右，Cr 173.6μmol/L，BUN 9.58mmol/L，眼底检查符合糖尿病眼底改变。通过降血糖、利尿消肿及使用血管紧张素受体拮抗剂等处理后，效果不明显，仍反复发作水肿。遂就诊我院，诊时症见腰膝酸软，疲乏无力，口干口渴，双下肢轻度凹陷性水肿，舌淡红，苔薄，脉沉细无力。

西医诊断：糖尿病肾病（Ⅳ期），慢性肾脏病 3 期。

中医诊断：消渴。

证候诊断：气阴两虚，水湿内停。

① 刘家生、曹恩泽：《曹恩泽运用名方治疗慢性肾脏病经验举隅》，载《中医药临床杂志》2015 年第 8 期，第 1089 - 1091 页。

治法：益气养阴，利水祛湿。

【处方】参芪地黄汤加减。

生黄芪 30g	太子参 15g	淮山药 15g	山茱萸 10g
生地黄 10g	茯苓皮 15g	泽兰 10g	玉米须 30g
车前子 15g	牡丹皮 10g	白术 10g	莪术 10g
川芎 10g	大黄^(后下) 10g	白茅根 30g	

水煎服，每日 1 剂，分 2 次内服。

服药 1 月后症状好转，双下肢水肿消退，尿常规：PRO（2＋），舌淡红，苔薄，脉沉细。守原方去玉米须、车前子、白茅根，加麦冬 10g、女贞子 15g、墨旱莲 15g，以补肝肾之阴。

2014 年 8 月 3 日再诊时口干、腰酸、乏力等症状基本缓解，精神状态佳。复查空腹血糖 6.17mmol/L，餐后 2h 血糖 8.60mmol/L；尿常规：PRO（＋）；24h 尿蛋白定量 0.85g；Cr 134.9μmol/L。在上方基础上加蝉蜕 10g、全蝎 2g、水蛭 6g，以加强活血通络巩固疗效，随证加减，连续服用稳定病情。

【按语】

曹恩泽教授认为糖尿病发展至糖尿病肾病阶段，气阴两虚是其主要病理机制，尤其是在糖尿病肾病早期，故治疗应以补为主，扶助正气，气阴并重，冀正气旺而抗邪，是防止病情恶化，稳定、缓解病情的关键。参芪地黄汤具有气阴双补之功，恰适用于以气阴两虚为主证的肾脏病。

该方出自《沈氏尊生书》。组成：人参，黄芪，熟地黄，山药，山茱萸，牡丹皮，茯苓，生姜，大枣。方中人参味甘，微苦，功能补五脏，安神，健脾补肺，益气生津，大补人体元气；黄芪甘温益气，与人参同用，对体弱气虚之证有较好效果；熟地黄滋补肾阴，填精益髓；山茱萸补益肝肾，涩精敛汗；山药补脾阴而固精；牡丹皮清热凉血，制山茱萸之温涩；茯苓健脾祛湿，并助山药之健运；姜、枣相配，补脾和胃，调和气血。全方补泻兼施，虚实兼顾，相辅相成。

但曹恩泽教授在临证时多用太子参易人参，因人参价格昂贵，且性温热，有助燥热之嫌，故改为益气生津之太子参；熟地黄功善补益填精，但过于滋腻，能助湿生热，不利病情缓解，常改用生地黄以清热生津凉血，更配泽兰利湿活血泄浊。而偏于气虚，肺卫不固，自汗恶风，易感冒者，去牡丹皮，加防风、白术合黄芪以达益气固表之功；偏于阴虚者，加麦冬、五味子等。

另外需注意的是瘀血阻络贯穿疾病的始终，瘀血阻络是疾病发展的必然，故治疗应配以活血化瘀通络之品，可使气血调和，经脉畅通，驱邪外出，使机体整体功能恢复。临床研究表明，参芪地黄汤具有改善慢性肾脏病患者肾功能及减少尿蛋白的作用。

二、曹式丽医案：糖尿病肾病[①]

患者，女，64 岁，退休职工。

初诊日期：2015 年 8 月 8 日。

现病史：糖尿病病史 14 年，皮肤瘙痒，手及上肢尤甚，四肢指间麻木，视力下降，视物昏花不清，左眼糖尿病视网膜病变明显。遂于 2015 年 8 月 8 日来本院求诊于曹式丽教授。

门诊查空腹血糖 5.6mmol/L，HbA$_1$c 5.3%；血压 130/60mmHg（1mmHg = 0.133kPa）；尿常规：PRO（3 +）；TG 5.58mmol/L，TC 18.53mmol/L，BUN 12.52mmol/L。

刻诊：面色萎黄，口干引饮，皮肤瘙痒，纳呆寐差，头晕目眩，心慌乏力，双下肢轻度水肿，大便润，舌红苔白，脉弦细。

西医诊断：糖尿病肾病。

证候诊断：阴亏血虚、湿邪阻络。

治法：补血滋阴、祛湿活络。

【处方】

生黄芪 30g	当归 15g	苍术 15g	玄参 30g
草薢 15g	牛膝 15g	黄连 15g	枳壳 15g
青风藤 15g	知母 15g	麦门冬 15g	鬼箭羽 30g
泽泻 30g	赤芍 15g	重楼 15g	甘草 6g

10 剂，每日 1 剂，200mL 水煎服，分 2 次口服。

二诊：皮肤瘙痒减轻，无口干引饮，双下肢仍有轻度水肿，偶感腹胀，嗳气便秘，治以行气消滞，燥湿和胃。

【处方】

生黄芪 30g	当归 15g	陈皮 10g	清半夏 15g
茯苓 15g	枳壳 15g	桂枝 10g	白芍 15g
厚朴 10g	六神曲 10g	木香 10g	砂仁 6g
泽泻 30g	鬼箭羽 30g	丹参 30g	甘草 6g

连服 7 剂，服法同前。

三诊：便秘明显改善，晨起时恶心，前方去清半夏、桂枝、白芍、厚朴、木香、丹参，加重楼，连续服 7 剂。

四诊：患者无明显皮肤瘙痒及双下肢水肿，纳可寐安，一般状况平稳，遂嘱患者坚持服药，定期监测血糖，控制血压，清淡饮食，调畅情志，随访。

---

① 曹永龙、林燕、曹式丽：《曹式丽从络论治糖尿病肾病皮肤瘙痒经验初探》，载《天津中医药大学学报》2017 年第 4 期，第 245 – 247 页。

三、陈以平医案三则

案1：2型糖尿病，糖尿病肾病Ⅳ期①

张某，男，68岁。

初诊日期：2012年10月10日。

现病史：患者反复口干多饮13年，伴泡沫尿1年，加重1周。患者于2000年被确诊为2型糖尿病，口服降糖药，但血糖控制欠佳，2005年开始接受胰岛素治疗；2011年10月出现尿有泡沫，间断双下肢浮肿，未引起重视。1周前患者无明显诱因泡沫尿加重，外院查Cr 68μmol/L，BUN 6.3mmol/L，UA 386μmol/L，24h尿蛋白定量3.14g。患者有高血压病史8年余，最高200/80mmHg，现服替米沙坦、倍他乐克降压，血压控制于140/80mmHg。

刻诊：腰酸乏力，双下肢浮肿；纳可，夜寐尚安；尿有泡沫，夜尿4～5次，大便质干，3日1行；舌暗红、苔薄白，脉细。

西医诊断：2型糖尿病，糖尿病肾病Ⅳ期，高血压病3级。

中医诊断：消渴肾。

证候诊断：脾肾亏虚，气虚血瘀。

治法：健脾补肾，益气活血。

【处方】

生黄芪30g	丹参30g	苍术12g	白术12g
茯苓30g	葛根15g	川芎12g	山茱萸20g
黄精20g	红花6g	当归12g	党参15g
山药15g	牛蒡子30g	制大黄9g	

每日1剂，水煎服。并辅以黑料豆丸。

患者服上方3个月后，复查24h尿蛋白降为2.56g，肾功能正常，下肢浮肿好转。患者近1个月来自觉畏寒肢冷，原方加桂枝12g、巴戟天15g。

随访至今，24h尿蛋白控制在1.5～2g，肾功能正常。

【按语】

陈以平教授认为糖尿病肾病病位在肾，主要累及脾、胃、肺、肝等脏腑，本病总属本虚标实、虚实错杂。本例患者证属脾肾亏虚、气虚血瘀。陈以平教授药用生黄芪、党参、茯苓、白术、山药健脾益气；苍术燥湿健脾；山茱萸、黄精滋阴补肾；牛蒡子清热利湿消肿；葛根生津；川芎、红花、丹参、当归活血；巴戟天、桂枝温通经脉；制大黄通腑；黑料豆丸益气泄浊。全方共奏健脾补肾、益气活血之功。

在本病的辨治过程中，若患者有湿热之象，如体倦身重、身热口苦、渴不多饮、尿少而黄、舌苔黄腻者，陈以平教授喜用牛蒡子15～30g，常与黄芪、白术、山茱萸、黄精等健脾补肾之品配伍，与白花蛇舌草、半枝莲等清热解毒药同用，亦与黑大豆、玉米须、薏苡根、金樱子等利湿泄浊药同用。若患者脾虚腹泻甚者，牛蒡子应慎用，因其有

---

① 唐红：《陈以平运用牛蒡子治疗糖尿病肾病经验》，载《上海中医药杂志》2013年第7期，第27－28页。

滑肠之弊。

案 2：慢性肾脏病 4 期，糖尿病肾病Ⅳ期[①]

赵某，男，58 岁。

初诊日期：2006 年 12 月 6 日。

主诉：多饮多尿 14 年，反复双下肢浮肿 9 月。

现病史：患者自 1992 年发现糖尿病，口服降糖药血糖控制欠佳，2001 年开始胰岛素治疗，2006 年 3 月双下肢浮肿明显。查肾功能：Cr 200μmol/L，2006 年 4 月行肾穿刺示：糖尿病肾病。B 超示：左肾 104mm×48mm×50mm，右肾 103mm×38mm×50mm。

患者于 2006 年 12 月 6 日初次就诊，查 ALB 31.6g/L，Cr 240μmol/L，UA 630μmol/L，24h 尿蛋白定量 7.88g。

既往史：高血压病史 10 年，血压最高 200/100mmHg，目前口服硝苯地平，血压控制可。

刻诊：双下肢浮肿，腰酸不适，平素畏寒肢冷，动辄气喘，面色萎黄，纳可眠差，大便干结，2～3 日 1 行，夜尿增多；舌淡、苔薄黄腻，脉细沉。

西医诊断：慢性肾脏病 4 期，糖尿病肾病Ⅳ期。

中医诊断：肾消。

证候诊断：瘀浊内蕴，水湿泛滥。

治法：活血化瘀，温阳利水。

【处方】

黄芪 45g	黄精 20g	灵芝 30g	葛根 20g
川芎 15g	山萸肉 20g	红花 10g	鸡血藤 30g
蝉花 30g	山药 15g	积雪草 15g	制大黄 10g
丹参 30g	鹿角霜 15g	苍术 12g	土茯苓 30g
牛蒡子 30g			

并辅以活血通脉胶囊活血化瘀，黑料豆丸益气提升血浆白蛋白。

患者服上方 3 个月后复诊，查血浆白蛋白升至 34.2g/L，血肌酐降至 221μmol/L，24h 尿蛋白降为 5.355g。原方加用白僵蚕 20g。

1 个月后复诊，查 24h 尿蛋白降为 1.8g，ALB 33.9g/L。患者诉反复双下肢肿，故原方中加用桂枝 6g、巴戟天 15g。服药 1 个月后复诊，浮肿减轻。此后随访至今，尿蛋白约 1.2g，血肌酐约 230μmol/L，ALB 34g/L。

【按语】

该患者证属瘀浊内蕴，水湿泛滥。陈以平教授药用黄精、山萸肉滋阴，生黄芪益气，葛根生津，川芎、红花、丹参活血，鹿角霜、巴戟天、桂枝温通经脉，制大黄通腑泻浊，牛蒡子清热，蝉花护肾。全方共奏益气养阴、温通经脉之效。

---

① 张先闻、陈以平：《陈以平辨治糖尿病肾病经验撷要》，载《上海中医药杂志》2008 年第 6 期，第 6－7 页。

四、程晓霞医案二则

案1：糖尿病肾病[①]

赵某，男，59岁。

初诊日期：2014年8月22日。

现病史：患者有糖尿病病史16年，伴有高血压，长期血糖控制不佳，血压控制情况尚可。半年前双下肢浮肿加重，小便泡沫增多，感乏力，胃纳减退，查24h尿蛋白定量为6.99g，Cr 144μmol/L，TP 62.2g/L，ALB 33g/L，空腹血糖12.38mmol/L。

刻诊：口干唇燥，尿频量多，尿液可见大量泡沫，双下肢水肿，时觉喉中有痰，乏力，喜卧好坐，腹胀，纳差，大便干结，舌淡、苔薄腻，脉沉滑。

程晓霞教授接诊后，治疗上在强化血糖、血压控制的同时，予科素亚50mg日1次、雷公藤多苷片10mg日3次。同时配合中药健脾补肾，活血化湿。

【处方】

黄芪30g	丹参30g	炒党参20g	怀山药20g
鸡血藤20g	炒薏苡仁20g	天花粉20g	茯苓皮20g
炒白术15g	莪术15g	川断15g	狗脊15g
当归10g	枳实10g	芡实10g	陈皮6g

该方在补气健脾基础上，兼顾肾脏，加用活血祛瘀药，补而不滋腻，泻而不伤正。

二诊：（2014年9月12日）患者复查24h蛋白定量3.64g，Cr 110μmol/l，BUN 10.4mmol/L，UA 419μmol/L，空腹血糖7.12mmol/L。患者二便通畅，双下肢浮肿情况较前相仿，胃纳较前改善明显，乏力腹胀好转，予以停用天花粉，加用五味子、山萸肉滋阴补肾。

随访半年，患者复查24h尿蛋白定量为2.21g，Cr 97μmol/L，BUN 7.81mmol/l，UA 342μmol/L，空腹血糖5.5mmol/L，餐后2h血糖8～9mmol/L，患者双下肢浮肿基本改善，二便佳，胃纳佳，乏力较前明显好转。舌苔薄黄腻，舌质暗红，脉小细滑。继续依照之前健脾益肾的方法治疗。

【按语】

此患者初诊乏力，腹胀，纳差，喉中有痰，舌淡苔薄腻，脉沉滑，考虑脾不健运，致湿阻气滞，恐补肾药滋腻碍脾胃，故先以益气健脾，行气消滞，利湿为法，方选予以补中益气汤加减，考虑柴胡、升麻升阳作用易致血压升高，长期服用甘草易致水肿加重，基础健脾方予以黄芪、白术、党参、陈皮、当归、白芍等药，同时为加强健脾作用，加用芡实、薏苡仁，补虚的同时勿忘祛邪，茯苓、茯苓皮等利水消肿之品配伍，瘀血内阻者，可配合使用丹参、当归、桃仁、红花、三棱、莪术等活血药物，待中焦升降改善后，再进平补肾阴，加用五味子、山萸肉滋阴补肾。

纵观治疗全过程，治疗有半年时间，期间因湿浊、瘀血等不同，方剂有调整，但黄

---

① 殷佳珍、程晓霞：《程晓霞从脾论治糖尿病肾病的经验总结》，载《浙江中医杂志》2016年第6期，第404－405页。

芪、炒白术、炒党参等药贯穿始终，表明从脾论治的重要性。且尿黄有沫、大便干结、腹胀，纳差乏力、苔黄腻等症状及血糖、尿素氮、蛋白尿等指标明显好转，与西药降糖、降压治疗相配合，并能减少其不良反应，标本兼治，体现了中医辨证论治的优势，疗效较为满意。

案 2：2 型糖尿病，糖尿病肾病，慢性肾脏病 3 期[①]

李某，男，57 岁。

初诊日期：2009 年 3 月。

现病史：发现糖尿病病史 10 余年，无明显的"三多一少"症状，亦无视物模糊情况，未正规服用降糖药。2008 年始使用胰岛素，同年查尿常规：PRO（3＋），伴有高血压，当地行肾穿刺提示：糖尿病肾病。

2009 年 3 月第 1 次在我科住院，检查示肾脏 B 超：左肾 12.9cm×7.0cm×6.5cm，右肾 12.6cm×7.7cm×5.7cm；Cr 105μmol/L；24h 尿蛋白定量 1.89g，Ccr 55.7mL/min，GFR 51.5mL/min，ALB 25.6g/L；眼底检查：糖尿病视网膜病变；我院肾病理复阅：结节性糖尿病肾小球硬化症。

既往史：有冠心病史，曾行 PCI 支架植入术，长期服用波立维、拜阿司匹林片；有脑梗死病史；乙肝小三阳病史 9 年。

西医诊断：2 型糖尿病；糖尿病肾病；慢性肾脏病 3 期。

患者 2009 年 3 月在我院住院后制定了一系列方案，但至 2012 年 5 月前患者未正规治疗及服用药物。2012 年 5 月自觉浮肿加重，当地查肾功能恶化，故急来我院复诊：Cr 173μmol/L，24h 尿蛋白定量 2.64g，Ccr 39.3mL/min，GFR 30.9mL/min，ALB 22.6g/L，舌淡苔薄腻，脉沉细。

予调整治疗方案：控制饮食、胰岛素降糖、降压、降脂；雷公藤多苷片 30mg/日；

治法：益气健脾、补肾固涩。

【处方】

黄芪 20g	当归 10g	丹参 30g	莪术 15g
鸡血藤 20g	茯苓皮 20g	炒米仁 20g	葛根 20g
天花粉 20g	淮山药 20g	炒党参 20g	川断 15g
狗脊 15g	芡实 10g	山萸肉 6g	

出院后患者每月来复诊 1 次，效不更方，随证加减，随访至 2013 年 9 月复查结果如下：Cr 117μmol/L，24h 尿蛋白定量 0.87g，Ccr 43.1mL/min；GFR 50.0mL/min；ALB 28.8g/L。

【按语】

患者有糖尿病病史 10 余年，经肾穿刺明确诊断为结节性糖尿病肾小球硬化症，糖尿病其余并发症及合并症如糖尿病视网膜病变、高血压病、冠心病、脑梗死亦同时存在，来我科就诊时表现为大量蛋白尿、低蛋白血症，且已伴有肾功能不全，属糖尿病肾

---

① 王维维、毛黎明、程晓霞：《程晓霞教授中医治疗糖尿病肾病临床经验》，载《中国现代医生》2015 年第 9 期，第 112－115 页。

病中期，四诊合参，程晓霞教授辨证为脾肾气虚，久病必入络成瘀，程晓霞教授该方重视脾肾先后天之本，予以补气健脾益肾基础上，加用活血祛瘀药，从而收到补而不滋腻，泻而不伤正之效。

五、程益春医案：糖尿病肾病[①]

患者，女，63岁。

初诊日期：1996年5月6日。

现病史：患者于1990年7月经检查诊断为2型糖尿病，曾间断服用优降糖、二甲双胍、达美康等药，病情未得到良好控制，空腹血糖波动在9.6～13.8mmol/L。1995年3月查尿常规：PRO（+），未予注意，至1996年4月双下肢出现轻度浮肿，查尿常规：PRO（4+），确诊为糖尿病肾病，后服中西药疗效不显。

刻诊：口干乏力，腰膝酸软，食少便溏，畏寒肢冷，双下肢浮肿，舌淡暗，苔白，脉细弱。

辅助检查：空腹血糖9.8mmol/L，BUN 9.2mmol/L，Cr 180μmol/L；尿常规：GLU（4+），PRO（4+）。

证候诊断：脾肾亏虚，瘀水内停。

治法：健脾补肾，活血利水。

【处方】济生肾气丸加减。

熟附子3g	肉桂6g	生地黄12g	山茱萸15g
山药30g	茯苓皮30g	泽兰15g	黄芪60g
丹参15g	益母草30g	桑白皮30g	白术24g
车前子15g	川厚朴6g		

水煎服，每日1剂。

服药24剂，上述诸症明显好转，双下肢仅见轻度浮肿，查尿常规：GLU（+），PRO（2+）；原方加芡实30g、枸杞子15g，继服30剂。

药后诸症基本消失，双下肢浮肿消退，查空腹血糖为7.2mmol/L，尿素氮与肌酐降至正常；尿常规：GLU（-），PRO（±）。守方加适量熟大黄配制水丸巩固，随访半年，病情稳定。

六、董克礼医案：2型糖尿病，糖尿病肾病[②]

蒋某，女，60岁。

现病史：患糖尿病12年，并发糖尿病肾病2年。近2年来夜尿频数而量多，腰膝酸软，倦怠乏力，时有双下肢浮肿，服用多种降糖药物（如达美康、盐酸二甲双胍等），

---

① 徐云生、李莹：《程益春治疗糖尿病肾病及视网膜病变经验》，载《山东中医杂志》1998年第1期，第32-33页。

② 吴岳、张婷：《董克礼教授运用补肾活血法治疗中老年疾病经验介绍》，载《中医药导报》2007年第2期，第23-24+38页。

血糖控制不理想，波动于 10 ～ 17mmol/L 之间，1 年前发现蛋白尿。近因感冒病情加重，伴腰酸痛，夜尿频繁，最多时 7 ～ 8 次，尿液浑浊，头晕目眩，心烦，口干不欲饮，时有恶心，渐感疲劳纳呆。

体查见双下肢轻度浮肿，余无特殊。舌暗红，苔白微黄而腻，脉沉滑。

实验室检查：空腹血糖 14.7mmol/L，BUN 10.7mmol/L，Cr 192μmol/L；尿常规：GLU（2+）。

西医诊断：2 型糖尿病，糖尿病肾病（临床期）。

中医诊断：消渴。

证候诊断：脾肾阳虚，湿毒内结。

予消渴灵加芡实 15g，金樱子 15g，益智仁 15g，玉米须 30g

水煎服，每日 1 剂。药用 7 剂，夜尿减至 2 ～ 3 次，腰酸痛、心烦乏力、下肢浮肿等症状减轻，空腹血糖控制在 6.0mmol/L 以下。再进 15 剂，下肢浮肿消失，诸症明显缓解。

七、杜雨茂医案：糖尿病肾病，慢性肾功能不全[①]

郭某，男，58 岁，工人。

初诊日期：2009 年 5 月 13 日。

主诉：口干多饮 5 年余，疲倦乏力 1 月余伴眼睑浮肿。

现病史：自诉发现糖尿病 5 年余，平素血糖偏高，仍在正常范围波动，在当地医院有定期检查及治疗，近期体检发现肾功能异常升高，于当地求诊，肾功能改善不明显，遂慕名来寻杜雨茂教授求治。

刻诊：神清，精神欠佳，晨起眼睑浮肿，周身乏力，形体消瘦，无明显口干渴，无腰酸腰痛，纳控，大便尚调，尿利，下肢无明显浮肿。舌质暗红，苔薄黄，脉滑数无力。

查尿常规：PRO（2+），BLD（±）；肾功能：Cr 138μmol/L。

西医诊断：糖尿病肾病，慢性肾功能不全。

中医诊断：消渴并发水肿及关格早期。

证候诊断：脾肾亏虚，浊毒内滞，日久夹瘀。

治法：健脾益肾，化瘀降浊，固摄精微。

【处方】

黄芪 45g	党参 18g	生地 15g	山萸肉 15g
虎杖 15g	积雪草 25g	鱼腥草 15g	石韦 10g
益母草 15g	金樱子 30g	芡实 20g	芦巴子 15g
仙灵脾 15g	丹参 18g	川芎 12g	怀牛膝 15g
炒黄芩 12g			

---

① 张敏：《杜雨茂教授治疗慢性肾功能衰竭的经验总结》，载《陕西中医学院学报》2013 年第 5 期，第 24 - 26 页。

水煎服，每日1剂。

复诊：（2009年6月10日）患者精神好转，大便偏稀，日行1次，偶感周身烘热汗出，纳控，眠可，尿利，排尿缓，夜尿1次。舌质淡红稍暗，苔薄白，脉沉细滑，左较有力。今尿常规：PRO（＋），BLD（±）。肾功能正常。

【处方】拟上方加益母草10g、石韦10g、三七5g、槐米15g，去芦巴子，加炒白术12g。嘱重视生活及饮食调养。

随访2年，肾功能一直正常，身体健康。

八、段富津医案：糖尿病肾病[①]

患者，女，78岁。

初诊日期：2010年10月。

现病史：患糖尿病20余年，用胰岛素已10年，近2年经常出现双下肢水肿，因无明显不适症状，所以未进行系统治疗。近因劳累，双下肢水肿较重，尿量减少，到附近某医院就诊。经检查，PRO（3＋），BLD（±），肾功正常，诊断为糖尿病肾病，收入院治疗。住院半月，自述水肿逐渐加重，时有呼吸困难，食少腹胀，头晕乏力，特请求中医治疗。

查：颜面水肿，全身高度水肿，肺部听诊两肺下叶呼吸音明显减弱，腹部叩诊移动性浊音（＋），双下肢指压痕水肿（2＋），空腹血糖7.0mmol/L，呼吸略促，舌质淡胖，苔白，脉沉略迟无力。

中医诊断：水肿。

证候诊断：肾阳虚。

治法：温肾助阳，化气行水。

【处方】

熟地10g	山药20g	山茱萸15g	茯苓30g
厚朴15g	芡实20g	车前子15g	泽泻20g
附子10g	桂枝15g	川牛膝15g	大腹皮15g

10剂，水煎服。

10天后就诊，全身水肿明显消退，可进食，腹胀轻。查双下肢指压痕水肿（±），足背肿（＋），血糖7.7mmol/L。上方加土茯苓30g。患者家较远，要求服20天。

三诊时，患者自行来看病，化验单显示：PRO（2＋），全身已无水肿，血糖7.1mmol/L。

上方又服10剂，尿检仍有蛋白，但患者自觉症状良好，只是尿检中PRO（2＋）。坚持服药半年余，一直未出现水肿，尿常规：PRO（±～＋）；血糖未超过7.0mmol/L。

【按语】

本方以附子、茯苓为君药，附子大辛大热，入肾经，温肾助阳，使阳气盛则能化

---

① 段凤丽、孔菲、段富津：《胰岛素配合中药治疗糖尿病肾病》，载《中西医结合心脑血管病杂志》2011年第5期，第632-633页。

水；茯苓味甘淡，善能利水，使水湿从小便而去。茯苓与附子配伍，大有温阳利水之功。桂枝为臣药，有温阳化气之功，既可助附子温肾助阳，又可入膀胱温阳化气，膀胱气化有力则小便自利。桂枝与茯苓配伍，则成一温一利，可奏温阳化气利水之效。泽泻为臣药，渗湿利水，与茯苓相伍，既可健脾以利水，又可补肾以行水。佐以白术、车前子以助茯苓、泽泻利水之力。以上为本方主要部分。加入厚朴、大腹皮行气宽中，既可行气消胀，又行气以助利水，即气化则湿化之意。肾虚当补，故方中用熟地、山茱萸、山药补肾益精，以治其本虚，此3药在方中用量较轻，仅为佐药，因水肿较明显时，熟地用量不宜过多，多则因其性黏腻而有碍于利湿行水。方中牛膝既可补肾，又能引药下行入肾。芡实能补肾固精止遗，既治疗便浊，又使诸药利水而不伤正。全方具有温肾助阳，利水消肿之功。本方以温阳利水为主，即利小便可通阳，湿去阳自生。

九、范绍荣医案：糖尿病肾病[1]

患者，女，54岁。

初诊日期：2008年5月。

现病史：糖尿病史近14年，糖尿病肾病4年。初诊时诉口干、乏力，腹胀纳差，腰酸，双下肢中度水肿。大便干结，舌质暗红，苔腻微黄，脉沉细无力。

辅助检查：24h尿蛋白定量1.4g，Cr 161μmol/L，BUN 9.6mmol/L。

中医诊断：消渴、水肿。

证候诊断：气阴两虚，湿浊内蕴。

治法：益气养阴，活血利湿泻浊。

【处方】

太子参12g	黄芪30g	生地黄15g	猪苓15g
茯苓15g	泽泻10g	泽兰12g	桃仁12g
当归15g	赤芍15g	川芎12g	益母草12g
生大黄(后下)9g	大腹皮12g	车前草30g	玉米须30g

每日1剂，水煎服。

患者服上方14剂后，水肿、腹胀明显减轻，体力增加，仍觉腰酸，原方去猪苓、大腹皮，加山药12g、枸杞子12g。继服21剂后，复查24h尿蛋白定量0.9g，Cr 135μmol/L，尿素氮正常。

原方加减坚持服药3个月后复查24h尿蛋白定量0.2g，肾功能正常，临床不适症状消失。

十、管竞环医案：2型糖尿病，糖尿病肾病[2]

谭某，女，58岁。

---

[1] 程丽莉：《范绍荣治疗糖尿病肾病经验介绍》，载《中国民族民间医药》2012年第18期，第156页。
[2] 罗斯、周文祥、冯成、管竞环：《管竞环治疗糖尿病肾病临床经验》，载《湖北中医杂志》2012年第10期，第24－25页。

主诉：反复多饮、多尿、烦渴10年。

现病史：患者曾于住院期间确诊为2型糖尿病，糖尿病肾病。予二甲双胍、糖适平等药控制血糖，效果不佳，遂来管竞环教授门诊诊治。

刻诊：颜面潮红，体瘦便结，夜尿5～7次，视物昏花，腰膝酸软，舌暗红少津，苔薄黄腻，脉弦细数。

西医诊断：2型糖尿病，糖尿病肾病。

中医诊断：消渴（下消）。

证候诊断：肝肾阴虚兼夹湿热。

治法：滋补肝肾，兼以清利。

【处方】

生熟地各20g	山药12g	山茱萸12g	丹皮15g
枸杞15g	茯苓10g	泽泻10g	菊花10g
黄柏10g	知母10g	乌梅30g	冬瓜仁30g
丹参20g	广木香6g		

服药1周后，烦渴明显减轻，夜尿减少。继服3月血糖基本正常，后以上方研末加猪胰脏粉制成丸剂继服以图巩固。

十一、韩履祺医案：2型糖尿病合并肾病Ⅳ期[①]

王某，女，62岁。

初诊日期：2013年3月2日。

现病史：患2型糖尿病8年，反复出现浮肿、乏力，尿中多泡沫1年。症见：倦怠乏力，头晕，自汗，视物不清，失眠，肢体麻痛，舌暗淡，有瘀斑，少苔，舌下青筋显露，脉细数无力，双下肢凹陷性水肿明显。

查：空腹血糖为11.2mmol/L；尿常规：PRO（2＋）；24h蛋白尿定量0.9g。眼科检查：糖尿病眼底病变。血压为135/85mmHg，肾功能正常，心电图正常。

西医诊断：2型糖尿病合并肾病Ⅳ期。

证候诊断：脾肾气阴两虚，瘀血内阻。

治法：益气养阴，活血化瘀。

【处方】十全育真汤加味。

生山药15g	生黄芪18g	知母9g	元参9g
生龙骨18g	生牡蛎18g	丹参15g	三棱6g
莪术6g	党参9g	石韦15g	鬼箭羽15g

4周后化验：空腹血糖8.8mmol/L；尿常规：PRO（＋）；24h蛋白尿定量0.6g。继续治疗4周，空腹血糖为6.3mmol/L；尿常规：PRO为trace；24h蛋白尿定量0.3g。双下肢浮肿消退，神疲乏力和腰膝酸软等症均已明显改善。

---

① 钱雅玉、邢大庆：《韩履祺主任治疗糖尿病肾病经验》，载《中国中西医结合肾病杂志》2015年第1期，第4-5页。

十二、黄宝英医案二则[①]

案1：2型糖尿病，糖尿病肾病Ⅲ期

蔡某，男，56岁。

现病史：糖尿病病史5年，未规则治疗。以"口渴多饮多尿5年，加重10余天"为主诉入院治疗。现症见：神疲乏力，口渴多饮，腰酸膝软，多尿，肢端麻木。

既往史：高血压病史7年，最高达176/100mmHg，不规则治疗，血压控制不理想。

体格检查：脉搏78次/min，血压178/80mmHg，口唇暗红，舌质暗，苔少，脉细涩。

辅助检查：空腹血糖9.6mmol/L，早餐后2h血糖16.7mmol/L，HbA_1c 7.8%，TG 2.3mmol/L，CHO 5.8mmol/L，LDL－C 3.34mmol/L；不同日3次尿常规：PRO（－），不同日3次尿微量白蛋白均高出正常值分别为37.8μg/L，56.2μg/L，36.3μg/L（化学发光免疫法，参考值0～20μg/L）；双肾彩超示：双肾未见异常。

西医诊断：2型糖尿病，糖尿病肾病Ⅲ期；高胆固醇血症；高血压病2级 极高危。

中医诊断：消渴肾病。

证候诊断：气阴两虚夹血瘀。

治法：益气养阴，活血化瘀。

【处方】

山药30g	太子参15g	丹参30g	芡实15g
石斛15g	石莲肉20g	覆盆子15g	瓜蒌皮15g
黄芪15g	红花5g	水蛭3g	炒杜仲15g
牛膝15g			

每日1剂，水煎，取400mL分2次温服。

西医给予诺和灵30R早餐前16单位、晚餐前8单位皮下注射，阿卡波糖50mg每日3次餐中嚼服，洛汀新5mg每日1次口服，羟苯磺酸钙0.5g每日3次口服，依帕司他50mg每日3次口服，血脂康0.6g每日2次口服。

患者出院后血糖控制在空腹4～6mmol/L，三餐后2h血糖6～8mmol/L，血压控制130/80mmHg左右，中药服用3个月后，复查3次尿微量白蛋白均在正常范围，分别为14.2μg/L，13.6μg/L，12.8μg/L。血脂正常。

案2：2型糖尿病，糖尿病肾病Ⅲ期

黄某，女，57岁。

现病史：糖尿病病史3年，未规则治疗。以"口渴多饮乏力3年，加重20余天"为主诉入院治疗。现症见：神疲乏力，头晕目眩，腰膝酸软，纳呆口淡，面白，便溏。

既往史：高血压病史4年，最高达156/106mmHg。

体格检查：脉搏62次/min，血压152/102mmHg，舌体胖边有齿痕，苔白厚腻，脉

① 施进宝：《黄宝英教授治疗早期糖尿病肾病的经验》，载《中国中医药现代远程教育》2011年第19期，第47－149页。

细滑。

辅助检查：空腹血糖 10.7mmol/L，早餐后 2h 血糖 22.7mmol/L，HbA$_1$c 7.6%，TG 2.8mmol/L，CHO 6.8mmol/L，LDL－C 3.56mmol/L；不同日 3 次尿常规示：PRO（－），不同日 3 次尿微量白蛋白均高出正常值分别为 42.7μg/L，39.8μg/L，40.6μg/L（化学发光免疫法，参考值 0 ～ 20μg/L）；双肾彩超示：双肾未见异常。

西医诊断：2 型糖尿病，糖尿病肾病 Ⅲ 期，混合性高脂血症，高血压病 2 级 极高危。

中医诊断：消渴肾病。

证候诊断：脾肾气虚、痰浊内蕴。

治法：补脾益肾，化痰渗湿。

【处方】

黄芪 30g	党参 20g	白术 15g	茯苓 30g
薏苡仁 50g	瓜蒌皮 15g	白僵蚕 10g	姜半夏 10g
菟丝子 20g	金樱子 15g	山萸肉 10g	枸杞 15g

每日 1 剂，水煎，取 400mL 分 2 次温服。

西医给予诺和灵 30R 早餐前 18 单位、晚餐前 10 单位皮下注射，阿卡波糖 50mg 每日 3 次餐中嚼服，洛汀新 10mg 每日 1 次口服，羟苯磺酸钙 0.5g 每日 3 次口服，依帕司他 50mg 每日 3 次口服，来适可 40mg 每日睡前服用 1 次。

患者出院后血糖控制在空腹 4 ～ 6mmol/L，三餐后 2h 血糖 6 ～ 8mmol/L，血压控制 130/80mmHg 左右，患者服用洛汀新 3 周后出现干咳，改为厄贝沙坦 150mg 每日 1 次口服后，干咳缓解。中药服用 3 个月后，复查 3 次尿微量白蛋白均在正常范围，分别为 15.2μg/L，14.6μg/L，13.8μg/L，血脂正常。

十三、金洪元医案二则[①]

案 1：糖尿病肾病

患者，女，68 岁，退休。

初诊日期：2010 年 3 月 21 日。

现病史：糖尿病史 18 年，间断双下肢浮肿 9 年，加重 2 月。1 月前在某医院查肾功能正常，PRO（2＋），诊断为糖尿病肾病。入院时见腰膝酸软，口干乏力，活动后汗出，面浮肢肿，畏寒肢冷，头晕纳差，睡眠差，大便干，小便灼热量少，夜尿频，舌质淡，有齿痕，苔白腻，脉象细涩。

既往史：高血压病史 11 年，糖尿病视网膜病变 6 年。

体格检查：血压 180/90mmHg，双下肢中度凹陷性水肿。

辅助检查：空腹血糖 9.3mmol/L；肾功：BUN 5.1mmol/L，Cr 88μmol/L；尿常规：PRO（3＋）。

① 迪丽努尔·吐尔洪、马丽：《金洪元教授中医治疗糖尿病肾病的经验》，载《时珍国医国药》2012 年第 9 期，第 2380－2381 页。

证候诊断：气阴两虚，夹湿夹瘀。

治法：益气养阴，活血利水。

【处方】清香降糖饮加减。

生黄芪 30g	太子参 30g	生地 15g	当归 15g
枸杞子 15g	女贞子 15g	茺蔚子 12g	生山药 9g
努尔胡特 12g	丹参 30g	焦山楂 30g	车前草 15g
猪苓 15g			

每日 1 剂，水煎服。

同时嘱患者低盐、低糖饮食，并限制蛋白摄入，继服前降糖降压西药。7 剂后患者浮肿消退，随证加减 2 个月，诸症减轻。

2010 年 11 月 8 日，患者就诊时症状较前减轻，血糖控制良好，症见：腰膝酸软，口干乏力，心悸阵作，低热，盗汗，视物模糊，舌质紫暗，脉沉细涩。证属肾阴亏虚，瘀血阻络，治以滋补肾阴，活血通络。

【处方】

熟地 30g	山萸肉 12g	山药 15g	茯苓 12g
丹皮 6g	泽泻 9g	女贞子 15g	枸杞子 15g
杜仲 12g	川牛膝 15g	桃仁 9g	红花 9g
地龙 12g			

每日 1 剂，水煎服。

随证加减治疗数月，诸症悉减。

【按语】

患者糖尿病病史 18 年，素体阴虚内热，日久伤津耗气至气阴两虚。气虚则运血无力，血行不畅，瘀血内停。气不布津，津液代谢障碍，出现水湿内停，聚而成痰。证属气阴两虚，夹湿夹瘀，治以益气养阴，活血利水。

方中生黄芪、太子参、枸杞子、女贞子、努尔胡特、生地益气养阴；车前草、猪苓利水除湿；当归、茺蔚子、丹参、焦山楂活血化瘀，诸药合力，使气阴得补，湿除瘀祛，疾病向愈。

患者久病，肾阴亏虚，加之瘀血内停，治以滋补肾阴，活血通络。方中熟地、山萸肉、山药、茯苓、丹皮、泽泻、女贞子、枸杞子、川牛膝补肾滋阴，杜仲温补肾阳，以阳中求阴。桃仁、红花、地龙活血化瘀通络。诸药合力，使肾阴得补，瘀血得除。患者门诊随诊治疗至今，症状好转，病情稳定。

案 2：糖尿病肾病

患者，男，67 岁。

初诊日期：2010 年 4 月 16 日。

主诉：确诊糖尿病 11 年。

现病史：患者于 2000 年检查时发现血糖升高，空腹血糖 10.7mmol/L，诊断为 2 型糖尿病，开始口服达美康、诺和龙控制血糖。现空腹血糖 8.9mmol/L，餐后 2h 血糖 4.6mmol/L，血糖控制效果欠佳。2 个月前见双下肢浮肿，午后甚，查空腹血糖

9.8mmol/L，餐后 2h 血糖 12.1mmol/L，Cr 202μmol/L，BUN 12.6mmol/L；尿常规：PRO（＋）。

初步诊断为糖尿病肾病，症见：倦怠乏力，口干咽燥，手足心热，腰膝酸软，小便短少，双下肢浮肿，舌质暗红，有瘀斑，苔白，脉沉细。

证候诊断：肾虚血瘀。

治法：滋阴益肾，活血化瘀。

【处方】

熟地20g	山药20g	茯苓20g	益母草20g
丹皮15g	当归20g	川芎15g	丹参15g
枸杞15g	山茱萸15g	红花15g	大芸12g

每日 1 剂，水煎服。

并予降糖、抗凝等对症治疗。

随证加减治疗 3 个月后，空腹血糖 6.5mmol/L，餐后 2h 血糖 8.4mmol/L；尿常规：PRO（±）；Cr 146μmol/L，BUN 9.2mmol/L，浮肿、少尿、腰酸等症状明显减轻，体力增加、病情好转。

【按语】

患者年老体弱，肾气亏虚，气血瘀滞，阴津不足，虚热内扰，导致肾虚血瘀，加川芎以行气活血，红花、丹参以活血化瘀，当归以养血活血，益母草以活血利水。丹参能改善外周血液循环，提高在常压和低压情况下机体的耐缺氧能力，加快微循环血液流通。并能在一定程度上抑制凝血、激活纤溶。红花有抗心肌缺血、抑制血小板聚集、抗氧化等作用。该方具有益肾活血、化瘀利水的功效，能明显改善患者的水肿、蛋白尿等症状，临床运用效佳。

十四、孔繁学医案：消渴病兼水肿证①

患者，女，58 岁。

初诊日期：1997 年 8 月 5 日。

主诉：乏力、面部肿胀月余。

现病史：既往有糖尿病病史 10 余年。查见患者面色㿠白，双眼睑浮肿，双下肢呈轻度凹陷性水肿，舌质淡红，苔薄白，脉沉。空腹血糖 12.3mmol/L；尿常规：GLU（2＋），PRO（－）。给予口服降糖药。

中医诊断：消渴病兼水肿证。

证候诊断：脾肾两虚，水湿内停。

治法：健脾补肾利水。

【处方】

党参15g	白术12g	黄芪20g	陈皮10g

---

① 李道华、夏侯伟：《孔繁学治疗消渴病兼证临床经验》，载《山东中医杂志》2000 年第 9 期，第 559－560 页。

生地黄 12g	熟地黄 12g	山药 18g	山茱萸 12g
牡丹皮 12g	茯苓 15g	泽泻 12g	猪苓 12g
车前子 (包煎) 10g			

水煎服，每日 1 剂。

连服 20 余剂后，肿胀消，血糖降至 8.5mmol/L。

【按语】

孔繁学教授认为消渴病过用苦寒之剂，损伤脾胃；或饮水过多，内渍脾土，脾虚不能制水，水泛于皮肤肌肉，聚而浮肿胀满；或消渴日久，肾气虚衰，五脏之伤，穷必及肾，肾虚不能蒸化水液，水液潴留发为水肿，治宜补肾健脾，以利水湿。孔繁学教授特别指出此处不可单用或过用利水逐湿之剂，以免更伤其阴，更陷其气而加重消渴病。

十五、旷惠桃医案二则

案 1：2 型糖尿病合并糖尿病肾病①

吴某，男，68 岁，退休干部。

初诊日期：2005 年 10 月。

现病史：患糖尿病 10 余年，长期服西药降糖药治疗，现"三多"症状已不明显。近 1 年来反复出现下肢水肿，重时按之凹陷没指，甚则行走困难，夜尿频，量少不利，足趾麻木，间有针刺感，伴见畏寒肢冷，气短乏力，精神不振，少言淡漠，腰酸膝软，纳食尚可，舌边齿痕，舌质淡红、苔薄白，脉沉细无力。血压 130/80mmHg。

化验检查：尿常规；PRO（4＋）；24h 尿蛋白定量 4.8g；BUN 6.50mmol/L，Cr 180μmol/L，TC 7.60mmol/L，空腹血糖 8.7mmol/L，TP 70.4mmol/L，ALB 40.2mmol/L。

西医诊断：2 型糖尿病合并糖尿病肾病。

证候诊断：阴阳两虚，兼气虚血瘀。

治法：温肾益气，滋阴化瘀，利水消肿。

【处方】 金匮肾气丸加减。

制附片 6g	肉桂 5g	仙灵脾 15g	巴戟天 10g
首乌 15g	黄精 15g	熟地 15g	黄芪 30g
怀山药 30g	茯苓 30g	泽兰 15g	车前子 30g
芡实 15g	益智仁 15g	丹参 15g	鬼箭羽 15g

每日 1 剂。

配合西药拜唐苹 50mg，3 次/日，蒙诺 4mg，1 次/日及金水宝等。

服药 7 剂后，诸症即见明显改善，随证稍有加减，共服 20 余剂，诸症悉除。复查 PRO（＋），血糖 6.2mmol/L，Cr 130μmol/L，目前仍在门诊随诊及治疗中。

【按语】

旷惠桃教授认为，该病证属阴阳两虚，兼气虚血瘀，故治疗用金匮肾气丸加味治

① 韩彬、兰红勤、旷惠桃：《旷惠桃教授论治糖尿病肾病经验》，载《中医药导报》2007 年第 7 期，第 16－17 页。

疗。肾气丸乃六味地黄汤加附桂而成，附桂用量较少，在于微微生化肾气以助阳，是"阴中求阳"之代表方剂，功能滋阴助阳，温肾利水。加黄精则滋阴之力添；加黄芪则益气之力增；加仙灵脾、巴戟天则助阳之力尤著且无温燥伤阴之嫌；加芡实、益智仁有益肾固涩之效而无恋邪之弊，更加泽兰、丹参、鬼箭羽活血利水，化瘀抗凝。全方滋阴温阳，补肾益气，化瘀利水，邪正兼顾，标本兼治，故临床症状很快消除，各项实验室指标也大有改善，收效良佳。临证中尚需注意，糖尿病肾病虚多邪少，但湿、热、瘀、水、毒等标实之邪在各期中均可夹见，阶段不同，主次不等，程度各异。

早期以热、瘀、湿等为主，在治疗中多选用黄连、知母、牛蒡子、半枝莲等；活血化瘀则多选用川芎、赤芍、丹参、益母草、鬼箭羽、泽兰等；中后期水饮、浊毒渐成主要矛盾，利水多用茯苓、猪苓、车前子、冬葵子，尤可选用有双效作用的黑豆健脾利水，泽兰、王不留行化瘀利水，桑寄生补肾利水等；祛湿浊毒邪则选用土茯苓、虎杖、生大黄、茵陈蒿、蒲公英、苏叶等。尿中蛋白为水谷精微化生，大量蛋白从尿中排泄，正气日益耗损，脾肾更见亏虚，遂形成恶性循环。故如何尽量减少尿蛋白量也是糖尿病肾病治疗的重要环节，可酌情选加萆薢、芡实、益智仁、覆盆子、桑螵蛸、金樱子、玉米须等，选药得当，疗效尤佳。

案2：糖尿病肾病①

周某，男，65岁。

初诊日期：2017年3月。

主诉：反复双下肢水肿1年余，加重1月。

现病史：患者既往有2型糖尿病病史10年余，服用口服降糖药治疗，血糖控制不佳，改用胰岛素降糖治疗已3年余，自述血糖控制良好；有高血压病史10年，每天规律服用施慧达2.5mg降血压，血压控制尚可。血压140/80mmHg，颜面水肿，心肺（-），腹部（-），双下肢重度凹陷性水肿，舌质暗、苔白，脉沉细。

刻诊：面色萎黄，少气懒言，动则气喘，畏寒肢冷，心烦口渴，腰膝酸软，尿少，双下肢重度水肿，舌质暗，苔白，脉沉细。

查血常规：Hb 79g/L，余值正常；尿常规：BLD（-），PRO（3+）；血生化：Cr 410μmol/L，BUN 11.8mmol/L，UA 463μmol/L，GFR 18.6，肝功能、电解质（-）。

西医诊断：糖尿病肾病。

中医诊断：消渴肾病水肿。

证候诊断：阴阳两虚、瘀浊互结。

治法：温阳益气、滋阴利水，兼活血化瘀。

【处方】旷惠桃教授经验方肾衰汤加减。

制附子10g	黄芪30g	山茱萸10g	山药10g
生地黄15g	熟大黄10g	岗梅10g	茯苓15g
泽泻15g	大腹皮20g	丹参15g	红花10g

---

① 吴鑫、旷惠桃、周月红：《旷惠桃治疗糖尿病肾病经验》，载《湖南中医杂志》2018年第2期，第24-26页。

益母草 10g   白花蛇舌草 10g   地龙 10g

14 剂, 每日 1 剂, 水煎, 早晚温服。

服药 2 周后患者水肿消退, 精神好转, 复查尿常规: PRO (2 +); Cr 376μmol/L, BUN 9.2mmol/L, UA 407μmol/L, 肾功能较前好转, 继续坚持门诊中医治疗, 定期复查, 病情稳定。

【按语】

该患者糖尿病病史已 10 年余, 病程较长, 既往血糖控制欠佳, 出现肾功能不全、尿蛋白、水肿, 诊断为消渴肾病, 根据症状舌脉辨证为阴阳两虚、瘀浊互结证。旷惠桃教授认为该患者病久及肾, 肾阴阳两虚, 不能化气行水, 导致痰浊水饮瘀结, 在治疗上选用阴阳双补兼有益气、利水、活血之效的肾衰汤。肾衰汤为旷惠桃教授治疗糖尿病肾病之经验方, 在肾气丸的基础上加减而来, 方中附子温肾助阳; 山茱萸、地黄滋肾益精; 山药、茯苓健脾渗湿, 泽泻、大腹皮、益母草利水消肿; 岗梅、白花蛇舌草解毒; 更有丹参、红花、熟大黄活血化瘀, 酌情加入少量虫类药地龙活血通经, 全方阴阳双补、活血、解毒、利水兼顾, 正气得复, 瘀血邪毒皆除。服药 14 剂后, 患者复查肾功能明显好转, 继续坚持服药, 同时合理控制血糖、血压, 患者病情稳定。旷惠桃教授治疗此类肾功能不全患者, 以护肾补虚为根本, 注重活血化瘀而不用峻猛之三棱、莪术, 选用当归、川芎、丹参、桃仁、红花、三七、郁金等; 善用虫类药而酌情选之一二, 如全蝎、地龙、土鳖虫、水蛭等; 水浊盛而选用茯苓、泽泻、大腹皮、车前子; 浊毒盛而加白花蛇舌草、蒲公英、土茯苓、岗梅等, 全方组方精谨, 疗效确切。

十六、李敬林医案: 2 型糖尿病, 肾病综合征, 糖尿病肾病Ⅳ期[①]

刘某, 男, 58 岁。

初诊日期: 2016 年 6 月 13 日。

主诉: 口渴多饮, 周身乏力 10 年, 加重 1 月, 伴晨起眼睑浮肿, 双下肢浮肿。

现病史: 患者 2007 年诊断为 2 型糖尿病; 曾间断口服二甲双胍及阿卡波糖片, 血糖控制不理想, 空腹血糖在 8 ~ 9mmol/L, 餐后血糖未系统检测。高血压病 6 年, 最高血压 190/110mmHg, 平素口服厄贝沙坦, 血压控制在 140/90mmHg 左右。

刻诊: 口渴多饮, 乏力消瘦, 眼睑、双下肢浮肿, 偶感头晕目眩, 失眠多梦, 咽干口燥, 腰膝酸软, 舌红少苔, 脉沉细。

查体: 体重指数 29.4kg/m², 腰围 90cm。

血常规: Hb 132g/L。尿常规: PRO 1.0g/L, BLD 10ery/μL。24h 尿蛋白定量 3.45g。空腹血糖 11.6mmol/L, HbA₁c 8.5%。肾功能: BUN 15.47mmol/L, Cr 101.7μmol/L, UA 397μmol/L。血脂: TC 10.57mmol/L, TG 4.0mmol/L。

西医诊断: 2 型糖尿病, 肾病综合征, 糖尿病肾病Ⅳ期。

中医诊断: 消渴病。

---

① 王雷、李敬林:《滋水涵木法治疗糖尿病肾病》, 载《中医药临床杂志》2017 年第 10 期, 第 1658 – 1660 页。

证候诊断：肝肾阴虚。

治法：滋阴补肾，柔肝降火。

【处方】大补阴煎合济生肾气丸加减。

熟地黄 30g	知母 15g	黄柏 15g	醋龟甲 20g
猪脊髓 30g	山茱萸 15g	牡丹皮 10g	附子 10g
茯苓 15g	泽泻 15g	肉桂 10g	车前子 10g
山药 15g			

并加硝苯地平控释片 60mg，1 次/日，酒石酸美托洛尔 25mg，2 次/日，立普妥 20mg，1 次/日，雷公藤多苷片 20mg，3 次/日，呋塞米 20mg，2 次/日，三餐前诺和灵 R 睡前甘精胰岛素皮下注射控制血糖。

2 周后复诊，口渴乏力明显好转，眼睑、双下肢浮肿消失，查：尿常规：PRO（−），BLD 50ery/μL，24h 尿蛋白 0.45g；BUN 6.9mmol/L，Cr 80μmol/L，TC 5.6mmol/L，TG 1.2mmol/L。空腹血糖 5.6mmol/L，餐后 2h 血糖 7mmol/L。控制饮食，合理运动，随访半年，血糖在正常范围。

十七、李顺民医案：2 型糖尿病，糖尿病肾病[①]

聂某，男，39 岁。

初诊日期：2011 年 9 月 8 日。

主诉：口干多饮多尿 2 年，双下肢浮肿 1 周。

现病史：患者 2 年前出现口干多饮、多尿，2011 年 6 月体检时尿常规：GLU（3+），空腹血糖 12.25mmol/L，诊断为 2 型糖尿病，某西医院予口服拜唐苹等治疗，血糖控制不理想。2011 年 9 月 8 日就诊我院。

刻诊：疲倦乏力明显，口干喜饮，腰膝酸软，汗多，偶有头晕，纳食一般，睡眠尚可，双下肢浮肿，小便多泡沫、色黄、味臭、有尿不尽感，舌质暗红，边有齿印，苔薄白，脉缓。

辅助检查：Cr 148μmol/L，BUN 8.7mmol/L；ALB 32.5mmol/L；空腹血糖 9.6mmol/L，餐后 2h 血糖 13.7mmol/L；24h 尿蛋白定量 0.36g；尿常规：GLU（2+），PRO（2+）。

西医诊断：①2 型糖尿病；②糖尿病肾病；③慢性肾功能衰竭（CKD2 期）。

中医诊断：消渴肾病

证候诊断：气阴两虚，毒瘀互结。

在西医降糖治疗的基础上，给予中药治疗。

【处方】

生地黄 30g	黄芪 30g	山茱萸 10g	山药 20g
天花粉 20g	茯苓 15g	白花蛇舌草 15g	酒苁蓉 10g
北沙参 10g	桃仁 10g	大黄 6g	甘草 5g

---

① 宋高峰、李顺民：《李顺民辨治糖尿病肾病经验撷英》，载《江西中医药》2016 年第 9 期，第 32–33 页。

白茅根 20g

14 剂。每日 1 剂，水煎分 2 次服。

二诊：患者疲倦乏力、腰膝酸软、双下肢浮肿等症状缓解。继续以上方随证加减治疗 2 月余，复查空腹血糖 6.4mmol/L，餐后 2h 血糖 9.2mmol/L；尿常规：GLU（+），PRO（+）；Cr 110μmol/L，BUN 7.3mmol/L，患者症状基本消失，病情稳定。

【按语】

李顺民教授认为，糖尿病肾病的病位以脾肾为核心，病性为本虚标实，本虚以气阴两虚为主，标实以毒瘀互结为要。本例患者既有口干喜饮、腰膝酸软等肾阴不足的症状，又有疲倦乏力、多汗、舌胖、舌边有齿印、脉缓等脾气虚的表现，考虑存在气阴两虚；肌酐、尿素氮明显升高，舌质暗红，考虑毒瘀为患。综合分析，辨证为气阴两虚、毒瘀互结，以参芪地黄汤加减治疗。方中生地黄、黄芪、山茱萸、山药、天花粉、茯苓、酒苁蓉、北沙参益气养阴、扶正固本，桃仁、大黄、白花蛇舌草解毒化瘀，加白茅根清热利尿对症治疗。该病案体现了李顺民教授治疗糖尿病肾病的学术思想，前后加减治疗 2 月余，取得了满意的临床疗效。

十八、刘宝厚医案：糖尿病肾病[①]

患者，男，54 岁，干部。

现病史：糖尿病史 8 年，口服药物治疗，血糖不稳定。3 个月前见全身乏力、口干、午后则双下肢浮肿，查空腹血糖 10.3mmol/L，餐后 2h 血糖 15.7mmol/L；尿常规：GLU（3+），PRO（3+）；Cr 230μmol/L，BUN 12.7mmol/L。

刻诊：倦怠乏力，口干咽燥，手足心热，腰膝酸软，小便短少，双下肢胫骨前凹陷肿，四肢冰凉，舌质暗红，边有齿痕，苔白，脉象细数。

西医诊断：糖尿病肾病。

证候诊断：气阴两虚兼血瘀。

治法：益气养阴，活血化瘀。

【处方】

生黄芪 30g	太子参 30g	生地 30g	山茱萸 12g
茯苓 30g	麦冬 15g	山药 20g	葛根 15g
五味子 10g	泽兰叶 15g	水蛭粉（冲服）1.5g	

每日 3 次；并予对症、支持、降压、降糖、抗凝等治疗。

随证加减治疗 2 月余，空腹血糖 6.4mmol/L，餐后 2h 血糖 7.2mmol/L；尿常规：GLU（+），PRO（+）；Cr 150μmol/L，BUN 9.6mmol/L。患者一般情况好转，病情稳定。

---

① 薛国忠、戴恩来：《刘宝厚教授治疗糖尿病肾病经验》，载《中国中西医结合肾病杂志》2007 年第 6 期，第 314－315 页。

十九、刘锐医案二则[①]

案1：糖尿病肾病，糖尿病周围血管病变

王某，男，59岁零6个月。

初诊日期：2012年8月13日。

主诉：双下肢水肿6月伴胸闷喘促。

现病史：13年前无明显原因出现乏力、消瘦、口干，体重下降20斤，查血糖14mmol/L，诊断为2型糖尿病，一直口服中药治疗，未正规控制饮食，未服用正规降糖西药，空腹血糖控制在6～8mmol/L，未检测餐后血糖。3年前出现肢体麻木、冰冷，未予以重视。6个月前出现双下肢浮肿，颜面亦时现浮肿，伴视物模糊，于某中医院查尿常规：PRO（2＋），诊断为糖尿病肾病，并住院治疗，给予降糖西药（具体不详）及对症治疗后好转出院，出院后自行购保胰片服用，但仍间断双下肢浮肿，服利尿剂治疗可改善，2个月前双下肢浮肿加重，伴胸闷喘促，为进一步治疗，来我院中医科住院治疗。

刻诊：双下肢浮肿，胸闷气喘，动则喘促，四肢麻冷，面色黧黑，舌淡红，苔薄白，脉沉细涩。

化验24h尿蛋白定量为4132.35mg。胸片提示：双肺下野片状高密度影，两肺纹理增重，心影增大。心脏彩超：冠心病，左心收缩功能测值减低，舒张顺应性假性正常；二尖瓣返流（中量），心包积液（中量）。LDH 329IU/L，CK 298U/L，GGT 51U/L。

西医诊断：糖尿病肾病；糖尿病周围血管病变；糖尿病视网膜病变（Ⅳ期），心功能不全心功能Ⅲ级。

中医诊断：水肿；心衰竭。

辨证分析：此为病久损伤心肾阳气，心肾阳气不足，温煦无力，水不化气，故见颜面、双下肢浮肿，水气凌心，则胸闷喘促，舌淡，苔白，阳虚之候，脉沉细涩，阳气不足，温运无力。

治法：益气温阳，活血利水。

【处方】黄芪桂枝五物汤合五苓散加葶苈子等。

生黄芪50g	桂枝20g	茯苓20g	牡丹皮15g
赤芍15g	泽泻20g	当归20g	郁金20g
怀牛膝15g	车前子30g	苍术20g	葶苈子20g
汉防己15g			

以此方加减，住院15天，肿消喘平，出院门诊治疗。

【按语】

患者以双下肢浮肿，胸闷喘促就诊，治疗时抓住患者水肿、胸闷、喘促、四肢麻冷、脉沉细涩等症状特点，辨为心肾阳虚、水气上泛，以益气温阳活血利水之黄芪桂枝

---

① 孙万森、吴喜利、王竹、安鹏、李睿萍、刘军花、杨成志：《刘锐教授治疗糖尿病肾病经验》，载《内蒙古中医药》2013第36期，第65－66页。

五物汤合五苓散加葶苈子、汉防己、益母草等而收功，本例见效一是辨证准确，二是患者遵医嘱坚持服药。

案2：糖尿病肾病

王某，女，55岁。

初诊日期：2012年3月15日。

现病史：已发现血糖升高10余年，出现尿蛋白2月，初诊中医。10余年前体检时发现血糖升高（当时具体血糖不详），口服降糖药控制（具体用药不详），一直尚平稳。2个月前化验发现尿中蛋白阳性，西医无甚有效疗法，心甚焦虑，故来求中医治疗。

刻诊：患者虚浮貌，面色晄然，腰膝困酸，双下肢皮肤见黑斑，鸡蛋大小，双下肢浮肿，小便泡沫多，舌淡红，舌体胖大，苔薄白，舌下络脉迂曲增粗，脉沉涩。化验24h尿蛋白定量1892mg，空腹血糖8.19mmol/L，HbA$_1$c 6.4%。

辨证分析：舌淡红，舌体胖大，苔薄白，舌下络脉迂曲增粗，脉沉涩。舌脉互参，此为脾肾气虚、湿郁三焦、肾络瘀阻、风伏肾络体质证候。

治法：益气健脾补肾，祛风通络化瘀。

【处方】黄芪桂枝五物汤合桂枝茯苓丸汤加减。

生黄芪60g	桂枝15g	苍术30g	当归15g
茯苓20g	菟丝子20g	怀牛膝10g	桑寄生20g
葛根30g	鬼箭羽36g	海风藤15g	赤芍20g

7剂，水煎服。

二诊：双下肢浮肿消退，精神见旺，舌淡红，舌体仍见胖大，苔薄白，舌下络脉迂曲增粗，脉仍沉涩。上方加白术20g、地龙10g，14剂，水煎服。

三诊：腰膝困酸改善，但尿中仍有较多泡沫，舌脉同前。上方海风藤加至25g，14剂，水煎服。

以此方加减，治疗11个月，舌大见小，舌下络脉迂曲增粗见细，脉见弦细，24h尿蛋白定量为262mg。目前仍在治疗中。

【按语】

患者临床表现为尿蛋白、血糖升高，余无明显不适，辨证时见患者颜面虚浮，舌体胖大，舌下络脉迂曲增粗，尿中有泡沫，脉沉涩，舌下络脉迂曲增粗和脉沉涩均提示血瘀，辨为脾虚血瘀，脾肾虚损，以舌脉定体质证候，以益气健脾补肾，祛风化瘀通络见功。

二十、吕仁和医案四则

案1：2型糖尿病，糖尿病肾病[①]

张某，男，50岁。

初诊日期：1991年7月10日。

现病史：患者高血压病史15年，糖尿病病史10年，冠心病病史6年，高脂血症、

---

① 肖永华：《吕仁和治疗糖尿病肾病经验》，载《世界中医药》2007年第3期，第151－153页。

脂肪肝数年。已经应用胰岛素及降压药物，血糖、血压控制尚可。经常出席宴会，食肉较多。查尿常规：PRO（＋）。嘱停肉食，重复 3 次尿蛋白定量，平均为 450 mg/24h；GFR 135mL/min；B 超显示中度脂肪肝；心电图示 ST－T 改变；TG 3.5mmol/L。体重超过标准体重 8kg。无烟酒嗜好。精神体力尚可，急躁易怒，时有口、鼻、目干，大便干燥，舌红苔黄，脉弦细数。

西医诊断：2 型糖尿病，糖尿病肾病早期，高脂血症，高血压病，冠状动脉粥样硬化性心脏病，脂肪肝。

中医诊断：消渴病，消瘅期，肾病虚损期。

证候诊断：肝肾阴虚，血脉瘀阻。

措施：①自测血糖、血压、体重，定期复查血脂、心电图和肝脏 B 超；②饮食：少吃肉类、海鲜，加食苦瓜、南瓜、萝卜、豆芽、白菜、扁豆、生菜等；③运动：每天坚持起蹲运动，每次 3～5min，每日 3～5 次；④力戒急躁；⑤血压、血糖继续用西药控制；⑥中药滋养肝肾、行气活血，通经活络、消化癥瘕。

【处方】

枸杞子 10g	菊花 10g	山茱萸 10g	生地黄 15g
牡丹皮 15g	丹参 15g	赤芍 15g	白芍 15g
川芎 15g	枳壳 10g	枳实 10g	香附 10g
鬼箭羽 20g	莪术 10g	茵陈 30g	栀子 10g

7 剂，每日 1 剂，水煎服。

二诊：（1991 年 7 月 17 日）前方服 7 剂后，大便通畅，急躁减轻，目、口、鼻干缓解，舌、脉同前。24h 尿蛋白定量 400mg。治法同初诊，宗初诊方，14 剂。

三诊：（1991 年 8 月 15 日）前方服 20 剂，除目干时作外，余无不适。24h 尿蛋白定量 250mg。仍宗初诊方，14 剂。

四诊：（1991 年 12 月 15 日）服前方 14 剂后，因出差繁忙，近日未服中药。其他治疗和注意事项，也有松懈。查 24h 尿蛋白定量 400mg。宗初诊方 14 剂，坚持治疗。

五诊：（1992 年 1 月 10 日）认真执行医嘱，坚持服药，精神、体力尚好。近期查 GFR 100mL/min，尿蛋白转阴，脂肪肝转为轻度，体重仍超标 5kg。TG 2.5mmol/L。心电图：大致正常。宗初诊方，隔日 1 剂，水煎服。

随诊情况：1993 年～2006 年 6 月 10 日，每年来诊 2～3 次。继续强化治疗措施，复查各项主要指标，病情一直稳定。精神、体力较好，特别是尿蛋白转阴，肾功能未见损伤。

【按语】

本例患者尿蛋白阴转，肾功能正常，身体逐渐健康，分析其原因有：①多次来诊。强化综合治疗措施，要求患者坚持治疗，患者也积极配合、有效的进行各项防治措施。②中医辨证、组方、用药很重要。患者肝肾阴虚，治以滋养肝肾，选用杞菊地黄丸中主要药味，枸杞子、菊花、生地黄、牡丹皮、山茱萸，再加茵陈、丹参、赤芍、白芍，可清肝、柔肝、养肝、保肝、益肾、利心。方中川芎、枳壳、枳实、香附行气活血，栀子清利三焦水道，配入莪术、鬼箭羽消癥化结，不仅使血络中已经形成的微型癥瘕缓慢化解，更可防止新的癥瘕形成，使已损之血络康复。

李某，女，73岁。

初诊日期：1996年5月6日。

现病史：述糖尿病史15年，应用胰岛素控制血糖，降压药物控制血压。因慢性尿路感染反复发作，间断应用多种抗生素疗效不佳。时常胸脘腹胁胀满，无嗳气、矢气，腰腿酸痛，大便不畅，小便不爽，头晕，视物模糊，眠差，舌胖、暗红，脉弦细数。

尿常规：WBC（3+）；24h尿蛋白定量1.5g；Cr 210μmol/L，BUN 9mmol/L。

西医诊断：糖尿病，糖尿病肾病中期，慢性泌尿系感染，高血压病。

中医诊断：消渴病，消瘅期，肾病虚劳期，劳淋。

证候诊断：气机阻滞，癥结不化，血脉不活。

治法：通经活络，行气活血，消癥化结。

【处方】

狗脊10g	续断10g	川牛膝15g	杜仲10g
柴胡10g	赤芍15g	白芍15g	枳壳10g
枳实10g	香附10g	乌药10g	莪术10g
鬼箭羽15g	栀子10g	淡竹叶10g	

7剂，每日1剂，水煎分早晚服。

配合应用西力欣0.25g，2次/日。

二诊：（2004年5月1日）上方服则有效，因此几年以来，患者一旦自觉不适，则取药煎服。精神、体力尚可，泌尿系感染无复发。Cr 215μmol/L，BUN 9.5mmol/L；尿常规：PRO（2+）。近来因活动量增加，时有胸闷气短，下肢浮肿。心电图示ST-T改变。西医诊断：冠心病，慢性心功能不全，心衰I度，肾性贫血。已用相应药物纠正。

证候诊断：心肾虚衰，浊毒内留。

治法：养心益肾，利水泻毒。

【处方】

太子参30g	生黄芪30g	当归10g	麦冬10g
五味子10g	紫苏梗10g	香橼10g	佛手10g
丹参30g	泽泻15g	泽兰15g	车前子（包煎）30g
水蛭10g	葶苈子20g		

三诊：（2005年6月1日）上方服后诸症减轻。近1年来，常自行取药服用。最近因头晕行头颅CT检查，诊断：腔隙性脑梗塞。静脉点滴血塞通20天后头晕减轻。因家事繁忙，劳累过度，头晕复作，视物模糊，静脉点滴血塞通不能缓解。舌暗，脉沉弦。查GFR 9mL/min，Cr 350μmmol/L，BUN 20mmol/L。因患者心、脑、肾俱病，拟通活血脉，调补气血。

---

footnote① 肖永华：《吕仁和治疗糖尿病肾病经验》，载《世界中医药》2007年第3期，第151-153页。

side第六章　糖尿病并发症医案

343

【处方】

葛根 15g	生黄芪 20g	太子参 30g	当归 10g
天麻 10g	钩藤(后下)10g	香橼 10g	佛手 10g
枸杞子 10g	葶苈子 20g	丹参 20g	水蛭 6g
熟大黄 10g			

7 剂，每日 1 剂，水煎分 2 次服。另予血府逐瘀胶囊，3 粒/次，3 次/日，温水送服。

四诊：（2006 年 7 月 20 日）头晕减轻，胸闷好转，视力改善。1 年来间断服用上方，生活可自理。Cr 400μmol/L，BUN 22mmol/L。舌、脉同前。嘱仍可间断服用上方。

【按语】

本患者 10 年来坚持应用中西医结合的方法治疗，目前精神、体力尚好，每天坚持步行 15min。10 年的治疗，主要分 3 个阶段，应用 3 个主方。

第 1 方，狗脊、续断、川牛膝、杜仲，可通经活络，以通调冲、任、督、带等经络保护肾脏。四逆散加香附、乌药，疏肝理气，清除郁热。莪术消癥化结，防止癥瘕积聚加重而损伤肾络。栀子、淡竹叶，清利三焦水道，以保心、肾，郁滞症状解除，抵抗力增强，使肾府经络通、水道利。加西力欣抗感染，使泌尿系感染得以控制。

第 2 方，生脉饮加当归补血汤养心、益气、补血，加丹参补血活血，加葶苈子、香橼、佛手、紫苏梗宽胸理气、泻肺利水、护心养心，泽兰、泽泻、车前子、水蛭活血利水保心、肾。药后患者心、肾功能得以较好维持。

第 3 方主要益气养血、通经活络，保护心、脑、肾。1 年来，患者间断服药，心、脑、肾功能均较稳定。

<h3 style="text-align:center">案 3：糖尿病肾病中期 I 度①</h3>

马某，女，55 岁。

现病史：双下肢浮肿 5 年，时轻时重，有消渴病史 10 余年，口苦而干，腹部胀满，尿频而急，夜尿多。舌质暗红，苔薄黄，脉弦细。

辅助检查：血糖 13.3mmol/L，HbA₁c 14.6%，BUN 21mmol/L，Cr 193.6μmol/L。

西医诊断：糖尿病肾病中期 I 度。

证候诊断：肝气郁滞，内有湿热。

治法：理气解郁、清热利湿。

【处方】

柴胡 6g	枳壳 8g	枳实 8g	赤芍 20g
白芍 20g	炙甘草 3g	焦山栀 10g	黄连 6g
葛根 20g	连翘 20g	木香 6g	天花粉 20g
丹参 30g	石韦 50g	猪苓 30g	

服药 10 剂后症减。在此方基础上化裁治疗 1 个月余后复查，BUN 7.35mmol/L，Cr

---

① 杨晓晖：《吕仁和教授运用加味四逆散治疗消渴病并发症经验》，载《中医函授通讯》1995 年第 4 期，第 32 -34 页。

114.4μmol/L，空腹血糖7.6mmol/L。随访至今，病情平稳。

案4：糖尿病，膀胱癌术后放疗后[①]

宋某，男，67岁。

初诊日期：1990年5月1日。

现病史：患者当时精神尚可，述5年前因膀胱癌手术发现血糖升高，诊为糖尿病。查尿常规：PRO（2＋）；Cr 150μmol/L，BUN 8mmol/L，血压升高（具体不详）。心电图示：ST－T改变。膀胱癌术后行放疗已5年，病情仍较稳定。血压、血糖均服西药控制。现症：胸闷，腰痛腿酸，寐少梦多，大便常干，舌胖质暗，脉沉弦滑。

证候诊断：心肾虚劳，血脉有瘀。

治法：补益心肾，通活血脉。

【处方】

太子参20g	狗脊10g	续断10g	川牛膝30g
杜仲10g	生地黄20g	丹参30g	川芎15g
莪术10g	鬼箭羽20g	山楂10g	全瓜蒌30g
玄明粉6g			

14剂，每日1剂，水煎服。

告知患者饮食、活动和心态调整的方法，嘱其依照执行。

二诊：（1990年8月16日）上方服用2个月，精神、饮食俱佳。复查尿常规PRO（＋～2＋）；Cr 145μmol/L，BUN 7.5mmol/L。仍用初诊处方，14剂，水煎服，隔日1剂。

三诊：（2003年5月5日）患者依前方间断服药10余年，近日自觉时有转筋、恶心，小便欠畅，大便常干，舌胖暗，脉沉弦。

查尿常规：PRO（2＋）；Cr 250μmol/L，BUN 10mmol/L。提示病情在缓慢发展，应加强治疗。用胰岛素、降压药控制血糖和血压，服用碳酸钙、活性维生素D₃治疗转筋。

嘱忌鸡、鸭、鱼各种肉食和海鲜，每日饮用牛奶1斤；活动宜轻、缓、少，勿疲劳；保证睡眠，戒急躁，制怒。

【处方】初诊方加制大黄10g、石韦30g、猪苓30g、白花蛇舌草30g，14剂。

四诊：（2004年5月6日）间断服药，饮食、睡眠、二便尚好，然近来皮肤时时瘙痒难耐。查尿常规：PRO（＋～2＋），继续随诊。

【处方】三诊方加白蒺藜10g、白鲜皮20g祛风止痒。有效后可间断服药。

五诊：（2005年5月16日）患者时年82岁，自行来诊。一直间断服药，饮食、睡眠、二便尚可，皮肤瘙痒消失。查Cr 450μmol/L，BUN 20mmol/L；尿常规PRO（2＋）。嘱宗原方案治疗。

【按语】

患者初诊之时，尿常规示PRO（2＋），肾功能不全代偿期，血肌酐轻度升高，相当于消瘅期肾病虚劳期。患者腰痛腿酸、寐少梦多、胸闷、舌胖暗、脉沉弦滑，可推知其

① 肖永华：《吕仁和治疗糖尿病肾病经验》，载《世界中医药》2007年第3期，第151－153页。

血气瘀阻、微小癥结已成，损伤心、肾。

方中太子参补气养心，生地黄补肾益精，狗脊、续断、川牛膝、杜仲可补益肝肾、强壮腰膝，续断、川牛膝兼有活血化瘀之功；鬼箭羽破血通经，配合莪术破气化结消癥。川芎、丹参益气活血，山楂酸甘化阴、消积活血。全瓜蒌、玄明粉宽胸化痰、利肺养心，增水行舟、通腑泄浊保肾。

应用此方，1990 年至 2000 年 10 年间，患者病情稳定，血脉通顺，肾功能尚可维持。至 2003 年，患者病情进展，原方加用制大黄、石韦通利谷道和水道，嘱重视综合治疗，肤痒加白鲜皮、白蒺藜对症治疗有良好疗效。现患者已 82 岁，肾病进入虚衰期，间断服药，一般情况尚可，生活尚能自理，带病延年。

二十一、米烈汉医案：糖尿病肾病[1]

薛某，男，71 岁。

初诊日期：2003 年 7 月 13 日。

主诉：糖尿病 10 年，双下肢浮肿 6 月。

现病史：10 年前不明诱因多饮、多食，化验空腹血糖 11.2mmol/L。诊为 2 型糖尿病长期服用达美康、二甲双胍等药物，血糖控制一般。6 月前发现双下肢水肿，尿常规：PRO（2 + ～ 3 +）；BUN 6.6mmol/L，Cr 99μmol/L，诊为糖尿病肾病Ⅳ期。住某医院给"诺和灵 30R 40U/日、瑞泰 5mg/日、凯时 10μg/日、怡开 480mg/日等药物治疗 3 个月，空腹血糖 7 ～ 9mmol/L，餐后 2h 血糖 8 ～ 11.5mmol/L，血压 18.5 ～ 24/11.5 ～ 13.2kPa，尿常规：PRO（2 + ～ 3 +）；24h 尿蛋白定量 2.23g；BUN 6.8mmol/L，Cr 117μmol/L。疗效不佳。延医至米烈汉教授处。

刻诊：双下肢肿，肿至膝下，按之如泥，颜面晨起浮肿，身困乏力，腰膝酸软，五心烦热，双足干燥，眠差多梦，大便干燥，舌红暗、有裂纹，苔黄腻，舌下脉络迂曲，脉弦数。

证候诊断：肝肾阴虚，气虚血瘀。

【处方】滋肾清肝饮加味。

熟地 24g	山萸肉 20g	山药 20g	茯苓 20g
泽泻 20g	丹皮 20g	丹参 20g	酸枣仁 30g
焦栀子 10g	黄芩 10g	柴胡 10g	当归 14g
白芍 14g	黄芪 50g		

西药降糖、降压遵原治疗方案。

服药后腰痛减轻，睡眠改善，嘱原方连服 1 月。

复诊：（8 月 16 日）精神大增，活动能力增强，双下肢肿减轻，活动后肿至踝上，休息则消，双睑晨起微肿。腰膝酸软，五心烦热，双足干燥等症明显减轻。食量、体重增加，睡眠改善，做梦减少、大便成形，每日 1 次。舌暗淡红、裂纹减少，苔薄黄，舌

① 路波、沈璐、米烈汉：《米烈汉主任医师运用加味滋肾清肝饮经验拾萃》，载《陕西中医》2006 年第 3 期，第 320 - 321 页。

下脉络迂曲，脉弦缓。空腹血糖 4.6 ～ 6.3mmol/L、餐后 2h 血糖 5.9 ～ 7.5mmol/L；血压 13.2 ～ 17/10 ～ 11.5kPa；尿常规：PRO（＋）；24h 尿蛋白定量 1.10g。

治用上方加仙茅、仙灵脾各 14g。

连服 3 月后，食量如常，胰岛素减量 1/3，空腹血糖 4.5 ～ 6.2mmol/L、餐后 2h 血糖 6.0 ～ 7.8mmol/L。血压稳定，尿常规：PRO（±）；24h 尿蛋白定量 0.61g；BUN 6.4mmol/L，Cr 106.5μmol/L。坚持用药至今，尿常规：PRO（－～＋）之间波动。

自觉症状消失，病情得以控制。

【按语】

米烈汉教授认为：糖尿病基本病机为阴虚内燥，病变日久，损及肝肾之阴；同时阴损及阳，阳气不足，推动无力，水液停聚，泛滥肌肤，而成水肿；另一方面病久瘀血内生，"瘀血化水，亦发水肿"（《血证论》）。

故糖尿病肾病的病机为：肝肾阴虚、气虚血瘀。治用滋肾清肝饮加味。其中六味地黄滋补肾阴，四物汤养血调肝，阴虚得养，内燥得滋，对降糖有良好的辅助作用。又有丹栀逍遥疏肝散火，小柴胡清解少阳，肝火清，患者睡眠、血压得以改善，减小了肾小球压力，为延缓肾病创造了条件。重用黄芪，补气利水，并与后续之仙茅、仙灵脾温阳化气，于阴中求阳，使阳生水运。丹参加强四物汤活血之力，"去宛陈莝"，活血利水。因病程日久，病势沉重，药物取效后守方守法、长期治疗亦是本病治疗的关键。

二十二、南征医案十则

案 1：糖尿病肾病、高血压 I 期[①]

单某，女，58 岁。

初诊日期：1999 年 12 月 11 日。

现病史：咽痛红肿，气短乏力，睡眠不佳，饮食控制，大便干，尿多（±），口渴（±），起夜，舌红苔黄，脉沉弦有力。

辅助检查：空腹血糖 11.9mmol/L；尿常规：GLU（3＋），PRO（2＋），WBC 1 ～ 6，RBC 0 ～ 1。血压 20/12 kPa。

西医诊断：糖尿病肾病、高血压 I 期。

中医诊断：消渴肾病。

证候诊断：气阴两虚兼瘀毒。

【处方】

生地 50g	麦冬 20g	挂金灯 20g	射干 15g
金银花 20g	玄参 20g	当归 20g	甘草 50g
知母 50g	玉竹 20g	黄连 15g	丹参 30g
榛花 15g	地骨皮 20g	枸杞子 30g	

4 剂，水煎服。

---

① 南一、南红梅、何泽：《南征教授治疗消渴肾病（糖尿病肾病）的经验》，载《长春中医学院学报》2004 年第 3 期，第 8－9 页。

至 2000 年 7 月 20 日为第 1 阶段：空腹血糖降至 10.1mmol/L；尿常规：GLU（－），PRO（＋）。

1999 年 12 月 23 日～2000 年 4 月 20 日：以生地、知母、黄连、人参、黄芪、玉竹、丹参、坤草、枸杞子、地骨皮、陈皮、大黄为主方进行加减。

小便涩，加"三泄"：车前子、茯苓、泽泻；尿路感染，加土茯苓、马齿苋、黄柏、白头翁、金银花。

2000 年 4 月 20 日～2000 年 6 月 17 日：知母减为 5g，人参加至 25g，水煎服。

2000 年 7 月 22 日。

【处方】

丹参 15g	黄芪 30g	陈皮 5g	坤草 30g
菟丝子 10g	淫羊藿 15g	大黄 10g	连翘 10g
金银花 20g	甘草 5g	马齿苋 20g	白头翁 20g
黄柏 15g	鸡内金 30g	党参 10g	

4 剂，水煎服。

患者以为病情已好转，未复诊。

2000 年 10 月 12 日～2001 年 8 月 22 日为第 2 阶段：空腹血糖由 19.3mmol/L 降至 8.6mmol/L。尿糖（4＋）转为（－），尿蛋白（2＋）转为（－）。

此阶段始终以黄芪、生地、丹参、榛花、知母、玉竹、坤草、陈皮、大黄、连翘、黄连、枸杞子、地骨皮、金银花、甘草为主方加减。咽痛则加金莲花、金荞麦；胁痛加延胡索、柴胡；身痛加豨莶草；反复感冒、咽痛加贝母、孩儿茶压面含服。

2002 年 10 月 31 日～2004 年 5 月 17 日为第 3 阶段：空腹血糖由 14.8mmol/L 降至 9.6mmol/L。尿糖由（＋）降至（－），尿蛋白由（3＋）降至（－）。

此阶段也以上方为主方，不同的是生地、知母、人参、黄芪的剂量减少到了最小用量。如皮肤疼痛严重，加苦参；大便干，服大黄仍不通，则酌加芦荟（冲服）。

【按语】

此病历为保肾解毒通络汤之灵活应用的典型病历。

（1）第 1 阶段中，知母减为 5g，人参加至 25g，充分体现了处理"毒"与气阴两虚之间关系的精当之处。此后在解毒的同时，更加淫羊藿、菟丝子等补肾之品，更说明了这一点。

（2）贝母、孩儿茶压面含服，是《串雅内编》中的一首验方，有清热解毒、润肺利咽之效，因感冒为加重本病的重要诱因，故必须时时含服之。

（3）第 3 阶段之所以减少生地、知母、人参、黄芪的用量，是机体功能已经得到部分恢复时，在少用药甚至不用补益药的情况下，机体自身也能逐渐达到阴平阳秘。

案 2：糖尿病肾病①

耿某，女，54 岁。

---

① 南一、南红梅、何泽：《南征教授治疗消渴肾病（糖尿病肾病）的经验》，载《长春中医学院学报》2004年第 3 期，第 8－9 页。

初诊日期：2000年1月23日。

现病史：糖尿病史2年，肾盂肾炎10年，右肾切除10年。曾服格列吡嗪等西药。症见口渴多饮（3＋），多食易饥（＋），尿频尿多（3＋），倦怠乏力（2＋），盗汗（2＋），大便溏泄，时有肢麻疼痛，舌体紫暗，苔黄腻，脉沉细无力。

辅助检查：血压23.3kPa，空腹血糖20.3mmol/L；尿常规：GLU（3＋），PRO（2＋），白细胞满视野。

西医诊断：糖尿病肾病、右肾切除术后、高血压Ⅱ期。

中医诊断：消渴病。

证候诊断：气阴两虚兼瘀毒。

【处方】

生地50g	知母50g	黄芪50g	黄连10g
玉竹20g	豨莶草30g	丹参30g	坤草30g
大黄10g	陈皮10g	木瓜10g	生地30g
枸杞子20g	地骨皮20g	金银花20g	

4剂，水煎服。

至2001年5月5日：空腹血糖降至9.25mmol/L，尿糖由（3＋）降至（2＋），尿蛋白由（2＋）降至（±）。

服首方后，口渴多饮（＋），多食易饥（－），尿频尿多（－），倦怠乏力（－），盗汗（－），大便正常，效不更方，如：两腿疼痛，加二妙（苍术、黄柏）；畏寒甚，去大黄，加肉桂、小茴香，黄芪加至100g；尿路感染，大黄、枳实、厚朴、金银花、白芍水煎熏洗；脚痛，白术一味100g水煎外洗。

【按语】

此患者的治疗中，保肾解毒通络汤配合外洗法很有特点。大黄等苦寒之品外洗，起到清热解毒的作用较易理解，而脚跟痛，白术一味，水煎外洗则不常见。

原来在《本草纲目》里，李时珍曰："白术主治风寒湿痹……除湿益气……消足胫湿肿。""用白术以除其湿，则气得周流而津液生矣"，是内病外治之法也。

案3：糖尿病肾病（氮质血症期）[1]

患者，男，55岁。

初诊日期：2004年5月29日。

现病史：患糖尿病8年。就诊时症见身体消瘦，饥饿感明显，小便频数，浑浊如膏，形寒怕冷，怕热，阳痿不举，腰膝酸软，舌红苔黄有裂纹，脉沉细无力。

查：空腹血糖14.5mmol/L，FA 4.1mmol/L，BUN 8.0mmol/L，Cr 128μmol/L；尿常规：GLU（2＋），PRO（＋）。

西医诊断：糖尿病肾病（氮质血症期）。

中医诊断：消渴肾病。

---

[1] 王雪威、南红梅：《南征教授从毒损肾络说论治消渴肾病经验》，载《世界中西医结合杂志》2007年第5期，第254－255页。

证候诊断：阴阳两虚兼毒损肾络。

治疗：嘱注意控制饮食，根据体重指数，按日需热量给予饮食。

治法：滋阴补阳为主，兼以解毒通络保肾。

【处方】

土茯苓 100g	白茅根 50g	地榆 30g	生地 10g
知母 10g	玉竹 20g	地骨皮 20g	枸杞子 30g
肉桂 10g	小茴香 10g	五味子 20g	黄芪 50g
地龙 15g	甘草 5g		

每日 1 剂，水煎服。

同时外用中药灌肠给药。

【处方】

藿香 30g	大黄 10g	枳实 10g	金银花 20g

每晚 1 次。

二诊：（2004 年 6 月 13 日）饥饿感减轻，下肢出现轻度浮肿，上方去知母、玉竹、地骨皮，加榛花 15g、覆盆子 10g、菟丝子 20g、茯苓 15g、泽泻 15g、车前子 30g。续服 2 周，继用灌肠药。

三诊：（2004 年 6 月 27 日）饥饿感消失，怕冷、怕热、腰膝酸软等症状改善。复查：空腹血糖 6.5mmol/L，FA 2.2mmol/L，BUN 6.7mmol/L，Cr 112μmol/L；尿常规：GLU（－），PRO（－）。病情稳定，建议定期复查。

【按语】

患者由于久病入络，毒邪伤及脾肾之阳，渐致阴阳两虚。南征教授应用阴阳双补、解毒通络等大法，方以黄芪、五味子、肉桂、枸杞子、小茴香、覆盆子、菟丝子、茯苓、泽泻、车前子补气健脾，温肾助阳；生地、知母、玉竹、地骨皮养阴生津，寓阴中求阳之意，以期"阴平阳秘"；土茯苓、白茅根、榛花、地榆、地龙解毒降糖，利尿通络；以甘草为使调和诸药。诸药合用，直达病所而见效，配灌肠药达到泻毒之目的。

<h3 style="text-align:center">案 4：糖尿病肾病，高血压[①]</h3>

张某，男，54 岁，干部。

初诊日期：2004 年 2 月 24 日。

现病史：患高血压 2 年、糖尿病 3 年。诊见：口渴，饮水量增加，消瘦，尿多，气短乏力，全身浮肿，尤以下肢为甚，怕冷，手脚凉，恶心，呕吐，心烦，纳差，舌质淡有瘀斑，苔厚腻，脉沉弦无力。

辅助检查：空腹血糖 19.3mmol/L，FA 4.1mmol/L；肾功：BUN 11.7mmol/L，Cr 246μmol/L；尿常规：GLU（2＋），PRO（2＋），BLD（2＋）。

西医诊断：糖尿病肾病（氮质血症期），高血压。

中医诊断：消渴肾病。

证候诊断：脾肾阳虚兼瘀毒。

---

① 李典鹤、南征：《南征教授治疗消渴肾病验案》，载《吉林中医药》2006 年第 1 期，第 50－51 页。

治疗：①嘱注意控制饮食，根据体重指数，按日需热量给予饮食，继续服用珍菊降压片（1片，3次/日，口服），余药停服。

②中药以温补脾肾之阳为主，兼化瘀解毒之法。

【处方】

土茯苓 100g	白茅根 50g	藿香 30g	竹茹 20g
姜半夏 5g	泽泻 10g	车前子 30g	党参 10g
黄芪 50g	地榆 30g	丹参 30g	肉桂 10g
小茴香 10g	蒲黄炭 15g	艾叶炭 15g	生地炭 15g
金银花 20g	槐花 15g	甘草 5g	

每日1剂，每日4次，水煎服。

③同时配用灌肠药。

藿香 30g	大黄 10g	肉桂 10g	枳实 10g
金银花 20g			

每2日1剂，每日1次，肛门给药。

二诊：（2004年3月2日）服药6剂后，呕吐、心烦、纳差、气短乏力、浮肿症状减轻，舌质淡青，苔薄白，脉沉弦无力。空腹血糖降至12.7mmol/L，FA 3.7mmol/L；尿常规：GLU（+），PRO（2+），BLD（+）；但觉视力模糊。

以上方加青葙子15g，决明子15g，枸杞子10g，覆盆子10g，菟丝子20g。续上方服用2周，继用灌肠药。

三诊：（2004年3月16日）服药14剂后，气短乏力、浮肿症状基本消失，怕冷、手脚凉症状明显减轻，舌质淡，苔薄白，脉沉弦。空腹血糖降至7.1mmol/L，FA 2.6mmol/L；肾功：BUN 7.2mmol/L，Cr 113μmol/L；尿糖、尿蛋白、尿潜血均为阴性。

上方去肉桂、小茴香、蒲黄炭、艾叶炭、生地炭，服用2周，继用灌肠药，并建议定期复查。

【按语】

本病例由于久病失治，发生眩晕、水毒症等多种合并症，南征教授根据久病伤及脾肾之阳，水湿毒邪以及瘀血泛溢之病机特点，始终以温补脾肾、利湿解毒、活血利水等法为主要治疗手段，从而使血糖、血压趋于稳定，尿糖、尿蛋白及尿潜血呈阴性，肾功能恢复正常。

方以土茯苓、槐花、藿香、竹茹、姜半夏、金银花解毒降糖。又因消渴病为毒损肾络所致，故以枸杞子、覆盆子、菟丝子、肉桂、小茴香温补肾阳，微微生火。久病入络则以丹参活血化瘀通络，加地榆、蒲黄炭、艾叶炭、生地炭以止血。

经云："邪之所凑，其气必虚。"用党参、黄芪补气健脾，扶正气，增强机体抗病能力。再佐以泽泻、车前子、白茅根利水渗湿消肿，青葙子、决明子清肝明目，以甘草为使调和诸药。诸药合用，共奏温补脾肾、解毒通络降糖之功，配灌肠药达到泻毒之目的。

案5：糖尿病肾病①

刘某，女，67岁。

初诊日期：2005年2月26日。

现病史：浑身乏力，双下肢浮肿，夜尿多而浑浊。胸闷气短，少气懒言，心烦不寐，腰膝痿软而冷，咽干不欲饮，两目干涩，大便微溏，恶心欲呕，食后腹胀，耳鸣，自汗，倦怠乏力，小便黄浊，夜2～3次，舌质暗淡，舌体肥大，有齿痕，苔白腻而干，脉沉滑无力，下肢浮肿，压痕为红色。

既往史：糖尿病3年，合并肾病1年。

辅助检查：空腹血糖15.27mmol/L，FA 3.9mmol/L；尿常规：GLU（2＋），PRO（3＋），WBC 3～4个。BUN 12.7mmol/L，Cr 147μmol/L。

中医诊断：消渴病肾病水毒证。

证候诊断：脾肾阳虚兼瘀毒。

治法：益气养阴，补脾温肾，解毒化浊。

【处方】

大黄10g	黄芪30g	黄连15g	土茯苓100g
生地20g	土鳖虫10g	水蛭15g	菟丝子15g
肉桂10g	车前子(单包)15g	丹参20g	僵蚕20g
蝉蜕10g	姜半夏15g	竹茹15g	

10剂，水煎服。

二诊：患者下肢有轻微的麻木感，测空腹血糖12.42mmol/L，FA 3.4mmol/L，尿常规：PRO（2＋），GLU（＋），WBC 0～4个。BUN 10.4mmol/L，Cr 128μmol/L。上方加豨莶草30g，连用6剂。

三诊：患者自述麻木感减轻，腹胀感尚存，余症减轻，上方去车前子，加大毛15g、木香10g，6剂，水煎服。

四诊：患者腹胀消失，咽干口燥，右寸浮而有力，测空腹血糖8.9mmol/L，FA 3.2mmol/L，尿常规：PRO（＋），GLU（＋），WBC 0～2个。BUN 9.2mmol/L，Cr 114μmol/L。上方加胖大海10g、金银花20g，服4剂后，症状消失。

五诊：患者自述有夜尿频，尿急，测空腹血糖6.8mmol/L，FA 2.7mmol/L。尿常规：PRO（－），GLU（－），WBC 0～2个。BUN 6.4mmol/L，Cr 96μmol/L。首方加乌药15g、益智仁15g，10剂，水煎服。

六诊：患者诸症消失。首方10剂粉碎过60目筛，口服每次3g，每日3次，服用2个月，以巩固疗效。

随访至今，未见复发。

【按语】

消渴病日久不愈，气阴两伤，燥热痰湿，血瘀浊毒为患，毒损肾络，毒邪由气而入

---

① 韩雨航、冯晓纯：《南征教授治疗疑难杂证的验案》，载《世界中西医结合杂志》2008年第1期，第11－13页。

肾间动气之处，肾之体用皆损。肾主水，主藏精，肾之开合功能失调，气化不利，肾之精微外漏，导致尿蛋白、血糖、尿糖升高。

因而，毒邪是致病之关键，切断生毒之源是治疗本病之根本，故南征教授以毒为立论，首创解毒通络降糖之法以制此顽疾。

案6：糖尿病肾病（氮质血症期）[①]

单某，女，59岁。

初诊日期：2004年4月16日。

现病史：患糖尿病4年。就诊时症见身体消瘦明显，口渴，渴喜热饮，怕冷，眼睑及四肢轻度浮肿，舌淡苔白腻，脉沉而无力。

经检查，空腹血糖14.1mmol/L，FA 4.2mmol/L；肾功：BUN 13.7mmol/L，Cr 259μmol/l；尿常规：GLU（2＋），PRO（3＋）。

西医诊断：糖尿病肾病（氮质血症期）。

中医诊断：消渴肾病。

证候诊断：脾肾阳虚，湿毒内生。

治疗：①嘱注意控制饮食，根据体重指数，按日需热量给予饮食。

②中药以温补脾肾，化湿解毒之法。

【处方】

土茯苓100g	白茅根50g	藿香30g	竹茹20g
姜夏5g	熟地15g	山药10g	茯苓15g
泽泻15g	车前子30g	山茱萸15g	肉桂10g
小茴香20g	土虫5g	榛花15g	甘草5g

每日1剂，每日4次，煎服。

③配用灌肠药。

藿香30g	大黄10g	肉桂10g	枳实10g
厚朴10g			

每2日1剂，每日1次，肛门注射给药。

二诊：（2004年4月23日）口渴怕冷症状减轻，眼睑及四肢浮肿消失，出现夜尿增多，舌淡苔白腻，脉沉而无力。上方去肉桂，小茴香。加金樱子10g，芡实10g。续上方服用2周，继用灌肠药。

三诊：（2004年5月7日）口渴症状消失，怕冷减轻，小便正常。舌淡苔白，脉沉而有力。经检查：空腹血糖6.8mmol/L，FA 2.3mmol/L；肾功：BUN 6.7mmol/L，Cr 109μmol/L；尿糖、尿蛋白均为阴性。建议定期复查。

【按语】

南征教授根据病因病机及其发生发展的过程采取温肾健脾、化湿解毒降糖等治疗大法，此患者辨证毒损脾肾之阳候，方以土茯苓、白茅根、榛花、藿香、竹茹、姜夏解毒

---

① 李典鹤：《南征教授治疗消渴肾病（毒损脾肾之阳证）三则》，载中华中医药学会内科分会主编《中华中医药学会内科分会消渴病第五届学术研讨会论文集》，中华中医药学会内科分会2006年版。

降糖，熟地、山茱萸、山药补脾益肾，又有阴中求阳之妙。以茯苓、车前子、泽泻渗水利湿，又可防补益药之滋腻太过，佐肉桂、小茴香温肾助阳，微微生长少火以生肾气。因患者病程较长，用土虫既可引药入络，又能活血通络，金樱子、芡实补肾固涩，以甘草为使调和诸药。全方具有温肾补脾、解毒通络之功，故可疗脾肾阳虚之证。配灌肠药达到泻毒之目的。通过病例可以看出疗效满意。

案7：糖尿病肾病①

葛某，男，43岁，干部。

初诊日期：2000年3月6日。

现病史：神疲乏力，少气懒言，五心烦热，腰膝酸软，口干咽燥，两目干涩，视物模糊，大便干结，耳鸣，自汗，倦怠，胸闷，舌绛少苔，脉细数无力。检查：空腹血糖12.27mmol/L，FA 3.9mmol/L；尿常规：GLU（2+），PRO（3+）。屡治未效。

中医诊断：消渴肾病。

证候诊断：肝肾阴虚，血脉不畅。

治法：滋补肝肾，益气养阴，活血化瘀。

【处方】一贯煎合地黄生姜煎丸加减。

枸杞子30g	生地50g	人参15g	麦冬15g
玉竹20g	黄芪50g	丹参30g	黄连20g
知母50g	益母草30g	金银花20g	槐花10g

水煎服，每日2次。

连服12剂后，空腹血糖降至11.8mmol/L，尿常规：GLU（2+），PRO（2+）。

二诊：（4月11日）双下肢有轻微的麻木疼痛感，于上方加豨莶草30g。

服用4剂后，麻木疼痛感减退。

三诊：（4月20日）腹胀便干，于上方加当归20g、肉苁蓉20g。

连服8剂后，空腹血糖降至10.9mmol/L，FA 3.7mmol/L；尿常规：GLU（2+），PRO（2+）。

于首方加土茯苓100g，防风10g。

连服10剂后，空腹血糖降至10.4mmol/L；尿常规：GLU（+），PRO（+）；FA 3.5mmol/L。

五诊：（5月28日）主诉咽痛减轻，上方加防风10g、金银花20g、胖大海10g。

连续服用6剂后，疼痛消失。

六诊：（6月10日）尿频尿浊，首方加金樱子10g。

连续服用8剂后，空腹血糖降至9.2mmol/L；尿常规：GLU（+），PRO（+）；FA 3.2mmol/L。

七诊：（6月26日）主诉自觉身热，首方加玉竹20g、地骨皮20g。

连服6剂后，空腹血糖降至8.4mmol/L；尿常规：PRO（-）；FA 3.1mmol/L，症状减退。

---

① 王檀、南征：《南征教授治疗消渴肾病经验》，载《吉林中医药》2011年第12期，第1152-1153页。

八诊：（7月10日）首方服 6 剂后空腹血糖降至 7.2mmol/L，FA 2.9mmol/L；尿常规：PRO（+），诸症消失。

【按语】

总之，消渴肾病要抓住尿浊、眩晕、视物不清、水肿、血糖高等主要症状。在辨证过程中要辨清肝肾阴虚、脾肾阳虚、心肾阳衰、兼有气滞、痰湿血瘀、湿热、浊毒等病机，方能进行有效的论治，同时要控制饮食，有效降糖，锻炼身体，自我检测，掌握病情，合理用药，防止并发症，综合系统地进行规范化治疗，一定能取得满意疗效。

案 8：糖尿病，糖尿病肾病[①]

苏某，男，39 岁。

初诊日期：2015 年 5 月 19 日。

现病史：患者 1 个月前发现血糖升高，空腹血糖 7.7mmol/L，餐后 2h 血糖 14.6mmol/L；尿常规：RBC（3+），PRO（2+），诊断为糖尿病，糖尿病肾病，脂肪肝，左肾囊肿。现用胰岛素早 12U，晚 6U，现腰酸，尿等待，怕冷怕热，汗多，神疲乏力，口渴饮水多，纳眠可，起夜 1 次。舌质红，质暗，苔黄腻脉细数。

中医诊断：消渴肾病。

证候诊断：气阴两虚兼瘀毒。

治法：益气养阴，解毒通络，调散膏，达膜原。

【处方】

榛花 10g	大黄 10g	土茯苓 60g	槟榔 10g
草果 10g	厚朴 10g	黄芪 50g	黄精 50g
覆盆子 10g	金荞麦 10g	紫荆皮 10g	木蝴蝶 10g
穿山甲 6g	血竭 2g	丹参 10g	知母 15g
生地 15g	枸杞子 30g		

7 剂，每日 1 剂，水煎取汁 120mL，三餐后温服。嘱患者严格按照糖尿病饮食，适当运动，避免劳累，调畅情志。

二至十诊：腰酸、汗多、怕冷怕热改善，偶感乏力。空腹血糖 6.2mmol/L，餐后 2h 血糖 10.3mmol/L；尿常规：RBC（2+），PRO（±）。感冒后加藿香 20g、防风 10g。

十一至二十四诊：诸症缓解，空腹血糖正常，餐后 2h 血糖 8.5mmol/L，尿常规：RBC（+），PRO（-）。

二十五至三十诊：体力增强，余无不适。空腹及餐后 2h 血糖正常，尿常规：RBC（-），PRO（-）。上方汤剂研面服用，观察变化，随访至今，未复发。

案 9：糖尿病肾病[②]

郑某，女，62 岁。

初诊日期：2011 年 3 月 16 日。

---

① 祝志岳、南征：《南征教授从邪伏膜原理论论治消渴肾病》，载《实用中西医结合临床》2016 年第 8 期，第 56-57 页。

② 米佳、朴春丽、王秀阁、南征：《南征教授基于"络病"理论治疗消渴肾病的经验》，载《国医论坛》2016 年第 5 期，第 24-26 页。

主诉：确诊糖尿病 8 年，糖尿病肾病 6 月。

现病史：乏力，腰酸，畏寒，皮肤瘙痒，双下肢轻度水肿，右眼视力下降，纳差，时有恶心，睡眠欠佳，尿频，大便干。舌质淡红，苔少，脉沉。尿常规：PRO（2+），BLD（+）；肾功：BUN 14.5mmol/L，Cr 338μmol/L，UA 428μmol/L。

【处方】

大黄 10g	土茯苓 60g	黄芪 50g	黄精 50g
覆盆子 10g	生地黄 10g	枸杞子 10g	丹参 10g
血竭(冲服)3g	淫羊藿 20g	肉桂 10g	金荞麦 10g
猫爪草 10g	秦艽 10g	白茅根 50g	地榆 30g
鸡内金 30g			

20 剂，每日 1 剂，水煎取汁 400mL，早、午、晚、睡前各口服 100mL。同时配合灌肠方（略）。

二诊：患者腰酸、尿频减轻，睡眠较前好转，偶有恶心。尿常规：PRO（±），BLD（−）；肾功：BUN 8.5mmol/L，Cr 308μmol/L，UA 382μmol/L。患者病情明显缓解，守上方加苏叶 10g、黄连 10g，续进 20 剂。

三诊：患者饮食及睡眠尚可，无恶心症状，诸症明显减轻。尿常规：PRO（±），BLD（−）；肾功：BUN 7.8mmol/L，Cr 292μmol/L，UA 380μmol/L。上方去苏叶、黄连，加小茴香 10g，续服，以资巩固。

四诊：（2011 年 6 月 5 日）患者无明显不适症状，尿常规：PRO（−），BLD（−）；肾功能转为正常。改服院内制剂消渴肾安胶囊，并嘱患者每 2 周化验尿常规，定期复查肾功，合理控制饮食，密切观察病情。

案 10：糖尿病肾病[①]

杨某，女，65 岁。

初诊日期：2012 年 4 月 10 日。

现病史：糖尿病病史 5 年，现用精蛋白生物合成人胰岛素注射液（诺和灵 30R）降血糖治疗，早 22 单位，晚 20 单位，餐前 30min 皮下注射。

刻诊：腰酸、乏力、畏寒肢凉，皮肤瘙痒，饮食尚可，睡眠差，双下肢轻度水肿，尿频，大便干，每日 1 次。舌红少苔，脉沉细。血压：125/85mmHg（1mmHg ≈ 0.133kPa）。尿常规：PRO（2+），BLD（+）。肾功未见异常。血尿定位示：异性红细胞 80%，正常红细胞 20%。

【处方】

大黄 10g	土茯苓 60g	黄芪 50g	黄精 50g
覆盆子 10g	生地黄 10g	枸杞子 10g	丹参 10g
血竭(冲服)3g	淫羊藿 20g	肉桂 10g	僵蚕 10g
蝉蜕 10g	当归 20g	麦冬 30g	生地炭 10g

---

① 米佳、朴春丽、王秀阁、南征：《南征教授基于"络病"理论治疗消渴肾病的经验》，载《国医论坛》2016 年第 5 期，第 24 − 26 页。

| 侧柏炭 10g | 艾叶炭 10g | 蒲黄炭 10g | 血余炭 10g |
| 金荞麦 10g | 木蝴蝶 10g | | |

10 剂，每日 1 剂，水煎取汁 400mL，早、午、晚、睡前各口服 100mL。

二诊：患者仍乏力、腰痛、尿频。尿常规：PRO（2+），BLD（±）。继服上方 10 剂。

三诊：腰痛、尿频减轻，偶有干咳症状，双下肢仍有轻度水肿。尿常规示：PRO（+），BLD（±）。上方加苏叶 10g、杏仁 10g 以宣肺止咳，加车前子 10g、秦皮 10g、秦艽 10g 以利水消肿。随证加减，以资巩固。

四诊：（2012 年 6 月 25 日）患者无明显不适症状，尿常规：PRO（-），BLD（-）。在连续 4 周理化检查指标均正常、患者无明显不适症状的情况下，改服院内制剂消渴肾安胶囊，嘱患者每 2 周化验 1 次尿常规，定期复查肾功能，合理控制饮食，密切观察病情。

二十三、聂莉芳医案三则

案 1：糖尿病肾病Ⅳ期[①]

患者，男，55 岁。

初诊日期：2010 年 6 月 12 日。

现病史：患者于 1995 年因多饮易饥诊断为糖尿病，目前已采用胰岛素治疗。2006 年 10 月因间断胸闷憋气及心前区疼痛诊断为冠心病，长期服用阿司匹林、复方丹参滴丸、单硝酸异山梨酯片等。2009 年 5 月患者出现双下肢浮肿，查尿常规示 PRO（2+），诊断为糖尿病肾病，2010 年 5 月 25 日查 24h 尿蛋白定量 2.09g；ALB 38.4g/L；血生化：Cr 99μmol/L，BUN 8.1mmol/L，心电图提示：ST 段改变。

西医诊断：糖尿病肾病Ⅳ期，冠心病。

中医诊断：水肿，胸痹。

2010 年 6 月 12 日聂莉芳教授查房，患者症见：形体偏胖，双下肢中度浮肿，时有胸闷憋气，偶有心前区疼痛，气短，二便尚调，舌质暗红，苔薄白腻，脉沉细涩。

证候诊断：气阴两虚，胸阳不振，血瘀水停。

治法：益气养阴，通阳散结，活血利水。

【处方】生脉饮合瓜蒌薤白半夏汤合当归芍药散加味。

生黄芪 15g	党参 15g	麦冬 10g	五味子 10g
全瓜蒌 15g	薤白 10g	法半夏 10g	丹参 30g
砂仁 6g	当归 15g	赤芍 15g	川芎 6g
白术 12g	茯苓 30g	泽泻 15g	川牛膝 10g
怀牛膝 10g			

服上方 1 周后，患者胸闷及浮肿等症状减轻，继服上方 3 周后患者病情稳定，胸闷

---

① 孙鹏、聂莉芳、孙红颖、张燕：《聂莉芳运用当归芍药散加味的经验简介》，载《中国中西医结合肾病杂志》2013 年第 3 期，第 195 - 197 页。

憋气、浮肿消失，精神体力明显好转出院。

【按语】

该患者为糖尿病肾病合并冠心病，属中医的水肿和胸痹。生黄芪、党参、麦冬、五味子益气养阴，瓜蒌、薤白、半夏通阳散结化痰，当归芍药散加味活血利水，聂莉芳教授谨守病机，以当归芍药散加味论治，疗效显著。

案2：糖尿病肾病水肿[1]

冯某，男，57岁。

初诊日期：2012年9月26日。

主诉：水肿反复发作半年，加重3月。

现病史：患者有明确的糖尿病病史10余年，血糖仍长期控制不好。2011年8月在某医院确诊糖尿病视网膜病变及糖尿病肾病（慢性肾衰竭）。此后，水肿间断发作，2012年1～3月因糖尿病肾病、肾病综合征、心衰竭而出现全身重度水肿并伴有胸腹腔积液，曾2次于某院住院，对症治疗后，症状缓解出院。此次出院1周则水肿再次反复，随就诊于聂莉芳教授处。

刻诊：颜面及周身中、重度水肿，尿少，每日尿量不足1000mL，神倦乏力，轻微怕冷，双目干涩，纳可，眠安，大便每日1行，舌胖边齿痕，舌质暗苔薄白，脉弦细。

化验检查：Cr 210μmol/L；24h尿蛋白定量5.8g；ALB 31.6g/L，Hb 10.6g/L，腹部B超提示轻至中度腹水。

聂莉芳教授根据患者病史及临床症状并结合化验指标，治疗如下。

（1）无盐优质低蛋白饮食。

（2）黄芪鲤鱼汤每周1次。

（3）中医辨证为气虚、血瘀、水停，治以补气、活血、利水，方选当归芍药散加味。

黄芪鲤鱼汤：生黄芪20g、赤小豆15g、茯苓20g、炒白术15g、冬瓜皮30g、砂仁10g、鲤鱼或鲫鱼半斤，同煮，喝汤吃鱼。

【处方】

太子参15g	生黄芪20g	当归12g	赤芍15g
川芎6g	泽泻15g	白术12g	茯苓30g
大腹皮30g	冬瓜皮30g	川牛膝20g	怀牛膝20g
火麻仁20g	车前子30g	广木香10g	谷精草12g
丹参30g	猪苓6g	天麻15g	白芍15g
泽兰15g	银花15g	黄柏10g	杭菊花12g
薏苡仁30g			

服药35剂，于10月31日复诊，水肿明显消退，尿量增至每日2000mL左右，精神转佳，大便通利，每日1～2行。

---

① 张燕、徐建龙、孙红颖、聂莉芳：《聂莉芳教授中医辨治糖尿病肾病的经验》，载《中国中西医结合肾病杂志》2014年第9期，第757－759页。

继续上述治疗方案半年，于2013年4月3日再次复诊，精神佳，仅见双下肢轻度水肿，偶有双下肢抽筋，舌淡略胖苔薄白，脉细。复查腹部B超腹水消失，Cr 175μmol/L，24h尿蛋白定量5.1g，ALB 35.6g/L，Hb 11.6g/L。此时，聂莉芳教授嘱患者低盐优质低蛋白饮食；鲤鱼汤减至2周1次；中药治疗原方基础上加续断20g、补骨脂12g以补肾强筋骨，继续服药2～3个月。

通过聂莉芳教授治疗，患者生活质量明显提高。

【按语】

本病患者糖尿病肾病、慢性肾衰竭诊断明确，蛋白尿与水肿并见，且以尿少水肿为突出表现，同时合并有胸、腹水，属糖尿病肾病中期。聂莉芳教授辨证为气虚、血瘀、水停，处方选用当归芍药散加味，长期守方治疗，根据病情变化，随证加减，兼顾并发症，灵活应用活血化瘀药，处方用药看似平和，但疗效持久可靠。

案3：糖尿病肾病Ⅳ期，肾性高血压[①]

李某，女，50岁。

初诊日期：2006年10月16日。

主诉：多饮、多尿10年，间断双下肢浮肿2年，加重伴周身浮肿3天。

现病史：患者2年前无明显诱因出现双下肢浮肿，2005年10月因周身浮肿，胸水、腹水，在某医院住院，并做肾穿诊断为糖尿病肾病，对症治疗后效果不理想。11月，转入另一家大型医院，予多次静脉滴注白蛋白、低分子右旋糖酐、利尿、超滤及抗凝、降压、降糖对症治疗，出院时水肿略有减轻，但24h尿蛋白定量仍为10.92g。为寻求中医治疗而收入我科。

刻诊：乏力、纳差、腹胀，眠差，双下肢重度水肿，24h尿量700mL。舌质淡，苔白，脉沉细。

既往史：2型糖尿病10年，血糖控制不佳。高血压病史1年余，最高210/103mmHg，血压控制不理想。双下肢动脉及双侧颈动脉硬化病史。

查体：右下肺呼吸音消失，右第7肋叩诊浊音，腹水征（+），双下肢重度指凹性水肿。

辅助检查：24h尿蛋白定量10.92g，生化：Cr 76μmol/L，ALB 20.3g/L；血常规：Hb 88g/L，HCT 26%；缺铁贫血6项：SF 101.6mg/dL，Tfs 7.6%。

西医诊断：

（1）糖尿病肾病Ⅳ期，肾性高血压；

（2）2型糖尿病，糖尿病视网膜病变；

（3）双下肢动脉及双侧颈动脉硬化；

（4）子宫肌腺瘤；

（5）缺铁性贫血。

中医诊断：水肿。

---

① 孙红颖：《聂莉芳教授辨治糖尿病肾病经验》，载《中国中西医结合肾病杂志》2009年第5期，第380－81页。

证候诊断：气阴两虚，兼气滞水停。

入院后予降糖、降压、补血对症。入院初仅用白蛋白10g扩容利尿1次，但利尿效果欠佳。

该患者以水肿为突出表现，中医辨证分型属中期，急则治其标。针对气滞水停，以导水茯苓汤加减行气利水，兼以益气补血。

【处方】

茯苓20g	大腹皮20g	麦冬12g	白术12g
苏梗12g	当归12g	槟榔15g	泽泻15g
桑白皮15g	猪苓15g	生黄芪15g	冬瓜皮30g
车前子30g	广木香10g	砂仁10g	灯心草2g

配合黄芪鲤鱼汤每周1次。

7剂后患者尿量大增，水肿明显消退，体重较入院时减轻6kg，乏力好转，但仍腹胀、纳差，此系湿邪久羁，脾胃运化无权，前方加厚朴、苍术、陈皮各10g以增健脾行气除满之功。

7剂后患者体重再次减轻6kg，双下肢水肿消退，腹胀减轻，遂于上方去厚朴、苍术、大腹皮、槟榔以防过度行气利水而耗伤阴液，并加太子参15g、白芍12g、丹参30g、芡实20g以益气养阴和血兼以涩精。

7剂后患者腹胀明显减轻，纳食好转，眠可，二便调，效不更方，继服7剂。2006年11月20日出院时患者无水肿，一般情况良好，复查胸水、腹水均消失，24h尿蛋白定量降至2.3g，血浆白蛋白升至22.4g/L。

出院后水肿未再反复，表现以气阴两虚为主，聂利芳教授将方易为参芪地黄汤合水陆二仙丹加味益气养阴兼以固肾涩精。2年来，患者一直在聂利芳教授门诊服中药调理，病情稳定，肾功能正常，血肌酐维持在100μmol/L左右，尿蛋白维持在2g左右，水肿未复发。

二十四、裴正学医案二则

案1：糖尿病肾病（DN）早中期[1]

雷某，男，55岁。

初诊日期：2010年3月12日。

现病史：口干、口渴、饮多，乏力气短1年。患者1年前查出血糖高，服用消渴丸治疗，但未很好控制，且没有很好控制饮食，时头晕头昏，腰膝酸软，汗多，失眠。

刻诊：口干口渴，乏力气短，双目干涩，尿少便干，舌质红，苔少，脉细数。

辅助检查：空腹血糖8.8mmol/L，餐后2h血糖13.5mmol/L，HbA$_1$c 12.6%；尿常规：PRO（+）；血脂、肾功能、血压均正常。

西医诊断：糖尿病肾病（DN）早中期。

中医诊断：消渴。

---

[1] 展文国、张琦胜：《裴正学教授治疗糖尿病肾病经验》，载《河北中医》2015年第2期，第171–173页。

证候诊断：阳明燥热，化燥伤津，兼肾阴不足。

治法：清胃滋阴，生津止渴。

【处方】六味地黄汤合玉液汤加减。

生地黄 12g	山药 10g	山茱萸 10g	茯苓 10g
牡丹皮 6g	泽泻 15g	党参 15g	麦门冬 10g
五味子 3g	生石膏 30g	知母 20g	鸡内金 10g
天花粉 30g	黄芪 15g	葛根 20g	甘草 6g

14 剂，每日 1 剂，水煎取汁 400mL，分早、晚 2 次服。

二诊：(2010 年 2 月 28 日) 服药后口干、口渴、气短减轻，测空腹血糖 6.3mmol/L，餐后 2h 血糖 9.6mmol/L；尿常规：PRO（±），失眠多梦。

上方加柏子仁 10g、石菖蒲 10g，以宁心安神。30 剂，每日 1 剂，水煎服。

三诊：(2013 年 4 月 5 日) 诸症好转，精神、食纳俱佳，血糖正常，尿蛋白阴性。

二诊方去生石膏、知母，加三七 3g、西洋参 10g 益气化瘀、扶正固本，继续服用 1 年余巩固疗效。

【按语】

消渴分为上消、中消、下消。裴正学教授认为，"阴虚为本，燥热为标"是消渴的主要病机。阳明燥热则口干多饮；化燥伤津则口渴；气虚则乏力气短；肾阴亏虚则双目干涩，腰膝酸软。舌质红，苔少，脉细数则为阴虚火旺证。

六味地黄汤合玉液汤加减方，方中党参、黄芪益气健脾；麦门冬、五味子滋阴补肾，配党参为参麦饮，益气健脾，助君药补后天以资先天；生地黄、山药、山茱萸、五味子滋阴补肾；天花粉、生石膏、知母、葛根清胃泻火、生津止渴；茯苓、牡丹皮、泽泻、鸡内金健脾祛湿；甘草调和诸药。诸药合用，共奏益气滋阴、生津止渴之功。

案 2：糖尿病肾病（DN）中后期，高血压动脉硬化①

李某，男，55 岁。

初诊日期：2011 年 6 月 8 日。

主诉：头昏、头晕 2 周。

现病史：患者糖尿病史 10 年，间断服用降糖药盐酸二甲双胍片和格列齐特缓释片（Ⅱ），但血糖控制不佳，空腹血糖 9.9 mmol/L，餐后 2h 血糖 13.0 mmol/L，HbA$_1$c 8.5%；尿常规：PRO（2＋）；UA 340μmol/L，TG 25.5mmol/L；血压 140/90mmHg（18.7/12.0kPa）。

刻诊：头晕、头昏，双目干涩，视物模糊，失眠多梦，腰膝酸软，盗汗乏力，口苦口干，大便干，舌质暗红，苔黄腻，脉弦细数。

西医诊断：糖尿病肾病（DN）中后期，高血压动脉硬化，高脂血症。

中医诊断：消渴。

证候诊断：肝肾阴虚，瘀血阻滞。

治法：滋阴清热，活血化瘀。

---

① 展文国、张琦胜：《裴正学教授治疗糖尿病肾病经验》，载《河北中医》2015 年第 2 期，第 171 - 173 页。

西医予对症治疗。盐酸二甲双胍片25mg，每日3次口服；格列齐特片（Ⅱ）80mg，每日2次口服；精蛋白生物合成人胰岛素注射液（预混30R）8U，早、晚饭前30min皮下注射。

中药方用杞菊地黄汤合祝氏降糖方加减。

【处方】

枸杞子10g	菊花10g	生地黄12g	山药10g
山茱萸10g	牡丹皮6g	苍术10g	玄参15g
黄芪20g	丹参20g	葛根20g	三七（分2次冲服）3g
水蛭（分2次冲服）10g	天麻10g	钩藤20g	

14剂，每日1剂，水煎取汁400mL，分早、晚2次服。

二诊：（2011年6月24日）服药后头昏、头晕、口干及目涩减轻，空腹血糖6.9mmol/L，餐后2h血糖9.0mmol/L，血压130/90mmHg（17.3/12.0kPa），舌质暗红，苔薄黄，脉弦细。

血糖控制理想，血压亦有下降，上方去天麻、钩藤，加赤芍药、川芎、红花、降香各10g，加强活血化瘀、降压效果。

加减服用1年余后随访，空腹血糖6.5mmol/L，餐后2h血糖8.2mmol/L，HbA$_1$c 6.5%，血压130/80mmHg（17.3/10.7kPa），血脂下降。

二诊方按原方剂量取5剂，共研细末服用，巩固疗效，并控制饮食，多锻炼。

【按语】

本例属于代谢综合征，血糖高、血压高、血脂高、血黏度高、尿酸高。裴正学教授认为，代谢综合征其主要病机为肝肾阴虚、瘀血阻滞。肾阴亏虚，阴虚阳亢；肝阴亏虚，则水不涵木；肝肾阴亏，则头晕头昏。

高血压的主要病理改变是动脉硬化，斑块形成，此皆为瘀血阻络病理演变结果。饮食不节，素食辛辣厚味，痰湿阻络，湿热瘀滞，脉络不通，痰饮、湿热、瘀血瘀阻脉络，血液循环受阻，形成高脂血症。肾主封藏，藏精气而不泄，肾虚则封藏失职，不能固摄精气，精微物质流失，出现蛋白尿、血糖升高等。高尿酸血症与脾失健运、肾失封藏、痰湿血瘀、留滞关节经络有关。头晕头昏、双目干涩、视物模糊、失眠多梦、腰膝酸软、盗汗乏力等均属于肝肾亏虚，用杞菊地黄汤加味。口苦口干、大便干、舌质暗红、苔黄腻、脉弦细数属湿热瘀阻，用苍术、牡丹皮、菊花清热除湿。

降血糖用祝氏降糖方加减治疗，方中黄芪、山药益气健脾；生地黄、山茱萸、枸杞子、玄参滋阴补肾；苍术配山药燥湿健脾，脾肾双补；丹参、三七、水蛭活血化瘀；葛根、天麻平肝潜阳，升阳通络；牡丹皮、菊花、钩藤清肝泻火。诸药合用，共奏滋阴清热、活血化瘀之功。

二十五、皮持衡医案：糖尿病肾病初期[①]

刘某，女，45岁，营业员。

---

① 吴国庆、胡路、范伟、龚美富、皮持衡：《皮持衡教授诊治糖尿病肾病的经验》，载《四川中医》2013年第1期，第15-17页。

初诊日期：2008年9年28日。

现病史：患者自诉蛋白尿5月余。2004年4月因多饮、多食、多尿，在当地医院诊治，诊断为2型糖尿病，当时尿常规：GLU（2＋）；空腹血糖高达12.6mmol/L，平素服用降糖灵，消渴丸治疗。但症状与临床检验指标经常反复，近5月来，神疲乏力，腰膝酸软，在当地医院尿常规检查为PRO（2＋）、WBC（＋），给予降糖和消炎等对症治疗无效，故特来我院求诊。

刻诊：神疲乏力，腰膝酸软，两目干涩，头晕耳鸣，脉沉细；血压160/95mmHg。

辅助检查：尿常规：GLU（2＋），PRO（2＋），WBC（＋）；空腹血糖11.7mmol/L；肾功能：BUN 9.2mmol/L，Cr 92.6μmol/L（50～132.6μmol/L）。

西医诊断：糖尿病肾病初期。

证候诊断：肾阴虚。

【处方】

枸杞15g	菊花15g	茯苓10g	泽泻10g
山茱萸10g	生地黄10g	淮山药30g	旱莲草15g
女贞子15g	太子参15g	麦冬10g	丹皮10g

服药7天后，即感口不渴，尿量减少，精神好转，易疲劳症状有改善，中药连续服用15天。

二诊：查尿常规：GLU（＋）、PRO（＋）；空腹血糖9.6mmol/L；肾功能：BUN 8.30mmol/L，Cr 84.7μmol/L。神疲乏力，腰膝酸软等症状缓解，仍有头晕耳鸣症状。

【处方】

枸杞15g	菊花15g	茯苓10g	泽泻10g
山茱萸10g	生地黄10g	淮山30g	旱莲草15g
女贞子15g	太子参15g	麦冬10g	丹皮10g
何首乌20g	决明子10g		

中药再服15天。

半月后复查：尿蛋白、尿糖阴性；空腹血糖7.6mmol/L；肾功能：BUN 7.30mmol/L，Cr 86.7μmol/L。神疲乏力，腰膝酸软，两目干涩，头晕耳鸣诸症消失。随访半年，未见复发。

二十六、亓鲁光医案四则

案1：2型糖尿病并糖尿病肾病Ⅳ期[①]

患者，男，60岁。

现病史：患者17余年前发现血糖升高，长期使用诺和灵R和诺和灵N，血糖控制可，近月改为诺和锐早36U，中30U，晚30U，餐前皮下注射，偶测餐后血糖在10mmol/L左右，1周前患者无诱因出现双下肢凹陷性水肿，来我科就诊。

---

① 赵娟朋、杜续、杜新芝：《亓鲁光教授采用益气健脾补肾法治疗糖尿病肾病举隅》，载《中医临床研究》2011年第20期，第90－91页。

刻诊：双下肢凹陷性水肿，无多饮多食多尿，大便干，舌质暗红，中间无苔，两边苔黄腻。

既往史：有高血压病史 20 余年。

入院辅助检查：尿常规示 GLU（3＋），PRO（3＋），mALB＞0.15g/L，24h 尿蛋白定量 1153.2mg；血肌酐正常。

西医诊断：①2 型糖尿病并糖尿病肾病Ⅳ期；②原发性高血压病 3 级 极高危。

中医诊断：①消渴；②水肿。

证候诊断：脾肾两虚，夹瘀夹湿。

亓鲁光教授查后给予诺和锐早 32U，中晚各 26U，餐前皮下注射，临睡前来得时 10U，拜唐苹 50mg，tid，格华止 0.85g，bid，控制血糖。

【处方】

黄芪 40g	黄精 15g	砂仁 15g	鸡内金 10g
丹参 10g	金樱子 30g	僵蚕 10g	白花舌蛇草 15g
荔枝核 10g	桑椹 15g	苍术 10g	厚朴 10g
甘草 3g			

10 天后患者下肢水肿明显减轻，查尿常规示：GLU（＋），PRO（＋）；mALB＞0.15g/L，24h 尿蛋白定量 214.5mg，2 周后下肢已无水肿，持续在门诊治疗，尿常规持续示 PRO（＋）。

案 2：2 型糖尿病并糖尿病肾病Ⅳ期①

患者，男，62 岁。

主诉：血糖升高 10 年余，双下肢肿 1 月余。

现病史：发现血糖升高 10 年余，双下肢肿 1 月余，现使用诺和灵 30R 早晚各 20U，餐前皮下注射，血糖控制可，伴腰部胀痛感，夜尿多，舌质淡暗，苔黄腻。

查尿常规：GLU（2＋），PRO（3＋），24h 尿蛋白定量 657.9mg。

西医诊断：2 型糖尿病并糖尿病肾病Ⅳ期。

中医诊断：①消渴，②水肿。

证候诊断：脾肾两虚，阳气亏虚，水邪内停。

治法：益气健脾补肾，利水消肿。

【处方】

黄芪 40g	桑椹 15g	枸杞 10g	葛根 30g
山药 30g	丹参 10g	川芎 10g	金樱子 30g
僵蚕 10g	白花舌蛇草 20g	鸡内金 10g	荔枝核 10g

怡开 60U，po，tid。

2 周后复查尿常规示：GLU（－），PRO（－）；24h 尿蛋白定量 156.4mg，后患者持续服上述中药，复查尿常规 PRO（－～＋）波动。

---

① 赵娟朋、杜续、杜新芝：《亓鲁光教授采用益气健脾补肾法治疗糖尿病肾病举隅》，载《中医临床研究》2011 年第 20 期，第 90 - 91 页。

案3：2型糖尿病并糖尿病肾病[①]

廖某，男，56岁。

主诉：血糖升高6年余，伴颜面四肢浮肿10天

现病史：因发现血糖升高6年余，伴颜面四肢浮肿10天于2013年1月3日到某医院内分泌科入院治疗。入院症见：神清，神可，颜面及四肢浮肿，胸闷气紧，纳眠可，二便调，舌淡，苔白，脉沉细。

查体：体温36.5℃，脉搏80次/min，呼吸18次/min，血压160/90mmHg。身高170cm，体重79kg。颜面浮肿，眼睑尤甚，肺部呼吸音低，心脏叩诊向左增大，心脏听诊律齐，心率80次/min，各瓣膜区未闻及杂音。腹部未查及阳性体征。双下肢重度凹陷性水肿。

西医诊断：2型糖尿病并糖尿病肾病；高血压病3级 很高危。

中医诊断：消渴；水肿。

入院后完善相关检查并予以诺和锐30早饭前20U、晚饭前18U皮下注射降糖，马来酸依那普利（10mg，每日1次）、左旋氨氯地平片（25mg，每日1次）降压、速尿片（20mg，每日2次）、螺内酯（40mg，1日2次）利尿消肿，并中医辨证施治予苓桂术甘汤加减治疗。

2013年1月5日早期肾功指标：mALB 6470.00mg/L，α_1 – MG 173.00mg/L，TRU 283.00mg/L；IGU 886.00mg/L。肾功：BUN 9.5mmol/L，Cr 129.7μmol/L，mALB > 0.15mg/L。尿常规：KET（ – ）；GLU（ – ）；PRO（3 + ） > 3.0mg/L。

治疗10天后患者四肢及颜面浮肿未缓解并较入院时有加重趋势，2013年1月15日复查指标示：早期肾功指标：mALB 6230.00mg/L，α_1 – MG 167.00mg/L，TRU 271.00mg/L，IGU 867.00mg/L。肾功：BUN 8.8mmol/L，Cr 130.9μmol/L，mALB > 0.15mg/L。尿常规：KET（ – ）；GLU（ – ）；PRO（3 + ） > 3.0mg/L。

为求进一步诊治，于2013年1月22日到亓鲁光教授门诊诊疗，初诊时症见：神清，神可，神疲乏力，胸闷气紧，心悸，一身悉肿，颜面及双下肢尤甚，双下肢重度凹陷性水肿，按之不起，大便正常，小便量少，约1200mL/24h，纳眠差。舌淡，苔薄白，舌体胖大，脉沉细。体重达80kg（患者自述水肿前正常体重为71kg），住院治疗期间血糖、血压控制可。测随机指尖血糖7.9mmol/L，血压128/76mmHg。

【处方】

制附片（另包先煎30min）30g	炒白术10g	椒目15g	赤小豆30g
葶苈子10g	黄芪40g	泽泻20g	山药30g
桔梗15g	地龙15g	白芍30g	甘草3g

3剂，水煎服，每日4次。

另停用速尿片以防电解质紊乱加重病情，并早晚定时监测体重及24h尿量。

3天后患者复诊时体重77.5kg。小便量较就诊前增多，每日量约2000mL。复诊时颜

---

① 陈继杰、罗净、亓鲁光等：《亓鲁光教授治疗1例糖尿病肾病并发重度水肿经验分析》，载《四川中医》2014年第1期，第122 – 123页。

面及双下肢水肿明显好转，但双下肢仍重度凹陷性水肿，神疲乏力，胸闷气紧，心悸，胸闷气紧等症明显缓解，纳可，眠仍差，大便调。舌淡，苔薄白，舌体胖大，脉沉细。

效不更方，上方减甘草，加大腹皮 20g、生晒参 10g，5 剂，水煎服，仍早晚定时监测体重及 24h 尿量，并停用螺内酯。

三诊：（1 月 30 日）体重 72kg，小便量同前无明显增多。全身水肿明显好转，颜面已不肿，双下肢仅足踝部轻度水肿，按之仍凹陷不起，神疲乏力，未诉胸闷气紧，心悸等症，纳可，眠仍差，大便调。但仍诉乏力，舌淡红，苔薄，脉细数。

2013 年 1 月 27 日复查早期肾功指标：mALB 1920.00mg/L，α_1 - MG 59.30mg/L，TRU 155.00mg/L，IGU 200.00mg/L。肾功：BUN 9.2mmol/L；Cr 135.2μmol/L。电解质无异常。中药稍作调整：加桑椹 15g，甘草 3g。7 剂，水煎服，医嘱同前。

后回访患者继续服药 5 剂后体重降至 71.5kg，水肿好转，病情稳定出院。

案 4：糖尿病肾病[①]

石某，男，65 岁。

初诊日期：2007 年 7 月 6 日。

现病史：患 2 型糖尿病 4 年，高血压病 1 年。服用数种降糖药物，但血糖仍控制不理想，半年前无明显诱因出现双下肢水肿。

刻诊：时有头昏，视物模糊，晨起口干苦，大便干结，4 日 1 行，双下肢水肿，四肢麻木，舌淡、苔白厚腻，脉细。

实验室检查：空腹血糖 9.1mmol/L，餐后 2h 血糖 14mmol/L；尿常规：PRO（3 +）。

西医诊断：糖尿病伴肾病。

证候诊断：脾肾两虚，阳气亏虚，水邪内停。

治法：健脾补肾，利水消肿。

【处方】 真武汤加减。

制熟附片[(先煎)]30g	山药 30g	泽泻 30g	金樱子 30g
益母草 30g	炒白术 10g	椒目 10g	荔枝核 10g
茯苓 12g	黄芪 40g	白芍 20g	甘草 3g

7 剂，每日 1 剂，水煎服。

二诊：（7 月 13 日）双下肢水肿缓解，口干苦减轻，但胃脘略有不适，血压 160/90mmHg。上方去白芍、椒目、益母草、荔枝核；加夏枯草 30g，鸡内金、佩兰各 10g。

三诊：（7 月 27 日）双下肢水肿基本消退，尿常规：PRO（+）；餐后 2h 血糖 9.1mmol/L，大便调，肢麻减轻，全身情况好转，续以真武汤加减，巩固治疗，并嘱其控制饮食及情绪，坚持适当锻炼。

二十七、乔成林医案：2 型糖尿病肾病，慢性肾衰[②]

王某，男，60 岁。

---

① 林莹宣、张静、曾静：《亓鲁光治疗糖尿病肾病经验摘要》，载《山西中医》2009 年第 1 期，第 6 - 7 页。

② 吴喜利、董盛、安鹏、叶冰玉、刘军花：《乔成林教授治疗肾性水肿的临证经验》，载《陕西中医》2014 年第 8 期，第 1048 - 1050 页。

初诊日期：2013 年 9 月 16 日。

主诉：胸闷伴双下肢浮肿 1 年余，加重 5 天。

现病史：诊见面色晦暗，倦怠乏力，颜面浮肿，双下肢浮肿，阴囊肿胀透亮，平躺胸闷，食纳、睡眠可，小便量少，大便稀软，舌质红，体胖大有齿痕，苔黄厚腻，脉沉细弱。

既往史：有 2 型糖尿病病史 13 年（口服二甲双胍片 500mg，3 次/日），有高血压病史 3 年（口服缬沙坦胶囊 80mg，1 次/日；硝苯地平缓释片 20mg，1 次/日），血糖及血压控制平稳。

查体：测血压 132/78mmHg；慢性肾病病容，眼睑水肿，腹部膨隆，无压痛及反跳痛，双侧肾区叩击痛（+），移动性浊音（+）可疑，双下肢中度水肿。

辅助检查：① 生化全套：TP 58.7g/L，ALB 30.7g/L，GLB 28.0g/L；BUN 14.08mmol/L，Cr 260.50μmol/L，UA 506μmol/L，Cys C 2.35mg/L，TC 6.19mmol/L；②24h 尿蛋白定量 7622.60mg（2000mL，3811.30mg/L）；③尿常规：RBC 68.5 个/μL，BLD（+），PRO（3+），GLU（+）。

西医诊断：2 型糖尿病肾病，慢性肾衰。

中医辨证：本虚标实证之水肿，本虚为脾肾阳虚，标实为湿热内蕴。

治法：温阳利水，固精泄浊；宣畅气机，清热利湿。

【处方】五苓散加真武汤与三仁汤加减。

生黄芪 50g	金樱子 50g	猪苓 30g	生薏米 30g
芡实 30g	车前子(包)30g	桂枝 20g	茯苓 15g
白术 15g	黑附片(先煎)15g	杏仁 15g	僵蚕 15g
蝉蜕 15g	白蔻仁 10g	泽泻 10g	

6 剂，水煎服，200mL，每日 2 次。

复诊：（2013 年 9 月 22 日）患者面色好转，颜面浮肿明显消退，阴囊及双下肢浮肿减轻，余症同前。效不更方，继续原方案加减施治。

【处方】

生黄芪 50g	金樱子 50g	桂枝 20g	猪苓 30g
生薏米 30g	芡实 30g	车前子(包)30g	煅牡蛎 30g
煅龙骨 30g	茯苓 15g	白术 15g	黑附片(先煎)15g
杏仁 15g	僵蚕 15g	蝉蜕 15g	生大黄(后下)12g
川芎 12g	泽泻 10g	白蔻仁 10g	

7 剂，水煎服，200mL，每日 2 次。

复诊：（2013 年 9 月 29 日）患者浮肿消退，倦怠乏力症状明显改善，舌质淡，苔薄白，脉沉细，无明显其他特殊不适。复查：①尿常规：PRO（3+）；②24h 尿蛋白定量 4487.78mg（2650mL，1693.50mg/L）。治疗方案改为温阳利水，固精化浊之温阳化浊方加减。

【处方】

生黄芪 50g	金樱子 50g	芡实 30g	煅牡蛎 30g

煅龙骨 30g	车前子 (包) 30g	猪苓 30g	桂枝 20g
泽泻 10g	白术 15g	茯苓 15g	黑附片 (先煎) 15g
僵蚕 15g	蝉蜕 15g	川芎 12g	生大黄 (后下) 12g

10 剂，水煎服，200mL，每日 2 次。

10 剂后继续门诊治疗。

生活调理：禁食豆制品，低盐低脂优质蛋白糖尿病饮食；注意休息，避免剧烈运动；避风寒，若出现感冒症状及其他不适，及时就诊。

二十八、曲生医案：糖尿病肾病Ⅳ期[①]

王某，女，56 岁。

初诊日期：2012 年 3 月 8 日。

现病史：2 型糖尿病病史 10 年，胰岛素治疗 6 年。近 1 年来，反复出现双下肢浮肿。曾多方求治，屡治无效。随来我处就诊，症见：颜面浮肿，神疲乏力，口干欲饮，手足麻木，四肢不温，腰酸痛，双下肢浮肿，饮食睡眠可，夜尿 3 ～ 4 次，大便干 3 ～ 4 日 1 行。舌紫暗，苔白腻，脉沉涩。

查：血压 160/80mmHg；尿常规：PRO（3 +）；Cr 306μmol/L。

西医诊断：糖尿病肾病Ⅳ期。

证候诊断：肾阳亏虚，浊瘀内蕴。

治法：温补肾阳，破瘀排浊。

【处方】破血益肾排浊汤加减。

山萸肉 20g	莲子 20g	金樱子 20g	芡实 20g
熟地黄 20g	肉桂 10g	水蛭 5g	三棱 10g
穿山甲 10g	土鳖虫 9g	益母草 20g	泽兰 20g
佩兰 20g	白术 20g	茯苓 20g	僵蚕 10g
土茯苓 20g	白花蛇舌草 20g		

嘱服 10 剂，每日 1 剂，水煎，分 2 次服。

二诊：（3 月 23 日）症见：颜面浮肿、四肢不温、神疲乏力、手足麻木、腰酸痛、双下肢浮肿明显减轻，口干改善，饮食睡眠可，夜尿 1 次，大便正常，睡眠不佳。舌紫暗，苔白腻，脉沉涩。查：血压 140/80mmHg；尿常规：PRO（2 +）；Cr 213μmol/L。在上方基础上加酸枣仁 30g、远志 20g 以养心安神，继服 10 剂。

三诊：（4 月 8 日）上述症状明显减轻，睡眠正常。舌紫淡紫，苔薄白，脉沉涩。查：血压 130/70mmHg，尿常规：PRO（-）；Cr 104μmol/L。嘱患者续服该方丸剂，6g/次，3 次/日，口服，连服 3 个月，以巩固疗效。

随访 6 个月，未见复发。

---

① 刘万权、史耀勋：《曲生主任医师治疗糖尿病肾病Ⅳ期经验总结》，载《中国中医药现代远程教育》2013 年第 7 期，第 134 - 135 页。

【按语】

该患者为渴病日久，伤及肾体，肾阳不足，温化无力，瘀血闭络，邪无出路，痰湿浊毒内生，导致脏腑功能失调，阴阳气血俱虚。治疗上给予温肾阳、破血、排浊治疗。本方标本兼治，故效果显著。

二十九、任琢珊医案：糖尿病肾病[①]

赵某，男，64 岁。

初诊日期：1998 年 3 月 12 日。

现病史：既往有糖尿病病史 10 年余，平素口服降糖药糖适平、二甲双胍治疗，血糖控制在 8.3 ～ 11.6mmol/L。现化验 PRO（3＋），24h 尿蛋白定量为 6.6g，Cr 158μmol/L，BUN 6.5mmol/L。患者表现精神萎靡不振，困倦嗜睡，畏寒肢冷，面色无华，腰膝酸软无力，纳呆食少，时有恶心，双下肢浮肿，诊舌质暗淡，舌下静脉青紫怒张，舌苔白腻，脉沉细无力。

西医诊断：糖尿病肾病。

证候诊断：脾肾阳虚，夹湿夹瘀。

治法：温阳补肾，健脾利湿，活血散结。

【处方】

黄芪 30g	茯苓 10g	白术 10g	山药 10g
砂仁 10g	川芎 10g	赤芍 10g	白芍 10g
桃仁 10g	红花 10g	薏苡仁 20g	附子 6g
甘草 6g			

水煎服，每日 1 剂。

患者服药 10 剂后畏寒肢冷、困倦嗜睡及精神状况较前好转，纳食较前增加，效不更方，继以原方服用 20 剂。

4 月 12 日患者来诊时自诉上述症状明显减轻，肢体水肿好转，微觉口渴，仍有腰膝酸软，时有恶心，晨起明显，诊见舌质仍暗淡，舌体胖大，苔白腻，脉沉缓无力，于上方去附子、白芍，加清半夏、生姜、仙茅、淫羊藿、枸杞子继续服用，2 个月后诸状消失，化验血糖为 7.2mmol/L；尿常规：PRO（＋）。后患者以上方自制胶囊，间断服用，随访 1 年，病情稳定，无明显不适。

三十、邵朝弟医案五则

案 1：2 型糖尿病，糖尿病肾病Ⅳ期[②]

赵某，男，62 岁。

初诊日期：2010 年 4 月 12 日。

现病史：双下肢浮肿半年，伴有面色㿠白，乏力，恶心呕吐，小便短少，舌质淡，

---

① 成秀梅：《任琢珊治疗糖尿病肾病的经验》，载《陕西中医》2003 年第 10 期，第 921 页。

② 葛亮、高鸣、邵朝弟：《金匮肾气丸临证举隅》，载《湖南中医杂志》2012 年第 1 期，第 59－60 页。

苔厚腻，脉沉细。既往有糖尿病病史 15 年，平日血糖控制不佳。

辅助检查：空腹血糖 15.8mmol/L，肾功能正常，ALB 25g/L，24h 尿蛋白定量 3.7g。

西医诊断：2 型糖尿病，糖尿病肾病Ⅳ期。

证候诊断：脾肾阳虚，水湿不化。

治法：温肾健脾，利水化浊。

【处方】金匮肾气丸合防己黄芪汤加减。

制附子 3g	肉桂 6g	生地 10g	山茱萸 10g
泽泻 10g	怀牛膝 10g	汉防己 10g	炒白术 10g
丹皮 10g	山药 15g	茯苓皮 15g	车前子 15g
黄芪 15g	益母草 15g		

每日 1 剂，水煎服，7 剂。

同时辅以胰岛素进行降糖治疗。

药后乏力减轻，恶心呕吐消失，小便已畅，浮肿渐退，方药中病，继用本方调治 2 月，浮肿全消，复查 24h 尿蛋白定量为 2.6g，空腹血糖 7.2mmol/L，ALB 32g/L。长期予以金匮肾气丸加减治疗，同时辅以胰岛素，水肿未再发作，血糖控制平稳。

【按语】

糖尿病属于祖国传统医学中消渴病范畴。患者消渴日久，燥热伤津，肾阴耗伤，阴损及阳，肾阳虚衰，气化失职，致水液输布失常，水湿内生，停聚于上则颜面浮肿，停聚于下则足肿，《素问·灵兰秘典论》云："膀胱者，州都之官，津液藏焉，气化则能出矣。"肾阳虚衰，膀胱气化不利，故小便短少；命门火衰，脾阳衰惫，运化失司，胃失和降，故恶心欲吐；舌脉亦为脾肾阳衰、水湿不化之征，予金匮肾气丸合防己黄芪汤加减治疗。方中生地、山茱萸、山药、茯苓皮、泽泻、丹皮以滋补肾阴；肉桂、附子温补肾阳，可补水中之火和温肾中阳气；以茯苓皮代替茯苓，以利水消肿；怀牛膝滋补肝肾；车前子利水消肿；防己苦泄辛散以除湿消肿；黄芪健脾补肺，固表行水；白术健脾燥湿。诸药合用，标本兼治，使脾气得健，水湿得除。

案 2：糖尿病肾病[①]

王某，女，58 岁。

初诊日期：2012 年 8 月 12 日。

主诉：乏力、多饮、消瘦 6 年伴双下肢水肿半年。

现病史：患者既往发现并诊断 2 型糖尿病 6 年，予口服二甲双胍、阿卡波糖控制血糖，血糖控制欠佳，空腹血糖波动在 7 ～ 9mmol/L，餐后 2h 血糖波动在 12 ～ 15mmol/L。半年来无明显诱因出现双下肢水肿，乏力较前加重，查尿常规：PRO（2 +）；24h 尿蛋白定量 0.6g；肝肾功能、血压在正常范围。

刻诊：双下肢轻度水肿，尿中泡沫多，乏力明显，口渴欲冷饮，舌淡，边有齿痕，苔薄白，脉沉细无力。

中医诊断：消渴病肾病。

---

① 魏琴、薛雪：《邵朝弟治疗消渴病肾病的临床经验》，载《湖北中医杂志》2016 年第 1 期，第 28 – 30 页。

证候诊断：气阴两虚兼水湿。

治法：益气养阴，活血利水。

【处方】

党参 15g	黄芪 30g	生地黄 10g	泽泻 10g
淮山药 15g	云茯苓 15g	山茱萸 10g	金樱子 15g
芡实 20g	怀牛膝 15g	益母草 15g	车前子（包煎）15g

7 剂，水煎服。每日 1 剂，分 2 次温服。

二诊：患者乏力较前减轻，双下肢轻度水肿，纳寐可。继服上方 14 剂。

三诊：症状明显减轻，下肢基本不肿，尿中泡沫较前减少，仍有乏力。查尿常规：PRO（±）；24h 尿蛋白定量 0.18g。继服上方 2 月后改用肾炎康复片口服巩固治疗。

【按语】

消渴病肾病以阴虚为本，病延日久气阴两伤，脾虚运化无权，肾虚气化、固摄失司，则水湿内停，精微下注，发为水肿、泡沫尿。全方以"参芪地黄汤"加减，重用黄芪。黄芪善以益气，气行则水行，脾健则湿除。邵朝弟教授同时配伍"水陆二仙丹"，长于益肾收涩，治疗泡沫尿。患者临证虽未出现明显的血瘀证候，但阴虚则血液黏稠，壅滞肾络，瘀血极易自生，未病先防，故在益气养阴的同时加强活血利水。全方共奏气阴并补、活血利水之功。

案 3：2 型糖尿病，糖尿病肾病Ⅳ期[①]

任某，男，65 岁。

初诊日期：2004 年 2 月 25 日。

现病史：患者 7 年前因多饮多尿消瘦而查血糖，空腹血糖 5.0mmol/L，餐后 2h 血糖 14.2mmol/L，在外院诊断为 2 型糖尿病，服用糖适平治疗，血糖控制可。2003 年 12 月发现 BUN 8.1mmol/L，Cr 185μmol/L；尿常规：RBC（2＋），PRO（2＋）。在外院诊断为糖尿病肾病并予治疗，病情无明显好转，今来我院住院治疗。

入院时患者消瘦，腰膝酸软，眠差，口干喜饮，下肢水肿，舌红苔白，脉细数。入院后查 Cr 190μmol/L，BUN 8.5mmol/L，空腹血糖 4.8mmol/L，早餐后 2h 血糖 14.5mmol/L；24h 尿蛋白定量 0.38g；尿常规：RBC（2＋），PRO（2＋）；双肾 B 超示双肾实质炎性变，右肾缩小。

西医诊断：① 2 型糖尿病；②糖尿病肾病Ⅳ期。

中医诊断：消渴。

证候诊断：肝肾阴虚。

治法：①予降糖、抗感染、改善微循环、ACEI、对症支持治疗；②中药养阴清热、滋补肝肾，拟知柏地黄汤加减。

【处方】

盐知母 10g	盐黄柏 12g	生地 15g	枣皮 15g

---

① 高鸣、胡江华、孙善红：《邵朝弟教授治疗糖尿病肾病的经验》，载《四川中医》2006 年第 4 期，第 6－7 页。

| 山药 15g | 云苓 15g | 泽泻 15g | 丹皮 10g |
| 金樱子 15g | 芡实 30g | 黄芪 30g | 枸杞子 15g |

水煎服，每日 1 剂。

治疗 12 天后，查 24h 尿蛋白定量 0.14g，BUN 6.4mmol/L，Cr 125μmol/L，尿常规正常，血糖控制在正常范围内，肾图检查：左右两侧肾图分泌正常，排泄延缓；口渴减轻，睡眠好转，纳食、二便可。

患者出院，中药守上方带药 5 剂续服。患者服完上方后来电诉感觉良好，嘱其服六味地黄胶囊滋补肝肾以巩固之，并定期复查肾功能、尿常规。随访 1 年，未见异常。

案 4：糖尿病肾病①

吴某，女，53 岁。

初诊日期：2010 年 7 月 20 日。

主诉：间断口干多饮 8 年、双下肢水肿伴乏力 1 年。

现病史：患者 2002 年无明显诱因出现口干多饮，于外院查血糖升高，诊断为 2 型糖尿病，予以口服格列本脲、二甲双胍降糖治疗，血糖控制欠佳。2009 年患者无明显诱因出现双下肢水肿伴乏力，查尿常规：PRO（2＋），24h 尿蛋白定量 250mg，诊断为糖尿病肾病，对症治疗后未见明显缓解，其后双下肢水肿反复发作，尿常规：PRO（＋～2＋），现为求系统诊治，遂来就诊。

刻诊：双下肢水肿，全身乏力，面色萎黄，食欲欠佳，小便有泡沫，大便质稀，舌淡红、苔薄白，脉细。尿常规：PRO（2＋）。

西医诊断：糖尿病肾病。

中医诊断：水肿。

证候诊断：脾虚水停。

治法：健脾益气，利水消肿。

【处方】归脾汤加减。

党参 15g	黄芪 30g	白术 10g	茯苓 15g
酸枣仁 15g	当归 10g	木香 10g	猪苓 15g
芡实 20g	车前子 10g		

7 剂。常法煎服。

西药降糖、护肾排毒等基础治疗暂不变。

二诊：（7 月 27 日）服药后患者诉双下肢水肿较前减轻，精神体力好转，余无特殊不适，舌淡红、苔白，脉细。尿常规：PRO（＋）。中药守上方加金樱子 15g。14 剂。

三诊：（8 月 10 日）患者未诉特殊不适，舌淡红、苔薄白，脉细。尿常规：PRO（±）。中药守上方继续服用 14 剂。其后定期复查，继以上方加减巩固治疗 3 个月，患者双下肢水肿未再发，尿检转阴。

【按语】

糖尿病肾病是糖尿病最常见的慢性并发症，是与糖代谢异常有关的肾小球硬化性疾

① 巴元明、万君：《邵朝弟运用归脾汤治疗肾病验案举隅》，载《江苏中医药》2016 年第 2 期，第 51－53 页。

病，以蛋白尿、水肿、肾功能不全等为主要临床表现。《圣济总录》中说："消渴病久，肾气受伤，肾主水，肾气虚衰，气化失常，开阖不利，能为水肿。"脾气亏虚，升降失司，则水津失布，以致水湿停滞体内，泛于肌表则见水肿；水为阴邪，易伤阳气，日久肾阳亏虚，脾失温养，则水湿壅盛而水肿更甚。故邵朝弟教授认为糖尿病肾病根本病机和始动环节在于"脾虚"，且在疾病发展的各个时期无论有无脾虚，都应该积极健脾，使气血生化有源，以充养后天之本，才能达到脾肾同治、治病求本的目的，即《内经》中所谓"有者求之，无者求之"。故临证治疗应着眼于"从脾论治"，通过"补脾气"可以降低血糖，减轻高血糖引起的肾小球高滤过状态，降低尿蛋白。

案 5：2 型糖尿病，糖尿病肾病Ⅳ期[①]

杨某，男，66 岁。

初诊日期：2006 年 6 月 8 日。

主诉：糖尿病 5 年，双下肢水肿 10 月。

现病史：5 年前体检发现空腹血糖升高，最高达 27mmol/L，在外院诊断为 2 型糖尿病，予以胰岛素治疗，血糖控制可。2005 年 9 月发现尿常规：PRO（2＋），RBC（2＋）；双下肢浮肿，Cr 260μmol/L，24h 尿蛋白定量为 2g，在外院诊断为糖尿病肾病并予降压、降糖、利尿等对症治疗，病情无明显好转，转我院住院治疗。

刻诊：患者腹胀不适，皮肤瘙痒，下肢中度水肿，舌质淡，苔薄黄，脉弦。

入院后查 Cr 226μmol/L，BUN 19.5mmol/L，空腹血糖 4.9mmol/L，餐后 2h 血糖 6.2mmol/L；24h 尿蛋白定量 0.98g；尿常规：PRO（＋）；双肾 B 超示双肾囊肿。

西医诊断：2 型糖尿病，糖尿病肾病Ⅳ期，慢性肾衰竭。

中医诊断：水肿。

证候诊断：脾肾气虚。

治法：①即予降糖、改善微循环、降压等对症支持治疗；②中药补肾健脾、滋阴益气、活血利水，芪苓消肿汤加减。

【处方】

黄芪 30g	茯苓 30g	益母草 15g	白术 10g
车前子 15g	猪苓 15g	赤小豆 15g	生地 15g
泽泻 15g	山药 15g	金樱子 15g	芡实 30g

水煎，每日 1 剂，分 2 次服。

治疗 32 天后，查 24h 尿蛋白定量 0.38g，BUN 10mmol/L，Cr 210μmol/L，尿常规正常，血糖控制在正常范围内，水肿、腹胀不适、皮肤瘙痒均较前明显好转，纳食、二便可。患者出院，中药守上方带药 5 剂续服。后于门诊继续治疗并定期复查肾功能、尿常规。随访 1 年，未见异常。

---

① 曹秋实、李成银、巴元明：《邵朝弟治疗糖尿病肾病Ⅳ期临床经验》，载《湖北中医杂志》2012 年第 1 期，第 26－27 页。

三十一、石曾淑医案：糖尿病肾病①

崔某，男，44岁，某厂厂长。

初诊日期：1996年12月3日。

现病史：患糖尿病已12年，由于工作繁忙，仅服达美康80mg，每日2～3次，二甲双胍25mg，每日2次，近半年来腿肿，并日益加重。

初诊症见：双腿肿如棉，并至膝部，眼睑亦浮肿，口干喜饮，心烦热，干呕，视物昏花，且明显头晕，腰膝酸软，舌暗红，苔白腻，脉沉弦。

辅助检查：空腹血糖11.5mmol/L，BUN 7.8mmol/L，TG 3.4mmol/L，CHO 4.2mmol/L；尿常规：GLU（+），PRO（3+），BLD（±）；血压24.5/14.7 kPa。

中医诊断：水肿。

证候诊断：肝肾阴虚火旺、夹水湿瘀血。

【处方】知柏地黄丸合黄芪防己汤加味。

知母12g	黄柏12g	生地30g	熟地15g
山药30g	山萸肉12g	茯苓45g	泽泻24g
丹皮12g	黄芪30g	防己15g	苍术20g
白术15g	桃仁10g	红花5g	

西药照服。

服药2月，水肿基本消失，腰膝酸软明显改善，体力增加，心烦干呕消失，口干减轻，仍有时头晕，但较以往减轻，复查血压21.3/12.8 kPa，BUN 6.7mmol/L，空腹血糖8.0mmol/L，TG 2.40mmol/L，CHO 4.5mmol/L；尿常规：GLU（±），PRO（+），BLD（−）。

【按语】

糖尿病肾病水肿明显者，这时多肺、脾、肾功能失常，气化功能不足，应注意在知柏地黄汤中除知、柏用量减少，加大山药、茯苓、泽泻的用量外，还应合并使用防己黄芪汤，这样常可以服药半月后水肿明显消减，尿蛋白减少，血糖亦有所下降。

三十二、汤宗明医案：糖尿病肾病、肾病综合征②

任某，男，51岁。

初诊日期：2015年3月10日。

现病史：患消渴病4年，平时血糖控制差。半年前出现水肿，腰以下、阴囊水肿明显，尤其是阴囊水肿，状如小号皮球，绷急光亮，只能卧床，无法下地站立行走，苦不堪言。曾求治于某三甲医院，检查后明确诊断为消渴病肾病、肾病综合征，住院半月，

① 石曾淑、黄静、于青云：《知柏地黄丸加味在防治糖尿病中的应用》，载《安徽中医临床杂志》1998年第1期，第1－2页。

② 严兴茂、汤宗明：《汤宗明辨治消渴病慢性并发症经验介绍》，载《新中医》2018年第1期，第205－208页。

治疗效果不理想。经人介绍求治于汤宗明教授，来诊时由家属搀扶。

刻诊：腰以下水肿重度，尤其是阴囊水肿为甚，状如皮球，绷急光亮，伴右下肢牵扯痛，胸闷心悸时有发作，少气懒言，精神不振，小便可，无夜尿增多，纳呆，睡眠差。舌质暗红、舌苔薄黄，脉濡。

证候诊断：脾肾亏损，气阴两虚，血瘀水停。

治法：益气扶正，活血利水。

【处方】

黄芪 20g	车前子 20g	五味子 15g	冬瓜皮 15g
大腹皮 15g	当归 15g	茯苓 12g	党参 12g
泽泻 18g	白芍 18g	炒白术 10g	川芎 10g
僵蚕 10g	防风 9g		

6 剂，每日 1 剂，水煎服。嘱注意休息，低盐、优质低蛋白饮食，控制饮水。

二诊：（2015 年 3 月 20 日）患者水肿减轻，尤其阴囊水肿减轻较明显，可适度下床活动，半小时以内，舌脉如前。疗效初现，续以原方，酌改泽泻为 20g 以加强利水，再进 6 剂。

三诊：（2015 年 3 月 30 日）水肿进一步减轻，生活自理能力逐渐增强，精神好转，逐渐有生活信心，舌脉如前。续进二诊原方 6 剂。

四诊：（2015 年 4 月 9 日）腰以下及阴囊水肿缓减，可做适量家务，可坐沙发休息，精神好转，生活信心逐渐恢复，觉肢端冰冷，舌脉如前。再以二诊方加桂枝 8g 温阳化气，续进 6 剂。

五诊：（2015 年 4 月 17 日）水肿与上次相比好转不明显，舌脉如前。似有病重药轻之故，故调整处方如下。

【处方】

黄芪 30g	白芍 22g	车前子 20g	泽泻 20g
党参 15g	冬瓜皮 15g	大腹皮 15g	猪苓 15g
五味子 15g	当归 15g	茯苓 12g	炒白术 12g
僵蚕 10g	川芎 10g	防风 9g	桂枝 8g

6 剂，水煎服。

六诊：（2015 年 4 月 28 日）水肿虽有进一步减轻，但不明显，唯精神状态转佳，舌脉如前。续在五诊方基础上酌情调整

【处方】

黄芪 50g	白芍 22g	党参 20g	泽泻 20g
车前子 20g	丹参 30g	煅牡蛎 30g	五味子 15g
猪苓 15g	冬瓜皮 15g	当归 15g	茯苓 15g
川芎 12g	炒白术 12g	僵蚕 10g	防风 9g
桂枝 9g			

6 剂，每日 1 剂，水煎服。

其后坚持复诊半年余，理法不出其上，方药随证加减，气虚明显时酌加党参药量，

或改为生晒参益气；湿盛时加用赤小豆、薏苡仁利湿；尿潜血增加时，加白茅根、荆芥炭止血。半年后复查肾功能正常，尿常规示 PRO（＋～2＋），RBC（－）。水肿消失，可以正常工作。随访 1 年未见复发。

【按语】

该患者水肿日久，腰以下肿为主，阴囊肿剧，可见脾肾亏虚无疑，所谓阴水是也。又其根在消渴，故本为气阴两虚，是为水肿兼见少气懒言之病机。《金匮要略》有言"血不利则为水"，病久瘀血内阻，水液代谢失常，瘀水互结，故见水液泛滥、胸闷心悸、舌暗等。基于消渴病慢性并发症水肿病脾肾亏损、气阴不足、瘀水互结的基本病机，治以健脾补肾、益气养阴、活血利水为基本大法，遂投生脉散益气养阴、当归芍药散活血利水、五苓散通阳化气为基础方，随证加味健脾补肾之品。方中多法并用，有党参、黄芪、白术之补，有车前子、泽泻、大腹皮、猪苓之利，有白芍、五味子之收，有川芎、丹参、桂枝之通，有煅牡蛎、防风、僵蚕之散，俾使攻逐不伤正，滋补不碍邪，攻补兼施，散收得当，故数剂收功，疗效满意。

三十三、童安荣医案：糖尿病肾病[①]

患者，男，46 岁。

初诊日期：2017 年 5 月 10 日。

主诉：双下肢水肿严重约 5 日。

现病史：患糖尿病 10 年余，患者因糖尿病治疗未得到有效改善现已发展为糖尿病肾病。

刻诊：双下肢水肿，按之凹陷，视物模糊，腰酸腰痛，精神无力，畏寒，食欲不振，大便质干，小便正常，舌淡苔白腻。24h 尿蛋白定量 1000mg，尿常规：BLD（2＋），PRO（2＋）；血糖 8.0mmol/L。

西医诊断：糖尿病肾病。

【处方】

柴胡 12g	枳壳 15g	党参 15g	茯苓 45g
砂仁 10g	生地 45g	大黄 6g	木香 10g
槟榔 6g	桂枝 15g	黑附片 30g	车前子 30g
神曲 10g	黄芪 30g	麻黄 10g	冬瓜皮 30g

10 剂，每日 1 剂，水煎服取汁早晚各 250mL 口服。

患者水肿严重，加车前子、冬瓜皮、槟榔利水消肿，附片、麻黄、桂枝温阳利水以消肿，大便质干用大黄，将熟地改为生地泻下通便，木香健脾行气。

二诊：（2017 年 5 月 21 日）患者水肿症状减轻，较前精神好转，大便日 1 次，小便正常，舌淡苔白腻。原方基础上减大黄、冬瓜皮后给予中药 7 剂治疗。后诉水肿症状好转，食欲尚可，大小便正常。

---

① 冯岩、童安荣：《行气温肾利水方治疗糖尿病肾病水肿经验总结》，载《中国民族民间医药》2017 年第 23 期，第 67－68 页。

三十四、王孟庸医案二则①

案1：糖尿病肾病水肿兼泌尿系感染

患者，女，68岁。

初诊日期：2012年4月8日。

现病史：有2型糖尿病史15年余，2010年3月诊断为糖尿病肾病Ⅳ期。刻下：倦怠乏力，面部眼睑浮肿，腰骶部及双下肢重度凹陷性水肿，四肢末梢麻木感，纳眠可，尿频、尿热、尿痛，大便干，舌质淡暗、体胖大、有齿痕，苔黄腻，脉沉细。

查尿常规：GLU（+），PRO（4+），WBC 511 cells/μL；TP 54.7g/L，ALB 23.9g/L；24h尿蛋白定量7663.9mg，尿量2.1L。

中医诊断：消渴，水肿，热淋。

证候诊断：气血俱虚兼湿热浊毒内蕴。

先拟猪苓汤加减以治淋证。

【处方】

猪苓30g	阿胶(烊冲)10g	五味子10g	荆芥穗15g
柴胡15g	黄芩15g	黄芪30g	当归15g
车前子15g	丹参20g		

5剂，每日1剂，水煎，分2次温服。

二诊：（2012年4月15日）面部眼睑浮肿消，腰骶部及双下肢水肿稍减，尿热、尿痛感缓解。患者淋证已减，水肿渐消，鉴于其消渴日久，伤阴耗气，又脏腑运化失职，复加痰、热、郁、瘀互相积聚于肾之络脉，故治疗除益气养阴、化瘀散结除浊外，还当以血肉有情之品培补，以达固托之效。

【处方】

黄芪30g	当归15g	五加皮10g	猪苓15g
水蛭5g	桃仁10g	红花10g	白术20g
菟丝子15g	女贞子20g	熟地黄15g	紫苏叶15g
紫河车5g	鹿角霜10g		

继服14剂。

三诊：（2012年5月）复查TP 64.3g/L，ALB 28.2g/L；24h尿蛋白定量3103.7mg，尿量2.1L。腰骶部无明显水肿，双下肢轻度浮肿，小便可，大便稍干。患者水肿明显消退，守前法，佐以培补肺脾肾。

【处方】

黄芪30g	当归15g	五加皮10g	猪苓15g
阿胶(烊冲)10g	沙参15g	丹参15g	玄参10g
白术20g	菟丝子15g	女贞子20g	熟地黄20g

---

① 张耀庭、王孟庸：《王孟庸治疗糖尿病肾病水肿验案两则》，载《中国中医药信息杂志》2014年第2期第107+136页。

| 大黄炭 10g | 鹿角霜 10g | 烫水蛭 5g | 紫河车 5g |

守方加减半年，复查 24h 尿蛋白定量维持在 0.9 ～ 1.7g 之间，水肿未发。

案 2：糖尿病肾病水肿兼高钾血症

患者，男，63 岁。

初诊日期：2011 年 9 月 21 日。

现病史：有 2 型糖尿病史 7 年余，2009 年诊断为糖尿病肾病Ⅳ期。刻下：倦怠乏力，面色萎黄无华，双下肢中度凹陷性水肿，双下肢末梢麻木刺痛感，大便干，小便尚可，舌质淡暗、体胖大、有齿痕，苔黄厚腻，脉沉细。

查：尿常规示 PRO（3 +）；BUN 12.20mmol/L，UA 383μmol/L，Cr 216μmol/L；K^+ 5.73mmol/L。

中医诊断：消渴，水肿。

证候诊断：气血两虚，湿毒夹瘀蕴结。

治法：消利兼托补。

【处方】

| 黄芪 30g | 当归 10g | 冬瓜皮 15g | 茯苓皮 15g |
| 熟大黄 10g | 紫河车 3g | | |

5 剂，每日 1 剂，水煎，分 2 次温服。

二诊：（2011 年 9 月 27 日）查 K^+ 4.07mmol/L，下肢水肿渐消，舌质淡暗，苔腻，脉沉细。

【处方】

黄芪 30g	白术 20g	豆蔻 15g	苦杏仁 15g
当归 15g	薏苡仁 15g	冬瓜皮 15g	黄精 20g
烫水蛭 5g	熟大黄 10g	紫河车 5g	

三诊：（2011 年 10 月 4 日）复查尿常规：PRO（2 +）；BUN 9.20mmol/L，UA 377μmol/L，Cr 193μmol/L，K^+ 4.51mmol/L。患者精神可，面色渐华，光亮有泽，双下肢已无水肿，双下肢末梢麻木刺痛感减轻，大便软，小便量中等，舌质淡暗、体胖大、有齿痕，厚腻苔消退，脉沉细。

【处方】

黄芪 30g	白术 20g	山萸肉 20g	当归 15g
五加皮 10g	丹参 15g	菟丝子 15g	女贞子 10g
墨旱莲 20g	熟大黄 10g	烫水蛭 3g	穿山甲 5g
紫河车 5g			

守方加减 1 年余，尿常规：PRO（± ～ +）；血肌酐维持在 170 ～ 230μmol/L，水肿未发。

三十五、王文健医案四则

案1：非酒精性脂肪型肝炎、糖尿病肾病①

陈某，男，43岁。

初诊日期：2011年4月28日。

现病史：患者既往有糖尿病史6年余，高血压病史10余年，2011年3月体检时B超提示脂肪肝；平素喜食甜品、油炸海鲜，无长期大量饮酒史。曾用替米沙坦、络活喜及格华止等治疗，血压控制在130～140/90～95mmHg之间，空腹血糖偏高（6～7mmol/L），餐后2h血糖控制在10～12mmol/L之间。近2个月来因感右下腹胀、乏力明显，尿中泡沫增多而就诊。

刻诊：形体肥胖，面色晦暗；神疲乏力，肢体困重，脘腹痞满，纳呆；口干口苦，自汗，大便1～2次/天，质软，夜尿1～2次/天，尿中泡沫难消；舌质暗、体胖大、边有齿痕、苔黄厚腻，脉细弦。

测身高1.59m，体质量80kg，腰围102cm，血压136/90mmHg。

实验室检查：空腹血糖6.6mmol/L，餐后2h血糖11.2mmol/L，FINS 26.5mmol/L，HOMA-IR 7.8，HbA$_1$c 6.3%，ALT 67U/L，AST 25U/L，乙肝两对半（－），TG 2.11mmol/L，BUN 4.1mmol/L，Cr 101μmol/L，UA 0.552mmol/L，ACR 66.15mg/g。肝脏B超示脂肪肝；肝脾CT平扫示：肝脾比值为19.8/58.4（0.34），属重度脂肪肝。

西医诊断：非酒精性脂肪型肝炎，糖尿病肾病，高脂血症，高尿酸血症。

证候诊断：脾虚不化，湿热内蕴，痰瘀互结。

治法：益气散聚，清利湿热，化痰祛瘀。

【处方】

生黄芪30g	黄连3g	生蒲黄(包)15g	茵陈15g
泽泻9g	垂盆草30g	田基黄15g	生山楂15g
制大黄(后下)9g	淡附片9g	桂枝9g	绿豆衣30g
六月雪15g	紫苏叶15g		

14剂，每日1剂，水煎，早晚分服。

并嘱患者合理饮食，少荤多素，适当运动。

二诊：（5月12日）神疲乏力、纳呆自汗明显好转，右下腹胀减轻；口苦口干，肢体困重，尿中见泡沫多；舌略胖、色暗、苔微黄腻，脉弦滑。脾气渐复，然郁热湿毒未化，守上方加桑叶15g、天花粉15g、葛根30g、生薏苡仁30g、苍术15g，续进14剂。

三诊：（5月26日）口干苦消失，肢体困乏大减；唯诉纳谷不馨，食后略感腹胀满，尿中仍可见泡沫，大便欠实；舌略胖、色暗、苔白腻，脉弦滑。查ALT 45U/L，AST 20U/L，TG 2.08mmol/L，BUN 4.1mmol/L，Cr 101μmol/L，UA 0.532mmol/L，ACR 42.26mg/g。肝功能已正常，但血脂、尿酸、尿微量白蛋白偏高。今湿热渐去，然脾气

---

① 汪天湛、王文健：《王文健辨治代谢综合征合并糖尿病肾病验案1则》，载《上海中医药杂志》2012年第7期，第37－39页。

未健，气虚不化，毒损肾络日久，肾气未固，精微下流，故治以益气散聚、健脾消积，佐以解毒固肾。

【处方】

生黄芪 30g	黄连 3g	生蒲黄^(包)15g	茵陈 15g
泽泻 9g	荷叶 15g	制何首乌 15g	生山楂 15g
鸡内金 15g	炒谷芽 15g	炒麦芽 15g	黄柏 9g
淡附片 9g	桂枝 9g	绿豆衣 30g	六月雪 15g
紫苏叶 15g	全蝎 3g	僵蚕 10g	

继进 21 剂。

四诊：（6 月 23 日）食后脘腹胀满大减，纳食好转，面色渐明润；尿中见少量泡沫；舌略胖、质红、苔白腻，脉弦细。治守前法，上方加威灵仙 30g、蚕砂 15g。续进 14 剂。

五诊：（7 月 14 日）腹部胀满已无，面色明润，尿中几乎未见泡沫；舌苔薄白，脉弦细。上方加山药 15g、山茱萸 9g，14 剂。此后，在上方基础上随证加减以兹巩固。

复诊：（8 月 25 日）面色明润，精神佳，尿中未见泡沫，无明显不适；舌红、苔薄，脉弦细。测体质量 61.5kg，腰围由 102cm 已减至 86.5cm。实验室检查：空腹血糖 5.5mmol/L，餐后 2h 血糖 7.6mmol/L，FINS 8.7mmol/L，HOMA-IR 2.1，HbA_1c 5.8%，ALT 30U/L，AST 18U/L，TG 1.49mmol/L，BUN 3.1mmol/L，Cr 80μmol/L，UA 0.405mmol/L，ACR 14.76mg/g。复查肝脏 B 超未见明显异常，肝、脾 CT 平扫示：肝脾比值为 60.8/53.4（1.14）。

患者脂肪肝已无，血糖、血脂、尿酸、尿微量白蛋白等均控制在正常范围。随访至今，病情稳定。

案 2：早期糖尿病肾病①

常某，男，46 岁。

初诊日期：2008 年 8 月 21 日。

现病史：患者因头晕乏力 1 月余就诊。症见头晕乏力，面色少华，神疲乏力，口干舌燥，气短自汗；胃纳可，夜寐安，二便调；舌质红、苔少，脉细。实验室检查：空腹血糖 5.8mmol/L，餐后 2h 血糖 14.8mmol/L，FINS 15.9mmol/L，HOMA－IR 4.10，BUN 7.9mmol/L，Cr 58μmol/L，UA 0.378mmol/L；mALB 46.9mg/L，ACR 26.05mg/g；尿蛋白阴性。

西医诊断：糖尿病肾病。

证候诊断：中气不足，气阴两虚。

治法：益气散聚，养阴生津。

【处方】

生黄芪 30g	黄连 6g	制大黄^(后下)10g	泽泻 12g
生山楂 15g	麦冬 10g	玄参 10g	玉竹 10g

---

① 汪天湛、傅晓东、王文健：《王文健辨治早期糖尿病肾病验案 3 则》，载《上海中医药杂志》2009 年第 10 期，第 3－4 页。

绿豆衣 30g　　　　　六月雪 15g　　　　　玉米须 30g

14 剂，每日 1 剂，水煎服。

二诊：（9 月 4 日）头晕乏力好转，仍有口干自汗；舌红、苔少，脉细。前方加桑叶 10g，瘪桃干 10g，糯稻根 10g。续服 14 剂。

三诊：（9 月 18 日）口干自汗明显好转，舌红、苔薄白，脉细。守方加白术 10g、防风 10g，续服。

复诊：（2009 年 1 月 9 日）患者症状明显改善。复查空腹血糖 6.2mmol/L，餐后 2h 血糖 10.7mmol/L，FINS 13.0mmol/L，HOMR-IR 3.58，BUN 6.6 mmol/L，Cr 59μmol/L，UA 0.38mmol/L；mALB 17.3mg/L，ACR 22.98mg/g，尿蛋白阴性。提示血糖控制稳定，尿微量白蛋白降至正常范围。

案 3：早期糖尿病肾病[①]

叶某，女，55 岁。

初诊日期：2008 年 7 月 22 日。

现病史：因口干 2 月余就诊。诊见口苦口干，倦怠乏力，脘腹胀满，纳呆，便溏；舌质红、苔黄腻，脉濡细。实验室检查：空腹血糖 6.2mmol/L，餐后 2h 血糖 15.8mmol/L，HbA_1c 6%，FINS 20.5mmol/L，ALT 66mmol/L，AST 57mmol/L，HOMA－IR 5.6，mALB 46.7mg/L。

西医诊断：糖尿病肾病。

证候诊断：脾气亏虚，湿热内蕴。

治法：益气散聚，健脾利湿。

【处方】

生黄芪 30g	黄连 9g	制大黄(后下)15g	泽泻 12g
玉米须 30g	茵陈 15g	绿豆衣 30g	六月雪 15g
太子参 15g	制半夏 10g	茯苓 10g	白术 10g
生薏苡仁 30g			

14 剂，每日 1 剂，水煎服。

二诊：（8 月 5 日）口苦口干明显改善，腹胀已止，尿频尿急好转；舌苔微黄腻。守方加黄柏 10g，生栀子 10g，砂仁（后下）3g。续服。

复诊：（10 月 20 日）上方加减服用近 3 个月，诸症均失。复查空腹血糖 6.0mmol/L，餐后 2h 血糖 6.2mmol/L，HbA_1c 5.6%，FINS 12.7 mmol/L，HOMA－IR 3.5，mALB 24.7mg/L，实验室指标均已恢复正常。

案 4：糖尿病肾病[②]

陈某，男，33 岁。

初诊日期：2008 年 7 月 31 日。

---

① 汪天湛、傅晓东、王文健：《王文健辨治早期糖尿病肾病验案 3 则》，载《上海中医药杂志》2009 年第 10 期，第 3－4 页。

② 汪天湛、傅晓东、王文健：《王文健辨治早期糖尿病肾病验案 3 则》，载《上海中医药杂志》2009 年第 10 期，第 3－4 页。

现病史：患者因发现血糖升高 1 月余就诊。症见体形肥胖，神疲乏力，畏寒气短，手足麻痛，尿中泡沫增多；舌胖质淡，有齿印，脉沉细。

实验室检查：空腹血糖 19.3mmol/L，餐后 2h 血糖 31.7mmol/L，HbA_1c 10.1%，HOMA－IR 17.67，mALB 1010mg/L，ACR 357.11mg/g。

西医诊断：糖尿病肾病。

证候诊断：脾阳虚弱，气滞血瘀。

治法：益气散聚，温阳化瘀。

【处方】

生黄芪 30g	黄连 10g	制大黄(后下)20g	生蒲黄(包)10g
泽泻 12g	地锦草 30g	玉米须 30g	茵陈 15g
炮附块 10g	桂枝 10g	绿豆衣 30g	六月雪 15g
全蝎 10g	僵蚕 10g	益母草 30g	

14 剂。

二诊：（8 月 14 日）手足麻痛，尿多泡沫好转。前方加防风 10g、当归 10g、山茱萸 15g、丹参 15g，续服 14 剂。

三诊：（8 月 28 日）尿泡沫消失，效不更方，原方续进。

复诊：（11 月 21 日）病情稳定，诸症好转。复查实验室指标明显好转。空腹血糖 5.7mmol/L，餐后 2h 血糖 9.4mmol/L，HbA_1c 6.1%，HOMA－IR 9.5，mALB 234mg/L，ACR 111.54mg/g。

三十六、王永钧医案：2 型糖尿病、糖尿病肾病 Ⅲ～Ⅳ 期[①]

谢某，男，69 岁。

初诊日期：2003 年 10 月 28 日。

现病史：患者 10 月前体检发现血糖升高，自觉仅轻微口渴，以后又发生多饮、多食、多尿症状，诊断为 2 型糖尿病（DM），先后口服美吡达、糖适平、拜唐苹等降糖药，结合饮食管理，曾经使空腹及餐后血糖均控制在正常水平。5 年前发现血压增高，最高达 160/90mmHg，后加服洛汀新片控制。1 年前发生两眼视物模糊，经专科诊断为白内障，予眼药水滴眼，无明显改善。近半年来，血糖显著增高，餐后 2h 血糖在 12 ～ 19mmol/L 左右，先后换用瑞易宁、诺和龙等，均未奏效，且出现尿泡沫增多，乃来我院治疗。

既往史：以往不嗜烟酒，父母已故，未问出明确的遗传病史。

体检：脉搏 80 次/min，血压 140/70mmHg，体重 62kg，身高 158cm。甲状腺不肿，心肺未见异常，腹平软，无压痛，未及包块，肾无叩痛，下肢不肿，双足背动脉搏动存在。脉弦细，舌淡红，苔薄白。

辅助检查：空腹血糖 9.6mmol/L，餐后 2h 血糖 20.8mmol/L，HbA_1c 7.5%，Cr

---

① 陈洪宇：《王永钧教授诊治 2 型糖尿病肾损害的临证经验》，载《中国中西医结合肾病杂志》2008 年第 9 期，第 756－759 页。

72μmol/L，Alb 43g/L，TC 5.09mmol/L，TG 1.63 mmol/L；血空腹 C 肽 3.2ng/mL，FINS 11mU/mL；餐后 2h C 肽 >7.0ng/mL，胰岛素 61.6mU/mL。尿常规蛋白阴性，24h 尿蛋白定量 620mg，mALB 164mg/L，α_1 - MG 27.5mg/L，IGU 28.9mg/L，TRU 12.9mg/L，Ccr 83.4 mL/min，尿渗透压 861mOsm/kgH$_2$O。

西医诊断：2 型糖尿病，糖尿病肾病Ⅲ～Ⅳ期，糖尿病视网膜病变；高血压 2 级。

证候诊断：肾气阴两虚，伴脉络瘀痹。

治法：益气阴，行瘀痹。

【处方】

生黄芪 30g	干地黄 20g	当归 10g	女贞子 10g
旱莲草 30g	生山楂 12g	葛根 12g	桃仁 10g
红花 6g			

7 剂。

降糖药改用诺和灵 30R 皮下注射，早晚各 1 次，拜唐苹口服，继服洛汀新。

二诊：（11 月 6 日）调整降糖药后血糖有下降趋势，尿泡沫仍多，尿微量白蛋白亦明显增高，舌脉如前，提示肾虚之外，更有风湿之邪内扰，使"开泄"之性，致肾失蛰藏之能。拟予益肾、调气阴、和血络、祛风湿方。

【处方】

生黄芪 30g	太子参 30g	淮山药 15g	天麦冬各 10g
五味子 6g	金樱子 10g	元参 15g	丹参 15g
广地龙 10g	女贞子 10g	旱莲草 30g	

14 剂，水煎 2 次，上下午分服。另用雷公藤多苷片 30mg/日，分 3 次于餐后服，并嘱查血常规、肝功能观察。

三诊：（11 月 19 日）前方药后，精神有好转，尿泡沫减少，日前复查 24h 尿蛋白定量 190mg，mALB 31.6mg/L，α_1 - MG 28mg/L，IGU 7.36mg/L，TRU 2.78mg/L，空腹血糖 6.3～8.8mmol/L，餐后 2h 血糖 7.4～10.8mmol/L，均较前显著改善，肝肾功能及血常规无异常，前方既效，原方继服。

以后患者在继续治疗中，病情稳定，于服药 2 个月后，改雷公藤多苷片为间歇服用（服 2 周，停 2 周），每月查肝功能、血常规、尿蛋白定量，每日自测血糖。6 个月后停用雷公藤多苷片，继续观察 18 个月，病情稳定。

三十七、王自立医案：糖尿病肾病并泌尿系感染①

患者，女，70 岁。

初诊日期：2006 年 3 月 7 日。

现病史：患者 1 周前因着凉后出现尿频急，在外院诊为糖尿病肾病并泌尿系感染，予抗炎、对症治疗，效果不显，慕名来诊。

---

① 田旭东、武正权、张参军、舒劲、张延昌：《王自立"清上源、行气化、利水道以通淋"思路探悉》，载《中国中医药信息杂志》2007 年第 12 期，第 78 - 79 页。

刻诊：尿频急，微热，偶涩痛，口舌干燥，麻灼，四肢麻木，甚则小便自遗，头晕，颜白，下睑略肿，五心烦热，大便可，舌体胖大，舌质淡红，舌苔白中腻，脉象弦数寸浮。

西医诊断：糖尿病肾病并泌尿系感染。

中医诊断：淋证。

辨证分析：患者年届七旬，肺肾已虚，外邪袭肺，肺气失宣，上源不清，水道不利，气化不行，水湿停滞，郁而化热，下注膀胱。

证候诊断：湿热下注膀胱。

治法：清上达下。

【处方】自拟清利通淋汤加减。

金银花 30g	连翘 30g	竹叶 6g	黄芩 10g
白茅根 15g	车前草 15g	马齿苋 30g	红藤 30g
黄连 6g	甘草 6g	赤芍 10g	川芎 15g

水煎服，每日 1 剂。

二诊：服药 3 剂，患者精神好转，表情痛苦，颜红，双睑浮肿减轻，白天尿次减少，急迫感轻，再未自遗，夜尿频数量多，为 3～4 次，仍口干，腿麻，头晕，舌体胖，舌质淡，舌苔薄白，中 1/4 处腻，脉象弦略数。药证相符，上方调服。

【处方】

金银花 15g	连翘 15g	竹叶 6g	黄芩 10g
车前草 15g	马齿苋 30g	黄连 6g	生地黄 15g
山药 30g	仙鹤草 30g	五味子 10g	

水煎服，每日 1 剂。

三诊：6 剂药后小便频急明显减轻，仍头晕，口干麻，调以补阳还五汤化裁以善后。

【按语】

小便频急作痛，若尿检有白细胞者多为实热，此病系肺热下注膀胱所致，宜清上达下，王自立教授创清利通淋汤清上源以行气化，通水道以通淋，验之临床，每获良效。

三十八、魏子孝医案：糖尿病肾病[①]

陈某，男，61 岁。

现病史：糖尿病病史 20 余年，已诊断糖尿病肾病、肾功能不全、肾性贫血等，1 周前无明显诱因出现恶心、呕吐、发热，无腹痛，面色不华，头晕，纳差，乏力，视物模糊，无四肢水肿，大便 3 天未行，急查血肌酐升高（具体不详）。舌胖边齿痕淡薄白，脉细弦。

证候诊断：气血虚弱，升降失司，浊邪上泛。

治法：补气养血，升清降浊。

---

① 袁敏、魏子孝：《魏子孝擅用补中益气汤的经验》，载《陕西中医》2011 年第 3 期，第 317－319 页。

【处方】补中益气汤加减。

生黄芪 30g	土茯苓 30g	生地 20g	桑叶 20g
鸡血藤 20g	当归 15g	党参 15g	苍术 12g
白术 12g	姜黄 12g	山萸肉 12g	川牛膝 12g
陈皮 10g	生军(后下) 10g	僵蚕 10g	蝉蜕 10g
砂仁(后下) 3g			

水煎服，每日 1 剂，14 剂。

复诊：恶心、呕吐、发热、乏力等症状明显减轻，至今仍继服调理，诉无不适，病情稳定，肾功能未进一步恶化。

【按语】

魏子孝教授认为糖尿病肾病后期肌酐升高，甚至大便不行、恶心、呕吐等，关键在于脾胃虚弱、清阳不升、浊阴上泛，治疗主要在于补中益气、升清降浊。糖尿病肾病病情较重者，常出现纳差、恶心、呕吐、大便不行等症状，辨证属脾气虚弱、升降失司，魏子孝教授常用补中益气汤加减治疗，如上方，补中益气汤原方以升麻、柴胡升清阳，使清升浊降。而糖尿病肾病患者出现恶心、呕吐、大便不行，是浊邪内盛，甚至上泛清阳之象，单用升、柴恐力量不足，故以升降散、川牛膝、土茯苓等并用代之，加强升清降浊之力，且生军后入使邪从下走，是釜底抽薪之举。砂仁温中止呕；生地、鸡血藤助当归补血，加山萸肉、桑叶以滋肾养肝、明目。若出现水肿，可酌加益母草、车前子、冬瓜皮等加强利水之力；小便不畅，酌加冬葵子利下窍而不伤阴。

三十九、吴德兴医案：糖尿病肾病[①]

曹某，女，60 岁。

初诊日期：1990 年 8 月 10 日。

现病史：患糖尿病 5 年，曾以西药胰岛素、降糖灵，中药先后以清胃养阴、益气清热之剂治疗，症状未见明显好转。因症状加重请吴德兴教授诊治。

刻诊：消谷善饥，口渴但欲漱水不欲咽，尿频量多，大便干结，皮肤瘙痒，烦躁健忘，舌质紫瘀无苔，脉细沉而弦。

查空腹血糖 13mmol/L；尿常规：GLU（4＋），KET（＋），PRO（2＋）。

西医诊断：糖尿病肾病。

证候诊断：脾肾阴亏，瘀血阻络。

治法：滋养脾肾，化瘀通络，活血利水。

【处方】

黄精 15g	淮山药 15g	茯苓 15g	扁豆 15g
丹参 15g	女贞子 15g	炙大黄 15g	葛根 10g
益母草 30g	薏苡仁 30g	地骨皮 20g	

每日 1 剂，水煎分 2 次口服。

---

① 赵汉鸣：《吴德兴对老年性糖尿病从脾阴挟瘀论治》，载《新中医》1993 年第 12 期，第 4－5 页。

服药 7 剂后，大便通畅，消渴诸症减轻，仍投前方，炙大黄改 6g，连服 2 个月，症状基本消失，血糖及尿糖降至正常，酮体和尿蛋白转阴性。以后间断服药，随访半年，病情稳定。

四十、夏中和医案：2 型糖尿病，糖尿病肾病Ⅳ期[①]

吴某，男，55 岁。

初诊日期：2014 年 4 月 18 日。

现病史：有 2 型糖尿病病史 10 年余，服用阿卡波糖、二甲双胍，空腹血糖在 5.2 ～ 8.7mmol/L，餐后 2h 血糖在 11.0 ～ 16.7mmol/L。2 年前因双下肢水肿于某医院就诊，血压：164/94mmHg，随机血糖 13.2mmol/L；尿常规示 PRO（3＋），UAER 189μg/min，予以诺和锐、黄葵胶囊、厄贝沙坦、阿司匹林等治疗好转出院。但多次复查尿蛋白，均在 2＋～ 3＋间波动。本次就诊时多尿，听力下降，舌暗，苔白厚，舌下络脉迂曲，脉沉细缓弱，尺部尤弱，寸关微滑，血压 134/84mmHg，空腹血糖 8.3mmol/L，尿常规示 PRO（3＋）。

西医诊断：2 型糖尿病、糖尿病肾病Ⅳ期。

中医诊断：消渴。

证候诊断：肺脾肾虚，痰瘀互结。

【处方】降尿蛋白方加减。

蝉蜕 10g	太子参 30g	黄芪 30g	白术 10g
茯苓 12g	山药 30g	砂仁 6g	芡实 15g
莲子 15g	熟地黄 15g	山萸肉 10g	枸杞子 15g
金樱子 15g	三七 8g	丹参 15g	僵蚕 10g
蒲公英 20g	白花蛇舌草 20g	陈皮 10g	苍术 10g
法半夏 10g	玉米须 12g	荷叶 12g	覆盆子 10g
益智仁 7g			

7 剂，水煎服，嘱患者每日 1 剂，分 3 次服用。

停服黄葵胶囊、阿司匹林，但仍继续使用诺和锐、厄贝沙坦。

复诊：（7 月 25 日）患者诉已在院外按前方重复转方，未曾停服中药，目前尿量较前明显减少，仍觉耳鸣，静脉空腹血糖 6.7mmol/L，尿常规：PRO（2＋），舌暗，苔白，脉沉细缓弱。

于前方中加入石菖蒲 10g、远志 10g，再服 7 剂复诊。

中途多次复诊，均在此方基础上加减变化，其中 9 月 30 日患者复诊：诉尿多、耳鸣明显减轻，静脉空腹血糖：5.8mmol/L，尿常规：PRO（±）。

遂嘱把此方做成丸剂，长期服用巩固治疗，并禁食肥甘厚味，适当运动，定期随访。

---

① 张沁舒、田由武、夏中和：《夏中和中医治疗糖尿病肾病蛋白尿经验》，载《光明中医》2016 年第 5 期，第 636－638 页。

【按语】

糖尿病肾病中医治疗重点应放在宣肺补肾健脾，佐以活血通络。此例患者用蝉蜕宣肺；党参、黄芪、白术、茯苓、山药健脾益气；砂仁芳香醒脾；芡实、莲子健脾固摄；熟地黄、山萸肉、枸杞子补肾之阴；金樱子、覆盆子、益智仁温肾固精；三七、丹参、僵蚕活血通络；蒲公英疏肝利浊，降低血糖；白花蛇舌草对症降尿蛋白；陈皮、苍术、法半夏化痰除湿；玉米须、荷叶淡渗降糖，荷叶升清健脾。患者连续服用此方半年，尿中蛋白明显减少。夏中和教授指出"降尿蛋白方"不仅治疗糖尿病肾病尿蛋白效果显著，而且治疗高血压肾病、肾小球肾炎引起的尿蛋白也疗效显著。

四十一、许公平医案三则

案1：糖尿病肾病[①]

曹某，女，70岁。

初诊日期：1999年3月5日。

主诉：多食、消瘦10年，伴双下肢水肿2年。

现病史：既往诊断2型糖尿病10年，现空腹血糖10.1mmol/L，神疲乏力，多食易饥，口干不欲饮，腰酸膝软，小便次多，大便时秘、时溏，舌质淡暗，苔腻，脉细滑。24h尿蛋白定量为0.8g。

西医诊断：糖尿病肾病。

证候诊断：脾肾两虚，水湿内停。

【处方】 五苓散加减。

鹿衔草6g	黄芪12g	白术10g	茯苓10g
猪苓10g	蝉衣6g	冬瓜皮15g	桑白皮10g
泽泻12g	泽兰10g	丹参10g	葶苈子6g

经服汤药10余剂后，双下肢水肿渐消，服药32剂，24h尿蛋白定量为25mg。以后以我院制剂健脾补肾方——渴肾康胶囊口服善后，至今安好。

【按语】

方中猪苓、白术、茯苓、泽泻、鹿衔草是取《伤寒论》中五苓散之意，鹿衔草温而不燥以代桂枝，以健脾温阳、利水渗湿。因患者到了糖尿病肾病阶段常有气虚的表现，故用黄芪益气，而黄芪还取自《金匮要略》防己黄芪汤之意，以之合白术、冬瓜皮、桑白皮等健脾利水消肿。葶苈子、桑白皮泄肺行水。久病多瘀，故加入丹参、泽兰、蝉衣，化瘀通脉。诸药共奏健脾益肾、化瘀消肿之功。

案2：2型糖尿病、糖尿病肾病Ⅴ期[②]

李某，男，59岁。

主诉：口渴乏力8年，伴双下肢水肿3月。

现病史：因"口渴乏力8年，伴双下肢水肿3月"来诊。现Cr 187μmol/L，BUN

---

① 邓德强：《许公平治糖尿病肾病经验》，载《中国中医药报》2014年9月10日刊第5版。

② 邓德强：《许公平治糖尿病肾病经验》，载《中国中医药报》2014年9月10日刊第5版。

16. 3mmol/L，Hb 95g/L，RBC 3.0×10^{12}/L。可见精神差，面色苍白，神疲、乏力倦怠，不欲饮食，略感恶心，双下肢中度水肿，大便不通，舌淡而暗，苔厚，脉沉细。

西医诊断：2型糖尿病、糖尿病肾病Ⅴ期，慢性肾功能不全合并贫血，高血压3级极高危。

证候诊断：肾阳虚衰，湿浊内停，脉络瘀阻。

治法：温肾助阳，泻浊通络。

【处方】金匮肾气丸、温胆汤、五苓散加减。

山药 10g	山茱萸 10g	黄芪 12g	当归 12g
陈皮 6g	半夏 6g	猪苓 10g	茯苓 10g
白术 12g	泽泻 10g	制附片 6g	鹿衔草 10g

配合中药保留灌肠：以红花10g、败酱草30g、生大黄10g、煅瓦楞30g、鹿衔草15g、槟榔15g等，浓煎100mL，保留灌肠，每日1次。

通过近3个月调治后，水肿消失，其他各项症状缓解，BUN 12.3mmol/L，肌酐下降到156μmol/L，后稳定到了125μmol/L左右。贫血逐渐该善，Hb 11.5g/L，RBC 3.6×10^{12}/L。

【按语】

该病已经到了糖尿病肾病Ⅴ期，失治、误治将很快就发展到尿毒症。许公平教授认为，糖尿病肾病到了晚期，多五脏俱虚，治疗当以脾肾为主，保护好先天脾和后天肾，则自有生机，故治疗以健脾温肾、培补先后天、泄浊通络为法，采用金匮肾气丸、温胆汤、五苓散加减进行治疗。

方中制附片、鹿衔草、山茱萸温肾助阳，黄芪、白术、山药、茯苓、当归健脾益气、养血活血，陈皮、半夏、猪苓、茯苓、泽泻泄浊利水，诸药共奏温肾助阳、泻浊通络之功。并配合灌肠以化瘀泄浊解毒，保持大便每日2～3次，促进浊毒的排出，通过约3个月的调治，病情得到了控制，延缓了发展。

案3：糖尿病肾病Ⅴ期，慢性肾功能衰竭（失代偿期）[①]

患者，女，58岁。

初诊日期：2012年12月25日。

现病史：患者有糖尿病病史15年，四肢水肿反复发作3年，加重1周。来诊时全身水肿、双下肢尤甚，胸闷、气短，夜间不能平卧，纳差，大便干，3日1行，小便量少，舌质略淡，苔白，脉沉。查体：血压160/100mmHg，双下肢浮肿（＋）。空腹血糖9.2mmol/L，BUN 13.5mmol/L，Cr 305μmol/L。尿常规：GLU（2＋）、PRO（3＋）。胸部CT：胸腔积液。以糖尿病肾病收住入院。

西医诊断：糖尿病肾病Ⅴ期，慢性肾功能衰竭（失代偿期）。

中医诊断：消渴病肾病

证候诊断：脾肾亏虚、水瘀内阻。

---

① 徐坦：《运用络脉理论指导治疗糖尿病肾病验案举隅》，载中华中医药学会主编《第十三届国际络病学大会论文集》，中华中医药学会2017年版。

治法：①入院后给予降糖、降压及调脂治疗；②中药予以健脾补肾、活血利水。

【处方】五苓散加减。

白术 10g	茯苓 10g	泽泻 10g	猪苓 10g
蝉蜕 6g	车前子 10g	葶苈子 10g	益母草 30g
桑白皮 30g	冬瓜皮 30g	黄芪 15g	鹿衔草 10g
水蛭 4g			

以上中药水煎内服，每日 1 剂。

③灌肠协定方。

大黄 10g	败酱草 30g	红花 10g	煅瓦楞子 30g
鹿衔草 15g	槟榔 15g	丹参 10g	

水煎浓缩至 200mL，分 2 次保留灌肠，每日 2 次。

7 天后水肿明显减轻，夜间能平卧休息，偶有气短，仍纳差，内服中药上方去猪苓，加鸡内金 6g，继续服用 7 剂配合中药协定方保留灌肠，诸症消失，病情稳定。查：BUN 11.1mmol/L，Cr 277μmol/L。效不更方，守二次处方继续服用 15 剂。随访 1 年未见诸症发作。

【按语】

糖尿病肾病，早在宋代《圣济总录》中记载有"消渴病多转变，此病久不愈，能为水肿"，且认为"消渴病久，肾气受伤，肾主水，肾气虚衰，气化失常，开阖不利，水液聚于体内，而出现水肿。"该病多由素体不坚、情志不畅或嗜食肥甘厚味而致。三者皆可导致脾胃损伤，脾失健运，生湿聚水，形成痰湿水饮等病理产物。水湿泛溢肌表则为水肿，停于胸腔，则为胸水，停于腹腔则为腹水。脾胃升降失职，浊阴之气上逆，则纳差、恶心。李中梓《医宗必读·水肿胀满》所述："凡五气所化之液，悉属于肾，五液所化之气，悉属于肺，转输二脏，以制水生金者，悉属于脾。"故强调脾肾同治为治疗本病之本。清代叶天士《临证指南医案》中明确提出了"久病入络""初为气结在经，久则血伤入络"，这一学术理念与本病非常贴切。从上面的病案可以看出，消渴病肾病是由于消渴病日久，在漫长的疾病进展过程中形成的病理产物痰、湿、浊、饮、水、瘀深伏于肾之络脉，均容易影响络中气血的运行及津液的输布，致使络失通畅或渗灌失常，导致络息成积。方中黄芪、白术、茯苓、鹿衔草健脾补肾益气以治发病之本，益母草、水蛭活血化瘀通利脉络，冬瓜皮、桑白皮、葶苈子、车前子，利水消肿渗利脏腑脉络间痰饮水湿以治其标；蝉衣为搜风解痉通络药，能利尿、抗变态反应，补充蛋白；现代药理研究证实，车前子能增加尿素氮、尿酸的排泄；白术、茯苓、黄芪均有降血糖作用。诸药共奏健脾益肾、利水化瘀消肿。

另外，应用中药灌肠疗法，由于药物直接作用于直肠，其保留时间长，可保证药物充分吸收，与口服汤药相配，上下结合而起全身治疗作用。灌肠方中主药大黄，具有攻积导滞、泻火解毒、凉血化瘀等功效。槟榔性温，有消积行气的作用，与大黄相伍，以缓之寒凉，促之消导。败酱草解毒抑菌，能抑制肠腔内菌群的生长。活血化瘀药丹参、红花改善肾脏微循环，增加肾小球滤过率，提高肾脏灌流量，降低血肌酐、血尿素氮。佐以煅瓦楞子，软坚散结，化瘀消痰，制酸止痛，促使肠道内钙质摄入，提高肠道的渗透性，加快尿毒症毒素的排泄。综观本方，共奏通腑泻浊解毒、化瘀行气之功。

糖尿病肾病（DN）是糖尿病全身微血管合并症之一，糖尿病的损害可累及肾血管、肾小球、肾小管间质，与糖尿病代谢异常有关的肾脏损害有小动脉性肾硬化、肾小球硬化症、肾盂肾炎、肾乳头坏死。一般所说的糖尿病肾病是指糖尿病肾小球硬化症，是糖尿病主要远期并发症之一，这与肾络病变引起的络息成积的继发病理变化是一致的。中医脉络学说认为，本病病本虽在脾肾亏虚，而血运无力、脉络瘀阻、津运失常、湿聚为水则是累及全身络脉和多脏腑的病变，瘀血痰饮阻滞日久又可引起脏腑组织肿大变形，导致肾络络息成积的病理变化。可见，脾肾亏虚，脾失运化、肾失开阖是糖尿病肾病发生的中医病机根本，脉络瘀阻是其中心环节，津液不循脉络运行渗出脉外而为水湿之邪发为水肿，瘀血水饮阻滞脉络，日久结聚成形导致肾络络息成积是其发展加重的结果。因此治疗时应以络脉为主要靶点，标本兼顾，治标以清除病理产物、通畅络脉为主，治本以健脾补肾益气为要，用药时采用内服配合灌肠，相辅相成。

四十二、严仲庆医案：糖尿病肾病[1]

汪某，女，91 岁。

现病史：有糖尿病史 30 余年，糖尿病肾病（DN）病史 10 余年，高血压病、冠心病史 20 余年，有心跳骤停史，白内障摘除术后 30 年，慢性气管炎史 20 余年，子宫切除术后 20 余年。2007 年因下肢浮肿顽固不消，尿常规：PRO（2 + ～ 3 + ）；24h 尿蛋白定量3g 左右；血肌酐轻度增高，曾在某医院长期治疗无效。

严仲庆教授在继续常规应用控制血压（拜新同、安博维）、血糖（胰岛素）药物的同时，予天合保肾合剂［黄芪 15 ～ 60g，（制）附子 6 ～ 30g，黄连 6 ～ 30g，黄芩 10 ～ 30g，半枝莲 15 ～ 30g，土茯苓 15 ～ 30g，海藻 10 ～ 30g，水蛭 6 ～ 10g，土鳖虫 6 ～ 10g，柴胡 6 ～ 15g，（制）半夏 10 ～ 15g，（制）大黄 6 ～ 15g］去黄芩、半夏，加桃仁、牛膝、汉防己口服。半个多月后浮肿消退，肾功能恢复正常，4 个月后蛋白尿转阴。此后间断服用本方多年，病情基本上保持稳定。

2011 年 5 月 15 日下午，患者 3 时因左侧股骨头骨折术后月余并发肺炎、尿路感染、意识不清而住入本院 ICU 病房。

入院诊断：非酮症性高血糖高渗性昏迷，2 型糖尿病，肺部感染，I 型呼吸衰竭，尿路感染，高血压病，冠心病。经 ICU 抢救脱险后于 2011 年 5 月 18 日转入肾内科。血常规：WBC 14.4×10⁹/L，N 0.891，RBC 3.54×10¹²/L，Hb 106.0g/L，PLT 77.0×10⁹/L。尿常规：PRO（3 + ），WBC（3 + ），RBC（2 + ），BLD（2 + ）。24h 尿蛋白定量因尿失禁无法测定。HbA₁c 10.1%。空腹血糖 8.83mmol/L。血浆白蛋白/球蛋白 24/26.1。肾功能：Cr 198.5μmol/L，BUN 21.2mmol/L。尿培养：白色念珠菌大量。转科医嘱：继续比阿培南控制感染，诺和灵 R 16U 三餐前皮下注射，甘精胰岛素 10U 晚 2 时皮下注射，并予心电监护、吸氧、鼻饲、留置导尿等支持措施。

3 天后患者感染虽有所控制，但尿量日渐减少，日不足 600mL。5 月 21 日起隔日静

---

① 傅金绒、严仲庆：《严仲庆治疗糖尿病肾病经验》，载《中医杂志》2012 年第 24 期，第 2133－2134 页。

脉滴注人血白蛋白 10g，速尿 20 ～ 40mg，尿量仍未见增多，浮肿加剧，5 月 24 日邀中医会诊。

刻诊：精神不振，面色萎黄，四肢浮肿，尿液浑浊，大便困难，舌淡胖、苔微黄而浊腻，脉沉结而无力。

予天合保肾合剂去黄连、半枝莲，加桂枝 9g、泽泻 20g、车前子（包煎）30g，4 剂。

药后尿量逐日增多，26 日、27 日分别达到 1500mL 和 1900mL。再续原方 4 剂，6 月 1 日浮肿基本消退，尿常规：PRO （ + ）。

患者于 6 月 6 日出院，当日尿检蛋白阴性，24h 尿蛋白定量 0.29g，血浆白蛋白/球蛋白 31.1/26。出院后继续服药 1 个月后，尿蛋白阴性，血浆白蛋白恢复至 36.2g/L。目前仍在观察治疗中。

【按语】

蛋白尿、浮肿与肾功能减退是 DN Ⅳ 或 Ⅴ 期患者 3 个最为棘手而又互为影响的问题，尤其是进入肾病综合征，病情发展尤为迅速，很难逆转，而天合保肾合剂在这 3 个难点的治疗上都具有一定的效果。本例蛋白尿从（3 + ）到转阴，前后不过 2 周，其取效的关键正是基于该方针对 DN 的基本病机以及诸多加剧因素所采取的多方位阻断作用。

我们前期研究结果证实，该方能显著降低 DN 大鼠肾组织内皮素（ET）、血栓素 B2（TXB2）水平，升高 6 - 酮 - 前列腺素 F（6 - K - PgF）水平，从而改善 DN 大鼠血管内皮功能障碍，具有降糖、降脂和减少蛋白尿的作用。证明以温补脾肾之阳为主，并配合清热解毒、化痰泄浊、活血通络、利水消肿、疏郁散结的药物，能较好地阻止病情发展，改善患者症状，防止病情恶化，并可能使一部分患者的肾功能得到明显改善，显示了中医药在本病治疗中的特色和优势。

四十三、燕小霞医案：糖尿病肾病[①]

李某，男，65 岁。

初诊日期：2014 年 2 月 12 日。

现病史：患者患糖尿病 8 年，诊断为 2 型糖尿病，曾用二甲双胍等。由于用药、饮食不规律，近 3 年来血糖控制不理想。常感胸闷、口干，不思饮食，大便干结。

刻诊：精神萎靡不振，面色萎黄，下肢浮肿，舌质淡，有瘀斑，苔白腻，脉沉细。

血压 165/85mmHg。尿常规：PRO （2 + ），24h 尿蛋白定量 1.27g。Hb 100g/L；血糖 10.2mmol/L；BUN 15mmol/L，Cr 279μmol/L。

西医诊断：糖尿病肾病。

证候诊断：脾肾气阴两虚，瘀血阻滞。

治法：健脾益肾活血。

【处方】

炙何首乌 16g	制黄精 10g	山药 10g	炙山茱萸 10g

---

① 李华东、燕小霞：《燕小霞治疗肾病蛋白尿经验》，载《内蒙古中医药》2015 年第 1 期，第 46 - 48 页。

| 玄参 20g | 生地黄 16g | 黄芪 30g | 党参 10g |
| 赤芍 10g | 丹参 30g | 桃仁 10g | 葛根 16g |

水煎服，每日 1 剂。同时服用降糖药。

二诊：服药 2 月后，症状明显减轻，纳食好转，二便正常，血压稳定。尿常规：PRO（＋）；24h 尿蛋白定量 0.61g。血糖 6.9mmol/L；尿素氮、肌酐恢复正常。自我感觉良好。症情稳定。

【按语】

燕小霞教授认为，糖尿病肾病是糖尿病的后期，脾肾亏虚则侧重于气阴两虚，在治疗上遵循"虚者补之"的治疗原则，调整脏腑，以平为期，多选用平补气阴之品。在调理扶正的同时，瘀毒是糖尿病肾病的加重因素，故治疗上用活血之法，得以提高临床疗效。

四十四、叶景华医案二则[①]

案 1：2 型糖尿病，糖尿病肾病Ⅳ期

李某，男，53 岁。

现病史：患者 10 年前被诊断为 2 型糖尿病，长期服用二甲双胍、达美康等降糖药治疗，空腹血糖维持在 7 ～ 10mmol/L。血压基本正常。3 个月前发现小便泡沫增多，未重视，2 周前出现双下肢浮肿，纳可，大便日 1 次。

刻诊：精神萎靡，面色萎黄，舌苔薄黄质红，脉缓，双下肢浮肿，血压 130/90mmHg。

实验室检查：尿常规示 PRO（4＋）；24h 尿蛋白定量 4.0g，Hb 10g/L，空腹血糖 10.2mmol/L，BUN 6.5mmol/L，Cr 96μmol/L。

西医诊断：2 型糖尿病，糖尿病肾病Ⅳ期。

中医诊断：消渴、水肿。

证候诊断：脾肾亏虚，湿浊瘀毒内蕴。本病当属本虚标实，而以实证即湿浊瘀毒为主。

治疗给予胰岛素控制血糖、科素亚降压。

中医治法：清热解毒、活血化瘀，佐以清化湿浊。

【处方】

黄连 5g	黄芩 15g	制大黄 15g	水蛭 6g
地鳖虫 6g	卫矛 30g	虎杖 30g	鬼针草 30g
金雀根 30g	鹿含草 30g	泽兰 30g	石韦 30g
陈皮 10g	决明子 10g	生山楂 30g	黄芪 30g
炙僵蚕 15g	海藻 15g		

每日 1 剂，水煎服。

---

① 路建饶、王新华、张彤、熊重祥、胡静、陈秀峰、叶景华：《叶景华教授对糖尿病肾病的认识及用药经验》，载《中国中西医结合肾病杂志》2012 年第 11 期，第 944－945 页。

二诊：服上方 35 剂后，下肢水肿渐退，纳食好转，二便正常，血压稳定在 120/80mmHg。血糖、肾功能正常；尿常规示 PRO（2＋）；24h 尿蛋白定量 2.5g。

随后在上方基础上加减，以补益脾肾为主，黄芪 30g、山药 30g、土茯苓 30g、补骨脂 15g，去黄连、黄芩、地鳖虫。

随访半年病情稳定，尿常规示 PRO（＋～2＋），24h 尿蛋白定量维持在 0.5g 左右，肾功能、血浆蛋白正常。在整个治疗过程中，先使用清热解毒药黄连、黄芩、制大黄较多，活血化瘀药卫矛、泽兰、虎杖、地鳖虫、水蛭、桃仁、红花，后期应用扶正之剂，在本病例中发挥了重要作用。

案 2：糖尿病肾病 Ⅴ 期，慢性肾脏病（CKD）4 期

王某，男，62 岁。

现病史：患者有糖尿病病史 15 余年，发现高血压 10 年，平时使用胰岛素、洛汀新等西药治疗，血压血糖控制接近正常，近 2 年来发现尿蛋白增加，血肌酐逐渐升高至 263μmol/L，BUN 15mmol/L。

刻诊：精神软，胃纳差，口不干，大便 1 次，小便尚多，双下肢轻度浮肿，舌苔薄质暗红，脉细弱。

西医诊断：糖尿病肾病 Ⅴ 期，慢性肾脏病（CKD）4 期。

中医诊断：虚劳。

证候诊断：气阴亏虚以瘀浊蕴阻。

治法：益气养阴，活血化瘀泄浊。

【处方】

黄芪 30g	灵芝 30g	制首乌 15g	女贞子 10g
桃仁 10g	当归 10g	红花 10g	制大黄 20g
川芎 6g	天麻 6g	川草薢 30g	枸杞 10g
胡芦巴 10g			

同时在两肾区敷红花酊再加微波照射，每次 20min，每日 1 次。另外予肾衰膏脐疗，每日 1 次。

肾衰膏制作：丁香、肉桂、生大黄、炮山甲、水蛭、留行子按 1：1：2：2：2：2 量研末，甘油调糊，搓成桂圆大小。其功能：扶正解毒，利湿、泄浊、化瘀。

二诊：经上述内服外敷治疗 1 月后，症状好转，舌较红苔厚，脉细有力，血肌酐降至 145μmol/L，BUN 14.6mmol/L；尿常规：PRO（＋～2＋）。

于上方中去除熟女真、枸杞子，加入葛根 15g、留行子 30g、土茯苓 30g、皂角刺 30g、鬼箭羽 30g。此后上方随证加减连服 1 年余，间断施以肾区照射和脐疗，病情稳定，血糖血压控制在正常范围，血肌酐维持在 150μmol/L 左右，尿常规示 PRO（＋）。

四十五、于俊生医案二则

案1：糖尿病肾病，糖尿病视网膜病变①

刘某，男，65岁。

初诊日期：2014年3月25日。

现病史：患者糖尿病病史10年余，血糖控制不佳，发病以来蛋白尿逐渐加重，并有视物模糊、四肢麻木等并发症，平时用胰岛素及口服降糖药物控制血糖。患者近半年来双下肢浮肿明显，伴双下肢麻木、小便泡沫多，腰部酸痛，乏力，时有胸闷、憋气，皮肤瘙痒，纳眠可，二便调，舌质淡暗、苔薄腻，脉沉细。

辅助检查：血压135/85mmHg；尿常规：PRO（3+），BLD（2+），24h尿蛋白定量3.6g；肾功：BUN 5.3mmol/L，Cr 75μmol/L，UA 678μmol/L；空腹血糖8.9mmol/L。眼底检查：糖尿病视网膜病变。

西医诊断：糖尿病肾病，糖尿病视网膜病变、周围神经血管病变。

中医诊断：水肿病。

辨证分析：消渴病日久，气阴亏虚，阴损及阳，导致脾肾阴阳俱虚，不能祛邪外出，致水液代谢失常而发为水肿。

证候诊断：脾肾亏虚，浊毒内蕴。

【处方】金匮肾气丸加味。

桂枝9g	制附子6g	生地黄15g	山药15g
山茱萸12g	丹皮12g	茯苓30g	泽泻12g
白术15g	车前草30g	桔梗12g	怀牛膝15g
桑白皮15g	防风15g	地肤子15g	凌霄花15g

7剂，水煎服，每日1剂。

二诊：患者服7剂后水肿较前减退，瘙痒减轻，小便增多，舌质淡暗、苔薄，脉沉。病症相符，上方加萆薢15g、玉米须30g以利水泄浊，继服10剂。

三诊：服药10剂后，患者水肿逐渐消退，腰痛减轻，无瘙痒，舌脉同前。查尿常规：PRO（3+），BLD（+）。

【处方】

桂枝9g	制附子6g	生地黄15g	山药15g
山茱萸12g	丹皮15g	土茯苓30g	白术15g
槟榔12g	寄生30g	川断30g	积雪草30g
乌梢蛇15g	黄芪30g	麦冬15g	半枝莲30g

嘱继服14剂。

四诊：患者水肿减轻，视物模糊，偶有心慌，舌脉同前。查尿常规：PRO（2+），BLD（+）；肾功：BUN 6.1mmol/L，Cr 54μmol/L，UA 540μmol/L；空腹血糖6.2mmol/L。

---

① 王荣、肖景、于俊生：《于俊生运用金匮肾气丸治疗慢性肾脏病经验》，载《中国中医药现代远程教育》2016年第3期，第70-72页。

【处方】

桂枝9g	制附子9g	生地黄15g	山药15g
山茱萸12g	丹皮12g	白术15g	土茯苓30g
生黄芪30g	黑大豆30g	猪苓30g	槟榔15g
积雪草30g	楮实子15g	葛根15g	枸杞15g

继服7剂。

五诊：患者水肿好转，偶有乏力，右足痛风夜间发作，舌暗、苔薄，脉沉细。

【处方】

桂枝9g	制附子6g	生地黄15g	山药15g
山茱萸12g	丹皮12g	土茯苓30g	白术15g
积雪草30g	草薢15g	威灵仙30g	连翘30g
丹参15g	当归15g	葛根30g	

嘱继服14剂。

六诊：患者水肿消退，右足无疼痛，舌脉同前，复查尿常规：PRO（ + ），BLD（ + ）；肾功：BUN 6.0mmol/L，Cr 62μmol/L，UA 518μmol/L；24h 尿蛋白定量 1.2g；空腹血糖6.1mmol/L。患者病情好转。

【处方】

桂枝9g	制附子9g	生地黄15g	山药15g
山茱萸12g	丹皮12g	白术15g	土茯苓30g
宣木瓜15g	草薢15g	黄芪30g	楮实子15g
牛蒡子12g	葛根30g	芡实30g	

继服14剂。

七诊：患者无明显不适症状，病情日趋好转，嘱患者继续使用胰岛素及口服降糖药物积极治疗原发病，并配合中药治疗，上方加鬼箭羽15g，继服7剂。随访至今，患者病情稳定，坚持服药，继续门诊巩固治疗。

案2：糖尿病肾病，糖尿病视网膜病变[①]

陈某，男，61岁。

初诊日期：2014 年 7 月 29 日。

现病史：患者糖尿病病史10余年，血糖控制不佳，近半年来双下肢浮肿明显，小便泡沫多，伴畏寒肢冷，腰膝酸软，双下肢麻木，乏力，时有胸闷、憋气，纳眠可，舌质淡暗，苔薄腻，脉沉细无力。

辅助检查：血压135/85mmHg；尿常规：PRO（3 + ），BLD（2 + ）；24h 尿蛋白定量3.9g；肾功能：BUN 5.3mmol/L、Cr 85μmol/L；空腹血糖9.2mmol/L。眼底检查：糖尿病视网膜病变。

西医诊断：糖尿病肾病，糖尿病视网膜病变。

---

① 蓓蓓、孙云松、王荣、于俊生：《于俊生运用金匮肾气丸治疗肾病医案举隅》，载《黑龙江中医药》2015 年第 5 期，第 41 - 42 页。

中医诊断：水肿病，正水。

证候诊断：肾阴阳两虚，湿浊内蕴。

辨证分析：消渴病日久，气阴亏虚，阴损及阳，导致肾阴阳俱虚，水液代谢失常而发为水肿。

【处方】金匮肾气丸加味。

桂枝9g	制附子^(先煎)12g	熟地15g	山药15g
山茱萸12g	丹皮12g	茯苓30g	泽泻12g
白术15g	车前子^(包煎)30g	桑白皮15g	黄芪15g
芡实30g	胡芦巴15g		

14剂，水煎服，每日1剂。

二诊：服药14剂后，患者水肿逐渐消退，畏寒肢冷减轻，双下肢麻木，无胸闷憋气，舌脉同前，查尿常规：PRO（2＋），BLD（＋）；空腹血糖7.2mmol/L。

予上方去胡芦巴、桑白皮、车前子，加积雪草30g、鸡血藤30g、葛根15g。继服14剂。

三诊：服上方28剂，患者水肿消退，疲乏改善，双下肢麻木亦减，舌质淡暗，苔薄白，复查尿常规：PRO（＋），BLD（＋）；24h尿蛋白定量1.2g；肾功能：BUN 6.0mmol/L，Cr 62μmol/L；空腹血糖6.1mmol/L。患者病情好转，坚持服药，继续门诊巩固治疗。

【按语】

糖尿病肾病的发生是由于消渴病迁延而致，病之早期，其病机以气阴两虚为主，病情发展必损及肾阴肾阳，肾失封藏，精微外泄，表现为大量蛋白尿、低蛋白血症；脾肾亏虚，温运失职，水湿泛滥，则见高度浮肿，腹部胀大，尿少；甚则肾元虚衰，水湿浊毒瘀阻，重则凌心射肺，出现心衰、呼吸困难等。

于俊生教授认为，糖尿病肾病发展到水肿、肾衰阶段，其病证特点与《金匮要略》所述正水相似，其病位主要在肾、脾，并可迁延至肺、心等诸脏，病机特点为脾肾阳虚为主，兼夹水湿、瘀血、浊毒为害。故按正水论治，以温补肾脾之阴阳为求本之大法，方以金匮肾气丸加减。本案初诊水肿、蛋白尿明显，脾肾阳虚，水湿泛滥，故用金匮肾气丸以温补肾气，加胡芦巴以温肾利水，桑白皮宣肺行水，白术健脾行水，车前子淡渗利水，黄芪补气固元，芡实收涩蛋白。水肿减轻后酌加积雪草化瘀祛湿以消蛋白；鸡血藤、葛根养血润燥通络以治肢体麻木。方药对证，守方加减，则获效明显。

四十六、查玉明医案：高脂血症、糖尿病并发肾炎①

患者，男，48岁。

初诊日期：2002年1月19日。

现病史：口干渴，乏力倦怠2年。平素应酬较多，过食肥甘厚味，运动少。症见口

① 岑超、江红：《查玉明升清泄浊、逐痰行瘀"降脂方"治疗高脂血症》，载《实用中医内科杂志》2015年第6期，第21－22页。

干，乏力倦怠。睡眠欠佳，大便次多稀溏，小便频数急。舌体胖大、质暗、苔腻，脉略沉弦。

辅助检查：血压130/90mmHg。尿常规：PRO（+），WBC 6～8个/HP，RBC 10～15个/HP。血脂检查：TG 15.29mmol/L，CHO 7.74mmol/L，HDL-C 0.73mmol/L，LDL-C 1.63mmol/L。空腹血糖10.54mmol/L。

西医诊断：①高脂血症；②糖尿病并发肾炎。

中医诊断：消渴。

证候诊断：脾肾亏虚，痰湿内蕴。

【处方】化痰降脂方。

葛根25g	黄连10g	莲心10g	茯苓15g
槐花15g	佩兰15g	莲肉25g	苍术15g
怀牛膝25g	杜仲25g		

每日1剂，水煎取汁300mL，早晚温服，5剂。

复诊：（2002年1月26日）诸症均减，大便仍稀溏，次数多频，小便如常。尿常规：PRO（+）；血脂检查：TG 13.13mmol/L，CHO 6.63mmol/L，HDL-C 0.85mmol/L，LDL-C 1.39mmol/L；空腹血糖6.71mmol/L。

阴损及阳，脾肾阳虚，故上方去槐花加巴戟天15g、山药50g。5剂，每日1剂，水煎取汁300mL，早晚温服，5剂。

随访3月，患者自服上方，症状、血脂及血糖均较前有所改善。

【按语】

本证属脾肾亏虚，痰湿内蕴。平素嗜食肥甘厚味，损伤脾胃，脾失健运，痰湿内生，故见乏力倦怠；痰浊瘀而化热，伤及阴津，热扰心神，故口干、睡眠欠佳；日久及阳，阴阳两虚，则大便次多稀溏。方中葛根、黄连、槐花清热养阴生津；苍术、莲肉健脾化痰；杜仲、怀牛膝补肝肾；莲心清热安神利眠。

四十七、詹文涛医案：2型糖尿病，糖尿病肾病[①]

倪某，男，59岁。

初诊日期：2001年3月1日。

现病史：患者因患糖尿病10余年，近3年来出现血压升高、视力下降并出现过眼底出血，肾脏损伤，间发性全身浮肿。多次在某院住院，西医诊断为2型糖尿病，糖尿病高血压、糖尿病肾病及糖尿病眼底改变。经西医治疗后其血压降至正常，血糖基本正常偶有波动，但肾功能改善不理想，故请詹文涛教授会诊。

刻诊：患者面色晦暗，全身浮肿，尿量减少，腰膝酸软，四肢冷痛，全身乏力，纳呆，口稍干，舌质淡、苔白腻，脉沉细弱，两尺脉尤弱。

中医诊断：消渴、水肿。

① 琚坚、李青：《詹文涛教授辨证治疗糖尿病经验的临床体会》，载《陕西中医》2002年第4期，第334－336页。

证候诊断：肾气阴两虚，水瘀不化。

治法：益气滋阴补肾，利水消肿化瘀。

【处方】参芪、坤芪、六味地黄汤合五苓、五皮饮加味。

太子参 30g	黄芪 30g	益母草 30g	白茅根 30g
淮山药 30g	葛根 30g	天花粉 30g	熟地 15g
山萸肉 15g	大腹皮 15g	五加皮 15g	制首乌 15g
制黄精 15g	泽泻 12g	茯苓 12g	猪苓 12g
白术 12g	苍术 12g	桂枝 10g	玄参 10g
青皮 10g			

每日 1 剂。

二诊：（3 月 14 日）患者尿量增加，浮肿消退，精神较前增加，诉头微昏，伴腰膝酸软，舌质淡、苔薄白，脉沉细弱。

【处方】益气聪明汤合麦味地黄丸加味。

黄芪 30g	太子参 30g	淮山药 30g	白茅根 30g
益母草 30g	天花粉 30g	粉葛根 30g	炙升麻 10g
炒黄柏 10g	五味子 10g	丹皮 10g	杭白芍 15g
蔓荆子 15g	熟地 15g	山萸肉 15g	丹参 15g
玄参 15g	杜仲 15g	制首乌 15g	制黄精 15g
麦冬 15g	炙甘草 3g	泽泻 12g	茯苓 12g

三诊：（3 月 28 日）患者前述症状均缓解，前方续治，嘱定期复诊以调整用药。

四十八、张柏林医案二则

案 1：糖尿病肾病[①]

患者，男，53 岁。

现病史：发现糖尿病 15 年，口服降糖药治疗。1 年前因周身乏力、双下肢水肿就诊，尿微量白蛋白排泄率 123.4μg/min，血肌酐、尿素氮尚正常，确诊为糖尿病肾病，西医给予诺和灵、阿卡波糖片、金水宝治疗。近 2 个月水肿、乏力加重，蛋白尿持续不消，查空腹血糖 9.80mmol/L，餐后 2h 血糖 11.50mmol/L，HbA$_1$c 8.7%；尿常规：GLU（2＋），PRO（2＋），尿微量白蛋白排泄率 190.5μg/min，Cr 90.2μmol/L，BUN 6.3mmol/L，胰岛素分泌实验结果显示：胰岛素分泌受损，血压 21/13kPa。

刻诊：患者神疲气短，倦怠乏力，腹胀纳差，腰酸肢冷，手足麻木，夜尿频多，下肢浮肿（2＋），大便秘结，小便浑黄，舌质紫暗有瘀斑，舌苔黄腻而滑。

治法：补肾泄浊化瘀。

【处方】

淫羊藿 15g	熟地 15g	丹参 30g	益母草 20g

---

① 赵蓬、苏文弟、秦莉、张柏林：《张柏林运用补肾泄浊法治疗早期糖尿病肾病经验》，载《辽宁中医杂志》2015 年第 12 期，第 2313－2315 页。

川芎 10g　　　　泽泻 20g　　　　黄柏 15g　　　　知母 15g

水蛭 2g

并调整胰岛素用量，强化血糖达标。

随证加减治疗 3 个月后，患者诸症悉减，双下肢水肿消退，复查空腹血糖 6.0mmol/L；尿常规：GLU（－），PRO（＋）；24h 尿微量白蛋白排泄率 58.3μg/min；Cr 67.7μmol/L，BUN 5.9mmol/L，病情稳定。

案 2：糖尿病肾病[①]

患者，男，53 岁。

现病史：糖尿病史 12 年，以诺和灵 30R 联合拜唐苹控制血糖，血糖波动较大，控制不良。1 年前因周身乏力、双下肢水肿于医院就诊，查 24h 尿微量白蛋白排泄率 182μg/min，血肌酐、尿素氮尚正常，确诊为糖尿病肾病。近 2 月因血糖不稳，蛋白尿持续不消，水肿、乏力加重，于 2008 年 6 月 20 日就诊我院，查空腹血糖 10.7mmol/L，餐后 2h 血糖 14.6mmol/L，HbA$_1$c 9.8%；尿常规：GLU（2＋），PRO（2＋）；24h 尿微量白蛋白排泄率 522μg/min；Cr 282.4μmol/L，BUN 19.6mmol/L；血压 165/95mmHg。

刻诊：患者神疲气短，倦怠乏力，头昏如裹，腹胀纳差，腰酸肢冷，手足麻木，夜尿频多，下肢浮肿（2＋），大便秘结，小便浑黄，舌质紫暗有瘀斑，舌苔黄腻而滑。

证候诊断：脾肾亏虚，瘀浊内阻。

治法：温补脾肾，燮理阴阳，祛瘀活血，分消浊毒。

【处方】

生黄芪 30g	仙灵脾 15g	巴戟天 15g	熟地 15g
当归 15g	丹参 30g	益母草 20g	地龙 20g
泽泻 20g	桃仁 15g	海藻 10g	苍术 20g
黄柏 15g	熟军 10g	白花蛇舌草 30g	汉防己 15g

并予洛汀新 10mg，每日 1 次，口服及调整胰岛素用量，强化血糖达标。

随证加减治疗 3 月后，患者诸症悉减，双下肢水肿消退，复查空腹血糖 5.3mmol/L，血压 130/80mmHg；尿常规：GLU（－），PRO（＋）；24h 尿微量白蛋白排泄率 232μg/min；Cr 204.3μmol/L，BUN 13.4mmol/L，病情稳定，续于门诊治疗。

【按语】

本例患者糖尿病病史 12 年，依据化验检查糖尿病肾病诊断明确。结合其临床症状及舌脉等客观证据，不难辨为脾肾亏虚、浊瘀内阻证。故张柏林教授以黄芪、仙灵脾补气温肾，益火之源；熟地、当归阴中求阳，调补阴血；苍术、黄柏、泽泻、熟军、白花蛇舌草等药清利下焦，泄浊解毒；丹参、益母草、地龙祛瘀通络；桃仁、海藻之味除痰瘀互结之变。

诸药相伍，充分体现张柏林教授燮理阴阳、祛瘀泄浊、标本兼顾的论治思想。现代研究证实，黄芪、仙灵脾、熟地、苍术、黄柏、丹参等药可通过多层面、多靶点降低血

———

① 梁正宇、苏文弟、闫威、张柏林：《柏林治疗糖尿病肾病的经验》，载《北京中医药》2011 年第 5 期，第 348－350 页。

糖，改善胰岛素抵抗，改善肾血流动力学异常，保护残存肾单位。桃仁、汉防己、大黄等药有确切的抗肾组织纤维化的药理活性，从而延缓肾衰进展。并且临床主张中西结合，强调血糖达标及 ACEI 类降压药物在糖尿病肾病中的应用，而收良好效果。

四十九、张大宁医案：糖尿病肾病（DN）[1]

患者，男，40 岁。

初诊日期：2008 年 10 月 29 日。

现病史：乏力，腰酸痛，无口干欲饮之症，无多尿，大便日 1 行。舌淡暗，苔薄黄，脉弦。HbA_1c 8.1%，空腹血糖 10.12mmol/L，尿常规：PRO（3＋）。

既往史：糖尿病病史 3 年。

中医诊断：腰痛。

证候诊断：脾肾亏虚，肾虚血瘀。

治法：补肾健脾活血化瘀。

【处方】肾炎方加减。

生黄芪 60g	丹参 30g	赤芍 30g	川芎 30g
蒲公英 30g	败酱草 30g	三棱 30g	益智仁 30g
芡实 30g	补骨脂 30g	煅牡蛎 30g	苍术 30g
白术 30g	石斛 30g	苦丁茶 30g	地骨皮 30g

水煎服，每次服 300mL，每日 2 次，3 日 1 剂，10 剂。

二诊：（2008 年 11 月 10 日）乏力、腰酸较前减轻，空腹血糖 6.4mmol/L 餐后血糖 8.4mmol/L；尿常规正常；24h 尿蛋白定量 0.58g，守方治疗。

三诊：（2008 年 12 月 25 日）腰酸不明显、纳可、无多饮多食之症，餐后血糖 8.7mmo/L；尿常规正常；24h 尿蛋白定量 0.38g。上方去芡实 30g，煅牡蛎 30g。水煎服，3 日 1 剂，5 剂。

【按语】

DN 依其临床特征，应属中医学消渴、水肿、虚劳、关格等病症的范畴。消渴病日久，阴损及阳，脾肾虚衰，瘀血浊毒内阻，形成以乏力、腰酸、尿中泡沫多或尿浑浊，或视物模糊，或水肿等为主要表现的严重并发症。从患者乏力、腰酸痛及舌脉分析，其为脾肾亏虚、肾虚血瘀所致腰痛之证。脾主肌肉四肢，腰为肾之府，脾肾亏虚，则乏力，腰酸。久病入络，久病致瘀，则舌暗，瘀而化热则舌苔薄黄。张大宁教授认为，DN 发生发展过程中，肾虚血瘀湿浊仍是贯穿始终的根本病机所在，故仍以肾炎方为基本方组方加减。因 DN 患者多以蛋白尿为主症，故常加以煅牡蛎、益智仁、芡实等固涩之品以益肾固精，本案患者正是基于这种观点组方。二诊时患者主症及理化指标均有改善，故守方治疗。三诊时患者自诉无明显不适，尿常规示尿蛋白转阴，故去收敛固涩之芡实、煅牡蛎。

---

① 张勉之、张大宁：《张大宁治疗糖尿病肾病的临床经验》，载《中华中医药杂志》2016 年第 8 期，第 3141 - 3143 页。

五十、张佩青医案：糖尿病肾病[①]

李某，男，50岁。

现病史：糖尿病7年，近半个月复查尿常规：PRO（3＋）；Cr 162μmol/L，当地医院诊断为糖尿病肾病。现乏力，腰酸，浮肿，舌淡红苔白，脉沉。

证候诊断：脾肾两虚，瘀血内蕴。

治法：益气补肾，活血化瘀。

【处方】

黄芪50g	党参20g	熟地20g	山药20g
山茱萸20g	茯苓20g	丹皮15g	泽泻20g
川芎20g	赤芍15g	当归20g	牛膝15g
坤草30g	车前子30g	瞿麦30g	萹蓄20g

以此方为基础，加减配伍半年，病情稳定。尿常规示PRO（2＋）；Cr 143μmol/L。

五十一、张琪医案二则

案1：糖尿病肾病，慢性肾功能衰竭[②]

孙某，男，51岁，干部。

初诊日期：2013年7月18日。

现病史：糖尿病病史15年余，水肿反复发作，近2个月病情加重，现患者周身高度浮肿，身体困重，胸闷、喘促，夜间难以平卧，腹部膨隆，食少纳呆，口渴尿少，大便秘结，舌质淡，舌体胖大，边有齿痕，苔白厚，脉沉缓。

体重90kg（发病前体重75kg），血压165/105mmHg，腹水征（＋），阴囊水肿，右侧肢体肿甚。

实验室检查：尿常规：PRO（3＋）；生化：空腹血糖9.28mmol/L，TP 41.5g/L，ALB 20.4g/L，Cr 198.6μmol/L，BUN 12.25mmol/L。B超：左肾10.8cm×4.9cm×4.5cm，右肾11.2cm×5.0cm×4.3cm；心脏彩超：心包积液，二尖瓣关闭不全，主动脉瓣少量反流。心电：左心室劳损、房颤；眼底检查：双眼糖尿病视网膜病变。

西医诊断：糖尿病肾病，慢性肾功能衰竭。

入院后予以降糖、降压、扩容利尿、改善微循环治疗2周余，呋塞米最大量1天用至400mg，并输人血白蛋白5支，尿量由600mL/24h增至1400mL/24h，水肿未见明显消退，且呋塞米减量则水肿反复。

张琪教授诊查患者后给予茯苓导水汤加减。

【处方】

白术20g	泽泻25g	猪苓20g	茯苓50g

---

① 李若蒙：《张佩青教授运用参芪地黄汤治疗肾脏病的经验》，载《内蒙古中医药》2011年第4期，第143页。

② 刘春光、迟继铭、于梅、王君红、张琪：《张琪教授应用茯苓导水汤加减治疗顽固水肿三则》，载《黑龙江中医药》2015年第3期，第38－39页。

木香 10g	海藻 40g	牡蛎 30g	二丑各 20g
槟榔 20g	郁李仁 30g	车前子 50g	王不留行 30g
肉桂 10g	枳实 15g	川朴 15g	

水煎，每日 2 次服。

服药后，尿量增至 2300～3500mL/24h，共服 15 剂，水肿基本消退，大便每日 2～3 次，有时水样便，体重由 90kg 降至 76kg，有时腹部胀满。在原方基础上加减，连服 10 余剂，水肿尽消，停用利尿剂，门诊随访病情稳定。

【按语】

糖尿病肾病是一种较为复杂的疾病，病程长，病机错综复杂，证候变化多端，常常虚实并见、寒热错杂，属本虚标实之证。正如徐灵胎所云："有湿必有热，虽未必尽然，但湿邪每易化热，确为常见。"湿热壅塞，气机不畅，血行受阻，致瘀血产生。《血证论》云"血与水本不相离。""故病血者，未尝不病水；病水者，亦未尝不病血也。"

本病例辨证当属脾肾虚损、湿热、瘀血壅结"三焦"之证，故宜治以寒温并用、消补兼施之法，健脾温肾，清热化湿，散瘀利水。张琪教授在原方基础上加入海藻、牡蛎、二丑、槟榔、郁李仁，王不留行、枳实、川朴等药，方中白术、茯苓、泽泻益气健脾利湿，脾气健则运化功能复常，水湿得以正常分布自无停蓄为患之虑；海藻为治腹水之要药，危在旦夕之大腹千金散即此药为君。又治腰以下连睾丸肿之水肿；牡蛎、二丑以软坚散结、攻逐水饮，以之治大腹水肿，其效甚佳；槟榔、郁李仁破坚攻积，使水从大便排出；猪苓、车前子清热利水使水从小便而出。水与气同出一源，气滞则水停，气顺则水行，故用木香、枳实、川朴行气导滞利水；王不留行善于通利血脉，行而不住，走而不守，且有利尿作用，故有活血利尿消肿之功；肉桂温肾阳，肾阳充则恢复其开阖功能，小便自利。诸药共奏寒温并用、消补兼施、上下分消之功，则水湿自无停蓄为患。本患者服药后，水液下利 14kg，水肿全消，可见本方攻补兼施之效。

案 2：糖尿病肾病、慢性肾衰竭[①]

张某，男，42 岁。

初诊日期：2004 年 5 月 21 日。

现病史：糖尿病病史 20 余年，反复水肿半年余，近 4 个月病情加重，周身水肿，按之没指，身体困重，胸闷气短，难以平卧，腹部膨隆，食少纳呆，尿少，便秘，舌质淡，舌体胖大边有齿痕，苔白厚，脉沉细。

体重 85 kg（发病前体重 55 kg），血压 155/100mmHg，胸水、腹水征（+），右侧肢体较左侧肿甚。尿常规：PRO（2+）；血生化：血糖 7.39mmol/L，ALB 18.7g/L，CHO 8.59mmol/L，TG 2.19mmol/L，LDL－C 6.54mmol/L，Cr 298.1μmol/L，BUN 14.85mmol/L。B 超：左肾 10.6cm×4.7cm×4.5cm，右肾 10.5cm×5.1cm×4.3cm。心脏彩超：左心增大，心包积液，二、三尖瓣和主动脉瓣均存在反流。眼底检查：双眼糖尿病视网膜病变。

---

① 黄彦彬、王今朝、黄迪、张琪、张佩青：《中西医结合治疗糖尿病肾病重度水肿验案 1 则》，载《中国中西医结合肾病杂志》2005 年第 7 期，第 426－427 页。

西医诊断：糖尿病肾病，慢性肾衰竭（氮质血症期）。

给予降糖（胰岛素）、降压（洛汀新 10mg/日）、扩容（白蛋白 50mL/隔日静脉滴注）、抗凝（低分子肝素钙 5000U/日）、利尿（速尿 200mg/日）、改善微循环（怡开 360U/日）治疗半月余，尿量由每日 750 mL 渐增至 1200 mL，水肿症状改善不明显，且药物减量则水肿再次加重。

出院后给予速尿 40mg、双氢克尿噻 50mg、氨苯蝶啶 100mg、安体舒通 80mg，3 次/日口服。

【处方】

海藻 40g	牡蛎 30g	黑白丑各 15g	槟榔 20g
郁李仁 30g	泽泻 25g	猪苓 20g	茯苓 50g
车前子 50g	王不留行 30g	肉桂 10g	枳实 15g
川朴 15g	木香 10g		

服药后，尿量增至 2000～3000mL/24h，共服 40 剂，水肿基本消退，体重降至 56kg，唯腹部气胀，双下肢轻度水肿。又在原方基础上加减，连服 10 余剂，水肿尽消。复查尿常规：PRO（2+），血生化：血糖 5.75mmol/L，ALB 23.2g/L，CHO 7.10mmol/L，TG 2.39mmol/L，LDL－C 4.73mmol/L，Cr 249.9μmol/L，BUN 10.4mmol/L，K^+ 5.0mmol/L。

门诊随访病情稳定。

五十二、张铁忠医案：糖尿病肾病，慢性肾功能不全[①]

董某，男，53 岁。

现病史：患者因口干渴 21 年，于 1998 年 2 月 26 日入院，患者有糖尿病史 21 年，在外院用 RI 控制血糖不满意。近日因口干、视力障碍及下肢水肿加重入院。查：形体消瘦，TP 47g/L，ALB 26g/L，Cr 159.12μmol/L，血糖 8.3mmol/L；尿检：PRO 5.00g/L，下肢指凹性水肿，皮温低，可见网络青紫。临床诊断为糖尿病肾病，慢性肾功能不全。舌红苔少有瘀斑，脉细稍沉。

证候诊断：气阴两虚，血瘀湿阻。

治法：养阴活血，益气健脾，利水消肿。

【处方】

黄芪 12g	花粉 12g	麦冬 15g	生山药 18g
当归 9g	赤芍 10g	红花 6g	玉米须 30g
川芎 6g	生地 10g	益母草 15g	鸡血藤 12g
茯苓 18g	泽泻兰各 12g	冬瓜皮 30g	

【按语】

此例系糖尿病肾病患者。消渴日久，津液失于敷布，则脾胃不得滋养，肾精不得滋

---

① 张铁忠、万迎新、刘惠文：《"水瘀"证的论治》，载《北京中医药大学学报》2000 年第 6 期，第 60－61 页。

助，脾之统摄无权，肾之固摄失常，水谷精微从小便而出，脾肾两虚，水湿无主，则水液内停。消渴病津伤液燥，不能载血液正常运行，日久瘀血阻滞，水停血瘀，水瘀乃成。

水瘀在脾肾，治之以黄芪、生山药健脾益气，鸡血藤、当归、赤芍、红花、川芎活血化瘀，益母草、茯苓、泽泻兰、冬瓜皮等化瘀利水。调治月余，血糖稳定，血肌酐降至 132.6μmol/L，体力明显改善，水去瘀化，肿胀自消，至今病情稳定。

五十三、张玉琴医案二则

案1：2型糖尿病，糖尿病肾病[①]

患者，男，59岁。

主诉：糖尿病10年，腰酸、乏力，间断浮肿半年，双下肢肿胀半月。

现病史：10年前因口渴、多饮、多食、乏力，诊为糖尿病，间断口服降糖药。近半年出现腰酸、乏力，间断浮肿，未诊治。半月前出现上症加重，尿少，双下肢肿胀，周身乏力。

查体：血压140/90mmHg，心率86次/min，面色㿠白，神疲乏力，肢体轻度浮肿，脘腹胀闷，舌质淡，苔白，脉沉细。

辅助检查：空腹血糖8.5mmol/L，餐后2h血糖11.3mmol/L，HbA_1c 7.3mmol/L，Cr 135μmol/L，尿常规：PRO（2＋）。

西医诊断：2型糖尿病，糖尿病肾病（Ⅳ期）。

中医诊断：虚劳。

证候诊断：瘀毒损络；气虚、湿浊、瘀血互结。

治法：益气温阳，补益脾肾，活血化湿解毒通络。

【处方】

生黄芪30g	人参10g	黄精15g	山药20g
淡竹叶10g	丹参15g	白术15g	苍术15g
茯苓10g	赤芍15g	菟丝子15g	益母草15g

水煎服。

7剂后周身乏力好转，肿胀减轻，仍腰酸，夜尿多。舌质淡红，脉沉。Cr 125μmol/L，尿常规：PRO（2＋）。继以上方加减服用60天后复查，Cr 102μmol/L，尿常规：PRO（±）。

案2：2型糖尿病，糖尿病肾病[②]

张某，男，65岁。

主诉：间断口渴多饮多食、乏力10年，加重2天。

---

① 陈霞：《张玉琴从郁（瘀）毒损络分期辨治糖尿病肾病》，载《实用中医内科杂志》2015年第6期，第26－29页。

② 金华、张玉琴：《张玉琴主任治疗早期糖尿病肾病经验》，载《实用中医内科杂志》2011年第4期，第20－21页。

现病史：患者于 10 年前无明显诱因出现口渴、多饮、多食、乏力，曾就诊于当地医院，诊断为糖尿病，自服中药治疗（具体不详），血糖未监测。近半年上述症状逐渐加重，未诊治。近 2 天较前加重，门诊以"消渴"之诊断收入院。现症见口渴、多饮、多食、乏力、多尿，体重减轻。

查体：血压 130/80mmHg，体重指数 23kg/m²，心率 86 次/min，神清，语利，双瞳孔直径 3.0mm，对光反射灵敏，颈软，甲状腺不大，胸廓对称，双肺未闻及干湿啰音，心律齐，腹软，肝脾肋下未触及，双下肢无浮肿。舌质红，少苔，脉细弦。

辅助检查：空腹血糖 12.1mmol/L，餐后 2h 血糖 17.2mmol/L，HbA₁c 8.1mmol/L，Cr 55μmol/L，尿常规：尿蛋白阴性，mALB 50mg/L。

西医诊断：2 型糖尿病，糖尿病肾病（Ⅲ期）。

中医诊断：消渴。

证候诊断：气阴两虚。

予诺和灵 30R 早 10U，晚 10U 餐前 30min 皮下注射；糖见宁汤剂 100mL，每日 3 次口服。

1 周后空腹血糖 8.5mmol/L，餐后 2h 血糖 12.6mmol/L。继续药物治疗。

2 周后空腹血糖 6.5mmol/L，餐后 2h 血糖 7.9mmol/L，mALB 15mg/L，予以出院。

门诊 3 个月后复查空腹血糖 5.8mmol/L，餐后 2h 血糖 7.1mmol/L，HbA₁c 5.9mmol/L，mALB 5mg/L，Cr 60μmol/L。病情平稳。

五十四、章真如医案三则

案 1：糖尿病肾病[①]

李某，男，56 岁。

初诊日期：1991 年 10 月 8 日。

现病史：患糖尿病 6 年余。开始多渴多饮，善食而饥，经某医院检查血糖 10.1mmol/L，尿常规：GLU（4＋），诊断为非胰岛素依赖型糖尿病，给予消渴丸、降糖灵等药治疗，临床症状基本控制。近 1 年来因工作劳累，饮食不节，血糖、尿糖反复增高，后改用胰岛素治疗，每日用量 12 单位，尿糖转阴性。1 月前发现双下肢浮肿，食欲不振，腰酸膝软，视力减退，四肢麻木，大便溏稀，脉沉细，舌淡苔白。

辅助检查：血糖 6.1mmol/L，BUN 14.6mmol/L，Cr 257.8μmol/L；尿常规：GLU（±～＋），PRO（3＋），BLD（＋）。

西医诊断：糖尿病肾病。

证候诊断：肾阳虚衰，水泛肌肤。

【处方】金匮肾气丸加味。

附片 8g	桂枝 8g	熟地 15g	山萸肉 15g
泽泻 10g	丹皮 10g	茯苓 10g	山药 20g
黄芪 20g	苍术 15g	五味子 10g	淮牛膝 10g

---

① 郑翔：《章真如治疗糖尿病性肾病的经验》，载《甘肃中医》1994 年第 2 期，第 11－12 页。

茅根30g

患者服药5剂后浮肿消退，食欲增加，自觉周身有温热感，但腹泻每日3至4次。四肢发麻，脉沉细，舌淡苔白。治以温肾理脾，按上方去丹皮、泽泻，加藿香、条参、吴萸、补骨脂。

患者服药10余剂，大便成形，日行1至2次，再以此方随证加减治疗3月余，临床症状基本消失，改用长效胰岛素16单位。每日注射1次，查空腹血糖正常范围。尿常规：GLU（－），PRO（±）；肾功能恢复正常，嘱患者注意调摄饮食，继续中药治疗，巩固疗效。

【按语】

根据糖尿病肾病的临床表现，多属于中医消渴、水肿、劳淋等范畴。其病机复杂，治疗棘手，因而要早期防治。除合理调摄饮食起居外，药物治疗很重要。

章真如教授认为，有效地控制糖尿病，是防止肾损害的重要一环。平时要避免使用对肾脏有毒副作用的药物。如肾功能受损，出现蛋白尿、高血压、贫血、视网膜病变等，要从整体出发，权衡阴阳，因人而异，辨证分析，调理脏腑虚损灵活施治。临床应突出从肾论治的原则，兼顾其他脏腑，同时注意气血、津液的耗损。由于本病以正虚为本。外邪常易乘虚而入，故要遵循"急则治标、缓则治本"，及时清除外邪，这对保护肾功能有积极意义。运用苦寒、辛燥、渗湿等攻浅之品，应中病即止，以防伤正。

案2：糖尿病肾小球硬化症[①]

黄某，男，54岁。

现病史：患糖尿病有5年。开始口渴，小便多，易饥，身体日渐消瘦，在某医院检查血糖为9.5mmol/L；尿常规：GLU（4＋），诊断为糖尿病。随即使用胰岛素。开始一段时期，血糖、尿糖降至正常范围，症状改善，患者因不愿长期用胰岛素，改用口服达美康、糖适平、降糖灵、优降糖等交替服用，血糖、尿糖一度稳定。1年后，病情时有变化，亦用过中药、中西药结合治疗，近年来病情逐步加剧，血糖在16mmol/L左右，尿常规：GLU（3＋～4＋），精神异常困乏，四肢无力，视力模糊，面目及下肢泛肿，小便少，复查血糖17.5mmol/L；尿常规：GLU（4＋）、PRO（4＋）、RBC（＋）。

中医诊察：脉沉细，舌淡、苔白。

西医诊断：糖尿病肾小球硬化症。

证候诊断：脾肾两虚，气阴不足。

治法：补肾扶脾，益气养阴。

【处方】

桂枝8g	附片5g	熟地15g	萸肉10g
山药20g	泽泻10g	丹皮10g	云茯苓10g
黄芪20g	苍白术各15g	牛膝10g	车前子10g
枸杞20g	地骨皮15g		

每日1剂。

---

① 章向明、章汉明：《章真如临证经验3则》，载《中医杂志》1995年第7期，第398－399页。

服 3 剂后，小便增多，浮肿略减。以上方为基础，随证加减，共服药 30 余剂（并兼服优降糖、降糖灵），面目及四肢浮肿全消。其他症状显著改善。最后检查：血糖 7.6mmol/L；尿常规：GLU（+），病情缓解。

案 3：糖尿病并发肾病[1]

张某，女，54 岁。

现病史：患者于 1990 年秋季在医院门诊时查血糖 16.44mmol/L，尿常规：GLU（4+），PRO（+），诊断为糖尿病，以降糖灵、D-860 等药治疗。1991 年 2 月因面部浮肿，全身肿胀，肢体乏力，双下肢浮肿，口渴喜饮，小便一般，西医诊断为糖尿病并发肾病。舌质淡、苔薄白，脉沉细。双下肢凹陷性浮肿。

证候诊断：肾阴亏耗，肾气虚弱，开合失司，水溢肌肤。

治法：益气养阴，补肾利尿。

【处方】

黄芪 20g	山药 20g	生地 15g	熟地 15g
苍术 15g	枸杞 15g	山萸肉 10g	淮牛膝 10g
泽泻 10g	丹皮 10g	茯苓 10g	

服药 10 剂后，口渴、面部浮肿均减轻，周身肿胀亦减，下肢浮肿同前，上方加白茅根 30g 再服 50 剂后，浮肿消失，复查：空腹血糖 8.67mmol/L，尿糖、尿蛋白阴性。

追访至今，浮肿未见反复，病情稳定，目前仍坚持中药治疗，以期康复。

五十五、赵纪生医案三则

案 1：糖尿病肾病[2]

刘某，男，55 岁。

初诊日期：2013 年 6 月 12 日。

主诉：腰酸乏力，双下肢肿 2 年余。

现病史：患者 2 年前出现双下肢浮肿，口渴但腰酸乏力，在当地诊断糖尿病肾病，予中药、中成药治疗，症状反复。有糖尿病病史 10 余年。2013 年 6 月 12 日就诊时口干但饮水不多，神疲乏力，腰膝酸软，怕冷，双下肢肿，夜尿 1～2 次/日，大便稀溏 2～3 次/日。舌质淡红，舌体胖嫩边有齿痕、苔白腻，脉弦细。

尿常规：PRO（2+），肾功能：Cr 198μmol/L。

证候诊断：气阴两虚，脾肾阳虚，湿浊内蕴。

治法：健脾益肾，益气养阴，泄浊化瘀。

【处方】

黄芪 30g	玄参 20g	麦门冬 20g	巴戟天 10g
补骨脂 10g	薏苡仁 20g	猫爪草 10g	丹参 20g

① 韩乐兵：《章真如治疗老年糖尿病并发症的经验》，载《浙江中医杂志》1995 年第 12 期，第 530－532 页。
② 刘英、喻闽风：《赵纪生教授治疗糖尿病肾病的经验总结》，载《中国中医药现代远程教育》2015 年第 6 期，第 28－30 页。

炙大黄^(后下)15g

14剂。

二诊：口干、神疲乏力、腰膝酸软、怕冷均改善，夜尿不明显。舌质淡红，舌体胖嫩边有齿痕、苔白腻，脉弦细。尿常规：PRO（2+）；肾功能：Cr 187μmol/L。守上方去薏苡仁，加仙茅15g，14剂。

三诊：无口干及神疲乏力，腰酸乏力不明显，无夜尿。尿常规：PRO（+）；肾功能：Cr 162μmol/L。舌质淡红、苔薄白，脉弦细。守上方，14剂。

【按语】

糖尿病病因病机本是阴虚者多见，症多见咽干口燥，心烦口渴，多食善饥，尿频便干等阴虚燥热之象，治疗以养阴清热为主；也有气阴两虚者多见，既有神疲乏力、自汗气短等气虚表现，亦有手足心热、咽干口燥、口干喜饮、大便干结等阴虚表现，治疗以益气养阴为主，根据气虚、阴虚证候的多少确定益气及养阴力量的比例。

但本病例病程迁延，致糖尿病肾病合并肾功能不全，出现神疲乏力、腰膝酸软、怕冷等脾肾阳虚的症候，故除用玄参、麦门冬益气养阴之品外，亦用黄芪、巴戟天、补骨脂、仙茅等温补脾肾，此谓治病必求其本是也。患者肌酐升高，湿浊内蕴，在扶正的基础上加用大黄，使湿浊外泄。赵纪生教授的方药旨在扶正固本，兼顾驱邪，标本结合进行治疗，对于尿量不减少的患者，宜于长期服用，对于延缓肾衰进展，改善证候，减轻症状，提高生活质量，甚至逆转病情，常常有着令人欣喜的效果。

<h3 style="text-align:center">案2：糖尿病肾病①</h3>

患者，女，58岁。

初诊日期：2013年9月16日。

主诉：腰酸乏力，双下肢水肿2年。

现病史：患者有2型糖尿病病史10年，不规律使用降糖药物治疗，血糖控制不佳。2011年9月开始出现腰酸乏力，双下肢轻度浮肿，在当地医院诊断为糖尿病肾病，予中药、中成药治疗，症状反复。

刻诊：腰酸乏力，双下肢轻度凹陷性水肿，口干但饮水不多，精神疲倦，两腿酸软，怕冷，夜尿1～2次，大便稀溏，每日2～3次，舌质红赤，苔薄黄腻，脉弦细。

查尿常规：PRO（2+）；肾功能：Cr 198μmol/L。

西医诊断：糖尿病肾病。

证候诊断：气阴两虚，脾肾阳虚，湿热瘀毒蕴结。

治法：健脾益肾，益气养阴，温肾壮阳，清泄湿热，化瘀解毒。

【处方】

黄芪30g	玄参20g	麦冬20g	山药20g
黄连6g	巴戟天10g	补骨脂10g	猫爪草10g
鬼箭羽20g	枸骨叶20g	丹参20g	制大黄^(后下)15g

---

① 刘英、刘新学、喻闽凤：《赵纪生治疗糖尿病肾病经验》，载《山东中医杂志》2015年第12期，第956–958页。

14 剂，水煎服，每日 1 剂。

二诊：双下肢水肿、口干、神疲乏力、腰膝酸软、怕冷均有改善，夜尿减少。舌质淡红，体胖大边有齿痕，苔白腻，脉弦细。复查尿常规：PRO（2＋）；肾功能：Cr 187μmol/L。去黄连、鬼箭羽，加仙茅 15g，14 剂。

三诊：双下肢水肿、口干基本消失，夜尿无，腰酸乏力明显缓解，精神好转，怕冷不显。舌质淡红，苔薄白，脉弦细。复查尿常规：PRO（＋）；肾功能：Cr 162μmol/L。守二诊方，续服 14 剂。

【按语】

患者有 2 型糖尿病病史 10 年，血糖控制不佳，临床表现以腰酸乏力和双下肢水肿为主，确诊糖尿病肾病，属肾功能不全氮质血症期。临床有气阴两虚之症状，又有怕冷、神疲、腰腿酸软、便溏、夜尿等阳虚不振之象，兼湿热瘀血蕴结成毒之证，故治疗上当健脾益肾、益气养阴、温肾壮阳、清泄湿热、化瘀解毒并举。

处方在经验方基础上加补骨脂、巴戟天温肾壮阳，阳虚则少用苦寒，去白花蛇舌草。其大便虽溏，仍用大黄，赵纪生教授认为大黄泻下，可导湿热浊毒从大便而解，对清除加重糖尿病肾病进展的病理产物之功效为他药所不及，临床多用制大黄，以其泻下之力较缓，不易损伤正气，且兼活血之功。二诊时症状均有减轻，舌质变淡红，且舌体胖大边有齿痕、苔薄白的阳虚舌象，故去黄连、鬼箭羽之苦寒，加仙茅以加强温补肾阳以固本。三诊守方以巩固疗效。

案 3：糖尿病肾病，慢性肾功能不全[①]

许某，女，67 岁，离休工人。

初诊日期：2004 年 5 月 12 日。

现病史：诉 8 年前因多饮、多尿、多食，在当地医院检查，发现血糖高。后一直不规则服用消渴丸、糖适平等降糖药，血糖控制不理想，在 10.4 ～ 15.6mmol/L 波动。半年前，觉精神渐差，体力不支，视力减退，迭经中西药治疗，症状愈重。此次因恶心呕吐明显，来我院就治。

刻诊：患者精神萎困，面晦无华，呈轻度贫血貌，全身浮肿，腹满如蛙状，双胫凹陷性水肿，饮食呆滞，小便量少，约 600mL/日。大便溏稀，舌淡胖，边有齿痕，苔黄厚腻，脉沉细。今查尿常规：GLU（3＋），PRO（3＋），24h 尿蛋白 7.6g/L，空腹血糖 12.8mmol/L（使用胰岛素后），Cr 352μmol/L，BUN 17.86mmol/L。

西医诊断：糖尿病肾病，慢性肾功能不全。

辨证分析：此时痰浊内阻中焦，浊阴不降，清阳不升，气逆于上。

证候诊断：脾肾亏虚、浊毒内蕴。

治法：健脾益肾，泄浊化瘀。

【处方】

黄芪 30g	黄连 6g	法夏 10g	陈皮 12g

---

① 李小生、唐杨、吴国庆：《赵纪生教授治疗糖尿病肾病验案》，载《中国中医药报》2006 年 2 月 10 日刊第 6 版。

砂仁 6g	枳壳 10g	竹茹 10g	苏叶 10g
蛇舌草 30g	六月雪 20g	丹参 20g	泽兰 15g
制大黄$^{(后下)}$10g			

连服 10 剂复诊，恶心呕吐明显缓解，水肿症亦减退，舌苔仍厚腻。表现以脾肾阳虚、湿停瘀阻为主，当以温肾健脾，活血利水方。

【处方】

黄芪 30g	茯苓 20g	泽泻 15g	枣皮 12g
炮附子 6g	生姜皮 10g	葶苈子 15g	陈皮 12g
丹参 20g	益母草 30g	六月雪 20g	制大黄$^{(后下)}$10g

经服上方 30 剂，患者尿量显著增加，双下肢浮肿消退，腹水征不明显，食欲增加，查 Cr 182μmol/L，BUN 7.5mmol/L；尿常规：PRO（+），24h 尿蛋白定量 1.24g。患者一般情况明显好转，病情稳定，继在门诊服药善其后。

五十六、郑新医案：2 型糖尿病，糖尿病肾病[①]

患者，女，78 岁。

初诊日期：2010 年 10 月 11 日。

主诉：血糖高 12 年，水肿伴蛋白尿 3 年余。

现病史：神昏，疲乏无力，腰膝酸软，体重倦怠，纳呆腹胀，面足浮肿，夜尿多，舌胖淡有瘀斑，边有齿印，苔白腻，脉沉细。血常规示 Hb 95g/L；尿常规示 PRO（3 +），24h 尿蛋白定量 5.78g；凝血功能：纤维蛋白原 5.2g/L；ALB 28g/L，肾功：Cr 189μmol/L，HbA$_1$c 7.5%。

西医诊断：2 型糖尿病，DN（糖尿病肾病）（中期）。

中医诊断：消渴肾病。

证候诊断：脾肾两虚兼痰湿致瘀。

治法：健脾补肾、消痰化湿，逐瘀通络。

【处方】 参芪地黄汤加减。

党参 30g	黄芪 60g	白术 15g	熟地黄 30g
山药 30g	茯苓 30g	补骨脂 20g	炮山甲 10g
制水蛭 3g	蚤休 10g	熟大黄 10g	黄蜀葵花 3g

14 剂，水煎服，每日 1 剂，早晚 2 次服用。

二诊：（2010 年 12 月 12 日）患者以首诊方服用 2 月，神志清楚，乏力、浮肿、倦怠减轻，仍纳少，夜尿多，舌红苔白，脉细。血常规：Hb 106g/L；尿常规：PRO（3 +）；24h 尿蛋白定量 3.16g；凝血功能：纤维蛋白原 4.2g/L；ALB 32g/L；肾功：Cr 115μmol/L。守上方加茯苓 30g、山药 20g、杜仲 15g、桑螵蛸 10g、益母草 15g 以增强健脾补肾之功，14 剂，水煎服，每日 1 剂，早晚 2 次服用。

---

① 刘洪、熊维建、郑新：《国医大师郑新论治糖尿病肾病的学术思想和临证经验》，载《中华中医药杂志》2016 年第 11 期，第 4547 - 4549 页。

三诊：（2011年2月10日）患者以二诊方为主间断服用2月，水肿基本消退，无倦怠乏力，纳可，夜尿减少，舌稍淡，无瘀斑，苔薄白，脉有力。血常规：Hb 106g/L；尿常规：PRO（2＋）；24h尿蛋白定量1.05g；凝血功能：纤维蛋白原2.8g/L；ALB 38g/L；肾功：Cr 95μmol/L。

【按语】

郑新教授认为，消渴日久，肺脾肾三脏俱损，肺虚治节失司，水精宣发肃降失调；脾虚运化无权，水湿内停，日久生痰；肾虚气化、固摄无权，故出现浮肿、纳呆及蛋白尿。在补益肺脾肾三脏中，以补脾肾为要，故以加味参芪地黄汤益脾之气，养肾之阴。李东垣曾指出"元气之充足，皆由脾胃之气无所伤，而后能滋养元气"，故郑新教授还认为，脾肾同病，重在健脾以培育元气。方中重用黄芪，《本草求真》有云"黄芪……为补气诸药之最"；气行则水行，脾健则湿去，故予党参、黄芪、白术、山药、茯苓等健脾行气，渗湿利水；气为血之帅，一则气虚则推动无力则血瘀，且血本为阴津，阴虚则血液黏稠，瘀阻肾络，二则水湿内停，久炼成痰，痰湿致瘀，故见气虚及痰湿致肾络瘀阻，故予炮山甲、水蛭、蚤休破血逐瘀通络；痰湿、瘀血日久均可热化，故予黄蜀葵花、蚤休、蝉花清热解毒，清利湿热，使热从小便而去；阴阳互根互用，孤阴不生，独阳不长，郑新教授指出，本病气阴虚日久均可致阳虚，使脏腑功能减退，又以脾肾阳虚为著，故用补骨脂温肾暖脾，使阴阳平衡协调；大黄为"大苦大寒性禀直遂长于下通"之品，《神农本草经》谓其"荡涤肠胃，推陈致新，通利水谷，调中化食，安和五脏"，方中使用熟大黄避免因泻下无度而使脾胃受损，以达通腑泄浊之功。郑新教授治疗疾病慎思明辨，法古创新，博采众长，融会贯通，谨守病机，方因证变，药随方遣，终获良效。

五十七、周仲瑛医案四则

案1：糖尿病肾病[①]

患者，男，58岁。

初诊日期：2005年8月22日。

现病史：患者1993年8月出现尿频尿急、小便不畅，诊为前列腺增生、尿潴留，同时发现有糖尿病，起初服用优降糖、二甲双胍等控制血糖，2005年5月开始用胰岛素，血糖控制尚可，空腹血糖7.5mmol/L，餐后2h血糖12.5mmol/L。曾发现尿蛋白阳性、尿素氮偏高，查食管、胃、直肠有慢性炎症。目前形体渐瘦，腿软乏力，口干唇燥，咳嗽痰多，小便不畅，尿黄有沫，大便偏溏，日行3次。舌苔黄腐腻，舌质暗紫，中有裂纹，脉弦。

B超：双肾、输尿管无明显异常。

西医诊断：糖尿病（糖尿病肾病）。

中医诊断：消渴（消肾）。

---

① 苏克雷、朱垚、郭立中：《国医大师周仲瑛治疗糖尿病肾病经验》，载《中华中医药杂志》2012年第11期，第2854－2857页。

证候诊断：肾虚阴伤，湿热内郁，久病络瘀。

治法：滋肾养阴，化湿清热，活血通络。

【处方】

生地黄 12g	泽兰 12g	泽泻 12g	玉米须 15g
地骨皮 15g	桑白皮 15g	山药 15g	牡丹皮 9g
茯苓 10g	南沙参 10g	北沙参 10g	山茱萸 10g
桑叶 10g	玄参 10g	炙僵蚕 10g	天花粉 10g
黄柏 10g	鬼箭羽 20g	炙水蛭 3g	知母 6g
炒苍术 6g			

二诊：（2005年9月12日）二便通畅，但大便不成形，咳嗽隐痛，咯白色块状样痰、量多，口干，咽痛，胃脘嘈杂，腿软无力，背痛。舌苔黄薄腻，舌质暗紫，脉细弦。检查空腹血糖6.7mmol/L，餐后2h血糖8.6mmol/L，BUN 8.1mmol/L。方药：初诊方加蒲公英15g、麦冬10g、桔梗5g。

三诊：（2005年9月26日）二便通畅，咳嗽痰多，胃脘嘈杂基本缓解，腰酸，腿软乏力，舌苔薄黄腻，舌质暗红，脉小细滑。餐后2h血糖7.1mmol/L，BUN 6.5mmol/L。服药4周，湿热、燥热消减，气阴本虚渐复，血糖基本控制，守方再进。方药：初诊方去泽泻，改玄参15g，加丹参12g、鸡血藤15g。

【按语】

本例见口干唇燥，为阴虚火旺，上炎肺胃伤津；舌有裂纹为阴虚之相，符合消渴"阴虚为本，燥热为标"之基本病理。阴虚燥热，耗伤津血，无以充养肌肉，故形体消瘦。阴阳互根，消渴病迁延日久，肾阴耗伤，甚则阴损及阳；苔黄腐腻，大便偏溏，日行3次，为内有湿热。

本案以六味地黄汤（生地黄、山茱萸肉、山药、牡丹皮、泽泻、茯苓）为主方滋阴固肾。合南北沙参、天花粉、麦冬、知母滋阴润肺，以治燥热；炒苍术、黄柏、泽兰、玉米须等清中化湿醒脾，以治湿热；鬼箭羽、玄参、炙水蛭、鸡血藤、丹参凉血活血，化瘀通络，以治瘀热（水蛭仅3g，旨在活血，不在破血）；桑叶、蒲公英、桔梗、桑白皮、地骨皮化痰清热，以治痰热。纵观治疗全过程，用药仅1月余，气阴双补，湿热、燥热、瘀热、痰热"四热"同治，咳嗽痰多、尿黄有沫、大便偏溏、腿软乏力、苔黄腐腻等症状及血糖、尿素氮等指标明显好转，因此克服了西药优降糖等单纯降糖而轻视并发症治疗的弊端，标本兼治，体现了中医辨证论治的优势。

案2：糖尿病肾病①

吴某，男，80岁。

初诊日期：2010年9月2日。

现病史：糖尿病史34年，胰岛素注射、拜唐苹口服治疗10余年，并发糖尿病肾病、周围神经病变、冠心病。2年来，双下肢浮肿、麻木，面浮，手臂肿，视糊，口干不显，

---

① 方梁：《周仲瑛教授六味地黄类方治疗下消经验》，载《南京中医药大学学报》2013年第1期，第78-80页。

大便尚调，小便用利尿药，尿量尚可，舌质偏红，苔黄，脉小弦滑，面黄有浮感。

血生化：血糖 8.7mmol/L，ALB 22.8g/L，BUN 14mmol/L。尿常规：PRO（3＋），BLD（3＋），RBC 95.2μL^{-1}。

证候诊断：脾肾两虚，气阴交亏，久病络瘀，气不化水。

【处方】

制附片 5g	炙桂枝 6g	熟地黄 10g	山萸肉 10g
淮山药 10g	泽兰 15g	泽泻 15g	鬼箭羽 15g
车前子(包) 10g	怀牛膝 10g	仙灵脾 10g	玉米须 20g
冬瓜皮 15g	生黄芪 15g	焦白术 10g	猪苓 12g
茯苓 12g	炙桑皮 12g		

77 剂，每日 1 剂，水煎早晚各 1 次，温服。

二诊：（2010 年 11 月 18 日）最近上身浮肿消退，下身仍肿但有减轻，精神稍好，皮肤瘙痒，下肢麻，怕冷，小便量少，大便正常，舌质暗红，苔薄黄腻，脉细。

初诊方加鸡血藤 15g，天仙藤 15g，炙僵蚕 10g，刺五加 10g，地肤子 15g。77 剂。

三诊：（2011 年 1 月 6 日）上身颜面浮肿基本消退，下肢浮肿亦有明显改善，怕冷，尿少，尿频，夜晚 3～4 次，腿足麻木，大便不实，舌质暗多裂，苔薄黄，脉小弦滑。

初诊方加穞豆衣 10g，汉防己 12g，鸡血藤 15g，天仙藤 15g，炙僵蚕 10g，刺五加 10g，地肤子 15g。112 剂。

四诊：（2011 年 4 月 28 日）两下肢浮肿减轻，自觉无明显不舒，两足麻，大便正常，舌质暗，苔薄黄腻，脉小弦滑。血生化：TP 53.3g/L，ALB 31.6g/L，BUN 14.35mmol/L，血糖 7.67mmol/L。

初诊方改生黄芪 25g、炙桑皮 15g，加地锦草 15g、旱莲草 12g、天仙藤 15g、穞豆衣 10g、汉防己 12g、鸡血藤 15g、炙僵蚕 10g、刺五加 10g。84 剂。

2011 年 8 月前来复诊，下肢浮肿已完全消退，近查生化：ALB 25g/L，尿素氮、肌酐正常。原方加减继服。

【按语】

本案患者糖尿病 30 余年，病程较长。消渴日久，脾肾俱虚，气阴两伤，气虚则水湿难化，故见四肢面目浮肿；气虚血少，络瘀不畅，故下肢麻木；阴虚及阳，火不暖土，故见怕冷、大便不实等。病机归纳为脾肾两虚，气阴不足，久病络瘀，气不化水。方用桂附地黄丸加减化裁，配伍仙灵脾温补肾阳，补火暖土，温运中焦；鬼箭羽化瘀通络，生黄芪、焦白术、车前子、玉米须、冬瓜片、猪茯苓、怀牛膝益气健脾、燥湿利水。二、三、四诊均根据患者情况，进一步加用活血利水之品。故五诊时患者浮肿完全消退，疗效明显。

案 3：糖尿病肾病[①]

石某，女，65 岁。

---

① 方梁：《周仲瑛教授六味地黄类方治疗下消经验》，载《南京中医药大学学报》2013 年第 1 期，第 78－80 页。

初诊日期：2011 年 7 月 7 日。

现病史：患者糖尿病史 5 年，常用胰岛素治疗。浮肿经年不愈，面浮手胀，下肢肿，尿量时多时少，尿检曾见微球蛋白增高，舌质暗紫有齿印，苔淡黄腻，脉小弦滑。

证候诊断：脾肾两虚，久病络瘀，气不化水。

【处方】

生地黄 12g	山萸肉 10g	茯苓 10g	泽兰 10g
泽泻 10g	淮山药 10g	丹皮 9g	生黄芪 15g
楮实子 10g	穞豆衣 10g	鸡血藤 15g	玉米须 20g
鬼箭羽 15g			

14 剂，每日 1 剂，水煎早晚各 1 次，温服。

二诊：（2011 年 7 月 21 日）浮肿减轻，腿胀，疲劳无力，近有心慌，肌肤瘙痒，大便不畅少力，舌质暗淡，苔淡黄腻，脉弦滑。

原方加太子参 10g、冬瓜皮 12g、丹参 12g。28 剂。

三诊：（2011 年 8 月 18 日）近来面浮肢肿基本消退，疲劳无力，大便不爽，时有便意，舌质淡紫，苔淡黄薄腻，脉弦滑。守法巩固。

初诊方加太子参 10g、天仙藤 10g、桑椹子 10g、冬瓜皮 12g。28 剂。

【按语】

本案患者糖尿病史较短，但同样出现水肿、蛋白尿等糖尿病肾病表现，水肿延及四肢颜面，结合苔脉，四诊合参，当属脾肾两虚，久病络瘀，气不化水。患者气阴两虚，然未见明显阳虚表现，故选用六味地黄丸为主方，参以鬼箭羽化瘀通络，生黄芪、楮实子、穞豆衣、鸡血藤、泽兰、玉米须滋肾益气、活血利水。二诊、三诊仍效前法继治，故三诊时水肿已基本消退，效如桴鼓。

案 4：糖尿病肾病[①]

梁某，女，49 岁。

初诊日期：2011 年 7 月 21 日。

现病史：患糖尿病 3 年，常年注射胰岛素治疗，血糖控制尚可，最近空腹血糖 9mmol/L，伴有遗尿，夜晚 2～3 次，午休亦见，口稍干，时有手麻，拇指痛，经潮量少不多，舌质暗紫，苔黄薄腻，脉细滑。

证候诊断：肾虚不固，气阴两虚。

【处方】

生地黄 12g	山萸肉 10g	菟丝子 12g	覆盆子 12g
煨益智仁 12g	炒桑螵蛸 15g	炙刺猬皮 12g	五味子 5g
煅龙骨^(先)20g	煅牡蛎^(先)25g	生黄芪 20g	鬼箭羽 15g
金樱子 15g	芡实 12g		

28 剂，每日 1 剂，水煎早晚各 1 次，温服。

---

① 方梁：《周仲瑛教授六味地黄类方治疗下消经验》，载《南京中医药大学学报》2013 年第 1 期，第 78－80 页。

二诊：（2011 年 8 月 18 日）药后夜卧遗尿可控，白天仍失控不能自主，周身酸困，手麻，舌质暗，苔黄薄腻，脉细滑。守法巩固。原方加炙僵蚕 10g，白果肉 7 粒去壳衣心。28 剂。

三诊：（2011 年 9 月 15 日）糖尿病遗尿，服药至今，夜尿已控制，仅咳嗽大笑等动作方有遗出。继以原法。

【按语】

此案患者以遗尿为主要临床表现，与糖尿病肾病之水肿、蛋白尿、高血压表现有所不同，但仍属中医"下消"范畴，应从肾论治。病机归纳为肾虚不固，气阴两虚。方中以六味地黄丸之"三补"，合用滋补肝肾、固精缩尿之品，共奏益气固肾之功。因久病入络，故加鬼箭羽、炙僵蚕祛瘀化痰以增效。

五十八、祝谌予医案二则

案 1：2 型糖尿病，糖尿病肾病[①]

李某，男，65 岁。

初诊日期：2009 年 9 月 15 日。

现病史：患糖尿病 13 年，近 5 年注射胰岛素，口服二甲双胍。现症疲乏无力，腰酸腿软，视物模糊，颜面轻度浮肿，噩梦惊醒并起身游走。大便干结 1 周 1 行，舌面龟裂，舌苔薄白，舌下脉胳瘀滞，脉弦滑。

辅助检查：血压 160/110mmHg，空腹血糖 9.3mmol/L，餐后 2h 血糖 11.2mmol/L；尿常规：GLU（4＋），PRO（＋），KET（±）；BUN 8.1mmol/L，Cr 98μmol/L，UA 480μmol/L，TC 7.5mmol/L，TG 2.5mmol/L，LDL－C 4.64mmol/L。眼底检查：点状、片状出血，水肿，渗出。眼底造影：有大量荧光素渗漏。

西医诊断：2 型糖尿病，糖尿病肾病；糖尿病视网膜病变；高脂血症；高血压 3 级。

证候诊断：气阴两虚，脾肾俱亏，痰瘀阻络，水湿不运。

治法：益气养阴，培补脾肾，活血利水。

【处方】降糖对药方加减。

黄芪 50g	丹参 30g	玄参 30g	苍术 15g
葛根 15g	淮山药 10g	益母草 30g	川断 15g
白花蛇舌草 30g	草决明 15g	何首乌 15g	车前草 30g
酒大黄 10g			

14 剂，水煎服。

二诊：（2009 年 10 月 8 日）浮肿消退，腰酸减轻，腿感有力，大便 2 日 1 行，已不干燥，舌苔白厚，脉弦细滑。

上方减车前草、酒大黄，加川芎 10g、青葙子 10g、谷精草 10g，30 剂，水煎服。

三诊：（2009 年 11 月 15 日）体力恢复，能从事郊游活动，视物稍清晰，噩梦消除，

① 高友安、王瑞哲：《祝谌予教授治疗糖尿病经验的临床应用》，载《现代中医药》2012 年第 3 期，第 5－6 页。

舌面龟裂消失，脉弦细。血压 140/80mmHg，空腹血糖 6.8mmol/L，餐后 2h 血糖 8.8mmol/L；尿常规：GLU （－），PRO （－），KET （－）；TC 5.99mmol/L，TG 1.85mmol/L，LDL－C 3.68mmol/L，BUN 7.15mmol/L，Cr 90μmol/L，UA 420μmol/L。

继用上方又间断服药 3 个月，视力明显好转，眼底检查点状、片状出血减少。眼底造影：荧光素渗漏减轻。上方治成水丸长期服用，建议定期检测各项指标。

案 2：糖尿病肾病①

患者，女，51 岁。

初诊日期：1992 年 5 月 15 日。

主诉：糖尿病 15 年，高血压病 5 年，蛋白尿伴双下肢水肿 3 年。

现病史：患者自诊为糖尿病以来一直未经系统治疗，血尿糖控制不满意。1987 年发现高血压，血压波动在 160 ～ 180/100mmHg。1989 年因急性左心衰伴双下肢水肿住院，查尿常规：PRO （2＋～4＋），确诊为充血性心衰、糖尿病肾病。自 1991 年 8 月开始，因反复感染诱发心衰加重、脑梗死右侧偏瘫，先后 3 次住院，经多种西药治疗，血糖、血压极不稳定，血糖波动在 3.49 ～ 14.48mmol/L，曾发生过 3 次低血糖昏迷。因全身高度水肿伴有低蛋白血症，虽每周输白蛋白 20 ～ 40g，亦未能纠正。恰值祝谌予教授来开封应诊，乃来求治。

刻诊：面色苍白，全身浮肿，尤以双下肢为甚。乏力神疲，右半身不遂，需人扶持，右手握力差，口干思饮，食欲极差，畏寒肢冷，尿频便溏。舌淡暗，舌下络脉瘀阻，脉细弱。现服用糖适平、心痛定、开博通、速尿等多种西药。

尿常规：GLU （4＋），PRO （3＋～4＋）。

证候诊断：阴阳两虚，瘀血阻络，脾肾不足，水湿泛滥。

治法：益气养阴，活血化瘀，通阳利水。

【处方】降糖对药方加味。

生黄芪50g	生地30g	苍白术各10g	丹参30g
葛根15g	生山药10g	续断15g	枸杞10g
桂枝10g	茯苓20g	益母草30g	

每日 1 剂，水煎服。

治疗经过：服药 40 余剂。1992 年 7 月来信述血糖、血压均较前稳定，血糖 5.1 ～ 6.99mmol/L，血压 150/90mmHg。体力增加，纳食好转，未再输白蛋白，尿常规：PRO （2＋）。

上方加减连续服用 8 个月。1993 年 2 月来信，述疗效显著，食欲极佳，体力精神恢复，可在室内活动，一直未发生急性心衰。近查空腹血糖 4.49mmol/L，BUN 75mg/dL，Cr 2.1mg/dL；尿常规：PRO （＋）。目前除全身水肿之外，余症均不明显。

考虑脾肾阳虚，水湿不化为主，易以桂附地黄汤合防己黄芪汤培补脾肾、温化水湿。

---

① 本刊编辑部：《祝谌予消渴兼症验案（二）》，载《中国社区医师》2010 年第 16 期，第 18 页。

【处方】

防己 10g	生黄芪 50g	白术 10g	桂枝 10g
制附片^(先煎)10g	生熟地各 15g	山萸肉 10g	山药 10g
丹皮 10g	茯苓 20g	泽泻 15g	车前草 30g
旱莲草 15g	草薢 15g	石韦 15g	

每日 1 剂，水煎服。

服药 1 个月，全身水肿明显消退，但又有食欲下降。继用初诊方加减治疗。1993 年 6 月通信追访，空腹血糖 5.99mmol/L，BUN 50mg/dL，Cr 2mg/dL，ALB 34g/L。尿常规：GLU（＋），PRO（±～＋），病情基本稳定。

【按语】

糖尿病肾病是因糖尿病肾小球硬化所导致的严重并发症，如出现氮质血症则可恶化发展为尿毒症。本病中医病机较为复杂，早期多为气阴两虚，瘀血阻络，日久则脾肾不足，虚阳上亢，夹有瘀血，水湿潴留，泛溢肌肤。若进一步发展可成为肾阳衰败，浊毒内停，耗伤气血，水饮不化，上凌心肺之证。

祝谌予教授治疗本病，早期均以降糖对药方为主，蛋白尿重用生黄芪 50g，再加山药、益母草、白茅根、白花蛇舌草等；镜下血尿常加生荷叶、生侧柏、生地榆；尿少水肿加车前草、旱莲草、草薢、石韦等；血压高者加牛膝、桑寄生、夏枯草、黄芩，有时也用杞菊地黄汤加减。

祝谌予教授认为晚期病变的治疗最为困难，还没有探索出一定规律。一般对浮肿明显者常用防己黄芪汤合六味地黄汤或桂附地黄汤；对贫血严重，面色苍白，全身无力者常用参芪四物汤加制首乌、女贞子、枸杞、桑椹子、白术、仙鹤草等药益气养血，补肾生精。对血尿素氮、肌酐增高，胃中湿浊上逆而见恶心、呕吐、不能进食、口中尿臭味，苔厚腻者，常用香砂六君子汤加石菖蒲、佩兰、竹茹、旋覆花等健脾和胃，芳香化浊，降逆止呕。

本案由于病久失治，发生高血压、急性左心衰、脑梗死、低蛋白血症、氮质血症等多种合并症，虽经多种西药救治，均未能满意控制。祝谌予教授根据久病及肾、气血虚衰、阴阳俱虚、水湿泛溢之病机特点，始终以培补脾肾、活血利水、补益气血为主治疗而使血糖、血压稳定，尿蛋白下降，低蛋白血症纠正，疗效较为满意。

五十九、邹燕勤医案：糖尿病肾病[①]

孙某，男，56 岁。

初诊日期：2016 年 6 月 16 日。

主诉：糖尿病史 20 年，蛋白尿 5 年。

现病史：患者腰酸痛，神疲乏力，双下肢凹陷性水肿，双眼视物模糊，口干欲饮，纳食欠佳，小便泡沫多，日间尿少，夜尿频 4～5 次，量少，夜寐多梦，大便日行 1 次，

---

① 严倩华、邹燕勤：《国医大师邹燕勤教授从脾肾论治糖尿病肾病》，载《南京中医药大学学报》2018 年第 2 期，第 109－111 页。

质干结，舌淡，苔薄黄，脉细。

辅助检查：HbA$_1$c 6.6%，空腹血糖 6.7mmol/L，Cr 89μmol/L，Cys C 1.1mg/L，BUN 10.03mmol/L，ACR 298mg/g。

证候诊断：脾肾气虚，湿瘀阻络。

治法：健脾补肾，活血和络。

【处方】

生黄芪 30g	太子参 15g	炒白术 15g	生薏苡仁 30g
续断 15g	槲寄生 15g	制狗脊 20g	杜仲 20g
怀牛膝 20g	丹参 15g	川芎 10g	茯苓皮 50g
地龙 10g	全蝎 3g	水蛭 3g	黄蜀葵花 30g
石韦 20g	六月雪 20g	车前子（包）30g	合欢皮 30g
首乌藤 30g	鬼箭羽 20g		

7 剂，常法煎服，每日 1 剂。

另服院内制剂健肾片，4 片/次，3 次/日；甲花片，4 片/次，3 次/日。

二诊：（2016 年 7 月 10 日）服药后神疲乏力较前好转，腰酸不显，纳食改善，日间排尿增加，大便日行 1 次，如羊屎状，夜寐尚可，双下肢轻度水肿。复查尿 ACR 135mg/g，Cr 85μmol/L，Cys C 0.95mg/L。原方：加制大黄 10g，火麻仁 15g，柏子仁 15g，猫爪草 20g。

三诊：（2016 年 8 月 21 日）服药后精神可，腰酸不显，双下肢水肿不显，复查尿 ACR 60mg/g；Cr 78μmol/L，Cys C 0.85mg/L，加用赤芍 15g，女贞子 20g，旱莲草 20g。

【按语】

本案的医治过程充分体现了邹燕勤教授临证诊治过程中首先辨证分层，依证候明治法，按治法定处方的治疗思路。①邹燕勤教授根据患者尿 ACR 及肾小球滤过率水平进行危险分层，明确病情处于中危阶段，辨此患者为本虚标实证，即脾肾气虚、瘀血阻络，中危者以扶正为主，故总的治则定为健脾补肾、活血和络、淡渗利水。②本病例所应用的处方中，以生黄芪、炒白术、生薏苡仁补益脾气，续断、桑寄生、杜仲、制狗脊、女贞子益肾养阴，怀牛膝补肾活血、引药下行，茯苓皮淡渗利水消肿；以丹参、川芎活血和络，石韦清热利湿减少蛋白尿，制大黄、车前子、六月雪等通利二便，使湿浊有去路；邹燕勤教授考虑该患者病程长，在辨证论治的基础上加用破瘀、逐瘀的小剂量虫类药（水蛭、全蝎、地龙、蜈蚣）。全方用药平和，补气而不温燥，养阴而不滋腻，淡渗而不伤气阴，药虽轻缓，但轻药重投，仍取水退肿消之效。俾血气流通，水湿易于下泄。体现了邹燕勤教授在应用健脾补肾同时常共用活血和络、淡渗利水等药物的治疗原则。③邹燕勤教授在治疗本案患者的处方中，大量应用对药，发挥相须相持，协同起效的作用。

第十一节　糖尿病神经源性膀胱

一、程益春医案：糖尿病神经源性膀胱[①]

王某，女，49 岁。

现病史：糖尿病病史 16 年，近 20 日由排尿不畅、少腹坠胀发展至小便点滴而下，遂收入院治疗。入院前曾做 B 超示尿潴留、双肾盂积水。入院时表现为口渴引饮，尿频但尿量少，淋沥不畅，小腹膨满，下肢水肿，低热，不能下床，舌红，苔薄黄。空腹血糖为 30.5mmol/L。诊断为糖尿病神经源性膀胱。入院后采取中西医结合疗法。

中医诊断：癃闭。

证候诊断：湿热蕴结。

予八正散加减，同时注射胰岛素以控制血糖，并以头孢噻肟钠控制感染，外插导尿管导尿及用庆大霉素加 0.9% 氯化钠注射液冲洗膀胱。治疗 10 余日，病情未得到有效缓解，遂延程益春教授会诊。言：此五苓散证也，阳气鼓动无力故发此病。除此又当结合辨病，糖尿病日久必有瘀血阻滞，故需加入活血化瘀之药。

【处方】

泽泻 30g	桂枝 9g	茯苓 5g	猪苓 9g
白术 15g	水蛭 6g	沉香 9g	车前子 15g
肉桂 9g	生黄芪 30g	乌药 9g	当归 9g

水煎服，每日 1 剂。

艾灸关元、气海、三阴交穴。

服药 6 剂，症状减轻，以原方续服 12 剂，效如桴鼓，已可拔掉导尿管自行排尿，服至 30 剂则小便基本通畅，B 超示轻度尿潴留，随即转入门诊治疗。

【按语】

糖尿病神经源性膀胱是指膀胱感觉神经麻痹，排尿功能障碍，又称无张力性膀胱，是糖尿病常见的慢性并发症之一。其发生通常是因为糖尿病代谢紊乱或微血管病变影响到感觉神经的功能，从而引起排尿反射的异常，形成尿潴留。

本病属中医学消渴、癃闭范畴。由于膀胱气化之力不足，尿液代谢失常，导致排尿困难，尿有余沥，甚则尿频点滴而下，以至不通。五苓散配沉香、乌药、车前子、肉桂温阳化气、行气利水。《金匮要略》曰："血不利则为水"，故以水蛭、当归化瘀滞、利水道，配黄芪壮气机之行。五苓散出自《伤寒论》，具有化气行水的功效，原文见于第 71 条"太阳病……若脉浮，小便不利，微热消渴者，五苓散主之。"其温阳化气的功能

---

① 尚凤娟、韩吉森、王振云：《程益春教授治疗糖尿病神经原膀胱 1 例》，载《河北中医》2003 年第 4 期，第 305 页。

既可以用于水液停留之"蓄水"证，也可以治疗水液代谢失常的其他病症，只要辨证准确，用之疗效明显；在辨证的同时，尚需要结合辨病。本案考虑了消渴内有瘀血的病机，在温阳化气的同时加以活血化瘀药，因而收效。另外本案也佐证了小便不利和消渴可同时出现，此系消渴病久延及膀胱，气化失常，水蓄于内所致。因此，应当结合消渴和癃闭的病机辨证治疗，方能见效。

二、亓鲁光医案三则

案1：糖尿病神经源性膀胱[①]

李某，女，76岁。

初诊日期：2009年11月27日。

现病史：糖尿病病史20余年，现肌肉注射优泌乐25，早12U，晚12U，控制血糖。今餐后2h血糖9.3mmol/L，来诊时诉尿频，频频欲便，但每次小便量少，且点滴而出，伴尿失禁，外出时常使用尿不湿，生活质量差，伴目涩，口干，易怒。诊见舌质暗红、少苔，脉弦。

证候诊断：阴虚血瘀，筋脉痉挛。

治法：滋补肝肾，疏肝平肝，活血解痉。

【处方】

沙参30g	麦冬20g	五味子20g	桑椹15g
枸杞子10g	山药30g	丹参10g	川芎10g
葛根30g	车前草15g	天麻15g	夏枯草30g
荔枝核10g			

14剂后二诊：患者诉小便次数减少，每次小便量增多，舌质淡红暗少苔，脉弦。于原方去沙参、麦冬，加黄芪40g、山茱萸10g。

继续服用14剂后三诊：诉外出时可不用尿不湿。续以上方巩固治疗。

案2：糖尿病尿潴留[②]

应某，女，64岁。

初诊日期：2009年3月18日。

主诉：患2型糖尿病19年，小便异常1年。

现病史：患者近1年来小便不畅，尿意频频，小腹坠胀，解小便费力，点滴而出，有时甚至尿不出，有时一想解小便，来不及去厕所，便尿湿裤子，生活质量差。近半年来，患者因上述症状加重反复住院3次。入院B超检查：膀胱残余尿300mL，双侧肾盂轻度积水。住院期间均采用胰岛素强化治疗，保留导尿及对症处理，但疗效欠佳，反复发作。遂转求中医治疗。

---

① 龚光明、李洁、亓鲁光：《中医辨治2型糖尿病神经病变体会》，载《中医杂志》2011年第8期，第708－709页。

② 李洁、杨兴智、亓鲁光：《亓鲁光教授治疗糖尿病性尿潴留经验介绍》，载《新中医》2010年第8期，第160－161页。

查空腹血糖 9.3mmol/L，以优泌乐 25 控制血糖（早 12U，晚 12U）。

刻诊：疲乏，口干，目涩，易怒，尿频，排尿不尽，少腹坠胀，夜间尤甚，每晚夜尿 7～8 次，每次小便量 <50mL，舌暗红、少苔，脉弦。

中医诊断：癃闭。

证候诊断：气阴两虚，瘀血阻滞。

治法：滋补肝肾，益气活血，平肝解痉。

【处方】

黄芪 40g	桑椹 15g	枸杞子 10g	山茱萸 10g
丹参 10g	郁金 10g	荔枝核 10g	葛根 30g
山药 30g	泽泻 20g	天麻粉（冲服）1g	甘草 3g

7 剂，每日 1 剂，水煎服。

二诊：（3 月 26 日）查空腹血糖 7.5mmol/L。患者诉夜间小便次数减少为 3～4 次/晚，每次小便量增多，舌暗红、少苔，脉弦。守原方去泽泻，加白术 15g 以转输脾精。14 剂，每日 1 剂，水煎服。

三诊：（4 月 10 日）查空腹血糖 5.7mmol/L。患者诉诸症明显缓解，效不更方，守上方加桑枝 10g。每日 1 剂，水煎服。

坚持治疗半年，精神较前明显好转，尿频、排尿不尽减轻，每次小便量 >150mL，夜尿 1～2 次。复查膀胱 B 超示：残余尿 <50mL。

案 3：2 型糖尿病，糖尿病神经源性膀胱①

古某，女，63 岁。

初诊日期：2012 年 2 月 28 日。

主诉：发现血糖升高 7 年，排尿困难 2 月余。

现病史：主因"发现血糖升高 7 年，排尿困难 2 月余"于 2012 年 2 月 28 日初诊。目前使用诺和锐 30 及二甲双胍控制血糖，血糖控制可。2 月余前患者无明显诱因出现尿频，每欲小便时，少腹即感坠胀，急需马上入厕，入厕后尿不能出，需待 10～20min 之后方涓滴而下，每次小便量少，时有尿失禁，不伴尿痛。外出时常戴尿不湿，生活质量极差。

刻诊：神疲懒言，下肢微肿，舌淡苔白，脉沉细无力。

辅助检查：尿常规（﹣），B 超膀胱剩余尿为 175mL。

西医诊断：2 型糖尿病，糖尿病自主神经病变，糖尿病神经源性膀胱。

中医诊断：癃闭。

证候诊断：脾肾亏虚。

治法：健脾补肾，利水渗湿。

【处方】

黄芪 40g	泽泻 15g	白术 10g	猪苓 10g
桑椹 15g	鸡内金 10g	山药 30g	鸡血藤 20g

---

① 李梅：《亓鲁光教授治疗糖尿病自主神经病变验案举隅》，载《四川中医》2013 年第 2 期，第 77－78 页。

白芍 10g   荔枝核 10g   甘草 3g

14 剂后复诊，患者诉尿失禁好转，小便已可自行控制，小便次数减少，每次的尿量增多。于上方加入枸杞 10g、山萸肉 10g 加强补肾作用，继服 14 剂。

三诊时，述小便正常，查 B 超膀胱剩余尿为 33mL。

【按语】

糖尿病尿潴留发病率高，据报道，即使血糖控制良好，仍有 25% 的发病率。其病属中医学癃闭、淋证范畴。亓鲁光教授认为，糖尿病尿潴留，病位在膀胱，与肝脾肾三脏相关，可兼有邪热、瘀血、湿邪等病理因素。脾主运化水液，肾主水，主膀胱的开阖，脾肾亏虚，水液运化失常，膀胱气化功能失调，开阖失司，而发为癃闭、淋证。故用山药、白术、黄芪等药健脾，桑椹、枸杞、山萸肉补肾，泽泻、猪苓利水渗湿，泽泻泄下焦邪热而不伤阴，鸡内金归膀胱经，《名医别录》载鸡内金："主小便利，遗溺"。亓鲁光教授认为，膀胱括约肌属于"筋"的范畴，膀胱括约肌痉挛导致尿频、尿失禁，肝主筋，故在处方中常加入入肝经的药物，喜用白芍柔肝缓急，荔枝核行肝气，天麻、夏枯草平肝解痉，每收良效。血瘀贯穿消渴病的始终，故常用丹参、川芎、鸡血藤等药活血化瘀通络。全方补而不滞，利尿而不伤阴，邪正兼顾，故能收到奇效。

附：

一、段富津医案：糖尿病合并淋证[①]

王某，女，70 岁。

初诊日期：2001 年 3 月 12 日。

现病史：患者平素头晕项强，身颤，1 个月前身体不适，经检查发现空腹血糖在 17mmol/L 左右；尿常规：GLU（4＋），遂诊断为糖尿病，口服西药降糖药。现尿频、尿急、尿痛，小便余淋或自遗，时有排尿不畅，小腹胀痛，口干欲饮，气短乏力，动则尤甚，血压偏高，舌淡苔白，脉弦缓。

【处方】

黄芪 30g   山药 30g   五味子 15g   生白芍 15g
瞿麦 15g   石韦 15g   甘草 15g   地龙 15g
枸杞子 20g   生龟板 20g

10 剂，水煎服。

二诊：（3 月 22 日）诸症减轻，空腹血糖已降至 13.8mmol/L；尿常规：GLU（2＋），但口干欲饮，四肢无力。继服上方 10 剂。10 天后，尿频、尿急、尿痛等症已无，仍口干乏力，遂停服汤剂，改服芪药消渴胶囊。

【按语】

本病临床发病率较高，且有缠绵难愈、反复发作的特点。消渴并发淋证与一般的淋证不同，后者多由热积膀胱，病久及肾所致；而前者则是因消渴日久，脾肾两虚，湿浊

---

① 赵雪莹、李冀：《段富津教授辨治糖尿病并发症验案举隅》，载《云南中医中药杂志》2007 年第 9 期第 1－3 页。

内生，内湿招致外湿，乃虚中夹实之证。骤发之时往往以邪实为主，久之则正虚邪恋，故其治疗亦应辨清标本缓急。

本案患者年事已高，素体有阴虚阳亢，肝风内动之证，今又兼夹膀胱湿热而并小便淋涩，故治以益气养阴，平肝息风，清热利湿。方以玉液汤化裁，其中黄芪、山药、枸杞子、五味子益气健脾，固肾止渴；瞿麦、石韦清热利水通淋；地龙、生龟板、白芍益阴潜阳，平肝息风；甘草调药，兼可健脾。服20剂，诸症缓解，淋证已愈，改服芪药消渴胶囊缓缓图治。

二、郭中元医案：糖尿病并泌尿系感染①

刘某，男，68岁。

初诊日期：1991年6月4日。

现病史：患者素有糖尿病史，2月前因腰部及小腹痛胀，小便涩痛，血尿，某医院检查诊为泌尿系感染。先后给用氟哌酸、青、链霉素以及中药等治疗，症状虽稍有缓解，但血尿持续不消，遂延郭中元教授诊治。

刻诊：面色不华，精神萎靡，头晕乏力，左侧小腹胀痛，放射及腰背，尿色呈淡洗肉水样，舌质红，苔黄黑而腻，脉弦滑重按无力。

尿常规：RBC（4＋），PRO（2＋），GLU（2＋），白细胞少许。血糖9.2mmol/L。双肾、膀胱B超及其他检查均未见明显器质性病变。

证候分析：郭中元教授言：此证系气阴素虚，阴火内炽，又感湿热之邪，热伤脉络，血溢水道形成的血尿。

证候诊断：虚实夹杂。

治法：益气养阴，凉血止血，清热利湿。

【处方】

黄芪15g	党参15g	枸杞15g	生地15g
地骨皮40g	凤眼草30g	小蓟10g	茅根10g
血余炭10g	甘草10g	酒大黄8g	

同时服用消渴丸，10粒/次，3次/日。

二诊：服上方仅3剂，血尿明显好转，尿色变浅，小腹胀痛消失，精神转佳，舌苔转为淡黄，脉弦细。原方减凤眼草，加三七粉4g。

三诊：连续服药12剂，尿色已转正常，余症亦轻。尿常规：RBC（＋），PRO（－），GLU（±）。血糖7.3mmol/L。依前方加用茜草15g。

又服8剂后，诸症皆消，尿常规检查各项均正常。于原方稍作加减调理1周后，查血糖6.2mmol/L，遂即停药。次年3月随访，病未复发。

【按语】

血尿一证，历代文献多以热结下焦，伤络动血为主因，故清利下焦邪热为治血尿之常法。本案患者年近古稀，素患消渴，原系阴虚热盛之体，且病久气阴两亏，气虚则血

---

① 张波、朱纬：《郭中元验案2则》，载《中医杂志》1993年第6期，第341－342页。

失统摄，阴虚则内热炽盛，又因新感湿热之邪，虚、实两热相合，损伤血络，迫血妄行而发血尿。阴液亏虚，虚火内动，上扰清窍，故见头晕；中气不足，生化乏源，故肢体乏力，面色不华；气阴两亏，神无所养，故精神萎靡；湿热内蕴，上蒸于舌，故见舌红、苔黄黑而腻。

细观前医处方，均以清热利湿止血为法，然血尿久治不消。郭中元教授推究病源，认为本病系本虚标实，虚实夹杂，前医用药，只知治标，不知顾本，累投苦寒清利之剂，虽使湿热略清，但致气阴更损，故血尿终难愈也。

三、魏子孝医案：糖尿病泌尿系感染[①]

患者，女，76岁。

初诊日期：2006年2月22日。

现病史：有糖尿病史6年，现服拜唐苹50mg，3次/日。患者尿频、尿急、尿道涩痛3天，伴乏力气短，腰酸，多饮口干，舌淡暗，苔黄腻，脉弦。

查：空腹血糖8.3mmol/L，餐后2h血糖10.9mmol/L。尿镜检：WBC 3～5个/HP，RBC 1～3个/HP。

西医诊断：2型糖尿病，泌尿系感染。

中医诊断：淋证。

证候诊断：湿热蕴结。

治法：清热利湿、益气通淋。

【处方】

生黄芪30g	白术10g	陈皮10g	升麻10g
柴胡10g	太子参15g	生甘草6g	生蒲黄(包)10g
冬葵子10g	车前子(包)15g	牡丹皮10g	鱼腥草30g

水煎服，每日1剂。

服用7剂后，患者尿急、尿道痛等症状减轻，空腹血糖正常，餐后血糖9.1mmol/L。尿镜检：WBC 0～2个/HP，RBC 0～2个/HP。上方去鱼腥草，加白茅根30g，续服用7剂后症状消失。

四、张觉人医案：糖尿病并发尿路感染[②]

俞某，女，54岁。

初诊日期：1994年8月6日。

现病史：素患消渴，近2日突发腰痛，小腹拘急，溺色黄赤、短数、灼热刺痛，兼有口干口苦，大便干结，舌红苔薄黄，脉象细数。

辅助检查：空腹尿糖（4＋），尿常规脓球（2＋）。

---

① 董延芬：《魏子孝对糖尿病血糖难控因素的中医治疗》，载《中国中医药信息杂志》2008年第1期，第85－86页。

② 赵卫红、张觉人：《中医治疗糖尿病慢性并发症》，载《湖北中医杂志》2000年第5期，第31页。

西医诊断：糖尿病并发尿路感染。

证候诊断：肾阴亏虚，膀胱湿热。

治法：养阴，清热，通淋。

【处方】

生地 12g	丹皮 12g	茯苓 12g	女贞子 12g
山药 9g	泽泻 10g	知母 10g	半枝莲 30g

每日 1 剂，煎服 3 次。

守方连服 10 剂，诸症消失，尿常规复查脓球消失。

五、亓鲁光医案：糖尿病男性性功能障碍①

张某，男，37 岁。

初诊日期：2006 年 10 月 10 日。

现病史：发现血糖升高 1 个月，用优泌林 70/30 早餐前半小时皮下注射 4 个单位，晚餐前半小时皮下注射 4 个单位控制血糖，血糖控制情况较理想。自述喜饮酒，工作压力较大，常感头晕，纳眠差，大便不成形，性生活质量下降，疲乏。舌质暗红，苔黄腻，脉缓。

中医诊断：消渴。

证候诊断：脾肾亏虚，湿瘀互结。

治法：滋肾健脾，除湿化瘀。

【处方】

黄芪 30g	佩兰 10g	砂仁 10g	山药 30g
鸡内金 10g	五味子 12g	丹参 10g	川芎 10g
黄精 10g	荔枝核 10g	枸杞 10g	甘草 3g

水煎服，每日 1 剂。

7 剂后诸症减轻，守方继服 7 剂，诸症消失，性生活恢复正常，停用皮下注射优泌林 70/30，配合控制饮食和运动，血糖正常。

【按语】

患者素喜饮酒，湿热内生，日久损伤脾胃，脾胃运化失司，脾胃虚弱则纳差，大便不成形；先天失于后天濡养，加之内热伤阴，故肾精受损，肾精不足则性生活质量下降；脾不升清，肾精亏虚，髓海不足，四肢肌肉失养，故头晕，疲乏，眠差；舌质暗红、苔黄腻、脉缓均为脾肾亏虚，湿瘀互结之候。方用黄芪、佩兰、砂仁、山药、鸡内金健脾除湿，五味子宁心滋肾，丹参、川芎、荔枝核活血行气，黄精、枸杞滋肾填精，诸药合用，标本兼治，诸症自除。

---

① 甘洪桥、刘小娟、牛仁秀、亓鲁光：《亓鲁光教授治疗糖尿病男性性功能障碍经验》，载《四川中医》2008 年第 2 期，第 6－7 页。

六、张觉人医案：糖尿病阳痿①

陈某，男，53 岁。

初诊日期：1996 年 2 月 20 日。

现病史：患有糖尿病 3 年余，近月来出现阳痿，虽有性欲，但举而不坚、早泄，小便短赤，下肢酸困，舌红苔黄，脉象沉滑。检查空腹血糖 8.88mmol/L。

证候诊断：肾阴亏虚，兼湿热下注。

治法：补肾养阴，清利湿热。

【处方】

知母 12g	黄柏 10g	生地 10g	山药 10g
丹皮 10g	泽泻 10g	茯苓 10g	山茱萸 10g
蜂房 10g	蜈蚣 3 条		

守方连进 30 剂，阳事坚举，惟见早泄。依原方加刺猬皮 10g，水泛丸如梧桐子大小，每服 3g，2 次/日，调服善后。

第十二节　糖尿病周围神经病变

一、程丑夫医案：糖尿病神经病变②

倪某，男，56 岁。

初诊日期：2010 年 6 月 2 日。

现病史：2 型糖尿病患者，乍有寒热，双手指麻木不适，双下肢麻木胀痛，以左下肢明显，尤以下午为甚，另胸闷腹胀，脉弦，舌暗红，苔黄腻。血压 105/70mmHg。

西医诊断：糖尿病神经病变。

证候诊断：枢机不利，湿热络瘀。

治法：和解少阳，清热祛湿通络。

【处方】柴胡四妙散加减。

柴胡 10g	黄芩 10g	法夏 10g	党参 10g
黄柏 10g	苍术 10g	薏苡仁 20g	怀牛膝 15g
木瓜 10g	全蝎 3g	白芍 10g	杜仲 20g
甘草 6g			

10 剂，每日 1 剂，水煎 2 次，早晚分服。

---

① 赵卫红、张觉人：《中医治疗糖尿病慢性并发症》，载《湖北中医杂志》2000 年第 5 期，第 31 页。

② 黎鹏程、卢丽丽：《程丑夫教授从瘀论治疑难病验案 3 则》，载《中医药导报》2015 年第 19 期，第 79－81 页。

二诊：（2010 年 6 月 24 日）病史同上，药后胸闷腹胀明显减轻，现以双下肢胀痛麻木为主，时有双手指麻木不适，乍有寒热，舌暗红，苔薄黄，脉弦。快速血糖 8.8mmol/L。上方有效，守方加玄参 10g、僵蚕 10g。10 剂，每日 1 剂，水煎 2 次，早晚分服。

三诊：（2010 年 7 月 15 日）病史同前，药后寒热症状已控制，肢痛麻木程度较前减轻，纳寐可，二便调，舌暗红，苔黄腻，边有齿痕，脉弦。

【处方】

柴胡 10g	黄芩 10g	法夏 10g	党参 10g
苍术 10g	怀牛膝 10g	薏苡仁 15g	川芎 10g
独活 10g	全蝎 3g	木瓜 10g	

10 剂，每日 1 剂，水煎 2 次，早晚分服。

四诊：（2010 年 8 月 13 日）现肢节疼痛麻木为主，无痉挛，纳寐可，二便调，舌暗红，苔黄腻，脉弦细。证属湿热耗伤阴血，导致相火妄动。

【处方】知柏四物汤加味。

当归 10g	川芎 10g	知母 10g	黄柏 10g
白芍 15g	熟地黄 15g	桑白皮 15g	天冬 15g
僵蚕 10g	全蝎 3g	鸡血藤 15g	豨莶草 10g
苍术 10g	木瓜 10g	白芷 10g	

20 剂，每日 1 剂，水煎 2 次，早晚分服。

2010 年 9 月 30 日至 2010 年 12 月 17 日共复诊 2 次，守上方服药 28 剂，基本上不出现麻木、疼痛。病情一度控制。

【按语】

《王旭高医案》有"消渴日久，但见手足麻木"。本案患者初诊见乍有寒热，双手指麻木不适，双下肢胀痛麻木，脉弦，舌暗红，苔黄腻。此乃枢机不利，湿热络瘀。方选小柴胡汤和解少阳，四妙散清热祛湿，加全蝎、木瓜通络。《素问·逆调论》曰："营气虚则不仁，卫气虚则不用，营卫俱虚则不仁且不用。"俟湿热清除之后，因湿热耗伤阴血，导致相火妄动，后患者肢节麻木疼痛为主，改用知柏四物汤滋养阴血兼清相火，并加木瓜、僵蚕、全蝎、鸡血藤、豨莶草等以疏通经络，则收全功。由此观之，中医治病，固守一方一药乃下工之法，有是证用是方，方随证转，乃上工之策。张仲景云："知犯何逆，随证治之。"此之谓也。

二、程益春医案：糖尿病周围神经病变[①]

王某，男，59 岁。

初诊日期：2002 年 3 月 18 日。

现病史：糖尿病病史 8 年。患者自觉四肢末梢麻木、发凉，针刺样疼痛，乏力，口

---

① 崔云竹、牟淑敏：《程益春教授治疗糖尿病及并发症经验》，载《中医药信息》2003 年第 2 期，第 32 – 33 页。

干欲饮，纳眠可，大便干，舌质暗，苔薄白，脉细。血糖 8.8mmol/L。

西医诊断：糖尿病周围神经病变。

证候诊断：气阴两虚，瘀血阻络。

治法：益气养阴，活血通络。

【处方】补阳还五汤加减。

生黄芪 30g	天花粉 30g	丹参 30g	路路通 30g
当归 12g	川芎 12g	赤芍 12g	生地黄 9g
桃仁 9g	红花 9g	地龙 9g	桂枝 9g
熟大黄 6g			

水煎服，每日 1 剂。

半月后复诊，诸症明显减轻，上方加水蛭 9g，又半月后随访，偶有手足指趾麻木，余无不适。病情明显好转。

【按语】

糖尿病患者气阴两虚，终会导致瘀血内阻。气虚血行无力，可致瘀血；阴虚内热，灼伤津液，血液黏稠，血行缓慢，亦可致瘀血。瘀血阻于四肢经络，气血不能运行于四末，可出现肢体麻木、发凉及疼痛。程益春教授认为治疗本病应益气活血、温通经络，方用补阳还五汤加减。

方中生黄芪、当归、川芎、赤芍、桃仁、红花、地龙益气活血；桂枝温经通脉，血"遇寒则凝，遇温则行"；路路通，取其"通行十二经"的作用。可加生地黄、天花粉养阴生津；丹参、川芎、水蛭、穿山甲等增强其活血作用；大便干者可加熟大黄通腑泻热。全方重在益气活血，佐以温经通络。

三、董德懋医案：糖尿病合并多发性神经炎[①]

张某，男，60 岁，干部。

初诊日期：1983 年 2 月 11 日。

现病史：患者因口渴乏力消瘦伴下肢疼痛于 1983 年 2 月 11 日入院。1982 年 7 月曾因口渴引饮，头目眩晕，溲尿增多，体重减轻，下肢刺痛，查尿常规：GLU（4＋）；血糖 180mg/dL，以糖尿病、坐骨神经痛住某人民医院治疗，住院期间口服降糖灵，肌注维生素 B_{12}，且进行理疗和按摩治疗，1 个月后尿常规示 GLU（±）；血糖 140mg/dL，然肢痛不减。于 1982 年 12 月在某医院神经内科检查，排除了脑肿瘤引起的下肢刺痛，诊为糖尿病合并多发性神经炎。劝其出院中药治疗。

入院后，患者双下肢持续性刺痛，如触电样，不得触及衣被，入夜则用木棍支撑衣被以防触动而痛。双下肢外侧有 20cm×5cm 大小区域，其痛尤甚。伴有头晕眼花，动则加重，有欲跌扑之势，口苦咽干，小溲无恙，大便质软，日 2 行。

体温 36.5℃，呼吸 18 次/min，血压 110/80mmHg。体瘦，发育营养差。扁桃体不大，咽部轻度充血，浅表淋巴结未触及，甲状腺（－）。瞳孔等大。胸廓对称，呼吸平

---

① 于增瑞：《董德懋治案两则》，载《北京中医》1985 年第 1 期，第 3 - 4 页。

稳，两肺叩诊未见异常实变体征。心界不大，心脏未闻及病理性杂音，律齐。腹平丰满，肝脾触诊不满意，四肢腱反射正常。舌质嫩红，苔薄白，脉弦细。

实验室检查：血糖 102mg/dL，BUN 16.1mg/dL，K^+ 4.42mEg/L，Na^+ 137.8mEg/L，Cl^- 104.7mEg/L，ESR 6mm/h，Hb 14.1g/dL。

中医诊断：阴虚燥热之消渴，气营两虚、脉络瘀阻之痛痹。

治法：滋补肝肾，祛风通络。

【处方】归芍地黄丸加减。

生地 10g	当归 10g	杭白芍 15g	防风 6g
桑枝 15g	怀牛膝 10g	山药 10g	茯苓 10g
川桂枝 6g	地龙 10g	独活 6g	炙甘草 5g
黄芪 15g			

宗上方进服 32 剂，诸恙均减，肢痛十去七八，已不用木棍支撑衣被，步行稳健，纳香便和，继守调补肝肾大法。

【处方】

女贞子 12g	旱莲草 12g	当归 12g	赤白芍各 12g
川芎 6g	茯苓 12g	木瓜 12g	牛膝 12g
地龙 12g	桑枝 12g	忍冬藤 20g	夜交藤 20g

守上方调治半个月，复查血糖 105mg/dL，体重增加，头晕眼花已解，两下肢外侧疼痛已除，故以临床治愈出院。

【按语】

经云"二阳结谓之消"。消渴之证因于阳明热盛，蕴结化燥，消灼肺胃之津液，进而肾燥精虚，故知病损肺胃肝肾诸脏。肝肾同源，精血互生，故肾病及肝。肾主骨，肝主筋，肝肾不足，气营两虚，筋骨失养，不荣则痛。故方用归芍地黄汤增损以标本兼治。方中生地、当归、白芍、山药、二至丸、黄芪、牛膝以滋补肝肾，强筋健骨；取桑枝、桂枝、地龙、独活以祛风通络。本案为消渴痼疾，合并痛痹，董德懋教授谨守病机，标本兼治，正复邪除，以收全功。

四、董振华医案：2 型糖尿病[①]

患者，54 岁。

初诊日期：2013 年 10 月 29 日。

主诉：多食易饥伴体重下降 2 年半，周身皮肤疼痛近 1 月。

现病史：患者 2 年半前出现多食易饥（主食量 >0.5kg/日），半年内体重下降 6 ～ 7kg，无多饮、乏力，当地医院查空腹静脉血糖 10 + mmol/L，诊断为 2 型糖尿病。患者未严格遵医嘱控制饮食，主食 0.35 ～ 0.40kg/日，肉食 0.05 ～ 0.10kg/日，水果 0.10 ～ 0.15kg/日，干果 0.05 ～ 0.10kg/日，蔬菜 0.25 ～ 0.5kg/日，三餐后未规律运动，开始

---

① 景光婵、董振华：《协和中医临床诊治经验荟萃（31）——多食易饥、皮肤疼痛》，载《中国临床医生杂志》2017 年第 1 期，第 107－109 页。

服用二甲双胍片 0.25g，每日 3 次，餐前易饥较前改善，偶监测空腹指血糖 7～8mmol/L，餐后 2h 指血糖 12～13mmol/L。又加用阿卡波糖 50mg，每日 3 次，口服（未餐中嚼服），偶测空腹指血糖 6～7mmol/L，餐后 2h 指血糖 8～9mmol/L，未查糖化血红蛋白。2013 年 6 月因肛周脓肿手术治疗，围术期开始改用重组人胰岛素注射液（甘舒霖）R 8U－6U－6U 三餐前皮下注射、甘舒霖 N 12U 睡前皮下注射、二甲双胍 0.5g，每日 3 次，口服控制血糖，偶测空腹指血糖 6＋mmol/L，餐后 2h 血糖 7～8mmol/L。近 1 个月自觉周身皮肤烧灼样、针刺样疼痛（由右臀部皮肤开始逐渐扩展至右股前、左臀部皮肤，后向下扩展至双膝，向上扩展至后背部皮肤），夜间为重，夜间接触床被疼痛难以忍受，影响睡眠，甚则彻夜难眠，1 个月前在某医院做肌电图提示"右上肢神经源性损害"，曾间断服用曲马多、泰勒宁镇痛，目前服用甲钴胺、维生素 B₁、加巴喷丁胶囊、洛索洛芬钠片等，疼痛无明显改善。自发病以来，精神好，食欲尚可，服用"便通片"大便 2 日 1 行，便干如球，夜尿 1～2 次。近 1 个月体重下降 5kg。

否认酮症及糖尿病酮症酸中毒病史；否认心慌、手抖、出汗等低血糖反应。否认视物模糊、间歇性跛行、偏身汗出、腹泻与便秘交替、双下肢水肿及眼睑水肿等。既往有颈腰椎间盘突出病史。有长期大量吸烟史及糖尿病家族史。

入院查体：血压 130/85mmHg、体重指数 21.3kg/m²。双肺叩诊呈过清音，双肺呼吸音清，未闻及干湿啰音。心浊音界缩小，心率 99 次/min，各瓣膜听诊区未闻及病理性杂音。腹部检查阴性。双下肢不肿。双足背动脉搏动正常。双上肢末端针刺痛觉正常，双下肢末端针刺痛觉过敏，双足位置觉正常，双足轻触觉正常，双足温度觉异常。

辅助检查：血常规、尿常规、粪常规、肝肾功均正常。GA 16.4%，HbA₁c 6.8%。空腹 C 肽 0.7ng/mL。餐后 2h C 肽 1.52ng/mL。8 小时尿白蛋白排泄率正常。肌电图示：未见周围神经损害；上、下肢双足皮肤交感反应异常。

眼科会诊未见糖尿病眼底病变。

动脉 B 超：双侧颈动脉粥样硬化伴斑块形成；双下肢动脉粥样硬化伴斑块形成；双锁骨下动脉及双肾动脉均正常。经颅多普勒示：各血管血流频谱未见明显异常。头部 MRI 示：双侧额叶散在斑点状异常信号，考虑为慢性缺血灶可能；FLAIR 序列双侧豆状核、红核、黑质、小脑齿状核及双侧丘脑对称分布低信号影，考虑离子沉积可能。腹部 B 超示：轻度脂肪肝，肝多发囊肿，肝多发钙化灶。

针对周身皮肤疼痛：麻醉科会诊考虑糖尿病周围神经病变可能性大，为神经病理性疼痛一种，加巴喷丁胶囊可继续加至 0.6g，每日 3 次，同时加用阿米替林 25mg，每日 3 次。

神经内科会诊：考虑神经病理性疼痛可能性大，但其分布范围与辅助检查不符，建议待肌电图回报后进一步明确。因患者目前疼痛症状控制尚满意，继续目前治疗，积极治疗原发病。

中医四诊：周身皮肤疼痛，难以入睡，甚至彻夜不眠，脾气急躁，胁肋刺痛，疲劳乏力。舌红暗，苔黄腻稍厚，舌下脉络轻度青紫迂曲，脉沉弱。

治疗经过：予糖尿病膳食 1600kcal/日，三餐后规律运动，根据血糖情况调整降糖方案为来得时 8U 睡前皮下注射、阿卡波糖 50mg，每日 3 次，餐中嚼服；二甲双胍 0.5g 早晚餐后、0.25g 午餐后口服，监测空腹指血糖 5 ～ 6mmol/L，餐后 2h 指血糖 8 ～ 10mmol/L。拜阿司匹林每次 0.1g，每晚 1 次，血脂康每次 2 片，每日 2 次调脂、稳定斑块，复查便常规、肝功能、肌酶谱正常。针对神经病理性疼痛予维生素 B_1 每次 10mg，每日 3 次，复合维生素 B 每次 2 片，每日 3 次，甲钴胺每次 0.5mg，每日 3 次，神经妥乐平每次 1 支，肌内注射，每日 1 次，迭力每次 0.6g，每日 3 次，乐松每次 60mg，每 12 小时 1 次，阿米替林每次 25mg，每日 3 次营养神经、镇痛、镇静治疗，应用阿米替林后患者出现体位性低血压，调整为欣百达每次 60mg，每日 1 次，阿普唑仑片每次 0.4mg，每晚 1 次治疗。

证候诊断：肝气郁结、痰瘀互阻。

治法：疏肝理气、化痰活血、通络止痛。

【处方】

柴胡 10g	黄芩 10g	半夏 10g	元胡 30g
赤芍 15g	白芍 30g	郁金 10g	荔枝核 30g
鸡血藤 30g	茯苓 30g	泽泻 15g	夏枯草 30g
胆南星 15g	蜈蚣 1 条	珍珠母^(先煎)30g	生龙骨^(先煎)30g

每日 1 剂，水煎服。

经中西医结合治疗 1 月余，患者情绪稳定，皮肤疼痛明显改善，范围仅仅局限于腰部，视觉模拟评分法疼痛评分（VAS）由入院时 7 分减至 1 分，未再出现体位变化时出现头晕，食欲较入院时明显改善。其间血糖控制良好，于 2013 年 11 月 15 日出院，诊断为 2 型糖尿病、糖尿病周围神经病变、糖尿病神经病理性疼痛可能性大、抑郁状态、动脉粥样硬化症、颈椎病、腰椎间盘突出症、肛周脓肿术后。

五、段富津医案：糖尿病并发麻木[①]

赵某，女，52 岁。

初诊日期：2000 年 7 月 17 日。

现病史：糖尿病史 20 余年，现两足麻木不仁，肌肉瘦削，肢体酸软乏力，行走如履棉花，四末欠温，短气乏力，倦怠嗜卧，空腹血糖 8.6mmol/L，舌微暗苔白，脉右反关左缓。

【处方】

黄芪 35g	赤芍 15g	山药 30g	当归 20g
川芎 15g	鸡血藤 25g	木瓜 15g	葛根 15g
怀牛膝 20g	地龙 15g	甘草 15g	

7 剂，水煎服。

二诊：（7 月 24 日）明显好转，麻木减轻，身渐有力。守方继服 7 剂。

三诊：（7 月 31 日）腿部仍麻，至夜为著。上方加姜黄 15g、路路通 10g，7 剂，水

① 赵雪莹、李冀：《段富津教授辨治糖尿病并发症验案举隅》，载《云南中医中药杂志》2007 第 9 期，第 1 - 3 页。

煎服。

1 周后，腿部麻木感消失，已无不适，上方继服 14 剂，嘱其适当锻炼。

【按语】

糖尿病并发周围神经病变是糖尿病最多见的并发症之一，在早期即可发生，尤其以肢体麻木、疼痛最为多见。《丹溪心法》曾云："肾虚受之，腿膝枯细，骨节酸疼。"本案乃消渴日久，气阴耗伤、气虚血滞之证，方选补阳还五汤合玉液汤化裁。

方中黄芪、赤芍、当归、川芎、地龙法取补阳还五汤，以补气活血通络；黄芪、山药、葛根为玉液汤主要组成，功能益气滋阴；佐入鸡血藤、木瓜舒筋活络；怀牛膝补肝肾，强筋骨；甘草益气、和药。共成益气生津，活血通脉之功。服药后，效果显著，至三诊时，又加姜黄、路路通以通经活络，活血散瘀止痛。

六、冯志荣医案：糖尿病周围神经病变[①]

黄某，女，58 岁。

现病史：有糖尿病病史 15 多年，既往血糖控制不良，此次因血糖复又升高，伴四肢麻木冷痛 2 月余来住院。空腹血糖 15.6mmol/L，餐后 2h 血糖 21.2mmol/L。症见精神差，消瘦，四肢麻木疼痛，蚁行感，指、趾发凉。舌淡苔薄白，脉沉细。

西医诊断：糖尿病周围神经病变。

证候诊断：阳气不足，血脉不通。

【处方】 当归四逆汤加减。

| 当归 30g | 桂枝 15g | 白芍 15g | 甘草 10g |
| 大枣 10g | 细辛 10g | 通草 10g | 蜈蚣 2 条 |

连服 8 剂，患者肢冷、肢麻、肢凉大减，配合胰岛素治疗血糖亦逐渐达标。

【按语】

糖尿病周围神经病变是糖尿病的常见慢性并发症之一，属中医痹证、血痹等范畴。《王旭高医案》记载：消渴日久，但见"手足麻木""肢凉如冰"即是对本病的描述。

糖尿病周围神经病变，是在糖尿病的基础上发展而来，其病机的演变初为阴虚燥热渐为气阴两伤，病程日久，气虚无以推动而成瘀，阴虚无以行舟亦为瘀。气虚不化津，津停而痰生，燥热灼津，液缩痰凝，痰瘀互结。久病伤阳，阳气不布，温煦不足，经脉失养。病位在络，为本虚标实之候，其病理改变，以痰瘀为关键。

痰瘀形成复又阻碍气血的运行、阳气的敷布。气血不营，阳气不达，经脉的荣养、温煦进一步下降，虚实互见，病情日重，迁延难愈，故对此类患者投以当归四逆汤，温经散寒，养血通脉。当归四逆汤为《伤寒论》方，主治阳气不足又血瘀，手足厥寒，舌淡苔白，脉细欲绝或沉细以及寒入经络，腰、股、腿、足疼痛。

四肢为诸阳之本，阳气不足，四末失其温养，故手足厥寒。脉细欲绝是血虚而又经脉受寒，血脉不利之故。正如成无己云："手足厥寒者，阳气外虚，不温四末；脉细欲

---

① 谢席胜：《冯志荣治疗疑难杂症治验案析》，载《中西医结合心脑血管病杂志》2005 年第 7 期，第 656－657 页。

绝者，阴血内弱，脉行不利。”故以温经散寒，养血通脉为治。方中当归苦辛甘温，补血和血，与芍药合而补血虚，桂枝辛甘而温，温经散寒，与细辛合而除内外之寒。甘草、大枣之甘，益气健脾，既助归芍补血，又助桂辛通阳，更加通草通经络，使阴血充，客寒除，阳气振，经脉通，诸症得以逐渐缓解。

七、黄祥武医案：糖尿病周围神经病变[①]

刘某，女，58岁，工人。

现病史：有糖尿病病史14年。近2年来，双足趾麻木、疼痛，进行性加重，以致双下肢膝以下麻木，疼痛，时而蚁走感，时而电击感，时灼热感，双下肢怕冷，皮肤紫暗，手足厥冷，肢软乏力。神经系统检查：痛觉减弱，音叉震动觉亦减弱，下肢腱反射明显减弱；神经传导速度测定提示：周围神经损害。舌质淡暗，苔白腻，脉沉细滑。

证候诊断：痰瘀阻络、脾肾阳虚。

治法：化痰逐瘀，温阳通络。

【处方】苓桂术甘汤合桃红四物汤化裁。

苍术 15g	白术 15g	仙灵脾 15g	当归 12g
黑附片 12g	茯苓 9g	桂枝 9g	熟地 9g
川芎 9g	赤芍 9g	桃仁 9g	红花 9g
牛膝 9g	细辛 6g	甘草 6g	干姜 6g
白蔻仁(后下)6g			

每日1剂，每日4次，饭后温服。

服上方7剂，诸症明显减轻，遵“效不更方”之理，守前方加黄芪45g、锁阳15g、木香9g，去白蔻仁，前后共服药24剂，诸症消失。随访3年未复发。

八、贾斌医案：糖尿病周围神经病变[②]

患者，女，61岁。

初诊日期：2012年12月31日。

主诉：反复口干渴、多饮7年，手足刺痛1年。

现病史：患者于7年前无明显诱因出现口干渴、多饮、多尿、头晕等症，曾多次到当地医院就诊，确诊为2型糖尿病，应用西药降糖治疗，自觉口干渴症状有所缓解，但血糖控制一般。于近1年出现手足刺痛，未诊治，症状反复发作，渐感严重，为求中西医系统治疗而来诊。

刻诊：周身刺痛，穿衣时尤感严重，手足冰凉肿痛，活动受限，下肢明显，倦怠乏力懒言，多汗，略感胸闷、心悸，无明显口干渴、多饮、多尿、视力下降、视物模糊、头晕头痛等。食欲差，夜眠欠佳，大便干结，每周1次，小便正常。

① 黄江荣、黄蔚：《黄祥武治疗糖尿病周围神经病变经验》，载《四川中医》2009年第6期，第4－5页。
② 梁永林、李娟、贾育新、张文龙：《贾斌主任医师治疗糖尿病周围神经病变经验》，载《时珍国医国药》2015年第2期，第471－472页。

查体：贫血貌，形体偏瘦，舟状腹，四肢肌肉松软，手足末梢冰凉，双侧足背动脉、胫后动脉波动减弱，下肢至足部温觉、触觉、方位觉均明显减退，余正常。舌暗淡，苔薄白，舌底络脉迂曲，脉沉细涩。

辅助检查：随机血糖 15.5mmol/L；肌电图示：神经传导速度减慢；尿常规：GLU（2＋），KET（＋）。

西医诊断：2 型糖尿病，糖尿病周围神经病变。

中医诊断：消渴痹证。

证候诊断：阳虚寒凝血瘀。

西医治疗以常规降糖治疗为主。

治法：温阳通络，活血化瘀。

【处方】

黄芪 30g	党参 10g	茯苓 10g	白术 15g
当归 15g	白芍 15g	桃仁 10g	红花 10g
熟地 20g	菟丝子 15g	地龙 10g	威灵仙 15g
大黄 3g	厚朴 10g	枳壳 10g	甘草 6g

二诊：（1 月 8 日）患者空腹血糖 6.4mmol/L，肢体症状较前略有缓解，食欲渐增，睡眠欠佳，大便每日 1 次，舌质暗淡，苔薄白，脉沉细。原方去大黄，加酸枣仁 15g、远志 10g。

三诊：（1 月 15 日）前述症状明显缓解，但仍感手足冷痛明显，舌暗，苔白，脉沉紧。

【处方】

黄芪 50g	桂枝 20g	当归 15g	白芍 30g
菟丝子 15g	续断 15g	杜仲 15g	细辛 10g
鸡血藤 30g	牛膝 20g	川乌 10g	草乌 15g
莪术 20g	甘草 6g		

【按语】

此患者症状典型，久病体虚，气血阴阳俱虚，脾胃尤虚，故前期在标本兼治，改善症状的同时注意顾护脾胃以养后天之本，在脾胃气血得补后，加大温阳散寒之力。后期患者好转后，又以荣络通络汤随证加减，改善患者体质，巩固治疗近 3 个月后，患者自觉症状基本消失。

九、蒋兴磊医案：糖尿病双下肢麻木[①]

覃某，男，62 岁。

初诊日期：2009 年 8 月 20 日。

现病史：患糖尿病 10 余年，伴双下肢麻木疼痛反复 3 年。曾 2 次出现腔隙性脑梗

---

① 罗红云、蒋兴磊：《蒋兴磊治疗糖尿病周围神经病变经验》，载《湖南中医杂志》2011 年第 6 期，第 40－41 页。

死。诊见：双下肢麻木，乏力，疼痛，全身有针刺样不适，腰膝酸软无力，尤以夜间为甚，伴头晕，腰背部发凉，偶有耳鸣。

查：双下肢肤温偏低，舌质淡暗，苔白，脉沉细。

治法：益气温阳，通络止痛。

【处方】黄芪桂枝五物汤合麻黄附子细辛汤加减。

黄芪20g	当归10g	桂枝10g	细辛3g
白芍10g	制附片^(久煎)6g	淫羊藿10g	补骨脂10g
丹参10g	川芎10g	延胡索10g	牛膝10g
鸡血藤20g	甘草5g		

每日1剂，水煎服。5剂。

嘱患者按原方法服用拜唐苹，注射胰岛素控制血糖。

复诊：（8月25日）诉服药后，腰背部发凉感减轻，仍觉腰膝酸软，乏力，头晕，耳鸣，全身针刺样感仍存。

故于原方中加杜仲10g、桑寄生10g、桃仁10g、红花5g、鸡血藤30g、蜈蚣（培干研末冲服）1条。

10剂后，患者诸症均明显改善，效不更方，继服10剂，以善其后。

【按语】

糖尿病周围神经病变病机复杂，治疗棘手，一旦发生多已合并脑、眼、肾等多处病变，在治疗上，当综合辨证，整体施治，中医素有"久病致虚""久病入络""因虚致实"之说，故蒋兴磊教授在治疗本病时以补虚、活血、通络等法贯穿其始终。若见疼痛剧烈者，多以"瘀"为主，常于方中加水蛭、蜈蚣、乌梢蛇等虫类药，以增活血通络之力；若以麻木为主者，多以"虚"为多，则加大黄芪用量，并配以参类药，以增益气活血之功。

十、金洪元医案：糖尿病周围神经病变[①]

患者，女，59岁，退休教师。

初诊日期：2008年12月14日。

现病史：患者糖尿病史2年，服用二甲双胍，血糖波动，平日口干不欲饮，双手麻木及双足畏凉，时感乏力，较急躁、敏感、易怒，情绪较低落，饮食节制甚，食多后感胃部顶胀，夜寐不实，易汗出，舌红，苔薄白，脉细微数。

查体：血压120/80mmHg。体质量指数22.9kg/m^2，腰围88cm，臀围92cm。无胫前斑，针刺觉正常，触痛温觉减弱，足背动脉搏动正常。

辅助检查：空腹血糖9.1mmol/L，HbA$_1$c 8.1%，肌电图：双下肢感觉神经传导速度减慢。

西医诊断：2型糖尿病；糖尿病周围神经病变。

---

① 马丽、姚瑞红、金洪元：《金洪元从七情变化论述消渴病》，载《中华中医药杂志》2010年第5期，第707–709页。

中医诊断：消渴。

证候诊断：气阴两虚为本，肝郁脾虚，气机不畅。

治法：益气养阴、疏肝解郁、调畅气机。

【处方】

太子参 15g	黄精 12g	山药 12g	白芍 9g
陈皮 9g	苏梗 9g	柴胡 9g	香附 9g
郁金 12g	白术 12g	茯苓 12g	丹参 15g
栀子 9g	麦芽 12g		

7剂，每日1剂，水煎，早晚分服（患者基础降糖药物不变）。

问诊时，金洪元教授与患者沟通交流，发觉患者对糖尿病的并发症较为恐惧，对西药的不良反应较为抵触，故对其进行正确的疏导以消除其消极的心理。

二诊：（12月22日）感乏力夜寐改善，情绪好转，双手麻木减轻，但双足仍感畏凉，效不更方，原方7剂治疗。

2009年1月6日再次就诊，自述初次就诊时症状均明显改善，测空腹血糖7.2mmol/L，饮食控制，食后无顶胀感，双手麻木及双足畏凉感程度减轻，故前方加地龙9g、鸡血藤12g，服用14剂。

3月后患者再次就诊，HbA$_1$c 6.9%，情绪好转，双足畏凉感消失，双手时有麻木，无口干等症。

【按语】

分析该患者，女性，年近六旬，阴精渐虚，而糖尿病本身是阴虚之体，思虑日久，忧郁气滞，阴血暗耗，心脾两虚，心神失养而发抑郁；阴不制阳，虚火上扰神明而发焦虑。

因此，金洪元教授在临证中将"畅情顺理"作为医患良好的始终，在选方用药中注意糖尿病心理障碍对消渴病情影响，辨证为本虚标实之证，在气阴两虚基础上注意加用疏肝解郁、调畅气机、调和阴阳之药，故予柴胡、青皮、郁金、香附、厚朴、麦芽、鸡内金疏肝理气解郁；肝气郁结，横克脾土，加之消渴病的发生，多有饮食不节，致脾胃受损有关，症见乏力、胃脘不适，故调治以健脾为要，予白术、茯苓、陈皮健脾益气。

此外，消渴合并郁证发病常与血瘀有关，加之肝郁脾虚，气机不畅，气血运化失常，久则必致脉络瘀阻，故活血通络贯穿治疗始终，方中以当归、赤芍、丹参、牡丹皮、西红花活血化瘀。随着病症改善，焦虑解除，实际上也改善了患者的胰岛素抵抗状态，在西药不变时，糖化血红蛋白的改善是一个最好的证明。金洪元教授潜方用药依证而取，择善而从，看似药味平实，但配伍严谨、加减有度，临床常收到较好的疗效。

十一、孔繁学医案：消渴病兼肢麻肢痛症[①]

患者，女，67岁。

初诊日期：1997年9月15日。

---

① 李道华、夏侯伟：《孔繁学治疗消渴病兼证临床经验》，载《山东中医杂志》2000年第9期第559－560页。

主诉：双下肢疼痛 2 月。

现病史：因双下肢疼痛 2 个月，于 1997 年 9 月 15 日就诊，伴双足发凉、畏寒，每于寒冷疼痛加重，夜间不能入睡，口干多饮，小便频数，舌质红，苔薄，脉沉。左下肢胫前部及左足背皮肤各有一破溃处，如花生仁大，干燥结痂，双足背动脉搏动减弱。空腹血糖 10.49mmol/L，彩超示胫前动脉、足背动脉血流不清。结论：符合糖尿病下肢血管病变。

治疗：给予 706 代血浆 500mL 加维脑路通 1.0g 静滴，每日 1 次；二甲双胍片 0.25g，每日 3 次口服。

证候诊断：寒凝血瘀。

治法：益气温阳，活血通络。

【处方】

黄芪 30g	桂枝 10g	赤芍 18g	细辛 3g
丹参 30g	金银花 30g	当归 18g	川芎 10g
地龙 10g	水蛭 6g	鸡血藤 30g	牛膝 20g
熟地黄 15g	鹿角胶 10g		

水煎服，每日 1 剂。

治疗 20 天，双下肢疼痛基本消失，双足轻度发凉，复查血糖 6.27mmol/L。

【按语】

孔繁学教授认为，消渴病病久入络，瘀血阻滞，气血不畅，筋脉失养而致肢体麻木、疼痛，治宜活血化瘀通络；消渴病日久，耗精伤血，气血亏虚，筋骨肌肉失于濡养，亦可见肢体麻木，酸软无力，治宜补气养血益精。

十二、栗德林医案：糖尿病周围神经病变[①]

患者，男，68 岁。

初诊日期：2013 年 12 月 23 日。

主诉：双侧足趾麻木疼痛半年。

现病史：患者有糖尿病史 12 年，近半年来出现双侧足趾麻木疼痛，并逐渐加重，曾在外院经各项相关检查诊为糖尿病周围神经病变，曾服弥可保、依帕司他等药治疗，症状无明显改善，遂来寻求中医治疗。

刻诊：双侧足趾麻木疼痛，有蚁行感，时呈针刺样疼痛，入夜加剧，神疲倦怠，口干不欲饮，手足心热，大便偏干，1～2 日 1 行。舌质淡暗，边有瘀点，舌边前少苔，中根白厚，脉沉细涩。

查：双侧足趾肤色正常，局部皮肤痛觉减弱，跟腱反射减弱。

证候诊断：气阴两虚，瘀血阻络。

治法：益气养阴，活血通络。

---

① 钟柳娜：《栗德林教授治疗糖尿病周围神经病变经验》，载《环球中医药》2015 年第 6 期，第 737－738 页。

【处方】

黄芪 30g	生地 15g	玄参 15g	葛根 15g
苍术 10g	丹参 15g	益母草 15g	当归 10g
川芎 10g	穿山龙 15g	制草乌 10g	分心木 15g
蚕砂 15g	茯苓 15g	鸡血藤 20g	全蝎 5g

7剂，水煎服。

此后守上方随证变化以蚕砂、分心木、全蝎、无柄灵芝、黄连、黄精、蜈蚣、地龙、炙麻黄、制附子、细辛、桂枝、川牛膝、木瓜、独活、路路通、僵蚕等药物出入加减治疗3月余，各种症状基本消失，血糖控制良好。

【按语】

患者久病消渴，其气必虚，阴液耗伤，气虚则无力推动血行，阴津亏损亦影响脉管充盈，而致血行不畅，瘀浊阻络，经络不荣则麻木，不通则疼痛，故见肢端足趾麻木、疼痛；阴虚日久而生内热，故见口干、手足心热、大便干。其舌脉亦为气阴两虚、瘀浊内阻之证，故治疗以益气养阴、活血通络为法，方投自拟益气养阴通络方。

本病病位在肢体经络肌肉，栗德林教授补气多用黄芪，因其不仅能补气，亦能升阳、通阳，"走经络而益营……善达皮腠，专通肌表"，有医家认为黄芪能补脏腑，尤善补经络，其补经络之力远胜人参，堪称经络补气之圣药。

生地、玄参、葛根滋阴生津清热；苍术健脾燥湿化痰；丹参、益母草活血祛瘀生新；当归、川芎补血行气、活血化瘀；穿山龙活血通络；制草乌温经散寒、除湿止痛；茯苓健脾渗湿，祛邪而不伤正；鸡血藤行血补血、舒筋活络，以其为藤类药，以藤达络，引药直达病所；分心木、蚕砂是栗德林教授治疗糖尿病及其并发症常用的对药，据药理研究表明它们有降低血糖、血脂的作用；无柄灵芝亦是栗德林教授治疗糖尿病的常用之药，其补气扶正，且有较好的降糖作用。另外，由于"久病入络"瘀重，栗德林教授还选用了全蝎、蜈蚣、地龙、僵蚕等虫类药，因虫类药搜剔筋骨、通经活络之力较植物药更强。

临床还根据病情变化及症状特点，随证加减用药，津伤热甚时酌加黄连、黄精，寒甚时酌加麻黄、附子、细辛；上肢症重加桂枝；下肢症重加川牛膝、木瓜、独活等等。本例患者通过以上益气养阴、活血通络治疗，取得了良好的疗效。

十三、林兰医案：2型糖尿病痛性神经病变[①]

池某，男，58岁。

初诊日期：2009年6月5日。

现病史：发现血糖升高3年，下肢刺痛2月。诊断为2型糖尿病，以二甲双胍、拜唐苹治疗，血糖控制不理想，于2年前开始使用胰岛素降糖治疗（诺和灵30R，早上22U、晚上20U，皮下注射），血糖控制尚可。2月前无明显诱因出现右侧小腿感觉过敏，

---

① 李光善、任志雄、倪青、林兰：《林兰教授治疗糖尿病痛性神经病变思路与经验介绍》，载《新中医》2012年第5期，第162—163页。

伴刺痛、灼热感，不敢触摸，症状由右侧逐渐发展为双侧小腿，渐加重发展至大腿。

曾在多家医院就诊，理化检查：HbA$_1$c 7.0%。C-反应蛋白和抗核抗体正常，类风湿因子和抗链球菌溶血素"O"正常，ESR 15mm/1h。HIV 抗体、梅毒抗体阴性。肿瘤标志物：AFP、CEA、CA199、PSA、CA242 均阴性。下肢动静脉彩超未见异常，下肢血管核磁共振血管造影未见异常。肌电图：①双侧胫腓正中运动神经传导速度减慢，双侧胫运动神经末端潜伏期延长。②双侧腓浅感觉传导速度减慢，双侧胫感觉传导速度减慢，双侧正中感觉传导速度减慢。诊断为糖尿病痛性神经病变。给予营养神经和止痛治疗，症状无明显缓解，严重影响生活。

刻诊：双下肢麻木，皮肤灼热感，触之无发热，发凉，不能穿裤子，坐立不安，乏力，情绪紧张，烦躁，舌红暗、苔薄白，脉弦。

西医诊断：2 型糖尿病痛性神经病变。

中医诊断：消渴（痹证）。

证候诊断：气阴两虚夹瘀。

治法：益气养阴、活血化瘀、温经通络。

【处方】

生黄芪 30g	当归 15g	红花 12g	白芍 10g
川芎 10g	桃仁 10g	牛膝 10g	桂枝 10g
姜黄 20g	丹参 20g	乳香 6g	没药 6g

28 剂，每日 1 剂，水煎至 200mL，早晚各 1 次。

服药 7 剂时无疼痛，仅有麻木。继续服完 28 剂，麻木明显好转，原方加砂仁、檀香、土鳖虫巩固疗效。

十四、刘文峰医案五则

案 1：糖尿病周围神经病变[①]

王某，男，58 岁。

主诉：双手麻木 2 月余。

现病史：因双手麻木 2 月余就诊。症见双手麻木，无疼痛，无发凉等症，伴乏力，腹胀，纳呆，二便正常。既往糖尿病史 10 余年，平素注射胰岛素控制血糖。查舌苔白腻，舌质淡暗，脉沉弱。

颈椎片示生理曲度变直。查空腹血糖 8.9mmol/L。

西医诊断：糖尿病合并周围神经病变。

中医诊断：痹证。

证候分析：患者糖尿病日久，久病多气虚，气虚无以行血，血虚脉络不利而成瘀，脾失健运，痰浊内生，痰瘀互结，阻滞经络，双手筋脉失于濡养，而见麻木，脾虚不运则见腹胀纳呆，乏力为气虚之象。舌苔白腻，舌质淡暗，脉沉弱是气虚、痰浊、瘀血

---

① 扈丽萍：《刘文峰治疗糖尿病周围神经病变验案》，载国家中医药管理局、厦门市人民政府主编《第十五次全国中医糖尿病大会论文集》，中华中医药学会糖尿病分会 2014 年版。

之象。

证候诊断：气虚痰瘀阻络。

治法：益气化瘀，除痰通络。

【处方】

黄芪 60g	白术 20g	当归 30g	川芎 15g
白芍 15g	生地 15g	桃仁 10g	红花 10g
陈皮 15g	半夏 15g	茯苓 15g	白芥子 10g
制附片 5g	独活 5g		

7剂，水煎服，每日1剂，分2次服。

继续应用胰岛素控制血糖。并嘱避风寒，注意休息，忌食辛辣肥甘，保持大便通畅。

二诊：服用前方后，患者麻木减轻，仍腹胀，伴大便不畅，考虑气虚日久，脾胃气机阻滞，升降失常，故原方加木香10g、莱菔子10g以条畅中焦气机，助脾升胃降，恢复中焦功能。继服7剂。

三诊：服药后，诸症皆减轻，继续坚持治疗，1月后，双手麻木，腹胀，纳呆，便秘皆愈。

【按语】

《王旭高医案》中记载："消渴日久，但见手足麻木，肢凉如冰。"丹溪曰："麻是气虚，木是湿痰死血。"《张氏医通》："营卫滞而不行则麻木，如坐久倚著，压住一处，麻不能举，理可见矣，麻则属痰属虚，木则全属湿痰死血，一块不知痛痒，若木然是也。"《圣剂总录》又曰："风不仁之状，皮肤搔之如隔衣是也。由营气虚、卫气实。风寒入于肌肉，血气不相与，凝痹结滞，皮肤鞁厚，无所觉知……夫血为营、气为卫，气血均得流通，则肌肉无不仁之疾。及荣气虚卫气实，则血脉凝涩，肉虽如故，而其证较重为奇也。"

上述先贤所论麻木之病机，无不与虚、痰、瘀有关，其病位在皮肤肌肉经络之处。虚者，气虚为主。实者，痰瘀交阻，湿痰死血，或兼外寒侵袭。显然，糖尿病合并周围神经病变，以麻木为主症者，多由气虚血瘀、外寒侵袭、痰瘀阻络，使皮肤肌肉营卫滞而不通、筋脉失荣而成。故当益气化瘀、除痰通络之法为正治。

脾为生痰之源，本方大剂量黄芪，补肺脾之气，扶正以杜痰瘀之源、以增行血化痰之力是为君；白术健脾祛湿、增脾运化之力是为臣；桃红四物活血化瘀、二陈、白芥除痰通络，合而祛其痰瘀，均为佐药；少加附子、独活通肾气、散外寒，并以引经为使药。诸药合用，共奏益气、除痰、化瘀、散寒、通络之功。脾胃同处中焦，本为一体，故胃能降，脾才能升。本证因虚致实，又因实致虚，虚实相因，终致筋脉缺血失养而成。本方，标本兼顾，以通为用，使气血流通，营卫调和，筋脉得养。对气虚而痰瘀阻络或兼外寒侵袭之麻木，不失为一有效方剂。

案2：2型糖尿病合并周围神经病变①

李某，女，61岁。

现病史：糖尿病10年，双下肢麻木，时有刺痛2年，加重半年就诊。自诉3年前双足背有轻度麻木和蚁爬感，未予重视，继后麻木范围逐年扩展，并已累及踝部以上。近半年麻木症状加重，足底有如厚垫，搔之犹如隔衣，并时有足部刺痛，入夜为甚。患者常伴有纳呆、脘腹闷胀、气短、汗出和倦怠乏力。

查体：血糖水平控制尚可，血脂、血黏度略高，双侧足背动脉搏动减弱，双足踝部呈现短袜样浅感觉障碍。舌体胖嫩，苔白腻，舌质淡暗，脉沉涩。

西医诊断：2型糖尿病合并周围神经病变。

中医诊断：消渴合并痹证。

证候诊断：气血亏虚，痰瘀阻络。

辨证分析：患者老年女性，年迈体虚，肝肾不足，肢体筋脉失养，复加糖尿病史多年，日久迁延不愈，久病必虚，久虚生痰，久痰必瘀，久瘀入络，而致"诸气血凝滞，久而成痹"，舌体胖嫩，舌质淡暗，苔白腻，脉沉涩为气血亏虚，痰瘀阻络之证。

治法：益气化瘀，祛痰通络。

【处方】自拟荣络除麻汤。

生黄芪60g	白术20g	当归10g	川芎15g
白芍20g	生地10g	桃仁10g	红花10g
陈皮15g	半夏15g	茯苓15g	甘草10g
白芥子10g	全蝎5g	羌活5g	

水煎服，每日1剂，分2次服，7剂。

禁服辛辣刺激性食品。注意避风寒、节情志、慎饮食。

复诊：下肢麻木症状较前好转，原方加鸡血藤20g、桑枝20g，继服7剂。

三诊：下肢麻木情况明显减轻，踝部感觉较前恢复，继服原方巩固疗效。

案3：糖尿病周围神经病变②

聂某，女，59岁，退休工人。

初诊日期：2012年1月9日。

主诉：双足冷凉伴麻木、疼痛3年余。

现病史：因双足冷凉伴麻木、疼痛3年余就诊。既往糖尿病史11年，平时服用拜唐苹、格华止等降糖药物治疗，但血糖时常波动，控制不满意，遂改用诺和锐30R胰岛素皮下注射控制血糖。近半年来相继出现双足冰冷，麻木疼痛尤甚，曾服用依帕司他、甲钴胺等药物治疗，麻木疼痛症状未见明显缓解。患者自感治疗不除根本，遂求于中医药调理。

刻诊：双下肢冰冷，双足尤甚，足背颜色苍白，痛、温觉反应迟钝。足背动脉搏动

---

① 王德惠：《刘文峰对糖尿病周围神经血管病变的辨治经验》，载《辽宁中医杂志》2013年第4期，第645-648页。

② 李冰、王德惠：《刘文峰教授治疗糖尿病周围神经病变验案》，载《长春中医药大学学报》2013年第1期，第77-78页。

减弱，舌淡胖有齿痕，舌色暗淡，舌边有瘀斑，苔白滑，脉细涩。

辅助检查：HbA$_1$c 8.0%，空腹血糖 8.7mmol/L，餐后 2h 血糖 14.7mmol/L；血压 140/80mmHg。

西医诊断：糖尿病周围神经病变。

【处方】刘文峰教授自拟荣络镇痛汤加味。

生黄芪 30g	白术 20g	当归 20g	川芎 20g
山茱萸 10g	桃仁 10g	红花 10g	五灵脂 20g
没药 10g	白芥子 20g	半夏 15g	薏苡仁 30g
络石藤 20g	虎杖 20g	葛根 30g	全蝎 3g
甘草 10g			

7 剂，水煎服，每日 1 剂 2 煎，分 2 次服。

嘱避风寒，注意休息，忌食辛辣肥甘，保持情志舒畅，适当体育锻炼。继续应用胰岛素合理控制血糖。

二诊：患者双足冰凉症状较前缓解，但麻木感仍甚，同时伴纳差、脘腹痞闷，舌质淡暗，苔薄，脉细涩。遂加用水蛭 10g、鸡血藤 15g、炒麦芽 15g、鸡内金 15g，继服 7 剂。

三诊：患者双足麻凉感明显好转，疼痛症状明显减轻，纳差、脘腹痞闷症状均消失。考虑腹胀、纳差症状已除，遂去炒麦芽、鸡内金，继服上方 1 个月后，平均每月 1～2 次求刘文峰教授调理，仍守荣络镇痛汤加减，病情未见反复。

【按语】

刘文峰教授认为，患者年近六旬，久病消渴，正气日衰，脉络空虚，正虚邪凑，外邪乘虚入中经络，使脉阻络痹，经脉失于濡养而见肢体疼痛、麻木不仁；消渴日久，伤阴耗气，阴损及阳，血行无力，脉络失于温煦，寒凝血瘀则出现肢体不温，麻木疼痛；久病则脾肾亏虚，痰浊内生，痰瘀互结，留于经髓脉络，阻遏气血流通，导致络阻血瘀则见肢体局部发凉、疼痛症状。结合舌、脉、症、四诊合参可辨为气血亏虚，痰瘀阻络而发的消渴病，法当益气化瘀、除痰通络为正治。

案 4：糖尿病周围神经血管病变[①]

陈某，女，62 岁，退休干部。

主诉：双下肢疼痛、麻木 1 年余。

现病史：因双下肢疼痛、麻木 1 年余就诊。症见双下肢疼痛、麻木，酸软无力，间歇性跛性，伴乏力、气短、自汗、畏风，既往糖尿病史 10 余年，平素注射胰岛素控制血糖。

查舌、脉，舌质暗红，苔白，脉沉细。查空腹血糖 6.7mmol/L，血生化检查显示血尿常规、肝肾功能均正常。下肢血管彩超示血管狭窄、斑块形成。

中医诊断：气阴两虚夹瘀而发痹证。

---

① 杜瑞斌、刘文峰：《刘文峰治疗糖尿病周围神经血管病变验案》，载《云南中医中药杂志》2012 年第 8 期，第 1-2 页。

全国名中医医案集粹 糖尿病

442

证候分析：患者糖尿病日久，素体气阴两虚，气虚无以行血，血虚脉络不利，而夹瘀血，不通则痛，故见下肢疼痛。气血运行不畅，下肢失其濡养，而见麻木。乏力、气短、自汗、畏风皆为气阴两虚所致。舌质暗红，苔白，脉沉细是气阴两虚夹瘀之象。

治法：益气养阴，化瘀通脉。

【处方】

黄芪 60g	白芍 20g	桂枝 15g	生地 10g
当归 30g	牛膝 15g	桃仁 10g	红花 10g
川芎 15g	全蝎 10g	桑枝 30g	鸡血藤 30g

7 剂，水煎服，取水 300mL，煎取 150mL，2 煎混匀，分 2 次服。

嘱：避风寒，注意休息，忌走长路、忌食辛辣肥甘，保持大便通畅，调节情志。继续应用胰岛素控制血糖。

复诊：服用前方后，患者乏力气短等症明显减轻，麻木疼痛缓解但不明显，考虑此证辨证清楚、理法方药得当，但患者病久且陈，恢复需要时间，故仍用原方，酌加地龙 10g 解痉通络以加强活血通络之功。更服 10 余剂而愈。

案 5：2 型糖尿病合并高血压，下肢动脉硬化①

孙某，男，65 岁，工人。

初诊日期：2010 年 8 月 25 日。

现病史：糖尿病病史 12 年，合并高血压 5 年，双下肢酸痛伴麻木 1 年，加重半年；自诉患糖尿病和高血压后，经常自行购买口服降血糖药和降血压药，未经医院系统检查和正规治疗，血糖和血压控制不佳。近 1 年来，初始下肢酸楚麻木，小腿肌肉痉挛，疲乏无力，步行 20min 后因腿疼无力必须休息约 10min 方能继续行走；近半年来病情加重，下肢冷凉酸困，在休息时时发疼痛，入夜尤甚。

体检：面色㿠白，下肢肌肉轻度萎缩，皮肤干燥，肢端皮色轻度紫暗，抬腿呈苍白色，足背动脉搏动减弱；血压 150/85mmHg，舌质暗淡，苔薄白，脉沉细涩。

辅助检查：彩色多普勒检查示双下肢动脉硬化，胫、腓动脉血管管腔狭窄，腘动脉管腔狭窄并附壁斑块形成。

西医诊断：2 型糖尿病合并高血压，下肢动脉硬化（下肢大血管病变）。

中医诊断：消渴合并血痹。

辨证分析：患者老年男性，既往宿疾多年，年老体虚，肝肾不足，肢体经脉失养，又加久病不愈，必伤津耗气，气阴亏虚，血行无力，必致血瘀；久病入络，必致诸气凝滞，久而成痹。此患者下肢疼痛伴麻木，舌质暗淡，苔薄白，脉沉细涩，当属中医痹证之范畴。气阴亏虚，血脉瘀阻，筋脉失养是其基本病机；故治以益气养阴，化瘀通脉之法。

证候诊断：气阴两虚，瘀血阻络。

治法：益气养阴，化瘀通脉。

---

① 王德惠：《刘文峰对糖尿病周围神经血管病变的辨治经验》，载《辽宁中医杂志》2013 年第 4 期，第 645－648 页。

【处方】自拟益气通脉汤。

生黄芪60g	白芍20g	桂枝15g	当归20g
川芎15g	生地15g	桃仁10g	红花10g
牛膝15g	全蝎10g	桑枝30g	鸡血藤30g
水蛭6g	三七粉^(冲服)3g		

水蛭6g　三七粉(冲服)3g

水煎服，每日1剂，分2次服，7剂。

禁服辛辣刺激性食品。注意避风寒、节情志、慎饮食。

二诊：服用上方后，患者诉下肢疼痛麻木症状好转，行走时间也比以前较长，继服原方7剂。

三诊：下肢麻木疼痛好转，舌微红，苔薄白。原方去桂枝之温燥，加玄参20g，玉竹15g生津养阴，加延胡索10g、生蒲黄15g以增强逐瘀通脉止痛。

四诊：下肢疼痛、麻木等主症消失，配合西医药治疗后血压、血糖基本达标，血脂正常，上方5剂巩固疗效，并嘱患者今后规律系统治疗原发病及其并发症。

十五、吕靖中医案：消渴兼血痹[①]

张某，男，56岁。

初诊日期：2005年11月12日。

现病史：患糖尿病21年，曾服优降糖、二甲双胍等药，血糖控制不理想。1996年3月消瘦，乏力，口渴症状加重，小便量多，尿常规：GLU（4＋），KET（2＋），空腹血糖19.60mmol/L，到某医院住院治疗，经用胰岛素，尿中酮体消失，症状改善，继而四肢末端疼痛。初诊时症见患者形体消瘦，面色无华，四肢末端麻木疼痛，苦不堪言，衣不能穿，夜不能寐，空腹血糖7.4mmol/L，餐后2h血糖8.6mmol/L，舌质淡暗苔白滑，脉弦细。

证候诊断：气虚血瘀，营卫不和，肌肤失养。

治法：宗《金匮》之法，治以益气活血，调和营卫。

【处方】

黄芪30g	桂枝12g	赤芍15g	当归12g
知母12g	白芍12g	鸡血藤30g	水蛭12g

每日1剂，水煎服。

西药仍按原来胰岛素量使用。

服中药15剂后，四肢末端麻木疼痛明显好转，但下肢麻木遇冷仍重，上方加川芎15g、全虫10g、蜈蚣3条，继服1个月，全身皮肤疼痛，下肢麻木消失，体重增加，精神振作，空腹血糖6.5mmol/L，餐后2h血糖7.9mmol/L。

【按语】

《灵枢·邪气脏腑病形》云："阴阳形气俱不足，勿取以针，而调以甘药也。"而《金匮》有："血痹阴阳俱微，寸口关上微尺中小紧，外证身体不仁，如风痹状，黄芪桂

---

① 冯志海：《吕靖中教授经方治疗消渴及兼证的经验》，载《光明中医》2006年第7期，第27-29页。

枝五物汤主之。"消渴日久，见肢端麻木不仁，甚或疼痛，遇冷加重，此系阳气不足，气虚血瘀，营卫不和之血痹。吕靖中教授以《金匮》治血痹之法，治疗消渴兼血痹属气虚血瘀，营卫不和诸证每获良效。

十六、吕宏生医案：糖尿病神经病变[①]

赵某，男，57 岁。

初诊日期：1989 年 4 月 23 日。

现病史：患者因口干多饮、多尿，检查诊断为糖尿病已 8 年，下肢浮肿，有蛋白尿 5 月余，四肢麻木、足痛夜甚 20 余天。曾服用达美康、维生素 B_1、维生素 B_6 片、双氢克尿噻、去痛片、真武汤加活血化瘀中药及肌注安痛定对症治疗 20 天，水肿基本消退，血糖降至 7.1mmol/L，CHO 8.8mmol/L，TG 2.8mmol/L，但四肢麻木无改善，使用止痛剂足痛仅能短时减轻，夜不能寐。

刻诊：其形体丰腴，脉沉细弦，舌质红，苔薄白，触其下肢感觉减退。

证候诊断：肾虚精亏，经络失养。

【处方】

菟丝子 30g	车前子 30g	枸杞子 15g	五味子 10g
丹参 30g	川牛膝 15g	茯苓 30g	红花 15g
泽泻 10g	桑寄生 30g	炙甘草 6g	

水煎服。

服药 6 剂，足痛显著减轻，继服 18 剂，肢体麻木消失，感觉恢复如常。

十七、吕仁和医案三则[②]

案 1：2 型糖尿病，糖尿病周围神经病变

白某，女，64 岁。

初诊日期：2000 年 12 月 10 日。

现病史：患糖尿病 4 年，自 1999 年 10 月开始出现四肢末梢麻木，犹如蚁行，时有疼痛，下肢尤甚，曾在某医院检查确诊糖尿病周围神经病变，给予口服美吡达、二甲双胍、维生素 B_1、B_6 及弥可保等治疗，血糖控制不稳定，多在 8 ～ 12mmol/L 之间波动，症状改善不明显，遂特来求诊。

刻诊：神疲乏力，腰膝酸软，口不甚渴饮，食纳可，二便调，夜卧欠安，舌淡暗，尖略红，苔薄白，脉沉弦细。化验空腹血糖 10.8mmol/L；尿常规：GLU（3＋）。

西医诊断：①2 型糖尿病；②糖尿病周围神经病变。

中医诊断：①消渴病；②消渴病痹痿。

证候诊断：气阴两虚、经络瘀阻。

---

① 吕宏生：《菟丝子治疗糖尿病性神经病变》，载《中医杂志》2000 年第 10 期，第 585－586 页。
② 陈谦、吕仁和：《吕仁和治疗糖尿病性周围神经病变的经验》，载《中国医药学报》2002 年第 1 期，第 35－36 页。

治疗：①嘱注意控制饮食，每日主食 5 两左右；②西医药继用美吡达、二甲双胍（按原量服），余药停服；③中药以益气养阴、健脾补肾、通经活络为法。

【处方】

太子参 30g	黄精 20g	狗脊 10g	川断 10g
川牛膝 30g	桑寄生 30g	卫矛 20g	猬皮 10g
蜈蚣 3 条	土鳖虫 10g	黄芪 15g	姜黄 10g
葛根 15g			

每日 1 剂，水煎服，早、晚温服。

上方加减约服 40 余剂，下肢末梢疼痛骤减，手足麻木、蚁行感基本消失，复查空腹血糖在 7 ～ 8mmol/L，尿糖阴性。

案 2：糖尿病周围神经病变

王某，男，44 岁，干部。

初诊日期：2001 年 1 月 14 日。

现病史：患高血压病 4 年，冠状动脉粥样硬化性心脏病 3 年，糖尿病 3 年。2006 年 6 月开始出现四肢末梢麻木，夜间疼痛明显，以双手指为甚，曾用北京降压零号、复方丹参滴丸、瑞易宁、格华止及维生素 B_1、维生素 B_6、维生素 B_{12} 等效不显，特求中医诊治。

刻诊：胸憋时痛，彻及后背，时感乏力，劳累则胸痛加重，口不干，食纳可，二便调，舌暗红体胖，边有齿痕，苔薄白，脉沉细。测血压 140/90 mmHg。

化验血糖 14.5mmol/L；尿常规：GLU（4 + ）；心电图示：①窦性心律，②ST－T 改变，③心肌缺血。

西医诊断：① 2 型糖尿病；②糖尿病周围神经病变；③冠状动脉粥样硬化性心脏病；④高血压病。

中医诊断：①消渴病；②消渴病痹痿；③消渴病心痹。

证候诊断：气阴两虚，经络瘀阻。

治疗：①根据其标准体重嘱其每日主食约 6 两左右，低盐低脂；②西药维持北京降压零号、格华止服原量，改瑞易宁为日服美吡达 5mg/次，3 次/日；③中药以益气养阴，通经活络，兼通胸阳为法。

【处方】

太子参 30g	黄芪 30g	黄精 20g	狗脊 10g
川断 10g	川牛膝 30g	桑寄生 30g	桑枝 30g
桂枝 10g	瓜蒌 15g	薤白 10g	丹皮参各 20g
降香 10g	卫矛 20g	猬皮 10g	蜈蚣 3 条
土鳖虫 10g			

每日 1 剂，水煎服，分早、晚温服。

上方加减约服 60 余剂，患者双手足麻木、疼痛基本消失，胸憋、胸痛明显改善，复查血糖 8.3mmol/L，尿糖阴性。

案 3：糖尿病周围神经病变

孙某，男，65 岁，干部。

初诊日期：2000年1月22日。

现病史：患糖尿病6年，于1998年3月开始出现四肢末梢麻木，夜间疼痛，双下肢为甚，后逐渐双下肢软弱无力，步履困难，肌肉轻度萎缩，曾在当地医院做肌电图示"双下肢运动、感觉神经传导速度均减慢，神经活动电位波幅降低"确诊为糖尿病周围神经病变，以B族维生素、弥可保、中药、针灸等疗效不显，遂特来求诊。

刻诊：气短懒言，面色不华，腰膝酸软，食欲不振，咽干口燥，大便溏薄，舌暗红，有裂纹，苔薄白，脉沉弦细。

化验空腹血糖8.5mmol/L；尿常规：GLU（2＋）。

西医诊断：①2型糖尿病；②糖尿病周围神经病变。

中医诊断：①消渴病；②消渴病痹痿。

证候诊断：气阴两虚、脾肾亏损、经络瘀阻。

治疗：①根据其标准体重嘱每日主食5两左右；②西医降糖药维持原量（用美吡达、拜唐苹）；③中医以益气养阴、健脾补肾、通经活络为法。

【处方】

太子参30g	黄精20g	狗脊10g	川断10g
桑寄生30g	川牛膝30g	黄芪30g	怀山药15g
焦三仙各15g	卫矛20g	猬皮10g	蜈蚣3条
土鳖虫10g			

每日1剂，水煎服。

另嘱补中益气丸早2丸，虎潜丸晚2丸，开水送服。

上方加减治疗约服半年，患者四肢末梢麻木、疼痛基本消失，双下肢无力明显好转，饮食、大便正常，复查血糖7.1mmol/L，尿糖阴性。

十八、吕绍光医案：2型糖尿病，糖尿病周围神经病变[①]

潘某，女，66岁。

初诊日期：2010年3月17日。

现病史：患者罹患2型糖尿病10余年，现口服瑞易宁5mg/日，盐酸二甲双胍缓释片（泰白）1.0g/日，血糖控制好转，口干多饮、喜饮多尿症状消失，但双下肢逐渐麻痹伴刺痛，伴胸闷心悸，神烦寐差，经服用昊畅、复方丹参滴丸、弥可保等改善循环、营养神经等治疗后，上症改善不明显。舌暗红有瘀斑，苔薄白，脉结。晨测空腹血糖9.8mmol/L。

西医诊断：2型糖尿病，糖尿病周围神经病变，冠状动脉粥样硬化性心脏病。

证候诊断：吕绍光教授四诊合参，认为证当属心肾不足，瘀久入络。

治法：养阴益肾，化瘀通络。

---

① 马坤、郑姜钦、李红、孟晓嵘：《吕绍光主任治疗2型糖尿病经验介绍》，载《福建中医药》2010年第6期，第22－23页。

【处方】 仿叶氏玉泉散加重用百合，佐以威灵仙、徐长卿、木瓜。

葛根 30g	天花粉 30g	太子参 30g	枸杞 15g
丹参 20g	佛手 10g	夜交藤 30g	百合 30g
威灵仙 15g	徐长卿 15g	木瓜 15g	

水煎服，每日 1 剂。

二诊：服上方 1 周后，患者双下肢麻木刺痛好转，心烦、胸闷、心悸好转，仍有寐差，舌暗红，瘀斑减少，苔薄白，脉结。

效不更方，守上方服用 2 月余，上症悉减，复查空腹血糖亦较前好转，控制在 6.0～8.0mmol/L 之间。

本病例消渴日久，瘀久入络，腰腿痹阻，以养阴益肾、化瘀通络治疗效果满意，当知效不更方，需守方有度，瘀血方化彻底，疗效才稳定。

十九、吕雄医案：2 型糖尿病、糖尿病下肢血管病变[①]

余某，男，74 岁。

初诊日期：2015 年 1 月 26 日。

主诉：反复口干多饮 16 年余，双下肢疼痛 5 月。

现病史：患者 16 年前因口干多饮到医院就诊，完善相关检查后，明确 2 型糖尿病诊断，遂予药物治疗（具体不详），平素无规律监测血糖，无规律服用降糖药物。5 个月前，患者出现双下肢麻木疼痛，难以行走，遂到外院就诊，查空腹血糖 10mmol/L，双下肢动脉彩超结果显示：右下肢动脉硬化声像，胫前动脉中下段狭窄；左下肢动脉硬化声像。西医诊断为糖尿病下肢血管病变，予药物（具体不详）后，症状未见明显缓解。遂建议行介入手术治疗，患者拒绝，遂到我院就诊。

首诊：（2015 年 1 月 26 日）患者神清，精神可，双下肢疼痛，口干，饮水不多，四肢末端麻木感，无恶寒发热，无咳嗽咳痰，无恶心呕吐，无头晕头痛，纳可，睡眠一般，大便偏干，每 2～3 日 1 次；小便频，夜尿稍多。舌暗红，有瘀斑，苔黄，脉弦滑。门诊测空腹血糖 8.3mmol/L，踝臂指数结果显示：左下肢 0.9，右下肢 0.82。

西医诊断：2 型糖尿病、糖尿病下肢血管病变。

中医诊断：消渴病。

证候诊断：痰瘀互结，湿浊中阻。

治法：益气化浊，通络和脉。

【处方】 益气化浊方合六味地黄丸加减。

桃仁 15g	黄芪 25g	全蝎 9g	生地黄 20g
泽泻 15g	山药 15g	山萸肉 10g	牡丹皮 10g
茯苓 10g	灯心草 9g	牛膝 10g	川芎 12g
黄连 6g	布渣叶 20g		

---

① 汤海欣、江丹、毕建璐、曹明满、黄艳丽、吕雄：《吕雄从血脉论治糖尿病血管疾病经验》，载《广州中医药大学学报》2017 年第 1 期，第 125－128 页。

处方 5 剂，每日服 1 剂，水煎至 200mL，早、晚饭后分 2 次温服。

二诊：（2015 年 2 月 1 日）服用 5 剂中药后，患者双下肢疼痛较前缓解，但仍有口干。大便较前好转，质软，每日 1 次。舌淡暗，苔薄白，脉弦涩。复查空腹血糖：6.9mmol/L。患者自诉口干症状较前好转，小便量较前减少，但仍有 1 次夜尿。双下肢行走较前有力，舌淡暗苔薄黄，脉弦细。治疗以原方加苍术 15g、薏苡仁 20g、黄柏 10g，余不变，继用 15 剂，每日 1 剂，煎服法同前。

三诊：（2015 年 2 月 16 日）患者双下肢疼痛明显缓解，纳眠可，二便调，但双下肢行走过多时，仍有疼痛症状，时伴乏力，夜尿 1 次。舌淡暗，苔薄白，脉缓细。治疗以二诊方去黄连、黄柏，黄芪用量增加至 50g，加五指毛桃 30g，共处方 20 剂。

四诊：（2015 年 3 月 1 日）双下肢疼痛改善明显，行走自如，口干症状基本消失，尿频症状明显改善，小便量可，大便质软，每日 1 次。舌淡红，苔薄黄，脉细。患者自诉血压控制在 100 ～ 110/70 ～ 75mmHg，空腹血糖 5.0 ～ 6.0mmol/L，餐后血糖 8 ～ 10mmol/L，门诊测得 HbA$_1$c 6.0%，踝臂指数结果示：左下肢 0.88，右下肢 0.93。方药：继续服用上方 10 剂。嘱患者清淡饮食，三餐定时定量，适当运动。随访患者病情未见复发。

【按语】

益气化浊方由黄芪、桃仁、全蝎等药物组成，方以黄芪为君药，以桃仁为臣药，佐以全蝎等其他清热化浊的药物。黄芪性微温，归脾肺经，益卫固表，性走而不守，与桃仁合用，使活血而不伤血，共奏益气活血之功。

研究表明，黄芪对血管平滑肌细胞增殖有抑制作用，实验结果提示黄芪甲苷作为黄芪的主要有效成分之一，对实验性糖尿病大鼠胰腺组织具有保护作用，以及有效改善胰腺组织抗氧化酶活性，降低氧化应激损伤。桃仁性平味苦，归心肝肺大肠经，活血祛瘀，具有抗凝血和抗血栓形成。全蝎性平味辛，归肝经，通络止痛，攻毒散结，平肝息风，全蝎的主要活性成分为蛋白质、氨基酸等物质，各个部位都有抗凝活性。下肢血管病变严重的患者多采用下肢血管介入治疗。

该患者初始到西医院就诊，完善相关检查后诊断为糖尿病下肢血管病变，当时外院建议手术治疗，患者拒绝。考虑患者年老体虚，且血糖控制不佳，吕雄教授在使用基础降糖方案的前提下，运用益气化浊方随证加减，明显缓解了患者痛楚，改善生活质量。

二十、米烈汉医案二则

案 1：糖尿病周围神经病变[①]

陈某，女，64 岁。

初诊日期：2012 年 9 月 22 日。

现病史：糖尿病病史 7 年，曾口服二甲双胍、优降糖等。1 年前改用诺和灵 30R 皮下注射，早晚各 18 单位，空腹血糖波动在 6 ～ 8mmol/L，餐后血糖波动在 8 ～ 10mmol/

---

① 田文红、李群：《米烈汉主任医师诊治糖尿病周围神经病变经验》，载《世界最新医学信息文摘》2015 年第 87 期，第 167 – 168 页。

L，血糖控制尚可。3个月前感双下肢麻木并针刺样疼痛，入夜尤甚，求米烈汉教授诊治。

肌电图检查：运动传导速度：双侧膝总、胫神经运动传导速度减慢；感觉传导速度：双侧腓浅、腓肠神经感觉传导速度减慢；符合糖尿病周围神经病变临床诊断。

刻诊：患者双下肢麻木、刺痛、怕冷，入夜尤甚，得温痛减遇寒加重，畏寒乏力、夜尿频多；舌淡暗边有瘀点，苔白滑，脉沉迟细。

证候诊断：脾肾阳虚，兼血瘀。

治法：温阳散寒，通络止痛。

【处方】桂附地黄汤加减。

制附子(先煎)15g	桂枝12g	熟地24g	山萸肉12g
炒山药12g	茯苓20g	泽泻12g	怀牛膝15g
路路通15g	三七粉(冲)3g	生甘草6g	

7剂，水煎服，每日1剂。

1周后复诊，双下肢疼痛明显减轻，仍有怕冷、麻木，眠可，二便调，舌质暗、苔薄白，脉细。治以温阳活血、化瘀通络。以上方加木瓜15g、鸡血藤30g、益母草15g，7剂。

1周后下肢怕冷、麻木感明显减轻，嘱控制血糖，调摄饮食，适度运动，继续使用上方14剂，诸症若失。给予消痹外洗方。

【处方】

川椒15g	白芥子15g	威灵仙30g	络石藤30g
青风藤30g	鸡血藤30g		

活血通络15剂巩固疗效。

随访半年未再复发。

案2：糖尿病周围神经病变[①]

刘某，男，78岁。

初诊日期：2013年7月8日。

主诉：乏力、口干20年伴四肢麻木3月余。

现病史：自诉患糖尿病20余年，间断服药治疗，血糖不稳定。3月来神疲乏力、口干多尿加重，伴四肢麻木，痛如针刺，以夜间为甚。消瘦，夜休差，大便干，1～3日1次。舌暗红，舌下络脉迂曲，苔薄白，脉沉涩。

测空腹血糖9.8mmol/L，餐后血糖15.1mmol/L。

西医诊断：糖尿病周围神经病变。

中医诊断：消渴。

证候诊断：糖邪阻络，气虚血瘀。

治法：益气化瘀，祛邪通络。

---

① 谢晓丽：《米烈汉主任医师辨治糖尿病经验》，载中华中医药学会名医学术思想研究分会主编《全国名医学术思想研究分会年会资料汇编》，中华中医药学会名医学术思想研究分会2014年版。

【处方】 益气通络汤加减。

黄芪 50g	丹参 30g	川芎 12g	赤芍 12g
熟地 12g	葛根 14g	当归 10g	天花粉 15g
三七粉$^{(冲服)}$6g	肉桂 4g	乳香 6g	没药 6g
炒大黄$^{(后下)}$15g	火麻仁 14g	夜交藤 30g	合欢皮 30g
酸枣仁 30g			

6 剂，每日 1 剂，水煎服。嘱监测血糖。

二诊：自诉服上方四肢麻木、刺痛明显缓解，大便质软，夜休转佳，神疲乏力、口干多尿明显减轻。舌淡暗苔少，脉沉细。测空腹血糖 6.9mmol/L，餐后血糖 8.2mmol/L。上方继服 6 剂。

三诊：服上方诸症继减，此后随证辨治 3 月余，患者血糖基本正常，诸症消失。

【按语】

口干多尿，消瘦为消渴之症。消渴津伤气耗，阴阳不足，则血脉不充，血行不畅，瘀血由生。四肢经脉为瘀血所阻，而有麻木刺痛。

舌暗红，舌下络脉迂曲，苔薄白，脉沉涩，均为瘀血之象。方用黄芪、丹参、花粉、葛根，意在益气生津，活血散瘀；熟地、赤芍、当归、川芎补血和血；三七逐瘀生新，滋补强壮；乳香、没药行气止痛；炒大黄通腑泄热，逐邪外出；火麻仁润肠通便；肉桂引火归元；夜交藤、合欢皮、酸枣仁养心安神。综观全方，益气化瘀，祛邪通络，收效颇佳。

米烈汉教授强调，糖尿病临床表现复杂多样，临证切记"辨证求因，审因立法，分清主次，依法定方，加减有度"的辨证原则，随证灵活加减，辨证施治。治疗以"益气养阴为根本、祛瘀排毒贯始终"，方能突现中医辨证特色及疗效。

二十一、裴正学医案：糖尿病周围神经病变[①]

杨某，男，63 岁。

现病史：患者有糖尿病病史 6 余年，曾服用二甲双胍、消渴丸等，但血糖时有波动，波动在 7.8mmol/L 左右，尿糖阴性。近一段时间，患者出现双下肢麻木、胀痛，呈手套样感觉障碍，逐渐出现双下肢行走不便，伴有明显的口干，多尿、多食不明显，双手心发热，失眠，健忘，腰部酸困，舌红，有瘀斑，少苔，脉细数。

血糖 6.7mmol/L，尿糖阴性，TG 3.32mmol/L，外院查：腓总神经运动神经传导速度 29.06m/s，感觉神经传导速度 24.03m/s；眼底示：视网膜动脉硬化 2 期，白内障 1 期。

西医诊断：糖尿病周围神经病。

曾给予维生素 B$_{12}$、针灸等治疗无效。

【处方】

生石膏 30g	寒水石 30g	生龙骨 15g	生牡蛎 15g

---

① 万强：《裴正学教授治疗糖尿病周围神经病变经验》，载《河北中医》2004 年第 9 期，第 654 页。

赤石脂 15g	白石脂 15g	滑石 10g	桂枝 10g
干姜 6g	川牛膝 10g	木瓜 20g	秦艽 10g
威灵仙 20g	当归 12g	丹参 10g	粉葛根 30g
水蛭^(分冲)6g			

水煎服，每日 1 剂。

服用 21 剂后，双下肢麻木、胀痛等症状好转，仍有轻度双下肢行走不便，血糖 5.7mmol/L，尿糖阴性，TG 1.95mmol/L。

改用桂附八味汤、苍山合剂（苍术、山药、玄参、黄芪、生地黄、粉葛根、丹参）加减善后，病情稳定，再未复发。

二十二、亓鲁光医案：2 型糖尿病神经病变^①

钟某，男，70 岁。

初诊日期：2009 年 5 月 13 日。

现病史：患者糖尿病病史 20 余年，现用诺和灵 30R，早 17U，晚 16U，控制血糖，来诊时空腹血糖 5.0mmol/L，主诉四肢麻木疼痛，双足不能穿袜子，常在凌晨 4～5 时因疼痛醒来，伴有视力下降。足箱检查肱动脉压 140mmHg，左侧趾臂指数 0.54，右侧趾臂指数 0.47，提示双胫后、足背及第一趾血管狭窄。西医予弥可保、西乐葆、西洛他唑等对症治疗无效。患者面色稍青，舌质红少苔，脉弦细。

证候诊断：肝阴亏虚，筋脉挛急，瘀血阻滞。

治法：补肝活血，平肝解痉。

【处方】

天麻 15g	钩藤 15g	桑椹 15g	黄精 15g
山药 30g	白芍 30g	姜黄 10g	鸡血藤 30g
丹参 10g	川芎 10g	乌梢蛇 10g	荔枝核 10g

服 7 剂后复诊：患者诉手脚麻木明显减轻，夜间痛醒次数减少，于上方去乌梢蛇、钩藤，加黄芪 30g、枸杞子 10g，续服 14 剂。

三诊：（2009 年 11 月 27 日）诉半年来一直间断服用上方，四肢麻木疼痛已基本消失，双足可以穿袜子，近 1 个月来无夜间痛醒情况发生，视力未再继续下降。诊其面色不青，舌质淡红、苔薄白，脉弦。复查足箱示：肱动脉压 138mmHg，左侧趾臂指数 0.72，右侧趾臂指数 0.60，血管狭窄情况较前好转。

二十三、曲生医案：2 型糖尿病，糖尿病周围神经病变^②

刘某，男，49 岁。

---

① 龚光明、李洁、亓鲁光：《中医辨治 2 型糖尿病神经病变体会》，载《中医杂志》2011 年第 8 期，第 708 - 709 页。

② 张春玲：《曲生老师消渴治验》，载中华中医药学会内科分会主编《中华中医药学会内科分会消渴病第五届学术研讨会论文集》，中华中医药学会内科分会 2006 年版。

初诊日期：2005 年 6 月 3 日。

现病史：5 年前，因情志不遂而出现口干多饮、多食易饥、尿频量多，伴体重减轻、乏力，于某医院就诊，化验空腹血糖 16.2mmol/L，尿常规：GLU（4＋），PRO（－）、KET（－），诊为 2 型糖尿病，予美吡达（5mg，3 次/日）、二甲双胍（250mg，3 次/日）口服，血糖控制尚可，波动在 6.2～9.7mmol/L 之间，后恐西药之副作用，欲转服中药而来就诊。

刻诊：口干喜饮，多食、多尿之症不甚明显，伴腰痛乏力，肢端麻木，便干，3 日 1 行。舌质淡红，边有瘀点，苔少，脉沉细略数。

辅助检查：空腹血糖 9.2mmol/L，餐后血糖 11.2mmol/L；尿常规：GLU（3＋），PRO（－）。

西医诊断：2 型糖尿病，糖尿病周围神经病变。

中医诊断：消渴。

证候诊断：气阴两虚夹瘀。

【处方】

熟地 30g	生地 30g	黄精 25g	鬼箭羽 20g
葛根 20g	五倍子 10g	知母 15g	桑螵蛸 20g
山药 20g	山萸肉 20g	川断 25g	寄生 25g
黄芪 20g	党参 15g	寸云 30g	火麻仁 30g
花粉 30g	乳香 10g	当归 15g	丹参 30g

7 剂，水煎服。

二诊：（2005 年 6 月 10 日）自述口干之症不显，腰酸乏力明显减轻，肢麻好转，大便 1 日 1 行。复查空腹血糖 7.8mmol/L，尿常规：GLU（2＋），PRO（－）。依病情，前方去火麻仁，加制山甲 10g、桑枝 20g，10 剂，水煎服。

三诊：（2005 年 6 月 20 日）自述诸症不显，复查空腹血糖 6.0mmol/L，尿常规：GLU（－），患者甚喜。

嘱其以上方诸药配伍比例配成胶囊，5 粒/次（约生药 10g），3 次/日，维持治疗。随访半年，病情稳定。

【按语】

综观曲生教授所施之方，正合法义，即补肾填精、散瘀通络。

方中熟地、生地、黄精、知母、山药、山萸肉大补真阴，鬼箭羽清热以制虚火，五倍子、桑螵蛸内敛肾精，葛根生津兼能升发阳气，阳升而阴启，自有云行雨施之妙，乳香、当归、丹参行络散瘀，诸药相合，使肾精得复，阴津乃充，火燥受制，病机从而得以化转，阴亏燥热之症遂得消除，病达痊愈。此乃曲生教授从肾论治消渴之范例。

二十四、任继学医案：2 型糖尿病，糖尿病周围神经病变①

于某，男，68 岁。

初诊日期：2003 年 2 月 20 日。

主诉：多饮乏力 2 年，手麻 3 月。

现病史：患者 2 年前多饮乏力，在某医院诊为 2 型糖尿病，口服优降糖，血糖控制不稳定，近 3 月出现手麻。当时诊见：烦渴多饮，口干，乏力，尿频，双手指麻木刺痛，舌红少苔，脉沉数无力。

辅助检查：空腹血糖 8.1mmol/L；尿常规：GLU（-）。

西医诊断：2 型糖尿病；糖尿病周围神经病变。

中医诊断：消渴；脉痹。

证候诊断：气阴两虚夹瘀。

治法：益气养阴，活络通痹。

【处方】

木馒头 15g	生黄芪 20g	生晒参 10g	花粉 15g
元芩 15g	生地 15g	寸冬 20g	葛根 15g
当归尾 15g	桂枝 15g	地龙 15g	内金 15g

连服 8 剂后肢麻消失，1 月后空腹血糖降至 7.5mmol/L，继续巩固治疗。

二十五、史载祥医案：糖尿病周围神经炎②

张某，男，62 岁。

初诊日期：2001 年 7 月 24 日。

现病史：因四肢疼痛、麻木 1 年，加重 1 月收住本院神经内科。患者 12 年前发现糖尿病，未予以正规治疗，近 1 年来始用降糖药，但血糖控制不理想。1 年前逐渐出现四肢疼痛、麻木，近 1 月加重，入院诊为糖尿病周围神经炎。予以胰岛素治疗，血糖控制尚可，静脉滴注血栓通，口服去痛片、芬必得、卡马西平、维生素 B 等，疗效不明显，患者要求服用中药治疗。

刻诊：肢体疼痛、麻木以夜间为甚，伴头晕耳鸣，面目浮肿，胸闷憋气，便秘，舌质暗、苔薄黄腻，脉沉细弦。

证候诊断：气阴不足，水湿内蕴，血瘀络阻。

治法：益气养阴，散寒除湿，活血通络。

【处方】四藤一仙汤加减。

| 生黄芪 15g | 山茱萸 15g | 络石藤 15g | 鸡血藤 15g |
| 三棱 15g | 莪术 15g | 天花粉 50g | 威灵仙 10g |

---

① 任喜洁、宫晓燕、刘艳华：《任继学教授治消渴用药经验拾零》，载《中国中医药现代远程教育》2004 年第 1 期，第 23 - 24 页。

② 谷万里：《史载祥教授治疗糖尿病周围神经炎验案》，载《新中医》2006 年第 5 期，第 81 - 82 页。

青风藤 12g　　　　鸡内金 12g　　　　忍冬藤 20g　　　　益母草 30g
北五加皮 2g

7 剂，每日 1 剂，水煎，早晚分服。

二诊：（7 月 31 日）四肢疼痛麻木如前，面目浮肿、胸闷减轻，舌淡暗、苔薄白，脉沉细。守方去青风藤；加海风藤、僵蚕各 15g，天花粉 60g，鸡内金 15g。7 剂。

三诊：（8 月 7 日）四肢疼痛、麻木稍减，面目浮肿同前，舌暗、苔白腻，脉沉细。证属阳虚水泛，经络阻塞。治以温肾利水，活血通络，方以真武汤合四藤一仙汤加减。

【处方】

熟附子 8g　　　　猪苓 15g　　　　忍冬藤 15g　　　　鸡血藤 15g
茯苓 15g　　　　络石藤 12g　　　　白芍 12g　　　　苍术 10g
白术 10g　　　　干姜 10g　　　　海风藤 10g　　　　威灵仙 10g
天花粉 50g

7 剂。

四诊：（8 月 14 日）四肢痛大减，浮肿亦减，已停服止痛药，近 5 天可安睡，舌淡暗、苔薄白，脉沉细。效不更方，上方熟附子用 10g，加山茱萸 12g、生黄芪 10g。继服 7 剂。

五诊：（8 月 21 日）四肢痛消失，轻微麻木，浮肿基本消退，仍头晕耳鸣，舌有齿痕、苔薄白，脉左沉细、右细弦。守上方加减，继服 14 剂，以巩固疗效。

随访 4 年，虽四肢有时轻微麻木，但疼痛未再复发。

【按语】

患者有糖尿病史日久，合并周围神经病变，病机以气阴不足为主，久病入络，不通则痛，故见四肢疼痛、麻木。初诊治以益气养阴、活血通络为主，方以通络活血之四藤一仙汤，酌加三棱、莪术、鸡内金活血化瘀；北五加皮祛湿；黄芪、天花粉、山茱萸益气养阴，症状虽减但不明显。史载祥教授认为，糖尿病周围神经病变主要病机是肾气亏虚，瘀血阻络，患者脉象始终以沉细为主，考虑患者消渴日久，阴损及阳，久病及肾，致肾阳不足，水气不化而面目浮肿，故应标本兼顾，改用真武汤合四藤一仙汤加减，一则温肾壮阳利水，二则通络活血止痛。并针对气阴、肾阳不足，调整方药变化，守变结合，终收显效且疗效巩固。

二十六、王家琳医案：糖尿病合并多发性神经炎[①]

陶某，男，62 岁。

现病史：患糖尿病 5 年多，曾先后 3 次住院治疗，住院诊断为 2 型糖尿病、高脂血症、冠心房颤、多发性神经炎等。近 2 月因四肢肌肉麻木疼痛，两下肢肌肉萎缩变细，经常跌跤，来本院糖尿病专科门诊就医。

刻诊：患者四肢疼痛以右下肢为著，口干欲饮，大便干结，腰酸腹胀，夜间因肢痛

---

① 王家琳、沈定余：《益气活血治疗糖尿病合并多发性神经炎 8 例》，载《安徽中医学院学报》1994 年第 3 期，第 12 页。

而难寐。舌质紫暗，苔微黄中腻，脉结代。

四肢皮肤粗糙，两下肢轻度浮肿，右下肢较左下肢为细，趾端轻度紫绀，触之发凉，感觉减退，膝反射减弱，两下肢腓肠肌压痛（＋）。

实验室检查：血糖 20.5mmol/L；尿常规：GLU（4＋）；血脂分析：TG 12mmol/L，β－脂蛋白 10mmol/L。

治法：益气活血通络。

【处方】

黄芪 30g	党参 12g	当归 10g	赤芍 10g
川芎 10g	地龙 10g	桃仁 10g	红花 10g
苏木 10g	僵蚕 10g	生地黄 10g	熟地黄 10g
丹参 15g	枳实 6g	木瓜 10g	牛膝 10g
大黄(后下)6g	肉桂 6g	水蛭 6g	

每日 1 剂，水煎 2 次取汁混合分 3 次服。5 剂。

药后大便已行，每日 1～2 次，腹胀解除，上方改大黄 5g 同煎，继服 5 剂。

三诊时诉口干喜饮症状减轻，四肢肌肉疼痛症状好转，夜已能寐，但四肢仍有凉感，予上方减生熟地黄、牛膝，加制附片 6g、鸡血藤 15g。

连服 2 周后，四肢麻木感好转，皮肤触之已有温热感，继续服药 20 天后，自觉症状全部消失，两下肢浮肿消除，腓肠肌压痛（－），膝反射正常，四肢活动自如，较前有力。复查血糖降至 8mmol/L；尿常规：GLU（ ）。

治疗改用消渴丸 6 粒/次，2 次/日，六味地黄丸 6g/次，2 次/日，继续调理。随访 2 年未再复发。

二十七、韦绪性医案：糖尿病周围神经病变[①]

患者，男，45 岁。

初诊日期：2011 年 12 月 6 日。

主诉：双下肢远端麻木、疼痛、发凉 1 年余，加重 1 月。

现病史：患者于 2010 年 8 月出现双下肢远端麻木、疼痛、发凉，口干乏力等，在当地县医院明确诊断为：糖尿病周围神经病变。予以口服降糖药及注射胰岛素、甲钴胺等治疗 2 月余，症状略有改善而停止治疗。1 月来上述症状日益加重，慕名来我院诊治。

刻诊：双下肢远端麻木、疼痛难忍并逆冷，咽干口燥，多食易饥，形体瘦弱，倦怠乏力，心烦失眠，口唇紫暗，舌质暗淡有瘀斑，舌边尖略红，苔少，脉沉细。

查体：肌肤甲错，皮温低，肢体浅感觉异常，足背动脉波动减弱，肌腱反射消失。

辅助检查：空腹血糖 11.3mmol/L，肌电图测定总神经运动神经传导速度减慢。

中医诊断：①脾瘅；②痹证。

证候诊断：气阴两虚，脉络瘀阻。

---

① 郭素芳、崔敏、张爱玲、韦绪性：《韦绪性教授治疗糖尿病周围神经病变临证经验》，载《中医临床研究》2012 年第 24 期，第 50－51 页。

治法：益气养阴，化瘀通络。

【处方】消瘅通痹汤加减。

西洋参25g	水蛭9g	大黄6g	黄连6g
山药30g	生石膏25g	玄参15g	姜黄12g
僵蚕12g	地龙12g	川牛膝20g	鸡血藤30g
络石藤20g			

服药1个月，患者自觉症状消失，血糖控制较理想，肌电图改善。以本方加减继服2个月，以巩固疗效。随访半年，未出现明显临床症状。

二十八、魏子孝医案四则

案1：2型糖尿病，糖尿病周围神经病变，糖尿病肾病①

患者，男，72岁。

初诊日期：2009年6月25日。

现病史：既往2型糖尿病、高血压病史20余年，存在糖尿病肾病、糖尿病周围神经病变等并发症，既往检查尿常规：PRO（2＋）。多次就诊于魏子孝教授处，目前使用胰岛素控制血糖，福辛普利钠、氨氯地平控制血压，血糖、血压控制尚可，但近日头晕、盗汗明显，白日亦常汗出，左腹部偶胀痛，大便偏干，遂于2009年6月25日来诊。查舌胖边有齿痕略红，苔薄白，脉滑稍数。

西医诊断：2型糖尿病，2型糖尿病周围神经病变，2型糖尿病肾病，高血压。

证候诊断：肾阳不足，气化失衡。

治法：温补肾阳，升清降浊。

【处方】青娥丸合升降散加减。

桑寄生15g	杜仲12g	川怀牛膝各12g	补骨脂12g
蝉蜕10g	益母草30g	白芍15g	土茯苓30g
茺蔚子15g	车前子(包)15g	芡实15g	金樱子15g
桑叶30g	龟板(先煎)30g		

服用28剂。

二诊：（2009年7月23日）诉多汗减轻，腹胀痛已不明显，唯劳累后胸闷，大便偏干，查舌胖略暗淡红，苔薄白，脉滑稍数。调整处方：上方去芡实、桑叶、龟板，加决明子30g，继服28剂。

三诊：（2009年8月20日）诉多汗及胸闷已不明显，二便如常，唯略感头晕（血压正常），查舌胖有瘀斑稍暗红，苔薄白，脉弦，尿常规正常。

予二诊方去芡实、金樱子、桑叶、龟板，加川芎12g、菖蒲15g、葛根15g、玉米须30g，以巩固疗效兼以改善头晕。

---

① 李宏红、张广德、魏子孝：《魏子孝治疗糖尿病多汗症经验》，载《北京中医药》2010年第11期，第834－836页。

【按语】

患者糖尿病、高血压病史 20 余载，素有阴虚阳亢之证，且年至古稀，存在糖尿病肾病、糖尿病周围神经病变等多种并发症，以"阴阳互根"理论，其阴虚日久必损伤阳气，肾之阴阳必损无疑，故盗汗、自汗并存；肾虚气化失衡，失其泌清别浊之功，故清阳不升、浊阴不降，而见头晕、蛋白尿；气机不畅，可见腹部胀痛；阴虚内热，则见大便干。

治当温补肾阳，兼以滋阴、升清降，方选青娥丸合升降散加减。方中补骨脂、杜仲、牛膝、桑寄生滋肾壮阳，益筋补骨；蝉蜕、益母草、茺蔚子、车前子、土茯苓等仿升降散之意升清降浊、通和内外，增强补阴益阳之效果；另配芡实、金樱子、桑叶、龟板以滋阴养血、敛阴止汗。

全方恰中病机，故患者服用上方 28 剂汗证明显减轻，复诊时汗证已不明显，则去收敛滋阴之品，而仍以青娥丸合升降散调治。

案 2：2 型糖尿病、2 型糖尿病周围神经病变[①]

吴某，男，54 岁。

初诊日期：2010 年 3 月 24 日。

现病史：近 2 个月来，患者皮肤瘙痒，双足麻木明显。既往 2 型糖尿病病史 10 余年，曾诊断 2 型糖尿病周围神经病变，目前使用胰岛素控制血糖，血糖控制情况一般。查皮肤干燥脱屑，多处搔抓痕，有血痂，双足浅感觉袜套样减退。舌胖边齿痕略暗淡红，苔薄白，脉弦略数。

西医诊断：2 型糖尿病，2 型糖尿病周围神经病变。

证候诊断：血虚风燥。

治法：益气养血祛风。

【处方】 黄芪桂枝五物汤加减。

生黄芪 30g	白芍 30g	丹皮 12g	桃仁 10g
红花 10g	地龙 12g	桑枝 15g	白蒺藜 12g
白鲜皮 12g	防风 10g	徐长卿 20g	

7 剂，水煎服，每日 1 剂。

服用 7 剂后，患者瘙痒之症有所缓解，但局部皮肤仍有干燥、脱屑，嘱原方再进7 剂。

【按语】

糖尿病周围神经病变伴见瘙痒症者，在治疗时须兼顾控制血糖、营养神经等治疗，往往瘙痒症状也可得到一定程度缓解。中医理论认为，皮肤、毛发皆属体表，与肺卫相合，若其病，治以祛风为则。在治疗瘙痒时，注意辨清有无热象，注意养血祛风。

本案患者消渴病久，存在周围神经病变等并发症，湿、热之象不甚明显，故治疗时选用药性平和之品黄芪桂枝五物汤加减。方中黄芪益气实卫；白芍养血柔肝，且不滋

---

① 李宏红、张广德、魏子孝：《魏子孝治疗糖尿病皮肤瘙痒症经验》，载《辽宁中医杂志》2011 年第 5 期，第840－841 页。

腻，不影响气血运行，故均重用之。将原方桂枝易桑枝以通经络，合黄芪、白芍补气养血通络；另配以丹皮、桃红、地龙活血、通经络，白蒺藜、白鲜皮、防风、徐长卿等药物祛风止痒。另外，白芍味酸，有仿过敏煎（防风、银柴胡、乌梅、五味子）之意；地龙经现代药理研究发现有抗过敏作用，故参以用之。

案3：糖尿病周围神经病变[①]

患者，男，76 岁。

初诊日期：2009 年 4 月 24 日。

主诉：视力下降明显，双下肢麻木 3 月余。

现病史：糖尿病病史 20 余年，长期服用二甲双胍 0.5g，每日 3 次；3 个月前加用阿卡波糖 50mg，每日 3 次。监测空腹血糖波动于 9 ～ 12mmol/L，餐后 2h 血糖 10 ～ 15mmol/L。主因"视力下降明显，双下肢麻木 3 月余"入院。

刻诊：双下肢麻木，无疼痛发凉，视物模糊，无口渴多饮消瘦症状，纳眠可，二便调，舌体胖边有齿痕色淡红有瘀斑，苔薄白，脉细涩。

入院查 HbA_1c 8.6%，肌电图示：右正中神经感觉传导速度减慢，右腓总神经运动传导速度减慢。

西医诊断：糖尿病周围神经病变（DPN）。

证候诊断：气血不足夹瘀。

治法：益气养血，活血利水。

【处方】补阳还五汤加减。

生黄芪30g	陈皮10g	当归12g	白芍30g
鸡血藤15g	川牛膝12g	泽兰12g	茺蔚子15g
桃仁10g	红花10g	地龙12g	丹参20g

常规控制血糖。

服上方 7 剂后，双下肢麻木症状明显改善，出院后嘱其继服原方 7 剂，并配合甲钴胺片 0.5mg，每日 3 次，巩固疗效。

出院 2 周后随访，患者诉双下肢麻木基本消失。

案4：糖尿病周围神经病变[②]

患者，女，53 岁。

初诊日期：2009 年 4 月 30 日。

现病史：糖尿病病史 10 余年，2006 年左足背起一小疖肿，继发感染，后渐至足跟，疼痛不能着地，下肢下垂则发红肿胀，小腿肌肉渐渐萎缩。2008 年 11 月因左下肢肿胀、疼痛明显，在某院行左侧腓总神经、胫后神经、腓深神经显微减压术。

刻诊：左足不能着地，由轮椅推入门诊，左下肢肌肉萎缩，皮肤颜色稍暗，皮温较低，双手发麻，左下肢发凉，足部无溃疡，舌略暗红苔薄白，脉弦细。

---

① 张北华、魏子孝：《魏子孝治疗糖尿病周围神经病变经验》，载《北京中医药》2010 年第 1 期，第 23 - 25 页。

② 张北华、魏子孝：《魏子孝治疗糖尿病周围神经病变经验》，载《北京中医药》2010 年第 1 期，第 23 - 25 页。

患者既往在多家医院以糖尿病周围神经病变（DPN）诊治，效果不佳。就诊时血糖控制可，但足跟部肿胀疼痛仍无减轻。

中医诊断：魏子孝教授认为该病属古籍所载湿脚气。

治法：舒筋活血、通络止痛。

【处方】鸡鸣散合四妙勇安汤加减。

槟榔 15g	木瓜 10g	桑枝 15g	益母草 30g
赤白芍各 15g	川芎 12g	银花 15g	当归 12g
玄参 15g	生甘草 10g	苦参 10g	木香 12g

服 7 剂后复诊：患者拄拐杖步入诊室。诉服上方后大便溏泻，每日 3～4 次，自觉便后舒适，可依赖拐杖坚持行走 20 米左右，左下肢皮肤颜色有所恢复，后脚掌红肿胀痛较前明显减轻。其间因进食羊肉出现口腔上颚溃疡，舌脉同前。

魏子孝教授认为患者服药后溏泻正如鸡鸣散所述"当下黑粪水，即肾家所感寒湿之毒气"，效不更方，在原方基础上加生薏苡仁 30g，继服 7 剂；并予苦参 12g、黄柏 10g、厚朴 12g、生甘草 10g，2 剂，煎汤漱口治疗口腔溃疡。

2 个月后随访患者诉一直常规控制血糖，继服上方 14 剂，平时加强锻炼，不用拐杖已基本可行走。

二十九、王敏淑医案：2 型糖尿病，末梢神经病变、不安腿综合征[①]

张某，女，50 岁。

初诊日期：2013 年 10 月 31 日。

主诉：双下肢针扎样麻木疼痛。

现病史：患者发现糖尿病 2 月余，平时应用降糖药，此次发病双下肢针扎样麻木疼痛，腰膝酸软，失眠，便秘，时有头晕，心悸，口干。舌淡苔白厚少津，脉沉弦。

辅助检查：餐后 2h 血糖 14.8mmol/L。

西医诊断：2 型糖尿病，末梢神经病变、不安腿综合征。

中医诊断：消渴。

证候诊断：气虚血瘀，肝肾不足。

治法：益气养血活血，滋补肝肾。

【处方】

生黄芪 20g	太子参 10g	炒白术 10g	当归 10g
制首乌 10g	鸡血藤 20g	丹参 20g	红花 10g
川芎 10g	桑寄生 10g	川牛膝 12g	川断 10g
炒杜仲 15g	生甘草 6g	磁石 15g	生龙骨 15g
生牡蛎 15g	夜交藤 12g	合欢皮 12g	柏子仁 12g
肉苁蓉 10g	桃仁 10g		

---

① 崔建杰、刘芳、张志良、安洪泽、王敏淑：《王敏淑教授治疗糖尿病性不安腿综合征的经验探讨》，载《四川中医》2015 年第 8 期，第 17－18 页。

7 剂，每日 1 剂，水煎服。

同时给予患者精神上、思想上的治疗，引导患者放松，气机调畅，喜则气缓。另外鼓励患者进行一些适当的运动有助于缓解症状。

患者用药后自我感觉明显舒服，双下肢麻木减轻，腰酸减轻，能入睡，原方去磁石、生龙骨、生牡蛎、夜交藤、合欢皮，7 剂续服。

原方加减治疗 1 个月，双下肢针扎样疼痛基本消失，睡眠恢复正常，无头晕、便秘等症，随访未复发。

三十、许公平医案三则

案 1：糖尿病周围神经病变[①]

张某，女，70 岁，汉族。

初诊日期：2014 年 3 月。

主诉：发现血糖增高 20 年，加重伴四肢麻木。

现病史：神志清，精神不振，口干多饮多尿，多汗，双手足麻木，夜间偶有心前区疼痛发作，大便秘 2～3 日 1 行，舌质红苔薄黄腻，脉濡滑。

西医诊断：糖尿病周围神经病变。

证候诊断：湿瘀阻络。

治法：健脾利湿，舒筋活络。

【处方】平胃散加减。

苍术 10g	白术 10g	茯苓 10g	土茯苓 10g
佩兰 10g	牛膝 10g	伸筋草 10g	桃仁 10g
车前子 30g	生苡仁 30g	冬瓜皮 30g	厚朴 6g

水煎口服，配合中药外洗方外洗，21 剂后症状消失。

外洗方。

骨碎补 30g	伸筋草 30g	当归 30g	川芎 30g
络石藤 30g	红花 15g	地龙 15g	赤芍 10g
路路通 10g			

水煎熏洗足部，每日 1 次。

【按语】

患者形体肥胖，平素嗜食肥甘厚味之品，正如《素问·奇病论》曰："肥者令人内热，甘者令人中满。故其气上溢，转为消渴。"所谓"胖人多痰湿"，该患者是痰湿之体，湿困气机，气机瘀滞，湿瘀阻络，阳气不能通达四肢，见肢体困乏、麻木，舌质红苔薄黄腻，脉象濡滑为湿盛之象，本病证属湿瘀阻络。

故以平胃散加减除湿行瘀，方中苍术、白术、茯苓、土茯苓、生苡仁健脾为主，车前子、冬瓜皮利湿为主，厚朴、佩兰芳香化湿，伸筋草除经络之湿，桃仁、牛膝活血化

---

① 邓德强：《许公平老中医治疗糖尿病周围神经病变、视网膜病变临床经验浅析》，载《新疆中医药》2016 年第 1 期，第 35－37 页。

瘀。诸药共奏健脾除湿化瘀通络为主。

案 2：糖尿病周围神经病变[①]

马某，男，55 岁。

初诊日期：2012 年 3 月 12 日。

主诉：口干 11 年、手足麻木 1 年余。

现病史：嗜食肥甘厚味，素盛今瘦，2012 年 3 月 12 日以"口干 11 年、手足麻木 1 年余"来诊。症见：精神可，手足麻木、灼热疼痛，腿足挛急，小腿抽搐，五心烦热，腰膝酸软，口干、咽干，舌质红夹瘀斑，脉细涩。

证候诊断：阴虚血瘀。

治法：养阴化瘀。

【处方】二至丸合四物汤加味。

当归 12g	川芎 10g	地黄 15g	白芍 15g
牛膝 10g	女贞子 30g	旱莲草 30g	甘草 6g
鸡血藤 10g	红花 6g	丝瓜络 10g	路路通 10g
地龙 6g			

配合中药外洗方外洗，经 20 余日的调养，症状明显减轻，40 余日症状完全消失。

【按语】

糖尿病多内热，正如《圣济总录》中所说："消瘅者，膏粱之疾也。肥美之过，积为脾瘅，瘅病既成，乃为消中，皆单阳无阴，邪热偏胜故也。"内热久而伤阴出现阴虚，阴虚不养筋脉、肌肉，出现手足麻木、腿足挛急、小腿抽搐，阴虚血液运行不畅可出现瘀血，瘀血阻络，不通则痛，故有灼热疼痛。五心烦热，腰膝酸软，口干、咽干，舌质红，少苔，脉细数为阴虚内热之象，舌夹瘀斑、脉涩为夹瘀之征。

综观舌脉症，本病阴虚血瘀，治以二至丸、四物汤加味。方中：当归、地黄、白芍、女贞子、旱莲草养阴润络，当归、鸡血藤养血通络，川芎、红花、路路通、地龙活血通络，诸药共奏养阴通络。

所谓阴虚难疗，再加之夹杂瘀血，故调理需要时日，经过 40 余日才逐渐缓解，因此对于此类型疾病的治疗，需要有足够的耐心才能取得好的效果。

案 3：2 型糖尿病并周围神经病变[②]

周某，女，60 岁。

初诊日期：2014 年 4 月 25 日。

现病史：双下肢麻木、发凉、疼痛，足踝部略浮肿，自感疲乏无力，口干多饮，舌质淡暗，苔白腻，脉沉滑。

糖尿病病史 12 年，查空腹血糖 7.3mmol/L，肌电图：双下肢神经传导速度减慢，符合糖尿病周围神经病变。

---

① 邓德强：《许公平老中医治疗糖尿病周围神经病变、视网膜病变临床经验浅析》，载《新疆中医药》2016 年第 1 期，第 35－37 页。

② 许馨予、徐坦、许公平：《许公平主任医师治疗糖尿病周围神经病变的经验》，载《中医药学报》2017 年第 3 期，第 93－95 页。

西医诊断：2 型糖尿病并周围神经病变。

中医诊断：消渴病痹证。

证候诊断：湿瘀阻络。

治法：除湿化瘀。

【处方】加味苍柏散加减。

苍术 10g	白术 10g	防己 10g	薏苡仁 30g
海桐皮 10g	牛膝 15g	槟榔 10g	木瓜 10g
羌活 10g	独活 10g	当归 10g	川芎 9g
赤芍 9g	片姜黄 10g	威灵仙 15g	

另加中药渴必络 1 号方熏洗足浴治疗。

因患者家住外地，来往不便，故此次就诊予开具 1 个月中药。治疗 1 个月后，患者来此探亲小住，复诊时见双下肢已无麻木疼痛，足踝部按压无浮肿，略感小腿及足底发凉，舌苔全消，予原方加制附片 10g、桂枝 12g 以温通经脉，7 剂。

三诊：（2014 年 6 月 5 日）诸症好转，嘱患者按首诊原方继续服用 2 周以巩固疗效。门诊随访 2 年至今，上述诸症未复发。

【按语】

方中苍术、白术、薏苡仁祛湿健脾，当归、川芎、赤芍活血调血，羌活、独活利关节、散风湿；海桐皮、威灵仙祛风湿、通络止痛；防己、木瓜酸温化湿行水；槟榔辛苦性温，沉重性坠，直达下焦，降浊泄壅；姜黄破血行气，通经止痛；牛膝活血化瘀，引诸药下行，药达病所。根据叶天士"络以辛为泄"的著名论点，足浴方中加花椒，辛香通络，并走窜引经，引诸药达到络病之所，并能制约入血药物凝固之弊端，能温中散寒除湿、解郁、止痛，《药性论》说，花椒能"治恶风遍身四肢顽痹，口齿浮肿摇动"。《本草便读》云"凡藤蔓之属，皆可通经入络"，故方中加入藤类活血通络药物，如鸡血藤、络石藤等。诸药内外合用，使局部寒、湿、瘀等浊邪尽散，气血通畅，脉络得以畅通，凉麻疼痛等症自然缓解。

三十一、郁加凡医案：糖尿病周围神经病变[①]

顾某，男，48 岁。

初诊日期：2010 年 6 月 12 日。

现病史：体检时发现空腹血糖 7.2mmol/L，餐后 2h 血糖 11.8mmol/L，CHO 6.5mmol/L，TG 3.6mmol/L，LDL－C 3.1mmol/L，HDL－C 1.8mmol/L，UA 438μmol/L。尿常规示：GLU（2＋），KET（－），PRO（－）；mALB 11.8mg/L；血压 126/84mmHg。肌电图检查示：轻度糖尿病周围神经病变。

患者体型偏胖（体重 75kg）。患者母亲有糖尿病史。

刻诊：偶有口干，神疲倦怠，四肢乏力，动辄心悸汗出，四肢末麻木、蚁走感、怕冷，腰以下尤甚，胃纳一般，大便正常，夜尿频多。舌质暗淡、体胖、苔薄腻，脉

---

① 叟卫清：《郁加凡治疗糖尿病周围神经病变验案一则》，载《浙江中医杂志》2015 年第 1 期，第 55 页。

细缓。

西医诊断：糖尿病周围神经病变。

证候诊断：气虚血瘀。

治法：益气活血，益肾温阳通络。

【处方】

生黄芪50g	当归尾10g	地龙10g	川芎10g
红花10g	丝瓜络10g	川牛膝10g	赤芍15g
菟丝子15g	桃仁12g	桂枝6g	黑附子6g
党参30g

14剂。第1、2次水煮取汁分2次口服，第3次加3片生姜、盐少许水煮取汁泡脚半小时，药汁温度37℃，并结合体重指数开具饮食、运动管理处方。

二诊：精神转佳，口苦口干症状不显，双下肢怕冷麻木均有好转。复查：空腹血糖6.5mmol/L，餐后血糖10.6mmol/L。守法治疗1个月。

三诊：复查空腹血糖6.0mmol/L，餐后2h血糖9.4mmol/L，尿常规：尿糖已转阴。自诉诸症基本消失，继续外用熏洗方：艾叶、鸡血藤各30g，干姜、红花各10g。水煎1000mL，每晚熏洗双脚30分钟。嘱注意饮食调节，增加运动控制体重。

随访数月，一切尚好。

【按语】

根据患者神疲倦怠、四肢乏力、动辄心悸汗出等症辨为气（阳）虚；再根据四肢末麻木、蚁走感、怕冷，腰以下尤甚，夜尿频多。舌质暗淡、体胖，苔薄腻，脉细缓，辨为气（肾阳）虚血瘀证。

郁加凡教授认为，糖尿病周围神经病变发生在糖尿病中晚期，因消渴日久，以气阴两虚、阴损及阳、阳气虚衰为本，阳虚则寒凝，血瘀、脉痹为标，而瘀血的本质在于气虚，气（阳）虚血瘀是糖尿病发病的病机关键，且贯穿于糖尿病及其并发症的始终；再者有糖尿病家族史，患者自幼肾精不足，肾阳亏虚，气血不荣；郁加凡教授选益气活血、祛瘀通络的补阳还五汤；但由于温补肾阳、温经通络之力不足，故加用川牛膝、菟丝子、黑附子、丝瓜络等温阳补肾通络之品，联合外用（泡脚）增强温经通络之效，使并发症尽可能控制在萌芽状态。

糖尿病周围神经病变根据病情轻重，分为早、中、晚3期。早期症状表现为功能代偿，手足麻木、疼痛范围较小，未影响其生活和工作能力，神经传导速度减慢，用补阳还五汤益气活血、祛瘀通络，配合温阳补肾通络之品加熏洗外用方治疗；中期症状范围扩大，部分功能代偿，明显出现上下肢麻木疼痛，温觉不敏感，肌肉无萎缩，神经传导速度测定示神经元轻度受损。用仙方活命饮和营活血、化瘀通络，配合滋阴清热、活血化瘀之品加湿敷法治疗；晚期症状发展至功能失代偿，表现上下肢麻木、疼痛，肌肉萎缩，甚至肢体废用，丧失工作能力，神经传导速度显示神经元受损及肌电图异常，用阳和汤温阳通络、补血活血，配合健脾温肾、活血破血化瘀之品加局部外敷法治疗。一般情况下早、中期神经病变较轻，肢体功能处于代偿和失代偿早期，药物治疗比效敏感，只要积极正确辨证治疗，神经病变有恢复正常和停止进一步发展的可能，临床治疗效果显著。

晚期患者神经病变较重，肢体功能处于失代偿期，神经元受损，恢复的可能性很小，但只要积极正确辨证治疗，尽最大可能改善生活质量，阻止并发症进一步恶化。这一点也在我们的治疗中得到了证实。

三十二、袁占盈医案：糖尿病周围神经病[①]

区某，女，70岁。

初诊日期：2009年3月。

现病史：患者患2型糖尿病5年余，四肢麻木、疼痛1年。在控制饮食，口服降糖药，使血糖达标的基础上，仍四肢疼痛不减，且近3个月来双下肢冰冷刺痛，怕凉，双足感觉异常，有袜套感，蚁行感，夜间明显。面白无华，舌淡暗，苔薄白，脉沉细涩，舌下脉络迂曲。

中医诊断：痹证。

证候诊断：阳气不足，气虚血瘀，营卫不调。

治法：益气通阳，活血祛瘀合营卫。

【处方】黄芪桂枝五物汤加味。

桂枝10g	甘草6g	黄芪30g	生姜3片
鸡血藤30g	络石藤20g	路路通15g	穿山甲6g

连续服用3月余，症状明显改善，随访半年，未再复发。

三十三、曾升海医案：2型糖尿病并周围神经病变[②]

吴某，男，56岁，干部。

初诊日期：2006年6月8日。

现病史：患者体形偏胖，发现血糖高8年余。患者初起尚能及时用药，血糖控制尚可。近年来由于工作繁忙，服药时断时续，加之近期干部调整，思想压力大，焦虑不安，时有失眠，五心烦热，脘腹痞闷，头身困重，双下肢时感麻木、重着，偶有疼痛感，舌质暗红，苔厚腻，脉滑略数。就诊当天早晨测空腹血糖12mmol/L。

西医诊断：2型糖尿病并周围神经病变。

证候诊断：脾虚湿滞。

治法：健脾益气、化湿泻浊、活血通络。

【处方】葛根芩连汤和平胃散加减。

葛根24g	黄芩9g	黄连9g	苡仁30g
炒麦芽30g	鸡内金15g	木香10g	厚朴10g
丹参24g	鸡血藤20g	炒山药20g	党参15g

---

①　赵璐：《袁占盈治疗内分泌代谢病经验》，载《辽宁中医杂志》2010年第10期，第1888－1889页。

②　索建兰、曾升海：《中医药治疗糖尿病周围神经病变的体会》，载《中国中医基础医学杂志》2008年第9期，第678－679页。

生甘草6g

每日1剂，水煎2次分服。

原口服降糖西药不变。另嘱其舒心气、畅情志，忌食肥甘厚腻之品，加强活动锻炼。

二诊：（6月18日）服药10剂，脘腹痞闷，头身困重感明显缓解，但双下肢仍有麻木、重着感，测空腹血糖8mmol/L，前方减苡仁、黄连，加水蛭6g、地龙15g，每日1剂，水煎口服，连用半月。

三诊：（7月3日）患者自测空腹血糖7mmol/L，自诉一切感觉正常，双下肢麻木、疼痛感基本缓解，嘱其将上述方药加工成水丸，续服1个月。

3个月后随访，双下肢麻木、疼痛感完全消失。

三十四、查玉明医案二则[①]

案1：2型糖尿病，周围神经病变

赵某，女，57岁。

初诊日期：2005年6月10日。

主诉：乏力17年，加重伴四肢麻痛1年。

现病史：17年前无诱因出现乏力，曾于某医院诊治，诊为2型糖尿病。口服消渴丸、美吡达、二甲双胍等，症状尚稳定。1年前无诱因出现四肢麻木疼痛，双眼视物模糊，于某院查眼底出血，皮下注射胰岛素至今，自查血糖波动在7～8mmol/L，但仍双下肢麻木疼痛，四肢发凉，疲乏无力。高血压病史10年。

初诊：血压180/85mmHg，舌绛少津，舌下络脉瘀血，脉象弦缓，面色晦滞不泽，二便尚可。

理化检查：尿常规：PRO（2＋）、WBC 12/HP。心电图示：窦性心律，ST段轻度改变。肌电图示：双侧腓神经传导速度减慢，双眼底检查糖尿病视网膜病变Ⅰ期。

西医诊断：2型糖尿病、周围神经病变、糖尿病视网膜病变、糖尿病肾病、高血压病。

中医诊断：气阴两虚兼瘀血型消渴、虚损。

证候分析：系消渴日久，精气耗损，络脉失养，瘀血阻滞则四肢麻木作痛，视物模糊四肢发凉，疲乏无力。

治法：益气养阴、活血化瘀通络。

【处方】生脉散合桃红四物汤加减。

西洋参7.5g	五味子7.5g	当归15g	川芎15g
葛根25g	黄芪50g	白芍15g	赤芍15g
红花15g	全蝎10g	僵蚕15g	地龙15g
没药10g	乳香10g		

---

① 臧天霞：《查玉明教授治疗糖尿病神经病变二则例析》，载《实用中医内科杂志》2010年第2期，第14－15页。

水煎服，3 日 2 剂。

复诊：服药 5 剂，双下肢麻痛减轻，四肢转温，大便正常，饮食可，舌脉症好转。治疗效不更方，仍守前方。

继服 20 剂，诸症明显好转。复查尿常规示：PRO（＋）、WBC 3/HP。心电图示：窦性心律 ST 段轻度改变。肌电图示：双侧腓神经传导速度较治疗前好转。

【按语】

本案从瘀论治，瘀则消之为治疗大法，采用生脉散合桃红四物汤加减。方中桃红四物汤逐瘀行滞，益气通脉，促进血行，使经络通畅，佐生脉散益气养阴，黄芪、葛根益气生津，配全蝎、僵蚕、地龙、没药、乳香以增舒筋活血解挛止痛之功。

案2：2型糖尿病并周围神经病变

邢某，男，46 岁。

初诊日期：2006 年 4 月 27 日。

主诉：双足发凉，左大足趾外侧麻木 1 年余。

现病史：该患 4 年前无明显诱因乏力，于当地医院就诊确诊为 2 型糖尿病，应用胰岛素治疗至今，每日 50U。近 1 年出现双足发凉，左足大趾外侧麻木，疲乏无力，劳则尤甚，于某院做肌电图示双侧腓总神经感觉神经传导速度下降，彩超双下肢动脉硬化，为求中医治疗来诊。

刻诊：血压正常，舌绛少津，舌下络脉瘀血，脉象沉弦而缓，面色红润。

理化检查：肌电图示双侧腓总神经感觉神经传导速度下降，尿常规：PRO（－）、GLU（4＋），血糖 9.79mmol/L，血脂 2.05mmol/L，动态心电图示窦性心律，频发房早，双眼底检查双眼底动脉硬化。

西医诊断：2 型糖尿病并周围神经病变。

中医诊断：消渴。

证候分析：此证系久病伤正，气阴两虚，精气被夺。

证候诊断：气阴两虚兼瘀血。

治法：益气养阴扶正、兼养血活血。

【处方】抗饥消渴丸合桃红四物汤加减。

当归 15g	川芎 15g	柴胡 10g	半夏 10g
葛根 25g	黄芪 50g	白芍 25g	莲心 10g
西洋参 7.5g	麦冬 25g	黄连 10g	枸杞子 15g
山茱萸 20g	地骨皮 25g	黄柏 15g	天麻 10g
蒺藜 15g			

水煎服，3 日 2 剂。

复诊：服药 10 剂，双下肢发热，足麻木消失，饮食及二便正常，胸部时发胸闷，舌脉较前好转。

今脉症改善，效不更方，治疗仍守前方，继服 20 剂，诸症消失，随访 3 个月，病未复发。

【按语】

查玉明教授认为，糖尿病周围神经病变系消渴日久不愈，久病伤正，伤津耗气，致气阴两虚，精气被夺，失于温养；久病入络，病久致瘀，气虚血滞，气滞血瘀，血行不畅，脉络失养。即《素问·痹论》"病久入深，营卫之行涩"之理，故见双下肢麻木疼痛，四肢发凉，疲乏无力，视物模糊，面色晦滞不泽，舌绛少津，舌下络脉瘀血，脉象弦缓。故以益气养阴扶正、兼养血活血立法。

本案抗饥消渴丸系生脉散化裁而来，具有益气养阴、生津润燥之功，桃红四物汤具有养血活血之功，二方合用逐瘀行滞，益气通脉，促进血行，使经络通畅；加柴胡、半夏、白芍和解扶正敛阴和营，葛根、黄芪鼓舞胃气，加强生津止渴活血，天麻、蒺藜祛风除湿通络，全方合用使气阴得复，瘀血得除，肢体得养，疾病得愈。

三十五、张崇泉医案：2 型糖尿病并周围神经病变，面神经炎[①]

胡某，男，62 岁。

初诊日期：2008 年 11 月 3 日。

主诉：双下肢麻木、胀痛 3 月，加重伴口眼歪斜半月。

现病史：患者 3 个月前无明显原因出现双下肢麻木、胀痛，病后就诊于某医院，诊断糖尿病，给予诺和龙降糖治疗。半月前因血糖控制不理想，双下肢麻木，胀痛，并出现口眼歪斜，就诊于另一医院，诊断为 2 型糖尿病并周围神经病变，面神经炎。经住院治疗 10 天，未见明显好转，转来我院要求中医治疗。

刻诊：双下肢麻木，胀痛，口眼歪斜，自觉皮肤干涩不适，下腹部灼热疼痛明显，口干黏腻，夜寐差，大便干结。舌暗红，苔薄黄，脉弦滑。血压 160/90mmHg。

既往史：既往有糖尿病史 5 年，高血压病史 4 年。

辅助检查：化验空腹血糖 7.5mmol/L；TG 2.24mmol/L。

证候分析：素体阴虚火旺，灼津为痰，风阳内动，痰瘀痹阻脉络。

治法：息风化痰，活血通络。

【处方】牵正散合天麻钩藤饮加减。

白附子 5g	全虫 3g	僵蚕 10g	天麻 10g
钩藤（后下）30g	刺蒺藜 20g	鸡血藤 20g	红花 10g
草决明 10g	夜交藤 20g	合欢皮 15g	丹参 30g
葛根 30g	川牛膝 10g		

7 剂，每日 1 剂。

二诊：（2008 年 11 月 10 日）口眼歪斜较前好转。仍双下肢麻木、胀痛，面色潮红，自觉皮肤干涩不适，下腹部灼热胀痛，寐差，口干，疲乏。大便干结，小便可。舌质暗红，苔薄黄，脉细。血压 145/90mmHg。初诊见效，目前风痰阻络之口眼歪斜好转，而呈气虚血瘀、阴虚燥热之证。治拟益气活血、滋阴清热，方用补阳还五汤加减。

【处方】

黄芪 30g	当归 10g	赤芍 10g	生地 20g
丹参 20g	玄参 30g	忍冬藤 25g	红花 8g

---

① 李志、张崇泉：《张崇泉教授辨治疑难病验案》，载《中华中医药学刊》2011 年第 8 期，第 1747－1749 页。

鸡血藤 30g	枳壳 10g	全虫 5g	黄柏 8g
夜交藤 20g	川牛膝 10g	火麻仁 15g	干地龙 8g
甘草 5g			

7 剂，每日 1 剂。

三诊：（2008 年 11 月 17 日）口眼歪斜明显好转。双下肢麻木、胀痛，皮肤干涩不适，下腹部灼热胀痛等症较前减轻，夜寐安，大便已畅。舌质暗红，苔薄黄，脉细。血压 130/85mmHg。辨析气虚血瘀、阴虚血燥之诸症改善，续以前法去夜交藤、火麻仁。再服用 7 剂巩固疗效。

【按语】

本患者既往有糖尿病及高血压病史，血糖控制不理想，并发周围神经病变及面神经炎。中医诊断为消渴并发症。初诊辨证为风痰阻络，气虚血瘀，阴虚内热。先治以息风化痰通络为法，方用牵正散合天麻钩藤饮加减。二诊时口眼歪斜改善，但双下肢麻木、胀痛不减，辨证为气虚血瘀、阴虚内热，治以益气活血、滋阴清热为法。处方用补阳还五汤加减，药用黄芪、当归、赤芍、红花、丹参、鸡血藤、川牛膝益气养血，活血化瘀；全虫、地龙、忍冬藤清热息风通络；生地、玄参滋阴清热；黄柏清热降火；夜交藤养心安神；枳壳、火麻仁行气润肠通便。服药后病情明显好转。三诊续服原方加减巩固疗效。

三十六、张发荣医案二则

案 1：2 型糖尿病，糖尿病周围神经病变[①]

张某，男，62 岁，干部。

初诊日期：1996 年 10 月 20 日。

主诉：双上肢麻木，如戴手套伴无力 2 月余。

现病史：患者自感神疲乏力，口渴多饮，大便干燥，舌质红少苔，脉细数。空腹血糖 8.8mmol/L。右腓总神经感觉传导速度 35m/s，左尺神经运动传导速度 38m/s。

西医诊断：（1）2 型糖尿病；（2）糖尿病周围神经病变（DPN）。

证候诊断：气阴两虚，痰瘀阻络。

治法：滋阴清热，活血化瘀，豁痰通络。

【处方】

生地 30g	麦冬 30g	山药 30g	太子参 15g
知母 15g	当归 15g	白芍 15g	丹参 15g
半夏 15g	白芥子 10g	桂枝 10g	甘草 10g
三七^(冲服)3g	延胡 12g		

三七[冲服]3g、延胡 12g

水煎服，每日 1 剂。

另嘱糖尿病饮食，适当体育锻炼，控制体重。

---

① 金杰、陈海燕、张芳、吕召学：《张发荣教授治疗糖尿病周围神经病的经验》，载《四川中医》2000 年第 6 期，第 1-2 页。

复诊：（11 月 10 日）服药 20 剂后，上肢疼痛麻木明显减轻，较前有力，精神好转，口渴缓解，舌质淡红，苔薄黄，脉和缓。测空腹血糖 7.11mmol/L。

药已中病，效不更方，继以通络糖泰加糖复康浓缩丸巩固。

再诊：（1998 年 3 月 5 日）症状完全消失，空腹血糖 6.59mmol/L，右腓总神经感觉传导速度 40m/s，左尺神经运动传导速度 47m/s。

案 2：糖尿病周围神经病变①

陈某，女，49 岁。

初诊日期：2007 年 6 月 18 日。

现病史：血糖升高 12 年。患者体形偏瘦，因子女问题而精神焦虑，身心俱疲，加之服药不规律，近 1 周来自觉手脚心发热，双下肢麻木，走路稍久即有灼痛感，常低热，夜甚，伴盗汗，头目晕眩，失眠多梦，四肢无力，心烦胸闷，小便频数，大便稍干，平素性格急躁易怒，舌尖红、苔薄黄，脉弦细。平时服用二甲双胍和格列吡嗪降血糖，血糖控制尚可，测空腹血糖 9.5mmol/L。

西医诊断：糖尿病周围神经病变。

证候诊断：肝肾阴虚。

治法：滋阴益肾、疏肝柔肝。

【处方】滋水清肝饮加减。

当归 15g	白术 15g	泽泻 15g	山茱萸 15g
山药 30g	炒麦芽 30g	白芍 30g	茯苓 30g
甘草 10g	柴胡 10g	生姜 10g	薄荷 10g
牡丹皮 10g	郁金 10g	何首乌 10g	

每日 1 剂，水煎，分 2 次口服。

继续服原降糖药。另嘱其畅情志忌食辛辣、甜食，适当体育锻炼。

二诊：服 7 剂，手足心热、低热明显减轻，失眠盗汗改善，情绪好转，大便不干，但仍觉手足麻木，舌淡红、苔薄黄，脉细。自测空腹血糖 6.8mmol/L。

前方去何首乌，加丹参 20g、水蛭 10g、黄芪 50g。并加用中成药正清风痛宁胶囊治疗，嘱继服 1 月复诊。

三诊：（7 月 23 日）患者小便频数、乏力等症基本消失，手足麻木明显减轻，但仍不能久立或久行，血糖在正常范围，波动不大。效不更方，续服上方 1 月。

随访得悉患者服上方后症状完全缓解。

三十七、张觉人医案：糖尿病周围神经病变②

王某，女，62 岁。

初诊日期：1996 年 10 月 5 日。

---

① 王明选、钟家芳、董萍：《张发荣教授治疗糖尿病周围神经病变经验介绍》，载《新中医》2008 年第 2 期，第 14－15 页。

② 赵卫红、张觉人：《中医治疗糖尿病慢性并发症》，载《湖北中医杂志》2000 年第 5 期，第 31 页。

现病史：糖尿病史 5 年，就诊前空腹血糖 8.08mmol/L，四肢麻木，呈烧灼样疼痛，脉象弦细。

【处方】

桑皮 10g	桑寄生 10g	桑椹子 12g	忍冬藤 12g
生地 12g	玄参 12g	桑枝 20g	鸡血藤 20g
络石藤 9g	海桐皮 9g。		

每日 1 剂，每煎服 2 次。

守方连进 30 剂，四肢麻木灼痛诸症渐愈。

三十八、张玉琴医案：糖尿病周围神经病变[①]

患者，女，66 岁。

初诊日期：2014 年 1 月 5 日。

现病史：口干口渴 16 年，四肢麻木、疼痛伴烧灼感 2 ～ 3 年。16 年前无诱因出现口干、口渴多饮，无力，诊为 2 型糖尿病，经口服降糖药，口干口渴多饮好转，经常反复。3 年前出现四肢远端麻木、疼痛，有时夜间加重，曾用中西药治疗无明显好转，并逐渐加重伴烧灼感以致夜不能寐来诊。

刻诊：四肢凉麻疼痛，伴有烧灼感，周身无力，舌质淡，苔薄白，脉沉细。

中医诊断：消渴痹证。

证候诊断：阳虚兼瘀。

治法：补阳益气，通络祛瘀。

【处方】

肉桂 15g	黄芪 30g	白芍 15g	太子参 15g
红藤 25g	鸡血藤 15g	络石藤 25g	钩藤 20g
忍冬藤 15g	元胡 25g	丹参 25g	丹皮 15g
川芎 15g	地龙 15g	瓜蒌 20g	红花 20g
赤芍 15g	炙甘草 10g		

7 剂，水煎服。

复诊：（2014 年 1 月 12 日）服上方后四肢凉麻、疼痛明显好转，夜间能安然入寐，察其舌质淡苔薄白，脉沉。

上方出入继服 30 剂，明显好转，疼痛消失，偶有凉麻。

三十九、章真如医案：糖尿病四肢麻木疼痛[②]

李某，女，63 岁。

现病史：1991 年 5 月始发现患糖尿病，检查空腹血糖 18.90mmol/L；尿常规：GLU

---

① 陈霞：《张玉琴从络病论治糖尿病周围神经病变（消渴痹证）》，载《实用中医内科杂志》2015 年第 4 期，第 18 – 19 ＋62 页。

② 韩乐兵：《章真如治疗老年糖尿病并发症的经验》，载《浙江中医杂志》1995 年第 12 期，第 530 – 532 页。

（3＋），服优降糖半月后复查血糖降至正常，尿常规：GLU（＋），以后以优降糖维持治疗 3 个月，尿常规：GLU（－）；血糖 14.65mmol/L，出现四肢麻木如针刺般疼痛，双下肢浮肿畏冷，腰痛，影响睡眠，精神疲惫，舌淡红、苔薄黄，脉沉细。

证候诊断：肾精虚亏，肾气不足，经络不畅，筋脉失养。

治法：补肾益气，温经通络。

【处方】加味肾气丸。

肉桂6g	附片8g	山药20g	黄芪20g
丹皮10g	茯苓10g	泽泻10g	萸肉10g
怀牛膝10g	苍术15g	枸杞子15g	鸡血藤15g
熟地15g	白茅根30g		

服药 10 剂后，精神较前明显好转，腰痛缓解，下肢浮肿消失，针刺感亦除，睡眠渐宁。

以上方出入 20 剂，患者步履平稳有力，诸症悉平，目前仍坚持中药治疗，巩固疗效。

四十、钟一棠医案：糖尿病[①]

陈某，女，56 岁。

现病史：5 年前因"三多"症状比较明显而发现糖尿病。一直在用 D－860、消渴丸、降糖灵、美吡达等降糖药治疗，并长期限制饮食，"三多"症状已基本消失，但形体消瘦，面色苍白，头晕乏力，夜尿偏多。近半月目糊加重，右眼视力明显下降（仅存指数），眼科检查诊为：糖尿病眼底出血。查空腹血糖 2320mg/L；尿常规：GLU（3＋）；Hb 56g/L，WBC 3.6×10^9/L，PLT 80×10^9/C。唇舌淡白，脉沉细软。

证候诊断：气血两亏，阴阳俱虚，脉络受损。

治法：益气养血，调补阴阳，化瘀安络。

【处方】当归养血汤加味。

炒黄花30g	当归25g	党参25g	覆盆子20g
杞子20g	甜苁蓉20g	菟丝子15g	芫蔚子15g
槐花15g	丹皮15g	丹参15g	

嘱停服其他降糖药，仅服消渴丸 10 片，2 次/日，适当节制饮食。

上方加减治疗 2 月后复查空腹血糖 1500mg/L；尿常规：GLU（＋），右眼视力明显改善，眼底检查：出血病灶明显吸收。头晕亦未再发作，Hb 70g/L。

以后逐渐停服消渴丸，上方随证加减再 3 月余，精神、面色都明显好转，体重增加 1kg，眼底出血病灶吸收，右眼视力恢复至 0.1，Hb 78g/L，WBC 4.0×10^9/L，血糖 1350mg/L，尿糖阴性，甘油三酯亦有所下降，病情稳定。

---

① 钟顺儿、钟一棠：《糖尿病的辨证与治疗》，载《宁波医学》1994 年第 4 期，第 39－40 页。

四十一、周国英医案：2 型糖尿病，糖尿病周围神经病变①

林某，男，50 岁。

初诊日期：2011 年 3 月 17 日。

主诉：口干多饮 4 年，双下肢麻木 1 月。

现病史：糖尿病史 4 年未予诊治，9 个月前自觉双下肢末梢麻木，无疼痛，无乏力，6 个月前空腹血糖 15.4mmol/L，曾住院诊断为 2 型糖尿病、糖尿病周围神经病变、双眼糖尿病视网膜病变、糖尿病肾病早期，并给予优泌乐 25、二甲双胍缓释片、拜唐苹、吡格列酮控制血糖，血糖控制稳定后出院，患者出院后坚持用药，餐前血糖波动在 5～8mmol/L。近 1 月患者双下肢末端麻木明显，发病以来，患者精神尚可，纳可，应酬多，多厚味喜烟酒，少动，夜寐尚安，大便尚可，小便可，体重未见明显变化。

刻诊：患者口干、多饮、双下肢末梢麻木。

查体：血压 126/72mmHg，形体肥胖，舌红苔黄厚腻，脉濡。双侧甲状腺无肿大。双肺未闻及干湿性啰音，心率 76 次/min，心律齐，未闻及病理性杂音。双下肢无浮肿。双足背动脉搏动正常。神经系统未见异常。

西医诊断：①2 型糖尿病，糖尿病周围神经病变，双眼糖尿病视网膜病变、糖尿病肾病早期；②腔隙性脑梗死；③高脂血症。

辨证分析：患者长期过食肥甘厚味、喜烟酒，此皆湿热之品，积滞脾胃，致脾胃运化不及，损伤脾胃，积久酿成内热，伤津耗液，故口干多饮；阳明热盛，耗伤津血，无以荣养双下肢，故双下肢末梢麻木，舌红苔黄厚腻脉濡均为湿热内蕴之征象。

证候诊断：本病病位在脾胃，病性属本虚标实。现以标实湿热内蕴为主。

西医给予优泌乐 25、吡格列酮、拜唐苹控制血糖，辛伐他汀分散片调脂。

治法：清热利湿。

【处方】四妙丸加味。

苍术 6g	黄柏 9g	怀牛膝 15g	薏苡仁 15g
葛根 15g	茵陈 15g	佩兰 9g	丹参 15g
茯苓 9g	陈皮 9g	姜半夏 9g	

每日 1 剂，水煎 400mL，早晚分服，各服 1 次，饭后温服。

方中以四妙丸清化湿热，葛根生津止渴、升脾阳散脾精，茵陈助化湿热，佩兰芳香化湿。茯苓、陈皮、半夏取二陈之义健运脾胃，助湿去除。湿热久驻，易阻滞气机，形成血瘀，另予丹参凉血活血行瘀，助气血运行。

二诊：（2011 年 3 月 21 日）上方服用 3 日后患者诉口干、多饮较前缓解，双下肢末梢仍麻木，精神尚可，纳食控制，夜寐尚安，大便尚可，小便尚调。肾损害检查：mALB 32.21mg/L。舌红苔黄厚腻，脉濡。

考虑湿热日久阻滞气机，气滞血瘀，中药守前方加赤芍 9g 加强活血行瘀，地龙干

① 李翠云：《周国英教授治疗湿热型糖尿病的经验总结》，载《中国中医药现代远程教育》2011 年第 22 期，第 129－130 页。

15g 活血通络。

三诊：（2011 年 3 月 28 日）上方服用 7 剂后，口干、多饮、双下肢末梢麻木较前明显好转，舌红苔转薄黄，脉濡，精神尚可，饮食控制，夜寐尚安，二便自调。

上方去茵陈后再服 7 剂，患者诸症皆消。

四十二、祝谌予医案：糖尿病周围血管病变[①]

王某，女，43 岁。

初诊日期：1994 年 3 月 24 日。

主诉：糖尿病 7 年，双足拇趾、甲变黑，痛觉消失 2 月。

现病史：患者一直用口服降糖药，病情控制不满意。2 月前自觉双足趾发凉不温，无痛觉，继则趾、甲均变黑，经某医院诊为糖尿病周围血管病变。现双足拇趾、甲皮色发黑，右侧明显，发凉不温，痛觉减弱。乏力汗出，口干黏，腰背酸痛，大便干燥。月经量少、色黑，1 天即净。空腹血糖 240mg/dL，口服优降糖 4 片/日。舌淡暗、舌下络脉瘀紫，脉沉细。

证候诊断：气阴两伤，寒凝血滞。

【处方】降糖对药方合生脉散加味。

生黄芪 30g	生地 30g	苍术 15g	元参 30g
葛根 15g	丹参 30g	人参 9g	麦冬 9g
五味子 6g	桂枝 10g	当归 15g	鸡血藤 30g
益母草 30g			

同时嘱其减优降糖 1 片，并用第 3 煎药液泡足。

服药 1 月，下肢变温，冷感消失，痛觉恢复，双足趾、甲皮色变浅，并有脱皮，血糖 158mg/dL。

守方再服 2 月，诸症告愈，下肢温暖，足趾肤色正常。守方加刘寄奴、苏木、川芎等配制水丸巩固，随诊半年，血糖 140mg/dL，未再反复。

第十三节　糖尿病汗证

一、孔繁学医案：消渴病兼汗证[②]

患者，女，65 岁。

初诊日期：1998 年 5 月 12 日。

---

①　董振华、季元：《祝谌予治疗糖尿病慢性并发症的经验》，载《中医杂志》1997 年第 1 期，第 12 – 14 页。

②　李道华、夏侯伟：《孔繁学治疗消渴病兼证临床经验》，载《山东中医杂志》2000 年第 9 期，第 559 – 560 页。

现病史：糖尿病病史 5～6 年，近半年出汗多，稍活动即汗滴如雨，口干，饮水量多，小便频，大便干，舌质红，苔薄少津，脉细数。空腹血糖 11.8mmol/L。给予口服降糖药。

中医诊断：消渴病。

证候诊断：气阴两伤。

治法：益气养阴。

【处方】

太子参 20g	麦冬 18g	五味子 10g	黄芪 30g
山药 18g	生地黄 15g	熟地黄 15g	牡丹皮 10g
山茱萸 12g	茯苓 10g	枸杞子 15g	沙参 20g
百合 20g	何首乌 15g		

水煎服，每日 1 剂。

服 15 剂后汗止，诸症缓解，空腹血糖 7.0mmol/L。

【按语】

消渴病以阴虚为本，燥热为标，两者互为因果，阴愈虚燥热愈盛，本病血虚精亏，虚火内生，阴津被扰，不能自藏而外泄作汗。治宜滋阴降火，方用当归六黄汤加减。消渴病迁延日久，阴损及阳致气阴两伤，气虚不能卫外，津液外泄而汗自出，治宜益气养阴。

孔繁学教授特别指出本证治疗中需照顾到消渴病，以滋肾养阴为本，慎用寒凉之剂。

二、李敬林医案：糖尿病多汗症[①]

赵某，男，35 岁。

初诊日期：2010 年 3 月 18 日。

现病史：半身汗出 3 月余。现症见半身汗出，周身乏力，体胖，下肢凉，夜间入睡困难，口渴，二便正常，舌淡，苔白腻，脉沉。

既往史：糖尿病病史 3 年。

证候分析：脾虚生痰，痰裹津液致渗泄失常。

治法：清热化痰，理气健脾。

【处方】温胆汤加减。

竹茹 15g	半夏 15g	茯苓 25g	枳壳 15g
陈皮 20g	郁金 20g	川楝子 15g	麻黄根 15g
黄芪 25g	煅龙骨 35g	煅牡蛎 35g	合欢 20g
枣仁 20g	生磁石 25g		

6 剂后汗出明显减少，睡眠状况亦改善，仍觉下肢凉，于原方中加入牛膝 15g，续服

---

① 生生、李敬林：《从脾虚生痰论治糖尿病多汗症浅识》，载《实用中医内科杂志》2011 年第 4 期，第 85－86 页。

5 剂诸症俱减，嘱其切勿过食肥甘，戒烟限酒，续调月余而愈。

【按语】

温胆汤乃化痰之祖方，方中半夏、陈皮燥湿化痰；竹茹清热化痰；枳壳降气化痰；陈皮理气；茯苓健脾利湿使湿去痰消兼宁心安神；郁金清气化痰；川楝子行气助化痰；麻黄根、黄芪固表止汗；煅龙牡收敛固涩止汗；合欢、枣仁、生磁石共助安神之效；加入牛膝，使其奏引药下行之效。综合全方，益气健脾化痰，诸症得消。

三、王敏淑医案二则①

案1：2型糖尿病，自主神经病变，泌汗异常

李某，女，56岁。

初诊日期：2011年6月3日。

主诉：发现血糖升高10年，汗出异常3月。

现病史：患者于10年前体检时发现血糖高，后经进一步检查后诊断为糖尿病，后口服降糖药治疗，现口服二甲双胍、格列美脲治疗，空腹血糖控制在5～9mmol/L之间，餐后血糖未监测。3个月以来开始出汗较多，日间吃饭、活动及夜间均出汗，甚则夜间汗多致枕巾潮湿，尤以上半身出汗为著，双下肢怕冷，睡眠差，舌暗红，苔白，脉沉。

西医诊断：2型糖尿病，自主神经病变，泌汗异常。

中医诊断：消渴，汗证。

证候诊断：气阴两虚，心肾不交。

治法：益气养阴敛汗，养心补肾。

【处方】

生黄芪20g	太子参10g	生地黄12g	熟地12g
玄参10g	杭白芍15g	女贞子12g	炒酸枣仁15g
柏子仁10g	远志6g	煅龙骨15g	煅牡蛎15g
桂枝5g	麻黄根6g	浮小麦15g	仙茅10g
丹参20g	川断12g	杜仲10g	

7剂，水煎服。

二诊：汗出明显减少，余症减轻。方不变，7剂。

三诊：汗已止，睡眠改善，双下肢怕冷减轻，继服上方7剂，巩固疗效。

【按语】

患者消渴病日久，气阴两虚，气虚不能固摄津液，故活动则汗出；阴虚不能制约阳热，故夜间汗出；此患者自汗与盗汗兼有，是气阴两伤，营卫失和也。久病及肾，耗伤肾气，故见双下肢怕凉；汗为心之液，汗多则心之气阴受损，心虚不能敛汗，则汗出益甚；心藏神，主血脉，心虚神气失藏，故睡眠欠佳；心气伤血脉不行，气虚血瘀，亦可

---

① 马建红、高颜华、李雅坤、王改仙、王久玉、王敏淑：《王敏淑治疗糖尿病泌汗异常验案2则》，载《湖南中医杂志》2016年第5期，第130－131页。

见双下肢怕冷。心肾俱损，失于交通，故睡眠差；气血虚不能鼓动血脉，故脉沉。又《素问·经脉别论篇》载"故饮食饱甚，汗出于胃"，饮食入胃，食气蒸迫则汗出，故进食亦汗出。上半身出汗为著，双下肢怕冷，是消渴病汗证典型特征。予益气养阴敛汗为大法，兼调和营卫。并加用养心补肾安神之品。方中生黄芪、太子参益气养阴生津为君，其中生黄芪益气固表，太子参益气养阴生津，二药合用，气旺津回，生津而不伤阴，补气而无刚燥之弊。

案2：2型糖尿病，自主神经病变，泌汗异常

刘某，女，54岁。

初诊日期：2012年6月7日。

主诉：血糖升高10年，汗出异常2年。

现病史：10年前发现血糖升高，诊断为2型糖尿病，后口服降糖药物治疗，现口服格列美脲2mg，阿卡波糖片50mg/次，每天3次，并予诺和灵N注射液6U，晚睡前皮下注射，每天1次。空腹血糖控制在5～8mmol/L之间，餐后血糖未监测。近2年汗出较多，经口服甲钴胺片、坤宝丸无明显改善。

刻诊：多汗，夜间尤盛，心情急躁易怒，阵发烘热，心悸气短，口干乏力，便干失眠，舌质红，苔薄黄而少，脉弦数。空腹血糖6.8mmol/L，早餐后2h血糖8.7mmol/L，体质量46kg，身高158cm，体重指数18.4kg/m^2。

西医诊断：2型糖尿病，自主神经病变，泌汗异常。

中医诊断：消渴，汗证。

证候诊断：气阴两虚，阴虚火旺。

治法：清热泻火滋阴，益气固表。

【处方】当归六黄汤加减。

当归15g	黄芪20g	黄连10g	黄柏15g
生地黄15g	熟地黄15g	知母10g	炒酸枣仁30g
夜交藤30g	煅龙骨30g	煅牡蛎30g	浮小麦15g
女贞子15g	芦荟6g		

7剂，每日1剂，水煎服。

二诊：（6月15日）服药后汗出明显好转。继服原方7剂，以巩固疗效。

【按语】

此患者在消渴病气阴亏虚的基础上兼阴虚火旺，取方当归六黄汤加减。阴虚火旺，火热内蒸，加之夜间卫行于阴，表虚不固，故见汗出多，夜间甚；火热上冲，扰乱心神，则阵发烘热，急躁易怒；心悸，气短，乏力等均是热伤气阴之象；舌质红，苔薄黄而少，脉弦数，是阴虚火旺之舌脉也。故清热泻火滋阴、益气固表而奏佳效。

方中黄连、黄柏清热泻火；黄芪益气固表；煅龙牡固涩止汗；浮小麦除虚热、止汗，善治骨蒸劳热，自汗盗汗；炒枣仁、夜交藤养心安神；知母、女贞子、生熟地、当归滋阴养血；芦荟泻火通便。诸药合用，使火热得清，阴血得养，卫表得固，故汗止。

四、魏子孝医案：糖尿病自主神经功能紊乱[①]

患者，女，66岁。

初诊日期：2010年3月10日。

现病史：近年来头汗明显，睡眠一般，手足凉，后背畏寒冷，纳食可，二便调。既往糖尿病史10余年，近查各项指标均可。查舌体胖边有齿痕略暗红，苔薄淡黄，脉略滑。

西医诊断：2型糖尿病自主神经功能紊乱。

中医辨证：阳虚漏汗。

治法：温阳补气、固表止汗佐以安神定志。

【处方】桂枝加附子汤合定志丸加减。

桂枝15g	白芍20g	附片(先煎)15g	大枣6枚
炙甘草6g	党参12g	茯苓12g	茯神12g
煅龙牡(先煎)各30g	栀子10g		

7剂，水煎服，每日1剂。

服药后患者头汗、背畏寒症状明显减轻，睡眠良好，嘱再进原方7剂。

【按语】

桂枝加附子汤出自《伤寒论》第20条，其原文："太阳病，发汗，遂漏不止，其人恶风，小便难，四肢微急，难以屈伸者，桂枝加附子汤主之。"条文阐述了因太阳病发汗过多，而致表阳虚汗漏不止的证治。

本案患者以头汗为主要表现，舌象略显热象，但考虑其有手足凉、背畏寒等阳虚典型症状，且消渴日久，阴损及阳，故可舍舌从证，仍诊为阳虚漏汗证。治从补气、补阳入手，以桂枝附子汤合定志丸加减。方中桂枝汤调和营卫肌表，加附子急急温经复阳，使汗不外泄。

定志丸出自《千金要方》，由人参、茯苓、菖蒲、远志组成，有益气养心、定志宁神之效。本患者睡眠尚可，心神不宁之症状不著，故去菖蒲、远志，仅以人参、茯苓、茯神益气养心、安神，并加煅龙牡收敛止汗；另考虑其舌象略有热象，佐以栀子清热。全方精炼，效专力宏，故用之获佳效。

五、周文泉医案：糖尿病汗证[②]

患者，女，68岁。

初诊日期：2009年11月23日。

现病史：患有糖尿病，目前应用胰岛素治疗，现觉多汗，夜间明显，稍活动后即出

---

① 李宏红、张广德、魏子孝：《魏子孝治疗糖尿病多汗症经验》，载《北京中医药》2010年第11期，第834-836页。

② 李贻奎、韦云、周文泉：《周文泉教授治疗汗证验案三则》，载《中华中医药杂志》2011年第12期，第2892-2894页。

汗，大便干，小便尚可，纳食不馨，睡眠不好，每日服用舒乐安定入睡。盗汗，动则汗出，近日外感，咳嗽，无痰，眠差，入睡需服安眠药，怕冷明显，胃痛。近日感冒咳嗽。舌质淡嫩，舌苔薄白腻，脉细弦。

【处方】

桂枝 12g	白芍 15g	甘草 10g	大枣 10 枚
黄芪 30g	炒白术 12g	防风 10g	生龙骨 30g
牡蛎 30g	浮小麦 30g	麻黄根 30g	陈皮 12g
桑叶 15g	草豆蔻 10g	炒三仙 30g	

7 剂，水煎服。

分析：糖尿病汗证的病因病机与糖尿病同出一源。益气固表、养阴益气、清热生津为治疗糖尿病汗证的基本之法。四诊合参为气虚卫表不固之证，初诊用桂枝汤调和营卫，取小建中之意合玉屏风散以益气固表，再加清心除烦敛汗的龙骨、牡蛎、浮小麦等，另佐以有健脾的陈皮、炒三仙之品。

二诊：（2009 年 11 月 30 日）服药 7 剂后，夜间不出汗，起床后稍活动或走路则出汗，胃口好转，感冒好转，大便便秘，现好转，睡眠轻，易醒，怕冷，舌质淡稍暗，边尖齿痕，舌苔色灰黑（晨起服汤药，或许染苔），近日外感后开始出汗、怕冷，脉细。

【处方】

桑叶 12g	菊花 12g	桔梗 10g	杏仁 12g
紫菀 15g	柴胡 15g	黄芩 12g	半夏 10g
炙甘草 10g	大枣 10 枚	生龙骨 30g	生牡蛎 30g
浮小麦 30g	黄芪 30g	炒白术 12g	防风 10g

7 剂，水煎服。

分析：服初诊方后汗出不多，近日外感后开始出汗、怕冷。考虑为外感表邪，故以取桑菊饮解表合小柴胡汤之意调和阴阳及玉屏风散益气固表为治。

第十四节 糖尿病皮肤瘙痒

一、段富津医案：糖尿病并发瘙痒[①]

邵某，男，44 岁。

初诊日期：2003 年 3 月 27 日。

现病史：患糖尿病多年，近 2 月常发瘾疹，逐渐加重，皮肤干燥，瘙痒难忍，以胁肋、腰背部位为重，抓痕处伴见淡紫色条纹，口干欲饮，四肢无力，食欲不振，空腹血

---

① 赵雪莹、李冀：《段富津教授辨治糖尿病并发症验案举隅》，载《云南中医中药杂志》2007 年第 9 期，第 1-3 页。

糖 8.5mmol/L，舌淡而干，脉弦滑。

【处方】

黄芪 35g	山药 30g	当归 15g	生地 20g
赤芍 15g	川芎 15g	刺蒺藜 20g	白鲜皮 20g
甘草 15g	防风 15g	葛根 15g	黑芝麻 20g

7 剂，水煎服。

二诊：（4 月 3 日）服药 1 周，瘾疹减退，瘙痒减轻，四肢渐觉有力，空腹血糖值降为 7.3mmol/L，效不更方，继服上方 14 剂。

2 周后，该患告之，瘾疹、瘙痒已无，但皮肤略干燥，仍觉口渴。嘱其服芪药消渴胶囊，并忌饮酒及辛辣之物，坚持糖尿病饮食，且配合适当锻炼。

【按语】

金代刘完素曾论："夫消渴者，多变聋、盲、疮、癣、痤、痱之类。"本证湿毒燥热为标，气阴两虚为本，治疗应标本兼顾。方选当归饮子合玉液汤加减。方中黄芪、当归、生地、赤芍、川芎、刺蒺藜、防风、甘草为当归饮子化裁，内含活血四物汤，以活血养血，祛风止痒；而黄芪、山药与葛根相伍，法取玉液汤以益气生津。加入黑芝麻益精养血；白鲜皮与刺蒺藜、防风相配，祛风止痒。服本方后，瘙痒诸症均见缓解，血糖亦得调整。

二、郭庆贺医案二则[①]

案 1：糖尿病合并皮肤瘙痒症

患者，男，46 岁。

初诊日期：2004 年 7 月 5 日。

现病史：自述患糖尿病 7 年。近半年来发现周身皮肤瘙痒，劳累后加重，入夜尤甚，皮肤干燥，搔后脱屑，以后背及四肢为甚。口干，食欲尚可。口服降糖药糖适平 30mg 1 次/天。目前空腹血糖 6.9mmol/L；餐后 2h 血糖 10.8mmol/L。因皮肤瘙痒影响睡眠故来就诊。

刻诊：皮肤有抓痕及血痂，舌淡红嫩，苔薄少，两脉弦细。

证候诊断：阴血不足，风燥所为。

治法：养阴血，润肤燥，疏风止痒。

【处方】四物汤加减。

生地黄 20g	白芍 15g	当归 12g	川芎 10g
刺蒺藜 12g	首乌 20g	防风 10g	菊花 12g
炒皂刺 10g	乌蛇 10g	全蝎 3g	红花 10g
土茯苓 20g	甘草 10g		

每日 1 剂，共 7 剂，每日 2 次，水煎服。

---

① 丁忻：《郭庆贺老师治疗糖尿病合并皮肤瘙痒症的辨治经验》，载《中国冶金工业医学杂志》2010 年第 2 期，第 222－223 页。

外用方。

| 白鲜皮 30g | 黄柏 15g | 苦参 15g | 蛇床子 15g |
| 百部 30g | 防风 15g | 椒目 10g | 白矾 10g |
| 地肤子 15g |

煎后去渣，外洗。

3 天后患者瘙痒明显改善，1 周后无明显瘙痒，原方再服用 10 剂，病情痊愈。

案 2：糖尿病合并皮肤瘙痒症

患者，男，54 岁。

初诊日期：2005 年 5 月 8 日。

现病史：患者自述患糖尿病 10 余年，近 4 个月来阴囊瘙痒，此前阴囊潮湿，目前用诺和灵胰岛素 30R 控制血糖，早 12U，晚 10U。空腹血糖 7.4mmol/L，餐后 2h 血糖 8.9mmol/L。

查：阴囊两侧有搔痕，皮肤肥厚。舌红苔黄，两脉滑而无力，略数。

证候诊断：湿热下注。

治法：清热利湿止痒。

【处方】草薢渗湿汤加减。

白鲜皮 20g	草薢 15g	通草 6g	滑石 20g
地肤子 10g	苡仁 25g	黄柏 10g	苍术 10g
土茯苓 25g	猪苓 15g	泽泻 15g	牛膝 10g
白蔻仁 6g	杏仁 10g	甘草 10g

每日 1 剂，共 5 剂，5 天为 1 疗程。

治疗 3 天后开始获效，前后治疗 2 个疗程后，诸症消失，随访 1 年未复发。

【按语】

糖尿病属于中医消渴范畴，基本病机为阴虚燥热。糖尿病皮肤瘙痒症是糖尿病的一种常见并发症，中医称为风瘙痒（《巢氏病源》）、痒风（《外科证治全书》），并云："遍身瘙痒，并无疮疥，搔之不止。"

中医认为糖尿病的瘙痒，是因阴虚有热，血虚风燥热扰，肌肤失养。或因下焦湿邪导致肛门或外阴瘙痒。郭庆贺教授在长期临床实践中对糖尿病皮肤瘙痒症进行了分类并辨证分型。经典方药的加减应用，更是如虎添翼，效若桴鼓。

血虚风燥用四物汤加减以养血润燥疏风止痒；湿毒内蕴用五味消毒饮合清热地黄汤加减以清热解毒，凉血止痒；湿热下注用草薢渗湿汤加减以清热利湿，健脾止痒；肝肾阴虚用知柏地黄汤加减以滋阴降火补益肝肾。

三、吕靖中医案：消渴兼瘙痒[①]

赵某，女，67 岁。

初诊日期：2005 年 10 月 18 日。

---

① 冯志海：《吕靖中教授经方治疗消渴及兼证的经验》，载《光明中医》2006 年第 7 期，第 27－29 页。

现病史：患糖尿病 6 年，曾服优降糖等药，血糖控制较好。初诊诉全身瘙痒 1 年余，间断发作，遇冷加重，搔抓后局部起红色线状痕迹，二三天后始消失。服用抗过敏药效差。近 2 月来每于活动后，遍身燥热，瘙痒加剧，如虫行感。

查：形体消瘦，面色不华，皮肤干燥，舌淡红苔薄白，脉缓略弦。空腹血糖 6.4mmol/L，餐后 2h 血糖 7.5mmol/L。

证候诊断：营卫不调，风邪袭于肌表而致。

治法：调和营卫，解肌祛风。

【处方】桂枝汤加味。

桂枝 9g	白芍 9g	当归 9g	炙甘草 6g
防风 6g	白术 6g	蝉蜕 6g	生姜 3 片

大枣 5 枚

水煎服，每日 1 剂，分早晚 2 次服。

服 5 剂后瘙痒止，有时仍周身皮肤干燥不适，此方再服 6 剂，诸症皆除。

【按语】

桂枝汤方出自张仲景《伤寒论》，用于治疗"太阳中风证"，亦即外感风寒。吕靖中教授善用桂枝汤治疗老年糖尿病兼并瘙痒。糖尿病日久，易患皮肤瘙痒。老年患者多气血亏虚，营卫失调，肌肤失濡。因糖尿病日久，气血更虚，故皮肤干燥，瘙痒比较多见。虽病在皮肤，病机为营卫不和，卫外不固，外邪侵袭肌表，郁于肌肤，又因风性主动，善行而数变，故其间断发生，可用调和营卫，解肌祛风之桂枝汤加味而奏效。

四、亓鲁光医案三则

案 1：糖尿病，糖尿病皮肤瘙痒症[①]

魏某，男，71 岁。

初诊日期：2009 年 6 月 25 日。

主诉：患糖尿病 19 年，伴全身皮肤瘙痒伴红斑、丘疹 3 月。

现病史：患者于 3 月前无明显诱因出现皮肤瘙痒伴红斑、丘疹，偶有痛感。经常眩晕，肢麻，神疲乏力，失眠，腹胀，口干欲饮，纳差，大便干结，小便调。

查体：患者头部、胸背及四肢可见红斑、丘疹，皮疹色红，压之褪色，部分红斑融合成片，部分丘疹可见糜烂、渗出，皮损表面散在条状抓痕、血痂，无水疱、色素沉着，舌质淡红、中有裂纹、舌底脉络迂曲、苔薄白津少，脉弦细。

血糖控制尚可，随机指尖血糖 7.8mmol/L。

西医诊断：糖尿病，糖尿病皮肤瘙痒症。

中医诊断：消渴病，风瘙痒。

证候诊断：阴津亏虚，风阳上扰。

治法：养阴生津，平肝息风。

① 刘佩、邓婧靓、亓鲁光：《亓鲁光治疗糖尿病皮肤瘙痒症经验撷要》，载《山西中医》2010 年第 11 期，第 10-11 页。

【处方】 生脉散合天麻钩藤饮加减。

北沙参 30g	五味子 30g	山药 30g	夜交藤 30g
麦冬 20g	明天麻 20g	生地 20g	丹皮 20g
钩藤 15g	僵蚕 10g	赤芍 10g	荔枝核 10g
厚朴 10g	全蝎 6g		

每日 1 剂，水煎服。

同时予。苦参 30g，地肤子 30g，黄柏 20g，生地 20g，蛇床子 20g，蝉蜕 20g。每日 1 剂，煎汤外洗；同时注射诺和锐（早 7U，午 7U，晚 7U，睡前 20U）。

嘱患者饮食清淡富有营养，忌食辛辣肥甘及鱼腥发物。保持皮肤清洁，不用碱性肥皂洗涤。瘙痒处应避免剧烈的搔抓、摩擦、热水烫洗。

服药 12 剂之后，患者全身丘疹明显减少，瘙痒减轻，精神好转，大小便正常，舌红、苔薄黄、脉弦。病情向愈，继服上方以巩固疗效。

【按语】

患者久患消渴，并发风瘙痒，经常眩晕，肢麻，神疲乏力，口干欲饮，纳差，失眠，大便干结，辨证属阴津亏虚，风阳上扰，肌肤失养。内服中药以生脉散合天麻钩藤饮加减，养阴生津，平肝息风；外洗药物清热凉血燥湿，祛风止痒。用药切合消渴的基本病机，并结合患者的临床症状加减，药证相符，故能取得较好疗效。

案 2：糖尿病皮肤瘙痒症[①]

马某，男，63 岁。

初诊日期：2010 年 5 月 19 日。

现病史：有糖尿病史 10 余年，现用诺和灵 30R 早 12U 晚 12U 控制血糖，控制尚可。4 年前开始全身反复泛发红色丘疹，瘙痒，夜间尤甚，严重时通宵不能眠，多方医治均未见明显疗效。瘙痒遇热加剧、得凉稍减，皮肤可见丘疹、抓痕、血痂和鳞屑并存，以头面部、背部为甚，小便黄，大便不畅，舌红干苔白腻中根部微黄，脉弦。

【处方】

生地黄 20g	丹皮 15g	玄参 10g	紫花地丁 30g
野菊花 30g	赤芍 15g	蜂房 10g	蝉蜕 10g
明天麻 15g	山药 30g	夜交藤 30g	生黄芪 30g

每日 1 剂。

晚上用中药水加白醋外洗皮肤，并且停用胰岛素，改为来得时 12U 睡前皮下注射，格华止 0.85g，qd，珍珠灵芝片 4 片，qn。

1 周后复诊：全身瘙痒有所好转，皮损颜色变浅，鳞屑减少，可见散在血痂，夜间可以间断入睡，舌质红苔黄，脉弦。

【处方】

天麻 15g	钩藤 10g	桑叶 10g	丹皮 20g

---

① 杜续、赵娟朋、吴孝政、亓鲁光：《糖尿病并发症治案二则》，载《实用中医药杂志》2012 年第 1 期，第 47 －48 页。

生地20g	赤芍15g	紫花地丁30g	地肤子10g
白鲜皮10g	蜂房10g	玄参15g	山药30g
生黄芪30g			

每日1剂，用法同前，西药和中成药继服。

1周后复诊：瘙痒明显好转，夜间可以入睡，全身红疹颜色明显变淡，数目明显减少，遗留少量暗红色血痂，无抓痕和鳞屑，舌红苔白，脉弦。前方去赤芍、丹皮、蜂房，加僵蚕10g、蝉蜕10g、黄精15g。每日1剂，用法同前，西药和中成药继服。服14剂后痊愈。

【按语】

亓鲁光教授认为，患者在瘙痒基础上伴皮肤丘疹应考虑是否有过敏的因素存在，预混胰岛素中的鱼精蛋白锌易导致部分患者过敏，因此，驱除过敏源非常重要。初诊时，患者皮损瘙痒剧烈，颜色鲜红，遇热加剧，得凉稍减，结合舌脉，辨证为热毒炽盛、蕴于肌肤，虽然糖尿病患者脏腑柔弱，然急则治其标，治疗当以清热解毒、凉血息风为主，方中加入山药等顾护脾胃之品可避免过于寒凉而碍胃。次诊时瘙痒好转，皮损颜色变浅，结合舌脉，考虑前期热盛损伤阴液，为余毒留恋期，治疗当标本兼顾，以平肝息风、清热凉血为主。三诊时诸多症状都明显缓解，考虑疾病后期余毒已清，故前方减清热解毒凉血之品，以防过用寒凉而伤脾胃。缓则治其本，综合调理，使病邪得去，脏腑亦安。

<h3 style="text-align:center">案3：糖尿病皮肤瘙痒症继发泛发性湿疹[①]</h3>

代某，女，67岁。

现病史：患者7年前发现血糖升高，长期使用诺和灵30R，血糖控制可。5个月前无明显诱因出现双下肢皮肤瘙痒，瘙痒剧烈伴皮温增高，破溃处渗液结痂，逐渐出现全身皮肤瘙痒，在当地医院诊断为糖尿病皮肤瘙痒伴感染，给予口服、外搽、静脉等多途径治疗，但静脉用药后皮肤出现水肿、瘙痒加重，并对非那根、氨苄青霉素、头孢呋辛、穿心莲等多种药物过敏。

刻诊：消瘦，精神不振，身倦乏力，全身散在铜钱状红色皮损，并在四肢融合成片，皮损表面脱屑、结痂，基底部轻微水肿，皮温高，阵发性瘙痒，纳少，眠差，舌红少苔，脉弦滑。

西医诊断：2型糖尿病，糖尿病皮肤瘙痒症继发泛发性湿疹。

中医诊断：（1）消渴，（2）风瘙痒。

证候诊断：气阴两虚，热毒壅滞。

亓鲁光教授查后给予优泌乐5U三餐前半小时皮下注射，临睡前来得时4U控制血糖。

【处方】

| 黄芪30g | 山药20g | 桑椹10g | 玄参10g |

---

① 苏虹霞、党红转、王艳、管子函、杨蓉：《鲁光教授中医辨证治疗糖尿病皮肤瘙痒症的经验》，载《实用中西医结合临床》2010年第1期，第63－64页。

| 野菊花 12g | 鸡血藤 20g | 丹参 12g | 刺蒺藜 15g |

口服。

2 周后瘙痒明显减轻，皮损颜色变浅，范围缩小，4 周后痊愈。

【按语】

亓鲁光教授强调瘙痒症应始终在糖尿病整体治疗的基础上进行，消渴虽然以阴虚燥热为特点，但临床上虚证多见，在辨证和治疗上应时时顾护正气，尤其注重补益脾气。"瘀血"是重要的病理产物，且贯穿消渴始终，皮肤局部干燥、脱屑、肌肤甲错、色素变性等都与络脉瘀阻、肌肤失养有关，与西医微血管病变、神经病变等病理变化相符，治疗上当兼顾瘀血。对于顽固的瘙痒，亓鲁光教授建议加入少许虫类药物以达到搜风通络的作用，如乌梢蛇、虫蜕、蜈蚣等。同时可配合少许安神药物，以镇静止痒。

五、王敏淑医案：糖尿病瘙痒[①]

陈某，男，57 岁，已婚。

初诊日期：2011 年 6 月 27 日。

主诉：皮肤游走性瘙痒 3 年。

现病史：患者于 2001 年确诊为 2 型糖尿病，现用胰岛素治疗，血糖控制尚可，空腹血糖 7.8mmol/L，餐后 2h 血糖为 9.8mmol/L。3 年前无明显诱因出现皮肤瘙痒，曾口服外用多种药物，疗效欠佳。

刻诊：皮肤游走性瘙痒，夜不能寐，口干，烦躁，大便干，舌质暗红苔薄黄，脉细数。

查体：全身皮肤弥漫性红肿、粗糙，可见抓痕、血痂、脱屑。

查血常规：WBC 12×10^9/L，NE 8×10^9/L。

中医诊断：血风疮。

证候诊断：血热风燥。

治法：滋阴清热，养血祛风。

【处方】

荆芥 15g	防风 15g	石膏 20g	知母 15g
黄芩 15g	当归 15g	生地 15g	丹皮 15g
赤芍 15g	白芍 15g	生山楂 20g	山萸肉 15g
银花 30g	连翘 20g	地肤子 20g	白蒺藜 15g
白鲜皮 20g	全虫 6g	合欢皮 20g	夜交藤 15g
生甘草 10g			

5 剂，水煎服，每日 1 剂。

二诊：药后皮肤红肿消退，瘙痒减轻，余症同前，上方去银花、连翘。7 剂，水煎服，每日 1 剂。

---

① 张香彩、赵峰、张晓娜、张红茹、王敏淑：《王敏淑教授治疗糖尿病皮肤瘙痒的经验》，载《医学研究与教育》2015 年第 2 期，第 103－105 页。

三诊：瘙痒继续减轻，大便偏稀，仍口干燥，上方加葛根20g，7剂，水煎服，每日1剂。

四诊：诉瘙痒大减，夜能入寐，皮肤亦日趋光滑，查血常规：WBC 7.5×10^9/L，NE 5×10^9/L。

调整上方，巩固半月余而愈。

六、魏子孝医案：糖尿病皮肤瘙痒①

王某，男，64岁。

初诊日期：2009年9月10日。

现病史：近来周身皮肤瘙痒明显，抓痕红色，有渗出，纳食、饮水一般，二便调，既往糖尿病史8年，4年来消瘦明显，目前服用格列吡嗪片、阿卡波糖控制血糖。血压、血脂控制较好，尿常规：PRO（－）。查舌红，苔黄腻，脉弦。

治法：清热化湿，凉血祛风。

【处方】犀角地黄汤合四妙散加减。

苍术12g	黄柏10g	川牛膝12g	薏苡仁30g
生石膏（先煎）30g	升麻12g	大青叶15g	紫草12g
丹皮12g	赤芍15g	白蒺藜12g	白鲜皮15g
荆芥10g	苦参10g		

水煎服，每日1剂。

二诊：（2009年9月17日）身痒有所减轻，近查空腹血糖6.8mmol/L，餐后血糖10.9mmol/L，舌红，苔黄腻，脉滑。

继予前法，原方去川牛膝、荆芥，加龙胆草10g、全蝎6g、乌梢蛇15g。

三诊：（2009年9月17日）仍身痒，但程度较前明显好转，另有不得眠。余无特殊。查舌红，苔黄腻，脉沉。

上方去薏苡仁，加白芍15g、徐长卿20g、夜交藤15g。继服7剂以善后。

【按语】

四妙散出于《丹溪心法》，方中苍术、黄柏、川牛膝、苡仁可清热化湿，擅治湿热下注之证；犀角地黄汤源于陈延之所撰《小品方》之芍药地黄汤，后见于北宋林亿校勘本《备急千金要方》，专为热入营血而设。魏子孝教授在治疗血热生风之证时常以生石膏、升麻、大青叶代犀角以清热凉血，此为其一特色；配以紫草、丹皮、赤芍凉血活血、和营泄热、凉血散瘀，配以白蒺藜、白鲜皮、荆芥祛风止痒，苦参渗湿止痒，全方共奏清热化湿、凉血息风止痒之效。

患者再诊时痒症减轻，说明药已中的，去川牛膝、荆芥，加用龙胆草清热化湿，全蝎、乌梢蛇搜风止痒，兼以抗过敏。

三诊时，诸症好转，唯有睡眠障碍，故调整处方，再去化湿之薏苡仁，加白芍以养

---

① 李宏红、张广德、魏子孝：《魏子孝治疗糖尿病皮肤瘙痒症经验》，载《辽宁中医杂志》2011年第5期，第840－841页。

血和血，徐长卿以祛风止痒，夜交藤以养心安神。全方立法直中病机，照顾全面，故能获效。

第十五节 糖尿病痈、疖

一、蔡炳勤医案：糖尿病合并重症颈痈[①]

冯某，女，42岁。

初诊日期：2005年3月12日。

现病史：患者于10天前左侧颈前部起一小结疖，搔抓后明显增大，出现红、肿、热、痛，时有恶寒发热，在家自服清热解毒药后未见好转，到当地诊所给予切开排脓，并静滴清开灵，症状稍减轻，但溃疡脓流淋漓，久不收口，由蔡炳勤教授门诊收入院。

刻诊：性情烦躁，口干、口苦，多饮，大便干，小便频。

查体：体温38.2℃，左侧颈前皮肤红肿，大小约7cm×6cm，疮疡中央见一十字切口，切口边缘未超出溃疡，中有少量脓性分泌物淋漓而出。舌质红，苔黄厚，脉弦数。

血常规：WBC 12.6×10⁹/L，空腹血糖22.1mmol/L；尿常规：GLU（4+）。

西医诊断：糖尿病合并颈痈。

证候诊断：毒热壅盛，耗伤气阴。

采用中西医结合治疗。

治法：清热解毒、益气养阴。

【处方】

北黄芪30g	太子参20g	石斛15g	天花粉30g
蒲公英30g	金银花30g	野菊花20g	穿山甲10g
皂角刺12g	陈皮10g	甘草6g	

水煎服，每日2剂。

外治法：创口周围酒精消毒后铺巾，扩大创口，使引流通畅，同时剪除无活力的皮肤。

西医治疗：新亚星（头孢霉素）静滴抗感染，早、中、晚普通胰岛素分别18U、20U、22U（根据每日血糖谱调整用量）皮注，睡前诺和灵30R 12U皮注控制血糖。

3月20日查房：患者情绪稳定，脸色苍白，懒言，口干口苦消失，稍多饮，眠安，纳少，二便正常。颈部溃疡无脓液渗出，伤口肉芽稀少，周边无红肿热痛。舌质红，苔薄，脉沉细。空腹血糖降至6.7～7.2mmol/L；尿常规：GLU（+）；复查血常规：WBC 10.6×10⁹/L。蔡炳勤教授称基础病情已控制，气血虚弱，无力托毒外出，治宜补益气

---

① 石传科、司纪广、王树声：《蔡炳勤治疗糖尿病合并重症颈痈的经验》，载《辽宁中医杂志》2005年第12期，第1236－1237页。

血，托毒消肿。

【处方】

北黄芪 30g	党参 30g	当归 15g	川芎 15g
穿山甲 8g	皂角刺 12g	金银花 15g	白芷 15g
麦门冬 15g	石斛 16g	甘草 6g	

局部酒精消毒疮疡周围，双氧水冲洗伤口后，内填生肌油纱。

3月30日：疮面肉芽生长迅速，其表面少量分泌物，质黏稠。蔡炳勤教授认为正气渐盛，载毒外出，治宜益气健脾，养血化脓。

【处方】

北黄芪 30g	党参 30g	茯苓 15g	白术 10g
当归 15g	金银花 15g	皂角刺 15g	白芷 10g
甘草 6g			

停用双氧水冲洗，外敷生肌膏。

4月6日：疮面明显缩小，肉芽鲜活，未见腐肉。患者要求出院门诊治疗。半月后溃疡已基本愈合。

【按语】

蔡炳勤教授认为糖尿病合并颈痈生肌长肉期，正是收功取效之时，在治疗过程中，还要嘱患者注意以下几点：①严格糖尿病饮食，忌食鸡、鱼、羊肉等腥发之物，以及辛辣刺激之品，以防病情返重。②室温要适宜。颈痈皆因气血凝滞所致，"血得热则散，寒则凝"，故在南方炎热天气下，室内空调温度不宜过低。③在生活方面，忌恼怒、节房事，恼怒急暴，多生痞满；房事不节，易伤元气，均与本病不利。饮食、生活起居、药物多方配合，整体调治，方功效圆满。

二、杜建医案：糖尿病痈肿[①]

王某，女，60岁，干部。

现病史：自诉3年前患糖尿病，执医院化验单，尿常规：GLU（3＋）；血糖10.08mmol/L。渴饮不止，每日能喝3暖瓶（6～8kg）水，食量大且易饥，小便亦多，身体较胖，自觉周身乏力，动则气短，且足跟部有一痈肿已半年。诊其脉滑数，舌无苔而红干。即处方六味地黄丸加黄芪、五味子方。

【处方】

| 生地 12g | 山茱萸 9g | 炒山药 9g | 丹皮 6g |
| 茯苓 6g | 泽泻 6g | 五味子 9g | 黄芪 20g |

水煎分2次服，每日1剂。

服10剂后，病情大减，效不更方。继服10剂，"三多症"已不明显，脚跟痈肿亦消退过半，唯时有口干，不饮水亦可，尿糖化验正常，但血糖仍偏高，嘱将原方用量加倍配成水丸剂服用，每日服2次，每次服9g以巩固疗效。

---

① 陈立典：《杜建教授临证医案举隅》，载《福建中医药》2007年第2期，第24－25页。

后因血压高来就诊，询及前病自云无明显症状，化验多次虽血糖略偏高，但尿糖已无异常。

【按语】

消渴之名，首见于《内经》。《素问·奇病论》云："此肥美之所发也，此人必数食甘美而多肥也。肥者令人内热，甘者令人中满，故其气上溢，传为消渴。"指出消渴的形成与过食肥甘、体质肥胖等因素有关。消渴一证，古人就其表现而分为上、中、下三消，"多饮"为上消，"多食"为中消，"多尿"为下消，故以"三多"而定名。

杜建教授经数十年临床体验，认为消渴之病，虽有上、中、下"三消"之分，但其主要病机在于肾虚内热。盖五脏之津液皆本于肾，肾阴虚则阳旺，故渴饮不止而消谷善饥；肾为胃之关，关门不利，故渴饮而小便多也。为此，杜建教授用六味地黄丸变汤剂加黄芪、五味子治疗本证，无论新久，每获良效。

其中之六味地黄汤，治肝肾之不足，真阴亏损，精血枯竭，消渴淋沥等证。五味子之咸酸，而长于保肺气，滋肾水，收心气，生津止渴，合六味地黄汤不但加强滋补肝肾之阴，且能制其火旺，从而津生渴止；加黄芪借其生发之性，故能补气升阳，温运阳气以生血，助气化水，气化则津生，故运用此方以治消渴，效果满意。

杜建教授除将六味地黄丸用于消渴证的治疗，还将其广泛应用于多种杂证的治疗。杜建教授曾用六味地黄汤加高丽参9g治疗肺结核之阴虚火旺患者的失眠症，疗效甚佳；还曾用六味地黄汤加党参和太子参以治不育症；曾治疗一弱智儿童，正读小学二年级，成绩欠佳，尤其数学最差，遂予六味地黄丸，每日10g水煎连渣服，半年后喜告智力有发展；亦治动脉硬化、中风后遗症、中老年人之牙周炎等。

三、段富津医案：糖尿病并发痈疽[①]

李某，男，34岁。

初诊日期：2004年8月17日。

现病史：患糖尿病已2年，一直口服降糖药物维持，近1年空腹血糖多持续在8.5mmol/L左右。素体肥胖，嗜食肥甘厚味，饮酒无度，2周前背部忽发一痈肿，现局部皮肤红肿，焮痛不已，口干苦而黏，多饮不解，时而发热，小便黄赤，大便秘结，舌红苔黄，脉数。

【处方】

金银花30g	紫花地丁15g	蒲公英15g	野菊花20g
白花蛇舌草20g	知母15g	天花粉15g	栀子15g
大黄7g	甘草15g		

7剂，水煎服。

二诊：（8月24日）服药1周后，痈肿明显缩小，口渴略有减轻，二便正常，脉象略数。上方减栀子、大黄，加入生地15g。并嘱其按时足量坚持服用西药降糖药，需清

---

① 赵雪莹、李冀：《段富津教授辨治糖尿病并发症验案举隅》，载《云南中医中药杂志》2007年第9期，第1-3页。

淡饮食，忌酒。

7 日后告之，痈肿已消，口渴已解。

【按语】

痈疽是消渴病严重的并发症之一，往往是死亡的主要原因，唐代孙思邈在《千金要方》中指出："消渴之人，必于大骨节间发痈疽而卒，所以戒之在大痈也。"本例血糖一直控制不良，加之生活习惯、情志等因素而发病，证由燥热内盛，蕴为热毒所致，故治之首当清热泻火解毒，但需兼顾养阴润燥，方用五味消毒饮。

方中金银花清热解毒，为消散痈肿之要药；紫花地丁、蒲公英、野菊花、白花蛇舌草、生甘草均可清热解毒；知母、天花粉既可生津止渴，又可助消痈散结；栀子、大黄通利二便。

四、唐汉钧医案二则

案 1：糖尿病痈肿[①]

何某，男，51 岁。

住院日期：2002 年 7 月 3 日～9 月 28 日。

现病史：患者 2002 年 6 月初右背部无明显诱因下突发一红肿结块，上有粟粒样脓头，痒痛兼作，家属自行挤压后红肿迅速蔓延，3 日后出现恶寒发热，外院予静滴抗生素、中药内服外用等治疗无显效，肿势渐大，6 月 17 日在局麻下行右背部痈肿切开排脓术。

入院时背部结块红肿热痛，伴发热（体温 38.6℃），神疲乏力，口干多饮，纳呆，便秘溲黄。舌质暗红、舌苔黄腻，脉弦数。

查背部痈肿，大小约 48cm×40cm，肤色暗红，漫肿，上有多个黄白色脓头，状如蜂窝，按之有黄色质稠的脓液溢出，中有约 7cm×5cm 大小疮面，脓泄稀少，质地较稀薄，疮内黄色脓腐较多，疮口基底肉色暗红，夹有黑色腐溃组织，背部呈皮下潜行性空腔。

实验室检查：WBC $13.6×10^9$/L，N 84.8%，L 7.2%，空腹血糖 23.8mmol/L。

中医诊断：头疽、消渴。

证候分析：阴虚火炽之体，脏腑火毒炽盛，湿热壅阻，邪盛正虚不能托毒外泄。

治法：急则治其标，治标以顾本，以清热利湿、和营托毒。

【处方】仙方活命饮加减。

生地 30g	全瓜蒌 30g	生黄芪 30g	赤芍 15g
金银花 15g	紫花地丁 15g	半枝莲 15g	皂角刺 15g
生薏苡仁 15g	丹皮 12g	连翘 12g	野菊花 12g
制大黄 12g	当归 12g	黄连 9g	白芷 9g
生甘草 9g			

---

① 阙华发、刘晓鸫、向寰宇、邢捷：《唐汉钧教授治疗重症有头疽的经验》，载《陕西中医》2004 年第 3 期，第 245－247 页。

在局麻下于左背部痈肿下方作 3cm × 3cm "＋"字型切口引流，予 2 号药捻蘸八二丹提脓祛腐，外用金黄膏，同时予人工胰岛素（24U ～ 20U）控制血糖，青钾、氨苄青控制感染。

经治 5 天，疮面红肿热痛明显减轻，渗出减少，WBC 7.5 × 10⁹/L，N 76.3%，L 14.3%，空腹血糖 5.1mmol/L。

停用抗生素，减量使用人工胰岛素（24U ～ 12U），并以中药清开灵、莲必治、黄芪注射液等加强扶正清热托毒之功。诸症渐消，但左背部切口上方局部红热高肿未退，触之波动感明显，提示有袋脓，于 7 月 29 日在局麻下在波动感最明显处作一辅助切口，与左背部下方切口贯通行拖线引流术，术后脓液畅泄，疮肿逐渐缩小，红热减轻。并于前方中加入白术、茯苓、山药等健脾和胃，使气血充沛，化腐溃脓，载毒外泄。再 2 周后（8 月 12 日）去除拖线，续用垫棉压迫法及绷带缠缚疗法，疮面逐渐愈合。但右背部疮面出现肉芽红润鲜活而高突，先后予平胬丹及 3% 生理盐水外敷后，胬肉渐平，疮周上皮爬生明显。以后渐减黄连、野菊花等清解之品，渐加太子参、白芍、丹参等扶正之品，至 9 月 27 日，局部疮面愈合而出院，WBC 4.8 × 10⁹/L，N 62.1%，L 30.3%，空腹血糖 4.4mmol/L；尿常规：GLU（－）。

案 2：糖尿病痈肿[①]

郁某，男，57 岁。

住院日期：1993 年 7 月 12 日～ 11 月 16 日。

现病史：患者入院前 1 周左背部起一肿块，上有粟米样脓头，痒痛兼作，服六神丸无效，肿块渐大，脓头渐多，皮肤焮红灼热，疼痛剧烈，伴发热、口干、纳呆、便秘。

查左背部痈肿，上有多枚脓头，状若蜂窝，疮顶凹陷，疮色晦暗，漫肿，约 10cm × 8cm 大小，脓泄稀少，触痛明显。苔薄，脉弦细。素有消渴。

证候分析：阴虚火炽之体，脏腑蕴毒炽盛，邪盛正虚不能托毒外泄。

治法：益气养阴，和营清化托毒。

【处方】

生黄芪 30g	太子参 30g	黄精 18g	丹参 30g
天花粉 18g	地丁草 30g	皂角针 9g	生米仁 12g
生地 18g	穿山甲 9g	枳实 12g	制军 12g
川连 9g	赤芍 12g	丹皮 9g	制半夏 9g
陈皮 9g	生甘草 9g		

外敷金黄膏、八二丹，并加用 D – 860、胰岛素控制血糖。

然症情未控制，患者渐起高热，肿势增大，约 20cm × 14cm，状如覆盆，痛不可忍，并于 15 日乍发呼吸急促，大汗淋漓，四肢厥冷，脉虚数（128 次/min），查 WBC 48.8 × 10⁹/L，N 91%，L 9%；空腹血糖 17.5mmol/L；尿常规：GLU（4 ＋）；血二氧化碳结合力 3.4mmol/L。

此乃内陷变局已成，于前方中加入别直参 9g，另煎冲服，以补气固脱。并短期加用

① 阙华发：《唐汉钧救治外科疑难重症的经验》，载《上海中医药杂志》1995 年第 3 期，第 14 – 16 页。

大剂量高度敏感性抗生素以控制毒败血症，注意维持水、电解质平衡。

经治 10 天，WBC $16.9 \times 10^9/L$，N 82%，L 18%；空腹血糖 12.3mmol/L；尿常规：GLU（+～3+）；血二氧化碳结合力 25mmol/L。

精神较振，体温正常，纳食渐增，疼痛渐消，疮肿渐隆，疮周红活，肿势局限，并及波动感。予十字形切开引流，并于前方中加入白术、山药、茯苓等健脾和胃，使气血充沛，化腐溃脓，载毒外泄。

以后，渐减黄连、地丁草等清解之品，渐加当归、白芍、杞子、首乌等扶正之品，经 4 个月，空腹血糖 5.7mmol/L；尿常规：GLU（-～±），疮面全敛而出院。

五、祝谌予医案二则

案 1：非胰岛素依赖型糖尿病合并疖肿[①]

王某，女，62 岁，退休工人。

初诊日期：1991 年 5 月 28 日。

现病史：患者确诊糖尿病 10 余年，现口干多饮，多尿，消瘦，性急烦躁，唇焦身痒，颈部及面部疖肿频生，小便黄，大便干结如球，每三五日 1 行。舌红苔黄，脉滑数。

实验室检查：空腹血糖 13.10mmol/L；尿常规：GLU（3+）；肝功能正常。心电图正常。

西医诊断：非胰岛素依赖型糖尿病合并疖肿。

曾服降糖灵及优降糖，但未能坚持服药。

证候诊断：气阴两伤，燥热入血。

治法：清热解毒，益气滋阴。

【处方】

生黄芪 30g	生地 30g	苍术 15g	葛根 15g
玄参 30g	丹参 30g	黄芩 10g	黄连 5g
天花粉 10g	五味子 10g	蒲公英 10g	连翘 10g
白蒺藜 10g	麻仁 10g	郁李仁 10g	紫草 20g
玉竹 15g	夏枯草 20g		

服上方 28 剂后，颈部疖肿明显减轻，部分已结痂。口干减轻，尿量减少。空腹血糖 10.27mmol/L；尿常规：GLU（2+）。

继服上方 2 个月后，多饮、多尿症状基本消失，颈部及面部疖肿痊愈，空腹血糖降至 6.67mmol/L；尿常规：GLU（±）。

沿用上方立法，稍行加减，制成丸药，续服 2 个月，空腹血糖降至 6.67mmol/L；尿常规：GLU（±）。

【按语】

疖肿是糖尿病常见的合并症之一，常见于病程长、病情控制较差的患者。《千金要

[①] 杨劲松、齐贺彬：《祝谌予教授治疗糖尿病经验介绍》，载《中级医刊》1993 年第 8 期，第 46－49 页。

方》也曾有"消渴之人，愈与未愈，常须虑患大痈"记载。此型患者应重用清热解毒药物，并可适当应用抗生素及局部换药，常可获得满意疗效。

案 2：糖尿病合并痈肿①

患者，男，50 岁，干部。

初诊日期：1992 年 1 月 17 日。

主诉：多饮、多尿、乏力、消瘦 2 年，后背皮肤痈肿 3 月。

现病史：患者嗜酒多年，近 2 年虽有多饮、多尿、乏力伴体重减轻而未予注意。1991 年 10 月因后背皮肤痈肿化脓，外科手术切开引流时，检查血糖增高，始确诊为消渴合并蜂窝织炎。给予皮下注射胰岛素治疗，但背痈久不收口，血尿糖控制也不理想，最近查空腹血糖 12.4mmol/L；尿常规：GLU（4 +）。每日用普通胰岛素总量 54U 皮下注射。

刻诊：口渴多饮，每日饮水量 >5L。燥热汗出，后背皮肤痈肿，久不收口，皮肤瘙痒，四肢刺痛难忍，影响睡眠。手足发凉，乏力尿频，大便干燥。舌暗红，苔白腻，脉滑数。

证候诊断：气阴两伤，燥热入血，瘀血阻络。

治法：益气养阴，清热凉血，活血通络。

【处方】降糖对药方加减。

生黄芪 50g	生地 30g	玄参 30g	苍术 15g
丹参 30g	葛根 15g	黄芩 10g	黄连 6g
枸杞子 10g	桑寄生 20g	桂枝 10g	威灵仙 10g
鸡血藤 30g	益母草 30g	苏木 10g	

每日 1 剂，水煎服。

治疗经过：服药 1 个月，诸症均减，后背痈肿愈合收口，查空腹血糖 9.99mmol/L，胰岛素每日用量减至 26 单位。仍感四肢肌肉刺痛，入睡不佳，舌淡红，苔薄白，脉沉滑。

守方去桂枝加海风藤 15g、钩藤 15g，再服 1 个月，完全停用胰岛素，仅服中药，近查空腹血糖 14.59mmol/L；尿常规：GLU（4 +）。仍有四肢刺痛，发麻发凉感。仍守前法，加重通络止痛之力。

用降糖对药方加黄芩 10g、黄连 6g、鸡血藤 30g、海风藤 15g、络石藤 15g、钩藤 10g、威灵仙 10g、大蜈蚣 2 条。28 剂，水煎服。

【按语】

消渴合并皮肤急性化脓性感染，症见燥热殊甚，牙龈脓肿疼痛，面赤唇红，皮肤痈疮疖肿频生，或久不收口，便秘溺黄，舌红脉数者，祝谌予教授常辨为燥热入血型。推究其发生原因，诚如《外台秘要》所云："其病变多发痈疽，以其内热而小便利故也。小便利则津液竭，津液竭则经络涩，经络涩则营卫不行，营卫不行则热气留滞，故成痈脓也。"病机乃津液耗损，气血不畅，内热积蓄成毒而致。祝谌予教授治疗本证，常用

---

① 穆博：《祝谌予消渴兼症治验》，载《中国社区医师》2009 年第 6 期，第 36 – 37 页。

温清饮合降糖对药方以清热凉血，滋阴解毒，兼益气托里。

温清饮出自《医学入门》，由黄连解毒汤合四物汤组成，原治妇人湿热下注胞宫之崩漏带下证。祝谌予教授用其治疗糖尿病合并急性化脓性感染是取其清热解毒养血和营的功能。因病为血糖过高，气阴两伤，治疗一方面要重用清热解毒，凉血活血以消痈，另一方面要益气养阴以降糖，所以伍用了降糖对药方，若毒热太盛还常加金银花、连翘、蒲公英、紫花地丁等。

本案嗜饮酒醇，内热蓄积，既可伤阴耗气，发火消渴；又使邪热壅聚，气血凝滞，腐肉成脓，酿成背痈。然而痈肿溃破，为何久不愈合？气阴两伤，无力托毒外出故也。祝谌予教授治疗时未用温清饮清热解毒、养血和营之清多于补，而是取降糖对药方，重用黄芪加芩、连等补多于清，扶正托里，排脓生肌。再加四藤一仙汤，通达气血，消散积热，调和营卫。仅治2个月，背痈愈合而停用胰岛素，因证选方，不可不审。

第十六节　糖尿病足

一、蔡炳勤医案：糖尿病足并左足感染，糖尿病酮症[①]

张某，女，51岁。

初诊日期：2007年11月16日。

主诉：口干、多饮多尿10余年，左足红肿疼痛10天。

现病史：神清，精神疲倦，高热，39.6℃，左足红肿热痛，无破溃，无水疱，口干，饮水多，眠纳一般，二便调。舌暗红，苔黄干，脉滑数。

查体：左足红肿，肤温高，压痛范围至左足踝部，足底前1/3处压痛明显，波动感（±），范围大约4cm×4cm。双足背动脉搏动可。

入院检查：血常规：WBC 27.0×10^9/L，N 89.3%；羟丁酸2.010mmol/L，血糖14.98mmol/L。

西医诊断：（1）糖尿病足并左足感染；（2）糖尿病酮症，2型糖尿病。

中医诊断：糖尿病足（筋疽型）。

入院后给予控制血糖，纠正酮症，控制感染等对症处理，并在腰麻下左足沿肌腱走形行纵深切开排脓，不留死腔，并用胶片贯穿引流。脓液作细菌培养为金黄色葡萄球菌。

术后每日采用中药筋疽外洗方泡脚，泡脚后局部换药：双氧水、生理盐水外洗后，适当剪除部分坏死组织，用消炎油纱（本院制剂）局部外敷创面。

术后第1天，患者仍有发热，体温38.5℃，检查：血常规：WBC 20.51×10^9/L，N

① 王建春：《蔡炳勤教授学术思想和治疗周围血管疾病经验整理与临床研究》（学位论文），广州中医药大学2011年。

87.0%；羟丁酸 0.88mmol/L，血糖 13.21mmol/L。较入院时已有下降。

术后第 4 天，患者左足肿胀已有消退，发热降低，体温 38.2℃．检查：血常规：WBC 12.49×10⁹/L，N 82.0%；羟丁酸 0.88mmol/L，血糖 10.5mmol/L。

术后第 7 天，患者左足胖胀已明显消退，无发热，体温 36.2℃，检查：血常规：WBC 10.2×10⁹/L，N 81.7%；羟丁酸 0.88mmol/L，血糖 7.5mmol/L。

12 月 3 日出院，共住院 17 天。嘱患者在家自行换药，生肌油纱外敷，门诊定期复查，1 月余创面愈合。

二、陈宝田医案：2 型糖尿病，糖尿病足坏疽[①]

邓某，男，64 岁。

初诊日期：2001 年 11 月 30 日。

现病史：患者于 1989 年发现血糖、血压升高，在当地医院诊断为糖尿病、高血压。1999 年曾因糖尿病足行左小趾切除术。2001 年 7 月因刺破右足拇趾处水泡，引起右足拇趾部感染破溃化脓，破溃感染处趾骨暴露，在当地医院治疗无效而求治于陈宝田教授。

查体：体温 37.8℃，血压 135/67mmHg。右足拇趾溃破断裂，足趾暴露，有脓血性分泌物，气味腥臭。双下肢凹陷性浮肿。舌质淡、苔薄，脉弦细。

辅助检查：右足 X 线提示："右足各跖骨及趾骨骨质破坏吸收，考虑为糖尿病所致"。又查 WBC 21×10⁹/L，RBC 3.25×10¹²/L，Hb 93g/L，PLT 412×10⁹/L；尿常规：PRO（3+），颗粒管型（+），WBC 1～2/HP；血糖 4.2mmol/L，HbA₁c 9.9%；BUN 7.4mmol/L，Cr 202μmol/L。

西医诊断：（1）2 型糖尿病（糖尿病肾病）；（2）慢性肾功能不全（氮质血症期）；（3）糖尿病足并发感染。

中医诊断：（1）消渴病；（2）坏疽。

证候诊断：阴阳两虚，阳疽夹瘀

患者及家属坚决要求内科保守治疗，遂一方面予以胰岛素控制血糖，另一方面予以中药荆芥连翘汤外洗患足以促愈合。

【处方】

荆芥 10g	连翘 20g	黄连 10g	黄芩 15g
黄柏 15g	栀子 15g	柴胡 15g	枳壳 10g
当归 12g	生地 15g	白芍 15g	川芎 10g
防风 10g	薄荷 10g	桔梗 10g	甘草 10g

用法：水煎后浸泡双患足，并用剪刀分次将坏死组织清除，然后外用血竭粉或珍珠粉撒敷创面，外盖纱布，每日换药 1 次。

用药后 29 天，右足创口长出部分肉芽，40 天后肉芽组织长势良好，共住院 2 月余。出院后仍坚持外洗，1 个月后复诊时溃疡已完全愈合。

---

①　周迎春：《陈宝田运用"荆芥连翘汤"验案举隅》，载《江苏中医药》2006 年第 12 期，第 42－43 页。

【按语】

糖尿病足坏疽可归属于中医学脱疽、消渴范畴。本病为本虚标实之证，以正气不足、气阴两虚为本，以气血瘀滞、络脉瘀阻、湿热火毒炽盛为标，病机关键为络脉瘀阻、血行不畅。因荆芥连翘汤组方切合病机，故收效满意。

三、陈意医案：糖尿病足[①]

翟某，男，56岁。

初诊日期：2008年9月9日。

现病史：有糖尿病史、双下肢深静脉栓塞史多年，15天前左足内踝上方出现一溃疡，外院曾予以清热解毒、凉血活血治疗，效果不佳，遂转至陈意教授处就诊。

刻诊：见左足内踝上方一溃疡，周边色黑，少许渗液，疼痛，双下肢浮肿，舌淡红、苔薄白，脉细。

证候诊断：寒凝痰阻。

治法：温阳通络。

【处方】补阳还五汤合阳和汤加减。

黄芪30g	当归12g	川芎12g	地龙12g
赤芍12g	桃仁12g	红花12g	炙麻黄10g
熟地12g	肉桂6g	鹿角霜12g	白芥子12g
党参12g	炒白术12g	白芷12g	

每日1剂，水煎，分2次口服。

7剂后，患者诸症好转，溃疡渗液减少，疼痛减轻。效不更方，继服7剂，溃疡缩小，渗液基本消除，下肢浮肿稍减轻。

继续服用上方加减2个月后，溃疡愈合，疼痛除，肤色好转，下肢浮肿基本消除。

【按语】

糖尿病足，又称糖尿病肢端坏疽，以肢体末端疼痛、感染、溃疡、坏疽为主要表现。该患者因消渴病日久，阴损气耗而致气阴两伤，阴阳俱虚，脏腑功能失调，气血运行受阻，致气机阻滞，湿浊内停，气虚无力推动血行亦可致血瘀，瘀血阻滞脉络，阳气不能传达于四肢以温煦肌肉、筋脉，则发为糖尿病足。

方中重用黄芪大补元气使气旺血行；川芎、赤芍、当归、桃仁、红花行血散瘀；地龙通利经络；合阳和汤温阳补血、散寒化痰。

四、邓铁涛医案：2型糖尿病合并肢端溃疡[②]

彭某，男，65岁。

初诊日期：2003年5月6日。

---

① 蔡群慧：《陈意运用补阳还五汤治疗杂病验案四则》，载《浙江中西医结合杂志》2011年第11期，第757 + 761页。

② 何婉婉、刘友章：《邓铁涛教授治疗糖尿病足验案1则》，载《新中医》2003年第10期，第16页。

主诉：双足红肿溃烂 1 周余。

现病史：1 周前无明显诱因双足出现水泡，自行用针挑破后，渐出现双足部红肿溃烂，继见纳呆、呕恶，遂由家人送我院收入院。诊见：神疲乏力，面色㿠白，消瘦，视矇，口干，纳差，四肢麻木，双足皮肤红肿溃烂，夜寐差，二便尚调。

既往史：有糖尿病史 10 余年。

检查：双足背、足趾间及双足外侧可见多处红肿溃疡、脓液渗出，足趾尤甚，足底部 2/3 皮肤呈焦黑色，足背动脉尚可触及搏动，双下肢皮肤见散在多处色素沉着，舌淡暗嫩红、苔白，脉沉细。

西医诊断：2 型糖尿病合并肢端溃疡。

中医诊断：消渴。

证候诊断：气阴两虚，湿浊内停。

实验室检查：葡萄糖 22.25mmol/L，血酮体 4.8mmol/L，总二氧化碳 2.3mmol/L，ALB 28.5g/L，血象增高。

治疗以降血糖、降酮体、抗感染及营养支持等综合方法；中药以生脉散合四妙散加减；足部护理以呋喃西林外洗，并予川芎嗪、山莨菪碱、庆大霉素及胰岛素混合湿敷。外科会诊建议转科治疗，必要时截肢。患者不愿转科，故请邓铁涛教授会诊。

2003 年 5 月 9 日邓铁涛教授会诊：患者神疲乏力，面色㿠白，消瘦，视矇，四肢麻木，稍口干，胃纳尚可，双足皮肤红肿、溃烂，足趾间脓液积聚，双足外侧溃烂，少许脓血渗出，足底部焦黑，舌淡暗、苔少，脉沉细、尺脉弱。

证候诊断：肝肾阴虚兼脾虚。

【处方】六味地黄汤加味，重用山药。

黄芪 30g	仙鹤草 30g	山药 90g	生地黄 12g
熟地黄 12g	山茱萸 12g	茯苓 10g	牡丹皮 10g
泽泻 10g	苍术 10g	桃仁 5g	

因双足溃烂乃正气不足，不能托毒外出所致，故停用局部抗生素，加强营养治疗，每天予冷开水（或呋喃西林、生理盐水）清洗双足后，用炒黑木耳粉和葡萄糖粉混合后，外撒创面上，绷带稍包扎。

治疗 20 天，患者精神日渐好转，口不干，四肢麻木减轻，血糖控制稳定，双足部潮红消退，足趾间已无脓液及渗液，趾间隙显露，创面愈合良好，双足外侧赤白肉际处余有少许渗液，见部分生嫩红组织生长，足底部焦黑死皮逐渐脱落。

5 月 30 日邓铁涛教授二诊：足部伤口日渐好转，舌淡嫩红，脉细、左脉重按无力，近日出现腹泻，每天 2～3 次，质烂，无臭味，双下肢轻度浮肿。

证候诊断：脾虚湿阻。

治法：健脾祛湿。

【处方】

黄芪 30g	玉米须 30g	仙鹤草 30g	山药 60g
山茱萸 12g	白术 12g	白扁豆衣 12g	茯苓 10g
太子参 24g	甘草 3g		

足部护理仍按原法。

药后患者腹泻止，双下肢浮肿逐渐消退，纳眠皆佳，二便调。双足底部焦黑死皮脱落，露出新鲜红活之皮肤，每天予以修剪死皮。3天后死皮全部脱落，伤口愈合良好，无渗血、渗液。患者于2003年6月4日康复出院。

【按语】

糖尿病足属中医学消渴、脱疽范畴。宋代《卫生家宝》中记载消渴患者"足膝发恶疮，至死不救"。《丹溪心法》中也记载消渴脱疽症状："脱疽生于足趾之间，手指生者间或有之，盖手足十指乃脏腑枝干，未发疽之先烦躁发热，颇类消渴，日久始发此患，初生如粟黄泡一点，皮色紫暗，犹如煮熟红枣，黑气蔓延，腐烂延开，五指相传，甚则攻于足面，痛如汤泼火燃。"

其主要病机为气阴两虚、瘀毒阻塞、肢端失养所致。气阴两虚是本，瘀血、热毒、湿浊是标，治疗时要标本兼治，内治和外治相结合。外治方面，王清任《医林改错》里就有用砂糖作药的方剂，方名木耳散。王清任认为：本方"治溃烂诸疮，效不可言，不可轻视此方。木耳一两（焙干研末），白砂糖一两（和匀），以温水浸如糊，敷之缚之。"

本例效法木耳散治疗，临床上邓铁涛教授亦喜用白砂糖外敷治疗各种慢性溃疡，他认为慢性溃疡，局部辨证应为虚损之证，主要矛盾在于正气衰败，气血亏虚，复生不能。抗生素治疗，毕竟是攻伐之法，正气受伐，生机不旺，肌肤怎能复生？砂糖之作用，不仅可高渗杀菌，更重要在于给溃疡面有一个营养环境，这符合中医学扶正祛邪的法则，故能生效。

五、方和谦医案：糖尿病足①

患者，男，81岁。

主诉：双下肢浮肿、左足趾紫黑1月。

现病史：糖尿病史10余年。现双腿浮肿，左足背红肿，足趾局部黑紫，外侧破溃，足背动脉搏动消失，不能行走，右手肿胀，纳呆，大便干燥；舌苔薄白，脉缓。

证候诊断：气阴两虚，脉络瘀阻。

治法：益气养阴。

【处方】 滋补汤。

党参12g	白术9g	茯苓9g	甘草6g
熟地黄12g	白芍9g	当归9g	官桂3g
陈皮6g	木香3g	大枣4个	

加生黄芪、麦冬、车前子、泽泻、生薏米、银花。

服药1月后减车前子、泽泻，加元参、枸杞子。隔日1剂，坚持治疗半年，足趾坏疽痊愈，能室内活动，纳可，面色红润。

---

① 权红：《方和谦自拟"滋补汤"临床治验5则》，载《北京中医》2005年第4期，第206-207页。

【按语】

糖尿病属传统医学"消渴"范畴。《灵枢·痈疽篇》："发于足趾，名曰脱疽，其状赤黑，死不治。不赤黑，不死不衰，急斩之，不则死矣。"本病病位在肺、脾、肾，病机为气虚津亏，气虚无力鼓动血行，津亏血少，流行瘀滞，筋脉失养。故用"滋补汤"补肺、健脾、益肾，加益气健脾、清热利水之药，共奏良效。

六、侯玉芬医案：糖尿病足截肢术后[①]

王某，男，56岁，退休干部。

现病史：糖尿病史15年，因左足溃破于外院敷黑膏药致前半足溃烂，跖骨尽露，肉芽灰白，渗液稀薄，收住院后行左股骨截肢术，术后血糖居高不下，空腹血糖在15～20mmol/L，应用胰岛素不敏感，患者神疲纳呆便秘，意志消沉，舌淡苔白，脉细弦。

证候诊断：气血亏虚，升降失司。

治法：补气养血，升清降浊。

【处方】 补中益气汤加味。

黄芪30g	党参20g	白术12g	僵蚕9g
地龙9g	当归12g	牛膝12g	杜仲15g
肉桂6g	升麻3g	柴胡6g	甘草6g

鼓舞患者对生活的信心，辅导患者于病床行肢体锻炼，1周后血糖降至10mmol/L以下，精神佳，能积极配合治疗，15天缝线拆除，切口愈合良好。

【按语】

患者久病消渴，气阴不足，加之手术伤及元气，致脾肾气虚，急当益气固本，杜仲、牛膝、肉桂相伍补肾以固下元，脾肾兼顾。

侯玉芬教授还经常告诫我们要"以人为本"，积极调动患者的主动性。《黄帝内经·素问》曰"恬淡虚无，真气从之，精神内守，病安从来"，精神涣散，则神不使。另外，"病久入络"，酌加活血化瘀之品，针对气虚血瘀之病机，疗效更佳。

七、胡思荣医案：糖尿病足[②]

翟某，女，60岁。

现病史：2013年7月来院治疗，确诊2型糖尿病8年，因蚊虫叮咬后抓挠，导致皮肤感染，1月未愈，逐渐破溃。症见右足背破溃，肤色暗红，局部红肿且皮温较高，创面大小4.0cm×3.2cm，深达肌层，有少量脓性分泌物，伴口干多饮，下肢乏力，夜间疼痛发凉。

辅助检查：空腹血糖11.2mmol/L，餐后血糖18.7mmol/L，HbA_1c 10.9%；血常规、肝肾功及电解质正常范围。下肢血管彩超：右侧股动脉、腘动脉内斑块形成。肌电图：双下肢腓浅神经感觉传导波幅降低。足部X片：未见明显异常。

---

① 刘春梅：《侯玉芬主任医师应用补中益气汤的经验》，载《光明中医》2011年第12期，第2413页。

② 胡然、王娇：《胡思荣分型治疗糖尿病足经验》，载《湖北中医杂志》2015年第4期，第31-32页。

查体：足背动脉搏动减弱，舌暗红，苔薄黄，脉沉细。

【处方】

（1）中药口服以"血府逐瘀汤"加减。

桃仁 15g	红花 15g	玄参 15g	当归 15g
生地 15g	川芎 15g	赤芍 20g	川牛膝 15g
柴胡 15g	枳壳 15g	延胡索 20g	金银花 30g
野菊花 20g	建曲 15g	甘草 6g	

每日 1 剂，水煎服，半个月为 1 个疗程。

（2）中药外洗药用。

丹参 30g	当归 30g	桂枝 30g	黄芪 20g
土茯苓 20g	祖师麻 30g	川牛膝 30g	黄连 15g
黄芩 15g	大黄 20g	金银花 30g	地龙 15g
白芷 15g	红藤 30g	败酱草 30g	

半个月为 1 个疗程。

（3）西医治疗以胰岛素调控血糖及每日清创换药为主。

复诊：治疗半个月，自诉精神体力好转，下肢疼痛消失，创面大小 2.8cm×1.5cm，表面无分泌物。继续治疗 2 个月后，足背破溃大小 1.5cm×1.0cm，局部红肿消失，表面结痂，无分泌物，口干多饮明显消失，下肢乏力及夜间疼痛明显减轻。嘱其避免伤口污染，定期复查全天血糖，定期门诊换药观察。

八、黄祥武医案：糖尿病肢端坏疽[①]

王某，男，78 岁。

初诊日期：2000 年 9 月 7 日。

现病史：患糖尿病近 20 年，并患有高血压病、冠心病、前列腺肥大等病。1 年前，患者自感双足怕冷、麻木，继而青紫，双足趾及足背溃烂，诊断为糖尿病肢端坏疽。住院治疗，疗效欠佳，溃烂蔓延至膝关节下 3 寸处，遂转中医治疗。

刻诊：双下肢膝以下及足溃烂，淡黄色分泌物，未溃处皮肤青紫，足底未溃处皮肤紫黑，下肢麻木发凉、疼痛，遇冷加剧，伴有形寒肢冷，眩晕，心慌，记忆力差，尿频，尿急，舌淡暗边有齿痕、舌下有瘀斑，苔白腻腐，脉沉细而结代。

中医诊断：消渴、脱疽。

证候诊断：阳虚寒凝，兼有血瘀阻络。

治法：温阳散寒，活血通络。

【处方】当归四逆汤合血府逐瘀汤加减。

当归 12g	桃仁 12g	淫羊藿 12g	桂枝 9g
白芍 9g	红花 9g	熟地黄 9g	川牛膝 9g

---

① 黄江荣、黄蔚：《黄祥武主任医师治疗糖尿病足临床经验介绍》，载《新中医》2012 年第 2 期，第 139－140 页。

川芎 9g	赤芍 9g	枳壳 9g	附子 9g
肉桂 6g	干姜 6g	细辛 6g	通草 6g
甘草 6g			

每日 1 剂，水煎，分 4 次温服，每次 150mL。

另复煎药渣，取药液淋湿纱布，湿敷溃疡处，每日 1 次，每次 30min。

共治疗 2 月余，溃疡处创面逐渐愈合结痂。宗上方加党参、白术各 12g，陈皮、焦三仙各 9g 为丸，服用 3 月余，以巩固疗效。

九、李廷来医案二则[①]

案 1：糖尿病坏疽

周某，女，57 岁。

初诊日期：1983 年 2 月 8 日。

现病史：患糖尿病已数年之久，近年来病情加重，面黄浮肿，双目失明，口渴引饮，食量不多，肢体羸瘦，虚热心烦，腰痛腿酸，两脚浮肿，行动困难，右脚五趾末端均有溃疡，左足二趾、三趾及小趾已干枯坏死。

上标诊查：血糖 260mg/dL；尿常规：GLU（4＋）；血象：WBC 11.8×10⁹/L、N 78%。脉象濡弱，苔少而质红。便溏，溲浊。

西医诊断：糖尿病坏疽。

治法：养阴清热，佐以扶正固本。

【处方】生脉散合大补阴丸方化裁。

北沙参 15g	麦门冬 12g	五味子 3g	熟地黄 30g
（盐）知母 9g	（盐）黄柏 9g	牡丹皮 12g	山茱萸 9g
黄精草 12g	天花粉 18g	甘草 3g	

上方汤药连服 20 余剂未应，坏疽有所发展，疼痛日增，脉象虚数，惟舌质红稍退。改杞菊地黄加减，兼服麦味地黄丸。

【处方】

枸杞子 30g	菊花 12g	茺蔚子 9g	牡丹皮 12g
玄参 45g	蝉蜕 9g	甘草 3g	

兼服麦味地黄丸，早晚服 1 粒。玉米须 30g 煎汤冲服。

药后 2 个多月，双目复明，但视物仍模糊不清。尿常规：GLU（2＋）；血糖 146mg/dL，口渴已解，虚烦已除，右脚坏疽已渐干燥。左足趾呈现剥离，但仍面黄肌瘦，腰酸乏力，脉象浮虚。此为正气不足、阴阳俱虚之候。以八珍汤调理阴阳，兼服金匮肾气丸以固肾源，局部以全蝎膏促其坏疽脱落。

又经 3 个多月的上述治疗，患者基本痊愈，坏疽自脱，创口愈合。

---

① 王永炎：《〈中国现代名中医医案精粹〉选登（34）——李廷来医案》，载《中医杂志》2012 年第 10 期，第 900 页。

案 2：糖尿病坏疽

李某，男，67 岁。

初诊日期：1985 年 4 月 6 日。

现病史：因脱疽住院，素有糖尿病史。多饮善饥，尿多。诊查：患者体形肥胖，发热，右脚背红肿，右足第二趾溃烂坏死，根部溃疡向足背发展，紫黑色呈条状块约 2cm×5cm。患腿肿胀按之凹陷，脉象滑数，舌苔白腻，舌边有瘀血斑。查血糖 230mg/dL；尿常规：GLU（3＋），血象：WBC $15.6×10^9/L$，N 87%。

证候诊断：阴虚火旺兼有湿热下注。

治法：先清湿热，再议他症。

茵陈赤小豆汤加减，局部用白灵药、黄连膏纱布换药。

【处方】

茵陈 18g	赤小豆 12g	薏苡仁 30g	泽泻 9g
（炒）黄柏 9g	（炒）苍术 9g	苦参 12g	栀子 9g
金银花 30g	蒲公英 30g	豆蔻 6g	佩兰 9g
滑石 30g	甘草 3g		

10 天后腿肿减轻，脚背红肿有增，坏疽继续发展，溃面向足背扩大，疼痛较甚，夜眠不宁，再以四妙勇安汤加板蓝根、紫地丁养阴清热、解毒，局部用抗生素滴浸，经治疗月余未应。右足腐烂组织已至前蹠骨，溃疡面宽约 3cm，长约 5cm，筋骨暴露，脓液增多，予以残端清除。改用"五神汤"加栀子、连翘、黄柏，重用地丁。

10 日后病情趋向稳定，但尿糖未减，血糖仍高，创口长期不愈，肉芽亦无生机。又改知柏地黄汤加减，以冀其效。外用紫草膏纱布合生肌玉红膏纱布交替换药。

【处方】

生地黄 30g	熟地黄 30g	茯苓 9g	怀山药 12g
牡丹皮 9g	山茱萸 12g	泽泻 9g	（盐）黄柏 9g
（盐）知母 9g	金银花 18g	紫花地丁 30g	

兼服麦味地黄丸，早晚各 9g。

而后以扶正固本、标本兼施、生肌敛口为法，嘱其长期服用知柏地黄丸或六味地黄丸及金匮肾气丸，以固肾阴。患者共住院 10 个月，痊愈出院。

【按语】

糖尿病坏疽属中医的"脱疽"范围。本病的主要原因是"肾阴虚，不能抑火"。如《疡科心得集》说："有先渴而后患者，有先患而后渴者，皆肾水亏涸，不能制火也。"又如《医宗金鉴·外科心法要诀》云："盖手足十指乃脏腑枝干，未发疽之先，烦躁发热，颇类消渴，日久始发。"这都阐明了本病的病因及其发展过程。

今患者足趾溃烂坏死，多成湿性坏疽，因肾主水，肾之功能失调，故水湿泛滥，多为湿性。故治疗之法，先以清热利湿治其标，后以滋补肾阴固其本，往往取效。

十、廖志峰医案：糖尿病合并肢端溃疡①

陈某，男，52 岁。

初诊日期：2000 年 9 月 24 日。

现病史：诊断糖尿病合并肢端溃疡。患肢创面脓液清稀量多，久不敛口，伴有疲乏无力、纳差恶心、四末不温等症。舌质红，苔白腻，脉虚。

【处方】廖志峰教授处以归芍六君煎加减。

当归 20g	白芍药 16g	党参 20g	白术 15g
茯苓 15g	陈皮 15g	半夏 10g	金银花 15g
皂角刺 6g	黄芪 30g	赤芍药 15g	甘草 6g

服用 7 剂而脓液减少，创面减小。调整服用 20 剂而创面渐愈，诸症皆轻。

【按语】

气血两虚的疮疡是归芍六君煎的适应证。廖志峰教授根据消渴日久必正虚而兼瘀的病机特点，不仅针对坏疽应用归芍六君煎益气养血敛疮，更增扶正祛瘀托毒生肌之品，则其效尤著。

十一、吕培文医案：2 型糖尿病周围血管病及坏疽②

患者，男，40 岁。

初诊日期：2013 年 11 月 15 日。

现病史：糖尿病病程 3 年，未行正规降糖治疗。患者 2 年前因砂粒摩擦致右足拇趾趾腹破溃，创面逐渐增大、加深，反复出现感染并加重。1 周前感染加重，体温 39.5℃。实验室指标：WBC 20.7×10^9/L，N 85.1%，NE 17.07×10^9/L，CRP 242.87mg/L。

刻诊：右足红肿、破溃、疼痛，右小腿后压痛，右侧腹股沟部位疼痛，发热，纳可，眠欠安，二便如常。

右小腿皮温升高，腓肠肌压痛。右足及足踝区暗红、肿胀，拇趾色暗、肿胀，趾腹侧可见一大小约 2cm×1.5cm 创面，深达骨质，可见骨质被破坏，表面覆盖灰黑色坏死组织，少量渗出，足底侧拇趾下方可见范围 3cm×2cm 皮肤坏死，足背内侧及足底内侧可及波动感，延及足心水平，局部皮肤张力高，压痛明显。右侧腹股沟可及 1 个肿大淋巴结。双胫后及足背动脉搏动减弱。舌淡暗，边有齿痕，苔白腻，脉沉细。

西医诊断：2 型糖尿病周围血管病及坏疽。

证候诊断：气虚血瘀，湿热内蕴。

治法：清热解毒，利湿消肿。

入院后立即予切开引流，创内可见较多坏死组织、少量脓血性液体。术后积极抗炎、降糖、清创换药，3 日后患者热退。

11 月 19 日行右足拇趾经跖骨截趾及清创术。术后患者体温 39.5℃，升级抗生素，

① 卢雨蓓、田旭东：《廖志峰应用归芍六君煎治疗杂病举隅》，载《河北中医》2005 年第 1 期，第 5 - 6 页。

② 朱艳萍：《吕培文治疗下肢慢性溃疡经验总结》，载《北京中医药》2014 年第 9 期，第 660 - 662 页。

配合蚕食清创法祛除创面坏死组织，3 日后热退。WBC 9.53×10^9/L，N 61.8%，NE 5.89×10^9/L，CRP 17.2mg/L。

11 月 28 日查房，右小腿皮温正常，无压痛；右足踝肿消；创面大小 20cm×5cm，创内红色水肿肉芽生长，肉芽组织间夹少量坏死肌腱组织。拇跖骨残端已包埋，创面渗出多，由创面近足踝部位向足踝方向可探及 3cm×0.5cm 潜腔，腔内少许坏死组织及渗出；创周炎性浸润，皮温不高。舌淡暗，边有齿痕，苔白腻，脉沉细。中医辨证：脾肾不足，余毒未清；治以健脾益气，解毒利湿。

【处方】

黄芪 45g	党参 10g	茯苓 15g	炒白术 10
甘草 10g	陈皮 10g	山药 10g	鹿角霜 10g
炒薏苡仁 30g	玄参 15g	白花蛇舌草 20g	鸡血藤 15g
冬瓜皮 30g	阿胶珠 10g	忍冬藤 20g	

7 剂，水煎，每日 1 剂，分 2 次，每次温服 200mL。

12 月 5 日患者右足肿明显减轻，创面肉芽组织增多，肉芽水肿减轻，坏死肌腱组织大部分经蚕食清创法祛除，剩余部分被肉芽组织包埋，创周炎性浸润明显减轻。

守法继进，据舌脉在解毒利湿方面做轻微调整。

2 周后创周炎性浸润消退，创面逐渐缩小，肉芽组织渐趋红活，创缘上皮爬生。

十二、亓鲁光医案四则

案 1：2 型糖尿病，糖尿病足重度湿性坏疽[①]

黄某，男，63 岁。

初诊日期：2006 年 9 月 25 日。

主诉：右足溃烂 5 月，加重 20 天。

现病史：患者既往有糖尿病病史 13 年余。曾在某医院诊断为 2 型糖尿病、糖尿病周围血管病变、糖尿病周围神经病变、糖尿病视网膜病变、原发性高血压 3 级 极高危。5 月前右足小拇趾外侧长一血疱，经外科穿刺放血后出现溃烂，经久不愈，并有腐臭。20 天前右足溃疡脓性分泌物增多，皮肤红肿，皮温增高。为求进一步治疗，由门诊于 2006 年 9 月 13 日收住我科。

刻诊：口苦，纳差，肢麻，足部溃疡，深可及骨，可见骨质破坏，创面脓性分泌物及腐肉多，周围皮肤红肿，皮温升高，有恶腐臭味，双下肢水肿。夜尿 6～7 次/天，大便调，舌淡苔黄厚腻，脉细。

辅助检查（阳性）：随机血糖 28.3mmol/L；血常规：WBC 9.8×10^9/L，N 88%，RBC 2.71×10^{12}/L，Hb 77g/L；分泌物细菌鉴定结果：奇异变形菌；药敏：亚胺培南；肾功：BUN 12.4mmol/L，Cr 102μmol/L；尿微量蛋白：mALB 104.00mg/L，α_1 - MG 90.6mg/L，TRU 6.72mg/L，IGU 31.10mg/L（9 月 24 日）；X 线示：右足第一、二跖骨

① 王永刚、荆志斌、刘晓宏、李露：《亓鲁光教授中西医结合防治糖尿病湿性坏疽的经验》，载《四川中医》2009 年第 3 期，第 1-3 页。

之表现考虑缺血坏死。双下肢动脉彩超：双下肢动脉钙斑沉着。

西医诊断：①2 型糖尿病，糖尿病足（重度湿性坏疽），糖尿病肾病，糖尿病周围血管病变，糖尿病周围神经病变，糖尿病视网膜病变，糖尿病白内障；②原发性高血压 3 级　极高危。

中医诊断：①消渴；②坏疽；③水肿。

证候诊断：本虚标实，热毒炽盛。

治疗。

（1）全身治疗：胰岛素控制血糖；卡托普利控制血压；头孢哌酮控制感染（因患者经济原因，拒绝使用亚胺培南）；黄芪针、血塞通针益气活血；中药内服以透脓散为主方加减治疗。

（2）局部治疗：用生理盐水清洗创面。然后把庆大霉素注射液 20 万 U、654 - 2 注射液 20mg、普通胰岛素 10U3 药混合，适量纱布在上述混合液中浸泡后敷于创面，15min 后换用黄纱条外敷（生理盐水 + 利凡诺混合制成 0.3% 的溶液，将纱条浸泡在内）。最后加用中药外洗方（黄芪、苦参、大黄、红花、蒲公英等）加减外洗，并浸泡半小时，每天 2 次。

经上述治疗，9 月 27 日，患者右足肿胀有所减轻，脓性分泌物明显减少，肉芽组织开始出现，腐臭减轻，血糖波动不大。11 月 1 日，患者右足创面缩小率达 80%。11 月 21 日，患者右足创面愈合。

案 2：2 型糖尿病，糖尿病足湿性坏疽[①]

周某，女，65 岁。

初诊日期：2004 年 10 月 11 日，门诊以糖尿病足（重度湿性坏疽）收住入院。

主诉：右侧偏瘫并发现血糖升高 3 年余，左足大趾溃烂 10 天余。

现病史：左足大趾缺失并伴 4cm×3cm 溃烂面，伴红肿热痛，灼热感明显，有腐臭味，右侧肢体运动不利。右足背动脉可及，感觉下降，言语謇涩，心慌，乏力，纳差，眠可，二便失禁，大便干结。舌淡偏暗，苔薄白，脉沉细。

既往史：高血压病史 10 年余。

辅助检查（阳性）：X 线：左脚大脚趾缺失，可见骨质破坏。B 超：双下肢动脉内膜增厚伴少许钙化点，双下肢动脉血流速度降低。血常规：WBC 6.8×10^9/L，N 71.8%，RBC 2.06×10^{12}/L，Hb 62g/L。

西医诊断：①2 型糖尿病，糖尿病足（重度湿性坏疽）；②高血压病　极高危；③脑梗塞后遗症期；④贫血（中度）。

中医诊断：①消渴；②坏疽；③中风。

证候诊断：气血两虚，热毒壅盛。

治疗。

（1）全身治疗：胰岛素控制血糖；吲达帕胺、卡托普利控制血压；头孢呋辛钠、莱

---

① 王永刚、荆志斌、刘晓宏、李露：《亓鲁光教授中西医结合防治糖尿病湿性坏疽的经验》，载《四川中医》2009 年第 3 期，第 1 - 3 页。

第六章　糖尿病并发症医案

505

美兴抗感染；黄芪针、血塞通针益气活血；阿司匹林肠溶片控制血小板聚集；中药内服以透脓散为主方加减治疗；及对症支持治疗。

（2）局部换药：用生理盐水清洗创面。然后把庆大霉素注射液20万U、654-2注射液20mg、普通胰岛素10U3药混合，适量纱布在上述混合液中浸泡后敷于创面，15min后换用黄纱条外敷（生理盐水+利凡诺混合制成0.3%的溶液，将纱条浸泡在内）；30min后中药外洗方（黄芪、苦参、大黄、红花、蒲公英等）外洗并浸泡30min，每日2次。

经上述治疗，10月14号，脓性分泌物减少，肉芽组织开始出现；11月26号，创面缩小率达86%；12月9号，创面痊愈。

【按语】

对于湿性坏疽的分期，参考李仕明糖尿病足与相关并发症的诊治。糖尿病坏疽，由于合并感染多且重，局部血液循环较差、用药周期长、易产生耐药菌感染等原因，往往西药抗感染、血管介入等治疗效果较差且花费昂贵。内服药物对糖尿病足湿性坏疽作用较缓，亓鲁光教授采用中药浸泡外洗，不但帮助创面祛除腐肉，使肉芽生长，还使药液直接到达较深创面各肌腱间隙，达到充分引流的目的，改善创面的外部环境，促进创面愈合，即中医理论所谓"给邪以出路""腐不去则新肉不生"；有效保持创面的湿润和自溶作用，简化清创过程，减少继发性损害；同时湿润创面能保护肉芽颗粒，有助于创面的上皮化，促进创面愈合；该法可显著改善糖尿病足重度湿性坏疽创面腐肉分级情况、肉芽组织变化情况、局部症状体征、创面面积缩小率，疗效确切，费用低廉，治疗方法易于掌握，患者容易接受长期治疗。

亓鲁光教授以中西医结合为基础，全身、局部治疗相兼，采用中药内服"脉通方（黄芪、丹参、桑椹、当归、泽泻、银花藤）"及复方组合的具体方案，对探索糖尿病足坏疽的治疗开辟了一条新路。

案3：糖尿病，糖尿病足[①]

王某，男，57岁。

初诊日期：2008年1月22日。

现病史：确诊糖尿病史5年，双足麻木疼痛，右足第一、二趾紫绀，趾尖发凉，刺痛、麻木。诊见：神疲乏力，舌淡暗边有齿痕、苔薄白，脉细弱。

查体：皮温较低，足背动脉搏动减弱。

双下肢血管多普勒检查示：右踝肱指数0.82，左踝肱指数0.95，双侧趾臂指数不能测出。

西医诊断：糖尿病，糖尿病足（0级）。

中医诊断：消渴、痹证。

证候诊断：气虚血瘀，脉络痹阻。

治法：益气通络，活血化瘀。

---

① 龚光明、郎宁、亓鲁光：《亓鲁光防治糖尿病足临床经验介绍》，载《辽宁中医杂志》2012年第11期，第2129-2130页。

【处方】

黄芪 40g	山药 30g	鸡血藤 30g	桂枝 10g
赤芍 10g	地龙 10g	山茱萸 10g	桑枝 10g
乌梢蛇 10g	丹参 10g	甘草 3g	

14 剂，每日 1 剂，水煎，分 3 次服。

并用此方药渣浓煎 200mL，兑温水泡脚外洗，每日 1 次。

二诊：（2 月 7 日）乏力、疼痛有所减轻，仍麻木，趾尖发凉，右足第一、二趾颜色无明显变化，舌淡暗边有齿痕、苔薄白，脉细弱。守前方加苏木 10g、水蛭 6g。共 14 剂，煎服法同前，外洗法亦同前。

三诊：（2 月 21 日）乏力不显，疼痛、趾尖发凉、麻木明显减轻，趾尖发胀，右足第一、二趾颜色较前有所变淡，舌淡、苔薄白，脉细。双下肢血管多普勒检查示：右踝肱指数 1.00，左踝肱指数 1.10，右趾臂指数 0.41，左趾臂指数 0.48。仍守前方去苏木、桂枝，加鸡内金 10g、川芎 10g、枸杞子 10g。14 剂，煎服法同前，外洗法亦同前。

四诊：（3 月 7 日）麻木不显，无趾尖发胀、发凉，右足第一、二趾偶微痛，颜色明显变淡，舌淡红、苔薄白，脉细。双下肢血管多普勒检查示：右踝肱指数 1.17，左踝肱指数 1.17，右趾臂指数 0.7，左趾臂指数 0.75。守前方继服 14 剂，外治法亦同前，药毕诸症俱消。

<h3 style="text-align:center">案 4：糖尿病足 0 级[①]</h3>

患者，男。

初诊日期：2011 年 4 月。

现病史：患者发现血糖升高 5 年，3 月前出现下肢麻木、疼痛、发冷并逐渐加重，神疲乏力，双下肢无力。查空腹血糖 7.8mmol/L，餐后 2h 血糖 8.2mmol/L；双下肢足背动脉彩超示：双下肢胫前动脉下段及足背动脉粥样斑点形成；双下肢血管多普勒显示：左侧踝肱指数 0.87，左侧趾臂指数 0.85，右侧踝肱指数 1.12，右侧趾臂指数 0.85，提示左侧胫后足足背狭窄；足部感觉神经检查示：双足背震动感觉阈值 > 25V，患者存在严重的深感觉障碍，发生神经性溃疡为高风险。纳眠均可，二便正常，舌淡暗边有瘀点，苔白，脉细弱。

证候诊断：气虚血瘀，脉络痹阻。

治法：益气通络，活血化瘀。

【处方】

黄芪 30g	桂枝 10g	赤芍 10g	地龙 10g
乌梢蛇 10g	丹参 10g	川芎 10g	银花藤 30g
黄精 15g	姜黄 10g	鸡血藤 30g	甘草 3g

共 14 剂，每日 1 剂，分 3 次服用。

二诊：患者疲乏、脚软、下肢发冷明显减轻，仍感麻木、疼痛，舌淡暗边有瘀点苔

---

① 王森、杜续、赵娟朋、亓鲁光：《亓鲁光教授治疗糖尿病足 0 级经验》，载《中医临床研究》2012 年第 15 期，第 93－94 页。

白，脉细弱。在前方基础上去川芎、银花藤、黄精，加用苏木 10g、桑枝 10g、水蛭 6g、荔枝核 10g，共 14 剂，服法同前。

三诊：患者无明显疲乏、脚软，下肢发冷、麻木、疼痛较前明显减轻，舌淡稍暗，脉细弱。在前方基础上去苏木、水蛭，加桑椹 15g、黄精 15g、鸡内金 10g。共 14 剂，服法同前。

末诊：患者偶感下肢微痛，无明显发冷、麻木，复查双下肢血管多普勒示：双足踝肱指数在（1.0～1.3）间，均在正常范围之内，双足趾臂指数 >0.7，双胫后足背第一趾动脉基本正常；足部感觉神经检查示：双足背震动感觉阈值，15V < VPT < 25V，患者存在轻-中度深感觉障碍，发生神经性溃疡为中度风险。给予患者亓鲁光教授以益气养阴、活血通络的中药制剂"脉通方"，服用 1 月后，诸症基本消失。

十三、唐汉钧医案：糖尿病足溃疡[①]

黄某，男，60 岁。

初诊日期：2002 年 8 月 13 日。

现病史：左足第 3 趾溃烂疼痛 10 月余，反复不愈，经某医院诊断为糖尿病并发足部溃疡，经抗炎、降糖、敷药治疗月余，仍疼痛不止，溃烂处结痂而不生新肉，血糖波动幅度大，拟手术切除病趾，患者惧怕不允。

刻诊：左足第 3 趾疼不能触按，甲沟至第 1 关节处皮肤如紫葡萄皮，红肿不明显，第 3 趾尖有一黄豆大凹陷，顶底有结痂，微有渗出。舌红暗、苔黄腻，脉弦滑。

证候诊断：气阴两亏，脾虚湿热，脉络瘀阻。

治法：健脾燥湿、清化热浊，佐以益气养阴活血。

【处方】

苍术 15g	薏苡仁 15g	白花蛇舌草 15g	鹿衔草 15g
石菖蒲 12g	黄芩 12g	银花 12g	苦丁茶 9g
厚朴 9g	白术 9g	茯苓 9g	姜夏 9g
陈皮 9g	苏梗 9g	砂仁 6g	黄柏 6g

水煎服，每日 1 剂。

外用九一丹撒布创面。

经上述方案治疗 12 日后，疼痛缓解，痛处皮肤转紫红润，结痂处无渗出，停用九一丹，改用复黄生肌愈创油膏外敷。又治疗 24 日，疼痛止，皮肤色基本正常，唯趾顶结痂处按之微痛。至第 36 日，结痂自行脱落，长出新肉，皮色转至正常。

【按语】

国家中医药管理局发布的《中医病证诊断疗效标准》中，对消渴病的概念、诊断依据、辨证分类等方面特别强调了阴虚燥热。唐汉钧教授认为，固然阴虚燥热是糖尿病的重要病机，但事实上，古代医家对脾虚在糖尿病过程中的地位早有认识。《素问·本脏》

---

① 秦海洸：《唐汉钧从脾虚湿热辨治慢性难愈性疮疡验案 2 则》，载《江苏中医药》2009 年第 9 期，第 46－47 页。

谓"脾脆则善病消瘅",说明脾虚是糖尿病的易发因素。

随着对糖尿病研究的不断深入,近现代医家在糖尿病的治疗中亦十分重视理脾,强调脾虚是糖尿病的重要病机之一。从中医辨证角度分析,糖尿病足溃疡患者脾虚湿热证的形成,是由于素体脾虚,或长期饮食不节,损伤脾气;或年老体弱,脾气日衰;或情志不调,劳欲不节,伤及脾土,从而导致脾之运化功能失司,水湿不化,湿浊内生,脾不能为胃行其津液,使津液不得布散,因而导致消渴,常见舌红少苔之象。若不加辨证,妄投养阴生津之药,则可能滋腻过度,困遏脾气;如过用寒凉之剂,则直折脾阳,脾之运化更加无力,湿浊内蕴更著,久而酿生热浊,阻于肌腠,发为溃疡。

因湿为阴邪,黏滞重浊其性趋下,故溃疡多见于下肢,且缠绵难愈。唐汉钧教授鉴于以上认识,以《素问·奇病论》所提出的"治之以兰"为原则,即采用芳香醒脾化浊之品,以除陈积之气,并伍以清热解毒之品,专为糖尿病足溃疡而设化浊降糖方。

方中苍术辛苦温,入脾胃二经,为燥湿健脾之要药。《本事方》云:"脾土也,恶湿,而水则流湿,莫若燥脾以胜湿,崇土以填窠臼,则疾当去矣。"厚朴、薏苡仁健脾化湿;白术、茯苓,一健一渗,水湿则有出路;石菖蒲、砂仁芳香化湿,醒脾健胃;姜夏、陈皮、苏梗化湿祛痰;黄柏、黄芩、银花、白花蛇舌草、鹿衔草、苦丁茶清化湿热。诸药合用,共奏健脾燥湿、清化热浊之功。足溃疡若已趋向愈合,当酌减黄柏、黄芩、银花、白花蛇舌草、鹿衔草之属,以免苦寒败胃;并酌加黄芪、太子参、生地、天花粉等健脾益气之品,以降血糖。

十四、魏子孝医案二则

案1:糖尿病足[①]

患者,女,63岁。

初诊日期:2003年10月20日。

现病史:患者有糖尿病病史11年,2年前开始逐渐出现双足发凉、麻木,并时有针刺样疼痛,2周前因行走过多右足小趾出现破皮、发红,但未引起重视,逐渐出现局部流水、流脓,且范围扩大,2天前开始发热,体温最高达38.9℃,伴神倦乏力,夜眠差,舌略暗红,苔薄黄微腻,脉弦数。

查:体温38℃,血压130/85mmHg,脉搏91次/min。心、肺、腹部未见明显阳性体征。双下肢膝腱、跟腱反射均减弱,双足皮温凉,痛觉弱,足背动脉搏动微弱,右足小趾外缘破溃流脓。空腹血糖13.9mmol/L,餐后血糖18.7mmol/L;尿常规:GLU(3+),KET(2+);血常规:WBC 1.4×10^9/L,N 78%。

西医诊断:糖尿病足。

中医诊断:脱疽。

证候诊断:湿热内蕴夹血瘀。

经过降糖、消酮、抗感染等对症治疗后,血糖、尿酮及体温很快恢复正常,右足破

① 张燕、邹本良:《魏子孝治疗糖尿病合并皮肤感染经验》,载《中国中医药信息杂志》2005年第12期,第88-89页。

溃处虽经清创处理，但仍无明显好转。

治法：清热解毒、化湿通络。

【处方】

金银花 15g	野菊花 10g	蒲公英 12g	紫花地丁 12g
玄参 10g	土茯苓 30g	王不留行 10g	木瓜 15g
黄柏 12g			

每日 1 剂。

3 周后，破溃处分泌物消失，可看见新鲜的肉芽组织，患者精神佳，夜眠转安，血糖稳定。仍见双足发凉、麻木、时有针刺样疼痛，舌略暗，苔薄白，脉弦。此时湿热已去，且大量苦寒药恐伤及阴液，故此时治以益气养血、活血通络。

【处方】

生黄芪 15g	鸡血藤 15g	当归 20g	赤白芍各 15g
桂枝 12g	细辛 3g	生地黄 15g	玄参 12g
桃仁 10g	红花 10g	水蛭 10g	姜黄 10g

每日 1 剂。

继续服药 3 个月，伤口逐渐好转，麻木、发凉、刺痛等症状亦明显好转。

【按语】

该患者系继发于血管神经病变的皮肤软组织感染。先治其标，以清热解毒化湿浊；后顾宿疾，以益气养血、温经通脉。

案 2：糖尿病足溃疡①

商某，男，71 岁。

初诊日期：2005 年 1 月 6 日。

主诉：双足趾起泡红肿溃疡 2 周。

现病史：既往有糖尿病 20 年，慢性支气管炎 40 年。近年来常感双下肢凉麻，2 周前，无明显诱因出现双足大趾、右足次趾及足底部水泡，局部红肿破溃，并有脓性分泌物。1 日前出现呕吐、腹泻，来我院治疗。患者形体消瘦，舌质暗淡，苔黄腻，脉弦滑。

入院血压 140/70mmHg，血糖 9.1mmol/L；尿常规：GLU（2＋），KET（2＋）。

入院后先给予消酮治疗，酮体消失后予皮下注射胰岛素控制血糖，静脉应用阿莫西林、克林霉素等抗菌素控制感染，口服拜阿司匹林、辛伐他汀、甲钴胺等药物。局部清创，藻酸钙敷料换药每日 1 次。

证候分析：病消日久，正虚染毒，湿热毒瘀，热壅肉腐。

治法：滋阴清热，化瘀排毒。

【处方】四妙勇安汤、四妙散合五味消毒饮化裁。

苍术 15g	黄柏 10g	土茯苓 30g	川牛膝 10g
忍冬藤 15g	当归 12g	玄参 12g	生甘草 6g

---

① 王钧、夏城东、魏子孝：《魏子孝治疗糖尿病足溃疡经验撷要》，载《四川中医》2009 年第 7 期，第 17－18 页。

| 野菊花 10g | 蒲公英 15g | 败酱草 15g | 红藤 15g |
| 蜈蚣 1 条 | 皂刺 12g | | |

上方服药 7 剂后，双足趾溃疡脓液减少，红肿症减，压痛减轻，双足温度改善。去黄柏、红藤、蜈蚣，加鸡血藤 20g，再服 10 剂，足部溃疡结痂，无渗液，双足皮温正常，无压痛。

前方去败酱草、皂刺，加丹参 20g、生黄芪 30g、陈皮 10g，续服 10 余剂，患者溃疡愈合良好，随访半年无复发。

十五、奚九一医案四则

案 1：糖尿病足坏疽[①]

朱某，女，63 岁。

初诊日期：1994 年 10 月。

现病史：有糖尿病病史 10 余年。1 月前无明显诱因左足底肿胀并渐溃破，疼痛不明显，曾静脉滴注青霉素、庆大霉素 1 周，效果不理想。

查体：左足底前内侧溃疡约 3cm × 2cm，有脓性分泌物，局部肿胀，无压痛。两足背动脉及胫后动脉搏动正常，空腹血糖 16mmol/L。

西医诊断：糖尿病足坏疽

中医诊断：筋疽。

治法：滋养肝肾，佐以益气健脾。

【处方】用自制除消通脉冲剂（由生地黄、熟地黄、党参、黄精等组成）口服，每次 1 包，每日 3 次。

同时予清创，创口内掺入九一丹；并用胰岛素等控制血糖。

28 天后左足溃疡愈合出院。

【按语】

此患者为糖尿病足坏疽，其局部血供尚正常，与缺血引起的坏疽有区别，因此奚九一教授将其命名为"筋疽"，系消渴日久，燥热内结，蕴毒成脓所致。治疗宜滋养肝肾、益气健脾，辅以清创和掺药，能迅速收到疗效。

案 2：糖尿病足[②]

柏某，女，44 岁，干部。

初诊日期：1996 年 5 月 18 日。

现病史：有糖尿病病史半年，始住内分泌科治疗，经磺脲类和双胍类联合降糖，无效，改用胰岛素治疗后，血糖反由 9.6mmol/L 上升至 16.4mmol/L。3 天后出现左拇趾端外缘和左 2 趾端紫血疱，2 天后破溃，渐成溃疡。由于血糖居高不降，创面日趋加重，遂自动出院。经多方中西医结合治疗，无效。

其母 1 年前死于糖尿病足。

---

① 何敢想：《奚九一临证验案 8 则》，载《中医杂志》2004 年第 7 期，第 500 – 501 页。

② 吴寅、王璐：《奚九一治疗糖尿病足坏疽经验介绍》，载《浙江中医杂志》1997 年第 10 期，第 467 – 468 页。

刻诊：面色㿠白，神疲乏力，体丰，无"三多"症。舌胖嫩红、苔薄黄微腻，脉细数。左足前距部红肿、焮热，左拇趾外缘有 2cm×3cm、深 0.3cm 溃疡，上覆有坏死组织及脓性分泌物，左 2 趾端有 1.5cm×2cm 浅溃疡，渗液较多。查血糖 14.6mmol/L。

西医诊断：糖尿病足。

证候诊断：气阴不足，湿毒下注。

【处方】 内服药基本方。

黄芪 30g	黄精 30g	山药 30g	天冬 30g
麦冬 30g	田基黄 30g	垂盆草 30g	怀牛膝 15g
蚤休 15g	甘草 4g	丹皮 15g	虎杖 15g
生石膏 45g			

并配合清创方法（在创面常规消毒后，清除坏死组织，用中药煎剂冲洗创面，然后用 0.5% 甲硝唑纱布湿敷包扎，每日换药 1 次）治疗，每日 1 次。

3 天后，患足红肿消退，创面分泌物明显减少。乃于上方中去石膏，更进 7 剂后，左 2 趾溃疡结干痂，拇趾溃疡面明显缩小，肉芽鲜红，无分泌物。原方更进 7 剂后，复查血糖 7.8mmol/L，创面愈合。

随访 1 年来，患者自行服用原方不间断，每月复查血糖基本稳定在 7.4～7.8mmol/L，溃疡未再发。

案 3：糖尿病足坏疽①

邱某，女，56 岁。

初诊日期：2009 年 11 月 13 日。

主诉：左足溃坏疼痛近 10 日，发热 1 周。

现病史：患者患糖尿病 10 年余，血糖控制不佳，有糖尿病肾病、脑梗史。10 日前无明显诱因下出现左足第 4 趾疼痛、紫绀，发热，体温最高达 40.4℃，急至外院求治，予凯福定静滴抗感染，发热略好转，但疼痛加剧，第 2～4 趾逐渐发黑坏死，进而患足肿胀、溃烂，外院要求其截肢治疗。后经人介绍来我科门诊求治，由门诊拟"糖尿病足坏疽"收入病房。

刻诊：患者自觉胸闷，查体见面色㿠白，心悸气短，口渴，小便短少不利、全身浮肿，腹部胀满，三肢寒冷，患肢小腿及以下高度肿胀、皮温高，内踝肿胀有波动感，足底溃烂，皮温高，2～4 趾坏死，呈混合性坏疽，Wagner 分级 V 级，舌红少苔或苔光剥，脉沉细数。入院后患者反复发热，最高体温 38.9℃。

辅助检查：WBC 27.0×10⁹/L，N 91.2%，Hb 63g/L，CRP＞160mg/L，24h 尿蛋白定量 4.5g，X 线、B 超示双侧胸腔积液，心包积液，服用清热解毒利湿中药后，出现吐利、腹胀、下利清谷。

西医诊断：糖尿病足筋疽 - 左足肌腱变性坏死症（急性期，脏衰型，混合 I 型 Wag-

---

① 杨沁彤：《奚九一教授中西医结合治疗脏衰型筋疽的经验》，载中华中医药学会主编《中华中医药学会周围血管病分会第五届学术大会暨黑龙江省中医周围血管病 2013 年学术讨论会学术论文集》，中华中医药学会 2013 年版。

证候诊断：阳气虚衰，阳损及阴，阴阳俱虚。

治法：回阳救逆，温肾滋阴，温阳化气。

【处方】

熟附片（先）30g	炙麻黄15g	桂枝10g	细辛5g
干姜15g	石斛30g	炙甘草15g	

此方为麻黄附子细辛汤加桂枝、石斛、干姜、甘草组成，麻黄附子细辛汤主治少阴表证，以附子固元阳，麻黄开腠理，细辛散浮热，同时以干姜助附子温肾，患者出现心悸气短、全身浮肿，已有水饮凌心之证，加予桂枝温阳化饮，热病伤津，患者出现口渴等伤阴的征象，予以石斛养阴，甘草温补调和。

患者服用中药同时予抗感染、对症支持治疗（积极控制心衰，降糖、输少浆血、血浆、白蛋白），患者面部渐有血色，小便短少不利、全身浮肿之症渐解，大小便自知。分次行祛腐清筋术，去除2～4趾、左内踝及足底坏死肌腱。术后渐见患足局部少量新生肉芽，肿胀有所减退，皮温明显降低。继以上方治疗1月，创面肉芽生长良好，足部肿胀消退。患者胸闷气促症状缓解，生活自理。

案4：糖尿病足坏疽①

应某，男，36岁。

初诊日期：2010年7月23日。

主诉：左下肢溃坏3周余，加重10日。

现病史：患者有糖尿病史6年，血糖控制不佳。3周余前逐渐出现左足背近外踝处溃破及内踝下方2处溃破，并有发热，最高体温达38.5℃。10日前，患足肿胀加剧，空腹血糖>20mmol/L，遂至外院住院治疗，住院期间予降糖、抗感染、改善足部循环、营养神经治疗、对症支持治疗，继而患者出现全身浮肿，严重贫血（Hb 65g/L），ALB 13g/L，血压上升（最高190/110mmHg），病势转危至我院治疗。

入院后见患者面色㿠白，倦怠乏力欲寐，口渴不欲饮，小便短少不利、全身浮肿，腰以下为甚，腹部胀满，四肢寒冷，舌淡胖苔润，脉沉细数。患足漫肿，皮温略高，局部创面肉芽组织淡白，分泌物清稀，腥臭。服用清热解毒利湿中药后，出现吐利、腹胀、下利清谷而不自知。

西医诊断：糖尿病足筋疽－左足肌腱变性坏死症（急性期，脏衰型，单纯型Wagner分级Ⅴ级）。

证候诊断：阳气虚衰、阴寒内盛、水湿泛滥。

治法：回阳救逆、散寒化湿。

【处方】

熟附片（先）30g	干姜15g	甘草15g	桂枝15g

---

① 杨沁彤：《奚九一教授中西医结合治疗脏衰型筋疽的经验》，载中华中医药学会主编《中华中医药学会周围血管病分会第五届学术大会暨黑龙江省中医周围血管病2013年学术讨论会学术论文集》，中华中医药学会2013年版。

第六章 糖尿病并发症医案

白术 15g   茯苓 30g

此方为四逆汤合苓桂术甘汤。四逆汤主治少阴病，为寒邪侵入足少阴肾经导致的阳虚寒厥证。

方中重用附子并辅以干姜助阳散寒，炙甘草性温补，缓附子干姜辛散之性而助阳力不减。同时重用茯苓，取其健脾利湿化饮，阴邪盛，配以桂枝温阳化饮，湿聚成饮源于脾阳不足，加予白术健脾燥湿。

患者服用中药同时予抗感染、对症支持治疗（降压、降糖、输少浆血、血浆、白蛋白），患者面部渐有血色，小便短少不利、全身浮肿之症渐解，大小便自知。随后行祛腐清筋术，祛除左踝及足底坏死肌腱。术后渐见患足局部少量新生肉芽，肿胀有所减退，皮温明显降低。

继以上方治疗 1 月，创面肉芽生长良好，大部分创面已愈，足部肿胀消退，皮温正常。患者已能下地行走，生活自理。

十六、袁占盈医案：糖尿病足[①]

李某，女，60 岁。

初诊日期：2009 年 3 月 10 日。

主诉：糖尿病 13 年，右下肢截肢术后 3 年，左足疼痛 3 月。

现病史：患者于 13 年前发现患有糖尿病未正规治疗，间断服用二甲双胍片，剂量不定，不定期查空腹血糖 8.5mmol/L 左右。3 年前出现右足部疼痛、麻木，并迅速发展至坏疽，于当地医院行右膝下 15cm 以下截肢术。术后正规服用西药降糖药，定期测空腹血糖控制在 6.5mmol/L 左右。3 个月前，不明原因出现左足疼痛、发凉并渐麻木，当地医院诊断为糖尿病足。西医给予抗凝、扩血管药静脉点滴半月未效。患者极度担心被再次截肢，遂求中医诊治。

刻诊：左足色黑，五趾尤甚，拇趾及足背皮肤溃烂，流水，足凉，麻木，乏力，下肢重着，疼痛夜甚，影响睡眠，大便数日 1 行，痛苦异常。诊见肌肤甲错，双手爪甲枯萎，趺阳脉沉伏，舌质暗，舌苔白腻，脉沉细。

证候诊断：气虚寒凝，血瘀湿阻。

治法：补气活血，温经化湿，祛瘀通络。

【处方】补阳还五汤加味。

生黄芪 45g	当归 15g	赤芍 15g	地龙 20g
川牛膝 30g	桃仁 15g	红花 15g	川芎 15g
全虫 6g	蜈蚣 2g	附子 6g	桂枝 6g
木瓜 15g			

水煎服，每日 1 剂。

二诊：（2009 年 3 月 20 日）服上方 10 剂，足痛及凉麻减轻，足背溃烂面缩小，已无流水，足部皮色稍润，大便每日 1 次，舌质暗红，苔白不腻，脉细。上方减木瓜，继

---

① 刘建平：《袁占盈辨治糖尿病足经验》，载《中国中医基础医学杂志》2010 年第 3 期，第 236 + 253 页。

服 10 剂。

三诊：（2009 年 4 月 2 日）足痛明显减轻，能正常睡眠，已不凉不麻，足部溃烂基本愈合，跌阳脉应指明显。守上方再进 10 剂。

四诊：（2009 年 5 月 8 日）足坏疽基本痊愈，精神好，肤色润。守前方共为细面，每服 5g，每日 2 次以巩固疗效。

【按语】

补阳还五汤原载于《医林改错》，主治气虚血瘀之中风。药物组成：黄芪、当归、川芎、赤芍、桃仁、红花、地龙。中西医均认为，血液持续高凝状态是发生糖尿病足的基础，感染和局部组织坏死是本病愈合的不利因素。

现代药理表明，黄芪具有调节机体免疫、抗炎、抗病毒、抑制血小板聚集、抗血栓形成、改善微循环等作用，并能促进溃疡生长及愈合；当归、川芎、赤芍、桃仁、红花能扩张血管，增加血流量，抗血小板聚集，改善微循环；地龙不仅具有纤溶和抗凝作用，还可促进伤口愈合。诸药配合，从根本上杜绝了糖尿病足发生的始动因素，祛除了引起该病发展的各种不利因素，故验之临床是有效的。

袁占盈教授积累多年临床经验，认为糖尿病足的中医病机总属气虚血瘀、脉络痹阻，符合补阳还五汤所主病机，依异病同治之法则，将其灵活运用于糖尿病足的治疗，取得了较好的疗效。

袁占盈教授重视病机辨证，主张不论何病首先应辨清病机，只要病机明确可灵活选方用药，不必拘泥原方所治何病。袁占盈教授将补阳还五汤运用于糖尿病足的治疗即为其重视病机辨证的成功例证。

十七、张庚扬医案二则

案 1：糖尿病足坏疽[①]

患者，男，58 岁。

初诊日期：2012 年 1 月 6 日。

主诉：右足溃烂迁延不愈 1 年余，红肿疼痛 1 周。

现病史：患者右足足底外侧 1 年前因摩擦溃烂，先后于多家医院门诊就诊，诊断为糖尿病足坏疽，给予创面局部处理，创面略好转，但一直迁延不愈。近 1 周来，右足原创面出现红肿疼痛，分泌物增多、臭秽，伴口干欲饮，尿少，便秘，舌暗苔剥、燥，有瘀斑，脉弦细而数。

既往史：糖尿病病史 10 余年，血糖控制良好；排除冠心病、高血压、脑梗死等内科疾患。

查体：右足足底第 5 跖趾关节处可见一溃烂创面，大小约 1cm×1cm，创面周围轻度红肿，创缘无潜行，创面基底部肉芽老化、水肿、质硬，并可见少许灰色坏死组织外露。右足皮肤变薄，汗毛脱落，趾甲增厚、生长缓慢，皮温与左足无明显差距，足背动

---

① 李云平、矫浩然：《张庚扬教授从瘀、热论治糖尿病足坏疽经验述要》，载《天津中医药》2013 年第 6 期，第 323 - 324 页。

脉搏动（±），胫后动脉搏动（＋）。

中医诊断：消渴脱疽。

治法：益气养阴，化瘀解毒。

【处方】

| 黄芪 15g | 党参 20g | 玄参 15g | 当归 20g |
| 牛膝 10g | 金银花 30g | 丹参 30g | 白花蛇舌草 20g |
| 甘草 6g |

7 剂，水煎 300mL，分 2 次温服。

局部创面处理：中医综合外治法。

二诊：（2012 年 1 月 13 日）患者口干明显减轻，舌红，苔剥不燥，有瘀斑，脉弦细而数。查体同前。上方黄芪加至 30g、金银花加至 60g，加地骨皮 20g、白薇 20g。14 剂，局部创面处理同前。

三诊：（2012 年 1 月 27 日）患者口干不明显，舌红，苔少略湿，脉弦细。创面完全愈合。初诊方继服 7 剂，3 个月后电话随访未复发。

【按语】

本病为本虚标实之证，气阴两虚为本，瘀热互结为标，在遣方用药之时，黄芪、党参共为君药，共奏益气养阴之效；玄参、当归、丹参共为臣药，共奏活血化瘀、助气血运行之效；金银花、白花蛇舌草用为佐药以清热解毒；方中牛膝用为使药，引诸药下行；甘草亦为使药，以调和诸药之药性。诸药配伍，精而不繁，共达益气养阴、化瘀解毒之功。标本兼治，尽显化解"瘀""热"之精要。

案 2：糖尿病合并左足坏疽[①]

杨某，女，69 岁，退休工人。

现病史：因左足底溃烂 1 个月，伴剧烈疼痛入院。入院时，查左足跟溃烂，流脓水，创周红肿，其外口约 2cm×2cm，内腔约 4cm×3cm，可见软组织腐烂呈败絮状，分泌物质稠，恶臭难闻，双侧股动脉、腘动脉搏动均减弱，足背动脉搏动微弱，左足较右足明显，左下肢汗毛脱落，皮肤变薄，干燥脱屑。饮食尚可，睡眠不安，二便调，趾甲增厚，舌质暗，苔薄，脉弦细。

既往史：患者近 2 年来曾发作急性心肌梗塞数次，有冠心病病史 2 年，发现糖尿病 5 年。平素嗜食油腻肥甘等物。

辅助检查：入院查血糖为 12.6mmol/L。心电图：左前分支传导阻滞，陈旧性广泛前壁心肌梗塞。血常规：WBC 10.05×10^9/L，N 0.75，L 0.3。肝、肾功能正常。

西医诊断：糖尿病合并左足坏疽。

中医诊断：脱疽。

证候诊断：气血亏虚，气滞血瘀。

入院后先拟中药治以益气养血，理气活血化瘀，安神。配合西药降血糖，扩血管，改善循环，改善心功能，降低心脏负荷及抗炎抗感染治疗。

---

① 聂秋明、张庚扬：《张庚扬教授临床验案二则》，载《吉林中医药》2010 年第 6 期，第 516－517 页。

【处方】

黄芪 30g	党参 20g	地丁 30g	连翘 15g
丹参 15g	熟地黄 15g	当归 15g	白芍 15g
牡丹皮 15g	川芎 10g	红花 10g	牛膝 10g
合欢皮 10g	夜交藤 10g	酸枣仁 10g	甘草 10g

每日 1 剂，水煎，早晚分服。

患者创面常规消毒，局部治疗先以蚕蚀法，逐日清创，剪除腐烂之组织，但坏死组织即剪即生，用五五丹撒于创面，外敷生肌象皮纱条，无菌敷料包扎，每天换药 1 次。

40 天后，创面坏死组织已基本脱落，可见新鲜健康肉芽生长，内皮缓慢生长，并向中央爬行。停用五五丹，贝复济外用，以促进肉芽生长，加速创面的愈合。60 天后患者创面基本愈合。

【按语】

中医认为：糖尿病足属"阴疽""脚疽""脱疽"范畴。病机主要是由消渴病变日久，气血不足，经脉瘀阻，热毒血瘀，肢端失养而成。《诸病源候论》指出：消渴"其病变多发痈疽"。与现代医学所说的微循环障碍，肢端缺血合并感染，是诱发糖尿病足的观点一致。

1999 年，对糖尿病足的定义是：糖尿病患者由于合并神经的病变及各种不同程度末梢血管病变而导致下肢感染、溃疡形成和（或）深部组织的破坏。糖尿病足是糖尿病严重的合并症，也是糖尿病患者致残、致死的重要原因。合并感染所致的足患，是糖尿病严重并发症之一，也是糖尿病患者致死、致残的重要原因，中西医结合治疗糖尿病足疗效肯定，值得临床推广应用。

张庚扬教授重视发扬中医特色优势，采取全身综合治疗，与及时的局部处理的中西医结合疗法。湿性坏疽的创面应及时排脓祛腐，引流通畅；干性坏疽的创面，不要见黑就切，急功近利，可先用油膏促使其分离，以免造成继续坏死，待病情稳定，正气渐复，好坏界线清楚时再祛除坏死组织。坏疽处的换药应视具体情况用药，不能拘泥一药一方，宜辨证论治，据创面情况合理及时用药，变逆证为顺证。

十八、郑则敏医案二则

案 1：左下肢肢体动脉硬化闭塞症，糖尿病[①]

高某，男，80 岁。

现病史：半年前未见明显诱因地出现间歇性跛行，休息后缓解，未治疗，继而左足出现麻木冰冷，仍未就医，2 周前左足出现静息痛，夜间尤甚，难以入眠。于社区卫生站治疗症状无改善，1 周前左足趾出现溃疡，发黑坏死，仍在社区治疗，症状渐剧，坏死处扩大。

入院时症状依旧，口渴，无寒热，尿赤，舌红苔少，脉弦细，左足暗红，皮肤温凉，第 2 趾肿胀发黑且有破溃，趾甲粗糙变形，毫毛脱落，足背动脉未扪及。

---

① 李文豪、金涧：《郑则敏治疗脉管病临床经验》，载《实用中医药杂志》2009 年第 2 期，第 96 - 97 页。

既往糖尿病史。彩色 B 超示左下肢肢体动脉硬化闭塞。

西医诊断：左下肢肢体动脉硬化闭塞症，糖尿病。

中医诊断：脱疽，消渴。

证候诊断：阴虚热盛。

辨证分析：年老肾阴本亏，复消渴伤阴，故口干、尿赤、舌红苔少脉细。津血同源，阴不制阳，血热血瘀内生，血循不畅，则有疼痛。脉弦主痛，肢末失于温煦濡养，则肤温凉、趾甲粗糙变形、毫毛脱落、足趾破溃。邪毒入侵，正不敌邪，则肉腐发黑。

治法：滋阴凉血，解毒通络止痛。

【处方】丹芍六味地黄汤加减。

川牛膝 9g	丹参 12g	赤芍 10g	熟地 15g
山茱萸 12g	山药 12g	麦冬 15g	牡丹皮 12g
茯苓 12g	连翘 10g	玄参 15g	皂角刺 9g

水煎服，每日 1 剂，分 2 次服。

另用通塞脉片 5 片，3 次/日口服；生理盐水 500mL 加蕲蛇酶 0.75U 静脉滴注（静滴时间长于 3h），每日 1 次，14 天为 1 疗程。局部外涂湿润烧伤膏。

治疗后症状明显改善，左足疼痛减轻明显，发黑坏死处脱落，溃疡愈合。后门诊巩固治疗，仍用丹芍六味地黄汤、通塞脉片治疗。

案 2：2 型糖尿病，糖尿病肢体动脉硬化闭塞症[①]

黄某，男，78 岁。

初诊日期：1997 年 3 月 8 日。

主诉：右足溃疡 3 月。

现病史：患糖尿病、冠心病 10 余年，平素嗜好烟酒。近 2 年来右下肢发凉，麻木，皮色暗红，起泡溃烂，经内服及注射西药（具体不详），症状未见明显好转，经友人介绍转诊于我科。

初诊见其形瘦，口干，纳减，腰酸，大便溏，小便多，右足小趾溃烂，疼痛难忍，夜间尤甚，彻夜不能入睡，舌质暗红，苔薄，脉沉细。

检查：右足趾呈干性坏疽，波及足背部，见 4cm×8cm 坏疽，其臭扑鼻，见肌腱着骨，有脓性分泌物，周围皮色暗红，触及足背动脉消失，皮肤冰冷。

辅助检查：尿常规：GLU（3＋）；空腹血糖 12.8mmol/L。右下肢多普勒彩色 B 超示：肢体动脉硬化闭塞症并见钙化斑。血常规：WBC $10×10^9$/L，N 74%。

西医诊断：2 型糖尿病，糖尿病肢体动脉硬化闭塞症。

中医诊断：消渴病、脱疽。

辨证分析：此系脉络瘀阻，郁久化热，热盛肉腐，肉腐则化脓，且脾气虚弱，阴液不足。

治法：益气养阴，清热托毒。

---

① 杨旭：《郑则敏周围血管病临床经验》，载中华中医药学会主编《中华中医药学会周围血管病分会学术大会论文集（一）》，中华中医药学会 2009 年版。

【处方】四君子汤合生脉饮加减。

党参 12g	生黄芪 15g	淮山药 15g	苍术 10g
麦冬 12g	熟地 12g	炮山甲 10g	连翘 12g
金银花 12g	丹参 12g	天花粉 12g	川牛膝 10g

每日 1 剂。

西药予脉络宁 20mL 加 0.9% 生理盐水 500mL 静滴，10% GS 500mL 加 ATP 40mg、Co－A 100U、普通胰岛素 8U 静滴，14 日为 1 疗程。患处以"鲸吞"与"蚕食"法，外敷皮肌灵软膏。

时经半月，创面干净。拟前方减炮山甲加山茱萸 12g、茯苓 15g。

上方共进 30 剂，热渐清，胃纳有增，自感乏力，倦怠，舌质紫暗，苔薄黄，脉沉细。宗上方减连翘、金银花、天花粉，加当归 6g、杭白芍 10g、甘草 3g。

调治 3 个月而收功，创口愈合，尿糖阴性，空腹血糖 6.5mmol/L，能步行。

【按语】

糖尿病肢体动脉硬化闭塞症及糖尿病为本虚标实。治疗时必须结合局部与全身症状进行辨证，肢端坏死与全身情况互为因果，肢端坏疽感染会增加全身病症，应需内外协调治疗。

医患合作、加强防治措施是提高疗效的关键，肢体坏疽特别是损伤肌腱，应及时清除。对肢体坏疽宜用"鲸吞"与"蚕食"法，清理创口，有脓腔者，扩创引流要流畅，才能取得良好疗效。

十九、诸方受医案二则①

案 1：糖尿病坏疽

赵某，男，68 岁。

初诊日期：1990 年 4 月 30 日。

主诉：右足多处流脓，疼痛不能行走 1 月余。

现病史：患者 45 天前脚气感染，右足红肿疼痛，全身发热，体温曾高达 39℃ 以上。住单位职工医院，予多种抗生素治疗，发热渐退。右足背及足底破溃 3 处，右足肤色暗黑，并查得血糖 400mg/dL；尿常规：GLU（3＋）。

西医诊断：①糖尿病；②右足感染伴足趾干性坏疽。

转入我院时，5 个足趾呈干性黑色坏死，窦道创面深达肌腱，表面有脓苔复盖。脓腔腥臭，脓液多，踝关节以下全部呈黑色，给予糖尿病饮食，青霉素注射，口服 D－860、降糖灵、中药煎剂，特大换药每日 1 次，窦道伤口每日冲洗，考虑截肢术。经市内三家大医院骨科主任会诊，均建议截肢，以膝上截肢为佳。多次动员，家属及病员均不同意，4 月 21 日，从原窦道扩创引流，X 线片示第 4 趾骨感染。迁延至 5 月 22 日，患者创面仍无明显好转，脓性分泌物多，踝关节以下呈黑色。踝关节以上正常肤色。坏疽界

① 杨柳洪、朱文俊、诸方受：《马勃外敷治愈糖尿病引起坏疽 2 例》，载《吉林中医药》1991 年第 5 期，第 10－11 页。

线清楚，这时空腹血糖 120mg/dL，尿糖阴性。再次动员截肢，患者仍不同意。

经中医会诊，6 月 2 日，改用中药马勃外敷，用马勃块直接敷盖创面，每日换药，开始 5 天，创面分泌物增多，脓腔有坏死组织脱落，体温 37.8℃，局部有疼痛感。第 6 天起脓液逐渐减少，第 8 天起体温正常。探针查得 3 个创口下相互沟通成脓腔，每日冲洗后用马勃块填塞脓腔，因情况稳定，6 月 13 日起停用一切抗生素。

6 月 22 日创面明显好转，渐趋红活，脓腔缩小，截肢问题已可暂不考虑。

6 月 25 日创面缩小，足背部 1 个创口基本愈合，足趾和足底仍有少量分泌物。

7 月 17 日起，对残余创面先撒少量珠黄散，再用马勃敷盖，并每日静滴中药"脉络宁"，以改善血循环，共连续用 2 星期。

7 月 31 日，因确定尚有残余脓腔，在局麻下行足背切开扩创引流、第 2 趾坏死断离，停用马勃，用纱布填塞止血，术后体温 37.7℃，青霉素及庆大霉素注射，3 天后体温正常，改用麦迪霉素及灭滴灵 5 天。

8 月 8 日续用马勃换药，创面约 5cm×4cm，用马勃 4 天，上皮生长较快，足底足趾（第 2 趾离断后）创面亦有好转。

8 月 20 日起新洁尔灭与马勃交替换药，足背创面缩小，第 4 趾关节出现小脓腔。

8 月 29 日，第 4、5 趾末节黑色坏死相继脱落，经马勃换药后，新皮生长较快，且有点状感染

9 月 5 日，各趾及足背皮色渐正常，点状感染消失，第 4 趾关节创面有赤豆大，经马勃复盖创面后，9 月 13 日以创面全部痊愈出院。随访半年情况良好。

案 2：糖尿病坏疽

孙某，男，70 岁。

初诊日期：1990 年 9 月 6 日。

现病史：患者于 5 年前体检发现糖尿病，尿常规：GLU（＋～3＋），半月来右足红肿疼痛，5 天来发热高达 40℃，右小趾内侧有蚕豆大溃疡，局部坏死流脓，趾蹠关节处有花生米大小发黑坏死区，踝关节上缘正常皮肤与踝关节下缘黑色坏死皮肤界限不清，创面培养为绿脓杆菌。采用降糖、抗生素、多种方法换药，历时 33 天，均无明显效果。

改用马勃外敷，用马勃块直接敷盖于创面，胶布固定，每天换药 1 次，开始 3 天内，分泌物明显增多，5 天后分泌物减少，4 周后创面明显缩小，逐渐愈合，住院 70 天出院。

中英医学术语对照表

英文名称	中文名称
ACR	尿微量白蛋白/尿肌酐，尿微量白蛋白肌酐比值
ALB	白蛋白
ALT	丙氨酸氨基转移酶，旧称谷丙转氨酶
apoA	载脂蛋白 A
apoB	载脂蛋白 B
AST	天门冬氨酸氨基转移酶，旧称谷草转氨酶
BLD	隐血
BUN	尿素氮
Ccr	内生肌酐清除率
CE	胆固醇酯
CHO	胆固醇
CK	磷酸肌酸激酶
Cr	肌酐
CRP	C 反应蛋白
Cys C	胱抑素 C
EO	嗜酸性粒细胞百分比
ESR	红细胞沉降率
FA	果糖胺
FINS	空腹胰岛素
GA	糖化白蛋白
GFR	肾小球滤过率
GGT	谷酰转肽酶
GLB	球蛋白
GLU	葡萄糖
Hb	血红蛋白，旧称血色素

续上表

英文名称	中文名称
HbA$_1$c	糖化血红蛋白
HbeAg	乙肝病毒 e 抗原
HbsAg	乙肝病毒表面抗原
HCT	红细胞比容，红细胞压积
HDL – C	高密度脂蛋白
HOMA – IR	胰岛素抵抗指数
IGU	尿免疫球蛋白 G
KET	酮体
L	淋巴细胞百分比
LDH	乳酸脱氢酶
LDL – C	低密度脂蛋白
mALB	尿微量白蛋白
N	中性粒细胞百分比
NE	中性粒细胞绝对值
PLT	血小板计数
PRO	尿蛋白
RBC	红细胞计数
SF	血清铁蛋白
TC	总胆固醇
Tfs	转铁蛋白饱和度
TG	甘油三酯
TP	血清总蛋白
TRU	尿转铁蛋白
UA	尿酸
VLDL – C	极低密度脂蛋白
WBC	白细胞计数
α$_1$ – MG	α$_1$ – 微球蛋白

参考文献

1. 巴元明, 万君. 邵朝弟运用归脾汤治疗肾病验案举隅 [J]. 江苏中医药, 2016, 48 (02): 51-53.

2. 蓓蓓, 孙云松, 王荣, 于俊生. 于俊生运用金匮肾气丸治疗肾病医案举隅 [J]. 黑龙江中医药, 2015, 44 (05): 41-42.

3. 本刊编辑部. 胡翘武老年糖尿病治验 [J]. 中国社区医师, 2010, 26 (21): 16.

4. 本刊编辑部. 祝谌予消渴兼症验案 (二) [J]. 中国社区医师, 2010, 26 (16): 18.

5. 蔡群慧. 陈意运用补阳还五汤治疗杂病验案四则 [J]. 浙江中西医结合杂志, 2011, 21 (11): 757+761.

6. 曹宝国, 刘惠娟. 王新舜主任医师治疗糖尿病经验简介 [J]. 新中医, 2010, 42 (04): 100-101.

7. 曹清慧, 田红军, 马艳东, 李英杰. 李英杰主任中医师从脾肾论治消渴经验 [J]. 中国中医急症, 2012, 21 (11): 1751+1753.

8. 曹秋实, 李成银, 巴元明. 邵朝弟治疗糖尿病肾病IV期临床经验 [J]. 湖北中医杂志, 2012 (1): 26-27.

9. 曹永龙, 林燕, 曹式丽. 曹式丽从络论治糖尿病肾病皮肤瘙痒经验初探 [J]. 天津中医药大学学报, 2017, 36 (04): 245-247.

10. 曹振东, 胡琪祥, 韩天雄, 颜乾麟. 颜乾麟从 "湿热" 论治糖尿病经验撷英 [J]. 上海中医药大学学报, 2014, 28 (03): 1-3+117.

11. 岑超, 江红. 查玉明升清泄浊、逐痰行瘀 "降脂方" 治疗高脂血症 [J]. 实用中医内科杂志, 2015, 29 (06): 21-22.

12. 晁梁, 周仲瑛. 周仲瑛教授从三热治疗糖尿病验案 [J]. 新中医, 2006 (12): 19.

13. 陈国良. 浅谈糖尿病的治疗 [J]. 中医药学报, 1986 (04): 43-44.

14. 陈洪宇. 王永钧教授诊治2型糖尿病肾损害的临证经验 [J]. 中国中西医结合肾病杂志, 2008 (09): 756-759.

15. 陈继杰, 罗净, 亓鲁光等. 亓鲁光教授治疗1例糖尿病肾病并发重度水肿经验分析 [J]. 四川中医, 2014, 32 (01): 122-123.

16. 陈立典. 杜建教授临证医案举隅 [J]. 福建中医药, 2007 (02): 24-25.

17. 陈民. 王文彦教授对消渴病的独到认识 [J]. 中医函授通讯, 1994 (06): 42-43.

18. 陈启兰，祝光礼. 祝光礼治疗高脂血症合并肝功能异常的经验 [J]. 浙江中医杂志，2009，44（01）：12 - 13.

19. 陈谦，吕仁和. 吕仁和治疗糖尿病性周围神经病变的经验 [J]. 中国医药学报，2002（01）：35 - 36.

20. 陈四清，周同. 从三热论治糖尿病案例 [J]. 江苏中医药，2004（05）：41 - 42.

21. 陈霞. 张玉琴从郁（瘀）毒损络分期辨治糖尿病肾病 [J]. 实用中医内科杂志，2015，29（06）：26 - 29.

22. 陈霞. 张玉琴从络病论治糖尿病周围神经病变（消渴痹证）[J]. 实用中医内科杂志，2015，29（04）：18 - 19 + 62.

23. 陈艳，龚婕宁. 王灿晖教授论糖尿病病机与治则 [J]. 吉林中医药，2011，31（06）：515 - 517.

24. 陈艳，龚婕宁. 王灿晖教授治疗糖尿病合并脑梗死经验举隅 [J]. 辽宁中医药大学学报，2012，14（01）：148 - 149.

25. 成秀梅，任琢珊治疗糖尿病肾病的经验 [J]，陕西中医，2003（10）：921

26. 程丽莉. 范绍荣治疗糖尿病肾病经验介绍 [J]. 中国民族民间医药，2012，21（18）：156.

27. 崔建杰，刘芳，张志良，安洪泽，王敏淑. 王敏淑教授治疗糖尿病性不安腿综合征的经验探讨 [J]. 四川中医，2015，33（08）：17 - 18.

28. 崔云竹，牟淑敏. 程益春教授治疗糖尿病及并发症经验 [J]. 中医药信息，2003（02）：32 - 33.

29. 邓德强. 许公平治糖尿病肾病经验 [N]. 中国中医药报，2014 - 09 - 10（005）.

30. 邓德强. 许公平老中医治疗糖尿病周围神经病变、视网膜病变临床经验浅析 [J]. 新疆中医药，2016，34（01）：35 - 37.

31. 邓鑫，吴发胜，覃洁梅. 全国名老中医蓝青强教授治疗糖尿病的经验 [J]. 吉林中医药，2011，31（01）：24 - 25.

32. 迪丽努尔·吐尔洪，马丽. 金洪元教授中医治疗糖尿病肾病的经验 [J]. 时珍国医国药，2012，23（09）：2380 - 2381.

33. 丁忻. 郭庆贺老师治疗糖尿病合并皮肤瘙痒症的辨治经验 [J]. 中国冶金工业医学杂志，2010，27（02）：222 - 223.

34. 丁忻. 郭庆贺老师治疗糖尿病视网膜病变辨治经验和用药特色 [J]. 中国冶金工业医学杂志，2010，27（01）：112 - 114.

35. 董柳. 仝小林教授治疗糖尿病自主神经病变的经验 [J]. 四川中医，2006（04）：8 - 9.

36. 董盛. 沈舒文从痰瘀治疗难治病验案三则 [J]. 辽宁中医杂志，2006（02）：233.

37. 董延芬. 魏子孝对糖尿病血糖难控因素的中医治疗 [J]. 中国中医药信息杂志，2008（01）：85 - 86.

38. 董玉，孙丽平，王鹏，苏藩. 苏藩主任治疗眼底血证临床经验［J］. 云南中医中药杂志，2015，36（09）：3-5.

39. 董振华，季元. 祝谌予治疗糖尿病慢性并发症的经验［J］. 中医杂志，1997（01）：12-14.

40. 杜积慧. 孙敏教授治疗糖尿病性胃轻瘫经验述要［J］. 中国民间疗法，2008（05）：5-6.

41. 杜瑞斌，刘文峰. 刘文峰治疗糖尿病周围神经血管病变验案［J］. 云南中医中药杂志，2012，33（08）：1-2.

42. 杜文森. 邱保国教授治疗糖尿病胃轻瘫经验［J］. 中医研究，2014，27（12）：37-39.

43. 杜续，赵娟朋，吴孝政，亓鲁光. 亓鲁光治疗消渴阴虚夹湿证经验［J］. 四川中医，2012，30（02）：8-9.

44. 杜续，赵娟朋，吴孝政，亓鲁光. 糖尿病并发症治案二则［J］. 实用中医药杂志，2012，28（01）：47-48.

45. 段凤丽，孔菲，段富津. 胰岛素配合中药治疗糖尿病肾病［J］. 中西医结合心脑血管病杂志，2011，9（05）：632-633.

46. 段玉红，张彦忠，龚光明. 亓鲁光教授论治糖尿病并发无症状性心肌缺血经验［J］. 河北中医，2006（03）：169-170.

47. 方朝义，王占波. 杨牧祥教授趣案选析［J］. 河北中医药学报，1999（04）：36-37.

48. 方梁. 周仲瑛教授六味地黄类方治疗下消经验［J］. 南京中医药大学学报，2013，29（01）：78-80.

49. 方威，涂萱，陈秋. 张发荣老师妙用大枣治疗糖尿病的经验举隅［J］. 光明中医，2016，31（06）：780-781.

50. 冯岩，童安荣. 行气温肾利水方治疗糖尿病肾病水肿经验总结［J］. 中国民族民间医药，2017，26（23）：67-68.

51. 冯志海. 吕靖中教授经方治疗消渴及兼证的经验［J］. 光明中医，2006（07）：27-29.

52. 傅金缄，严仲庆. 严仲庆治疗糖尿病肾病经验［J］. 中医杂志，2012，53（24）：2133-2134.

53. 富克非. 张玉琴教授从脾肾论治糖尿病肠病［J］. 中国现代药物应用，2015，9（10）：223-224.

54. 盖国忠，任玺杰. 任继学教授消渴病辨治经验［J］. 吉林中医药，1988（04）：5-6.

55. 甘洪桥，刘小娟，牛仁秀，亓鲁光. 亓鲁光教授治疗糖尿病男性性功能障碍经验［J］. 四川中医，2008（02）：6-7.

56. 高鸣，胡江华，孙善红. 邵朝弟教授治疗糖尿病肾病的经验［J］. 四川中医，2006（04）：6-7.

57. 高颜华, 王改仙, 周铭. 王敏淑治疗糖尿病合并脑梗死经验 [J]. 中国中医药现代远程教育, 2011, 9 (04): 162 – 163.

58. 高晔, 景欣, 陈大双. 景洪贵主任医师治疗糖尿病的经验 [J]. 国医论坛, 2015, 30 (01): 17 – 19.

59. 高友安, 王瑞哲. 祝谌予教授治疗糖尿病经验的临床应用 [J]. 现代中医药, 2012, 32 (03): 5 – 6.

60. 葛亮, 高鸣, 邵朝弟. 金匮肾气丸临证举隅 [J]. 湖南中医杂志, 2012, 28 (01): 59 – 60.

61. 龚光明, 郎宁, 亓鲁光. 亓鲁光防治糖尿病足临床经验介绍 [J]. 辽宁中医杂志, 2012, 39 (11): 2129 – 2130.

62. 龚光明, 李洁, 亓鲁光. 中医辨治 2 型糖尿病神经病变体会 [J]. 中医杂志, 2011, 52 (08): 708 – 709.

63. 谷万里. 史载祥教授治疗糖尿病周围神经炎验案 [J]. 新中医, 2006 (05): 81 – 82.

64. 顾锂铀, 秦亮甫. 秦亮甫教授运用膏方治疗糖尿病的经验 [J]. 吉林中医药, 2011, 31 (06): 508 – 510.

65. 顾维超. 升陷汤的内科临床运用 [J]. 吉林中医药, 1987 (1): 24 + 26.

66. 顾颖杰, 陈霞波, 周开, 龚文波, 王晖. 王晖运用膏方治疗糖尿病之经验 [J]. 江苏中医药, 2018, 50 (01): 21 – 23.

67. 郭立中, 周学平, 刘琴, 皇玲玲, 苏克雷, 赵金荣, 叶政章, 陈治湛. 周仲瑛从湿热论治疑难病举隅 [J]. 实用中医内科杂志, 2008 (11): 11 – 13.

68. 郭瑞林. 高辉远主任医师治疗糖尿病经验介绍 [J]. 贵阳中医学院学报, 2000 (04): 8 – 9.

69. 郭素芳, 崔敏, 张爱玲, 韦绪性. 韦绪性教授治疗糖尿病周围神经病变临证经验 [J]. 中医临床研究, 2012, 4 (24): 50 – 51.

70. 郭娴. 吕培文教授学术思想、临床经验总结及应用调和气血法治疗动脉硬化闭塞症临床研究 [D]. 北京中医药大学, 2016.

71. 郭晓颖, 丁文君, 廖志峰. 廖志峰主任医师从脾论治糖尿病胃轻瘫 [J]. 西部中医药, 2017, 30 (04): 33 – 35.

72. 韩彬, 兰红勤, 旷惠桃. 旷惠桃教授论治糖尿病肾病经验 [J]. 中医药导报, 2007 (07): 16 – 17.

73. 韩景辉, 杨海燕. 李真教授治疗糖尿病合并大血管病变经验 [J]. 中医研究, 2010, 23 (02): 59 – 60.

74. 韩乐兵. 章真如治疗老年糖尿病并发症的经验 [J]. 浙江中医杂志, 1995 (12): 530 – 532.

75. 韩天雄, 潘新, 颜琼枝. 颜乾麟教授辨治糖尿病临证思维特点探析 [J]. 浙江中医药大学学报, 2012, 36 (05): 489 – 490.

76. 韩雨航, 冯晓纯. 南征教授治疗疑难杂证的验案 [J]. 世界中西医结合杂志,

2008（01）：11-13.

77. 行利，吴齐雁. 陈连起教授治疗老年病口干症经验介绍［J］. 陕西中医，2000（03）：123-124.

78. 郝现军，王冠民. 杨友鹤治疗糖尿病经验［J］. 江西中医药，2001（03）：9.

79. 何敢想. 奚九一临证验案8则［J］. 中医杂志，2004（07）：500-501.

80. 何焕荣. 内科杂病治验三例［J］. 江苏中医，1988（02）：10-12.

81. 何晶，米烈汉. 米烈汉老师异病同治验案举隅［J］. 陕西中医，2013，34（01）：88-89.

82. 何若苹，徐光星，顾锡冬. 何任治疗急重症学术经验撷菁［J］. 江苏中医药，2012，44（09）：7-9.

83. 何婉婉，刘友章. 邓铁涛教授治疗糖尿病足验案1则［J］. 新中医，2003（10）：16.

84. 何泽. 名老中医南征教授治疗消渴病学术思想及临证经验［J］. 光明中医，2016，31（03）：331-334.

85. 胡波. 张发荣教授临床经验与学术思想研究［D］. 成都中医药大学，2015.

86. 胡慧良. 陈意医案3则［J］. 江苏中医药，2013，45（07）：36-37.

87. 胡然，王娇. 胡思荣分型治疗糖尿病足经验［J］. 湖北中医杂志，2015，37（04）：31-32.

88. 扈丽萍. 刘文峰治疗糖尿病周围神经病变验案［C］//国家中医药管理局、厦门市人民政府. 第十五次全国中医糖尿病大会论文集. 国家中医药管理局、厦门市人民政府，2014.

89. 黄飞，闫小光，李秋贵，李怡. 李文瑞教授治疗糖尿病学术思想及临床经验［J］. 陕西中医，2015，36（02）：208-210.

90. 黄江荣，黄蔚. 黄祥武主任医师治疗糖尿病足临床经验介绍［J］. 新中医，2012，44（02）：139-140.

91. 黄江荣，黄蔚. 黄祥武运用解毒扶阳法治疗2型糖尿病经验［J］. 湖北中医杂志，2013，35（02）：38-39.

92. 黄江荣，黄蔚. 黄祥武治疗糖尿病周围神经病变经验［J］. 四川中医，2009，27（06）：4-5.

93. 黄彦彬，王今朝，黄迪，张琪，张佩青. 中西医结合治疗糖尿病肾病重度水肿验案1则［J］. 中国中西医结合肾病杂志，2005（07）：426-427.

94. 黄正昌. 学习胡建华运用《金匮要略》方治疗脏躁、痹证、消渴的体会［J］. 上海中医药杂志，1994（02）：1-3.

95. 贾华楠，薛玉坤，李小华，亓鲁光. 亓鲁光教授同病异治糖尿病经验［J］. 实用中医内科杂志，2012，26（14）：3-4.

96. 接传红，吴正正，严京，宋剑涛，郭欣璐. 高健生辨治糖尿病视网膜病变经验［J］. 中医杂志，2012，53（23）：1996-1997.

97. 金华，张玉琴. 张玉琴主任治疗早期糖尿病肾病经验［J］. 实用中医内科杂志，

2011，25（04）：20 - 21.

98. 金杰，陈海燕，张芳，吕召学. 张发荣教授治疗糖尿病周围神经病的经验 [J]. 四川中医，2000（06）：1 - 2.

99. 金维良. 谷越涛应用补中益气汤经验拾萃 [J]. 山东中医杂志，1996（09）：414 - 415.

100. 金长禄. 徐景藩教授治案二则 [J]. 江苏中医，1990（02）：17.

101. 景光婵，董振华. 协和中医临床诊治经验荟萃（31）——多食易饥、皮肤疼痛 [J]. 中国临床医生杂志，2017，45（04）：107 - 109.

102. 琚坚，李青. 詹文涛教授辨证治疗糖尿病经验的临床体会 [J]. 陕西中医，2002（04）：334 - 336.

103. 康良石. 根据"六郁相因"理论治疗肝炎的实践体会 [J]. 福建中医药，1964（02）：18 - 21.

104. 柯联才，盛云鹤，陈炳焜，叶锦先. 盛国荣教授运用白虎汤的经验 [J]. 辽宁中医杂志，1983（07）：7 - 9.

105. 寇华胜. 李丹初治疗肾炎的经验 [J]. 北京中医，1985（02）：6 - 9.

106. 赖明生，刘涛，翟玉祥. 王灿晖应用三甲散治疗杂病临床举隅 [J]. 河北中医，2010，32（03）：327 - 328.

107. 黎鹏程，卢丽丽. 程丑夫教授从瘀论治疑难病验案 3 则 [J]. 中医药导报，2015，21（19）：79 - 81.

108. 李冰，王德惠. 刘文峰教授治疗糖尿病周围神经病变验案 [J]. 长春中医药大学学报，2013，29（01）：77 - 78.

109. 李波，李传课. 李传课治疗糖尿病视网膜病变经验 [J]. 中国中医眼科杂志，2015，25（04）：284 - 286.

110. 李波. 李声岳教授治疗糖尿病性视网膜病变的经验体会 [J]. 贵阳中医学院学报，2013，35（03）：3 - 5.

111. 李翠云. 周国英教授从血瘀论治消渴经验 [J]. 中医药通报，2012，11（02）：28 - 30.

112. 李翠云. 周国英教授治疗湿热型糖尿病的经验总结 [J]. 中国中医药现代远程教育，2011，9（22）：129 - 130.

113. 李道华，夏侯伟. 孔繁学治疗消渴病兼证临床经验 [J]. 山东中医杂志，2000（09）：559 - 560.

114. 李典鹤，南征. 南征教授治疗消渴肾病验案 [J]. 吉林中医药，2006（01）：50 - 51.

115. 李典鹤. 南征教授治疗消渴肾病（毒损脾肾之阳证）三则 [C] //中华中医药学会内科分会. 中华中医药学会内科分会消渴病第五届学术研讨会论文集. 中华中医药学会内科分会，2006.

116. 李光善，任志雄，倪青，林兰. 林兰教授治疗糖尿病痛性神经病变思路与经验介绍 [J]. 新中医，2012，44（05）：162 - 163.

117. 李宏红，张广德，魏子孝. 魏子孝治疗糖尿病多汗症经验 [J]. 北京中医药，2010，29（11）：834 – 836.

118. 李宏红，张广德，魏子孝. 魏子孝治疗糖尿病皮肤瘙痒症经验 [J]. 辽宁中医杂志，2011，38（05）：840 – 841.

119. 李宏红. 基于总结魏子孝教授治疗糖尿病学术思想及临证经验的继承方法研究 [D]. 中国中医科学院，2011.

120. 李华东，燕小霞. 燕小霞治疗肾病蛋白尿经验 [J]. 内蒙古中医药，2015，34（01）：46 – 48.

121. 李洁，杨兴智，亓鲁光. 亓鲁光教授治疗糖尿病性尿潴留经验介绍 [J]. 新中医，2010，42（08）：160 – 161.

122. 李进龙，田元祥，于文涛，张素英. 杨牧祥教授验案 3 则 [J]. 河北中医药学报，2004（04）：33 – 35.

123. 李梅. 亓鲁光教授治疗糖尿病自主神经病变验案举隅 [J]. 四川中医，2013，31（02）：77 – 78.

124. 李敏，梅凌，张军，肖凤英，贺劲，胡锡元，崔金涛. 崔金涛治疗糖尿病性冠心病临床经验 [J]. 实用中医药杂志，2013，29（02）：121.

125. 李若蒙. 张佩青教授运用参芪地黄汤治疗肾脏病的经验 [J]. 内蒙古中医药，2011，30（04）：143.

126. 李淑君. 尚品洁主任医师治疗糖尿病经验 [J]. 中医药导报，2011，17（07）：12 – 13.

127. 李文豪，金涧. 郑则敏治疗脉管病临床经验 [J]. 实用中医药杂志，2009，25（02）：96 – 97.

128. 李小生 唐杨 吴国庆. 赵纪生教授治疗糖尿病肾病验案 [N]. 中国中医药报，2006 – 02 – 10（006）.

129. 李雪梅. 韩禅虚主任调中理气针法临床应用举隅 [J]. 中医临床研究，2016，8（05）：19 – 20.

130. 李亚琼，亓鲁光，李明辉. 亓鲁光教授治疗糖尿病视网膜病变经验 [J]. 四川中医，2012，30（12）：2 – 3.

131. 李艳梅，张继东. 张继东教授治疗糖尿病学术思想 [J]. 中国中医药现代远程教育，2014，12（06）：23 – 24.

132. 李贻奎，韦云，周文泉. 周文泉教授治疗汗证验案三则 [J]. 中华中医药杂志，2011，26（12）：2892 – 2894.

133. 李育才. 祝谌予教授治疗糖尿病尿酮症的经验 [J]. 陕西中医函授，1985（06）：1 – 3.

134. 李云平，矫浩然. 张庚扬教授从瘀、热论治糖尿病足坏疽经验述要 [J]. 天津中医药，2013，30（06）：323 – 324.

135. 李哲，赵琰，王雪茜，赵妍等. 王庆国教授应用葛根芩连汤合方经验举隅 [J]. 现代中医临床，2016，23（02）：29 – 30.

136. 李志，张崇泉. 张崇泉教授辨治疑难病验案 [J]. 中华中医药学刊，2011，29（08）：1747 - 1749.

137. 李准洙. 林兰教授辨治糖尿病合并血脂异常的经验 [J]. 中国现代医药杂志，2011，13（05）：105 - 106.

138. 栗明，栗德林. 栗德林论治糖尿病临床经验 [J]. 中华中医药杂志，2008（04）：340 - 342.

139. 梁申. 糖尿病验案一例 [J]. 广西中医药，1992（04）：20.

140. 梁永林，李娟，贾育新，张文龙. 贾斌主任医师治疗糖尿病周围神经病变经验 [J]. 时珍国医国药，2015，26（02）：471 - 472.

141. 梁正宇，苏文弟，闫威，张柏林. 张柏林治疗糖尿病肾病的经验 [J]. 北京中医药，2011，30（05）：348 - 350.

142. 廖志峰，赵川荣. 糖尿病证治经验与体会 [J]. 甘肃中医，1994（04）：28 - 30.

143. 林丽，曹惠芬. 孟如教授治疗糖尿病经验 [J]. 云南中医中药杂志，2008（09）：1 - 3.

144. 林莹宣，张静，曾静. 亓鲁光治疗糖尿病肾病经验撷要 [J]. 山西中医，2009，25（01）：6 - 7.

145. 刘春光，迟继铭，于梅，王君红，张琪. 张琪教授应用茯苓导水汤加减治疗顽固水肿三则 [J]. 黑龙江中医药，2015，44（03）：38 - 39.

146. 刘春梅. 侯玉芬主任医师应用补中益气汤的经验 [J]. 光明中医，2011，26（12）：2413.

147. 刘斐，南红梅，文吉莲. 南征教授治疗消渴病之气阴两虚挟瘀证经验举隅 [J]. 吉林中医药，2005（01）：42.

148. 刘光宪，谭英. 刘炳凡多元化施治经验 [J]. 湖南中医杂志，2001（05）：29 - 30.

149. 刘光宪. 刘炳凡研究员调治脾胃二十八法（四）[J]. 中医药导报，2010，16（06）：12 - 13.

150. 刘洪，熊维建，郑新. 国医大师郑新论治糖尿病肾病的学术思想和临证经验 [J]. 中华中医药杂志，2016，31（11）：4547 - 4549.

151. 刘继新，赵泉霖. 程益春辨治 2 型糖尿病验案 3 则 [J]. 中医药导报，2016，22（08）：104 - 105.

152. 刘家生，曹恩泽. 曹恩泽运用名方治疗慢性肾脏病经验举隅 [J]. 中医药临床杂志，2015，27（08）：1089 - 1091.

153. 刘建平. 袁占盈辨治糖尿病足经验 [J]. 中国中医基础医学杂志，2010，16（03）：236 + 253.

154. 刘珺，王博，颜琼枝，韩天雄，夏韵，颜乾麟. 颜乾麟分期辨治 2 型糖尿病经验撷英 [J]. 江苏中医药，2017，49（07）：12 - 14.

155. 刘珺，王博，颜琼枝，韩天雄，夏韵，颜乾麟. 颜乾麟教授论治 2 型糖尿病经验［J］．浙江中医药大学学报，2017，41（07）：582－585.

156. 刘珺，颜乾麟. 颜乾麟教授应用黄芪赤风汤治验举隅［J］．新中医，2006（09）：64－65.

157. 刘磊. 谢晶日教授从肝脾论治疑难杂证经验举隅［J］．时珍国医国药，2008（01）：245－246.

158. 刘璐. 亓鲁光从脾虚湿盛论治消渴经验［J］．四川中医，2006（11）：4－5.

159. 刘佩，邓婧靓，亓鲁光. 亓鲁光治疗糖尿病皮肤瘙痒症经验撷要［J］．山西中医，2010，26（11）：10－11.

160. 刘树春，崔云竹. 程益春治疗杂症验案3则［J］．湖南中医杂志，2015，31（12）：98－100.

161. 刘苏，叶丽芳. 龚丽娟治疗糖尿病肾病经验［J］．江苏中医药，2013，45（08）：15－17.

162. 刘万权，史耀勋. 曲生主任医师治疗糖尿病肾病Ⅳ期经验总结［J］．中国中医药现代远程教育，2013，11（07）：134－135.

163. 刘晓莉，马云枝. 缺血性中风合并消渴辨证施治验案［J］．中国实用神经疾病杂志，2011，14（12）：97.

164. 刘扬扬，南征. 南征教授治疗2型糖尿病经验举隅［J］．光明中医，2017，32（03）：331－332.

165. 刘英，刘新学，喻闽凤. 赵纪生治疗糖尿病肾病经验［J］．山东中医杂志，2015，34（12）：956－958.

166. 刘英，喻闽凤. 赵纪生教授治疗糖尿病肾病的经验总结［J］．中国中医药现代远程教育，2015，13（06）：28－30.

167. 刘永业. 赵清理教授突出中医特色治疗糖尿病［J］．河南中医，1999（06）：19－20.

168. 刘渊. 郭子光教授从"火热"论治Ⅱ型糖尿病的经验［J］．成都中医药大学学报，2015，38（02）：4－5.

169. 娄少颖，刘毅，王文健. 益气散聚法治疗早期糖尿病验案3则［J］．上海中医药杂志，2007（07）：27－28.

170. 卢敏，刘华东，朱益敏. 王灿晖运用调理脾胃法治疗慢性病经验［J］．山东中医杂志，2016，35（06）：548－550.

171. 卢雨蓓，田旭东. 廖志峰应用归芍六君煎治疗杂病举隅［J］．河北中医，2005（01）：5－6.

172. 陆艳，李果烈. 李果烈治疗老年性便秘经验［J］．河南中医，2015，35（03）：503－504.

173. 陆源源. 刘永年从肝论治糖尿病的学术经验［J］．江苏中医药，2016，48（06）：18－20.

174. 路波，沈璐，米烈汉. 米烈汉主任医师运用加味滋肾清肝饮经验拾萃［J］．陕西中医，2006（03）：320－321.

175. 路建饶，王新华，张彤，熊重祥，胡静，陈秀峰，叶景华. 叶景华教授对糖尿病肾病的认识及用药经验［J］. 中国中西医结合肾病杂志，2012，13（11）：944－945.

176. 罗红云，蒋兴磊. 蒋兴磊治疗糖尿病周围神经病变经验［J］. 湖南中医杂志，2011，27（06）：40－41.

177. 罗斯，周文祥，冯成，管竞环. 管竞环治疗糖尿病肾病临床经验［J］. 湖北中医杂志，2012，34（10）：24－25.

178. 罗雄，凌湘力. 凌湘力运用和法临床治验举隅［J］. 中医药临床杂志，2011，23（03）：212－214.

179. 罗云林，张敏，陈秋. 张发荣结合四川盆地地域特点治疗糖尿病经验［J］. 中医文献杂志，2014，32（03）：41－42.

180. 吕宏生. 菟丝子治疗糖尿病性神经病变［J］. 中医杂志，2000（10）：585－586.

181. 吕久省，冯志海，吴佳佳，贾奎. 吕靖中教授治疗糖尿病临证经验撷拾［J］. 中医药学刊，2004（03）：391－392＋408.

182. 吕琳，喻安书. 喻安书教授治疗老年病调理脾胃学术经验探讨［J］. 云南中医中药杂志，2011，32（06）：14－17.

183. 马建红，高颜华，李雅坤，王改仙，王久玉，王敏淑. 王敏淑治疗糖尿病泌汗异常验案2则［J］. 湖南中医杂志，2016，32（05）：130－131.

184. 马坤，郑姜钦，李红，孟晓嵘. 吕绍光主任治疗2型糖尿病经验介绍［J］. 福建中医药，2010，41（06）：22－23.

185. 梅超红，刘文峰. 刘文峰教授治疗糖尿病视网膜病变验案一则［J］. 云南中医中药杂志，2012，33（05）：8－9.

186. 米佳，朴春丽，王秀阁，南征. 南征教授基于"络病"理论治疗消渴肾病的经验［J］. 国医论坛，2016，31（05）：24－26.

187. 穆博. 祝谌予消渴兼症治验［J］. 中国社区医师，2009，25（06）：36－37.

188. 南一，南红梅，何泽. 南征教授治疗消渴肾病（糖尿病肾病）的经验［J］. 长春中医学院学报，2004（03）：8－9.

189. 聂秋明，张庚扬. 张庚扬教授临床验案二则［J］. 吉林中医药，2010，30（06）：516－517.

190. 牛腊红. 王灿晖教授临床经验撷要［J］. 河南中医，2007（03）：27－28.

191. 欧扬，邱波，刘聪慧，张梅芳. 张梅芳教授治疗糖尿病视网膜病变的经验简介［J］. 新中医，2011，43（02）：158－159.

192. 潘立民，马国庆，李敬孝. 李敬孝教授治疗与肥胖相关医案二则［J］. 中医药信息，2011，28（04）：19－20.

193. 潘兴乾. 王灿晖治疗糖尿病合并症经验［J］. 世界中医药，2011，6（03）：271.

194. 潘勇. 范绍荣主任中医师治胃痛病案三则［J］. 中国民族民间医药，2012，21（22）：158.

195. 蒲蔚荣. 巴卓玛主任医师学术思想和治疗糖尿病及其并发症经验整理与临床研究［D］. 成都中医药大学, 2015.

196. 亓鲁光. 从肝论治糖尿病［J］. 四川中医, 1997（08）：9.

197. 钱琪, 方水林. 方水林治疗糖尿病经验［J］. 浙江中医杂志, 2011, 46（02）：88 – 89.

198. 钱雅玉, 邢大庆. 韩履祺主任治疗糖尿病肾病经验［J］. 中国中西医结合肾病杂志, 2015, 16（01）：4 – 5.

199. 秦海洸. 唐汉钧从脾虚湿热辨治慢性难愈性疮疡验案 2 则［J］. 江苏中医药, 2009, 41（09）：46 – 47.

200. 邱志济, 朱建平, 马璇卿. 朱良春治疗糖尿病用药经验和特色选析——著名老中医学家朱良春教授临床经验（39）［J］. 辽宁中医杂志, 2003（03）：163 – 164.

201. 权红. 方和谦自拟"滋补汤"临床治验 5 则［J］. 北京中医, 2005（04）：206 – 207.

202. 阙华发, 刘晓鸫, 向寰宇, 邢捷. 唐汉钧教授治疗重症有头疽的经验［J］. 陕西中医, 2004（03）：245 – 247.

203. 阙华发. 唐汉钧救治外科疑难重症的经验［J］. 上海中医药杂志, 1995（03）：14 – 16.

204. 任宝巍, 任宝琦, 任喜尧, 任喜洁. 任继学教授治疗消渴验案 2 则［J］. 吉林中医药, 2012, 32（07）：739.

205. 任达然. 养阴法应用验案［J］. 江苏中医杂志, 1980（03）：18 – 19.

206. 任丽曼, 陆长清. 陆长清治疗糖尿病性腹泻的经验［J］. 四川中医, 2013, 31（10）：21 – 22.

207. 任喜洁, 宫晓燕, 刘艳华. 任继学教授治消渴用药经验拾零［J］. 中国中医药现代远程教育, 2004, 2（01）：23 – 24.

208. 尚凤娟, 韩吉森, 王振云. 程益春教授治疗糖尿病神经原膀胱 1 例［J］. 河北中医, 2003（04）：305.

209. 邵鑫, 张广德, 魏子孝. 魏子孝教授从"痰火"辨治内分泌代谢疾病浅析［J］. 世界中西医结合杂志, 2015, 10（04）：563 – 566 + 572.

210. 申泽民, 路波. 米烈汉教授治疗糖尿病的临床经验［J］. 光明中医, 2013, 28（07）：1325 – 1326.

211. 沈璐, 路波. 米烈汉主任医师运用补气活血法临床经验［J］. 现代中医药, 2005（05）：59 – 60.

212. 沈双宏. 杜建治疗消渴医案三则［J］. 中国临床医生, 2013, 41（10）：68 – 69.

213. 生生, 李敬林. 从脾虚生痰论治糖尿病多汗症浅识［J］. 实用中医内科杂志, 2011, 25（04）：85 – 86.

214. 施进宝. 黄宝英教授治疗早期糖尿病肾病的经验［J］. 中国中医药现代远程教育, 2011, 9（19）：147 – 149.

215. 石曾淑，黄静，于青云. 知柏地黄丸加味在防治糖尿病中的应用［J］. 安徽中医临床杂志，1998（01）：1－2.

216. 石传科，司纪广，王树声. 蔡炳勤治疗糖尿病合并重症颈痈的经验［J］. 辽宁中医杂志，2005（12）：1236－1237.

217. 史文丽，赵军. 李炳文从肝论治糖尿病经验［J］. 北京中医药大学学报（中医临床版），2004（03）：28.

218. 殳卫清. 郁加凡治疗糖尿病周围神经病变验案一则［J］. 浙江中医杂志，2015，50（01）：55.

219. 宋冰. 魏执真诊治糖尿病并发心律失常经验［J］. 中国医药学报，2003（03）：165－168.

220. 宋高峰，李顺民. 李顺民辨治糖尿病肾病经验撷英［J］. 江西中医药，2016，47（09）：32－33.

221. 苏虹霞，党红转，王艳，管子函，杨蓉. 亓鲁光教授中医辨证治疗糖尿病皮肤瘙痒症的经验［J］. 实用中西医结合临床，2010，10（01）：63－64.

222. 苏克雷，朱垚，郭立中. 国医大师周仲瑛治疗糖尿病肾病经验［J］. 中华中医药杂志，2012，27（11）：2854－2857.

223. 苏明，韩阳，关怿，徐金珠，栗锦迁. 栗锦迁教授辨治2型糖尿病经验举隅［J］. 天津中医药，2016，33（03）：132－134.

224. 苏小惠，蓝元隆，罗金国. 戴舜珍主任治疗糖尿病合并中风经验［J］. 成都中医药大学学报，2014，37（02）：107－108＋117.

225. 孙红颖. 聂莉芳教授辨治糖尿病肾病经验［J］. 中国中西医结合肾病杂志，2009，10（05）：380－381.

226. 孙鹏，聂莉芳，孙红颖，张燕. 聂莉芳运用当归芍药散加味的经验简介［J］. 中国中西医结合肾病杂志，2013，14（03）：195－197.

227. 孙万森，吴喜利，王竹，安鹏，李睿萍，刘军花，杨成志. 刘锐教授治疗糖尿病肾病经验［J］. 内蒙古中医药，2013，32（36）：65－66.

228. 孙欣，张玉琴. 张玉琴教授治疗糖尿病视网膜病变的经验总结［J］. 光明中医，2011，26（03）：446－448.

229. 索建兰，曾升海. 中医药治疗糖尿病周围神经病变的体会［J］. 中国中医基础医学杂志，2008（09）：678－679.

230. 谭俊. 壮医药专家黄汉儒教授临床运用田七根经验浅探［J］. 中国民族医药杂志，2015，21（06）：1－2.

231. 汤海欣，江丹，毕建璐，曹明满，黄艳丽，吕雄. 吕雄从血脉论治糖尿病血管疾病经验［J］. 广州中医药大学学报，2017，34（01）：125－128.

232. 唐红. 陈以平运用牛蒡子治疗糖尿病肾病经验［J］. 上海中医药杂志，2013，47（07）：27－28.

233. 唐路军，陆朵梅，张稳，周骞，段吾磊，谭元生，王行宽. 王行宽教授论治糖尿病的学术观点及临证经验［J］. 湖南中医药大学学报，2018，38（01）：50－52.

234. 陶克文. 临证偶得 [J]. 重庆中医药杂志, 1988 (04): 2-4.

235. 田德禄. 中医内科学 [M]. 人民卫生出版社, 2002.

236. 田萌. 米烈汉擅用柴胡疏肝散的经验 [J]. 陕西中医, 2011, 32 (03): 312-313.

237. 田文红, 何晶. 米烈汉主任医师治疗糖尿病经验 [J]. 陕西中医, 2015, 36 (01): 82-84.

238. 田文红, 李群. 米烈汉主任医师诊治糖尿病周围神经病变经验 [J]. 世界最新医学信息文摘, 2015, 15 (87): 167-168.

239. 田旭东, 武正权, 张参军, 舒劲, 张延昌. 王自立"清上源、行气化、利水道以通淋"思路探悉 [J]. 中国中医药信息杂志, 2007 (12): 78-79.

240. 万强. 裴正学教授治疗糖尿病周围神经病变经验 [J]. 河北中医, 2004 (09): 654.

241. 汪天湛, 傅晓东, 王文健. 王文健辨治早期糖尿病肾病验案 3 则 [J]. 上海中医药杂志, 2009, 43 (10): 3-4.

242. 汪天湛, 王文健. 王文健辨治代谢综合征合并糖尿病肾病验案 1 则 [J]. 上海中医药杂志, 2012, 46 (07): 37-39.

243. 汪悦. 汪履秋治疗糖尿病的经验 [J]. 新中医, 1991 (06): 4-6.

244. 王斌, 林吉品. 林吉品运用补脾益肾法治疗疑难病举隅 [J]. 江苏中医药, 2009, 41 (01): 41-42.

245. 王垂杰. 名老中医李玉奇治疗糖尿病的经验 [J]. 辽宁中医杂志, 1989 (02): 1-2.

246. 王德惠. 刘文峰对糖尿病周围神经血管病变的辨治经验 [J]. 辽宁中医杂志, 2013, 40 (04): 645-648.

247. 王改仙, 丁凤, 陈旭梅. 王敏淑运用生黄芪经验举隅 [J]. 中医杂志, 2005 (03): 176-177.

248. 王洪武, 倪青, 林兰. 林兰治疗糖尿病合并冠心病的辨治思路 [J]. 中华中医药杂志, 2009, 24 (03): 334-337.

249. 王家琳, 沈定余. 益气活血治疗糖尿病合并多发性神经炎 8 例 [J]. 安徽中医学院学报, 1994 (03): 12.

250. 王建春. 蔡炳勤教授学术思想和治疗周围血管疾病经验整理与临床研究 [D]. 广州中医药大学, 2011.

251. 王静, 王家琳. 王家琳运用健灵煎治疗 2 型糖尿病的经验 [J]. 中医药临床杂志, 2014, 26 (01): 14-15.

252. 王钧, 夏城东, 魏子孝. 魏子孝治疗糖尿病足溃疡经验撮要 [J]. 四川中医, 2009, 27 (07): 17-18.

253. 王雷, 李敬林. 滋水涵木法治疗糖尿病肾病 [J]. 中医药临床杂志, 2017, 29 (10): 1658-1660.

254. 王明选, 钟家芳, 董萍. 张发荣教授治疗糖尿病周围神经病变经验介绍 [J].

新中医，2008（02）：14-15.

255. 王鹏，董玉，苏藩. 苏藩主任运用脏腑辨证治疗眼病经验［J］. 云南中医中药杂志，2011，32（08）：2-5.

256. 王清全. 浅析中医治疗糖尿病的优势与不足［J］.《中国实用医药，2016，11（28）：225-226.

257. 王荣，肖景，于俊生. 于俊生运用金匮肾气丸治疗慢性肾脏病经验［J］. 中国中医药现代远程教育，2016，14（03）：70-72.

258. 王森，杜续，赵娟朋，亓鲁光. 亓鲁光教授治疗糖尿病足0级经验［J］. 中医临床研究，2012，4（15）：93-94.

259. 王莎莎，王家琳. 王家琳清养化浊法论治2型糖尿病的经验［J］. 中医药临床杂志，2014，26（12）：1220-1221.

260. 王檀，南征. 南征教授治疗消渴肾病经验［J］. 吉林中医药，2011，31（12）：1152-1153.

261. 王万林，杨庆新. 中西医结合治疗糖尿病视网膜病变眼底出血［J］. 湖北中医杂志，2003（10）：21.

262. 王万林. 滋补脾阴法的临床运用［J］. 湖北中医杂志，2005（09）：25.

263. 王维维，毛黎明，程晓霞. 程晓霞教授中医治疗糖尿病肾病临床经验［J］. 中国现代医生，2015，53（29）：112-115.

264. 王晓强，刘玉，王晓雷. 程益春辨治消渴病经验［J］. 山东中医杂志，2012，31（08）：603-605.

265. 王旭. 陈金锭教授治疗内分泌病经验［J］. 南京中医药大学学报（自然科学版），2000（03）：176-177.

266. 王雪威，南红梅. 南征教授从毒损肾络说论治消渴肾病经验［J］. 世界中西医结合杂志，2007（05）：254-255.

267. 王燕. 常青临床验案三则［J］. 浙江中医杂志，2014，49（06）：451-452.

268. 王永. 洪治平教授治疗糖尿病性心脏自主神经病变经验［J］. 实用中医内科杂志，2011，25（09）：11-12.

269. 王永刚，荆志斌，刘晓宏等. 亓鲁光教授中西医结合防治糖尿病湿性坏疽的经验［J］. 四川中医，2009，27（03）：1-3.

270. 王永山. 亓鲁光教授运用药对治疗糖尿病经验举隅［J］. 新中医，2015，47（01）：13-14.

271. 王永炎.《中国现代名中医医案精粹》选登（34）——李廷来医案［J］. 中医杂志，2012，53（10）：900.

272. 魏佳平，葛星，王东，袁晓. 葛琳仪从肝论治内分泌疾病验案举隅［J］. 浙江中医杂志，2013，48（01）：4-5.

273. 魏军平. 林兰教授糖尿病三型辨证学术思想渊源与临床经验整理研究［D］. 中国中医科学院，2012.

274. 魏琴，薛雪. 邵朝弟治疗消渴病肾病的临床经验［J］. 湖北中医杂志，2016，

38（01）：28 - 30.

275. 温子龙. 邓铁涛老中医治疗中老年消渴病的经验［J］. 中医研究，2001（06）：42 - 43.

276. 文亮亮. 吕仁和教授"六对论治"消渴病肾病医案浅析［D］. 北京中医药大学，2016.

277. 吴国庆，胡路，范伟，龚美富，皮持衡. 皮持衡教授诊治糖尿病肾病的经验［J］. 四川中医，2013，31（01）：15 - 17.

278. 吴克永. 施赛珠教授治疗糖尿病并发症验案三例［J］. 安徽中医临床杂志，1994（02）：38 - 39.

279. 吴敏，张慧，贺支支. 中医辨证联合针灸治疗糖尿病性胃轻瘫思路探讨［J］. 江西中医药，2017，48（01）：36 - 38.

280. 吴喜利，董盛，安鹏等. 乔成林教授治疗肾性水肿的临证经验［J］. 陕西中医，2014，35（08）：1048 - 1050.

281. 吴鑫，旷惠桃，周月红. 旷惠桃治疗糖尿病肾病经验［J］. 湖南中医杂志，2018，34（02）：24 - 26.

282. 吴寅，王璐. 奚九一治疗糖尿病坏疽经验介绍［J］. 浙江中医杂志，1997（10）：467 - 468.

283. 吴岳，张婷. 董克礼教授运用补肾活血法治疗中老年疾病经验介绍［J］. 中医药导报，2007（02）：23 - 24 + 38.

284. 肖凤英，崔金涛. 崔金涛教授治疗胸痹经验［J］. 中医药通报，2013，12（05）：25 + 27.

285. 肖凤英. 崔金涛学术思想与临床经验总结及益气养阴法治疗糖尿病心肌病临床与实验研究［D］. 湖北中医药大学，2015.

286. 肖延龄. 田芬兰教授用中医药治疗糖尿病视网膜病变经验［J］. 甘肃中医，1996（02）：7 - 8.

287. 肖永华. 吕仁和治疗糖尿病肾病经验［J］. 世界中医药，2007（03）：151 - 153.

288. 谢胜伟. 陈美华教授临证医案拾萃［J］. 福建中医药，2014，45（06）：27 + 29.

289. 谢席胜. 冯志荣治疗疑难杂症治验案析［J］. 中西医结合心脑血管病杂志，2005（07）：656 - 657.

290. 谢晓丽. 米烈汉主任医师辨治糖尿病经验［C］//中华中医药学会名医学术思想研究分会. 全国名医学术思想研究分会年会资料汇编. 中华中医药学会名医学术思想研究分会，2014.

291. 熊晓东，张玉琴：张玉琴教授从毒论治消渴病经验总结［J］. 实用中医内科杂志，2012，26（05）：14 - 15.

292. 徐江红，刘亚娴. 刘亚娴治疗消渴病的经验［J］. 四川中医，2013，31（03）：1 - 2.

293. 徐金珠，苏明，栗锦迁. 栗锦迁教授治疗糖尿病性心脏病经验［J］. 云南中医中药杂志，2015，36（09）：6-8.

294. 徐景藩. 临证治验三则［J］. 中医杂志，1984（10）：16-17.

295. 徐坦. 运用络脉理论指导治疗糖尿病肾病验案举隅［C］//中华中医药学会. 第十三届国际络病学大会论文集. 中华中医药学会，2017.

296. 徐学义，周道红，袁金声. 李昌源教授治疑难病症举要［J］. 新中医，1994（08）：3-4.

297. 徐云生，李莹. 程益春治疗糖尿病肾病及视网膜病变经验［J］. 山东中医杂志，1998（01）：32-33.

298. 许馨予，徐坦，许公平. 许公平主任医师治疗糖尿病周围神经病变的经验［J］. 中医药学报，2017，45（03）：93-95.

299. 薛国忠，戴恩来. 刘宝厚教授治疗糖尿病肾病经验［J］. 中国中西医结合肾病杂志，2007（06）：314-315.

300. 严倩华，邹燕勤. 国医大师邹燕勤教授从脾肾论治糖尿病肾病［J］. 南京中医药大学学报，2018，34（02）：109-111.

301. 严兴茂，汤宗明. 汤宗明辨治消渴病慢性并发症经验介绍［J］. 新中医，2018，50（01）：205-208.

302. 杨殿兴. 陈治恒教授运用葛根的临床经验［J］. 陕西中医，1992（04）：168-169.

303. 杨劲松，齐贺彬. 祝谌予教授治疗糖尿病经验介绍［J］. 中级医刊，1993（08）：46-49.

304. 杨柳洪，朱文俊，诸方受. 马勃外敷治愈糖尿病引起坏疽2例［J］. 吉林中医药，1991（05）：10-11.

305. 杨沁彤. 奚九一教授中西医结合治疗脏衰型筋疽的经验［C］.//中华中医药学会. 中华中医药学会周围血管病分会第五届学术大会暨黑龙江省中医周围血管病2013年学术讨论会学术论文集. 中华中医药学会，2013.

306. 杨善栋. 逍遥散化裁治疗消渴一则［J］. 江苏中医，1990（10）：4.

307. 杨晓晖. 吕仁和教授运用加味四逆散治疗消渴病并发症经验［J］. 中医函授通讯，1995（04）：32-34.

308. 杨旭，江山，李文豪等. 郑则敏周围血管病临床经验［C］.//中华中医药学会. 中华中医药学会周围血管病分会学术大会论文集（一）. 中华中医药学会：，2009.

309. 杨雪琴，杨守峰. 杨友鹤老中医糖尿病辨治经验［J］. 光明中医，1999（02）：43-44.

310. 杨志儒，李荣玉. 王自立治疗经验拾零［J］. 甘肃中医，1998（05）：13.

311. 姚沛雨. 刘学勤经方辨治糖尿病便秘经验介绍［J］. 江苏中医药，2008（10）：27-28.

312. 姚沛雨. 刘学勤治疗糖尿病足临床10法［J］. 深圳中西医结合杂志，2010，20（03）：163-166.

313. 叶彬华. 周国英教授"2型糖尿病重视理脾"经验总结［J］. 中医药通报，

2011，10（06）：19 – 21.

314. 叶丽红，王敬卿. 周仲瑛治疗糖尿病经验［J］. 中医杂志，2003（12）：900 – 901.

315. 易景慧，范钊坤，袁长津. 袁长津论治慢性肾衰竭经验［J］. 湖南中医杂志，2015，31（03）：17 – 19.

316. 殷佳珍，程晓霞. 程晓霞从脾论治糖尿病肾病的经验总结［J］. 浙江中医杂志，2016，51（06）：404 – 405.

317. 尹远平，江红，杨潇. 葛根应用经验——查玉明临床用药经验［J］. 辽宁中医药大学学报，2014，16（07）：12 – 15.

318. 于增瑞. 董德懋治案两则［J］. 北京中医，1985（1）：3 – 4.

319. 余臣祖，张朝宁. 曹玉山教授治疗消渴病经验［J］. 世界中西医结合杂志，2013，8（09）：879 – 881.

320. 俞昌德. 黄宗勖教授治疗疑难症验案［J］. 福建中医学院学报，1993（04）：193 – 194 + 198.

321. 玉山江. 林兰辨治糖尿病经验浅述［J］. 中华中医药杂志，2009，24（10）：1311 – 1313.

322. 袁敏，魏子孝. 魏子孝擅用补中益气汤的经验［J］. 陕西中医，2011，32（03）：317 – 319.

323. 袁长津. 健运脾胃、化输津液之临床体会［J］. 湖南中医杂志，1987（03）：16 – 18.

324. 臧天霞. 查玉明教授治疗糖尿病神经病变二则例析［J］. 实用中医内科杂志，2010，24（02）：14 – 15.

325. 展文国，张琦胜. 裴正学教授治疗糖尿病肾病经验［J］. 河北中医，2015，37（02）：171 – 173.

326. 张北华，魏子孝. 魏子孝治疗糖尿病周围神经病变经验［J］. 北京中医药，2010，29（01）：23 – 25.

327. 张波，朱纬. 郭中元验案2则［J］. 中医杂志，1993（06）：341 – 342.

328. 张赤志，朱明方. 吕继端运用六味地黄汤经验［J］. 湖北中医杂志，1992（03）：4 – 5 + 39.

329. 张春雷，刘春思. 石景亮教授临证运用舌诊治验举隅［J］. 新中医，2008，40（12）：112.

330. 张春玲. 曲生老师消渴治验［C］. //中华中医药学会内科分会. 中华中医药学会内科分会消渴病第五届学术研讨会论文集. 中华中医药学会内科分会，2006.

331. 张恩树. 任达然治疗老年性疾病验案举隅［J］. 时珍国医国药，2000（05）：464.

332. 张发荣，衡先培. 一种胰岛素抵抗的糖尿病特殊类型报告［J］. 成都中医药大学学报，1996（01）：26 – 27 + 55.

333. 张发荣. 关于甘味药治疗糖尿病的经验［C］. //中华中医药学会. 中医治疗糖

尿病及其并发症的临床经验、方案与研究进展——第三届糖尿病（消渴病）国际学术会议论文集. 中华中医药学会, 2002.

334. 张飞亚, 邬洁涛, 陶颖莉, 黄平. 何任消渴验案两则赏析 [J]. 浙江中医杂志, 2015, 50 (04): 296.

335. 张海霞, 王汉岑, 李顺景, 何磊, 车志英. 王国斌教授采用大柴胡汤治疗糖尿病经验 [J]. 中医研究, 2015, 28 (08): 42－43.

336. 张宏宇. 祝谌予教授四藤一仙汤治验 4 则 [J]. 新中医, 2004 (08): 8－9.

337. 张洪, 崔德芝. 程益春立足脾肾治疗糖尿病性腹泻的经验 [J]. 江苏中医, 2000 (03): 7.

338. 张怀安. 糖尿病性视网膜病变中医治疗体会 [J]. 湖南中医学院学报, 1986 (04): 15－16.

339. 张晶, 王德惠, 刘文峰. 刘文峰从肝脾论治 2 型糖尿病经验 [J]. 湖南中医杂志, 2016, 32 (05): 23－24.

340. 张兰凤, 周文泉. 周文泉湿浊辨证治疗经验 [J]. 中医杂志, 2014, 55 (09): 739－742.

341. 张勉之, 张大宁. 张大宁治疗糖尿病肾病的临床经验 [J]. 中华中医药杂志, 2016, 31 (08): 3141－3143.

342. 张敏. 杜雨茂教授治疗慢性肾功能衰竭的经验总结 [J]. 陕西中医学院学报, 2013, 36 (05): 24－26.

343. 张木森, 张晋峰, 叶小娟. 浅谈糖尿病从肝郁论治 [J]. 中国中医药现代远程教育, 2011, 9 (09): 124－125.

344. 张琪. 糖尿病证治经验 [J]. 吉林中医药, 1999 (06): 3－5.

345. 张沁舒, 田由武, 夏中和. 夏中和中医治疗糖尿病肾病蛋白尿经验 [J]. 光明中医, 2016, 31 (05): 636－638.

346. 张荣春, 刘涛. 王灿晖从气虚热郁血瘀论治疑难病经验 [J]. 南京中医药大学学报, 2014, 30 (02): 173－175.

347. 张睿. 南征教授治疗糖尿病性心肌病临床经验介绍 [J]. 中西医结合心血管病电子杂志, 2015, 3 (10): 122－123.

348. 张铁忠, 万迎新, 刘惠文. "水瘀" 证的论治 [J]. 北京中医药大学学报, 2000 (06): 60－61.

349. 张铁忠, 万迎新. 当归六黄汤加减治疗疑难杂症四则 [J]. 中医药学刊, 2003 (06): 983－985.

350. 张先闻, 陈以平. 陈以平辨治糖尿病肾病经验撷要 [J]. 上海中医药杂志, 2008 (06): 6－7.

351. 张香彩, 赵峰, 张晓娜, 张红茹, 王敏淑. 王敏淑教授治疗糖尿病皮肤瘙痒的经验 [J]. 医学研究与教育, 2015, 32 (02): 103－105.

352. 张小岭, 王家琳, 胡正远. 王家琳清养化浊法治疗糖尿病血管病变临床经验 [J]. 中医药临床杂志, 2015, 27 (06): 754－756.

353. 张小勤. 窦金发主任医师诊治糖尿病经验 ［J］. 安徽中医学院学报, 2003 (06): 27 – 28.

354. 张延群. 中医中药治疗糖尿病的优势与不足 ［C］. //中国中西医结合学会糖尿病专业委员会. 第七次中国中西医结合糖尿病学术会议论文汇编. 中国中西医结合学会糖尿病专业委员会, 2004.

355. 张燕, 徐建龙, 孙红颖, 聂莉芳. 聂莉芳教授中医辨治糖尿病肾病的经验 ［J］. 中国中西医结合肾病杂志, 2014, 15 (09): 757 – 759.

356. 张燕, 邹本良. 魏子孝治疗糖尿病合并皮肤感染经验 ［J］. 中国中医药信息杂志, 2005 (12): 88 – 89.

357. 张耀庭, 王孟庸. 王孟庸治疗糖尿病肾病水肿验案两则 ［J］. 中国中医药信息杂志, 2014, 21 (02): 107 + 136.

358. 张殷建. 高健生应用交泰丸加味治疗眼病 3 则 ［J］. 中医杂志, 2005 (06): 421 – 422.

359. 章汉明, 章向明. 章真如应用黄芪的经验 ［J］. 安徽中医临床杂志, 1999 (02): 110.

360. 章向明, 章汉明. 章真如临证经验 3 则 ［J］. 中医杂志, 1995 (07): 398 – 399.

361. 赵汉鸣. 吴德兴对老年性糖尿病从脾阴挟瘀论治 ［J］. 新中医, 1993 (12): 4 – 5.

362. 赵娟朋, 杜续, 杜新芝. 亓鲁光教授采用益气健脾补肾法治疗糖尿病肾病举隅 ［J］. 中医临床研究, 2011, 03 (20): 90 – 91.

363. 赵璐, 袁占盈. 袁占盈辨治糖尿病经验 ［J］. 中国中医基础医学杂志, 2010, 16 (10): 902 – 903.

364. 赵璐. 袁占盈治疗内分泌代谢病经验 ［J］. 辽宁中医杂志, 2010, 37 (10): 1888 – 1889.

365. 赵蓬, 苏文弟, 秦莉, 张柏林. 张柏林运用补肾泄浊法治疗早期糖尿病肾病经验 ［J］. 辽宁中医杂志, 2015, 42 (12): 2313 – 2315.

366. 赵卫红, 张觉人. 中医治疗糖尿病慢性并发症 ［J］. 湖北中医杂志, 2000, 22 (05): 31.

367. 赵旭, 田小平, 林垦, 陈云慧, 李崑. 张发荣教授治疗糖尿病胃肠动力紊乱临床经验 ［J］. 四川中医, 2006 (03): 2 – 3.

368. 赵雪莹, 李冀, 杨天仁. 段富津活用经方辨治消渴验案 2 则 ［J］. 辽宁中医杂志, 2010, 37 (06): 1132.

369. 赵雪莹, 李冀. 段富津教授辨治糖尿病并发症验案举隅 ［J］. 云南中医中药杂志, 2007 (09): 1 – 3.

370. 郑大海. 廖品正中医眼科学术思想研究 ［D］. 广州中医药大学, 2017.

371. 郑翔. 章真如治疗糖尿病性肾病的经验 ［J］. 甘肃中医, 1994 (02): 11 – 12.

372. 钟柳娜. 栗德林教授治疗糖尿病周围神经病变经验 ［J］. 环球中医药, 2015,

8（06）：737 – 738.

373. 钟舒阳，周尚昆. 国医大师唐由之教授治疗糖尿病性视网膜病变经验简介 [J]. 新中医，2010，42（09）：130 – 131.

374. 钟顺儿，钟一棠. 糖尿病的辨证与治疗 [J]. 宁波医学，1994（04）：39 – 40.

375. 周兴武. 顾维超治疗糖尿病的经验 [J]. 吉林中医药，1999（04）：8 – 9.

376. 周艳霞，刘璐，亓鲁光. 亓鲁光运用中西医结合治疗脆性儿童 1 型糖尿病 1 例体会 [J]. 四川中医，2014，32（03）：132 – 133.

377. 周迎春. 陈宝田运用"荆芥连翘汤"验案举隅 [J]. 江苏中医药，2006（12）：42 – 43.

378. 周卓宁. 荣远明教授治疗糖尿病的经验 [J]. 广西中医药，2013，36（05）：55 – 56.

379. 朱建华. 朱良春老中医治疗消渴病的经验 [J]. 江苏中医，1992（07）：1 – 2.

380. 朱明丹，于志强. 于志强主任从肝论治糖尿病的经验 [J]. 云南中医中药杂志，2016，37（09）：8 – 9.

381. 朱汀，孙寒静. 冯明清教授从脾论治糖尿病经验 [J]. 四川中医，2002（04）：3 – 4.

382. 朱艳萍. 吕培文治疗下肢慢性溃疡经验总结 [J]. 北京中医药，2014，33（09）：660 – 662.

383. 祝谌予. 对糖尿病的治疗体会 [J]. 新医药学杂志，1976（05）：36 – 37.

384. 祝谌予. 降糖活血方治疗糖尿病 [J]. 北京中医，1989（04）：3 – 4.

385. 祝勇，祝肇刚，王玉光，李大军. 从瘀论消渴：祝谌予医话医案精读 [J]. 环球中医药，2012，5（10）：742 – 743.

386. 祝志岳，南征. 南征教授从邪伏膜原理论论治消渴肾病 [J]. 实用中西医结合临床，2016，16（08）：56 – 57.

387. 庄铭元. 基于数据挖掘的周仲瑛教授糖尿病病机证治规律的研究 [D]. 南京中医药大学，2011.

后　记

因为中医临床灵活性、个体化的特点，使中医医案成为总结和传承中医临床经验的一种重要形式。好的医案蕴含着辨证思想的规律与法则，是体现理论和实践结合的最佳载体，能给读者以引导，是医者学习的良好教材。

我们编撰《全国名中医医案集粹》系列丛书，初衷是折除各医家学术藩篱，探索不同疾病的证治规律，以期弘兴中医，丰富繁荣当代中医药学术发展。本丛书由多名医学工作人员共同参与编写，所选医案均为1949年以来国医大师及全国名老中医力作，囊括各家的学术思想、治疗经验、用药心得及典型案例，内容精益求精，是广大中医名家的临床经验精华，便于读者洞悉名家经验。我们在编写中力求突破一般医案编撰常规，把疾病的中医认识、西医认识、目前常用的治疗方法、中西医比较等进行梳理，方便读者了解疾病的治疗现状；对疾病的辨证分型、遣方用药、名家思想心得、常用药物进行归纳，形成体系，力求博采众长，兼容并取，使读者有绪可循，便于临床学习与借鉴。此外，为了便于阅读，我们在不改变作者原意的基础上，对部分重复的内容进行了删减，对部分检验指标的名称及单位进行了统一。另，书中各医案往往有"至今患者生存状态良好"之类说法，其中所说的"今"乃是指本书所选医案成文之时（参见各医案相关脚注所标发表时间），而非本书出版之日，这是需要注意的。

筚路蓝缕，以启山林。医案整理是一项细致而又枯燥的工作，只有怀着一腔热诚，真正投入其中，才能体尝医者的艰辛，所有同仁辛勤工作，无私付出，正是大家的努力，使本书顺利完成。让我们非常欣慰的是，我们的工作得到多名国医大师及名中医认可，为我们欣然作序，这是对我们莫大的鼓励。此外，我们要感谢所有书中选用医案的作者及原刊发杂志，他们的经验结晶及前期工作，是我们工作的基石。另外，感谢中山大学出版社为本书的顺利出版提供极大的帮助。但因为我们学识所限，书中必然存在很多错误与不足之处，请广大读者谅解并提出宝贵意见，我们会在再版时进行修改。

希望本书成为医者与患者的良师益友。